Langenbecks Archiv für Chirurgie

vereinigt mit Bruns' Beiträge für Klinische Chirurgie

Supplement I · Forumband 1998

D1727553

Springer

Berlin
Heidelberg
New York
Barcelona
Budapest
Hongkong
London
Mailand
Paris
Santa Clara
Singapur
Tokio

Chirurgisches Forum '98

für experimentelle und klinische Forschung

115. Kongreß der Deutschen Gesellschaft für Chirurgie
Berlin, 28.04. – 02.05.1998

Herausgeber

Ch. Herfarth
Präsident des 115. Kongresses
der Deutschen Gesellschaft für Chirurgie

M. Rothmund
Vorsitzender der Sektion Chirurgisches Forum

W. Hartel
Generalsekretär der Deutschen Gesellschaft für Chirurgie

Schriftleitung

H.G. Beger unter Mitarbeit von
D. Birk und L. Staib

Forum-Ausschuß:

Ch. Herfarth, Heidelberg (Vorsitzender)
W. Hartel, Westerstetten
D. Rühland, Singen
M. Rothmund, Marburg

H.G. Beger, Ulm (Vorsitzender des Wissenschaftlichen Beirates)
M.H. Büchler, Bern
V. Bühren, Murnau
I. Göber, Wien
U.T. Hopt, Rostock
M.D. Menger, Homburg
K. Meßmer, München
E. Neugebauer, Köln
L. Sunder-Plassmann, Ulm

Schriftleitung:

Professor Dr. Hans G. Beger
Chirurgische Klinik I
Klinikum der Universität Ulm
Steinhövelstraße 9, 89075 Ulm

Mitarbeiter der Schriftleitung:

Dr. D. Birk
Dr. L. Staib

Chirurgische Klinik I
Klinikum der Universität Ulm
Steinhövelstraße 9, 89075 Ulm

Herausgeber:

Professor Dr. Ch. Herfarth
Geschäftsführender Direktor
der Chirurgischen Universitätsklinik
Zentrum für Chirurgie
Kirschnerstr. 1 (INF 110), 69120 Heidelberg

Professor Dr. M. Rothmund
Leiter der Klinik für Allgemeinchirurgie
Zentrum Operative Medizin I
Philipps-Universität
Baldingerstraße, 35043 Marburg

Professor Dr. W. Hartel
Generalsekretär
der Deutschen Gesellschaft
für Chirurgie
Steinhölzle 16, 89198 Westerstetten

Mit 99 Abbildungen und 73 Tabellen

ISSN 0303-6227 (Chirurgisches Forum für experimentelle und klinische Forschung)
ISSN 1432-9336 (Supplement I/Forumband)

ISBN 3-540-64277-3 Springer-Verlag Berlin Heidelberg New York

Die Deutsche Bibliothek – CIP-Einheitsaufnahme

Chirurgisches Forum für Experimentelle und Klinische Forschung <1998, Berlin>:
Chirurgisches Forum '98 für Experimentelle und Klinische Forschung : Berlin, 28.4.–2.5.1998 / Hrsg.
Ch. Herfarth... –
Berlin ; Heidelberg ; New York ; Barcelona ; Budapest ; Hongkong ; London ; Mailand ; Paris ; Santa Clara ;
Singapur ; Tokio : Springer, 1998
(... Kongress der Deutschen Gesellschaft für Chirurgie ; 115)
(Langenbecks Archiv für Chirurgie : Supplement : 1, Forumband ; 1998)
ISBN 3-540-64277-3
115. Chirurgisches Forum für Experimentelle Forschung <1998, Berlin>: Chirurgisches Forum '98 für Experi-
mentelle und Klinische Forschung. – 1998

Die Wiedergabe von Gebrauchsnamen, Warenbezeichnungen usw. in diesem Werk berechtigt auch ohne besondere Kennzeichnung nicht zu der Annahme, daß solche Namen im Sinne der Warenzeichen- und Markenschutz-
Gesetzgebung als frei zu betrachten wären und daher von jedermann benutzt werden dürften.

Produkthaftung: Für Angaben über Dosierungsanweisungen und Applikationsformen kann vom Verlag keine Ge-
währ übernommen werden. Derartige Angaben müssen vom jeweiligen Anwender im Einzelfall anhand anderer
Literaturstellen auf ihre Richtigkeit überprüft werden.

Herstellung: ProduServ GmbH Verlagsservice, Berlin
Satz: Fotosatz-Service Köhler OHG, Würzburg
SPIN: 10670140   24/3020-5 4 3 2 1 0 – Gedruckt auf säurefreiem Papier

25 Jahre Chirurgisches Forum: 1972–1997 *

H. G. Beger, D. Birk, L. Staib

Zur 100. Jahrestagung der Deutschen Gesellschaft für Chirurgie 1972 wurde das Chirurgische Forum erstmals Bestandteil des Kongresses. Präsident Fritz Linder, der Initiator des Chirurgischen Forums, schrieb damals: „Aufgabe der experimentellen und klinischen Forschung … ist es, über die Empirie hinaus den Weg für die praktische Chirurgie von morgen zu bahnen. Beide Richtungen werden dann besonders fruchtbar sein, wenn sie sich nicht als Gegensatz, sondern als Ergänzung verstehen" [1].

In der Medizin war und ist die Wissensakkumulation ausschließlich auf Beherrschung von Krankheit und Wiederherstellung von Gesundheit gerichtet. Der Beitrag der Chirurgie zur Beherrschung von Krankheiten und zum Leistungsspektrum des gegenwärtigen Gesundheitssystems ist, wie am Beispiel der Erfolge der operativen Frakturbehandlung und der chirurgischen Therapie von Akuterkrankungen des Gastrointestinaltraktes und des Gefäßsystems, der Karzinomchirurgie, der Transplantationschirurgie und der MIC-Chirurgie belegt werden kann, von zentraler Bedeutung in vielen Bereichen der medizinischen Fächer.

Chirurgische Forschung heute wird in den Bereichen Grundlagenforschung, experimentelle Chirurgie, biomedizinische Technik, klinische Forschung und klinische Epidemiologie betrieben (Tabelle 1). Die erfolgreiche Ausdehnung der molekularbiologischen Methodik hat in den Biowissenschaften kausale Therapiestrategien eröffnet; davon ist auch die Chirurgie betroffen, ganz besonders in der Diagnostik und Therapie onkologischer und entzündlicher Erkrankungen. Klinische Forschung befaßt sich mit der Anwendung von Erkenntnissen aus der Grundlagenforschung; sie ist sozusagen angewandte Grundlagenforschung [2]. Grundlagenforschung in der chirurgischen Klinik bedeutet daher, inhaltlich und organisatorisch die naturwissenschaftliche Methode der Wissensgewinnung anzuerkennen und organisatorisch professionell umzusetzen [3].

Der Chirurg besitzt eine besondere Wissens- und Handlungskompetenz bei Krankheiten mit primär operativen Therapieprinzipien [4]. In den Bereichen Wunde,

* Abdruck mit Genehmigung des Demeter-Verlags. „Mitteilungen Deutsche Gesellschaft für Chirurgie", 1997, 4; Seite 226–229.

Tabelle 1. Forschungsfelder in der Chirurgie

Bereiche chirurgischer Forschung

Grundlagenforschung	*Klinische Forschung*
Molekularbiologie	A. Arzneimittelforschung
Proteinchemie	B. Humanpathophysiologie
Elementarteilchenphysik	C. Biometrie/Klinimetrie
Laserphysik	Kontrollierte Studien
	Evaluierungsstudien
Experimentelle Chirurgie	Outcome Research
Tierexperimentelle Forschung	Quality of Life-Evaluierung
Biomedizinische Forschung	*Epidemiologie*
Materialforschung	klinische Epidemiologie
Biomechanik	
Künstliche Organe	

Trauma, angeborene Anomalien, solide benigne und maligne Tumoren, chronische Organkrankheiten mit Indikation zum Organersatz und Systemerkrankungen wie der Arteriosklerose hat der Chirurg eine besondere Frage- und Problemkompetenz. Bei Krankheiten mit primär operativem Therapieprinzip besteht darüber hinaus eine besondere Innovationszuständigkeit der chirurgischen Fächer, wie z.B. in der Unfallchirurgie, der Gefäß- und Herzchirurgie sowie bei akuten Komplikationen von entzündlichen Erkrankungen des Gastrointestinaltraktes und in der Tumortherapie. Durch chirurgische Forschungsleistungen im Sinne einer speziellen Innovationskompetenz sind neue Operationsmethoden in der Karzinomchirurgie, die Minimalisierung von chirurgischen Techniken, die Vorteile biokompatibler Materialien, die Anwendung von effektiven Organersatztechniken und die Entwicklung von präventiven Operationsprinzipien Bestandteil der Routine-Krankenversorgung geworden [6, 7].

Von organspezifischer Forschung zur molekularbiologischen Grundlagenforschung

An der Entwicklung der Hauptthemen des Chirurgischen Forums in den 25 Jahren seines Bestehens ist ablesbar, daß chirurgische Forschung parallel zur Entwicklung der operativen Fächer eine Erweiterung der Forschungsfelder und eine Verlagerung der Forschungsschwerpunkte erfahren hat. In den ersten 10 Jahren des Chirurgischen Forums dominierten tierexperimentelle Arbeiten mit Ergebnissen zur Organtransplantation, zur perioperativen Pathophysiologie und zu organspezifischen Operationstechniken, insbesondere am Gastrointestinaltrakt. Ein Drittel aller Abstracts kam aus den Bereichen Herz, Lunge, Gefäße, Traumatologie und plastische Chirurgie (Abb. 1). Zwischen 1982 und 1992 waren jedoch schon mehr als 50 % der eingereichten Arbeiten aus dem Bereich des Verdauungstraktes und der parenchymatösen Organe Leber, Galle, Pankreas. Bei den angenommenen Arbeiten ist in dieser Zeitperiode eine überproportionale Zunahme von Themen aus der Onkologie, vor allem Untersuchungen von Tumoren des Verdauungstraktes, zu verzeichnen. In den letzten 10 Jahren ist eine Zunahme von Themen aus der experimentellen und molekularen

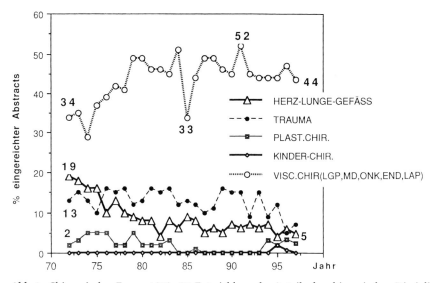

Abb. 1. Chirurgisches Forum 1972–97: Entwicklung der Anteile der chirurgischen Disziplinen

Onkologie sowie der Transplantationschirurgie zu verzeichnen. Bezogen auf die angenommenen Arbeiten hat sich der Schwerpunkt der chirurgischen Forschung von der Organforschung zur molekularbiologischen Grundlagenforschung verschoben [6]. Ein Drittel aller angenommenen Arbeiten befaßten sich 1997 mit molekularer Onkologie und molekularen Mechanismen der Transplantationsimmunologie (Abb. 2). Die zunehmende Zahl und die Qualität von Arbeiten aus der klinischen Forschung, insbesondere aus der minimalinvasiven Chirurgie, und von klinischen Studien, hat in den letzten Jahren bewirkt, diesen Forschungsfeldern auch Verhandlungszeiten innerhalb des Chirurgischen Forums einzuräumen.

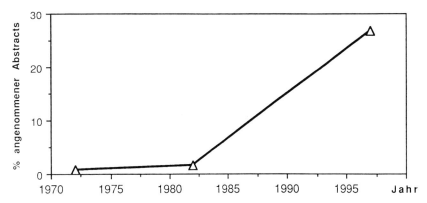

Abb. 2. Anteil molekularbiologischer Arbeiten am Gesamtaufkommen der angenommenen Forumsarbeiten 1972, 1982, 1997

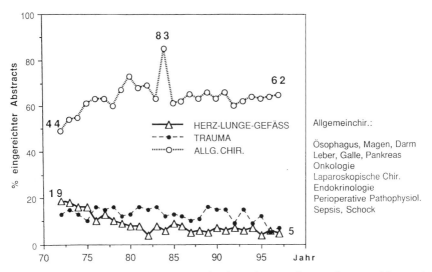

Abb. 3. Chirurgisches Forum 1972–97: Abnahme der Anteile aus dem Bereich Herz/Lunge/Gefäße und Traumatologie bei gleichzeitiger Zunahme der Anteile aus der Allgemein-/Viszeralchirurgie

Dominanz viszeralchirurgischer Themen

Die Entwicklung der chirurgischen Fächer in bezug auf Schwerpunktsgliederung und Gebietsdefinition im Zusammenhang mit der neuen Weiterbildungsordnung hat die Beteiligung einzelner Fächer am Chirurgischen Forum deutlich beeinflußt. 1972 war der Anteil von eingereichten Abstracts aus dem Bereich Herz, Lunge, Gefäße 19%, Traumatologie 13% sowie plastische Chirurgie 2%; 1997 kamen aus dem Bereich Herz, Lunge, Gefäße 5%, Traumatologie 7% und plastische Chirurgie 3% der Abstracts. Aus der Allgemeinchirurgie wurden 1972 34% der Arbeiten, 1997 kamen aus der Allgemein/Viszeralchirurgie 72% aller eingereichten Arbeiten (Abb. 3).

Professionalisierung der chirurgischen Forschung

In der Chirurgie haben in den letzten 25 Jahren erhebliche Anstrengungen stattgefunden zur Verstärkung, ja zur Institutionalisierung und Professionalisierung der Forschung [7, 8, 9]. Dies gilt für die Forschung an Universitätskliniken; aber auch bei nicht-universitären chirurgischen Kliniken ist ein deutlicher Trend zu verstärkten Aktivitäten, insbesondere im Bereich der klinischen Forschung, zu verzeichnen. Der Anteil eingereichter Abstracts nicht-universitärer Kliniken ist von 2% vor 1993 auf 7,6% 1997 gestiegen. Während die Zahl der eingereichten Abstracts bis etwa 1985 bei ca. 200 lag, ist eine sprunghafte Zunahme in den 90er Jahren zu verzeichnen; 1997 wurden 450 Arbeiten zur Begutachtung eingereicht. Die Annahmequoten, bestimmt vor allem durch die Verfügbarkeit von Zeitblöcken innerhalb des Deutschen Chirur-

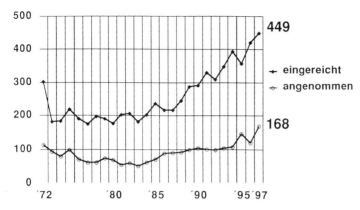

Abb. 4. Entwicklung von eingereichten Abstracts und angenommenen Arbeiten im Chirurgischen Forum

genkongresses, liegen im gesamten Zeitabschnitt im Durchschnitt bei 35 %; die Annahme war 1981 mit 28 % am niedrigsten und 1973 und 1995 mit 51 % bzw. 41 % am höchsten (Abb. 4).

Chirurgische Forschung kann nur effektiv sein, wenn eine ausreichende personelle und finanzielle Ausstattung gegeben ist [7, 9]. Forschung in Teilzeitarbeit bzw. Forschung nach dem klinischen Alltag ist ineffektiv (9). Es muß daher anerkannt werden, daß Hauptvoraussetzung für innovative Forschung in der Chirurgie ist, Forschung aus Vollzeitpositionen heraus zu betreiben. Derzeit sind 9 selbständige Forschungsinstitute bzw. -abteilungen, 7 Forschungssektionen und 4 definierte Funktionsbereiche in chirurgischen Kliniken etabliert; mehr als 110 Wissenschaftler betreiben ausschließlich Forschung [5]. Darüber hinaus sind in chirurgischen Kliniken mehr als 300 Stellen für Wissenschaftler und mehr als 500 Stellen für wissenschaftliches Assistenzpersonal geschaffen worden, die Forschung in Vollzeitpositionen betreiben [5]. Die Einrichtung von Grundlagenforschungspositionen in chirurgischen Kliniken hat eine deutliche Zunahme der chirurgischen Forschungsaktivitäten in Deutschland bewirkt. Ein Ausdruck für professionalisierte Forschung ist auch die Kooperation zwischen Forschungsinstituten. Hier ist im Chirurgischen Forum ein auffälliger Trend zu verzeichnen; der Anteil von Forschungsarbeiten aus dem Ausland RM deutsch- und englischsprachige Länder – ist von 5 % in den 80er Jahren auf 10–17 % 1995–1997 gestiegen. Es sind vor allem Arbeiten aus dem deutschsprachigen Ausland und Arbeiten aus Forschungskooperationen zwischen deutschen und amerikanischen Institutionen (Abb. 5).

Die Qualität der Arbeiten, die im Chirurgischen Forumsband publiziert werden, hat wieder internationalen Standard erreicht. Dies gilt nicht nur in bezug auf den bedeutenden Anteil von Arbeiten aus internationaler Forschungskooperation, sondern auch im Hinblick auf internationale Zitierungen.

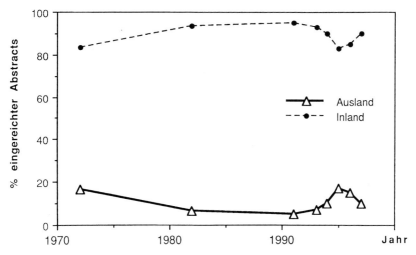

Abb. 5. Chirurgisches Forum 1972–97: Zunehmender Anteil von Forschungsarbeiten aus dem Ausland

Fachkompetente und anonyme Auswahl der Forumsarbeiten

Jedes eingereichte Abstract wird anonymisiert von mindestens fünf sachkompetenten Gutachtern nach einer im Forums-Ausschuß abgestimmten Benotungsskala beurteilt. Positive Benotungskritierien sind: Originalität der Fragestellung und Ergebnisse, Darstellung der wesentlichen methodischen Schritte, adäquate statistische Datenverarbeitung und -präsentation sowie klinische Relevanz der Daten [10]. Negativkriterien in der Bewertung der Abstracts sind: 1. Abstract enthält keine Angaben zur Methodik und keine oder mangelhafte Angaben zu den Ergebnissen, 2. Ergebnisse sind für die Fragestellung nicht relevant und 3. Es bestehen ethische Bedenken. Ausschlußkriterien sind: Thema und Zahlen sind bereits vorgetragen bzw. Ergebnisse mit ähnlichen oder gleichen Zahlen sind bereits publiziert. Arbeiten mit einer überwiegenden Bewertung von „gut" bis „hervorragend" sind zum Vortrag akzeptiert worden. Die endgültige Auswahl von Beiträgen mit mittlerer bis guter Bewertung fand anonym bei der jährlichen Forumssitzung statt. Die im Forumsband gedruckten Beiträge sind seit 1995/96 international zitierfähig, da der Forumsband als Supplement von *Langenbecks Archiv für Chirurgie* in „Medline" und „Index Medicus" aufgenommen wurde.

Das Chirurgische Forum hat durch Zunahme von qualifizierten Arbeiten, d.h. durch eine hohe innovative Kompetenz und Ergebnisqualität der Arbeiten eine Bedeutungszunahme innerhalb des Deutschen Chirurgenkongresses erfahren. Dies spiegelt sich auch in der Zunahme der Diskussionszeiten und dem Anstieg der Teilnehmer pro Verhandlungsthema wider. Seit 1994 wird die beste Arbeit innerhalb des Forums mit einem Preis ausgezeichnet, der seit 1997 den Namen von Fritz Linder trägt.

Zusammenfassung

In den letzten 25 Jahren ist das Chirurgische Forum Kernbereich des Deutschen Chirurgenkongresses geworden. Bis 1985 dominieren Arbeiten aus der tierexperimentellen Forschung sowie der organbezogenen klinischen Forschung. In den letzten 10 Jahren hat sich der Forschungsschwerpunkt zur molekularbiologischen Grundlagenforschung, besonders im Bereich der Onkologie, Transplantationsimmunologie und perioperativen Pathophysiologie, verschoben. Bei abnehmender Beteiligung der gefäß-, thorax-, herz- und unfallchirurgischen Arbeitsgruppen ist eine Zunahme der Beteiligung von allgemein/viszeralchirurgischen Arbeiten am Chirurgischen Forum zu verzeichnen. Die chirurgische Forschung ist, gemessen an der Zunahme und Qualität der angenommenen Arbeiten in den letzten 10 Jahren professioneller und internationaler geworden.

Literatur

1. Linder F (1972) Vorwort. Langenbecks Arch Chir, Suppl Chir Forum, S V – VI
2. Eigen M (1988) Was heißt und zu welchem Ende betreibt man Grundlagenforschung? In: Perspektiven der Wissenschaft. Deutsche Verlagsanstalt Stuttgart, S 12
3. Beger HG (1995) Grundlagenforschung in der chirurgischen Klinik – vom Defizit zum Konzept. Langenbecks Arch Chir Suppl II (Kongreßbericht) 783 – 789
4. Beger HG (1989) Die naturwissenschaftliche Grundlage der chirurgischen Heilkunst. In: Hierholzer G, Hierholzer S (Hrsg) Chirurgisches Handeln. Fragen, Überlegungen, Antworten. Thieme-Verlag Stuttgart, S 146
5. Beger HG, Schwarz A, Brückner U, Hartel W (Hrsg) (1997) Forschung in der Chirurgie – Konzepte, Organisation, Schwerpunkte – Eine Bestandsaufnahme 1996. Springer-Verlag Heidelberg.
6. Beger HG, Schwarz A, Gansauge F, Nüssler AK (1997) Grundlagenforschung in der Chirurgie. In: Beger HG, Schwarz A, Brückner U, Hartel W (Hrsg): Forschung in der Chirurgie – Konzepte, Organisation, Schwerpunkte – Eine Bestandsaufnahme 1996. Springer-Verlag Heidelberg
7. Bücherl ES (1974) Das Dilemma der chirurgischen Forschung. Chirurg 45:485
8. Lindenschmidt TO, Beger HG, Lorenz W (1981) Kontrollierte klinische Studien: ja oder nein: Chirurg 52:281
9. Heberer G, Brendel W, Schildberg FW, Feifel G (1974) Aufgabe und Organisation chirurgisch-klinischer Forschung. Chirurg 45:281
10. Moore FD (1973) What is surgical research? Eur Surg Res 5:245

Gerhard Küntscher (1900–1972)

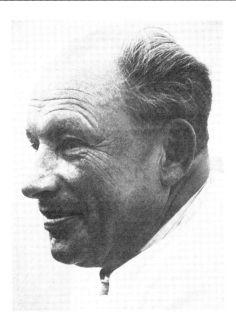

Gerhard Küntscher wurde am 6. Dezember 1900 in Zwickau/Sachsen als Sohn eines Fabrikanten geboren. Er studierte Medizin in Würzburg, Hamburg und Jena, wo er 1926 die Approbation erwarb. Im gleichen Jahr promovierte er summa cum laude mit dem Thema „Die Prüfung der Nierentätigkeit durch die Bestimmung des Harnstoffes im Speichel". Seine ersten Assistenzjahre absolvierte er in Freiberg/Sachsen, Jena und Freiburg, bevor er am 27. Januar 1930 in die Chirurgische Universitätsklinik Kiel unter W. Anschütz eintrat.

In den folgenden Jahren arbeitete Küntscher wissenschaftlich experimentell an den Problemen der Knochenbruchheilung und habilitierte 1938. Mit Unterstützung seines Chefs A. W. Fischer, der die Kieler Lehrkanzel 1938 übernommen hatte, führte er 1939 die erste Marknagelung eines langen Röhrenknochens durch. 1941 wurde Küntscher als Chirurg an die Nordfront kommandiert und arbeitete unter anderem 1943/44 in Finnland. Aus den Kriegswirren zurückgekehrt, baute er ab 1946 als Chefarzt die Chirurgie im Schleswiger Krankenhaus wieder auf und übernahm 1957 die Chefarztstelle der Chirurgischen Abteilung am Hafenkrankenhaus in Hamburg.

Nach seiner Pensionierung 1966 unternahm er zahlreiche Vortragsreisen ins Ausland bis nach Japan und operierte in Spanien und in den USA. Ab 1967 war er dann im Gastarztstatus in Flensburg weiterhin chirurgisch tätig. Küntscher ist am 17. Dezember 1972 in Flensburg mitten in der Arbeit zur 2. Auflage seines Buches „Praxis der Marknagelung" gestorben. Vor ihm lag das unvollendete Manuskript, das als Schicksalsfügung mit seinem Lebensmotto endete. Die letzten geschriebenen Worte lauteten: „Das gebrochene Bein".

Der Name Küntschers steht heute synonym für die Marknagelung und er gilt weltweit als Vater der intramedullären Osteosynthese langer Röhrenknochen. Obwohl derartig herausragend läßt sich natürlich auch seine Leistung in die Reihen der chirurgischen Traditionen einordnen. Er konnte auf beträchtliche vorbestehende Erfahrungen in der operativen Knochenbruchbehandlung auch unter Nutzung des Markraumes aufbauen. Schon Dieffenbach und von Langenbeck hatten angesichts der schlechten Ergebnisse bei konservativer Behandlung die offene Reposition und Verschraubung von Schenkelhalsbrüchen versucht.

Markraumschienungen mit Elfenbeinstiften wurden u. a. von Bardenheuer, Bruns, Bircher und Rissler vorgenommen. Lambotte verwendete Metallstifte, Schöne 1930 duktile Silberstifte. Groves benutzte ab 1916 verschiedene Implantate erstmalig über einen frakturfernen Zugang, Smith-Petersen implantierte ab 1925 seinen Dreilamellennagel im offenen Verfahren. Gedeckt operierten Rush ab 1927 mit seinen intramedullär geführten Pins und Müller-Meernach seit 1933 mit Nägeln aus rostfreiem Stahl zur Stabilisierung hüftgelenksnaher Frakturen.

Nach eigenen Angaben Küntschers waren ihm die Arbeiten von Rissler, Schöne und Müller-Meernach bekannt. Das größte Hindernis zur Nutzung der Markhöhle für die Osteosynthese stellten die damaligen Lehrmeinungen zur Bedeutung des Knochenmarks dar. Der Altmeister der Orthopädie A. Lorenz bezeichnete das Mark als Herz des Knochens, das nicht angetastet werden dürfte. A. Bier schrieb dem Mark höchste Bedeutung für die Kallusbildung zu. Die Gefahr der Fettembolie aus dem Markraum heraus war bekannt und gefürchtet. Die klinischen Fälle mit Implantation intramedullärer Elfenbeinstifte waren ungünstig verlaufen.

Küntscher stellt sich dieser Problematik mit einer Reihung experimenteller Studien zur Biomechanik und Knochenbruchheilung. Er führt spannungsoptische Studien an mit Lack überzogenen Knochen durch. Kallus erzeugt er im Tierexperiment durch Implantation von rostendem Eisen und durch mechanische Unruhe. Die systemischen Auswirkungen und den klinischen Verlauf der Marknagelung erprobt er an einer Großzahl von Hunden mit nach eigener Aussage verblüffend guten Ergebnissen. Er zieht das Fazit, daß nur ein ausreichend groß dimensioniertes und in der Markhöhle verankertes Stahlimplantat vollkommene Stabilität garantieren könne, und daß der Bruchbereich zwecks Sicherung einer ungestörten Kallusbildung nicht eröffnet werden dürfe. Die Grundlagen der Marknagelung großer Röhrenknochen nach Küntscher waren damit definiert und die Zeit war reif für die klinische Anwendung.

Seine erste Marknagelung bei einem Patienten führt Küntscher am 18. November 1939 in der Kieler Universitätsklinik durch. Es handelt sich um einen 35-jährigen Ingenieur, der 20 m tief an der schrägen Wand entlanggleitend in ein Trockendock abgestürzt war. Diagnostiziert wurden eine subtrochantäre Femurfraktur, ein Beckenbruch und eine Calcaneusfraktur. Weiterhin „stand der Patient etwas unter Alkohol (2 bis 3 Bier)". Der stationäre Aufenthalt erstreckt sich bis zum 10. Januar 1940. Der Nagel wird bereits am 7. März 1940 wieder entfernt. In der Epikrise des Krankenblattes findet sich der abschließende handschriftliche Vermerk Küntschers: „I. Fall von Marknagelung des Oberschenkels. Gutes Ergebnis."

Küntscher stellt sein neues Verfahren zur Heilung von Knochenbrüchen 1940 auf dem Deutschen Chirurgenkongreß in Berlin vor. Er fällt damit ebenso durch wie sein Kollege Werner Forssmann, der über seine Selbstversuche zur Herzkatheterisierung berichtete, für die er später den Nobelpreis erhielt. Anders als Forssmann, dem sein Chef Sauerbruch beschieden hatte, er könne sich vielleicht im Zirkus habilitieren, aber nicht bei ihm, besitzt Küntscher zumindest die volle Rückendeckung seines Chefs. Küntscher selbst berichtet: „Es erhob sich ein ungeheurer Sturm der Entrüstung. Alle waren dagegen mit einer Ausnahme, dies war mein verehrter Lehrer A. W. Fischer."

Die vom heutigen Standpunkt vielleicht kurzsichtig erscheinende und u. a. von Nordmann, König und Schöne vorgetragene Kritik wird verständlicher, wenn die damaligen Bedingungen für chirurgische Eingriffe bedacht werden: Keine Antibiotika, eingeschränkte Röntgenmöglichkeiten, fehlender Blutersatz, Beschränkungen der Anaesthesie etc. Trotz dieser Hindernisse und ungeachtet der widrigen Zeitumstände mit Krieg und Not findet die Marknagelung rascheste Verbreitung und Anwendung. Zahlreiche Kollegen greifen die Methode auf, lassen sich von den klinischen Ergebnissen überzeugen und überblicken in kurzer Zeit ein umfangreiches Patientengut. Auch Lorenz Böhler erkennt sofort die großen Möglichkeiten der Marknagelung und nimmt sie schon 1940 in sein Repertoire zur „Technik der Knochenbruchbehandlung" auf.

Von Küntscher und seinen Schülern werden in rascher Folge zahlreiche Modifikationen der Implantate und Verbesserungen des Instrumentariums eingeführt. Maatz, sein wohl wichtigster Schüler und der einzige von Küntscher je akzeptierte Koautor, entwickelt noch im Krieg konische Nägel sowie Keil- und Spreiznägel. Herzog gibt die nach ihm benannte proximale Krümmung für den Tibianagel an. Pohl, dem begnadeten Kieler Ingenieur und langjährigen Implantatlieferanten Küntschers, gelingt 1957 erstmals die Herstellung flexibel geführter Bohrer. Die von Küntscher beharrlich und vehement propagierte gedeckte Implantation wird durch die Einführung des Bildverstärkers 1955 und mit der Perfektion zur Fernsehkette 1960 entscheidend vereinfacht.

Kontinuierlich wird an der Verbesserung der Operationstechniken und der Ausweitung der Indikationen gearbeitet. Praktisch von Beginn an werden auch offene Brüche und Pseudarthrosen genagelt. Kriegsbedingt häufig wird die Methode bei Schußbrüchen mit Trümmer- und Defektstrecken und auch bei septischen Komplikationen eingesetzt. Schon in den 40er Jahren wird die obere Extremität einbezogen. Für den Humerus werden sowohl der antegrade wie auch der retrograde Zugang oberhalb der Fossa olecrani detailliert beschrieben und für den Vorderarm spezielle Nägel für Elle und Speiche propagiert.

Küntscher selbst betrachtet es als höchstes Ziel, die gesamte Knochenchirurgie vom Markraum her durchführbar zu machen. 1964 führt er die Markrauminnensäge ein, mit deren Hilfe Osteotomien in geschlossener Technik zur Derotation, Achskorrektur, Verlängerung und auch Verkürzung von ihm beschrieben werden. Zur längengerechten Stabilisierung von Trümmerbrüchen schwebten Küntscher verschiedene Lösungen vor. Sein Detentionsnagel wurde von Klemm und Schellmann Anfang der 70er Jahre zum Verriegelungsnagel heutiger Prägung weiterentwickelt.

Die erste Operationslehre zur Marknagelung hatte Küntscher gemeinsam mit Maatz bereits 1942 zusammengestellt. Der Krieg verzögerte zunächst die Druckfreigabe und anschließend verbrannte das gesamte Bildmaterial 1943 bei einem Bombenangriff auf Leipzig. Die Zusammenstellung konnte dann erst 1945 erscheinen. So kam es, daß die erste umfassende Beschreibung der „Marknagelung nach Küntscher" 1943 von Häbler herausgegeben wurde. In seinem Vorwort entschuldigt sich der Verfasser für seinen Vorgriff bei dem, „dem allein das große Verdienst gebührt, uns diesen neuen, vielleicht sogar idealen Weg der Knochenbruchbehandlung gezeigt zu haben: Gerhard Küntscher".

1950 veröffentlicht Küntscher ein Buch mit dem Titel „Marknagelungen". 1962 erscheint die lang erwartete umfassende Monographie „Praxis der Marknagelung", die anschließend englische, spanische und japanische Ausgaben nach sich zieht. Küntscher schreibt präzise und umfassend. Seine selbst hergestellten Strichillustrationen weisen ihn als begabten Zeichner aus. Er sieht und beschreibt die gedeckte Marknagelung als fest definierte Reihung präzise auszuführender Operationsschritte.

Seine Mitteilungen erstrecken sich auf praktisch alle auch heute anhaltend oder wiederkehrend diskutierten relevanten Problemkreise um die Marknagelung. Beispielhaft können die umfassende Darstellung Küntschers zum „Kallusproblem" und seine dezifierten Bemerkungen zu den systemischen Auswirkungen der Marknagelung angeführt werden. Küntscher hat immer wieder darauf hingewiesen, daß die Nagelung bei Schockzustand auf keinen Fall und beim Schwerstverletzten erst nach Stabilisierung des Allgemeinzustands vorgenommen werden darf. Aufgrund der immensen Über- und Weitsicht Küntschers und dem Ideenreichtum in der Pionierphase der Marknagelung muß heute mancher sich innovativ wähnende Autor bei genauerer Literaturdurchsicht feststellen, daß seine vermeintlich neue Problemlösung schon vor Jahrzehnten erarbeitet oder zumindest angedacht worden ist.

Die experimentelle Entwicklung und die klinische Einführung der Marknagelung bedeuteten einen Quantensprung für die Knochenbruchbehandlung. Sie zählen zu den herausragenden chirurgischen Pionierleistungen des jetzt zu Ende gehenden Jahrhunderts und sind untrennbar verbunden mit der genialen Persönlichkeit Küntschers. Letztere wurde schon zu Lebzeiten, betont durch zahlreiche Eigenarten, zur Legende. Küntscher blieb zeitlebens Junggeselle, fuhr berüchtigt rasant mit Vorliebe offene Sportwagen und pflegte jeden Morgen im Sommer wie im Winter in der Ostsee bzw. der Elbe zu schwimmen. Das persönliche Verhältnis zu seinen Mitarbeitern und Schülern wird als gut und humorvoll, manchmal auf seine besondere Art sogar herzlich beschrieben. Er sprach gewöhnlich wenig und leise. Nur in der wissenschaftlichen Diskussion wurde er lebhaft und vertrat hart seinen Standpunkt.

Auf die Anfangseuphorie für die Marknagelung folgt eine gewisse Ernüchterungsphase. Böhler zieht seine Empfehlung zur Nagelung von Unterschenkelbrüchen zurück und behandelt wieder konservativ. Die Schweizerische Arbeitsgemeinschaft für Osteosynthesefragen tritt auf den Plan und propagiert die Plattenosteosynthese. Küntscher bleibt unbeirrt, nimmt die Diskussion offensiv an und vertritt die Marknagelung mit den gegebenen rhetorischen Mitteln. 1965 formuliert er in einem Rückblick auf 25 Jahre Marknagelung: „Das Zeitalter der konservativen Knochenbruchbehandlung ist vorbei".

Küntschers Schüler und begeisterte Chirurgen in aller Welt haben seine Grundprinzipien der stabilen, intramedullären und gedeckten Osteosynthese übernommen und die Methode ideenreich weiter ausgebaut. Aufgrund der prinzipiell überlegenen Biomechanik, der optimalen Respektierung der Biologie des Knochens und nicht zuletzt wegen der überzeugenden klinischen Ergebnisse stellt die Marknagelung heute weltweit das Standardverfahren zur Behandlung von Frakturen und Bruchheilungsstörungen der langen Röhrenknochen dar.

Als größte Anerkennung seines Lebenswerks sah Küntscher nach seinen eigenen Worten die Akzeptanz seiner Methode durch den „Chirurgen des kleinen und mittleren Krankenhauses, der ständig in Berührung mit dem Unfall ist. Es ist sein Verdienst, daß die Marknagelung eine rasche und weite Verbreitung gefunden hat." Seine Schüler haben ihn bleibend geehrt, indem sie ihrer wissenschaftlichen Gesellschaft den Namen „Gerhard Küntscher Kreis" gegeben haben. Auf der 87. Tagung der Deutschen Gesellschaft für Chirurgie 1970 wurde Küntscher zum Ehrenmitglied ernannt. Auf die herausragende Bedeutung seines Lebenswerks auch für die Zukunft wies der damalige Präsident Lindenschmidt pointiert hin: „Kommende Generationen würden es niemals verstehen, wenn wir sie nicht zum Ehrenmitglied ernannt hätten".

V. Bühren   *Murnau*

Inhaltsverzeichnis

Herz – Thorax – Gefäße

Unfallchirurgie 1

Onkologie: Pankreas

Transplantation: Herz, Lunge

Oesophagus – Magen – Darm

Onkologie molekularer Mechanismen

Transplantation: Niere, Pankreas

Sepsis: Endotoxin, Wachstumsfaktoren

Die proinflammatorischen Zytokine IL-1β und TNF-α vermindern die
Wachstumshormonrezeptor-mRNA-Konzentration in kultivierten
Rattenhepatozyten nach Stimulation durch Wachstumshormon
*Proinflammatory cytokines interleukin 1β and tumor necrosis factor α inhibit
growth hormone stimulation of growth hormone receptor mRNA levels in
cultured rat hepatocytes*

Unfallchirurgie 2

Die intrinsischen Eigenschaften von Arthrofibrosegewebe:
Histologische und zellbiologische Analyse
*Intrinsic properties of arthrofibrotic tissue: A histologic and in vitro
cell culture study*

Hat der operative Zugangsweg einen Einfluß auf die lokale Infektentstehung?
Tierexperimenteller Vergleich der konventionellen offenen vs. minimal
invasive Plattenosteosynthese (MIPO)
*Is there an influence of the surgical approach on the development of local
infection?*
*Comparison of conventional vs. minimally invasive plate osteosynthesis (MIPO)
in an animal experiment*

Einfluß selektiver *versus* nicht-selektiver Inhibition der Stickoxidsynthasen
auf die synoviale Mikrozirkulation im Kniegelenk der Maus in vivo
*Influence of selective versus non-selective inhibition of the inducible
NO-synthase on the synovial microcirculation in the mouse knee joint in vivo*

Reduktion der inflammatorischen Antwort nach Lappentransfer durch lokale
Hitzeschock-Vorbehandlung
*Reduction of inflammatory response after flap transfer due to heat
shock-priming*

Verbesserung der Amplifikationsrate humaner Chondrozyten unter dem
Einfluß von IGF-1 und RGD
*Improvement of the amplification rate of human chondrocytes in vitro
by IGF-I and RGD*

Pathophysiologie des Darmes

Plastische Chirurgie

Onkologie: molekulare Mechanismen

Onkologie: molekulare Mechanismen, colorektales Karzinom

Perioperative Pathophysiologie 1

Transplantation: Toleranz, Ischämie

Sepsis: Mediatoren

Leber – Galle – Pankreas

Perioperative Pathophysiologie 2

Onkologie: molekulare Mechanismen, Oesophagus, Magen

Klinische Studien/Lap. Chirurgie

Laparoskopische Chirurgie

Transplantation

Onkologie – Tierexp. Onkologie, Prognose

Transplantationsimmunologie

Fritz-Linder-Preisträgersitzung

Preisträgersitzung

Ischämische Präkonditionierung des Herzens läßt sich durch winterschlafinduzierende Enkephaline pharmakologisch imitieren

Ischemic preconditioning of the myocardium can be imitated by hibernation induction triggers

M. Karck, S. Tanaka, P. Oeltgen*, T. S. Su*, S. F. Bolling*; A. Haverich

Klinik für Thorax-, Herz- und Gefäßchirurgie, Medizinische Hochschule Hannover
* Department of Pathology and Laboratory Medicine, University of Kentucky, Lexington, USA

Zusammenfassung

Der myokardprotektive Effekt Ischämischer Präkonditionierung läßt sich experimentell durch Vorbehandlung mit Opiatrezeptor-Antagonisten supprimieren. In dieser Studie wurde untersucht, ob sich umgekehrt der Schutzeffekt Ischämischer Präkonditionierung durch Applikation des Opiatrezeptor-Agonisten D-Ala2-DLeu5-Enkephalin (DADLE), dem eine Schlüsselfunktion in der natürlichen Winterschlafinduktion zukommt, pharmakologisch induzieren läßt. Herzen männlicher Wistar-Ratten (n =32) wurden im „working-heart" Modell vor und nach 45-minütiger Globalischämie bei 30 °C normotherm perfundiert. Herzen der Gruppen 1, 2 und 3 wurden mit DADLE allein (1 mg/kg Körpergewicht als Injektion in die Schwanzvene der Tiere 60 Minuten vor Perfusionsbeginn), durch Ischämische Präkonditionierung allein (5-minütige Globalischämie und Reperfusion während der präischämischen Perfusion) oder durch die Kombination beider Verfahren vorbehandelt. Herzen der Gruppe 4 dienten als Kontrolle ohne Präkonditionierung oder DADLE. Postischämisch wurde die funktionelle Erholung der Herzen, ihre Creatinkinase-Freisetzug und morphometrisch an gefärbten Serienschnitten der Anteil nicht-reperfundierten Myokards ermittelt.

Sowohl durch Präkonditionierung als auch durch Applikation von DADLE ließ sich im Vergleich zu Kontrollen die postischämische Regeneration des Aortalen Flußvolumens verbessern und die Creatinkinase-Aktivität verringern. Im Vergleich hierzu führte die Vorbehandlung mit DADLE zusammen mit Ischämischer Präkonditionierung zu einer weiteren, signifikanten Verbesserung der funktionellen Regeneration und Reduktion der Creatinkinase-Freisetzung. Die Ergebnisse deuten daraufhin, daß Ischämische Präkonditionierung und systemische Vorbehandlung mit dem Opiatrezeptor-Agonisten D-Ala2-DLeu5-Enkephalin (DADLE) über einen ähnlichen Mechanismus protektiv wirken.

2

Summary

The protective effects of ischemic preconditioning on the myocardium can be abolished by pretreatment with opioid receptor antagonists. We investigated, if – vice versa – the protective effect of preconditioning may be induced by systemic pretreatment with the delta-opioid receptor agonist D-Ala2-DLeu5-enkephalin (DADLE). DADLE is known to be very similar to the trigger substance that induces natural hibernation. Isolated working rat hearts of male Wistar rats (n = 32) were subjected to 45 minutes of global hypothermic ischemia at 30 °C followed by 25 minutes of normothermic reperfusion. Hearts from rats injected with 1 mg/kg DADLE intravenously 1 hour before isolated perfusion were either preconditioned by one cycle of 5 minutes of normothermic ischemia followed by 5 minutes of normothermic reperfusion or hearts were not preconditioned during preischemic perfusion.

Untreated preconditioned and non-preconditioned hearts served as controls. Ischemic preconditioning alone and DADLE alone improved the recovery of aortic flow and reduced the creatine kinase leakage significantly during postischemic reperfusion. Over and above that, pretreatment with DADLE prior to ischemic preconditioning significantly further enhanced functional recovery and reduced the creatine kinase leakage, when compared to DADLE alone and preconditioning alone. Therefore we conclude, that DADLE attenuates ischemic injury in isolated rat hearts and enhances the protective effects of ischemic preconditioning. The data suggest that ischemic preconditioning and DADLE act via a similar pathway.

Einleitung

Durch ein kurzes, vorgeschaltetes Ischämieintervall läßt sich die Toleranz gegenüber einem nachfolgenden längeren Ischämieintervall erhöhen [1]. Der Wirkmechanismus dieses als Ischämische Präkonditionierung bezeichneten Protektionsphänomens ist nur zum Teil aufgeklärt. Neueren Untersuchungsergebnissen an regionaler Ischämie ausgesetzten Herzen zufolge läßt sich der protektive Präkonditionierungseffekt durch Vorbehandlung mit Opiatrezeptor-Antagonisten wie Naloxon oder Naltrindole unterbinden [2, 3]. Diese Beobachtung hat zu Spekulationen darüber geführt, ob die Aktivierung von Opiat-Rezeptoren im Zuge der Signalübertragung bei Ischämischer Präkonditionierung eine Rolle spielt. In diesem Kontext könnte ein Zusammenhang mit Mechanismen bestehen, die bei der natürlichen Winterschlafinduktion von Bedeutung sind. Auch hier scheint über die Stimulation insbesondere des Delta-Opioid Rezeptors ein organprotektiver Effekt vermittelt zu werden, wie aus analogen Untersuchungsergebnissen mit Plasma winterschlafender Säuger bzw. dem Delta-Opioid Rezeptor-Agonisten D-Ala2-Leu5-Enkephalin (DADLE) abzuleiten ist [4, 5]. Um den Hinweisen auf die Verbindung von Präkonditionierung und Winterschlafinduktion weiter nachzugehen, untersuchten wir im Modell des globalischämischen, isolierten Rattenherzens, ob sich die protektiven Effekte Ischämischer Präkonditionierung bei globaler Myokardischämie pharmakologisch durch systemische Vorbehandlung mit DADLE imitieren lassen.

Material und Methode

Die Untersuchung wurde im „working-heart" Modell an isolierten Herzen männlicher Wistar-Ratten durchgeführt. Die Herzen wurden in Narkose entnommen und zunächst für 10 Minuten retrograd nach Langendorff mit modifizierter Krebs-Henseleit-Lösung (Zusammensetzung in mmol/l; NaCl: 118; KH_2PO4: 1,2; KCl: 4,9; $CaCl_2$: 2,5; $MgSO_4$: 1,2; $NaHCO_3$: 25; Glucose: 11,1) bei einem Perfusionsdruck von 90 cm H_2O-Säule perfundiert. Das Perfusat (pH: 7,4) wurde mit einem Gemisch aus 95 % Sauerstoff und 5 % Kohlendioxid begast und bei einer Temperatur von 37 °C gehalten. Nach 10 Minuten wurde dann durch Beginn antegrader Perfusion über eine linksatriale Kanüle (Perfusionsdruck: 20 cmH_2O) für 15 Minuten in den „working-heart" Modus umgeschaltet. Währenddessen wurden die Parameter Aortenflußvolumen/Minute (gegen eine Nachlast von 90 cmH_2O) und Koronarflußvolumen/Minute als präischämische Ausgangswerte gemessen. Über einen in den linken Ventrikel eingeführten Millar-Mikro-Tip Katheter (Millar Instruments Inc., Houston Texas, USA) wurde das linksventrikuläre Druckmaximum, (LVDP), die Herzfrequenz (HR) sowie die linksventrikuläre Drucksanstiegsgeschwindigkeit (dP/dt max.) bestimmt. Nach 15-minütiger „working-heart" Perfusion wurde für 10 Minuten erneut in den Langendorff Modus umgeschaltet.

Zum Abschluß der präischämischen Perfusionsphase wurde die Perfusion unterbrochen und die Herzen für 45 Minuten bei 30 °C in einer mit Perfusionslösung gefüllten Wärmekammer gelagert. Anschließend erfolgte die normotherme Reperfusion mit Krebs-Henseleit Lösung, zunächst für 10 Minuten im Langendorff Modus und anschließend für 15 Minuten im „working-heart" Modus. Während der Reperfusion wurde die Regeneration der Myokardfunktion durch wiederholte Messung der funktionellen Parameter bestimmt. Während der prä- und postischämischen Perfusion wurde das Koronarsinuseffluat gesammelt und darin die myokardiale Creatinkinase-Aktivität bestimmt (Granutest 2,5, E. Merck, Darmstadt, Germany). Am Ende der Reperfusion wurden die Herzen mit unverdünntem (0,3 %) Pathalocyaninpigment (Monastral-Blau B Suspension) über einen Seitenarm der aortalen Perfusionskanüle perfundiert.

Anschließend wurden die Herzen in Formaldehyd überführt und für 24 Stunden gelagert bevor pro Herz 5 myokardiale Transversalschnitte angefertigt wurden. Nun wurden die Transversalschnitte fotografiert. Die nicht-perfundierten Myokardabschnitte (ohne Anreicherung des Farbstoffes) wurden gekennzeichnet und mit einer Schere ausgeschnitten. Das Gewicht des nichtperfundierten Myokardquerschnittes und des gesamten Myokardquerschnittes wurde gemessen und Relation zueinander gesetzt.

Experimentelle Gruppen

Die Untersuchung wurde in 4 experimentellen Gruppen (8 Experimente/Gruppe) durchgeführt. In Gruppe 1 wurde den Tieren eine Stunde vor Perfusionsbeginn 1 mg/kg Körpergewicht des Opiatrezeptor-Agonisten D-Ala2-D-Leu5-Enkephalin (DADLE) in die Schwanzvene injiziert. In Gruppe 2 wurden die Herzen während der letzten 10 Minuten der präischämischen Perfusion durch 5-minütige normotherme

Ischämie mit nachfolgender 5-minütiger Langendorff Reperfusion ischämisch prä-konditioniert. Herzen der Gruppe 3 wurden durch die Kombination der in Gruppe 1 und 2 verwandten Verfahren vorbehandelt. Herzen der Gruppe 4 dienten als Kontrolle ohne Präkonditionierung und ohne DADLE.

Ergebnisse

Funktionelle Regeneration

Die präischämischen Kontrollwerte wiesen keine gruppenspezifischen Unterschiede auf. Bei Herzen, die mit DADLE vorbehandelt worden waren (Gruppe 1) resultierte eine postischämische Regeneration des Aortenflußvolumens von $57,7 \pm 1,3\%$ des präischämischen Ausgangswertes (Tabelle 1). Dieser Wert lag damit signifikant höher, als bei den Herzen der Kontrollgruppe 4 ohne DADLE, die eine Regeneration des Aortenflußvolumens von $4,0 \pm 1,5\%$ aufwiesen ($p < 0,05$). Durch Ischämische Präkonditionierung wurde für diesen Parameter ein mit $60,8\% \pm 1,1$ ähnlicher Wert gemessen, wie nach Vorbehandlung durch DADLE. Die höchsten Regenerationsraten des postischämischen Aortenflußvolumens wurden jedoch durch die Kombination aus DADLE und Ischämischer Präkonditionierung erzielt; sie lagen mit $68,6 \pm 1,1\%$ ihrerseits signifikant höher, als die Regenerationsraten in allen anderen Gruppen.

Die Regenerationsraten der Parameter „Linksventrikulärer Spitzendruck und dP/dt max." lagen in allen Gruppen zwischen 80- und 95%. Die Werte stimmten hinsichtlich der Rangfolge zwischen den einzelnen Gruppen mit den postischämischen Regenerationsraten für das Aortenflußvolumen überein. Die numerischen Unterschiede zwischen den Gruppenmittelwerten erreichten jedoch keine statistische Signifikanz. Gleiches galt für die postischämische Regeneration des Koronarflußvolumens und die Herzfrequenz. Auch hier lagen die Regenerationsraten in allen Gruppen zwischen 80% und 95%.

Tabelle 1. Ergebnisse der 4 experimentellen Gruppen (Mittelwerte und Standardfehler des Mittelwertes), n = 8 pro Gruppe, DADLE: D-Ala2-DLeu5-Enkephalin, IP: Ischämische Präkonditionierung. Das postischämische aortale Flußvolumen ist in % des präischämischen Ausgangswertes angegeben

Gruppe	DADLE	IP	Aortales Fluß-volumen (%)	CK-Freisetzung (IU/5min/Herz)	nicht-reperfundiertes Myokard (%)
1	+	–	$57,7 \pm 1,3^*$	$0,58 \pm 0,02^*$	<1
2	–	+	$60,8 \pm 1,5^*$	$0,57 \pm 0,02^*$	<1
3	+	+	$68,6 \pm 1,1^{**}$	$0,48 \pm 0,04^{**}$	<1
4	–	–	$40,0 \pm 1,5$	$0,80 \pm 0,04$	$2,3 \pm 0,3$

*: $p < 0,05$ versus Gruppe 4,
**: $p < 0,05$ versus Gruppe 1, 2 und 4.

Creatinkinase-Aktivität

Die höchsten Creatinkinase-Aktivitäten im Koronarsinuseffluat der ersten 5 Minuten nach Reperfusionsbeginn wurden in Kontrollgruppe 4 gemessen (Tabelle 1). Sie lagen mit im Mittel 0,80 ± 0,04 IU/5min/Herz signifikant über den Mittelwerten der anderen Gruppen. Die in Gruppe 1 (DADLE) und Gruppe 2 (Ischämische Präkonditionierung) gemessenen Werte waren mit 0,58 ± 0,02 bzw. 0,57 ± 0,02 IU/5min/Herz annähernd gleich. Die niedrigsten Creatinkinase-Aktivitäten wurden mit 0,48 ± 0,04 IU/5min/Herz in Gruppe 3 gemessen (Kombination aus DADLE und Ischämischer Präkonditionierung). Dieser Wert lag signifikant unter den Werten der drei anderen experimentellen Gruppen.

Nicht-reperfundiertes Myokard

Das prozentuale Verhältnis zwischen nicht-reperfundiertem und reperfundiertem Myokard lag in den Gruppen 1,2 und 3 unter 1%. Der numerisch im Vergleich zu den anderen Gruppen größte Anteil an nicht-reperfundiertem Myokard wurde in Gruppe 4 (Kontrollen ohne DADLE oder Ischämische Präkonditionierung). Er betrug 2,3 ± 3% des gesamten Myokardquerschnittes.

Diskussion

Die Ergebnisse der vorliegenden Untersuchung zeigen, daß Ischämische Präkonditionierung und systemische Vorbehandlung mit dem Delta-Opioid Rezeptor-Agonisten D-Ala2-Leu5-Enkephalin (DADLE) einen ähnlich myokardprotektiven Effekt entfalten. Diese Beobachtung bezieht sich sowohl auf das nahezu gleiche Ausmaß der durch beide Verfahren zu erzielenden Verbesserung der funktionellen Regenerationsfähigkeit des Herzens als auch auf eine nachweisbare Verringerung einer ischämiebedingten myokardialen Zellschädigung.

Der Hinweis darauf, daß die Stimulation myokardialer Opioid-Rezeptoren bei Ischämischer Präkonditionierung eine Rolle spielt, stammt von Schultz und Mitarbeitern, die zeigten, daß sich Präkonditionsierungseffekte durch Vorbehandlung mit dem nicht-selektiven Opioid-Rezeptor Antagonisten Naloxon unterbinden lassen [2]. In weiteren Untersuchungen gelang den gleichen Autoren – wiederum im Modell regionaler Myokardischämie – bereits eine Eingrenzung der unterschiedlichen, für die Signalübertragung in Betracht kommenden Opioid-Rezeptoren auf den Delta-Opioid Rezeptor, da der gleiche zuvor induzierte Blockierungseffekt auch durch den hochselektiven Delta Opioid Rezeptor Antagonisten Naltrindole induziert werden konnte [3].

Die hier vorgelegten Untersuchungsergebnisse aus Experimenten an globalischämischen Herzen sprechen ebenfalls dafür, daß die Aktivierung des Delta-Opioid Rezeptors bei Ischämischer Präkonditionierung von Bedeutung ist, da das durch Stimulation dieses Rezeptors zu erzielende Maß an Organprotektion demjenigen nach Ischämischer Präkonditionierung glich. Das in dieser Untersuchung verwendete synthetische Opioid DADLE weist überdies nicht nur eine relativ hohe Affinität zum

Delta-Opioid Rezeptor auf, sondern es wird als synthetische Mustersubstanz für den „Winterschlafinduzierenden Faktor" (hibernation induction trigger) angesehen [4, 5]. Aus diesem Grund geben die Untersuchungsergebnisse Anlaß zu der Annahme, daß sich die Signalübertragung bei natürlicher Winterschlafinduktion und Ischämischer Präkonditionierung von der Aktivierung des Delta-Opioid Rezeptors an einander entspricht.

Literatur

1. Murry CE, Jennings RB, Reimer KA (1986) Preconditioning with ischemia: a delay of lethal cell injury in ischemic myocardium. Circulation 74:1124–1136
2. Schultz JE, Rose E, Yao Z, Gross GJ (1995) Evidence for involvement of opioid receptors in ischemic preconditioning in rat hearts. Am J Physiol 268:H2157–H2161
3. Schultz JJ, Hsu AK, Gross GJ (1997) Ischemic preconditioning and morphine induced cardioprotection involve the Delta-opioid receptor in the intact rat heart. J Mol Cell Cardiol 29:2186–2195
4. Oeltgen PR, Horton ND, Bolling SF, Su TP (1996) Extended lung preservation with the use of hibernation trigger factors. Ann Thorac Surg 61:1488–1493
5. Wu G, Zhang F, Salley RK, Diana JN, Su TP, Chien S (1996) Delta opioid extends hypothermic preservation of the lung. J Thorax Cardiovasc Surg 111:259–267

Monitoring des Ischämie-/Reperfusionssyndroms beim Bauchaortenaneurysma – Konventionelle Operation versus Stentimplantation

Monitoring of ischemia/reperfusion syndrome during repair of aortic aneurysms – Conventional surgery versus implantation of stent grafts

V. Mickley, U. Gallmeier, A. Galster, R. Scharrer-Pamler, U. B. Brückner[1], L. Sunder-Plassmann

Abteilung für Thorax- und Gefäßchirurgie (Leiter: Prof. Dr. L. Sunder-Plassmann) und
[1] Sektion Chirurgische Forschung (Leiter: Prof. Dr. U. B. Brückner) der Abteilung für Allgemeine Chirurgie der Chirurgischen Universitätsklinik Ulm

Einleitung

Die operative Rekonstruktion der infrarenalen Aorta durch Implantation einer Gefäßprothese (P) stellt die Standardtherapie zur Behandlung des Bauchaortenaneurysmas (BAA) dar. Bei diesem Eingriff kommt es regelmäßig durch Eventeration und Aortenclamping zur Ausschüttung von Mediatoren und aktivierten Leukozyten aus dem Darm und aus der reperfundierten unteren Körperhälfte [1–5]. Als weniger belastendes Behandlungsprinzip wurde daher in den letzten Jahren die transfemorale Implantation beschichteter Gefäßstents (S) entwickelt. Hierbei entfällt die Eventeration, die Ischämie betrifft nur eine Extremität und ist (wegen des peripheren Klemmensitzes) weniger vollständig, jedoch (technisch bedingt) meist deutlich länger. Die Auswirkungen dieses alternativen Verfahrens auf die Freisetzung von Mediatoren und Adhäsionsmolekülen wurden vergleichend untersucht.

Patienten und Methodik

Nach Zustimmung der Ethikkommission der Universität Ulm und Aufklärung der Patienten wurde bei 23 BAA-Operationen (13 × P, 10 × S) nach Narkoseeinleitung eine Radialarterie und eine Femoralvene kanüliert. Aus beiden Zugängen wurde zu definierten Zeitpunkten (bei Operationsbeginn sowie 1 min, 5 min und 15 min nach Freigabe der Aortenprothese bzw. der ausgeklemmten Extremität) Blut abgenommen. Bei offener Operation erfolgten zusätzlich Blutabnahmen nach Eventeration noch vor dem Freilegen der Aorta. Aus dem arteriellen und Extremitäten-venösen Blut wurden neben Blutgasen und Laktat Reaktionsprodukte des Arachidonsäurestoffwechsels (TxB_2, 6-keto-$PGF_{1\alpha}$, $PGF_{2\alpha}$) und lösliche Adhäsionsmoleküle (sICAM-1, sE-Selektin) bestimmt. Die Konzentrationen von Mediatoren und Adhäsionsmolekülen wurden auf die jeweilige relative Proteinkonzentration bezogen (Ausgangswert = 1), um Verdünnungseffekte während des Eingriffs auszugleichen. Berechnet und angegeben wurden jeweils Mittelwerte und Standardfehler sowie Signifikanzen. Als Testverfahren wurden der gepaarte t-Test (Vergleich der Meßzeit-

8

punkte innerhalb jeder Gruppe) und der ungepaarte t-Test (Vergleich zwischen den Gruppen) benutzt.

Ergebnisse

Die Ischämiezeiten waren für P kürzer (p < 0,001) als für S (44 ± 2 vs. 104 ± 52 min). Nach S war in der Reperfusionsphase trotzdem eine geringere Azidose (5 min,

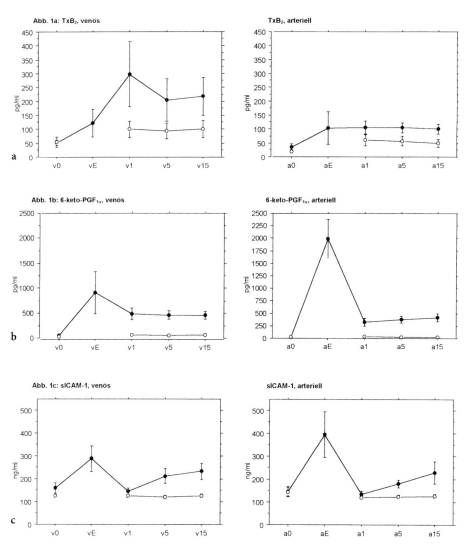

Abb. 1. Protein-korrigierte Meßwerte für Thromboxan (TxB$_2$), Prostazyklin (6-keto-PGF$_{1\alpha}$) und sICAM-1 im venösen und arteriellen Blut. ● = Prothese, ○ = Stent; 0 = Operationsbeginn; E = Eventeration (nur bei Prothesen); 1, 5, 15 = Minuten nach Beginn der Reperfusion. Dargestellt sind jeweils Mittelwerte ± SEM.

venös: pH 7,319 ± 0,009 vs. 7,272 ± 0,016; p < 0,05) und Laktatämie (5 min, arteriell: 1,02 ± 0,11 vs. 2,75 ± 0,38 mmol/l; p < 0,01) zu beobachten. Die Konzentration an Thromboxan (Abb. 1a) war nach P deutlich (p < 0,05) höher als nach S (1 min, ven.: 297 ± 117 vs. 100 ± 29 pg/ml). Beim $PGF_{2\alpha}$ ergab sich ebenfalls ein Anstieg in der frühen Reperfusion, allerdings kein Unterschied zwischen den Gruppen. Prostazyklin (Abb. 1b) stieg bei P durch die Eventeration um den Faktor 100 und blieb dann im Beobachtungszeitraum 10fach erhöht. Nach S war nur eine geringe Zunahme zu verzeichnen. Für sE-Selektin ergab sich allenfalls ein Trend zu erhöhten Werten für P nach Reperfusion, während sICAM-1 (Abb. 1c) nach einem kurzen, Eventerations-bedingten Peak in der Reperfusionsphase für P signifikant (p < 0,05) höher lag als für S (15 min, ven.: 234 ± 37 vs. 127 ± 8 ng/ml).

Diskussion

Durch Einschwemmung von freien Radikalen, Zytokinen, Abbauprodukten des Arachidonsäurestoffwechsels und aktivierten Leukozyten aus der reperfundierten unteren Körperhälfte bewirken Eingriffe an der Bauchschlagader, etwa zur Ausschaltung eines BAA, trotz relativ kurzer Abklemmzeit wegen des großen Ischämieareals eine erhebliche Belastung des Organismus in der Reperfusionsphase [1–5]. Bei zusätzlicher Beeinträchtigung durch Blutverlust und Massentransfusion oder bei vorbestehenden kardiopulmonalen Erkrankungen oder Nieren- und Leberinsuffizienz kann sich ein generalisierter, kapillarer Endothelschaden bis hin zum Multiorganversagen entwickeln [5–7]. Die in den letzten Jahren zur Ausschaltung von BAA entwickelte transfemorale Implantation beschichteter Gefäßstents erscheint als der kleinere, weniger belastende Eingriff, insbesondere, da eine Laparotomie mit Eventeration und ein vollständiges Aortenclamping bei dieser Methode entfallen.

Bislang liegen nur wenige vergleichende Untersuchungen zum IRS nach offener und geschlossener Aneurysmaausschaltung vor. Zudem sind die Ergebnisse wegen geringer Gruppengröße und methodischer Unterschiede kaum vergleichbar [8, 9]. Swartbol et al. [8] fanden eine Erhöhung von $TNF\alpha$ ausschließlich 60 min nach S im peripher-venösen Blut, nicht jedoch nach P, sowie einen Anstieg für IL-1β in beiden Gruppen. Thompson et al. [9] stellten im Extremitäten-venösen Blut für $TNF\alpha$ gerade umgekehrte Verhältnisse fest, für IL-1β lediglich einen Anstieg nach P. Vergleichende Untersuchungen zum Arachidonsäurestoffwechsel und zu löslichen Adhäsionsmolekülen [10] fehlen vollständig.

In unserer Studie haben wir in beiden Gruppen sowohl Extremitäten-venöses als auch peripher-arterielles Blut untersucht. Somit konnte der relative Einfluß der P-spezifischen Eventeration auf die angegebenen Parameter beurteilt werden. TxB_2 steigt durch die Darmauslagerung kaum an, jedoch deutlich in der Reperfusion, und zwar insbesondere im Blut aus der Ischämiezone. Im Gegensatz dazu erreichen sowohl 6-keto-$PGF_{1\alpha}$ als auch sICAM-1 höchste Werte in der Eventeration im arteriellen Blut bei geringer ausgeprägtem Anstieg im Extremitäten-venösen. Die Reperfusion bewirkt, daß die Konzentration an sICAM-1 zwar wieder deutlich, wenn auch weniger stark zunimmt, während 6-keto-$PGF_{1\alpha}$ annähernd gleich hoch bleibt. Zu allen Zeitpunkten (außer bei Operationsbeginn) konnten für alle Meßgrößen für die P-Gruppe höhere Werte beobachtet werden als für S.

Zusammenfassung

Unsere Untersuchung belegt aus biochemischer Sicht die geringere Belastung einer Stentimplantation im Vergleich zur konventionellen Operation bei der Therapie des Bauchaortenaneurysmas. Trotz halber Ischämiezeit bewirkt die größere Ausdehnung des Ischämieareals und die Eventeration bei P bereits intraoperativ ausgeprägtere Anstiege von TxB_2, 6-keto-$PGF_{1\alpha}$ und sICAM-1 als bei S. Thromboxan wird offensichtlich vorwiegend im reperfundierten Gewebe freigesetzt, 6-keto-$PGF_{1\alpha}$ im eventerierten Darm und sICAM-1 in beidem.

Summary

From a biochemical point of view, our study corroborates the suggestion that implantation of a stent graft is less invasive than conventional surgery for infrarenal aortic aneurysm. In general, ischemia during open aortic surgery lasts shorter but affects a much greater part of the body than stent implantation. Eventration before, and more pronounced reperfusion following conventional repair cause marked intraoperative increases in TxB_2, 6-keto-$PGF_{1\alpha}$, and sICAM-1 levels. Thromboxane obviously is generated mainly in the reperfused tissues, whereas 6-keto-$PGF_{1\alpha}$ is produced in the eventrated bowel. sICAM-1 is released from both.

Literatur

1. Galt SW, Bech FR, McDaniel MD, Dain BJ, Yeager MP, Schneider JR, Walsh DB, Zwolak RM, Cronenwett JL (1991) The effect of ibuprofen on cardiac performance during abdominal aortic cross-clamping. J Vasc Surg 13:876–84.
2. Ward A, McBurney A, Lunec J (1994) Evidence for the involvement of oxygen-derived free radicals in ischemia-reperfusion injury. Free Rad Res 20:21–28.
3. Froon AHM, Greve JWM, van der Linden CJ, Buurman WA (1996) Increased concentrations of cytokines and adhesion molecules in patients after repair of abdominal aortic aneurysm. Eur J Surg 162:287–96.
4. Gabriel A, Werba A, Mares P, Grubhofer G, Hrska F, Griesmacher A, Kretschmer G, Lackner FX, Bircher NG, Schwarz S (1996) Influence of prostaglandin E_1 on tissue ischemia during surgical repair of the abdominal aorta. J Cardiothorac Vasc Anesth 10:201–206.
5. Roumen RMH, Hendriks T, van der Ven-Jongekrijg J, Nieuwenhuijzen GAP, Sauerwein RW, van der Meer JWM, Goris RJA (1993) Cytokine patterns in patients after major vascular surgery, hemorrhagic shock, and severe blunt trauma. Relation with subsequent adult respiratory distress syndrome and multiple organ failure. Ann Surg 218:769–76.
6. Gadaleta D, Fantini GA, Silane MF, Davis JM (1994) Neutrophil leukotriene generation and pulmonary dysfunction after abdominal aortic aneurysm repair. Surgery 116:847–852.
7. Raijmakers PGHM, Groeneveld ABJ, Rauwerda JA, Teule GJJ, Hack CE (1997) Acute lung injury after aortic surgery: the relation between lung and leg microvascular permeability to [111]indium-labelled transferrin and circulating mediators. Thorax 52:866–871.
8. Swartbol P, Norgren L, Albrechtsson U, Cwikiel W, Jahr J, Jonung T, Pärsson H, Ribbe E, Thörne J, Truedson L, Zdanowski Z (1996) Biological responses differ considerably between endovascular and conventional aortic aneurysm surgery. Eur J Vasc Endovasc Surg 12:18–25.
9. Thompson MM, Nasim A, Sayers RD, Thompson J, Smith G, Lunec J, Bell PRF (1996) Oxygen free radical and cytokine generation during endovascular and conventional aneurysm repair. Eur J Vasc Endovasc Surg 12:70–75

10. Schumacher H, Huber FX, Aulmann M, Kallinowski F, Allenberg JR (1997) Einfluß der endovaskulären Chirurgie infrarenaler Aortenaneurysmen auf zirkulierende endotheliale Adhäsionsmoleküle, Zytokine und Proteinaseinhibitoren. Langenbecks Arch Chir, Suppl I : 15 – 19.

Dr. med. Volker Mickley, Abteilung für Thorax- und Gefäßchirurgie der Chirurgischen Universitäts- und Poliklinik, Steinhövelstr. 9, D-89075 Ulm

Inflammatorisches Syndrom nach endovaskulären Aortenstent-implantationen – Eine vergleichende Studie

Inflammatory syndrome after endovascular aortic prothesis – A comparative study

S. Zimmer, M. M. Heiss, H. M. Schardey, Ch. Weilbach, E. Faist, L. Lauterjung

Chirurgische Klinik und Poliklinik, Klinikum Großhadern, LMU München

Einleitung

Seit der Einführung der endovaskulären Stentgraftausschaltung von Aortenaneurysmen wurde über eine bislang bei offenen Operationen nicht beschriebene inflammatorische Reaktion berichtet, welche auch als „Postimplantationssyndrom" bezeichnet wird [1, 2]. Dieses Syndrom ist durch einen Anstieg der Leukozyten, des C-reaktiven Proteins und der Körpertemperatur charakterisiert und ist für die Dauer von bis zu zwei Wochen nachzuweisen. In keiner der veröffentlichten Arbeiten konnte ein infektiöser Herd dargestellt werden, ebenso war eine spezifische Therapie nicht von Nöten. Die immunologische Grundlage dieser Reaktion ist bislang nicht bekannt und in ersten Ansätzen nur unzureichend beschrieben. Ziel dieser Studie war es, anhand des direkten Vergleiches von konventionell offen operierten und endovaskulär mittels eines Stentgraftsystems versorgten Aortenaneurysmen das „Postimplantationssyndrom" näher zu charakterisieren. Hierzu wurden neben den klinischen Daten, vor allem das Gerinnungssytem und die Akutphasereaktion untersucht.

Methodik

Diese offene prospektive Studie wurde zwischen Dezember 1996 und August 1997 in der chirurgischen Klinik und Poliklinik, Klinikum Großhadern der LMU München durchgeführt. Es wurden insgesamt 28 Patienten in diese Studie eingeschlossen. Ein Aortenaneurysma wurde bei 14 Patienten (14 Männer) durch eine offene Operation (Gruppe A) und bei 14 Patienten (12 Männer : 2 Frauen) durch einen endovaskulären Stentgraft (Gruppe B) ausgeschaltet. Das Durchschnittsalter in Gruppe A betrug 70,1 Jahre (60–82 Jahre) und in Gruppe B 60,9 Jahre (49–71 Jahre). In Gruppe A wurden 14 infrarenale Aortenaneurysmen 7 mal mit einer Rohrprothese und 7 mal durch eine Y-Prothese ausgeschaltet. Gruppe B setzte sich folgendermaßen zusammen: 7 thorakale Aneurysmen, 7 infrarenale Aneurysmen (6 Rohrprothesen, 1 Y-Prothese). Bei allen Patienten wurde präoperativ und an den konsekutiven Tagen 1, 2, 3, 4, 5 und 8 nach erfolgter Operation die folgenden Daten erhoben. Neben den klinischen

Parametern, wie Körpertemperatur, Blutdruck, Herzfrequenz, wurden zur Überwachung der inflammtorischen Reaktion sowohl die Leukozytenzahl, die Akut-
Phase-Proteine (C-reaktives Protein (CRP), Fibrinogen und α1-Antitrypsin, α-2 Ma-
kroglobulin), als auch das proinflammatorische Zytokin Interleukin-6 (IL-6) bestimmt. Von den Gerinnungsparametern wurden die Thrombozytenzahl, D-Dimer,
PTT, Quick und AT III gemessen. Weiterhin wurden zur Einschätzung des operativen
Traumas der intraoperative Blutverlust und die Krankenhausverweildauer verglichen. Blutabnahmen, für die Bestimmungen der Serumchemie (Klinische Chemie,
Klinikum Großhadern) erfolgte an allen Untersuchungstagen. IL-6 wurde mittels
eines ELISA (Diaclone, France) gemessen.

Bei der offenen Operation wurden Rohr- bzw. Y-Prothesen aus Dacron (Vascutek)
verwendet. Die verwendeten endovaskulären Stents sind eine neue Konstruktion von
Herrn Prof. Lauterjung, die aus einem oberen und unteren Nitinolstent, und einer da-
zwischen geschalteten, dünn gewebten Dacronprothese zusammengesetzt sind. Drei
verschiedene Typen kamen dabei zum Einsatz: 1. Gerade Rohrprothesen (n = 9);
2. Modulare Rohrprothese (n = 4); 3. Modulare Y-Prothese (n = 1). Alle Operationen
sind in Intubationsanästhesie durchgeführt worden.

Ergebnisse

Das unterschiedliche Operationstrauma zeigte sich am signifikant unterschiedlichen
Blutverlust (Gr. A 418 ml vs Gr. B 2079 ml; p < 0,0001), sowie an der unterschiedlichen postoperativen Krankenhausverweildauer (Gr. A 14,6 Tage vs Gr. B 20,0 Tage;
p < 0,005). Bei den inflammatorischen Parametern Temperatur, Leukozyten, CRP und
IL-6 fand sich kein signifikanter Unterschied. Das größere operative Trauma des
offenen Eingriffs zeigte sich im signifikant höheren α1-Antitrypsinspiegel ab dem
2. postoperativen Tag, sowie ein im Trend erhöhter CRP-Spiegel am 2. Tag. Von den
gemessenen Gerinnungsparametern war nur ATIII in der endovaskulär operierten
Gruppe vom 1. bis zum 4. postoperativen Tag signifikant gegenüber der offen operierten Gruppe höher (1. Tag: 66,8 vs 84,3; p < 0,005. 4. Tag: 81,1 vs 95,4; p < 0,005). Kor-
respondierend dazu war der D-Dimer-Wert vom 4. bis zum 8. postoperativen Tag
signifikant niedriger (4.Tag: 4,0 vs 2,4; p < 0,05. 8. Tag: 3,9 vs 1,9; p < 0,05).

Diskussion

Die immunologischen Veränderungen des sogenannten „Postimplantationssyndrom"
sind immer noch weitgehend ungeklärt. In dieser vergleichenden Studie zwischen
endovaskulär und offener Aneurysmaoperation konnten wir zeigen, daß es in beiden
Gruppen in der postoperativen Phase zu vergleichbaren immunologischen Alterationen kommt. Analog zu anderen Studien kam es zu einer Erhöhung der Körpertemperatur, der Leukozyten und des CRP-Wertes. Jedoch konnten wir keinen signifikanten
Unterschied zwischen den untersuchten Gruppen, offene gegenüber endovaskuläre
Ausschaltung eines Aortenaneurysmas, feststellen. Die von anderen Gruppen beschriebene Aktivierung der intravasalen Gerinnung bei endovaskulärer Stenttherapie
zeigte sich auch in dieser Studie, dennoch wiesen Patienten nach offener Operation

Tabelle 1. Übersicht über verschiedene Faktoren bei offen (Gr. A) und endovaskulär (Gr. B) operierte Aortenaneurysmen

		D 0	D 1	D 2	D 3	D 4	D 5	D 8
IL-6	Gr. A	1,2 ± 1,2	83,3 ± 11,8*	53,4 ± 8,2*	19,0 ± 5,0*	14,2 ± 7,3	2,5 ± 1,2	0,3 ± 0,3
	Gr. B	0,8 ± 0,8	74,8 ± 14,2*	5,5 ± 12,6*	22,9 ± 8,1	19,9 ± 7,5	19 ± 11,7°	8,0 ± 6,9
Temp.	Gr. A	36,8 ± 0,1	37,7 ± 0,1*	37,5 ± 0,2*	37,6 ± 0,2*	37,5 ± 0,1*	37,3 ± 0,1	37,4 ± 0,2
	Gr. B	37,0 ± 0,1	38,0 ± 0,2*	38,0 ± 0,2*	37,8 ± 0,1*	37,8 ± 0,1*	37,7 ± 0,1*	37,6 ± 0,3
CRP	Gr. A	2,5 ± 0,7	7,7 ± 1,3	15,6 ± 1,3*°	12,7 ± 1,0*	8,6 ± 0,7*	6,8 ± 0,6	5,6 ± 0,8
	Gr. B	1,8 ± 1,1	8,3 ± 1,5*	12,2 ± 1,4*	12,0 ± 1,2*	9,7 ± 1,2*	9,0 ± 1,4*	8,6 ± 2,7*
Antitrypsin	Gr. A	1,5 ± 0,1	1,5 ± 0,2	2,6 ± 0,1*°	2,7 ± 0,1*°	2,8 ± 0,2*°	2,7 ± 0,1*°	2,5 ± 0,1*°
	Gr. B	1,7 ± 0,2	1,2 ± 0,1	1,3 ± 0,1	1,3 ± 0,1	1,4 ± 0,1	1,4 ± 0,1	1,3 ± 0,1
D-Dimer	Gr. A	1,1 ± 0,1	2,8 ± 0,4*	2,1 ± 0,2*	2,7 ± 0,4*	4,0 ± 1,0	4,6 ± 0,9*°	3,9 ± 0,5*°
	Gr. B	0,9 ± 0,2	3,8 ± 1,2	3,2 ± 0,9	2,4 ± 0,7	2,0 ± 0,7	1,6 ± 0,4	1,9 ± 0,7
AT III	Gr. A	90,7 ± 3,9	66,9 ± 2,8*°	72,8 ± 2,4*°	74,6 ± 2,4*°	81,2 ± 2,7°	83,6 ± 3,4	86,7 ± 3,2
	Gr. B	100,3 ± 3,4	84,3 ± 3,4*	86,3 ± 3,5	91,2 ± 3,6	95,4 ± 3,3	93,5 ± 4,0	100,2 ± 3,5

° p < 0,05 Gruppe A vs Gruppe B;
* p < 0,05 D1, 2, 3, 4, 5 oder 8 vs D0.

eine stärkere Beeinträchtigung ihres Gerinnungssystems auf. Die Veränderungen in unserem Patientengut waren bei weitem nicht so ausgeprägt wie von anderen Arbeitsgruppen [4, 2] beobachtet. Norgen et al. [3] zeigte in seinen Untersuchungen eine signifikante IL-6 Erhöhung in der endovaskulär gegenüber der offen operierten Gruppe. Dies war in unserem Patientengut nicht nach zu vollziehen. Dies mag zum einen daran liegen, daß bei dem von uns verwendeten System es zu keinem Zeitpunkt zu einen Verschluß der Aorta kommt und damit der Ischämie-Reperfusionsschaden mit konsekutiver Aktivierung der Inflammationskaskade vermieden wird. Zum anderen wurde in dem verwendeten endovaskulären Stent-Graft-System nur Ringstents mit, im Vergleich zu den bisherigen Systemen, sehr wenig Nitinol-Material eingesetzt. Dies deutet darauf hin, daß möglicherweise der Nitinol-Blutkontakt eine pathologische Rolle zukommen könnte. Zudem kommt es bei der transfemoralen Stentgraft Applikation zu einer nicht unerheblichen Endothelreizung, oder auch Schaden wie es z.B. von Schumacher et al. [5] beschrieben wird, so daß der Einsatz von unserem neuen, miniaturisierten, flexiblen und damit atraumatischerem System eine weitere Erklärung für unsere unterschiedliche Beobachtung bietet. Bei den offen operierten Patienten sind die beschriebenen Veränderungen sicherlich auf die Folgen des großen operativen Traumas zurückzuführen.

Zusammenfassung

Immunologische Veränderungen wie sie in der endovaskulären Aortenchirurgie beschrieben sind, sind bis jetzt nur unzureichend untersucht. In verschiedenen Studien werden diese Reaktionen (Leukozytenanstieg, Fieber, CRP-Erhöhung) als „Postimplantationssyndrom" beschrieben. Wir konnten anhand der vorliegenden Daten zeigen, daß in der ersten Woche nach endovaskulärer Aortenaneurysmaausschaltung weitreichende immunologische Veränderungen zu sehen sind. Diese sich aber quantitativ in vielen Faktoren nicht von denen bei der offenen Operation unterscheidet. Eine passagere Temperaturerhöhung (38 °C) zeigte sich bei fast allen Patienten, die Leukozytenzahl stieg in den ersten Tagen bis auf 10,6 (± 0,84) G/l an. Das Akut-Phaseprotein CRP zeigte ebenfalls eine deutlich Erhöhung mit Maximum am 2. postop. Tag. α1-Antitrypsin war nur bei den offen operierten Patienten ab dem 2. postop. Tag signifikant über die Norm erhöht. Die IL-6 Synthese war in beiden Gruppen deutlich vermehrt und zeigte diese Aktivierung bei den Stentpatienten bis zum 8. postop. Tag. Die Gerinnungsparameter waren auch deutlich eingeschränkt, zeigten aber bei den offen operierten Patienten das größere Ausmaß. Diese Studie konnte bei beiden untersuchten Gruppen eine quantitativ ähnliche Reaktion nachweisen. Bei der offenen Aneurysmarekonstruktion scheint dabei das größere Operationstrauma eine wichtige Rolle zu spielen, wohingegen bei den endovaskulär ausgeschalteten Aneursymapatienten eher eine Endothelaktivierung diskutiert werden muß.

Summary

Immmunological changes as described in endovascular aortic aneurysm repair are not yet fully understood. In several studies this reaction (leukocytosis, fever, high CRP levels) is named as a „postimplantation syndrome". In our study we could show that in the first week after endovascular aortic aneurysm surgery complex immunological changes occur. But these changes do not quantitatively differ from those seen in open aortic aneurysm surgery. Fever (38 °C) was apparent in almost all patients. White blood cell count rose up to 10.6 (± 0.84) G/L during the first days. CRP, one of the acute phase proteins, was elevated with the maximum on postoperative day 2. Only the open operated patients had elevated α1-antitrypsin levels from the second postoperative day on. IL-6 synthesis was increased in both groups, with an elevation in group B until day 8. The coagulation system was impaired, but was most evident in the open aortic aneurysm group. In this study we could show that both operative techniques had comparable immunological changes. During open aneurysm repair the large operative trauma seems to play a central role, whereas endothel activation might be crucial in endovascular operated patients.

Literatur

1. Blum U, Langer M, Spillner G et al. (1996) Die endoluminale Therapie des infrarenalen Bauchaortenanuerysmas – ein neues interventionelles Verfahren. Fortschr. Röntgenstr. 164 : 47 – 54.
2. Düber C, Schmiedt W, Pitton M et al. (1996) Endovaskuläre Therapie aortaler Aneurysmen: erste klinische Ergebnisse. Fortschr. Röntgenstr. 164 : 55 – 61
3. Norgren L and Swartbol P (1997) Biological responses to endovascular treatment of abdominal aortic aneurysms. J Endovasc Surg 4 : 169 – 173
4. Schmiedt W, Düber C, Neufang A et al. (1995) Endovaskuläre Therapie des Bauchaortenaneurysmas. Z Herz-, Thorax-, Gefäßchirurgie 9 : 218 – 224
5. Schumacher H, Huber FX, Aulmann M et al. (1997) Einfluß der endovaskulären Chirurgie infrarenaler Aortenaneurysmen auf zirkulierende endotheliale Adhäsionsmoleküle, Zytokine und Proteinaseinhibitoren. Langenbecks Archiv Chir I (Forumsband) 15 – 19

Antithrombotische und thrombolytische Wirksamkeit von rHirudin in Mikrogefäßen

Antithrombotic and thrombolytic activity of r-hirudin in microvessels

M.D. Menger[1], F. Rösken[1], M. Rücker[1], D. Seiffge[2], B. Vollmar[1]

[1] Institut für Klinisch-Experimentelle Chirurgie
[2] Universität des Saarlandes, Homburg/Saar; Abteilung für Mikrozirkulationsforschung, HMR, Wiesbaden

Einleitung

Trotz verbesserter operativer Techniken und modernem postoperativen Management stellt die Gefäßthrombose weiterhin eine gefürchtete Komplikation bei gefäßrekonstruktiven und plastischchirurgischen Eingriffen dar [1]. Obgleich eine Vielzahl von verschiedenen Medikamenten zur Prophylaxe und Therapie mikrovaskulärer Thrombosen zur Verfügung steht ist die Frage des effektivsten Behandlungskonzepts bis heute nicht geklärt. Ziel unserer Studie war zu untersuchen inwieweit durch rHirudin [2] sowohl das Auftreten mikrovaskulärer Thrombosen verhindert als auch die Rekanalisation verschlossener Gefäße begünstigt wird.

Methodik

Für unsere Studie verwendeten wir das von uns etablierte Thrombosemodell am Ohr der haarlosen Maus [3]. Das Modell erlaubt die Induktion mikrovaskulärer Thrombosen ohne chirurgische Intervention sowie die Verlaufsbeobachtung eines identischen Gefäßes über mehrere Tage bis Wochen. Zur photochemischen Induktion einer Thrombose erhielten die anästhesierten (Ketavet/Rompun) Tiere (n = 16) fünf Minuten vor lokaler Lichtexposition der Gefäße FITC-Dextran-150 000 i.v. Zur in vivo Markierung von Leukozyten/Thrombozyten wurde Rhodamin intravenös appliziert. Während Kontrollen (n = 8) keine Behandlung erhielten, wurde behandelten Tieren vor Thromboseinduktion rHirudin (i.v.; 1mg/kg/KG) verabreicht. Die Bestimmung der Kinetik der Thrombusentstehung (erste Plaquebildung am Endothel PBE]; 50%-Reduktion des inneren Gefäßdurchmessers D/2]; vollständiger Gefäßverschluß GV]), der Gefäßrekanalisation sowie mikrozirkulatorischer Parameter (Erythrozytengeschwindigkeit, Gefäßdurchmesser, Gefäßpermeabilität, Vasomotion, Leukozyten-Endothelzell-Interaktion) erfolgte mittels intravitaler Fluoreszenzmikroskopie und computergestützter Mikrozirkulationsanalyse-Systeme.

20

Ergebnisse

Die Applikation von rHirudin führte sowohl in Arteriolen (PBE: 381 ± 80s; D/2: 627 ± 49s; GV: 925 ± 78s) als auch in Venolen (PBE: 173 ± 11s; D/2: 342 ± 54 s; GV: 541 ± 85 s) zu einer deutlichen (p < 0,05) Verzögerung der Thrombusentstehung im Vergleich zu unbehandelten Kontrolltieren (Arteriolen: 137 ± 25 s; 501 ± 71 s; 854 ± 61 s. Venolen: 59 ± 4 s; 228 ± 27 s; 344 ± 43 s). Darüberhinaus bewirkte rHirudin eine signifikante Zunahme der Inzidenz der Gefäßrekanalisation (Arteriolen: 54% [7/13] vs. 0% [0/12], p < 0,05; Venolen: 77% [10/13] vs. 53% [9/17]). Die Analyse der mikrozirkulatorischen Parameter und der Leukozyten-Endothelzell-Interaktion ergab keinen Unterschied zwischen den beiden Versuchsgruppen.

Schlußfolgerung

Die Applikation von rHirudin bewirkt sowohl eine deutliche Hemmung der Thrombosierung mikrovaskulärer Gefäße als auch eine erhöhte Rate der Rekanalisation frisch thrombosierter Gefäße. Unsere Ergebnisse lassen daher den Schluß zu, daß die präoperative Applikation von rHirudin ein vielversprechendes Konzept für die Thromboseprophylaxe bei mikrochirurgischen Eingriffen darstellt.

Zusammenfassung

Im Thrombosemodell am Ohr der haarlosen Maus bewirkt rHirudin sowohl eine deutliche Hemmung der Thrombosierung mikrovaskulärer Gefäße als auch eine erhöhte Rate der Rekanalisation dieser Gefäße. rHirudin stellt damit ein vielversprechendes Konzept zur Vermeidung thrombotischer Gefäßverschlüsse nach mikrochirurgischen Eingriffen dar.

Summary

Using the thrombosis model of the hairless mouse ear, we demonstrate that intravenous application of hirudin significantly delays thrombus formation and increases the rate of vessel recanalization, thus, supporting its use in clinical microvascular surgery.

Literatur

1. Sturzenegger M, Buchler U (1990) Acute vascular disorder as a complication of replantation and revascularization of the digital area. Handchir Mikrochir Plast Chir 22:39–45.
2. Markwardt F (1994) The development of hirudin as an antithrombotic drug. Thromb Res 74:1–23.
3. Roesken F, Ruecker M, Vollmar B, Boeckel N, Morgenstern E, Menger MD (1997) A new model for quantitative in vivo microscopic analysis of thrombus formation and vascular recanalisation: the ear of the hairless (hr/hr) mouse. Thromb Haemost 78:1408–1414.

Korrespondenzadresse: Frank Rösken, Institut für Klinisch-Experimentelle Chirurgie, Universität des Saarlandes, 66421 Homburg/Saar

Simultaner immunzytochemischer Nachweis von Tumorzellen in Lymphknoten und im Knochenmark von Patienten mit resektablen Bronchialkarzinomen

Simultaneous immunocytochemical detection of tumor cells in lymph nodes and bone marrow of patients with resectable lung cancer

B. Passlick, K. Pantel *, B. Kubuschok, J. R. Izbicki, und O. Thetter

Chirurgische Klinik und *Institut für Immunologie, Klinikum Innenstadt der Ludwig-Maximilians-Universität, Nußbaumstr. 20, 80336 München

Einleitung

Seit wenigen Jahren stehen sensitive immunzytochemische Verfahren zum Nachweis frühdisseminierter epithelialer Tumorzellen in Lymphknoten oder im Knochenmark von Patienten mit soliden Tumoren zur Verfügung. Obwohl die simultane Untersuchung beider Regionen wichtige Informationen hinsichtlich der Tumorbiologie und der Relevanz der verschiedenen therapeutischen Ansätze liefern könnte, liegen derartige Untersuchungen bis heute nicht vor. Wir haben daher in einer prospektiven Studie simultan das Ausmaß der Tumorzelldisseminierung in die regionären Lymphknoten und in das Knochenmark bei 91 Patienten mit resektablen Bronchialkarzinomen untersucht.

Methoden

Das Patientenkollektiv besteht aus 91 Patienten mit R0-resektablen nicht-kleinzelligen Bronchialkarzinomen. Bei Patienten mit pT_{3-4} Tumoren oder pN_2 Status wurde postoperativ eine perkutane Bestrahlung des Tumorbetts bzw. des Mediastinums mit 50–60 Gray durchgeführt.

Die Patienten wurden regelmäßig zunächst in dreimonatigen, dann in sechsmonatigen Intervallen untersucht. Die mediane Beobachtungszeit beträgt 64 (31–74) Monate.

Immunhistologische Lymphknotenuntersuchung

Der Nachweis einer frühen regionalen Disseminierung erfolgte durch die immunhistologische Untersuchung von Lymphknoten welche in der konventionellen histopathologischen Untersuchung ohne Nachweis einer manifesten Metastasierung waren [1]. Von diesen Lymphknoten wurden weitere Schnitte angefertigt und mit Hilfe des monoklonalen, antiepithelialen Antikörpers Ber Ep-4 (Dako, Hamburg) immunhistologisch untersucht. Ber Ep-4 färbte 81 von 82 (99%) untersuchten primären Bronchialkarzinomen [1]. Der Antikörper reagiert nicht mit mesenchymalem, lymphoidem Gewebe. Die immunhistologische Färbung erfolgte nach der APAAP-Methode, wobei Fast Red TT (Sigma) als Substrat eingesetzt wurde. Schnitte normaler Kolonmukosa dienten als Positivkontrolle, ein irrelevanter Maus-Antikörper gleichen Isotyps diente als Negativkontrolle (MOPC21, IgG1, Sigma).

Immunzytologie des Knochenmarks

Das Knochenmark wurde intraoperativ aus den Rippen oder dem vorderen Becken-kamm gewonnen. Das Aspirationsvolumen schwankte zwischen 0.5 und 5 ml und ent-hielt zwischen 1×10^6 und 5×10^7 mononuklaere Zellen. Nach einer Dichtegradi-entzentrifugation über Ficoll-Hypaque wurden die mononuklaeren Zellen entnom-men und Zytospinpräparate mit 8×10^4 Zellen/Objektträger angefertigt. Die Präparate wurden über Nacht getrocknet und dann sofort gefärbt oder bei $-80°$ gelagert. Für jedes Aspirat wurden 5 Objektträger untersucht, ein weitere Objektträger diente als Immunglobulin-Isotypkontrolle (MOPC21, Sigma).

Einzelne, epitheliale Zellen im Knochenmark wurden mit einem Anti-Cytokeratin No.18 monoklonalen Antikörper (CK2, Boehringer Mannheim) nachgewiesen. CK2 färbt alle einfachen Epithelien und davon abstammende Tumoren, sowie Platten-epithel- und Übergangsepithelkarzinome. Ferner werden mit diesem Antikörper mehr als 95% der primärer Bronchialkarzinome gefärbt [2]. Der Primärantikörper wurde in einer Konzentration von 2.5 µg/ml eingesetzt, die Antikörperbindung mit der Alkalischen Phosphatase Anti-Alkalischen Phosphatase- (APAAP-) Methode ent-wickelt und mit Neurofuchsin sichtbar gemacht.

Statistische Analyse

Klassifizierte Daten wurden mit Hilfe des Pearson χ^2 Test untersucht. Das rezidiv-freie Überleben wurde nach Kaplan-Meier berechnet und mit Hilfe des Log-rank-Test analysiert. Für die multivariate Analyse wurde ein Cox-Regressionsmodel verwendet.

Ergebnisse

Eine alleinige nodale Tumorzelldisseminierung wurde bei 14 (15,4%) Patienten und eine alleinige systemische Disseminierung in das Knochenmark bei 10 (11,1%) Patienten nachgewiesen. Bei 6 Patienten (6,6%) waren sowohl das Knochenmark als auch die Lymphknoten immunzytochemisch positiv (Tabelle 1). Das Auftreten von disseminierten Tumorzellen war unabhängig vom histopathologischen Tumorsta-dium, dem Differenzierungsgrad und dem histologischen Typ des Tumors. Sowohl der Nachweis einer nodalen, als auch der Nachweis einer systemischen Tumorzelldis-seminierung war mit einem deutlich verkürzten rezidiv-freien Überleben korreliert (p = 0.002 bzw. p = 0.05; Tab. 1), wobei die Patienten mit einem simultanen immun-zytochemischen Tumorzellnachweis die ungünstigste Prognose aufwiesen und alle innerhalb von 4 Jahren verstarben.

In einem Cox-Regressionsmodell konnte gezeigt werden, daß der Nachweis von disseminierten Tumorzellen ein unabhängiger prognostischer Faktor ist für das postoperative Überleben ist (p = 0,018; Tabelle 2).

Tabelle 1. Immunzytochemischer Nachweis von Tumorzellen in Lymphknoten und im Knochenmark bei Bronchialkarzinomen: Inzidenz und Prognostische Bedeutung (Univariate Analyse)

Gruppe	Anzahl der Patienten n = 91 (%)	Mittleres Rezidiv-freies Überleben[c] (Monate)	p-Wert[d]
Lymphknoten[a] und Knochenmark[b] negativ	61 (67,0)	53 (46–61)	
Nur Knochenmark positiv	10 (11)	32 (18–45)	0,052
Nur Lymphknoten positiv	14 (15,4)	30 (16–44)	0,002
Knochenmark und Lymphknoten positiv	6 (6,6)	24 (15–34)	0,003

[a] Eine systemische Tumorzelldisseminierung in das Knochenmark wurde durch die immunzytologische Untersuchung (mAb CK-2) von Knochenmarkaspiraten aufgezeigt.
[b] Eine regionale Tumorzelldisseminierung in Lymphknoten wurde durch eine immunhistologische Untersuchung (mAb Ber Ep-4) untersucht.
[c] Die Analyse beruht auf 86 Patienten mit vollständigem Follow-up. In Klammern: 95% Konfidenzintervall.
[d] Log rank Test, p versus Knochenmark und Lymphknoten negativ.

Tabelle 2. Multivariate Analyse des postoperativen Überlebens bei immunzytochemischem Nachweis von Tumorzellen in Lymphknoten und/oder im Knochenmark

Gruppe	Relatives Risiko[b]	95% Konfidenzintervall	p-Wert
N-Stadium (pN0 vs. pN1–2)	2,8	1,3–5,9	0,006
Immunzytologische Untersuchung[a]	1,7	1,1–2,7	0,018
T-Stadium (pT1–2 vs. pT3–4)	1,5	0,7–3,2	0,283

[a] Negativ vs. Knochenmark oder Lymphknoten positiv vs. Knochenmark und Lymphknoten positiv.
[b] Die Analyse beruht auf 86 Patienten mit vollständigem Follow-up; Cox-Regressions-Modell.

Insgesamt zeigt sich, daß der immunzytochemische Nachweis von disseminierten Tumorzellen bei Bronchialkarzinomen ein ausgezeichneter prognostischer Parameter ist, der die Notwendigkeit eines multimodalen Therapiekonzeptes bei diesen Patienten unterstreicht.

Zusammenfassung

Trotz vermeintlich kurativer Operation erleiden mehr als 50% der Patienten mit einem scheinbar resektablem Bronchialkarzinom ein häufig lebenbegrenzendes Tumorrezidiv. Es ist daher anzunehmen, daß bei einem Teil dieser Patienten bereits

24

zum Operationszeitpunkt eine Tumorzelldissemination vorliegt. In einer prospektiven Studie haben wir mit sensitiven immunzytochemischen Methoden das Ausmaß einer frühen regionalen Tumorzelldisseminierung in die Lymphknoten und/oder einer systemischen Tumorzelldissemination in das Knochenmark bei 91 R0-resezierten Bronchialkarzinomen untersucht.

Eine alleinige nodale Tumorzelldisseminierung wurde bei 14 (15,4%) Patienten und eine alleinige systemische Disseminierung in das Knochenmark bei 10 (11,1%) Patienten nachgewiesen. Bei 6 Patienten (6,6%) waren sowohl das Knochenmark als auch die Lymphknoten immunzytochemisch positiv. Sowohl der Nachweis einer nodalen, als auch der Nachweis einer systemischen Tumorzelldisseminierung war mit einem deutlich verkürzten rezidiv-freien Überleben korreliert (p = 0.002 bzw. p = 0,05). In einem Cox-Regressionsmodell konnte gezeigt werden, daß der Nachweis von disseminierten Tumorzellen ein unabhängiger prognostischer Faktor ist (p = 0,018).

Summary

Despite an apparently curative resection more than 50% of patients with non-small cell carcinomas (NSCLC) will relapse after surgery. Therefore, it has to be assumed that in a substantial number of patients a tumor cell dissemination has occurred already at the time of surgery. In a prospective study we analyzed the extend of an early regional tumor cell dissemination into lymph nodes and/or a systemic tumor cell dissemination into the bone marrow in 91 patients with completely resected NSCLC by using sensitive immunocytochemical techniques. A tumor cell dissemination limited to the regional lymph nodes was detected in 14 (15.4%) patients. A systemic dissemination of tumor cells into the bone marrow alone in 10 (11.1%) patients. In 6 patients (6.6%) both body compartments were involved by immunocytochemistry. The detection of a nodal and a systemic tumor cell dissemination was associated with a significantly shortened disease free survival (p = 0.002 and p = 0.05, respectively). A Cox regression analysis demonstrated that the detection of tumor cells by immunocytochemistry is an independent prognostic factor (p = 0.018).

In conclusion the detection of disseminated tumor cells by immunocytochemistry is an useful prognostic parameter, which underlines the requirement of a multimodal therapeutic strategy in these patients.

Literatur

1. Passlick B, Izbicki JR, Kubuschok B, Nathrath W, Thetter O, Pichlmeier U, Schweiberer L, Riethmüller G, Pantel K (1994) Immunohistochemical assessment of individual tumor cells in lymph nodes of patients with non-small cell lung cancer. J Clin Oncol 12:1827–1832.
2. Pantel K, Izbicki JR, Passlick B, Angstwurm M, Häussinger K, Thetter O, Riethmüller G (1996) Incidence and prognostic significance of isolated tumour cells detected in bone marrow of non-small cell lung cancer patients without overt metastases. Lancet 347:649–653.

Priv.-Doz. Dr. med. B. Passlick, Chirurgische Klinik, Klinikum Innenstadt der Ludwig-Maximilians-Universität München, Nußbaumstr. 20, D-80336 München

Interspeziesvergleich zur Heilung standardisierter Knochendefekte mit und ohne autogene Knochentransplantation

Interspecies study of bone defect healing with and without bone grafting in a standardized experimental model

G. Metak[1], A. Gomoll[2], W. Wolter[3], G. Barth[3], R. Ascherl[4]

[1] Abteilung für Allgemein- und Unfallchirurgie, Städt. Krankenhaus München-Bogenhausen, Englschalkinger Str. 77, 81925 München
[2] Abteilung für Orthopädie, Städt. Krankenhaus München-Bogenhausen
[3] Institut für Experimentelle Chirurgie, TU München
[4] Abteilung für Orthopädie, Klinikum Ingolstadt

Einleitung

Verschiedene Autorengruppen haben in der Vergangenheit wiederholt auf die bestehende Unsicherheit auf dem Gebiet der Transplantatregeneration hingewiesen und die Einführung eines standardisierten Defektmodells gefordert [3, 4]. Die Vergleichbarkeit und Übertragbarkeit von Ergebnissen aus Untersuchungen zur Knochendefektheilung ist oft nicht gegeben, zumal dann, wenn die Untersuchungen an verschiedenen Spezies durchgeführt wurden. Es existiert bisher kein Vergleich von verschiedenen Versuchstierarten in Bezug auf die Regenerationsleistung des Knochens.

Zielsetzung

Ziel des Interspeziesvergleichs ist es, anhand standardisierter Versuchsbedingungen eine Basis für die Vergleichbarkeit und Übertragbarkeit von Ergebnissen zur Knochendefektheilung zu schaffen. Hierdurch soll auch eine Grundlage gebildet werden, das für den entsprechenden Versuchsansatz aussagekräftigste Tiermodell zu wählen und somit die Validität der Aussage zu erhöhen. Zur Auswahl gelangten die Spezies Schaf, Schwein und Kaninchen aufgrund der Häufigkeit ihrer Nutzung in tierexperimentellen Studien. Es wurden folgende Fragestellungen berücksichtigt:

1. Abfolge und Quantifizierung der Heilung eines Defekts im spongiösen Lager des distalen Femurs mit spongiösem Autotransplantat.
2. Dynamik der Defektheilung und Quantifizierung der Selbstheilungskräfte des Knochens dargestellt am Epiphysenleerdefekt des distalen Femurs.
3. Formulierung einer Aussage bezüglich der Eignung der Versuchstierspezies für das jeweilige Experimentalmodell.

Material und Methoden

Nach Genehmigung durch die zuständige Aufsichtsbehörde wurden 21 Schweine (Deutsches Landschwein), 21 Kaninchen (Chinchilla-Bastard) und 18 weibliche Merino-Schafe mit kürzlich verschlossenen Wachstumsfugen nach einem festgelegten Schema operiert. Bei jedem Tier wurden unter Allgemein-Anästhesie beidseitige, transkondyläre Bohrungen mit einem Durchmesser von $^1/_3$ der Kondylenlänge durchgeführt. Die bei der Bohrung gewonnene Spongiosa wird zur einseitigen Defektauffüllung verwendet, das kontralaterale Bohrloch verbleibt leer. Die Tiere werden drei Gruppen mit Überlebenszeiten von 2, 4 und 16 Wochen zugeteilt und der Heilungsverlauf in vivo röntgenologisch festgehalten. Nach Opferung werden die Präparate einer nicht-entkalkten und einer entkalkten Untersuchungsreihe zugeführt. Am Hartschnittpräparat erfolgt die polychrome Fluoreszenzmikroskopie, die Farbstoffgabe wird hierbei präoperativ, nach 2, 4 und 16 Wochen sowie 2 Tage vor Opferung durchgeführt. Es schließt sich eine Mikroradiographie mittels Photoplatten an, die einer histomorphometrischen Auswertung durch ein vollautomatisches Bildanalysesystem unterzogen werden. An einem Teil der entkalkten Gruppe wird vor Opferung eine Mikroangiographie durchgeführt, alle Paraffinschnitte werden konventioneller und polarisationsmikroskopischer Histologie zugeführt.

Die gewonnenen Daten werden anhand eines standardisierten semi-quantitativen Score-Schemas in Anlehnung an Heiple et al. [1] und Lane/Sandhu [2] in Punktwerte umgesetzt und miteinander in Relation gestellt. Bei der Bewertung der Histologie werden für den Leerdefekt die Lagerreaktion, die Hämatomorganisierung sowie die Defektgröße, für das Transplantat die Kriterien der Knochenneubildung, der Knochenmarksreaktion und des Restdefekts mit jeweils bis zu 4 Punkten bewertet, so daß maximal je 12 Punkte für Leerdefekt und Transplantat erreicht werden können (siehe auch Abb. 1 und 2).

Ergebnisse

Bei Betrachtung der anhand des oben beschriebenen Score-Schemas erhaltenen histologischen Auswertung im Transplantatbereich (Abb. 1) zeigt sich ein vergleichbarer Heilungsverlauf der drei beobachteten Spezies. Erwartungsgemäß stellt sich beim Kaninchen eine rasche Defektorganisation nach Spongiosatransplantation dar, die zur 2. Woche bereits weit fortgeschritten (8,5 Punkte), nach der 4. Woche mit 11 von 12 möglichen Punkten als größtenteils abgeschlossen erscheint. Schaf und Schwein folgen diesem Muster verzögert, wobei beim Schwein jedoch analog dem Kaninchen zum Ende des Untersuchungszeitraums mit 12 Pkt. eine vollständige Umstrukturierung des Defektbereichs zu beobachten ist. Beim Schaf ist zu diesem Zeitpunkt die Durchbauung noch nicht vollständig abgeschlossen (10,33 Pkt.).

Im Bereich des Leerdefekts (Abb. 2) zeigt sich bei Schaf und Kaninchen eine, der Transplantatseite entsprechende Dynamik der Defektorganisierung, wenngleich erwartungsgemäß auf niedrigerem Niveau. Bei keinem der beobachteten Tiere findet sich nach 16 Wochen ein Defektverschluß. Beim Schwein zeigt sich ein unerwarteter Verlauf. Ausgehend von einem bereits nach zwei Wochen hohem Niveau (6,83 Pkt.),

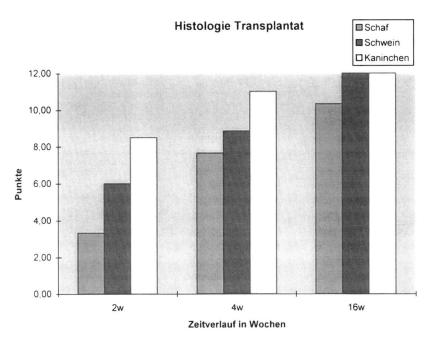

Abb. 1. Vergleich der histologischen Ergebnisse am Transplantat nach Score-Schema

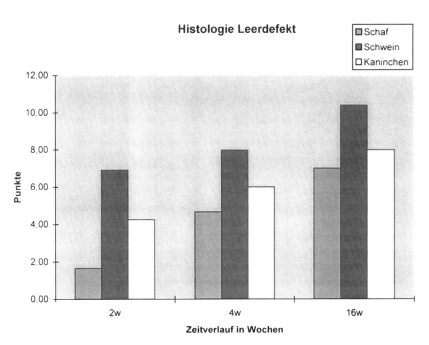

Abb. 2. Vergleich der histologischen Ergebnisse am Leerdefekt nach Score-Schema

findet sich ein stetiger Zuwachs, der, beständig über dem der anderen Spezies liegend, in der 16. Woche zu einer fast vollständigen Reorganisation des Leerdefekts führt (10,5 Pkt.).

Bei der histomorphometrischen Auswertung der Spongiosatransplantate verhalten sich Schaf und Schwein in den ersten 4 Wochen gleich, danach kommt es beim Schwein zu einer Knochendichtezunahme. Beim Schaf kommt es dagegen zu einer Umstrukturierung des neu gebildeten Knochens zu einem normalen Spongiosagerüst, erkennbar an dem wieder sinkenden Quotienten aus Knochen- zu Gewebsvolumen (BV/TV). Beim Kaninchen läuft die Reorganisation der Knochenstruktur noch schneller ab, entsprechend fällt der BV/TV-Quotient bereits von der 2. zur 4. Woche.

Beim Schwein ist die Revaskularisierungszeit des transplantierten Knochens um bis zu 25 % kürzer als beim Schafsmodell.

Radiologisch kommt es auf der Seite des Leerdefektes beim Schwein zu einer raschen Defektauffüllung, sodaß der Defekt nach 16 Wochen nicht mehr erkennbar ist, während bei Schaf und Kaninchen das Defektzentrum leer bleibt und eine Verdichtung des Defektrandes im Sinne einer Umleitung der Kraftverteilungslinien erkennbar ist.

Diskussion

Auf der Transplantatseite kommt es bei allen drei beobachteten Tiergruppen zu einer knöchernen Durchbauung des Defekts. Diese erscheint beim Kaninchen als nach vier Wochen fast vollständig abgeschlossen, ein Zeitpunkt, zu dem sich die anderen Spezies noch in der Konsolidierungsphase befinden. Das Schwein zeigt nach sechzehn Wochen in der Histologie eine vollständige Reorganisierung des Transplantats, weshalb dieser Untersuchungszeitraum für diese Tierart als sehr geeignet erscheint. Bei der Untersuchung des Schafs fällt eine noch nicht vollständig abgeschlossene Konsolidierung der Transplantatseite auf, so daß sich diese Tierart als geeignet für Langzeitbeobachtungen von Einheilungsvorgängen erweist. Für das Kaninchen mit seiner offensichtlich hohen regenerativen Potenz ist demzufolge vorrangig eine Beobachtung in den ersten vier Wochen geeignet, da nach diesem Zeitraum die Umbauvorgänge als größtenteils abgeschlossen zu betrachten sind, so daß eine weitere Untersuchung nur geringe zusätzliche Erkentnisse verspricht.

Im Bereich des Leerdefekts findet sich eine überraschende Ähnlichkeit der Heilungsabläufe von Schaf und Kaninchen, wobei das Kaninchen aufgrund seines höheren Stoffwechsels eine raschere Organisierung des Defektbereichs zeigt. Bei keiner der beiden Spezies kommt es auch gegen Ende des Untersuchungszeitraumes zu einer knöchernen Konsolidierung des Defektbereichs, so daß hier die Defektgröße als geeignet zu betrachten ist. Beim Schwein findet eine auffallend rasche, nahezu vollständige Durchbauung des Leerdefekts statt, so daß bei zukünftigen Versuchen diesem Faktor Rechnung getragen und ein entsprechend größerer Defektdurchmesser gewählt werden sollte. Dieser erscheint nötig, um eine Differenzierung zwischen Transplantat und Leerdefekt zu gestatten, die bei beidseitiger Defektdurchbauung nicht möglich ist, so daß in diesem Fall keine Aussage über die Funktion des Transplantats formuliert werden kann. Da das Schwein bei der Einheilung des Transplantats keinen ähnlich raschen Verlauf zeigt, dürfte die Ursache für diesen Umstand weniger in einer übermäßig hohen regenerativen Potenz dieser Spezies zu suchen sein, als vielmehr in dem beschriebenen Mißverhältnis des Defekt- zum Knochendurchmesser.

Schlußfolgerung

Die unterschiedliche Dynamik der Knochendefektheilung bei verschiedenen Versuchstierspezies beeinträchtigt die Vergleichbarkeit experimenteller Ergebnisse erheblich. Während das Kaninchen für die Grundlagenforschung geeignet erscheint, scheint in Übereinstimmung mit Wissing et al. [5] die Übertragbarkeit der gewonnenen Ergebnisse auf den Menschen am besten bei Versuchen mit Schafen gegeben. Die Angabe der Spezies bei experimentell gewonnenen Daten ist jedenfalls unabdingbar.

Zusammenfassung

Die Interspeziesstudie dient als Grundlage für den Vergleich tierexperimentell gewonnener Ergebnisse aus Knochenheilungsstudien, da nun erstmals Daten anhand eines spezies-übergreifend standardisierten Versuchsschemas erhoben werden konnten. Die Tiere (Schafe, Schweine, Kaninchen) erhalten beidseitige Bohrlochdefekte der distalen Femurkondylen, von denen einer leer verbleibt, der andere mit autogener Spongiosa verfüllt wird. Der Knochenheilungsverlauf wird durch mehrere unabhängige Untersuchungsmethoden dokumentiert und die Ergebnisse mittels eines standardisierten Score-Schemas miteinander verglichen.

Abstract

This study tries to establish a basis for comparison of animal studies regarding bone defect healing. Pigs, sheep and rabbits were operated on according to a standardized scheme where each received bilateral defects of the femoral condylus. One of the defects was filled with cancellous autograft, the other remained empty. Bone defect healing was followed with several different methods of investigation, the results were put into perspective with the help of a standardized score-scheme.

Literatur

1. Heiple KG, Goldberg VM, Powell AE, Bos GD, Zika JM (1984) Biology of cancellous bone graft repair. In: Friedlaender GE, Mankin HJ, Sell KW (Hrsg) Osteochondral allografts, Little, Brown and Company, Boston-Toronto: 37–49
2. Lane JM, Sandhu HS (1987) Current approaches to experimental bone grafting. Orthop Clin North Am 18:213–225
3. Shapiro F (1988) Cortical bone repair. J Bone Joint Surg 70 A: 1067–1081

4. Thielemann FW, Schmid U, Holz U, Herr G (1991) Vergleich des Einbaus von allogener Knochenmatrix mit autogener Spongiosa am Defektmodell der Hundetibia. In: Hartel W et al. (Hrsg) Chirurgisches Forum 1991 für experimentelle und klinische Forschung, Springer, Berlin Heidelberg: 209–213
5. Wissing H, Stürmer KM, Breidenstein G (1990) Die Wertigkeit verschiedener Versuchstierspezies experimenteller Untersuchungen am Knochen. Hefte Unfallheilk 212:479–488

Privatdozent Dr. med. Gerhard Metak, Abt. für Allgemein- und Unfallchirurgie, Städtisches Krankenhaus München-Bogenhausen, Englschalkinger Str. 77, D-81925 München

Das Ausmaß einer bakteriellen Kontamination ist eine Determinante für den mikrovaskulären Schaden bei Weichteilinfektion

The extent of bacterial contamination is a determinant for the microvascular injury of soft tissue infections

C. Kraft[1], M. Hansis[1], M. D. Menger[2], H.-G. Sahl[3], B. Vollmar[2]

[1] Klinik und Poliklinik für Unfallchirurgie, Universität zu Bonn, Bonn
[2] Institut für Klinisch-Experimentelle Chirurgie, Universität des Saarlandes, Homburg/Saar
[3] Institut für Medizinische Mikrobiologie und Immunologie, Universität zu Bonn, Bonn

Einleitung

Bakterielle Weichteilinfektionen induzieren eine akut-inflammatorische Antwort, welche prinzipiell als lokaler Abwehrmechanismus gegen die systemische Ausbreitung der Mikroorganismen interpretiert werden kann. Die lokale Abwehrreaktion erfordert ein intaktes Mikrogefäßsystem mit Chemotaxis und Rekrutierung von Leukozyten, um eine adäquate Kontrolle über die bakterielle Kontamination zu erhalten. Eine überschießende Reaktion der inflammatorischen Antwort führt gegebenenfalls zur mikrovaskulären Schädigung mit dann unkontrollierter Ausbreitung der lokalen bakteriellen Infektion.

Ziel unserer Untersuchungen war die Bedeutung des Ausmasses einer bakteriellen Kontamination auf die mikrovaskuläre Antwort sowie den mikrovaskulären Schaden zu analysieren.

Methodik

Nach Implantation der Rückenhautkammer (Tag 3), welche die quantitative Analyse der Mikrozirkulation mittels intravitaler Fluoreszenzmikroskopie erlaubt (1), erfolgte am Tag 0 bei jeweils 7 Syrischen Goldhamstern die bakterielle Exposition des Hautmuskelgewebes durch topische Applikation von 2×10^5 bzw. 2×10^7 FITCgefärbten Zellen des Stammes Staphylococcus aureus Newman. Mittels der intra-vitalen Mikroskopie und computer-assistierter Bildverarbeitung wurden nach iv Injektion von FITC-Dextran (MG 150000) und Rhodamin 6G folgende mikrovaskuläre Parameter sowohl vor als auch 30, 60 und 120 min sowie 24 und 48 h nach der bakteriellen Exposition analysiert: arterioläre und venuläre Gefäßdurchmesser, venuläre Leukozyten-Endothelzell-Interaktion, makromolekulare Extravasation, und kapillare Perfusion.

32

Ergebnisse

Bakterielle Exposition mit 2×10^5 Zellen führte zur transienten Aktivierung von Leukozyten mit Anstieg deren Endothelzell-Interaktion während der ersten 120 min, jedoch Aufrechterhaltung der endothelialen Integrität. Demgegenüber induzierten 2×10^7 Bakterien eine -parallel zur 2-fach erhöhten venulären Leukozyten-Endothelzell-Interaktion massive makromolekulare Extravasation. Gleichzeitig wurde, im Gegensatz zur Gruppe mit 2×10^5 Bakterien, eine deutliche Zunahme der venulären Durchmesser sowie eine drastische Reduktion der nutritiven Perfusion beobachtet. Während 6 von 7 Kammern in der Gruppe 2×10^7 Bakterien nach 24 bzw. 48 h nahezu komplett überwuchert waren, zeigten die Kammern der Gruppe 2×10^5 zu diesem Zeitpunkt keine Überwucherung bzw. Zeichen der bakteriellen Infektion mehr.

Schlußfolgerung

Unsere Untersuchungen zeigen, daß das Ausmaß der bakteriellen Kontamination die mikrovaskuläre Antwort, aber auch den mikrovaskulären Schaden determiniert. Da die verwendete Technik auch die Implantation von Fremd-Materialien erlaubt, stellt sie ein ideales Modell für weitere Analysen zur Beeinträchtigung der Immunantwort durch Fremd-Implantate dar.

Zusammenfassung

Während eine Exposition von 2×10^5 Bakterien eine adäquate Antwort mit Chemotaxis, LeukozytenRekrutierung und Kontrolle der bakteriellen Ausbreitung bei Erhalt der mikrovaskulären Integrität bewirkt, verursacht die Kontamination mit 2×10^7 Bakterien eine überschießende inflammatorische Antwort und erlaubt die unkontrollierte Ausbreitung der Bakterien, wohl aufgrund einer durch Endothelschaden und Perfusionsversagen charakterisierten, fehlenden adäquaten mikrovaskulären Funktion.

Summary

With the use of intravital microscopy, we demonstrate that the extent of bacterial contamination is a determinant for the microvascular response and consecutively the microvascular injury. The model of bacterial soft tissue infection used, ideally allows to study the influence of foreign materials on microvascular immune response.

Literatur

1. Endrich B, Asaishi K, Götz A, Messmer K (1980) Technical report – a new chamber technique for microvascular studies in unanesthetized hamsters. Res Exp Med 177:125–134

Dr. C. Kraft, Klinik und Poliklinik für Unfallchirurgie, Universität zu Bonn, 53105 Bonn

Nachweis einer NO-Freisetzung in der Frühphase nach Trauma

Detection of NO following major trauma in humans

F. Gebhard, H. Pfetsch, A. Nüssler*, W. Strecker, L. Kinzl, U. B. Brückner*

Abteilung für Unfallchirurgie und *Sektion Chirurgische Forschung, Abteilung für Allgemeine Chirurgie, Universität Ulm, 89070 Ulm

Einleitung

Die Aktivierung von PMN-Leukozyten, ein erhöhter Arachidonsäuremetabolismus und Gewebshypoxie führen zur Bildung von Sauerstoffradikalen und weiteren Folgeprodukten bei jeder Schockform [9]. Parallel hierzu werden hohe Konzentrationen von NO nachgewiesen, welche höchstwahrscheinlich durch die Stimulierung der induzierbaren Form der NO-Synthase (iNOS) entstehen [1, 9].

Obwohl eine gesteigerte NO-Produktion bei Patienten mit unterschiedlichen inflammatorischen Prozessen, einschließlich Sepsis stark vermutet wird [7], war dennoch eine derartige Erhöhung der NO-Spiegel bislang nur bei Verbrennungsverletzungen nachgewiesen [2, 8]. Bei diesen Patienten war jedoch die Freisetzung des NO nicht proportional zum Verbrennungsareal, sondern eher in Verbindung mit einem septischen Geschehen [8]. Im Gegensatz hierzu berichten Strohmaier und Mitarbeiter [9] keine Freisetzung von NO in einem Trauma-haemorrhagischen Schockmodell bei Pavianen.

Ziel unserer prospektiven Studie war daher festzustellen, ob es nach mechanischen Verletzungen (z. B. Verkehrsunfällen) zu einer veränderten NO-Freisetzung kommt bzw. zu welchem Zeitpunkt eine solche nachzuweisen ist. Zudem sollte geprüft werden, ob eine gegebenenfalls gesteigerte NO-Freisetzung prognostisch bedeutsam im Hinblick auf Überleben/Sterben oder den Schwerpunkt der Verletzung ist.

Methodik

Nach Beratung durch die Ethikkommission wurden 85 Patienten in diese Studie eingeschlossen, die eine Verletzungsschwere nach dem ISS-Schlüssel von 9–75 ($\varnothing$ 22) aufwiesen. Ausschlußkriterien waren gewisse Lebensjahre (< 18 und > 75 J), die Gabe größerer Mengen an Infusionslösungen vor der ersten Blutabnahme, Schwangere sowie der ultimative Entscheid des Rettungsarztes, das Leben des schwer Verletzten nicht zu gefährden. Die erste Blutprobe wurde direkt an der Unfallstelle entnommen. Die sich anschließende Volumensubstitution bzw. Reanimation befolgte stets das gleiche Schema. Die Patienten wurden nach dem Verletzungsmuster in 5 Untergruppen eingeteilt. Kriterium für eine Gruppenzuordnung war ein Minimum eines AIS-Wertes von 3 mit einem Maximum von 5 Punkten für jede Körperregion. Daraus ergaben sich folgende Gruppen:

I: Frakturen   (n = 17, ISS_{median}: 11; $PTS_{Hannover}$: 14)
II: Kopfverletzung   (n = 15, ISS_{median}: 17; $PTS_{Hannover}$: 13)
III: Thoraxverletzung   (n = 7, ISS_{median}: 21; $PTS_{Hannover}$: 16)
IV: Polytrauma *mit* Thoraxverl.   (n = 28, ISS_{median}: 29; $PTS_{Hannover}$: 30)
V: Polytrauma *ohne* Thoraxverl. (n = 8, ISS_{median}: 29; $PTS_{Hannover}$: 28)

Blutproben wurden immer an der Unfallstelle, bei Aufnahme und dann in stündlichen Intervallen für die ersten 12 Stunden sowie abschließend in täglichen Intervallen abgenommen. Die Proben wurden sofort zentrifugiert (4 °C) und bei – 70 °C eingefroren. Die NO-Produktion wurde über eine modifizierte Griess-Reaktion [5] gemessen. Grundlage hierbei war die Summe der Konzentrationen an Nitrat + Nitrit (NO_2^- + NO_3^-). Aus den Blutproben wurde jeweils auch das Gesamteiweiß bestimmt. Sämtliche Werte wurden auf den aktuellen Proteingehalt der Proben bezogen, um therapiebedingte Verdünnungseffekte auszuschließen. Die untere Nachweisgrenze für NO_2^- + NO_3^- betrug 0,5 µM.

Die statistische Auswertung für Unterschiede zwischen den Gruppen geschah mit der nichtparametrischen Friedman-Analyse (zweiseitig). Unterschiede zu den einzelnen Meßpunkten innerhalb der Gruppen wurden mit dem Wilcoxon-Rangfolgetest überprüft. Als Signifikanzniveau wurde das 95%-Konfidenzintervall gewählt.

Ergebnisse

Insgesamt überlebten 70 Patienten ihr schweres Trauma. 4 Patienten verstarben in Folge einer Kopfverletzung, 3 nach Polytrauma *ohne* sowie 8 *mit* zusätzlichen Thoraxverletzungen. 12 dieser 15 Patienten erlagen ihren Verletzungen innerhalb von 24, die übrigen innerhalb 36 Stunden nach dem Unfallereignis.

Nach Ausschluß des initialen Verdünnungseffektes infolge unterschiedlicher Volumina an kristallinen/kolloidalen Lösungen im Rahmen der Reanimation zeigte sich, daß die NO-Freisetzung am deutlichsten bei Patienten mit isolierter Thoraxverletzung sowie Patienten mit Mehrfachverletzung *und* Thoraxverletzung war. Diese Freisetzungsreaktion startete bereits an der Unfallstelle und dauerte ungefähr eine Stunde an. Im Unterschied zu den anderen Verletzungsmustern ($p < 0,05$) hatten Patienten mit Thoraxverletzungen für die ersten 3 Beobachtungstage anhaltend erhöhte ($p < 0,05$) NO-Plasmaspiegel.

Unmittelbar nach Trauma, d. h. an der Unfallstelle wurden immer annähernd gleich hohe NO-Spiegel nachgewiesen, unabhängig davon, ob die Patienten insgesamt überlebten oder nicht. $^1/_2$ Stunde später jedoch kam es zu einer deutlichen NO-Mehrproduktion bei den Patienten, welche später ihren Verletzungen erlagen. Im weiteren zeitlichen Verlauf nahmen in beiden Gruppen die NO-Spiegel innerhalb der nächsten 12 Stunden wieder ab. Nach insgesamt 24 Stunden stiegen bei den nicht überlebenden Patienten allerdings die Konzentrationen von NO_2^- + NO_3^- im Plasma wieder erneut an.

Diskussion

Unsere klinische Untersuchung zeigt, daß im Gegensatz zu Tierversuchen, bei denen eine NO-Freisetzung erst etwa 3 Stunden nach einem traumatischen Stimulus beschrieben ist [1], bei Patienten nach mechanischem Trauma bereits innerhalb von 30 Minuten nach dem Unfallereignis eine NO-Überproduktion nachzuweisen ist. Die vorliegenden Daten lassen bislang keinen sicheren Rückschluß zu, woher diese gesteigerte NO-Generierung stammt. Die Interpretation ist insbesondere dadurch erschwert, daß eine erhöhte Freisetzung überraschend früh auftritt. Es muß daher postuliert werden, daß hier eine genuine NO-Produktion vorliegt, die (zunächst) nicht durch das Trauma induziert wurde. Eine stimulierte iNOS bewirkt erst nach Stunden eine Zunahme der NO-Spiegel [1, 9].

Unsere Ergebnisse stehen aber auch im Widerspruch zu anderen Berichten [4, 7], die niedrige NO-Spiegel bei Traumapatienten beschreiben. Wir hingegen weisen deutlich erhöhte Werte im Serum nach. Wir vermuten, die Diskrepanz liegt darin begründet, daß unsere Daten auf die jeweiligen aktuellen Proteinwerte bezogen sind. Dies Verfahren schließt Verdünnungseffekte unzweifelhaft aus. In ähnlich gelagerten Studien wurde diese Berechnungsmethode bislang nicht berücksichtigt. Eine Erklärung für die betonte NO-Produktion bei Patienten mit thorakalen Verletzungsmustern könnte sein, daß in diesem Gewebsbereich vermehrt Makrophagen vorhanden sind. Aufgrund von tierexperimentellen Daten [6], aber auch aus eigenen klinischen Untersuchungen zum Thoraxtrauma [3] läßt sich eine hohe Wahrscheinlichkeit herleiten, daß diese Zellen nach ihrer Aktivierung eine mögliche Ursache der NO-Überproduktion darstellen. Die weitere Zunahme der NO-Freisetzung während der primären Therapiephase und darüber hinaus dürfte höchstwahrscheinlich an der in Gang gekommenen Stimulierung der iNOS liegen. Zusammenfassend lassen die bislang vorliegenden Daten den Schluß zu, daß zunächst und bereits sehr früh nach Trauma eine NO-Freisetzung auftritt. Des weiteren ist diese vermehrte NO-Produktion hauptsächlich verbunden mit thorakalen Verletzungsmustern. Darüber hinaus kann festgestellt werden – sofern es die bislang vorliegenden Zahlen in einschränkender Weise erlauben –, daß auch eine betonte und inital erhöhte NO-Freisetzung bei Patienten mit später letalem Ausgang der Verletzung nachgewiesen wird. Da bei diesen Patienten die NO-Spiegel auch während der primären Therapiephase weiter zunehmen, d.h. vom Regime unbeeinflußt bleiben, ist hier ein möglicher therapeutischer Ansatz denkbar.

Zusammenfassung

Verbrennungen und Sepsis bewirken systemische Entzündungsreaktionen mit der Freisetzung von Sauerstoffradikalen. Parallel hierzu werden erhöhte NO-Spiegel im Plasma nachgewiesen. NO steuert einerseits die (Mikro)Zirkulation, andererseits hat es auch zytoprotektive Eigenschaften. Ein Ziel dieser prospektiven Studie war daher die Frage, ob direkt nach Trauma, während der initialen präklinischen als auch klinischen (Therapie) Phase eine NO-Freisetzung nachweisbar sei.

Nach Beratung durch die Ethikkommission wurden Polytramatisierte beiderlei Geschlechts (18–75 J) mit unterschiedlichem Schweregrad (ISS: 9–75) in diese Studie eingeschlossen. Die erste Blutprobe wurde bereits an der Unfallstelle entnommen, dann bei Klinikaufnahme, danach 2-stdl. über 12 Std, schließlich täglich. In den Blutproben wurde die NO-Freisetzung über die Gesamtkonzentration von (NO_2^- + NO_3^-) mit einer modifizierten Griess-Reaktion bestimmt. Alle Werte wurden auf den aktuellen Proteingehalt der Probe bezogen, um therapiebedingte Verdünnungseffekte auszuschließen. Die Patienten wurden nach dem jeweiligen Verletzungsmuster (AIS < 3) eingeteilt (Extremitätenverletzung, Schädel-Hirn-Trauma, Polytrauma mit und ohne Thoraxbeteiligung, isoliertes Thoraxtrauma).

Unabhängig von der Art der Verletzung waren in allen Fällen bereits an der Unfallstelle deutlich erhöhte NO-Werte nachweisbar. Bei Patienten mit Mehrfachverletzungen (mindestens 2 AIS-Werte > 3) stiegen während der ersten 2 Std. die systemischen NO-Spiegel weiter an; insbesondere fand sich eine Betonung der Freisetzung bei Thoraxtraumen. Monoverletzungen (SHT, Frakturen) wiesen keine solche Zunahme auf. Nichtüberlebende hatten im Vergleich zu Überlebenden höhere (p < 0,05; Wilcoxon-Test) NO-Werte.

Die Generierung von NO nach mechanischem Trauma ist offenbar abhängig vom Verletzungsmuster, aber unabhängig vom Schweregrad. Mehrfachverletzungen mit Thoraxbeteiligung ergaben die höchste Freisetzung von NO, isolierte Thoraxtraumen bewirkten höhere Spiegel als Polytraumen allein. Damit ist der Auslösemechanismus der NO-Bildung bei mechanischem Trauma unbekannt. Inwieweit die initiale NO-Generierung prognostisch bedeutsam für die Letalität ist, muß ebenfalls offen bleiben und bedarf spezieller Untersuchungen. Da die NO-Spiegel auch während der primären Therapiephase weiter zunahmen, ist hier ein möglicher therapeutischer Ansatz denkbar.

Summary

Both, burn trauma and sepsis induce the generation of reactive oxygen intermediates which often coincides with increased nitric oxide (NO) levels. NO takes part in both circulatory disorders and cell protection. Therefore, in a prospective (pre-)clinical study we focused on the detection of NO in polytrauma patients (pts) starting as early as at the scene of accident.

Upon approval of the local ethics committee, pts with an injury severity score (ISS) ranging from 9 to 75 (mean 22) were enrolled. Subsets were performed according to the different injury pattern (long bone fractures, head injury, polytrauma with and without damage to the thorax, isolated chest trauma). The first blood sample was obtained at the scene of accident. Then, blood was collected in hourly to daily intervals. NO production was assessed by the nitrate + nitrite plasma levels. To eliminate dilution effects following volume substitution, all values were recalculated on the plasma protein content.

Immediately after trauma, NO plasma levels were elevated. This was most pronounced in pts that have experienced thoracic injuries irrespective of with or without additional polytrauma. There is evidence that NO production always starts immediately after major trauma but depends on the individual trauma pattern. In addition, the results reveal that lethal outcome is associated with an increased NO generation in the early post-injury period. We conclude that NO overproduction does not necessarily prime an overall protection in patients that have suffered from mechanical trauma. The role of NO after severe trauma and especially in thoracic injury should further be elucidated in a specific study on that topic.

Literatur

1. Freeswick PD, Wan Y, Geller DA, Nussler AK, Billiar TR (1994) Remote tissue injury primes hepatocytes for nitric oxide synthesis. J Surg Res 57: 205–209
2. Gamelli RL, George M, Sharp Pucci M, Dries DJ, Radisavljevic Z (1995) Burn-induced nitric oxide release in humans. J Trauma 39: 869–877
3. Gebhard F, Kelbel MWR, Strecker W, Kinzl L, Brückner UB (1997) Chest trauma and its impact on the release of vasoactive mediators. Shock 7: 313–317
4. Jacob TD, Ochoa JB, Udekwu AO, Wilkinson J, Murray T, Billiar TR, Simmons RL, Marion DW, Peitzman AB (1993) Nitric oxide production is inhibited in trauma patients. J Trauma 35: 590–596
5. Marzinzig M, Nussler AK, Stadler J, Marzinzig E, Barthlen W, Nussler NC, Beger HG, Morris SM, Brückner UB (1997) Improved methods to measure and products of nitric oxide (NO) in biological fluids: nitrite, nitrate, and S-nitrosothiols. Nitric Oxide: Biology and Biochemistry 1: 177–189
6. Naziri W, Pietsch JD, Appel SH, Cheadle WG, Bergamini TM, Polk HC, Jr (1995) Hemorrhagic shock-induced alterations in circulating and bronchoalveolar macrophage nitric oxide production. J Surg Res 59: 146–152
7. Ochoa JB, Udekwu AO, Billiar TR, Curran RD, Cerra FB, Simmons RL, Oeitzman AB (1991) Nitric oxide levels in patients after trauma and during sepsis. Ann Surg 214: 621–626
8. Preiser JC, Reper P, Vlasselaer D, Vray B, Zhang H, Metz G, Vanderkelen A, Vincent JL (1996) Nitric oxide production is increased in patients after burn injury. J Trauma 40: 368–371
9. Strohmaier W, Werner ER, Wachter H, Redl H, Schlag G (1996) Pteridine and nitrate/nitrate formation in experimental septic and traumatic shock. Shock 6: 254–258

Korrespondenzadresse: PD Dr. F. Gebhard, Abt. für Unfallchirurgie, Universität Ulm, 89070 Ulm

Das schwere Trauma führt zu einer Störung der Signaltransduktion mit einer gehemmten Sekretion von Zytokinen

Severe trauma causes disturbances of the signal transduction pathway with reduced secretion of cytokines

A. Oberholzer, U. Steckholzer, O. Trentz, W. Ertel

Klinik für Unfallchirurgie, Universitätsspital Zürich, Zürich, Schweiz

Einleitung

Das schwere Trauma führt zu Funktionsstörungen von Immunzellen mit einer reduzierten Synthese von immunreaktiven Proteinen [1, 2]. Die Signalübermittlung zwischen dem aktivierten Rezeptor auf der Zelloberfläche und dem Nukleus spielt dabei für die normale Syntheseleistung der Zelle eine wichtige Rolle. Die Proteinkinase C (PKC) [3, 4] und die Proteintyrosinkinasen (PTK) [5, 6] sind Schlüsselenzyme der Signaltransduktion, die maßgeblich für die Endotoxin induzierte Synthese von proinflammatorischen Proteinen verantwortlich sind. Es ist nicht bekannt, ob die verminderte Freisetzung des Lymphozyten stimulierenden Zytokins Interleukin-1β (IL-1β) nach schwerem Trauma auf Veränderungen der Signaltransduktion beruht.

Methodik

Heparinisiertes Blut wurde von schwerverletzten Patienten (n = 8, ISS: 36,4 ± 5,2 Punkte) innerhalb der ersten 24 Stunden nach Trauma entnommen und mit gesunden Probanden (n = 8) verglichen. Die Monozyten wurden mit Hilfe eines Dichtegradienten (Ficoll-Histopaque, d = 1,077) und einem Adhärenzschritt isoliert. Die Vitalität (> 95%) der Monozyten wurde mit Trypanblau überprüft. Die Reinheit der Monozytenkulturen betrug > 95% CD14-positive Zellen. Sowohl Vollblut, als auch isolierte Monozyten (1 × 10^6/ml/well) wurden mit oder ohne Calphostin (5 µmol), einem spezifischen Inhibitor der Proteinkinase C, bzw. Vanadate (50 µmol), einem Stimulator der Proteintyrosinkinasen, in Gegenwart einer klinisch relevanten Dosis von Lipopolysaccharid (LPS; 1 ng/ml; *Escherichia coli* Serotyp 055 : B5) über 24 Stunden inkubiert [7, 8]. Interleukin-1β wurde in den Kulturüberständen und im Plasma mit einem spezifischen ELISA gemessen.

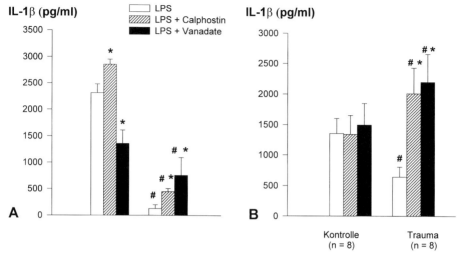

Abb. 1a, b. Vollblut (A) und isolierte Monozyten (B) von gesunden Probanden (n = 8) und schwerverletzten Patienten (n = 8) wurden mit oder ohne Calphostin (5 µmol) oder Vanadate (50 µmol) in Gegenwart von LPS (1 ng/ml) über 24 Stunden inkubiert. IL-1β (pg/ml) wurde im Plasma und in den Kulturüberständen mit einem spezifischen ELISA gemessen. Mittelwert ± SEM; #p < 0,05 Trauma versus Kontrolle; *p < 0,05 ± Calphostin oder Vanadate; Mann-Whitney U-Test

Ergebnisse

Das schwere Trauma verursacht eine signifikante Hemmung der IL-1β-Sekretion sowohl im Vollblut (A), als auch aus isolierten Monozyten (B). Calphostin und Vanadate führen zu einem signifikanten Anstieg der verminderten Freisetzung von IL-1β bei Patienten mit schwerem Trauma.

Zusammenfassung

Die verminderte Freisetzung von IL-1β nach schwerem Trauma wird durch eine gestörte Signaltransduktion verursacht, wobei die Proteinkinase C und die Proteintyrosinkinasen antagonistisch wirken.

Summary

The reduced secretion if IL-1β after severe injury seems to be due to disturbances in signal transduction pathways. Protein-tyrosine kinases are necessary for endotoxin-induced secretion of IL-1β, while protein kinase C antagonizes this effect.

Literatur

1. Ertel W, Kremer JP, Kenney J, Steckholzer U, Jarrar D, Trentz O, Schildberg FM (1995) Downregulation of proinflammatory cytokine release in whole blood from septic patients. Blood 85:1341–1347
2. Keel M, Schregenberger N, Steckholzer U, Ungethüm U, Kenney J, Trentz O, Ertel W (1996) Endotoxin tolerance after severe injury and its regulatory mechanisms. J Trauma 41:430–438
3. Nishizuka Y (1992) Intracellular signaling by hydrolysis of phospholipids and activation of protein kinase C. Science 258:607–614
4. Nishizuka Y (1986) Studies and perspectives of protein kinase C. Science 233:305–312
5. Gen Y, Gulbins E, Altman A, Lotz M (1994) Monocyte deactivation by interleukin-10 via inhibition of tyrosine kinase activity and the Ras signaling pathway. Proc Natl Acad Sci USA 91:8602–8606
6. Shapira L, Takashiba S, Champagne C, Amar S, Van Dyke TE (1994) Involvement of protein kinase C and protein tyrosine kinase in lipopolysaccharide-induced TNF-α and IL-1β production by human monocytes. J Immunol 153:1818–1824
7. Van Deventer SJ, Buller HR, ten Cate JW, Sturck A, Pauw W (1988) Endotoxinemia: An early predictor of septicemia in febrile patients. Lancet 1:605–609
8. Shenep JL, Flynn PM, Barrett FF, Stidham GL, Westernkrichner DF (1988) Serial quantitation of endotoxemia and bacteremia during therapy for gram-negative bacterial sepsis. J Infect Dis 157:565–568

Korrespondenzadresse: Dr. med. Andreas Oberholzer, Klinik für Unfallchirurgie, Universitätsspital Zürich, Rämistrasse 100, CH-8091 Zürich, Telefon/Fax: (0041-1-255-3657/4406)

Quantitative Bestimmung der Zellzusammensetzung von humanem Granulationsgewebe durch Fluoreszenz Aktiviertes Cell Sorting (FACS)

The cellular composition of human granulation tissue analysed by fluorescence activated cell sorting (FACS)

M. Koschnick[1], F. Rösken[2], J. Keller[1], F. Busser[1], R. Hanselmann[1], B. Koch[3], R. Wirbel[1], W. Mutschler[1]

[1] Klinik für Unfall-, Hand- und Wiederherstellungschirurgie
[2] Institut für Klinisch-Experimentelle Chirurgie und
[3] Medizinische Klinik und Poliklinik der Inneren Medizin 1 der Universitätskliniken des Saarlandes, Homburg/Saar

Einführung

Bei einer verzögerten Wundheilung tritt durch eine verminderte Teilungsrate und Syntheseleistung der am Reparationsprozeß beteiligten Zellen, eine Veränderung des Wundmilieus auf. Ungeklärt ist jedoch ob eine veränderte Zusammensetzung der im Granulationsgewebe vorliegenden Zellpopulationen zueinander hierfür verantwortlich ist. Daher war es Ziel dieser Studie die Verteilung der am Regenerationsprozeß beteiligten Zellpopulationen bei normaler und verzögerter Wundheilung quantitativ zu analysieren.

Methodik

Defektwunden wurden an Hand des Heilungsverlaufes und der Ausbildung von Granulationsgewebes in zwei Gruppen unterteilt: Gruppe 1 (n = 12) beinhaltete Wunden mit regelrechtem Heilungsverlauf, Gruppe 2 (n = 9) enthielt Wunden mit seit wenigstens sechs Wochen stagnierender Heilung, ohne manifeste Infektion.

Nach PBS-Collagenaseverdau des in der Proliferationsphase einmalig biopsierten Granulationsgewebes wurden 10^6 Zellen der gewonnen Einzelzellsuspension in FITC- oder PE-konjugierter Antikörperlösung inkubiert und mittels FACS-Analyse (Becton Dickenson; Argonlaser 488 nm) bestimmt [2]. Folgende Zellpopulationen wurden quantifiziert: Fibroblasten (Immunotech; AS02-AK), Endothelzellen (Immunotech; CD34-581-AK), Leukozyten (Becton Dickenson; CD45-2D1-AK) sowie die Subpopulationen Granulozyten/Monozyten (Becton Dickenson; CD14-Mfp9-AK) und T-Zellen (Becton Dickenson; CD3-SK7-AK). Zusätzlich wurden HE- und Kollagenfärbungen der Gewebebiopsien zur Bestimmung der Fibroblasten- und Gefäßdichte ausgewertet [1].

Ergebnisse

Im Granulationsgewebe beider Gruppen zeigte sich kein quantitativer Unterschied in der Zusammensetzung der einzelnen Zellpopulationen (Fibroblasten: G1, 57,3 % ± 2,1; G2,

59,2% ± 1,5. Endothelzellen: G1, 4,6% ± 1,7; G2, 4,4% ± 1,1. Leukozyten: G1, 14,1% ± 1,2; G2, 14,7% ± 2,1. Granulo-/Monozyten: G1, 6,3% ± 1,2; G2, 6,1% ± 1,2. T-Zellen: G1, 6,2% ± 1,0; G2, 5,4% ± 0,9). Ebenfalls ergab sich kein Unterschied bei der Bestimmung der durch FACS-Analyse quantifizierbaren Gesamtzellzahl (G1, 85% ± 3,8; G2, 83% ± 3,2). Die histologische Untersuchung hingegen wies in der Gruppe der schlecht heilenden Wunden eine signifikant erniedrigte Fibroblastendichte (G1, 13,2 ± 1,3; G2, 5,5 ± 0,7 [n/ Gesichtsfeld]) sowie eine reduzierte Gefäßdichte (G1, 1,5 ± 0,2; G2, 1,0 ± 0,2. [n/Gesichts-feld]) und eine deutlich aufgelockerte Struktur der extrazellulären Matrix auf.

Diskussion

Unsere Ergebnisse lassen darauf schließen, daß nicht eine veränderte zelluläre Zu-sammensetzung des Granulationsgewebes für die Entstehung einer verzögerten Wundheilung verantwortlich ist, sondern vielmehr Störungen der zellulären Funk-tion, wie z.B. die Bildung von Oberflächenantigene und Interzellularmatrix, mit der Konsequenz einer deutlich verminderten Zelldichte.

Zusammenfassung

Die quantitative Zusammensetzung der im Granulationsgewebe vorliegenden Zell-populationen bei verzögerter Wundheilung ist unverändert, die Gesamtzahl der Zel-len jedoch im Vergleich zu regelrecht heilenden Wunden vermindert. Daher müssen Therapiekonzepte die Induktion einer adäquaten Zellfunktion im Wundgewebe zum Ziel haben.

Summary

Granulation tissue of normal and non-healing human wounds showed a similar dis-tribution pattern of the cell populations investigated by FACS analysis, whereas only non-healing wounds revealed a reduced density of cells and intercellular matrix. Thus, supporting the thesis that impaired wound healing is not caused by changes of the cel-lular distribution pattern of granulation tissue, but possibly by lessened cell function.

Literatur

1. Helpap B (1981) Die Wundheilung von Leber und Nieren nach mehrfachen fokalen Hitze-koagulationen. Langenbecks Arch Chir. 354: 255–63
2. Mattsson L, Bondjers G, Wiklund O (1991), Isolation of cell populations from arterial tissue, using monoclonal antibodies and magnetic microspheres. Atherosclerosis 89: 25–34

Dr. med. Martin Koschnick, Abteilung für Unfall-, Hand- und Wiederherstel-lungschirurgie, Universitätskliniken des Saarlandes, D-66421 Homburg/Saar

Nachweis hepatischer Mikrometastasen beim duktalen Pankreaskarzinom durch K-ras Mutationsanalyse und Bestimmung ihrer klinischen Relevanz

Evidence of hepatic micrometastases in ductal pancreatic carcinoma by k-ras mutation analysis and evaluation of their clinical relevance

D. Bastian[1], B. Gerdes[1], A. Ramaswamy[2], C. Tschammer[1], D. Bartsch[1]

[1] Klinik für Allgemeinchirurgie, Philipps-Universität Marburg
[2] Medizinisches Zentrum für Pathologie, Philipps-Universität Marburg

Einleitung

Lebermetastasen und eine Peritonealkarzinose stellen die Haupttodesursache bei resezierten Patienten mit duktalem Pankreaskarzinom dar [1]. Mikrometastasen der Leber sind zum Operationszeitpunkt mit den derzeitigen Stagingmethoden nicht zu erfassen. Da 85% der Pankreaskarzinome Mutationen im Kodon 12 des K-ras Oncogens tragen [2], wurde in dieser prospektiven Studie mittels K-ras Mutationsanalyse evaluiert, ob und wie häufig bei Patienten mit einem Pankreaskarzinom zum Operationszeitpunkt Mikrometastasen in der Leber vorliegen und welche klinische Relevanz diese besitzen.

Methodik

Zwischen Mai 1996 und Juni 1997 wurden bei 13 Patienten mit resektablem duktalen Pankreaskarzinom und 5 Patienten mit chronischer Pankreatitis unmittelbar nach der Laparotomie mit einer Truecut-Nadel standardisiert Leberbiopsien aus den Segmenten 2, 4 und 6 entnommen. Die DNA-Extraktion aus den Leberbiopsien und Primärtumoren erfolgte mittels eines QIAamp Tissue Kit (50) (QIAGEN GmbH, Hilden-Deutschland) nach dem Herstellerprotokoll. An der DNA wurde eine K-ras Mutationsanalyse zur Aufdeckung von Mutationen in Kodon 12 als Hinweis auf Mikrometastasen mittels 2-Step PCR/Restriktionstest durchgeführt. Die amplifizierten PCR-Produkte wurden für 3 Stunden bei 37° mit dem Restriktionsenzym HphI verdaut. Die verdauten PCR-Produkte wurden dann über ein 10%iges Polyacrylamidgel aufgetrennt, mit Ethidiumbromid gefärbt und durch UV-Transillumination analysiert. Dieser Test hat die Sensitivität, eine mutationstragende Zelle in 10^4 Zellen zu

46

detektieren [3]. Mutationen wurden mittels direkter DNA-Sequenzierung verifiziert. Die Patienten wurden postoperativ in mindestens dreimonatigen Intervallen sonographisch auf das Vorliegen von Lebermetastasen kontrolliert.

Ergebnisse

K-ras Mutationen in der Leber fanden sich bei 4 von 13 Pankreaskarzinompatienten (30%). Keine der Leberbiopsien der Patienten mit chronischer Pankreatitis zeigte eine Mutation. Bei 3 Patienten mit duktalem Pankreaskarzinom war die Mutation in Segment 4, bei einem Patient in Segment 2 nachweisbar. Bei diesen Patienten konnten K-ras Mutationen sowohl im Tumor als auch in den Leberbiopsien durch Sequenzierung bestätigt werden. Diese Patienten zeigten bereits nach 2, 3, bzw. 6 Monaten postoperativ sonographisch multiple Leberfiliae. Die Patienten verstarben nach 3, 5, 6 und 10 Monaten postoperativ (mittlere Überlebenszeit 6 Monate). Von den übrigen 9 Patienten mit duktalem Pankreaskarzinom ohne nachweisbare K-ras Mutation entwickelte bisher nur 1 Patient Lebermetastasen 6 Monate postoperativ und verstarb nach 8 Monaten. Alle Patienten mit chronischer Pankreatitis und 8 Patienten mit duktalem Pankreaskarzinom ohne K-ras Mutationen in den Leberbiopsien leben noch ohne Nachweis von Leberfiliae bei einer mittleren Nachbeobachtungszeit von 9 Monaten.

Diskussion

Bei Patienten mit duktalem Pankreaskarzinom können zum Operationszeitpunkt Mikrometastasen vorliegen, die sich allen herkömmlichen Stagingmethoden entziehen [3, 4]. Die klinische Relevanz solcher dissiminierten Tumorzellen ist bisher unklar [6]. Durch eine K-ras Mutationsanalyse an Leberbiopsien lassen sich solche Mikrometastasen hochsensitiv nachweisen [5, 7]. Die in dieser Studie detektierten Mikrometastasen in der Leber deuten auf eine frühzeitige klinisch relevante Lebermetastasierung mit extrem kurzer Überlebenszeit hin. Durch die hier vorgestellte Diagnostik könnten im Rahmen einer Staginglaparoskopie Patienten mit extrem schlechter Prognose erkannt und einem Palliativverfahren zugeführt werden. Die Fortführung dieser Studie muß zeigen, ob diese Ergebnisse an einer größeren Patientenzahl bestätigt werden können.

Zusammenfassung

In dieser prospektiven Studie evaluierten wir das Vorliegen von Mikrometastasen beim duktalen Pankreaskarzinom zum Operationszeitpunkt durch K-ras Mutationsanalyse. Bei 13 Patienten mit resektablem duktalen Pankreaskarzinom und bei 5 Patienten mit chronischer Pankreatitis wurden Feinnadelbiopsien aus der Leber entnommen und mittels 2 Step PCR/Restriktionstest mit HphI auf K-ras Mutationen untersucht. Postoperativ wurde eine dreimonatliche sonographische Kontrolle der Leber durchgeführt. 4 Patienten (30%) mit duktalem Pankreaskarzinom und K-ras Mutationen in den Leberbiopsien hatten eine mittlere Überlebenszeit von 6 Monaten und verstarben an diffusen Lebermetastasen. 8 der 9 restlichen Karzinompatienten und alle Patienten mit chronischer Pankreatitis ohne K-ras Mutationen in der Leber leben noch mit einer mittleren Nachbeobachtungszeit von 9 Monaten. Mittels K-ras Mutationsanalyse nachweisbare Mikrometastasen in der Leber deuten auf eine frühzeitige klinisch relevante Lebermetastasierung hin.

Summary

In this prospective study we evaluated the presence and importance of hepatic micrometastases at the time of operation in patients with resectable pancreatic carcinoma. In 13 patients with pancreatic carcinoma and 5 patients with chronic pancreatitis Truecut-Needle biopsies of the liver were obtained during operation. K-ras mutation analysis was done by the PCR/restriction digestion assay with HphI, followed by an ultrasound of the liver in 3 monthly intervals. Four of 13 (30%) pancreatic cancer patients had K-ras gene mutations in the liver and had a mean survival of 6 months after resection. All chronic pancreatitis patients and 8 of the 9 remaining pancreatic cancer patients without K-ras mutations in the liver biopsies are alive without evidence of liver metastases after a mean follow-up of 9 months. Detection of micrometastases in the liver by K-ras mutation analysis might be a powerful tool to identify occult clinical relevant liver metastases.

Literatur

1. Caldas C, Kern SE (1995) K-ras mutation and pancreatic carcinoma. (Review) Int J Pancreatol 16:192
2. Hruban RH, van Mansfeld AD, Offerhaus GJ, van Weering DH, Allison DC, Goodman SN, Kensler TW, Bose KK, Cameron JL, Bos JL (1993) K-ras oncogene activation in adenocarcinoma of the human pancreas. A study of 82 carcinomas using a combination of mutant-enriched polymerase chain reaction analysis and allele-specific oligonucleotide hybridization. Am J Pathol 143:545–554
3. Villanueva A, Reyes G, Cuatrecasas M, Martinez A, Erill N, Lerma E, Farre A, Lluis F, Capella G (1996) Diagnostic utility of K-ras mutations in fine-needle aspirates of pancreatic masses. Gastroenterology 110:1587–1594.
4. Hruban RH, Sturm PDJ, Slebos RJC, Wilentz RE, Musler AR, Yeo CJ, Sohn TA, van Velthuysen MLF, Offerhaus GJA (1997) Can K-ras codon 12 mutations be used to distinguish benign bile duct proliferations from metastases in the liver? A molecular analysis of 101 liver lesions from 93 patients. Am J Pathol 151:943–949.
5. Caldas C, Hahn SA, Hruban RH, Redston MS, Yeo CJ, Kern SE (1994) Detection of K-ras mutations in the stool of patients with pancreatic adenocarcinoma and pancreatic ductal hyperplasia. Cancer Res 54:3568–3573
6. Inoue S, Nakao A, Kasai Y, Harada A, Nonami T, Takagi H (1995) Detection of hepatic micrometastasis in pancreatic adenocarcinoma patients by two-stage polymerase chain reaction/restriction fragment length polymorphism analysis. Jpn J Cancer Res 86:626–630.
7. Kahn SM, Jiang W, Culbertson TA, Weinstein IB, Williams GM, Tomita N, Ronai Z (1991) Rapid and sensitive nonradioactive detection of mutant K-ras genes via "enriched" PCR amplification. Oncogene. 6:1079–1083

Daniel Bastian, Klinik für Allgemeinchirurgie, Philipps-Universität Marburg, Baldingerstraße, 35043 Marburg, E-mail: bastiand@mailer.uni-marburg.de, Tel.: 06421-282582, Fax: 06421-288995

2-Methoxyestradiol induziert p53 unabhängige Apoptosis beim Pankreaskarzinom und reduziert das Wachstum von Lungenmetastasen

2-methoxyestradiol induces p53 independent apoptosis and inhibits growth of lung metastases of pancreatic cancer

G. Schumacher, M. Kataoka, J. A. Roth, T. Mukhopadhyay

The University of Texas, M.D. Anderson Cancer Center, Houston, Texas, USA

Einleitung

Das Pankreaskarzinom ist die fünft häufigste Todesursache durch maligne Tumoren. Die 5-Jahres Überlebensrate überschreitet kaum 20% [1]. Neue Therapieansätze scheinen daher von großem Interesse zu sein. 2-Methoxyestradiol (2-ME) ist ein natürlicher Östrogenmetabolit, der endotheliales Zellwachstum und Angiogenese hemmen kann [2]. Wir fragten in unserer Studie, ob 2-ME das Wachstum des Pankreaskarzinoms hemmen kann und untersuchten den Effekt und Mechanismus. Die Ergebnisse zeigen, daß 2-ME sowohl in vitro, als auch in vivo das Wachstum des Pankreaskarzinoms hemmt.

Methodik

Vier humane Pankreaskarzinomzellinien wurden verwendet. PaTu 8902, PaTu 8988 t, PaTu 8988 s und MIAPaCa-2. Die in vitro Behandlung erfolgte mit 1, 2 und 5 μM 2-ME. Als Kontrollsubstanz diente das inaktive 2-ME Analog 16-Epiestriol. Am 5. Tag nach Beginn der Behandlung folgten die Zellzählungen.

Zum Nachweis der Apoptosis wurde die Terminal Deoxynucleotidyl Transferase (TdT)-mediated dUTP-biotin Nick End Labeling (TUNEL) Färbung wie beschrieben [3] durchgeführt. Die Zellen wurden dafür auf gekammerten Objektträgern aufgesetzt und mit der Dosis 2-ME für 48 Stunden behandelt, die in der Proliferation 50% Wachstumshemmung entsprach. Dies war 2 μM bei PaTu 8902, PaTu 8988 t und MIA-PaCa-2 Zellen, jedoch 10 μM bei PaTu 8988 s. Braune Zellen galten als apoptotisch.

Die Western Blot Analysen zum Nachweis apoptosisbezogener Proteine wurden nach Standardverfahren durchgeführt.

Für die in vivo Studie injizierten wir zwanzig weiblichen Nacktmäusen je 3×10^6 MIAPaCa-2 Zellen in die Schwanzvene, um Lungenmetastasen zu induzieren. Zwei Gruppen von je 10 Tieren für Kontroll- und Therapiegruppe wurden gebildet. Drei Tage nach der Schwanzveneninjektion begann die orale Verabreichung von täglich 1mg 2-ME für insgesamt 3 Wochen. Nach Tötung der Tiere wurden die Lungen mit

Higgins India Ink (Faber-Castell Corporation, Lewisburg, TN, USA) gefüllt und fixiert. Die Anzahl der metastatischen Herde auf der Lungenoberfläche wurde verglichen.

Ergebnisse

In den Proliferationsexperimenten konnten die Zellinien PaTu 8902, PaTu 8988 t und MIAPaCa-2 mit 2 µM 2-ME um 50–90 % im Wachstum gehemmt werden. Die PaTu 8988s Zellinie war weniger empfindlich. 10 µM 2-ME waren erforderlich, um das Wachstum um 50 % zu hemmen. Bei der TUNEL Färbung zeigten sich die in der Proliferation empfindlicheren Zellen nach 2 µM 2-ME zu 37–97 % apoptotisch ($p < 0{,}005 – 0{,}0001$). Die unbehandelten oder mit 16-Epiestriol behandelten Zellen zeigten nur sehr wenige apoptotische Zellen. Keine signifikante Anzahl an apoptotischen Zellen konnte bei den PaTu 8988s Zellen nach 48 Stunden Behandlung mit 10 µM 2-ME gesehen werden. Bei allen vier Zellinien konnte eine Mutation für das p53 Gen nachgewiesen werden. Die Western Blot Analysen ergaben keine wesentlichen Auffälligkeiten. So blieb die Expression von Bcl-2, Bax, p53, Rb und E2F-1 nach 2-ME Behandlung unverändert. Ein diskreter Anstieg der WAF/CIP1 Expression wurde jedoch bei den PaTu 8902, PaTu 8988 t und PaTu 8988 s Zellen gefunden. Keine Induktion von WAF/CIP1 war bei den sehr 2-ME empfindlichen MIAPaCa-2 Zellen zu erkennen. Die Tiere zeigten keinerlei Zeichen von 2-ME Toxizität. Die Anzahl der Lungenmetastasen war in der 2-ME behandelten Gruppe um 59 % geringer als in der nicht behandelten Kontrollgruppe (Abb. 1) ($p < 0{,}0005$). Auch der Durchmesser der einzelnen Herde erschien deutlich geringer in der 2-ME behandelten Gruppe, wie in Hämatoxilin-Eosin gefärbten Präparaten deutlich wurde.

MIAPaCa-2 Lungenmetastasen

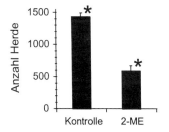

Abb. 1. Durchschnittliche Anzahl der Metastasen durch MIAPaCa-2 Zellen auf der Lungenoberfläche ± SEM (system error of the mean). Die Gruppen enthalten je zehn Mäuse. Kontrolle = 50 µl (20 % DMSO in Olivenöl) täglich für drei Wochen. 2-ME = wie Kontrolle mit Zusatz von 1 mg 2-Methoxyestradiol. (* $p < 0{,}0005$)

Diskussion

Nach unseren und den Ergebnissen anderer Gruppen besitzt 2-ME mehrere verschiedene Wirkmechanismen, die zur Wachstumshemmung oder Apoptosis führen können. Diese scheinen zum Teil zelltypspezifisch zu sein. So wurde in nicht kleinzelligen Bronchialkarzinomzellen eine Stabilisierung des p53 Proteins gesehen [4], In Mammakarzinomzellen war ein deutlicher Hemmeffekt auf die Mikrotubuli der Mitotischen Spindel erkennbar [5,6]. Der antiangiogenetische Effekt war besonders beim Mammakarzinom [6], sowie beim Sarkom und Melanom [2] entscheidend. Hingegen scheint er beim Bronchialkarzinom nur eine untergeordnete Rolle zu spielen. Bei unseren Pankreaskarzinomzellen zeigt sich deutlich der apoptotische Zelltod, jedoch ist der Mechanismus der Apoptosis in diesem Fall noch unklar. Die zuvor beschriebenen Mechanismen scheinen hier nicht im Vordergrund zu stehen. Da alle bei uns verwendeten Zellen eine p53 Mutation haben, ist die Apoptosis p53 unabhängig. Auch ein Effekt auf die mitotische Spindel konnte ausgeschlossen werden, da ein in diesem Fall erwarteter Arrest in der G2 Phase des Zellzyklus ausblieb. Hingegen konnte dieser deutlich nach Behandlung mit 200 ng Colchicin in allen vier Zellinien gezeigt werden.

Die leichte Induktion von WAF/CIP1 scheint keine wesentliche Bedeutung in der Apoptosisentstehung zu haben, da die 2-ME empfindlichste Zellinie keine Induktion zeigt. PaTu 8988s Zellen, die relativ resistent gegen 2-ME zu sein scheinen, haben hingegen eine relativ starke Induktion.

In vivo war 2-ME in unserem Modell ebenfalls sehr wirksam, was sich in deutlicher Reduktion der Anzahl und des Durchmessers der Lungenmetastasen dieser sehr aggressiv wachsenden MIAPaCa-2 Zellen äußerte (Abb. 1). Frühere Studien an Mäusen zeigten keinerlei Anzeichen von Toxizität [6], was wir bestätigen konnten.

Zusammenfassend erscheint 2-ME als eine nicht toxische, sehr potente Substanz zur Behandlung des Pankreaskarzinoms im Tiermodell. Es scheint, daß 2-ME Apoptosis selektiv in Tumorzellen induziert, wie an normalen humanen Bronchialepithelzellen gezeigt wurde [4, 7].

Diese Substanz könnte von großem klinischen Interesse als Alternative bei Inoperabilität oder als Adjuvans zur Operation sein. Toxizität ist nicht in größerem Maße zu erwarten. Die orale Verabreichung würde eine langfristige ambulante Behandlung erleichtern.

Zusammenfassung

2-Methoxyestradiol (2-ME) kann das Wachstum bestimmter Tumoren hemmen. Wir fragten, ob 2-ME ähnliche Wirkung beim Pankreaskarzinom hat. Drei der vier verwendeten Zellinien konnten mit 2 µM 2-ME zu 50–90% im Wachstum gehemmt werden. Die TUNEL Färbung für Apoptosis zeigte, daß diese drei empfindlichen Zellen nach 48 Stunden Behandlung mit 2 µM 2-ME zu 37–97% apoptotisch werden ($p < 0,005 – 0,0001$). Da alle verwendeten Zellinien eine p53 Mutation aufwiesen, handelte es sich um p53 unabhängige Apoptosis. Eine dieser Zellinien (MIAPaCa-2) wurde für ein Lungenmetastasenmodell in Nacktmäusen verwendet. Die Anzahl der Metastasen war nach drei wöchiger oraler Gabe von 1mg 2-ME um 59% im Vergleich zur Kontrollgruppe reduziert ($p < 0,0005$). Toxizität wurde nicht beobachtet. Es erscheint, daß 2-ME ein hochwirksames, nicht toxisches Agens in vitro und in vivo in der Behandlung des Pankreaskarzinoms ist, was von großer klinischer Bedeutung sein könnte.

Summary

2-methoxyestradiol (2-ME) is able to inhibit growth of certain tumors. We were interested in studying this effect of 2-ME on pancreatic cancer. In three out of four cell lines, 2-ME induced 50–90% growth inhibition after 48 hours treatment with 2 µM 2-ME. TUNEL staining for apoptosis revealed that after treatment with 2 µM 2-ME for 48 hours 37–97% of these cells underwent apoptotic cell death ($p < 0.005$–0.0001). Since all cell lines used harbor a p53 mutation, this apoptosis appears to be p53 independent. One of these cell lines (MIAPaCa-2) was used for the in vivo experiment in nude mice. After a daily oral administration of 1mg 2-ME for three weeks, the number of lung metastases could be reduced by 59%, as compared to the control non treated group ($p < 0.0005$). No signs of toxicity were seen. It appears that 2-ME is a potent compound for the treatment of pancreatic cancer, which might be interesting for clinical application.

Literatur

1. Lillemoe KD (1995) Current management of pancreatic carcinoma. Ann. Surg. 221:133–148.
2. Fotsis T, Zhang Y, Pepper MS, Adlercreutz H, Montesano R, Nawroth PP, Schweigerer L (1994) The endogenous oestrogen metabolite 2-methoxyoestradiol inhibits angiogenesis and suppresses tumour growth. Nature 368:237–239
3. Fujiwara T, Grimm EA, Mukhopadhyay T, Zhang WW, Owen-Schaub LB, Roth JA (1994) Induction of chemosensitivity in human lung cancer cells in vivo by adenoviral-mediated transfer of the wild-type p53 gene. Cancer Res. 54:2287–2291
4. Mukhopadhyay T, Roth JA (1997) Induction of apoptosis in human lung cancer cells after wild-type p53 activation by methoxyestradiol. Oncogene 14:379–384
5. D'Amato RJ, Lin CM, Flynn E, Folkman J, Hamel E (1994) 2-methoxyestradiol, an endogenous mammalian metabolite, inhibits tubulin polymerization by interacting at the colchicine site. Proc Natl Acad Sci USA 91:3964–6968
6. Klauber N, Parangi S, Flynn E, Hamel E, D'Amato RJ (1997) Inhibition of angiogenesis and breast cancer in mice by the microtubule inhibitors 2-methoxyestradiol and taxol. Cancer Res. 57:81–86
7. Seegers JC, Lottering M-L, DeKock M (1997) The endogenous metabolites gamma-linolenic acid (GLA) abd 2-methoxyestradiol (2ME) inhibit cell cycle progression and cause apoptosis induction selectively in tumor cells. Proc Am Assoc Cancer Res. 38:627–627

Guido Schumacher M.D., Dept. of Thoracic and Cardiovasc. Surgery, M.D. Anderson Cancer Center, Box 109, 1515 Holcombe Blvd., Houston, TX 77030, USA

Erste erfolgreiche Immunisierung von Pankreas- und kolorektalen Karzinompatienten mit CO17-1A-Vakzin

First report of active specific immunization in colorectal and pancreatic cancer patients with CO17-1A vaccine

L. Staib[1], H. Braumüller[1], C. Leeser[1], H. G. Beger[1], R. Somasundaram[2], W. Li[3], B. Birebent[2], D. Herlyn[2]

[1] Chirurgische Klinik I, Universität Ulm, Steinhövelstraße 9, D-89075 Ulm
[2] The Wistar Institute, Philadelphia, PA19104, USA
[3] University of Pennsylvania, Philadelphia, PA19104, USA

Einleitung

Mit dem monoklonalen Antikörper Mab C017-1A (Panorex®) konnte erstmals in einer randomisierten Studie ein Therapievorteil von 30 % in der adjuvanten Behandlung von kolorektalen Karzinomen gezeigt werden [1]. Das dazugehörige tumorassoziierte Antigen CO17-1A/GA733, ein 40 kD Glykoprotein, wird zu über 80 % auf kolorektalen und Pankreaskarzinomen exprimiert und findet sich auf > 80 % der Zellen innerhalb eines Tumors [2, 3]. An Nacktmäusen konnte gezeigt werden, daß GA733-positive Tumoren durch Behandlung mit den monoklonalen Antikörpern GA733 und CO17-1A lysiert werden konnten [4, 5, 6]. Die extrazelluläre Domäne des Antigens konnte jetzt in einem Baculovirus-System synthetisch hergestellt und mit Aluminiumhydroxid (ALUM) als Adjuvans präzipitiert erstmals in einer Phase I/II Studie klinisch eingesetzt werden; die erzeugte Immunantwort und die Toxizität wurden untersucht.

Methode

Die cDNA-Sequenz für die extrazelluläre Domäne des CO17-1A/GA733-Antigens wurde am Wistar-Institut in ein für Vertebraten nicht pathogenes Baculovirus-System übertragen und dort exprimiert [7]. Das Antigen wurde direkt aus Baculovirus-Überstand auf sterilen und pyrogenfreien GA733-Antikörper-Chromatographiesäulen aufgereinigt, auf Sterilität, Virus Kontamination und Pyrogenität getestet sowie mit ALUM präzipitiert. N = 7 Karzinompatienten (3 Pankreas UICC III, 3 Kolon, 1 Rektum UICC II,III; 3 Frauen, 4 Männer) erhielten nach kurativer Resektion adjuvant vier Wochen postoperativ einmal monatlich vier bis sieben intradermale Injektionen des Vakzins. Es wurden drei Dosierungen verabreicht: 50 µg (2), 200 µg (3) und 800 µg (2). Die Immunantwort wurde zwei- bis vierwöchentlich folgendermaßen erfaßt: a) Zelluläre Immunreaktion: ^{3}H-Thymidin-Aufnahme-Assay und Intrakutantestung (DTH-Reaktion) gegen CO17-1A Antigen und sieben Recall-Antigene (Multitest Merieux®, Institut Merieux, Heidelberg), b) Humorale Immunantwort mittels MHA (= mixed haemadsorption assay). Die Toxizität wurde mit einem standardisierten Bogen nach WHO klinisch und laborchemisch ermittelt.

Tabelle 1. Klinische Daten der mit CO17-1A Vakzin adjuvant behandelten Patienten

Patient	Tumor-lokalisation	Stadium	Operation	Vakzin-dosis (µg)	Injekt.	Status	DFS (m)[1]	Beob. (m)[2]
KM, 65 w	Pankreas	T2N1M0	ppWhipple	50	6	verstorben (Rezidiv)	19,2	21,6
GF, 73 m	Pankreas	T2N1M0	ppWhipple	200	4	verstorben (Rezidiv)	4	6
AO, 76 w	Pankreas	T2N1M0	ppWhipple + Pfortaderwandresektion	800	5	verstorben (Pneumonie)	4,5	4,5
HM, 62 w	Kolon	T2N0M0	Hemikolektomie rechts	50	6	lebt rezidivfrei	26,6	26,6
PM, 55 m	Sigma	T3N0M0	Sigmaresektion	200	4	verstorben (kardial)	4,8	4,8
SL, 57 m	Kolon + Rektum	T3N0M0 + T1N0M0	Hemikolektomie rechts + anteriore Rektumresektion	200	7	lebt rezidivfrei	20,5	20,5
GK, 47 m	Rektum	T2N0M0	Anteriore Rektumresektion, koloanale Anastomose	800	7	lebt rezidivfrei	22,6	22,6
			Median	**200**	**6**		**19,2**	**20,5**
			Minimum	50	4		4	4,5
			Maximum	800	7		26,6	26,6

[1] DFS: Krankheitsfreies Überleben in Monaten (OP-Datum bis Rezidivdatum).
[2] Beobachtungszeitraum in Monaten (OP-Datum bis Sterbedatum/letzte Einbestellung).

Tabelle 2. Humorale und zelluläre Immunreaktion der mit CO17-1A Vakzin adjuvant behandelten Patienten. Positivbefunde sind fett gedruckt

Patient	Tumor-lokalisation	Humorale Immunantwort (MHA)[1]				Zelluläre Immunantwort (DTH)[2]				Zelluläre Immunantwort (³H Thymidin-Einbau)[3]		Toxizität (WHO)
		gegen CO17-1A positive Kolon-karzinomzellen		gegen Melanomzellen (Negativkontrolle)		gegen CO17-1A Antigen (ohne ALUM)		gegen Recall-Antigene				
		vor Vakzin	nach Vakzin	vor Vakzin	nach Vakzin	vor Vakzin	nach Vakzin	vor Vakzin	nach Vakzin	vor Vakzin	nach Vakzin	
KM, 65 w	Pankreas	1	**90**	1	1	0	**2,5**	3	4	1,8	1,7	keine
GE, 73 m	Pankreas	80	**90**	1	4	4	2	**18**	8	1	**6,5**	Müdigkeit (2)
AO, 76 w	Panreas	30	**80**	1	2	0	0	4	**10,5**	0,5	**3,9**	Müdigkeit (2)
HM, 62 w	Kolon	6	**40**	2	5	4	2	5	**20**	4	5,3	keine
PM, 55 m	Sigma	1	5	1	3	2	**5**	**14**	**53,5**	5,5	5,7	keine
SL, 57 m	Kolon + Rectum	1	**60**	1	1	0	**3,5**	**22**	**18**	1,7	1,4	Hautrötung lokal (1)
GK, 47 m	Rektum	2	5	1	2	0	0	6	5,5	13	**50**	keine
Median		2	**60**	1	2	0	**2**	6	**10,5**	**1,8**	**5,3**	
Minimum		1	5	1	1	0	0	3	4	0,5	1,4	
Maximum		80	90	2	5	4	5	22	53,5	13	50	

[1] In % positive (= rosettenbildende) Zellen (positiv: > 5 %).

[2] Hautreaktion 48 h nach intradermaler Inokulation mit Testantigen (CO17-1A: positiv > 2 mm; Recall-Antigene: positiv, d. h.,,normaler Abwehr-Score" ≥5 mm Frauen, ≥10 mm Männer), 30 Tage nach mindestens drei Vakzinierungen.

[3] In counts/Minute × 1000 (³H-Thymidin-Einbau) nach Stimulation mit rekombinantem CO17-1A/GA733 Antigen. Die fettgedruckten Werte sind signifikant (p <0,05) höher als die Werte vor Vakzinbehandlung. Beide Werte bei Patient GK waren signifikant (p <0,05) höher als die Medium-Kontrollwerte.

Ergebnisse

Die klinischen Patientendaten sind in Tabelle 1 zusammengefaßt, die Immunantworten in Tabelle 2. 5/7 Patienten zeigten eine humorale Immunantwort (MHA) mit spezifischer Antikörperbildung gegen CO17-1A positive Tumorzellen (Melanomkontrollen negativ) nach drei bis fünf Vakzingaben (Median 2% vor vs. 60% nach Vakzingabe). Allerdings hatten zwei Patienten vor Behandlung bereits spezifische Antikörpertiter (GF 80%, AO 30%), bei einer Patientin (AO) kam es zu einem Anstieg der Antikörper unter Vakzinbehandlung von 30% auf 80%. Eine spezifische zelluläre Immunantwort konnte bei 2/7 Patienten im ^{3}H-Thymidin-Aufnahme Assay nachgewiesen werden, bei beiden Patienten war die höchste verwendete Vakzindosis (800 µg) appliziert worden. Bei 3/7 Patienten war unter Vakzinbehandlung eine neu aufgetretene, spezifische Hautreaktion (DTH) auf CO17-1A Antigen zu erzielen. Zwei weitere Patienten wiesen bereits vor Vakzintherapie eine spezifische positive Hautreaktion auf. Eine Reaktion gegenüber zumindest einem der (unspezifischen) sieben Recall-Antigene war bei allen 7 Patienten nachweisbar. Ein normaler „Abwehr-Score" (Frauen >5 mm, Männer >10mm) lag nach Vakzinbehandlung bei 4/7 Patienten vor. Eine Toxizität > WHO 2 wurde nicht beobachtet, insbesondere keine Autoimmunreaktion gegen Nieren- oder Schilddrüsengewebe. Gelegentlich zeigte sich eine Verhärtung an der Vakzininjektionsstelle. Die krankheitsfreie Überlebenszeit (Tabelle 1) betrug 4 und 19 Monate bei den rezidivbedingt verstorbenen Patienten (2 Pankreas), im Median 20,5 Monate (4,5–26,6) bei den restlichen Patienten. Ohne Tumorezidiv verstarben zwei Patienten: eine 76-jährige Pankreaspatientin zuhause an einer Pneumonie, ein 55-jähriger ACVB-Patient an einer kardialen Dekompensation im Ausland.

Diskussion

Nach mindestens dreimaliger postoperativer Vakzinapplikation konnte bei einigen der adjuvant immunisierten kolorektalen und Pankreaskarzinom-Patienten eine zelluläre oder humorale Immunreaktion nachgewiesen werden. Dies bestätigt unsere früheren klinischen und experimentellen Erfahrungen [8, 9], nach denen mehrfache (ca. fünf) aktiv-spezifische Immunisierungen mit tumor-assoziierten Antigenen notwendig sind, um eine Immunantwort zu erzielen. Die beobachteten Immunantworten wiesen ein relativ inhomogenes Muster auf, beispielsweise traten zelluläre Immunantworten bei anderen Patienten auf als humorale Immunantworten. Jedoch war lediglich bei einem der Patienten (GF) das Ausbleiben einer meßbaren Immunreaktion zu beobachten, bei allerdings vorbestehendem hohem spezifischen Antikörpertiter (80%). Möglicherweise wurden trotz zweiwöchentlicher Kontrolle der Immunantwort kurzzeitigere Schwankungen vakzinbedingter Immunreaktionen nicht erfaßt. Die allgemeine Abwehrlage, die durch Erkrankung, Operationsverfahren, Alter, Komorbidität (z.B. Diabetes mellitus) erheblich mitbeeinflußt wird, kann durch Bestimmung des „Abwehrscores" gegen sieben Recall-Antigene im Hauttest nur grob erfaßt werden. Die lokale Hautreaktion gegen das Vakzin an der Injektionsstelle war trotz der Verwendung von Aluminiumhydroxid als Adjuvans relativ milde. Hier ließe sich vermutlich durch die Wahl eines potenteren Adjuvans (Zytokine, Wachstumsfaktoren) eine deutlichere Verstärkung der Immunantwort erzielen. Alle drei verwendeten Vakzindosierungen erscheinen praktikabel und sicher für einen Einsatz in einer adjuvanten Phase III-Studie, in der die klinische Wirksamkeit des neuen Impfstoffs geprüft werden muß.

Zusammenfassung

Mit der im Baculovirussystem erzeugten extrazellulären Domäne des CO17-1A Antigens konnte erstmals bei Pankreas- und kolorektalen Karzinomen adjuvant eine zelluläre oder humorale Immunisierung nach mindestens drei Gaben und bei guter Verträglichkeit erzielt werden. Die klinische Wirksamkeit des Impfstoffs muß an einem größeren Patientenkollektiv überprüft werden.

Summary

The baculovirus-derived extracellular domain of the CO17-1A antigen induced cellular and/or humoral immune responses in curatively resected colorectal and pancreatic cancer patients after at least three applications of the vaccine. The vaccine application was safe and non-toxic.The clinical efficacy of the vaccine needs to be evaluated in larger, randomized clinical trials.

Literatur

1. Riethmüller G, Schneider-Gädicke E, Schlimok G, Schmiegel W, Raab R, Höffken K, Gruber R, Pichlmair H, Hirche H, Pichlmayr R et al. (1994) Randomised trial of monoclonal antibody for adjuvant therapy of resected Dukes' C colorectal carcinoma. Lancet 343:1177–1183
2. Göttlinger HG, Funke I, Johnson JP, Gokel JM, Riethmüller G (1986) The epithelial cell surface antigen 17-1A, a target for antibody-mediated tumor therapy. Its biological nature, tissue distribution and recognition by different monoclonal antibodies. International Journal of Cancer 38:47–53
3. Shetye J, Frodin JE, Christensson B, Grant C, Jacobsson B, Sundelius S, Sylven M, Biberfeld P, Mellstedt H (1988) Immunohistochemical monitoring of metastatic colorectal carcinoma in patients treated with monoclonal antibodies (MAb 17-1A). Cancer Immunol Immunother 27 (2):154–62
4. Herlyn D, Herlyn M, Ross AH, Ernst C, Atkinson B, Koprowski H (1984) Efficient selection of human growth-inhibiting monoclonal antibodies. Journal of Immunological Methods 73:157–167
5. Herlyn D, Koprowski H (1982) IgG2a monoclonal antibodies inhibit human tumor growth through interaction with effector cells. Proceedings of the National Academy of Sciences of the USA 79:4761–4765
6. Herlyn D, Steplewski Z, Herlyn M, Koprowski H (1980) Inhibition of colorectal carcinoma tumor growth in nude mice by monoclonal antibody. Cancer Research 40:717–721
7. Strassburg C, Kassai Y, Seng B, Zaloudik J, Herlyn D, Koprowski H, Linnenbach A (1992) Baculovirus recombinant expressing a secreted form of transmembrane carcinoma associated antigen. Cancer Research 52:815–821
8. Mitchell MS, Harel W, Kempf RA, Hu E, Kan-Mitchell J, Boswell WD, Dean G, Stevenson L (1990) Active-specific immunotherapy for melanoma. J Clin Oncol 8 (5):856–69
9. Staib L, Harel W, Mitchell MS (1993) Prevention against experimental cerebral murine melanoma B16 by active immunization. Cancer Research 53:1113–1121

Diese Arbeit wurde unterstützt durch das Forschungsförderungskonzept des Klinikumsvorstandes der Universität Ulm (P. 199/94).

Die Studie wurde von den Ethik-Kommissionen des Wistar-Instituts (Philadelphia, USA) sowie der Universität Ulm zur Durchführung gebilligt.

Dr. med. Ludger Staib, Chirurgische Klinik 1, Universität Ulm, Steinhövelstraße 9, 89075 Ulm

Die Bedeutung von ICAM-1 auf die Lyse von humanen Pankreas-karzinomzellen durch autologe, zytotoxische T-Lymphozyten *

The influence of ICAM-1 on the lysis of human pancreatic adenocarcinoma cells by autologous cytotoxic T lymphocytes

M. Peiper[1,2], P. S Goedegebuure[2], T. J. Eberlein[2], C. E. Broelsch[1]

[1] Chirurgische Klinik, Abteilung für Allgemeinchirurgie, Universitäts-Krankenhaus Eppendorf, Hamburg
[2] Laboratory of Biologic Cancer Therapy, Division of Surgical Oncology, Department of Surgery, Brigham & Women's Hospital, Harvard Medical School, Boston, USA

Einleitung

Zytotoxische T-Lymphozyten (CTL) erkennen humane Tumorzellen HLA-restringiert. Wir konnten kürzlich nachweisen, daß periphere mononukleäre Zellen von Pankreas-karzinompatienten *in vitro* mit einem exogenen, vom Protoonkogen HER2/neu ab-stammenden Peptid stimuliert werden können (4). Die Zellen lysierten allogene Pank-reaskarzinomzellen HLA-A2 restringiert. In anderen Untersuchungen konnte gezeigt werden, daß akzessorische Moleküle der B7-Familie oder ICAM-1 für die Erkennung von Tumorzellen durch CTL notwendig sind [1, 2]. Über Funktion und Bedeutung von ICAM-1 auf die Tumorzell-Lymphozyten-Interaktion bei gastrointestinalen Tumoren liegt keine Information vor, daher wurde die vorliegende Untersuchung durchgeführt. Voraussetzung für diese Studie war die Etablierung einer humanen Pankreaskarzinom-zelllinie sowie autologer tumor-infiltrierenden Lymphozyten (TIL) [3].

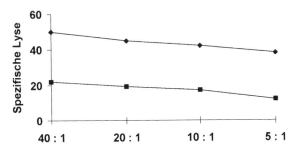

Abb. 1. Tumor-spezifische CTL wurden durch Stimulation von tumor-infiltrierenden Lympho-zyten mit autologen Tumorzellen generiert und in funktionalen ^{51}Cr-Freisetzungsassays getestet. Inkubation der Tumorzellen mit mAK anti-HLA-Klasse I bewirkt eine signifikante Inhibierung (P < 0,05) der Lyse an, welches die Präsentation von Tumorantigen durch HLA-Klasse I Moleküle indiziert. Ein repräsentatives Beispiel wird gezeigt

* Unterstützt durch eine Forschungsbeihilfe der Vereinigung Nordwestdeutscher Chirurgen so-wie der Deutschen Forschungsgemeinschaft (Pe 593/1-1).

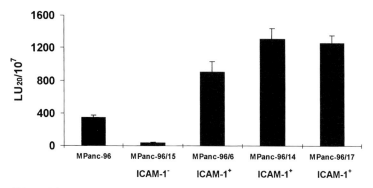

Abb. 2. Die Lyse von MPanc-96 ist ICAM-1 abhängig. Die Pankreaskarzinomzellinie MPanc-96 wurde in ICAM-1⁻ sowie ICAM-1⁺ Zellinien geklont. Die ICAM-1-Zellinie MPanc-96/15 wurde signifikant geringer lysiert als die polyklonale Zellinie MPanc-96 sowie als die ICAM-1⁺ Klone MPanc-96/6, -MPanc-96/14 und MPanc-96/17 ($P < 0,05$)

Material und Methodik

Zellinien

Eine neue humane Pankreaskarzinomzellinie (MPanc-96) sowie TIL wurden gewonnen [3]. Der Tumor wurde enzymatisch in eine Einzelzellsuspension verdaut und die zellulären Bestandteile mittels FICOLL-Gradienten aufgetrennt. Nach primärer Aktivierung auf immobilem anti-CD3 für 48 Stunden wurden die Lymphozytenkulturen in rhIL-2 (50 IU/ml alle 3 Tage) kultiviert. Am 8., 15., und 22. Tag wurden jeweils 10×10^6 Lymphozyten mit 1×10^6 autologen bestrahlten Tumorzellen stimuliert. Vor, während, und nach der Stimulation wurde mittels FACS-Analyse die Expression der Oberflächenmoleküle CD3, CD4, CD8, und CD16 bestimmt.

Klonierung

MPanc-96 wurde durch Dilutierungen in ICAM-1⁺ (MPanc96/6, ICAM-1/14, und MPanc-96/17) und ICAM-1⁻ (MPanc-96/15) Zellinien geklont. Die Bestimmung der ICAM-1 Expression erfolgte mittels FACS.

Zytotoxizitätsassays

Nach 28 Tagen erfolgte das Testen der CTL in funktionalen ^{51}Cr-Freisetzungsassays. Hierzu wurden 1×10^6 Tumorzellen mit ^{51}Cr markiert. 2500 MPanc-96-Zellen wurden in einem Verhältnis von 1:40, 1:20, 1:10, und 1:5 mit autologen CTL für 4 Stunden inkubiert. Mittels Gammazähler erfolgte abschließend die Bestimmung des freigesetzten ^{51}Cr. Alle Versuche wurden in parallelen Assays mit Inkubation der Zielzellen mit monoklonalen Antikörpern (mAK) gegen HLA-Klasse I (W6/32) oder ICAM-1 durchgeführt. Die ICAM-1⁻ Zellen MPanc-96/15 wurden mit IFN-γ inkubiert, um einen Anstieg der ICAM-1-Expression zu bewirken. Die Angabe der Lyse erfolgt in Spezifischer Lyse sowie in lytic units, definiert für die Anzahl der erforderlichen Effektorzellen, um 20 % der Zielzellen zu lysieren ($LU_{20}/10^7$).

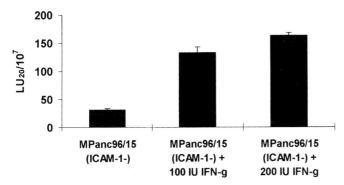

Abb. 3. Die Lyse des ICAM-1-Klones MPanc-96/15 korreliert mit der durch IFN-γ stimulierten Expression von ICAM-1

Ergebnisse

Die CTL waren nach vierwöchiger Kultur vornehmlich CD8$^+$ (62 ± 6% SEM) und lysierten autologe Tumorzellen deutlich (342 ± 32 LU). Inkubation mit mAK anti-HLA-Klasse I inhibierte die Lyse um 64 ± 8% (P < 0,05). Der ICAM-1$^-$ Klon MPanc-96/15 wurde signifikant geringer lysiert als die ICAM-1$^+$ Klone MPanc-96/6, /14, und /17 (31 ± 3 LU vs. 907 ± 134 LU bzw. 1314 ± 134 LU bzw. 1264 ± 97 LU, P < 0,05). Inkubation der ICAM-1$^+$ MPank-96-Klone mit mAK anti-ICAM-1 resultierte in einer Inhibierung der Lyse um 54–77% (jeweils P < 0,05). Ein Isotyp-Kontrollantikörper hatte keinen Einfluß auf die Lyse (Inhibierung < 2%). Inkubation der MPanc-96/15 (ICAM-1$^-$) mit IFN-γ resultierte in einer Zeit- und dosisabhängigen höheren ICAM-1 Expression und Lyse der Tumorzellen durch die CTL (0 IU IFN-γ/ml: 31 ± 3 LU; 100 IU IFN-γ/ml: 133 ± 9 LU; 200 IFN-γ/ml: 162 ± 6 LU). Dagegen resultierte die Inkubation der IFN-γ vorbehandelten Zellen mit dem mAK anti-ICAM-1 in einer Inhibierung der Tumorzelllyse (65–85%, P < 0,05).

Diskussion

Unsere Daten belegen den Einfluß und die Bedeutung des Adhäsionsmoleküls ICAM-1 auf die Tumorzellerkennung und -lyse beim Adenokarzinom des Pankreas durch zytotoxische T-Lymphozyten. Mögliche adjuvante Therapien haben dies zu berücksichtigen, so zum Beispiel durch Monitoring der ICAM-1-Expression der Tumorzellen und ev. Gabe von Stimulatoren wie IFN-γ. Außerdem können gentherapeutische Therapieversuche die Expression von Adhäsionsmolekülen beinhalten. Weitere Forschungen auf diesem Gebiet sind notwendig.

Zusammenfassung

Tumor-infiltrierende Lymphozyten einer neu etablierten Pankreaskarzinomzellinie wurden zu zytotoxischen Lymphozyten stimuliert, die autologe Tumorzellen signi-

62

fikant und HLA-Klasse I-restringiert lysieren. ICAM-1$^+$ Tumorzellklone wurden signifikant höher lysiert als der ICAM-1$^-$ Klon. Die durch IFN-γ stimulierte ICAM-1-Expression korrelierte mit der Zelllyse, die von anti-ICAM-1 Antikörper inhibiert wurde.

Summary

Cytotoxic T-Lymphocytes were generated from tumor-infiltrating lymphocytes of a newly established pancreatic cancer cell line, which lysed autologous tumor cells significantly and HLA-class I restricted. ICAM-1$^+$ tumor clones were significantly higher lysed than an ICAM-1$^-$ clone. Stimulation with IFN-γ resulted in a higher expression of ICAM-1 and significantly higher lysis, which was inhibited by anti-ICAM-1 monoclonal antibodies.

Literatur

1. Altomonte M, Gloghini A, Bertola G, Gasparollo A, Carbone A, Ferrone S, Maio M (1993) Differential expression of cell adhesion molecule CD54/CD11a and CD58/CD2 by human melanoma cells and functional role in their interaction with cytotoxic cells. Cancer Res 53:3343–3348
2. Burno D, Kyprianu N, Sartor WM, Fabian DF, Turner J, Lefor AT (1995) Transfection of a murine fibrosarcoma with ICAM-1 enhances the response to adoptive immunotherapy. Surgery 118:237–244
3. Peiper M, Nagoshi M, Patel D, Fletcher JA, Goedegebuure PS, Eberlein TJ (1997) A new human pancreatic cancer cell line (MPanc-96) recognized by autologous tumor-infiltrating lymphocytes after in vitro as well as in vivo tumor expansion. Int J Cancer 71:993–999
4. Peiper M, Goedegebuure PS, Eberlein TJ, Broelsch CE (1997) In vitro Stimulation peripherer Blutmonozyten mit einem vom Protoonkogen HER2/neu abstammenden Peptid induziert Zytotoxizität gegenüber humanen Pankreaskarzinomzellen. Langenbecks Arch Chir (Suppl 1) 382:117–120

CD95-Resistenz und Fas-Ligand-Synthese als Mechanismen der Abwehr immunkompetenter Zellen bei Pankreastumoren

CD95-resistance and Fas-ligand synthesis as defense mechanisms against immune competent cells in pancreatic tumors

H. Ungefroren, M. Voss, D. Henne-Bruns, B. Kremer, H. Kalthoff

Forschungsgruppe Molekulare Onkologie, Klinik für Allgemeine Chirurgie und Thoraxchirurgie, Christian-Albrechts-Universität, Kiel, Deutschland

Einleitung

Tumoren haben verschiedene Strategien entwickelt, um sich der Überwachung durch das körpereigene Immunsystem zu entziehen. Neben passiven Mechanismen, wie beispielsweise einer Herunterregulierung von MHC Klasse I Molekülen, sind auch aktive Strategien bekannt, wie etwa die Synthese von immunsuppressiven Faktoren (TGF-β) oder wie kürzlich beim Kolonkarzinom und Melanom entdeckt, die Synthese von Fas-Ligand (FasL) [1, 2]. Dieses Molekül vermag in Zellen, die den korrespondierenden Rezeptor (CD95, Fas, APO-1) besitzen, Apoptose auszulösen [3].

Um zu untersuchen, ob das CD95/FasL-System auch beim Pankreaskarzinom von Bedeutung ist, wurde bei Pankreastumorgewebe und einigen Pankreastumorzellinien geprüft, ob diese (biologisch aktiven) FasL produzieren. Ferner wurde getestet, inwieweit Pankreastumorzellen selbst empfindlich gegenüber einer Stimulierung des CD95 Apoptose-Signaltransduktionsweges sind.

Methodik

Zunächst wurde die Expression von CD95 und die von FasL im FACS mit Hilfe spezifischer monoklonaler Antikörper gemessen. Die Verifizierung der endogenen Synthese von FasL durch Tumorzellen in Pankreasgewebe und Tumorzellinien erfolgte durch Immunhistochemie bzw. Western blotting und RT-PCR.

Die Sensitivität von Pankreastumorzellen gegenüber CD95-vermittelter Apoptose wurde nach Stimulierung mit rekombinantem FasL oder anti-APO-1 Antikörper bestimmt, die biologische Aktivität des von den Tumorzellen stammenden FasL wurde in Kokulturexperimenten mit CD95-sensitiven Jurkat Zellen mittels Neutralisierung von FasL durch spezifische Antikörper gezeigt. In beiden Fällen erfolgte die Detektion von Apoptose durch Messung von DNA Fragmentierung durch Gelelektrophorese (DNA-ladder) und den JAM-Assay [4].

64

Apoptoseresistenz von Pankreastumorzellen nach FasL- und anti-APO-1-Behandlung

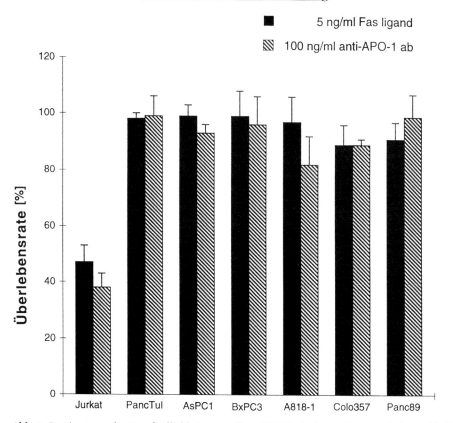

Abb. 1. Bestimmung der Empfindlichkeit gegenüber CD95-induzierter Apoptose bei verschiedenen Pankreastumorzellinien und der T-Zellinie Jurkat (positive Kontrolle) mit Hilfe des JAM Tests. Die Behandlungsdauer mit FasL und anti-APO-1 betrug 16 Stunden. Die Apoptoserate ergibt sich aus der Differenz zwischen 100% und der dargestellten Überlebensrate

Ergebnisse

Die FACS Analyse zeigte, daß 10/10 untersuchten Zellinien CD95 exprimieren. Dieser Befund wurde durch immunhistochemische Färbungen bestätigt. Trotz Besitzes des Rezeptors erwiesen sich 6/6 Zellinien als weitgehend resistent gegenüber einer Behandlung mit FasL oder anti-APO-1 relativ zu Jurkat Zellen (positive Kontrolle) (Abb. 1). 6/6 untersuchten Pankreaskarzinomzellinien besaßen positive Signale für FasL Protein und mRNA. In Kokulturexperimenten der FasL-positiven Pankreastumorzellinien AsPC1 und A818-1 mit Jurkat Zellen war die Apoptoserate in Jurkat Zellen signifikant erhöht und diese Erhöhung konnte durch Zugabe eines FasL-neutralisierenden Antikörpers aufgehoben werden (Abb. 2).

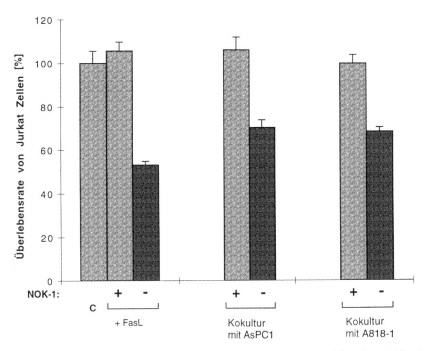

FasL-induzierte Apoptose in Jurkat Zellen durch Pankreastumorzellen

Abb. 2. Pankreastumorzellen können in Jurkatzellen in einer FasL-abhängigen Weise Apoptose auslösen. ^{3}H-Thymidin-vormarkierte Jurkat Zielzellen wurden mit AsPC1 oder A818-1 Effektorzellen in einem Verhältnis von 2:1 bzw. 10:1 für 16 Stunden kokultiviert (jeweils mit und ohne den FasL-neutralisierenden Antikörper NOK-1). Anschließend wurde die Überlebensrate der Jurkatzellen mittels JAM Test bestimmt, aus der sich wie in Abb. 1 die Apoptoserate ergibt

Diskussion

Unter den Tumor-reaktiven T-Zellen befinden sich zytotoxische T-Zellen, die über drei Waffensysteme verfügen, mit denen sie ihre Zielzellen, wie etwa Tumorzellen, töten können, Perforin/Granzyme, Tumor Nekrose Faktor und FasL. Die Beobachtung, daß alle 6 von uns untersuchten Pankreastumorzellinien trotz der Expression von CD95 weitgehend insensitiv gegenüber einer FasL-induzierten Apoptose waren – vermutlich infolge einer Blockierung der intrazellulären Signaltransduktion – kann als ein spezifischer Resistenzmechanismus gegenüber den FasL-positiven Tumorreaktiven T-Zellen interpretiert werden. Darüber hinaus haben Pankreas-Adenokarzinomzellen die Fähigkeit zur Synthese von FasL erworben, womit sie grundsätzlich in der Lage sind, ihrerseits angreifende CD95-positive, aktivierte T-Zellen durch Apoptoseinduktion abzuwehren. Obwohl die funktionelle Relevanz dieses Szenarios

66

für das Pankreaskarzinom in vivo noch gezeigt werden muß, so sprechen die Befunde doch für das kürzlich vorgeschlagene „Counterattack" Modell der lokalen Deletion tumor-reaktiver T-Zellen durch den von Tumorzellen produzierten FasL [2, 6].

Zusammenfassung

Tumorzellen können sich durch passive und aktive Mechanismen dem Zugriff des körpereigenen Immunsystems entziehen. In der vorliegenden Arbeit wurde untersucht, welche Rolle das CD95 System, bestehend aus dem CD95 Rezeptor (Fas, CD95, APO-1) und seinem Liganden, Fas-Ligand (FasL), bei der Auseinandersetzung von Pankreasadenokarzinomzellen mit immunkompetenten/zytotoxischen T-Zellen spielt. Es konnte bei allen untersuchten Pankreastumorzellen und Pankreastumorzell-linien zwar CD95-Protein detektiert werden, jedoch erwies sich im Vergleich mit der CD95-sensitiven Jurkat T-Zellinie alle daraufhin getesteten Pankreastumorzellinien als weitgehend resistent gegenüber der Apoptose-auslösenden Wirkung von FasL bzw. anti-APO-1. Bemerkenswerterweise zeigten alle untersuchten Pankreastumor-zellinien eine endogene Synthese von FasL und in Kokulturexperimenten vermochten 2/2 getesteten (AsPC1 und A818-1) bei Jurkat Zellen in einer FasL-abhängigen Weise die Apoptoserate drastisch zu erhöhen. Diese Daten sprechen dafür, daß Pankreastu-moren das CD95 System bei ihrer Auseinandersetzung mit tumor-reaktiven T-Zellen zu ihrem Vorteil nutzen.

Summary

Tumor cells have developed a variety of passive and active strategies to escape surveillance by the host immune system. In the present work we have investigated the role of the CD95 system comprising the CD95 receptor (Fas, CD95, APO-1) and its ligand Fas-ligand (FasL) in the dialogue between pancreatic tumor cells and tumor-reactive/cytotoxic T cells. Despite abundant expression of CD95 in pancreatic tumor cells from tumor tissue and in various pancreatic tumor cell lines, we found all (6/6) pancreatic tumor cell lines to be largely resistant to CD95-mediated apoptosis when compared to the CD95-sensitive T cell line Jurkat. Intriguingly, all pancreatic tumor cell lines tested synthesized FasL. In coculture experiments it was shown that two were capable of increasing Jurkat cell apoptosis in a FasL-dependent manner. These data suggest that pancreatic tumor cells have exploited the CD95 system to their benefit in order to protect themselves against tumor-reactive T cells.

Literatur

1. O'Connel J, O'Sullivan GC, Collins JK, Shanahan, F (1996) The Fas counterattack: Fas-mediated T cell killing by colon cancer cells expressing Fas ligand. J Exp Med 184:1075–1082
2. Hahne M, Rimoldi D, Schröter M, Romero P, Schreier M, French LE, Schneider P, Bornand T, Fontana A, Lienard D, Cerottini JC, Tschopp J (1996) Melanoma cell expression of Fas (Apo-1/CD95) ligand: implications for tumor immune escape. Science (Washington DC) 274:1363–1366

3. Nagata S, Golstein P (1995) The Fas death factor. Science (Washington DC) 267:1449–1456
4. Matzinger P (1991) The JAM test: a simple assay for DNA fragmentation and cell death. J Immunol Methods 145:185–192
5. Strand S, Hofmann WJ, Hug H, Muller M, Otto G, Strand D, Mariani SM, Stremmel W, Krammer PH, Galle PR (1996) Lymphocyte apoptosis induced by CD95 (APO-1/Fas)ligand-expressing tumor cells – a mechanism of immune evasion? Nat Med 2:1361–1366
6. Walker PR, Saas P, Dietrich PY (1997) Commentary. The role of Fas Ligand (CD95L) in immune escape: the tumor cell strikes back. J Immunol 158:4521–4524

Korrespondenzadresse des Erstautors: Dr. rer. nat. Hendrik Ungefroren, Forschungsgruppe Molekulare Onkologie, Klinik für Allgemeine Chirurgie und Thoraxchirurgie, Christian-Albrechts-Universität, Arnold-Heller Straße 7, D-24105 Kiel

Prognostische Wertigkeit molekularbiologischer und immunologischer Parameter beim humanen Pankreaskarzinom

Prognostic significance of molecular and immunological parameters in human pancreatic cancer

F. Gansauge, S. Gansauge, J. Müller, E. Schmid und H. G. Beger

Chirurgische Klinik I, Universität Ulm, Steinhövelstr. 9, 89075 Ulm

Einleitung

In den letzten Zehn Jahren wurde eine Vielzahl molekularbiologischer Veränderungen im humanen Pankreaskarzinom untersucht. Neben Veränderungen auf genomischer Ebene (z. B. Mutationen in Onkogenen und Tumorsuppressorgenen) wurden auch auf transkriptionaler und translationaler Ebene die Überexpression von einer Vielzahl von zum Beispiel Wachstumsfaktoren und Angiogenesefaktoren beschrieben [1]. So konnte zum Beispiel gezeigt werden, daß p53 in der Hälfte der Fälle mutiert ist [2], wohingegen K-ras bei fast allen Pankreaskarzinomen in mutierter Form vorliegt [1]. Wir konnten zeigen, daß neben Mutationen auch Amplifikationen von Zellzyklusproteinen zu beobachten sind [3]. Auf mRNA-Ebene konnten wir sowohl geänderte Splicevarianten wie z. B. beim CD44 [4], als auch reine Überexpressionen wie z. B. beim Angiogenin oder ICAM-1 nachweisen [5, 6]. Tumormarker wie z. B. CA19-9, CEA und CAM 17.1 wiesen keine prognostische Relevanz auf [7]. Seitens immunologischer Veränderungen hingegen existieren nur vereinzelt Berichte, die jedoch auf eine Auswertung hinsichtlich der prognostischen Relevanz verzichteten. Lediglich Autoantikörper gegen mutiertes p53 und das sCD44v6 wurde beim humanen Pankreaskarzinom als Parameter mit hoher prognostischer Potenz identifiziert [8, 9].

Ziel der vorliegenden Studie war die Evaluation der prognostischen Wertigkeit von molekularbiologischen und immunologischen Veränderungen beim humanen Pankreaskarzinom.

Material und Methoden

Im Rahmen einer prospektiven Studie wurde Karzinomgewebe von 82 Patienten mit Adenokarzinom des Pankreas und Serum von 106 Pankreaskarzinompatienten analysiert. Kontrollgewebe waren Pankreata von Organspendern; Kontrollseren waren von alters- und geschlechtsgematchten gesunden Blutspendern. Folgende Parameter wurden im Gewebe immunhistologisch bestimmt: a) Wachstumsfaktoren und Re-

zeptoren: EGF, EGF-R, c-Erb-B2 b) Proliferationsmarker und Zellzykluskontrollproteine: p53, p21, Cyklin D1; c) Apoptosegene: CD95 und BCL-2, sowie d) Cathepsin
D. Die immunhistologischen Färbungen erfolgten nach Standardprotokollen, die
Auswertung der Schnitte wurde von drei unabhängigen Untersuchern vorgenommen.

An immunologisch relevanten Serumparametern untersuchten wir mittels ELISAs
sCD44standard, sCD44v6, IL-2R, anti-p53-Autoantikörper und Neopterin. Bei der
Untersuchung der Serumwerte wurden Doppelbestimmungen durchgeführt.

Ergebnisse

Immunhistologie: Eine Denovo- oder Überexpression der o.g. Faktoren wurde
in 44–71% der Gewebe beobachtet (Tabelle 1). K-ras Mutationen fanden sich bei
80% der Gewebe. Außer Cyklin D1 zeigte keiner der untersuchten Faktoren
prognostische Signifikanz. Nur Cyklin D1 erwies sich als prognostischer Faktor: Patienten, deren Tumoren eine Cyklin D1 Überexpression aufwiesen lebten signifikant
kürzer als Patienten mit Cyklin D1 negativen Tumoren (10,5 versus 18,1 Monate,
$p < 0,01$). Im Gegensatz zu den immunhistologisch evaluierten Parametern erwiesen
sich die serologischen Immunparameter alle als prognostisch relevante Faktoren:
Patienten mit anti-p53-Autoantikörpern lebten signifikant länger, als Patienten
ohne (14,2 versus 7,8 Monate; $p < 0,05$), ähnliche Ergebnisse wurden bei Patienten
mit erhöhten IL-2R, sCD44v6 oder Neopterin-Serumwerten beobachtet: IL-2R
(cut-off 500 U/ml): 14,7 versus 6,5 Monate ($p < 0,005$); sCD44v6 (cut-off 120 ng/ml):
18 versus 6,9 Monate ($p < 0,001$); Neopterin (cut off 2 ng/ml): 14 versus 8,3 Monate
($p < 0,05$). In der multivarianten Analyse der Serumwerte erwiesen sich IL-2R und
sCD44v6 als unabhängige Parameter wohingegen beide Parameter abhängig von
sCD44s waren.

Tabelle 1. Ergebnisse der Immunhistologischen Färbung im Pankreaskarzinom

	positiv	negativ
Zellzykluskontrollgene		
p53	44%	56%
p21	53%	47%
Cyklin D	65%	35%
Apoptosegene		
BCL-2	55%	45%
CD95	49%	51%
Wachstumsfaktoren und -Rezeptoren		
EGF	46%	54%
EGF-R	54%	46%
cERB-B2	56%	44%
Cathepsin D	71%	29%

Diskussion

Diese Daten zeigen deutlich die hohe prognostische Potenz immunologisch-serologischer Faktoren beim humanen Pankreaskarzinom und könnten eine Grundlage für frühe immunologische Interventionen bei Pankreaskarzinompatienten darstellen.

Zusammenfassung

In der vorliegenden Studie wurde die prognostische Relevanz molekulargenetischer und immunologischer Veränderungen beim Pankreaskarzinom untersucht. Mittels immunhistologischer Färbungen wurde die Gewebsexpression folgender Faktoren bei 82 Adenokarzinomen des Pankreas untersucht: p53, p21WAF1, Cyklin D, EGF, EGF-R, cERB-B2, CD95, BCL-2 und Cathepsin D. Mittels ELISAs wurden die Serumkonzentrationen von sCD44, sCD44v6, IL-2R und Neopterin bestimmt. Außer Cyklin D war keiner der immunhistologisch untersuchten Parameter von prognostischer Relevanz. Demgegenüber waren alle immunologischen Serumparameter von hoher prognostischer Aussagekraft. Diese Daten zeigen deutlich die hohe prognostische Potenz immunologisch-serologischer Faktoren beim humanen Pankreaskarzinom und könnten eine Grundlage für frühe immunologische Interventionen bei Pankreaskarzinompatienten darstellen.

Summary

In the present study we investigated the prognostic relevance of molecular and immunological changes in pancreatic carcinoma. 82 tissue specimens of adenocarcinoma of the pancreas were stained immunohistochemically with following factors: p53, p21WAF1, Cyklin D, EGF, EGF-R, cERB-B2, CD95, BCL-2 and Cathepsin D. We further determined the serum levels of sCD44, sCD44v6, neopterin and IL-2R. Except Cyclin D none of the immunohistochemically determined factors had prognostic significance. Interestingly all of the immunological serum parameters were of high prognostic significance. These data demonstrate the prognostic relevance of immunological parameters in human adenocarcinoma of the pancreas and could raise the possibility of an early immunological intervention in pancreatic cancer.

Literatur

1. Gansauge S, Gansauge F, and Beger HG (1996) Molecular oncology in pancreatic cancer. J Mol Med 74:313–320
2. Harada N, Gansauge S, Gansauge F, Gause H, Shimoyama S, Imaizumi T, Mattfeldt T, Schoenberg MH and Beger HG (1997) Nuclear accumulation of p53 correlates significantly with clinical features and inversely with the expression of the cyclin dependent kinase inhibitor p 21[WAF1CIP1] in pancreatic cancer. Br J Cancer 76:299–305
3. Gansauge S, Gansauge F, Ramadani M, Stobbe H, Rau B, Harada N, and Beger HG (1997) Overexpression of cyclin D1 in human pancreatic carcinoma is associated with poor prognosis. Cancer Res 57:1634–1637

72

4. Gansauge F, Gansauge S, Zobywalski A, Scharnweber C, Link KH, Nüssler AK, and Beger HG (1995) Differential expression of CD44 splice variants in human pancreatic adenocarcinoma and in normal pancreas. Cancer Res 55:5499–5503
5. Shimoyama S, Gansauge F, Gansauge S, Negri G, Oohara T, and Beger HG (1996) Increased angiogenin expression in pancreatic cancer is related to cancer aggressiveness. Cancer Res 56:2703–2706
6. Shimoyama S, Gansauge F, Gansauge S, Widmaier U, Oohara T, and Beger HG (1997) Over-expression of intercellular adhesion molecule-1 (ICAM-1) in pancreatic adenocarcinoma in comparison with normal pancreas. Pancreas 14:181–186
7. Gansauge F, Gansauge S, Parker N, Beger MI, Poch B, Link KH, Safi F, and Beger HG (1996) CAM17.1 – A new diagnostic marker in pancreatic cancer. Br J Cancer 74:1997–2002
8. Gansauge S, Gansauge F, Negri G, Galle P, Müller J, Nüssler AK, Poch B, and Beger HG (1996) The role of anti-p53-autoantibodies in pancreatic cancer. Int J Pancreatol 19:171–178
9. Gansauge F, Gansauge S, Rau B, Scheiblich A, Poch B, Schoenberg MH, and Beger HG (1997) Low serum levels of soluble CD44v6 are significantly associated with poor prognosis in patients with pancreatic cancer. Cancer 80:1733–1739

Dr. med. Frank Gansauge, Chirurgische Klinik I, Universität Ulm, Steinhövelstr. 9, 89075 Ulm

Spezifität des „Combi-Effektes" nach xenogen diskordanter Herz-Lungentransplantation

Specifity of the „Combi-Effect" after xenogen discordant heart-lung transplantation *

C. Kelm, J. Adams, J. Buhr, F. Niemann, K. Henneking

Klinik für Allgemein- und Thoraxchirurgie, Rudolf-Buchheim-Straße 7, 35385 Gießen
(Prof. Dr. K. Schwemmle)

Einleitung

Eine Verlängerung der Herztransplantatüberlebenszeit durch zusätzliche Lungentransplantation, sog. „Combi-Effekt", ist sowohl nach allogener humaner Herz-Lungentransplantation (HLTx), als auch nach experimenteller allogener und xenogener HLTx bekannt [3, 4, 7, 8, 11].

Material und Methode

Wir verglichen die xenogen diskordante HLTx (n = 5) mit einer Doppelherz-Transplantation (DHTx, n = 5) und der kombinierten Herz-Nieren Transplantation (HNTx, n = 5). Als Spender wurden 200 g schwere Meerschweinchen (S.P.F.-Meerschweinchen, Auszuchtstamm, Dunkin-Hartley Pirbright White, Full Barrier, HsdPoc : DH) genommen. Empfänger waren 180 – 220 g schwere Lewis Ratten (S.P.F.-Ratten, Inzuchtstamm, Lew, SsNHsd). Alle Tiere bezogen wir von Harlan-Winkelmann (Borchen, Deutschland).

Die HTx erfolgte heterotop nach Ono und Lindsey [6]. Die HLTx wurde ebenfalls heterotop nach Fox und Montorsi [1], modifiziert nach Lee [5] durchgeführt: Herz und normalerweise die rechte Lunge wurden dabei en-bloc entnommen und mit einer einzigen Anastomose zwischen Spender- und Empfänger-Aorta anastomosiert. Die Nierentransplantation erfolgte orthotop an die Stelle der, zuvor entnommenen, linken Empfängerniere. Auf die Implantation des Ureters wurde verzichtet.

Die Funktion der Transplantate wurde durch einfaches Palpieren der Herzen und direkten Blickkontakt überprüft. Ein Sistieren der Herzaktion, insbesondere der ventrikulären Funktion, definierte die Abstoßung der Herzen.

Zum Zeitpunkt der Abstoßung bestimmten wir die Konzentrationen vom Komplement (CH-50), Histamin, IgG und IgM, sowie die Leukozyten- und Thrombozytenzahl im Blut und im Serum. Dabei wurde das Blut nach HLTx sowohl aus der Aorta des Empfängers (peripher) als auch aus dem linken Vorhof des Spenderherzens (zentral) entnommen. Ergänzend zur histologischen Untersuchung, erfolgte die immunhistologische Aufarbeitung der abgestoßenen Organe auf ED-11 (C3), IgG, IgM, OX-39 (IL-2), W3-13 (T-Zellen), ED-1 (Makrophagen und Monozyten) und NKR-P1 (natürliche Killerzellen).

Die Operations- und Narkosedauer, wie auch die Ischämiezeit und der Blutverlust wiesen keine Unterschiede zwischen den verschiedenen Operationsverfahren auf.

Eine Immunsuppression erfolgte nicht.

Ergebnisse

Die Überlebenszeit der transplantierten Herzen war nach HLTx gegenüber der HTx verlängert (25 min zu 12 min, p < 0,01). Die DHTx zeigte keinen positiven Effekt. Nach HNTx konnte erstaunlicherweise eine deutliche Verlängerung der Herztransplantatüberlebenszeit im Vergleich zur isolierten HTx und zur HLTx beobachtet werden (62,8 min zu 12 min und 25 min, p < 0,01) (Abb. 1).

Komplement war nach xenogener HLTx (180 U/l) und HNTx (178 U/l) gegenüber der isolierten HTx (260 U/l) verlängert (p < 0,05, Abb. 2). Nach HNTx lagen die Konzentrationen der Thrombozyten und Leukozytenzahl signifikant niedriger, die Konzentration von Histamin höher als nach HTx (p < 0,01), während dies nach HLTx nicht nachgewiesen werden konnte.

Immunhistologisch zeigte C3 eine schwächere Anlagerung in den Herztransplantaten nach kombinierter HLTx/HNTx als nach isolierter HTx.

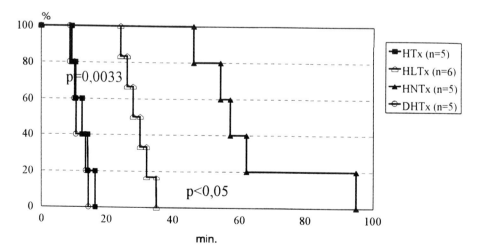

Abb. 1. Herztransplantatüberlebenszeit nach xenogener HTx und HLTx: Vergleich mit Doppelherztransplantation (DHTx) und Herz-Nierentransplantation (HNTx) (n. Kaplan-Meier)

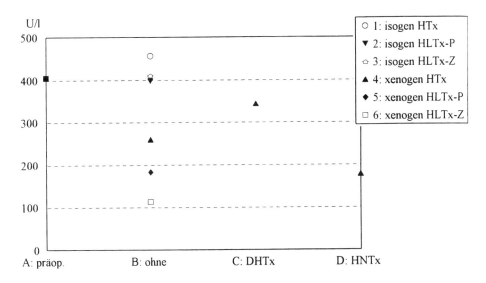

Abb. 2. Konzentration von Komplement (CH-50) im Rattenserum nach xenogener HTx und HLTx: Vergleich Doppelherztransplantation (DHTx, n = 5) und Herz-Nierentransplantation (HNTx, n = 5)

Diskussion

Im allogenen Modell wurde die Spezifität des „Combi-Effektes" schon ausführlich diskutiert. Dabei konnte sowohl nach kombinierter HLTx als auch nach kombinierter Herz-Milz- und Milz-Pankreastransplantation ein positiver Einfluß im Gegensatz zur isolierten Herz- oder Pankreastransplantation nachgewiesen werden [2, 9, 10]. Somit ist im allogenen Modell der „Combi-Effekt" nicht limitiert für das Lungengewebe sondern ein generelles Phenomen.

In unserem xenogen diskordanten Modell hatte die Transplantation eines zweiten Herzen an Stelle der Lunge keinen Einfluß auf die Herzüberlebenszeit. Erstaunlicherweise zeigte die kombinierte HNTx eine noch stärkere Verlängerung der Überlebenszeit im Vergleich zur HLTx. Dieser Effekt ist bisher vollkommen unbekannt und bis jetzt in der Literatur noch nicht beschrieben. Da die Konzentration vom Komplement im Serum und die Anlagerung von C3 im Herzgewebe nach HNTx niedriger ist als nach HTx, glauben wir, daß hierfür wieder ein Abfangen vom Komplement im zusätzliche transplantierten Nierengewebe verantwortlich ist, wie schon für die HLTx postuliert [3].

Warum ist aber die Verlängerung der Herzüberlebenszeit nach HNTx größer als nach HLTx? Eine mögliche Erklärung ist der höhere Endothelanteil in der transplantierten Niere gegenüber der Lunge. Auch ist die Blutflußrate in der Niere, bedingt durch die verschiedenen mikrovaskulären Phenotypen (diskontinuierlich in der Glomerula, gefenstert peritubulär und kontinuierlich in der Nierenrinde) (Daten presentiert von Pino-Chavez auf dem IV. Congres of Xenotransplantation in Nantes

1997), möglicherweise niedriger als im Lungengewebe. Weitere Studien haben dies zu untersuchen.

Zusammenfassung

In dieser Studie wurde der Frage nachgegangen, ob im xenogen diskordanten Transplantationsmodell der „Combi-Efekt" spezifisch für die Lunge ist, oder auch nach Transplantation eines anderen Organs auftritt.

Wir verglichen die Herz-Lungentransplantation (HLTx, n = 5) mit einer Doppel-herztransplantation (DHTx, n = 5) und einer kombinierten Herz-Nierentransplantation (HNTx, n = 5), jeweils Meerschweinchen auf Lewis-Ratte. Als Kontrolle diente die isolierte Herztransplantation (HTx, n = 5).

Ergebnisse

Die Überlebenszeit der transplantierten Herzen war nach HLTx gegenüber der HTx verlängert (p < 0,01). Für die DHTx konnte kein signifikant positiver Effekt nachgewiesen werden, dagegen aber nach HNTx eine ausgeprägte Verlängerung der Herz-transplantatüberlebenszeit im Vergleich zur isolierten HTx und zur kombinierten HLTx (p < 0,01).

CH-50 war nach xenogener HLTx und nach HNTx sowohl gegenüber der isolierten HTx (p < 0,01) als auch gegenüber einer Kontrollgruppe (keine Operation, p < 0,01) signifikant verringert. Immunhistologisch zeigte C3 eine schwächere Anlagerung in den Herztransplantaten nach kombinierter HLTx/HNTx als nach isolierter HTx.

Schlußfolgerung

Der „Combi-Effekt" nach xenogen diskordanter HLTx tritt nach Transplantation einer Niere wesentlich stärker auf, als nach Transplantation einer Lunge. Er ist nicht spezifisch für das transplantierte Gewebe.

Summary

The purpose of this study was to investigate whether the „Combi-Effect" is specific for the transplanted lung tissue or not.

Method

In a Guinea-pig to rat model we compared the heterotopic heart-lung transplantation (HLTx, n = 5) with a second heart transplantation (DHTx, n = 5) and a combined heart-kidney transplantation (HKTx, n = 5).

Apart from the heart transplant survival time we determined the concentrations of histamine, CH-50, IgG, IgM, leucocytes and thrombocytes in the blood. At time of rejection all tissues were examined histologically and immunohistologically (ED-11, IgG, IgM, OX-39, W3-13, ED-1, NKR-P1, OX-19).

Results

We could achieve a significant prolongation of the heart transplant survival time by combined HLTx compared to HTx (25′ to 12′, p < 0,01). DHTx showed no effect (7′ 53″ to 11′ 27″). But after HKTx the cardiac survival was even longer than after HTx and HLTx (62,8′ to 12′ and 25′, p < 0,01).

CH-50 showed significant lower concentrations after HLTx (180 U/l) and HKTx (178 U/l) than after HTx (260 U/l). Thrombocytes and leucocytes were lower, concentration of histamine higher than after HTx (p<0,01). Immunohistologically C3 revealed a lower deposition in the rejected heart transplants after combined HLTx/HKTx than after isolated HTx.

Conclusion

The „Combi-Effect" is stronger after HKTx than after HLTx. He is not specific for the lung tissue.

Literatur

1. Fox U, Montorsi M (1980) A technical modification of heart-lung transplantation in rats. J Microsurg 1:377–380
2. Bitter-Suermann H, Säve Soderbergh J (1978) The course of pancreas allografts in rats conditioned by spleen allografts. Transplantation 26:28–34
3. Kelm C, Kuhl J, Niemann F, Buhr J, Schwemmle K (1997) Einfluß der Lungentransplantation auf die Überlebenszeit von Herztransplantaten im xenogenen diskordanten Meerschweinchen-Ratte-Modell. Langenbecks Arch Chir I, 539–543
4. Kultu HM, Sadeghi AM, Norton JE (1987) Effect of simultaneous lung transplantation on heart transplant survival in rats. J Heart Transplant 6:291–331
5. Lee S, Macedo A, Curtis G, Lee D, Marshall JO (1982) A simplified model for heterotopic rat heart transplantation. Transplantation 33:438–442
6. Ono K, Lindsey ES (1969) Improved technique of heart transplantation in rats. J Cardiovasc Surg 57:225–229
7. Wahlers T, Khagani A, Martin M, Banner N, Yacoub M (1987) Frequency of acute heart and lung rejection after heart-lung transplantation. Transplant Proc 5:3537–3538
8. Westra AL, Caravati F, Petersen AH, Wildevuur ChRH, Prop J (1989) Reduced heart rejection in combined heart-lung transplants. Transplant Proc 21:455–456
9. Westra AL, Petersen A, Prop J, Widevuur ChRH (1991) The combi-effect-reduced rejection of the heart by combined transplantation with the lung or spleen. Transplantation 52:952–955
10. Winter JB, Petersen AH, Westra AL, Prop J, Wildevuur CRH (1990) Prolonged survival of pancreas grafts by combinied transplantation of lymphoid tissue: The Combi-Effect. Transplant Proc 22,1965
11. Yoshida Y, Kitamura S, Kawachi K, Kondo Y, Taniguchi S (1994) Comparison of cardiac rejection in heart and heart-lung concordant xenotransplantation. J Heart Lung Transplant 13 (2):325

Dr. Christopher Kelm, Klinik für Allgemein- und Thoraxchirurgie, Universitätsklinik Gießen, Rudolf-Buchheim-Straße 7, 35385 Gießen

Effekt von hochdosierten Immunglobulinen auf die Funktion von Rattenherzen bei Xenoperfusion mit Humanblut

Impact of high-dose immunoglobulins on functional parameters during xenoperfusion of rat hearts with human blood

R. Linke, G. Baliulis, C. Hammer

Institut für Chirurgische Forschung, Klinikum Großhadern, Ludwig-Maximiliams-Universität München

Einleitung

Die intravenöse Applikation von Immunglobulinen wird in der klinischen Anwendung zur Substitution bei Antikörpermangelsyndromen und unter bestimmten Voraussetzungen zur Therapie von Entzündungen, insbesondere Autoimmunerkrankungen eingesetzt [1]. Das antiinflammatorische Potential von Immunglobulinen resultiert hauptsächlich durch die Modulation des Komplementsystems [2]. Dabei wird durch Abbinden von Komplementfaktoren C3b und C4b der komplementvermittelte Zellschaden an Zielzellen reduziert [3]. Diese Wirkung wurde bereits auch in xenogenen Modellen nachgewiesen. In vitro wurde eine verminderte Zytotoxizität von Humanserum auf Schweineendothelzellen [4] und eine Verzögerung der Abstoßungsreaktion bei xenogener Hämoperfusion von Schweinelebern unter Zusatz von hochdosierten Immunglobulinen [5] beobachtet. Im xenogenen System Meerschweinchen/Ratte führte die intravenöse Applikation hochkonzentrierter Immunglobuline zur verlängerten Transplantatüberlebenszeit bei heterotoper Herztransplantation [6]. Das beschriebene Modell erlaubte allerdings keine exakte Analyse der Herzfunktion. Ziel unserer Studie war es deshalb, den Einfluß hochdosierter Immunglobuline auf die Funktion von Rattenherzen bei xenogener Perfusion mit menschlichem Blut zu untersuchen.

Material und Methoden

Von Sprague-Dawley Ratten (320–340 g) wurde in Pentobarbital-Narkose und Beatmung das Herz entnommen und im Langendorff Modus retrograd über die Aorta mit einem konstanten Druck von 80 mmHg mit isoosmolarer und oxygenierter (95% O_2, 5% CO_2, pH 7,45, 37 °C) Krebs-Henseleit (KH) Lösung perfundiert (Stabilisierungsphase). Die modifizierte KH Lösung (3,6 mmol/l KCl; 11,1 mmol/l Glukose; 119,2 mmol/l NaCl; 1,2 mmol/l KH_2PO_4; 25 mmol/l $NaHCO_3$; 1,2 $MgSO_4$; 1,25 mmol/l $CaCl_2$) wurde für jeden Versuch neu zubereitet und steril gefiltert. Nach 30 min begann die Hämoperfusion mit frischem, heparinisiertem (200IU/ml) Blut, das mit KH

Lösung auf einen Hämatokrit von 20% verdünnt war. Drei Untersuchungsgruppen ($n = 6$) wurden analysiert:

A) ISO   Perfusion mit Rattenblut (von 2 Ratten des selben Inzuchtstammes pro Versuch durch Punktion der Aorta unter Pentobarbitalnarkose).
B) XENO   Perfusion mit Humanblut (Blutgruppe O, rh negativ).
C) PENTA   Perfusion mit Humanblut unter Zusatz von 10 ml Humanimmunglobulin (380 mg IgG, 60 mg IgM und 60 mg IgA; Pentaglobin; Biotest, Deutschland).

Die linksventrikuläre Druckamplitude (LVDP) und die Herzfrequenz (HR) wurde aus der kontinuierlich erfaßten isovolumetrischen Druckkurve ermittelt. Diese wurde durch einen linksventrikulären Ballonkatheter über einen Druckwandler (Ohmeda DTxx) und Monitor (Siemens Sirecust 304) erfaßt und mittels Schreiber aufgezeichnet. Als Maß für die geleistete Herzarbeit wurde das Produkt (RPP) aus HR und LVDP zu den Zeitpunkten 1, 5, 15, 30 und 45 min während der Perfusion berechnet und als Prozentwert der Herzarbeit bei Krebs-Henseleit Perfusion angegeben. Der Zeitpunkt bei dem RPP auf 50% des Ausgangswertes fiel wurde als Abstoßungszeitpunkt $T_{1/2}$ definiert. Der enddiastolische Füllungsdruck wurde in der Stabilisierungsphase auf 5 mmHg eingestellt. Der koronarvenöse Fluß wurde über den kanülierten Trunkus pulmonalis, der in diesem Modell ausschließlich die Koronargefäße drainiert, über die Zeit bestimmt.

Ergebnisse

Herzarbeit (RPP)

Das Produkt aus LVDP und HR als Maß für die geleistete Herzarbeit zeigte ein gleichbleibend hohes Niveau bei isogener Hämoperfusion während der gesamten Beobachtungszeit von 10400 ± 1300 mmHg/min zu Beginn und 12650 ± 833 mmHg/min am Ende der Beobachtungszeit. Im Gegensatz hierzu kam es bei xenogener Perfusion bereits in den ersten 5 min zur signifikanten Abnahme der Herzarbeit (8428 ± 978 mmHg/min), die nach 45 min nur noch 972 ± 275 mmHg/min betrug. Diese Abnahme der Herzarbeit wurde über den gesamten Beobachtungszeitraum durch Zusatz von Pentaglobin signifikant reduziert. (Abb. 1) Der Abstoßungszeitpunkt T1/2 wurde in der Xeno-Gruppe nach 11 min erreicht, in der Pentaglobin-Gruppe nach 28 min.

Enddiastolischer Ventrikeldruck (EDP)

Der EDP blieb bei isogener Hämoperfusion über den Beobachtungszeitraum konstant ohne signifikante Änderung mit Werten zwischen 4,6 ± 1,5 mmHg und 6.3 ± 1.3 mmHg. Im Gegensatz hierzu, kam es in der XENO-Gruppe zu einem signifikanten Anstieg des EDP innerhalb der ersten 5 min (10,4 ± 0,5 mmHg). Diese Zunahme des EDP war in der PENTA-Gruppe signifikant niedriger (8,0 ± 1,0 mmHg) (Abb. 2).

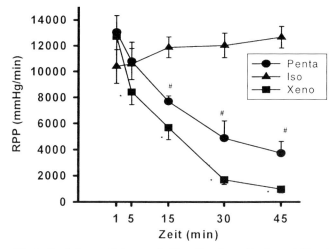

Abb. 1. Produkt aus linksventrikulärer Druckamplitude und Herzfrequenz (RPP) bei isogener (Iso), xenogener (Xeno) und xenogener Perfusion unter Zusatz von 20 g/l Immunglobulin (Penta). Zusatz von Immunglobulin führte zur signifikanten Steigerung der Herzarbeit im Vergleich zur Xeno-Gruppe. Mittelwert ± SEM; p < 0.05 # vs Xeno, Iso; * vs Iso, Penta; Student-Newman-Keuls-Test

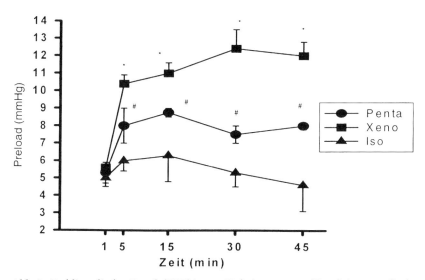

Abb. 2. Enddiastolischer Druck (EDP) in mmHg bei xenogener (Xeno), isogener (Iso) und xeno-gener Perfusion unter Zusatz von 20 g/l Immunglobulin (Penta). Zusatz von Immunglobulin konnte die hohen enddiastolischen Druckwerte, die bei xenogener Perfusion beobachtet wurden signifikant reduzieren. Mittelwert ± SEM; p < 0.05 # vs Xeno, Iso; * vs Iso, Penta; Student-Newman-Keuls-Test

82

Koronarvenöser Fluß

Während isogener Perfusion wurden gleichbleibend hohe Flußraten zwischen 2,1 ± 0,2 ml/min/g und 2,6 ± 0,25 ml/min/g gemessen. Bei xenogener Perfusion kam es innerhalb von 5 min zur signifikanten Flußreduktion (0,88 ± 0,2 ml/min/g). Die Zugabe von Pentaglobin konnte die Flußraten besonders in den ersten Perfusionsminuten verbessern (1,53 ± 0,25 ml/min/g).

Zusammenfassung

Bei xenogener Hämoperfusion von Rattenherzen unter Zusatz von Immunglobulinen wurden signifikant höhere Druck- und Frequenzwerte und eine bessere koronare Durchblutung gemessen als bei Perfusion mit unbehandeltem Humanblut. Im Vergleich zur isogenen Perfusion trat eine signifikante Abnahme der Herzarbeit in der XENO-Gruppe bereits innerhalb von 11 min auf. Diese Abnahme zeigte sich bei Immunglobulintherapie erst nach 30 min. Die hochdosierte Immunglobulintherapie bewirkte eine Verzögerung der abstoßungsbedingten Funktionseinschränkung des Herzens. Diese Effekte werden der Hemmwirkung von Immunglobulinen auf die komplementvermittelte Organschädigung zugeschrieben.

Summary

The application of high-dose immunoglobulins during xenoperfusion of the isolated rat heart resulted in a significantly higher pressure and heart rate. The coronary flow was also elevated as compared to untreated controlls. The heart function during xenoperfusion without treatment was reduced to 50% of the baseline values within 11 min. With immunoglobulin treatment the occurence of this deficit was delayed to 30 min. A concentrate of immunoglobulins was able to reduce the early functional damage of xenoperfused hearts by interfering with complement related graft destruction.

Literatur

1. Basta M, Langlois PF, Marques M, Frank MM, Fries LF (1989) High-dose intravenous immunoglobulin modifies complement-mediated in vivo clearance. Blood 74:326
2. Basta M, Kirshbom P, Frank MM, Fries LF (1974) Mechanism of therapeutic effect of high-dose intravenous immunoglobulin. Attenuation of acute, complement-dependent immune damage in a guinea pig model. J Clin Invest 84:1974
3. Basta M (1996) Modulation of complement-mediated immune damage by intravenous immune globulin. Clin Exp Immunol 104 Suppl 1:21
4. Gautreau C, Cardoso J, Woimant G et al. (1994) Prevention of hyperacute xenograft rejection by intravenous immunoglobulin in the pig-to-human combination. Transplant Proc 26:1281
5. Gautreau C, Grosse H, Fabre M et al. (1996) Intravenous immunoglobulin delays xenogeneic hyperacute rejection in a model of pig liver perfused with human blood. Transplant Proc 28:764
6. Gautreau C, Kojima T, Woimant G, Cardoso J, Devillier P, Houssin D (1995) Use of intravenous immunoglobulin to delay xenogeneic hyperacute rejection. An in vivo and in vitro evaluation. Transplantation 60:903

Die Bedeutung der Allopeptid-induzierten Expression von Fas-Ligand (FasL) im Parenchym allogener Herztransplantate als Ursache der spenderspezifischen Toleranzinduktion

The impact of allopeptide induced expression of Fas-ligand in allogeneic cardiac grafts mediated by donor specific tolerance induction

B. Dreßke[1], J. Schröder[1], N. Zavazava[2], B. Kremer[1], F. Fändrich[1]

Klinik für Allgemeine und Thoraxchirurgie[1] und Institut für Immunologie[2] der Christian-Albrechts-Universität zu Kiel

Einleitung

Die allogene Transplantatabstoßung bedient sich zweier unterschiedlicher Wege der Antigenerkennung, zum einen der direkten Präsentation allogener Haupthistokompatibilitätsantigene (MHC) auf Transplantatzielzellen an T-Lymphozyten und zum anderen der indirekten Präsentation immunogener Spenderantigene auf empfängereigenen antigenpräsentierenden Zellen (APCs) an Effektorzellen der Empfängerimmunantwort [1, 2].

Fangmann et al. demonstrierten erstmalig, daß spenderabgeleitete MHC-Klasse I Peptide der polymorphen MHC-Klasse I α-Helix Region von RT1.A^a Rattenstämmen unterschiedliche T-Zell-Antworten stimulierten [3]. Nach Immunisierung von LEW-Empfängern mit RT1.A^a-Allopeptiden kam es über indirekte Antigenpräsentation zu einer akkzelerierten Abstoßung von zweitzeitig transplantierter Spenderhaut. In vorangegangenen Experimenten konnten wir zeigen, daß es nach bestimmter Kombination von zwei aus unterschiedlichen α-Helix MHC-Klasse I Regionen entstammenden Peptiden im Rattenmodell zu spenderspezifischer Toleranz allogen transplantierter Herzen kommt. Nur die gleichzeitige intrathymale Applikation von Peptid 1 (P1 = 25mer Aminosäurekette der RT1.A^a α1-Domäne der α-Helixregion, Position 56–80) und die intraperitoneale Gabe von Peptid 4 (P4 = 25mer Aminosäurenkette der RT1.A^a α2-Domäne der α-Helix, Position 96–120) induzierte spenderspezifische Toleranz.

Sowohl Suppressor-T-Zellen als auch die Deletion alloreaktiver T-Zellen wurden bislang als Ursache der Peptid-induzierten Toleranz diskutiert. Ziel der vorliegenden Studie war die vergleichende Untersuchung apoptotischer Signalgeber wie Fas und FasL im Parenchym von Herztransplantaten nach intrathymaler und peripherer Gabe von Allopeptiden.

Methoden

Tiere und Tiergruppen: Spenderherzen wurden nach der von Ono et al. [4] beschriebenen Methode in Äthernarkose heterotop in das Abdomen des Empfängers transplantiert Die zu vergleichenden experimentellen Ansätze umfaßten folgende Tiergruppen, (n = 6–12): I. syngen, LEW (RT1.^{l}) → LEW, unbehandelt; II. allogen, DA (RT1.A^a) → LEW, unbehandelt; III. DA → LEW, 1 ml Antilymphozytenserum (ALS), intraperitoneal (i.p.), am Tag –7 und 0; IV. DA → LEW, 100 µg Peptid 1, intrathymal (i.t.) und 100 µg Peptid 4, i.p. sowie 1 ml ALS, i.p., jeweils am Tag –7 und 0; V. DA → LEW, 100 µg Peptid 4, i.t. und 100 µg Peptid 1, i.p. sowie 1 ml ALS, i.p., jeweils am Tag –7 und 0; VI. CAP (RT1.^{c}) → LEW, behandelt analog Gruppe IV.

Peptide: Die eingesetzten Peptiden wurden wie bereits publiziert [5] in der F-moc Technik synthetisiert und HPLC-gereinigt. 100 µg wurden in 100 ml NaCl gelöst und intrathymal oder intraperitoneal verabreicht.

Immunhistochemische Aufarbeitung: Zur Charakterisierung der das Transplantat infiltrierenden Zellpopulationen wurden 5 µm dicke Kryostatschnitte angefertigt und nach der APAAP Methode mit unterschiedlichen monoklonalen Antikörpern gefärbt [6]: KiT1R (pan T-Zellen), KiM2R (Makrophagen), KiS3R (Proliferationsmarker), KiB1R (pan B-Zellen), Ox-3 (MHC-Klasse-II LEW-spezifisch) und 3.2.3 (anti NKR-P1 auf natürlichen Killer Zellen). Zum Proteinnachweis von Fas und Fas-Ligand wurden spezifische polyklonale anti-Fas (sc-716, Santa Cruz) und anti-Fas-L (sc-834, Santa Cruz) Kaninchen-anti-Ratte Antikörper eingesetzt und ebenfalls mittels APAAP Färbung immunhistochemisch markiert.

Statistik: Die Ergebnisse der Organüberlebensraten wurden nach Kaplan-Meier analysiert (unzensiert) und nach dem generalisierten log-rank test nach Mantel-Cox verglichen. Der Shapiro-Wilks'Test diente der Untersuchung auf Normalverteilung. Der F-Test prüfte auf Gleichheit der Varianzen zwischen den Gruppen und determinierte die Anwendung des nachfolgenden Student's-t-Testes für gleiche oder ungleiche Varianzverteilung. Der P-Wert wurde mit $p < 0,05$ als Signifikanzniveau festgelegt.

Ergebnisse

Die Organfunktionsraten der untersuchten Gruppen unterschieden sich signifikant [Tage (Mittel G SD)]: Gruppe I: >100 Tage; II: 6 (± 0,5); III: 17 (± 3,9); IV: 7/10 Tiere > 100 Tage; V: 18,8 (± 5,7) und VI: 19 (± 4,1). Es ergab sich hieraus eine signifikante Verlängerung der Organfunktionsrate nach simultaner intrathymaler (P1) und intraperitonealer (P4) Allopeptidgabe in kombinierter Anwendung mit Antilymphozytenserum. Zur näheren Charakterisierung dieses Toleranzphänomens wurden dann Herztransplantate von LEW-Empfängerratten der Versuchsgruppen I bis VI (n = 4) am 6. postoperativen Tag entnommen und der immunhistochemischen Auswertung unterzogen. Tolerierte Herztransplantate zeigten eine signifikant verringerte Anzahl infiltrierender T-, NK- und MHC-Klasse II (Ox-3$^+$)-Zellen und von Makrophagen. Auch der Anteil proliferierender (KiS3R$^+$) Zellen war deutlich geringer. In Empfängereigenen Herzen (LEW) fand sich jedoch eine erheblich stärkere Infiltration dieser Zellpopulationen in den LEW-Herzen toleranter Tiere als in LEW-Empfängerratten, die das Transplantat akut abstießen. Ferner korrelierte die Transplantattoleranz mit der Expression von Fas-Ligand (aber nicht von Fas) im Endothel parenchymatöser Kapillaren. Diese Fas-L Expression fand sich jedoch weder in abgestoßenen Transplantaten noch in syngen verpflanzten Herzorganen. Es bestand daher eine enge Kor-

Tabelle 1. Korrelation zwischen Organfunktionsrate und Fas-Ligand Expression

experimentelle Gruppe	Behandlung	Organüberlebenszeit (Tage)	Fas-L im Transplantat
I. LEW → LEW	keine	>100	negativ
II. DA → LEW	keine	6,0 ± 0,5	negativ
III. DA → LEW	ALS[a]	17 ± 3,9	negativ
IV. DA → LEW	ALS + P1, i.t., P4, i.p.[b]	84,8 ± 27,3	positiv
V. DA → LEW	ALS + P1, i.p., P4, i.t.[c]	18,8 ± 5,7	negativ
VI. CAP → LEW	ALS + P1, i.t., P4, i.p.[b]	19,0 ± 4,1	negativ

[a] Antilymphozytenserum (1 ml, i.p.) wurde zweimalig am Tag −7 und am Tag 0 vor HTx verabreicht.

[b] Die Allopeptidgabe erfolgte am Tag −7 durch intrathymale Gabe von Peptid P1 (100 µg) und durch intraperitoneale Injektion von Peptid P4 (100 µg) an den Tagen −7 und 0 vor HTx.

[c] Die Allopeptidgabe erfolgte am Tag −7 durch intraperitoneale Gabe von P1 (100 µg) und durch intrathymale Injektion von P4 (100 µg) an den Tagen −7 und 0 vor HTx.

relation zwischen der durch die Allopeptidimmunisierung induzierten Toleranz und der in tolerierten Herzen beobachteten Fas-Ligand Expression, wie in Tabelle 1 dargestellt.

Diskussion

Eine Reihe verschiedener experimenteller Studien zur Tolerogenität polymorpher MHC-abgeleiteter Allopeptide liegt zwischenzeitlich vor [7, 8]. Ihnen gemein ist die durch intrathymale Injektion induzierte Toleranz allogener Empfängertiere, welche nach Gabe von MHC-Klasse II (B^u/D^u) [7] als auch nach Injektion polymorpher Allopeptide des MHC-Klasse I Moleküls [8] beobachtet wurde, sich jedoch auf sogenannte „low-responder" Rattenstammkombinationen beschränkte. Wir zeigen hier erstmals die erfolgreiche Anwendung einer Peptid-induzierten spenderspezifischen Toleranzinduktion in einer „high-responder" Stammkombination. Entscheidend ist hierbei die simultane Gabe von zwei unterschiedlichen 25-mer Peptiden, die sich von der Helixregion der α1- und der α2-Domäne ableiten und die Induktion der Fas-Ligand Expression im Parenchym transplantierter Herzen herbeiführten. Die Bindung von Fas-Ligand an das auf der Zielzelle exprimierte Fas-Molekül induziert einen als Aktivierungs-induzierten Zelltod (AICD) oder als Apoptose bezeichneten Mechanismus [9]. Dieser ist in der Lage, alloreaktive Lymphozyten spezifisch zu eliminieren und spielt damit eine wichtige funktionelle Rolle der Immunregulation neben der Perforin und/oder Granzym B vermittelten Zytotoxizität immunkompetenter Zellen. Der Nachweis von Fas-Ligand auf den Endothelzellen parenchymatöser Kapillaren tolerierter Herztransplantate läßt auf einen Toleranzmechanismus schließen, der durch die erwähnte apoptotische Signaltransduktion Fas-L → Fas zur Depletion Transplantat-spezifischer aktivierter T-, B- und NK-Zellen führt und damit die Langzeitakzeptanz sicherstellt. Die Heraufregulierung der Fas-L Expression scheint durch die periphere Injektion von Peptid 4 verursacht, da im umgekehrten Allopeptidprotokoll (P1, i.p, und P4, i.t.) keine derartige Induktion des Fas-L-Proteins nachzuweisen war. Ergänzt wird dieser periphere Mechanismus der T-Zelleliminierung durch die intrathymal stattfindende negative Selektion potentiell alloreaktiver T-Zellen durch Präsentation von Peptid 1. Der Nachweis der Fas-L Expression im Transplantat erklärt zudem die deutlich verminderte Infiltrationsrate immunkompetenter Zellen am 6. postoperativen Tag in allogenen Spenderherzen. Erstaunlich in diesem Zusammenhang ist die signifikant vermehrte Infiltration von T-, NK- und proliferierender (KiS3R$^+$) Zellen in den Empfänger-eigenen Herzen toleranter LEW Ratten. In diesem Kontext muß eine durch die Allopeptidimmunisierung bedingte Demaskierung kryptogener Transplantatepitope diskutiert werden, die nach Entwicklung der Spender-spezifischen Toleranz gegen RT1.A^a Antigene sekundäre Immundominanz erwerben, wie dies von Benichou et al. bereits beschrieben wurde [10]. Die Freilegung derartiger immunogener Antigenstrukturen kann autoimmune Immunantworten auslösen und deckt sich somit mit unserer Beobachtung der Infiltration eigener Herzen durch isogene Empfängerzellen.

Zusammenfassung

Diese Studie belegt die Tolerogenität polymorpher Allopeptide. Durch kombinierte Anwendung eines von der α1 (intrathymale) und der α2 (intraperitoneal) Domäne der Helixregion des Spender RT1.A^a Moleküls abgeleiteten Peptids konnte spezifische Toleranz nach allogener Herztransplantation im Rattenmodell induziert werden. Der zugrunde liegende Toleranzmechanismus wurde durch die selektive Depletion alloreaktiver T-Zellen im Thymus und die Fas-L-induzierte Apoptose im Transplantat vermittelt.

Summary

This study proves the tolerogenicity of polymorphic allopeptides. Combined administration of peptides derived from the α1 (intrathymal) and the α2 (intraperitoneal) helical region of the donor RT1.A^a molecule induced specific tolerance in a rat model of cardiac allotransplantation. The underlying tolerance mechanism was mediated by selective depletion of alloreactive T cells within the thymus and Fas-L-induced apoptosis within the graft.

Literatur

1. Shoskes DA, Wood KJ (1994) Indirect presentation of MHC antigens in transplantation. Immunol Today 15:32–38
2. Sayegh MH, Watschinger B, Carpenter CB (1994) Mechanisms of T cell recognition of alloantigen. The role of peptides. Transplantation 57:1295–1302
3. Fangmann J, Dalchau R, Priestley CA, Fabre JW (1992) T cell recognition of donor major histocompatibility complex class I peptides during allograft rejection. Eur J Immunol 22:1525–1530
4. Ono K, Lindsey ES (1969) Improved technique of heart transplantation in rats. J Thorac Cardiovasc Surg 57:225–229

5. Zavazava N, Fändrich F, Ott KAY, Freese A, Turnewitsch K (1996) Rat MHC class I peptides are immunogenic. Transplant Int 9:337–339
6. Cordell JL, Fallini B, Erber BN, Ghosh AK, Mason DY (1984) Immunoenzymatic labeling of monoclonal antibodies using immunocomplexes of alkaline posphatases and monoclonal anti-alkaline phosphatase (APAAP complexes). J Histochem Cytochem 32:219–229
7. Sayegh MH, Perico N, Gallon L, Imberti O, Hancock WW, Remuzzi G, Carpenter CB (1994) Mechanisms of acquired thymic alloresponsiveness to renal allografts. Thymic recognition of immunodominant allo-MHC peptides induces peripheral cell anergy. Transplantation 58:125–132
8. Chowdury NC, Murphy B, Sayegh MH, Jin MX, Roy DK, Hardy MR, Oluwole SF (1996) Acquired systemic tolerance to rat cardiac allografts induced by intrathymic inoculation of synthetic polymorphic MHC class I allopeptides. Transplantation 62:1878–1882
9. Bellgrau D, Gold D, Selawry H, Moor J, Franzusoff A, Duke RC (1995) A role for CD95 ligand in preventing graft rejection. Nature 377:630–632
10. Benichou G, Fedoseyeva EV, Olsen CA, Geysen HM, McMillan M, Sercarz EE (1994) Disruption of the determinant hierarchy on a self-MHC peptide: Concomitant tolerance induction to the dominant determinant and priming to the cryptic self-determinant. Int Immunol 6:131–138

V. Oesophagus – Magen – Darm

Antroduodenale Motilität bei Patienten mit gastroösophagealer Refluxkrankheit

Antroduodenal motility in patients with gastroesophageal reflux disease

J. Heimbucher, K.-H. Fuchs, S. M. Freys, A. Thiede

Chirurgische Universitätsklinik, J. Schneiderstr. 2, 97080 Würzburg

Einleitung

Die gastroösophageale Refluxkrankheit (GERD) ist eine der häufigsten gutartigen Funktionsstörungen im Gastrointestinaltrakt. Ein exzessiver Rückfluß von Mageninhalt in die Speiseröhre mit konsekutiven Mukosaschäden und/oder klinischer Symptomatik stellt den wesentlichen pathophysiologischen Hintergrund dar. Verschiedene Mechanismen können zu diesem abnormalen Rückfluß ursächlich beitragen [1]. Gleichzeitig bestehender duodenogastraler Reflux ist besonders häufig bei GERD – Komplikationen wie Barrett-Ösophagus nachgewiesen worden [2]. In dieser Studie wurde die antroduodenale Motilität als mögliche mechanische Basis des duodenogastralen Refluxes in einem selektierten Patientengut mit GERD untersucht.

Methodik

Bei 34 Patienten mit pH-metrisch nachgewiesener gastroösophagealer Refluxkrankheit wurde eine ambulante antroduodenale 24 h Manometrie vorgenommen. Die Indikation zu dieser Untersuchung wurde wegen atypischer Symptomatik und/oder auffälligen Befunden in der vorangegangenen funktionsdiagnostischen Routine gestellt. Einzelheiten der Studienpopulation sind der Tabelle 1 zu entnehmen.

Zur ambulanten antroduodenalen 24-h-Manometrie wurde ein Katheter mit sechs elektronischen Sensoren eingesetzt (Hersteller: Konigsberg Instruments, INC., Pasadena, CA, USA). Der Abstand zwischen den 4 proximalen Sensoren zur Aufzeichnungen der antralen Kontraktionen betrug 2 cm. Die Sensoren zur Registrierung der duodenalen Kontraktionen lagen 5 cm bzw. 15 cm distal des untersten antralen Sensors. Zur Datenaufzeichnung benutzte man ein tragbares Speichergerät mit 4 MB

Tabelle 1. Charakteristika der Studienpopulation

n		34
Geschlecht	(m:w)	25:9
Alter	[Jahre Median (Bereich)]	44 (25–78)
Symptome[1]	[n (%)]	29 (85,3)
Intakter UÖS[2]	[n (%)]	14 (41,2)
Magen-pH[3]	[n (%)]	2 (5,9)
Bilitec[4]	[n (%)]	8 (23,5)
Ösophagitis III, IV	[n (%)]	9 (26,5)
Barrett's	[n (%)]	7 (17,6)

[1] Symptome = atypische Symptomatik wie Übelkeit und Erbrechen, Völlegefühl, Aufstoßen.

[2] Intakter UÖS = pathologische Säureexposition des Ösophagus trotz manometrisch intakten unteren ösophagealen Sphinkters, normaler ösophagealer Peristaltik und normaler Säuresekretionsverhältnisse im Magen.

[3] Magen-pH = verlängerte postprandiale Alkalisierungsphasen nach mindestens 2 von 3 Mahlzeiten in der 24 h-Magen-pH-Metrie bei normaler pH-Basislinie und/oder erhöhte Alkalisierungen während der Nüchternphasen (DGR-Score).

[4] Bilitec = fotooptisch nachgewiesene erhöhte Bilirubinexposition des Magens und/oder des Ösophagus.

(Microdigitrapper, Fa. Synectics GmbH, Frankfurt/Main). Die Untersuchung wurde nach einem standardisierten Untersuchungsprotokoll durchgeführt.

Zur Analyse wurde ein kommerziell erhältliches Programm benutzt (Multigram Version 6.31H, Fa. Gastrosoft INC. Irvine, Texas, USA). Für die Untersuchungen dieser Studie wurde eine Drucksteigerung >9 mmHg von 1–10 Sekunden Dauer als Kontraktion angesehen. Es wurden die Anzahl und die Dauer der Interdigestiven Motiltitätszyklen (IMC, vollständige Sequenz der 3 Motilitätsphasen) sowie die Kontraktionsfrequenzen während verschiedener Untersuchungsperioden (gesamt, aufrecht, liegend, postprandial) im Antrum und im Duodenum bestimmt. Die Analysekonstanten sind in Tabelle 2 aufgeführt.

Tabelle 2. Analysekonstanten der antroduodenalen Manometrie

		Antrum	Duodenum
Kontraktionen			
Amplitude	mmHg	>9	>9
Dauer	sec	1–10	1–10
Phase 1			
Frequenz	n Kontr./min	<1	<1
Dauer	min	>10	>10
Phase 2			
Frequenz	n Kontr./min	1–2,4	1–6
Dauer	min	>10	>10
Phase 3			
Frequenz	n Kontr./min	2,5–6	7–14
Dauer	min	>2	>3
postprandiale Phase			
Dauer	min	[bis zur nächsten Phase 3, max. 120 min]	

Tabelle 3. Ergebnisse der ambulanten antroduodenalen 24-h-Manometrie

	Antrum			Duodenum		
	Kontr.	GERD	p	Kontr.	GERD	p
IMC						
Anzahl/24h	5	3	< 0,05	8	4	< 0,01
Dauer (min)	120	122	n. s.	65	76	< 0,05
Frequenz						
gesamt	1,13	0,83	< 0,01	1,82	1,93	n. s.
aufrecht	1,38	1,33	n. s.	2,12	1,86	n. s.
liegend	0,65	0,33	< 0,01	1,11	1	n. s.
postprandial	1,74	0,96	< 0,05	4,68	3,22	< 0,01

Die Ergebnisse wurden mit den Werten von 38 gesunden Probanden (Kontr.) verglichen (Student's T-Test).

Ergebnisse (s. Tabelle 3)

Im Antrum fand man eine geringere Inzidenz von IMC's/24 h. Die Kontraktionsfrequenzen waren während der liegenden Untersuchungsperiode und postprandial sowie für die gesamte Untersuchungsdauer signifikant niedriger.

Im Duodenum waren weniger IMC's/24 h mit einer geringeren Gesamtdauer zu beobachten. Die Kontraktionsfrequenz war nur während der postprandialen Periode erniedrigt.

Diskussion

Ein vorübergehend oder dauerhaft erniedrigter Widerstand des unteren ösophagealen Sphinkters stellt die wesentliche Ursache gastroösophagealer Refluxepisoden dar [3]. Für das Ausmaß einer konsekutiven Schädigung der Ösophagusmukosa sind die Dauer der Exposition, die Resistenz der Mukosa gegenüber potentiell schädigenden Substanzen sowie die Zusammensetzung des Refluates entscheidend. Neben der Magensäure kann dabei auch refluierter Duodenalinhalt eine wesentliche Rolle spielen. Insbesondere bei Patienten mit Barrett's-Ösophagus ist ein pathologischer duodenogastraler nachgewiesen worden [1, 2]. Als einen möglichen pathophysiologischen Mechanismus für den pathologisch erhöhten duodenogastralen Reflux haben wir antroduodenale Motilitätsstörungen angenommen.

Die Patientenselektion für die vorliegende Studie basierte auf indirekten Hinweisen auf solche Motilitätsstörungen, bei den meisten Patienten (85 %) bestanden klinische Zeichen, bei 16 Patienten (47 %) lagen 2 oder mehr solcher Hinweise vor. Der Anteil der Patienten mit Barrett's-Ösophagus erwies sich in der so selektierten Patientengruppe höher als im Gesamtkollektiv der in unserem Labor untersuchten Patienten mit gastroösophagealer Refluxerkrankung, während der Anteil der Patienten mit Ösophagitis III und IV vergleichbar war [1].

Die angewandte Untersuchungstechnik bietet umfassende Informationen über die Motilität der antroduodenalen Region [4]. Zusammen mit der benutzten Software sind viele weitere Parameter zur Charakterisierung der Motilität bestimmbar. Da die meisten dieser Parameter jedoch einen sehr weiten Normbereich aufweisen, haben wir uns in dieser Studie auf die am eindeutigsten definierten Größen beschränkt [5].

Unsere Ergebnisse zeigen, daß bei GERD-Patienten mit atypischer Symptomatik und hinweisenden Ergebnissen in der funktionsdiagnostischen Routine antroduodenale Motilitätsstörungen eine Rolle spielen können. Sie sind deutlicher im Antrum als im Duodenum und treten vorwiegend postprandial sowie in der liegenden Untersuchungsperiode auf. Die geringere Inzidenz von IMC's und die erniedrigten Kontraktionsfrequenzen können zu einem vermehrten duodenogastralen Reflux und damit zur Entwicklung von Komplikationen der gastroösophagealen Refluxkrankheit beitragen.

Zusammenfassung

Verschiedene pathophysiologische Mechanismen können neben der Inkompetenz des unteren ösophagealen Sphinkters – bei der gastroösophagealen Refluxkrankheit eine Rolle spielen. In dieser Studie wurden bei einem selektiertem Patientengut antroduodenale Motilitätsstörungen mit einer geringeren Inzidenz von IMC's und erniedrigten Kontraktionsfrequenzen in bestimmten Untersuchungsperioden als mögliche pathophysiologische Komponente bei Patienten mit atypischer Symptomatik und vermehrtem duodenogastralen Reflux nachgewiesen.

Summary

Beside the defective lower esophageal sphincter different mechanisms may be involved pathophysiology of GERD. This study shows antroduodenal motility disorders including a lower incidence of IMC's and lower frequencies of contractions in some study periods as possible pathophysiologic feature in selected patients with atypical symptoms and increased duodenogastric reflux.

Literatur

1. Fuchs KH, Freys SM, Heimbucher J, Fein M, Thiede A (1995) Pathophysiologic spectrum in patients with gastroesophageal reflux disease in a surgical GI function laboratory. Dis Eso 8:211–217
2. Champion G, Richter JE, Vaezi MF, Singh S, Alexander R (1994) Duodenogastroesophageal Reflux: Relationship to pH and importance in Barrett's esophagus. Gastroenterology 107:747–754
3. DeMeester TR (1993) Definition, detection, and pathophysiology of gastroesophageal reflux disease. In DeMeester TR, Mathews HR (Hrsg) International Trends in General Thoracic Surgery. Benign Esophageal Disease. CV Mosby, St. Louis, Vol. 3:99–127

4. Quigley EMM, Donovan JP, Lane MJ, Gallagher TF (1992) Antroduodenal manometry: Usefulness and limitations as an outpatient study. Dig Dis Sci 37,1 : 20 – 28.
5. Heimbucher J, Ritter MP, Thomas H (1995) Antroduodenal motility in foregut disease. In: Bremner CG, DeMeeter TR, Perachia A (Hrsg) Modern approach to benign esophageal disease. Quality Medical Publishing, St. Louis, S. 213 – 233

Dr. med. Johannes Heimbucher, Chirurgische Universitätsklinik, J. Schneiderstr. 2, 97080 Würzburg, Tel: (0931) 2011 Fax: (0931) 2013225

Keratinozyten-Wachstumsfaktor verbessert signifikant die Heilung von linksseitigen Kolonanastomosen

Keratinocyte growth factor ameliorates significantly healing of left sided colon anastomoses

B. Egger[1], J. Tolmos[2], H. Friess[1], I. Sarosi[3], V. E. Eysselein[4], M. W. Büchler[1]

[1] Klinik für Viszerale und Transplantationschirurgie, Universität Bern, Schweiz
[2] Department of Surgery, Harbor-UCLA Medical Center, Torrance, California, USA
[3] Department of Pathology, Amgen Inc., Thousand Oaks, California, USA
[4] Division of Gastroenterology, Harbor-UCLA Medical Center, Torrance, California, USA

Die Arbeit wurde durch das Inflammatory Bowel Disease Center, Harbor-UCLA, die Klinik für Viszerale und Transplantationschirurgie, Universität Bern, und Amgen Inc., Thousand Oaks unterstüzt.

Einleitung

Die Anastomoseninsuffizienz ist ein wesentlicher Faktor für Morbidität und Mortalität bei kolorektaler Chirurgie [1]. Die klinisch relevante Rate von Anastomoseninsuffizienzen reicht von 3,4 [1] bis hin zu 8 Prozent [2] und mindestens ein Drittel der Mortalität bei kolorektaler Chirurgie ist auf diese schwerwiegende Komplikation zurückzuführen [1, 2].

In der Literatur gibt es gute Anhaltspunkte dafür, dass der Keratinozyten-Wachstumsfaktor (KGF), ein Mitglied der Fibroblasten-Wachstumsfaktor-Familie, eine wichtige Rolle bei Wundheilungsprozessen spielt [3, 4]. Kürzlich konnte gezeigt werden, dass die systemische Verabreichung von KGF den Entzündungsprozess in verschiedenen Modellen von experimenteller Kolitis bei der Ratte und Maus deutlich verringert [5, 6]. Diese Studien lassen vermuten, dass KGF sowohl reparative [5] wie auch protektive Mechanismen [6] in der Kolonmukosa induziert und aktiviert. Das Ziel der hier vorliegenden Studie war es, den Effekt von exogen verabreichtem KGF auf die Heilung von linksseitigen Kolonanastomosen bei der Ratte zu evaluieren.

Material und Methoden

60 Sprague-Dawley-Ratten wurden präoperativ in 2 Gruppen (n = 30 pro Gruppe) eingeteilt. KGF (5 mg/kg) oder die Trägersubstanz von KGF wurden einmal täglich intraperitoneal (das erste mal 12 h präoperativ) bis zur Tötung der Tiere verabreicht. Die Anästhesie erfolgte mittels einer Pentobarbital-Injektion (60 mg/kg i.p.). Nach der Laparotomie und Durchtrennung des linken Kolons genau 3 cm oral der peritonealen Umschlagsfalte wurde eine Sigmoideo-Sigmoideostomie mittels einer mikrochirur-

gischen End-zu-End-Einzelknopfanastomose (6–0 Vicryl) vorgenommen. Jeweils 12 Ratten (6 aus jeder Gruppe) wurden dann 2, 4, 7, 12 bzw. 21 Tage postoperativ mittels einer letalen Kohlendioxidnarkose geopfert und das Kolonsegment mit der Anastomose reseziert. Dabei wurde allfällig adhärentes Gewebe, wie Omentum oder Dünndarm, mitreseziert, um damit die Integrität der heilenden Anastomose nicht zu gefährden. Innerhalb von 3 Minuten nach der Resektion wurden Berstungsdruck-Messungen der einzelnen Anastomosen vollzogen: Ligatur des 4 cm langen Segmentes an beiden Enden, wobei an einem Ende eine stumpfe Shiley-Nadel eingeführt wurde. Die Nadel wurde dann an ein Standard-Sphyngmomanometer und Datenschreiber angeschlossen. Die Messungen erfolgten, bei dem in einem NaCl-Bad eingetauchten Kolonsegment, unter langsamer und kontinuierlicher Erhöhung des intraluminalen Luftdruckes um 10 mmHg alle 10 Sekunden. Bei Entweichen von Luft aus dem Anastomosenbereich oder Berstung der Anastomose bzw. des Segmentes wurde der erreichte Höchstdruck (Berstungsdruck) registriert. Ebenfalls wurde die Lokalisation der Berstungsstelle vermerkt. Zum Bestimmen des normalen Berstungsdruckes von entsprechenden Kolonsegmenten wurden 8 Ratten ohne vorherige Operation und Medikation analysiert. Nach den Berstungsdruck-Messungen wurden die Anastomosen in zwei Längsanteile geschnitten, wobei ein Teil für die histologische Aufarbeitung und der andere für die Hydroxyprolin-Bestimmungen verwendet wurde. Standard H & E-gefärbte Gewebeschnitte wurden bezüglich der entzündlichen Aktivität sowie der Kryptentiefe (morphometrische Analyse) untersucht; Mucinfärbungen (Alzianblau-Färbung bei verschiedenen pH's) und Kollagen-Färbungen (Massons's Trichrom Färbung) wurden zur Beurteilung des Mucin- und Kollagengehaltes der Anastomosenregionen durchgeführt. Das Hydroxyprolin, ein Marker der Kollagen-Neusynthese, wurde mittles „High Performance Liquid Chromatography"-Technik (HPLC) bestimmt.

Ergebnisse

Postoperativ wurde bei allen Tieren ein normales Ess- und Trinkverhalten beobachtet und kein Tier verstarb während des Versuches. Bei der Nekropsie fand sich bei 3 Tieren der Trägersubstanz-Gruppe (1 × Tag 2, 1 × Tag 4 und 1 × Tag 21) eine gedeckte Perforation mit kleinem Abszess aber ohne Zeichen einer generalisierten Peritonitis. Die Verabreichung von KGF erhöhte im Vergleich zur Kontrollgruppe statistisch signifikant den Berstungsdruck der Anastomosen am 2. (+ 34 %), 4. (+ 49 %) und 7. (+ 19 %) nicht aber am 12. und 21. postoperativen Tag. An den beiden letzteren Tagen (Tag 12 und 21) waren die Berstungsstellen bei beiden Gruppen nicht mehr im Anastomosenbereich lokalisiert und der Berstungsdruck entsprach den Kolon-Berstungsdrucken von nicht operierten Kontrolltieren. Makroskopisch erschien die Kolonwand bei den KGF behandelten Tieren dicker als die von Kontrolltieren, was sich auch bei den morphometrischen Messungen bestätigte. Während die Serosa- und Muskularisdicken nicht unterschiedlich waren, zeigte sich bei KGF-behandelten Tieren eine deutlich verdickte Mukosa, was mittels Messung der Kryptentiefen objektiviert wurde. Diese waren am Tag 2 um durchschnittlich + 27 %, am Tag 4 um + 25 %, am Tag 7 um + 54 %, am Tag 12 um + 30 % und am Tag 21 um + 50 % erhöht, wobei die Unterschiede an allen Tagen statistisch signifikant waren. Bei den Kontrolltieren fanden sich bei der histologischen Untersuchung des Anastomosenbereiches, im Vergleich zu den KGF behandelten Tieren, quantitativ mehr und auch größere Mikroabszesse sowie verstärkte Entzündungsreaktionen. Im weiteren konnte mittels den Mucin-Färbungen eine starke quantitative Vermehrung von saurem Mucin bei KGF-behandelten Tieren, im Vergleich zu Kontrolltieren, nachgewiesen werden. Dabei wurde nicht nur eine quantitative Vermehrung von den Mucin-produzierenden Goblet-Zellen gefunden, sondern auch ein deutlich erhöhter Mucingehalt in ihnen. Kollagen-Färbungen der Anastomosen sowie die quantitativen Hydroxyprolin-Bestimmungen (HPLC) von Anastomosenanteilen an den Tagen 4 und 7 waren nicht unterschiedlich in den zwei Gruppen.

Diskussion

Die Ergebnisse der vorliegenden Studie demonstrieren zum ersten Mal, daß die systemische Verabreichung von KGF zu einer signifikanten Verbesserung der Heilung von linksseitigen Kolonanastomosen bei der Ratte führt. Die Verabreichung von KGF resultiert in signifikant höheren Berstungsdrucken und somit druckstabileren Anastomosen während der frühen Heilungsphase bzw. in der ersten post-operativen Woche. Die Anastomosenheilung wird in Zusammenhang gebracht mit der Kollagen-Neusynthese im Wundgebiet [7]. Unsere Resultate der Hydroxyprolin-Bestimmungen und Kollagenfärbungen lassen aber vermuten, daß der heilungsbegünstigende Effekt von KGF nicht durch eine Induktion der Kollagensynthese zustande kommt. In der Literatur konnte auch gezeigt werden, dass der Berstungsdruck von Anastomosen in der frühen Heilungsphase nicht direkt von der Kollagen-Neusynthese abhängig ist [8]. Die KGF-Verabreichung führt aber zu einer signifikanten Verdickung der Kolonmukosa bzw. der Kryptentiefe (nicht nur im Anastomosenbereich), was indirekt für die Induktion der Epithelproliferation spricht. Kürzlich haben wir auch zeigen können, daß KGF in verschiedenen Modellen von experimenteller Kolitis das Ausmaß der Entzündung reduziert [5, 6]. Wir haben dabei festgestellt, daß KGF sowohl eine Proliferation von Mukosazellen bewirkt wie auch die Produktion von saurem Mucin induziert [5, 6]. Diese Feststellungen haben wir nun auch bei der vorliegenden Studie gemacht. Zudem korreliert die gesteigerte Mucin-Produktion zeitlich eng mit der abgeschwächten Entzündungsreaktion im Anastomosenbereich. Es ist bekannt, dass eine extensive Invasion von luminalen Bakterien in die Anastomosenwunde eine verstärkte Entzündungreaktion bewirkt und daß dadurch die Anastomosenheilung beeinträchtigt wird [9, 10]. Basierend auf unseren Ergebnissen darf man also spekulieren, daß die Erhöhung des Mucingehaltes die heilende Anastomose vor endoluminalen Einflüssen (z. B. Bakterien und deren toxischen Metaboliten) schützt und damit eine heilungsbeeinträchtigende Entzündungsreaktion verhindert wird.

Zusammenfassung

Gestörte Heilungsprozesse von Anastomosen mit nachfolgender Insuffizienz sind Ursache für einen beträchtlichen Anteil von Morbidität und Mortalität bei der Kolonchirurgie. Keratinozyten-Wachstumfaktor (KGF) ist ein wichtiger Mediator der

98

Mukosa-Regeneration und Protektion in Kolitis-Modellen bei der Ratte bzw. Maus. Das Ziel der vorliegenden Studie war den Effekt von systemisch verabreichtem KGF auf die Heilung von Kolonanastomosen bei der Ratte zu untersuchen. Sprague-Dawley-Ratten wurden laparotomiert, das linke Kolon durchtrennt und eine Sigmoideo-Sigmoideostomie durchgeführt. KGF (5 mg/kg) oder die Trägersubstanz von KGF wurden intraperitoneal 12 Stunden präoperativ verabreicht, danach einmal täglich bis zur Opferung (2, 4, 7, 12 und 21 Tage postoperativ). Nach der Kolonresektion wurden Berstungsdruck-Messungen, histologische Aufarbeitungen mit morphometrischen Analysen, Mucin- und Kollagen-Färbungen sowie Hydroxyprolin-Bestimmungen der Anastomose durchgeführt. Die Verabreichung von KGF erhöhte im Vergleich zur Kontrollgruppe signifikant den Berstungsdruck der Anastomosen am 2. ($+34\%$), 4. ($+49\%$) und 7. ($+19\%$) nicht aber am 12. und 21. postoperativen Tag. Die histolgischen Auswertungen, die Mucin-Färbungen sowie die morphometrischen Analysen, zeigten eine weniger ausgeprägte Entzündungsreaktion der Anastomose, eine quantitative Vermehrung von saurem Mucin und eine signifikante Verdickung der Mukosa bei den KGF-behandelten Tieren. Der Hydroxyprolin-Gehalt sowie die Kollagen-Färbungen der Anastomosen waren nicht unterschiedlich in den zwei Gruppen. Wir folgern, daß die KGF-Verabreichung zu einer signifikant besseren Heilung von Kolonanastomosen in der ersten postoperativen Woche führt. Es scheint, daß KGF sowohl ein Mediator der Mukosa-Heilung (Zell-Proliferation) wie auch ein Mediator von protektiven Mechanismen (Mucin-Produktion) ist, was sich aufgrund der Erhöhung der Kryptentiefe und der reduzierten Entzündungsreaktion im Anastomosenbereich vermuten lässt.

Summary

Inadequate healing and consequent leakage from large bowel anastomoses are a significant cause of morbidity and mortality following large bowel surgery. Systemic application of KGF has been shown to promote mucosal healing in models of colitis in rats and mice. The aim of the present study was to evaluate the effect of systemic Keratinocyte Growth Factor (KGF) administration on healing of colonic anastomoses in rats. Sprague-Dawley rats underwent laparotomy, division of the left colon and sigmoideo-sigmoideostomy. KGF (5 mg/kg) or its vehicle were administered intraperitoneally 12 hours prior to surgery, and then once daily until sacrifice (2, 4, 7, 12 and 21 days after surgery). Bursting pressure measurements, histologic evaluation, morphometric analysis, mucin and collagen staining and hydroxyproline measurements of the anastomotic site were performed. Administration of KGF significantly increased anastomotic bursting pressure on postoperative day 2, 4 and 7 by $+34\%$, $+49\%$ and $+19\%$, respectively but not on day 12 and day 21. Histology, mucin staining and measurements of the colonic crypt depth showed markedly less extended inflammation, increased acidic mucin content and a significantly thickened mucosal layer in the KGF treated group when compared to vehicle treated animals. Hydroxyproline content and collagen staining were not different between KGF and vehicle treated animals. We conclude that KGF promotes healing of colonic anastomoses in rats during a one week postoperative period. KGF may be acting to accelerate host reparative processes as well as to enhance protection of the anastomotic wound bed by increased epithelium proliferation, increased mucus production and reduction of the inflammatory activity at the anastomotic site.

Literatur

1. Mann B, Kleinschmidt S, Stremmel W (1996) Prospective study of hand-sutured anastomosis after colorectal resection. Br J Surg 83:29–31
2. Debas HT, Thomson FB (1972) A critical review of colectomy with anastomosis. Surg Gynecol Obstet 135:747–752
3. Werner S, Peters KG, Longaker MT, Fuller-Pace F, Banda MJ, Williams LT (1992) Large induction of keratinocyte growth factor expression in the dermis during wound healing. Proc Natl Acad Sci USA 89:6896–6900
4. Staiano-Coico L, Krueger JG, Rubin JS, D'limi S, Vallat VP, Valentino L, Fahey III T, Hawes A, Kingston G, Madden MR, Mathwich M, Gottlieb AB, Aaronson SA (1993) Human Keratinocyte Growth Factor Effects in a Porcine Model of Epidermal Wound Healing. J Exp Med 178:865–878
5. Zeeh JM, Proccacino F, Hoffmann P, Aukerman SL, McRoberts JA, Soltani S, Pierce GF, Lakshmanan J, Lacey D, Eysselein VE (1996) Keratinocyte growth factor ameliorates mucosal injury in an experimental model of colitis in rats. Gastroenterol. 110:1077–1083
6. Egger B, Patel A, Procaccino F, Lakshmanan J, Lacey D, Eysselein VE (1997) Keratinocyte growth factor (KGF) ameliorates dextran sulfate (DSS) induced colonic injury in mice. Gastroenterol. 112:A964
7. Christensen H, Chemnitz J, Christensen BC, Oxlund H (1995) Collagen structural organization of healing colonic anastomoses and the effect of growth hormone treatment. Dis.Colon Rectum 38:1200–1205
8. Jahnson S, Graf W, Rikner G, Gerdin B (1995) Anastomotic breaking strength and healing of anastomoses in rat intestine with and without chronic radiation damage. Eur J Surg 161:425–430
9. Mastboom WJ, Hendriks T, de Boer HH (1989) Collagen changes around intestinal anastomoses in germ-free rats. Br J Surg 76:797–801
10. Terzioglu T, Sonmez YE, Eldegez U (1990) The effect of prostaglandin E1 on colonic anastomotic healing. A comparison study. Dis Colon Rectum 33:44–48

Korrespondenzadresse: Dr. med. Bernhard Egger, Universitätsklinik für Viszerale und Transplantationschirurgie, Inselspital, CH-3010 Bern, Schweiz

Postoperativer Kolontonus nach Dickdarmteilresektion

Postoperative colonic tone following large bowel resection

M. E. Kreis[1,*], A. Huge[2], T. T. Zittel[1], M. Kasparek[2], M. J. Starlinger[3], H. D. Becker[1], E. C. Jehle[1]

[1] Chirurgische Universitätsklinik Tübingen, Abteilung für Allgemeine Chirurgie
[2] Abteilung für Experimentelle Chirurgie
[3] Landeskrankenhaus Klagenfurt, Chirurgische Klinik
* gefördert durch die Deutsche Forschungsgemeinschaft (Kr 1816 1/1-1)

Einleitung

Nach abdominalchirurgischen Eingriffen treten postoperativ Motilitätsstörungen im Gastrointestinaltrakt auf [1]. Dies stellt für die Patienten subjektiv und objektiv eine erhebliche Beeinträchtigung dar. Der postoperative Ileus verzögert den oralen Kostaufbau und kann in seltenen Fällen eine Peritonitis und damit eine lebensbedrohliche Situation für den Patienten verursachen [2]. Aufgrund dieser Probleme ist eine effektive Behandlung des postoperativen Ileus wünschenswert. Die postoperative Hemmung der Motilität ist in den verschiedenen Abschnitten des Gastrointestinaltraktes unterschiedlich ausgeprägt [1]. Das linksseitige Kolon stellt wahrscheinlich den limitierenden Faktor für eine vollständige Regeneration der gastrointestinalen Motilität dar [3, 4]. Das Ziel der vorliegenden Untersuchung war es, den Kolontonus und die Kolonmotilität im linksseitigen Kolon nach Dickdarmteilresektion zu messen.

Methodik

Bei 20 Patienten (11 m, 9 f, Alter 60 ± 12 Jahre, MW ± SD), die sich entweder einer Hemikolektomie links (n = 2), einer Sigmaresektion (n = 11) oder einer anterioren Rektumresektion (n = 7) unterzogen, wurde die postoperative Kolonmotilität mit einem kombinierten Manometrie/Barostatmeßkatheter untersucht. Intraoperativ wurde nach Fertigstellung der Anastomose ein Meßkatheter mit 4 Manometriekanälen und 2 Barostatballonen transanal mit der Spitze in die linke Kolonflexur plaziert. Die Manometrie erfolgte mit einem wasserperfundierten System (Arndorfer-Pumpe, Statham Druckaufnehmer, Synectics A/D-Wandler und Polygram Software), während für die Barostatmessungen ein Zweikanalbarostat verwendet wurde (Distender Series II, G&J-Electronics, Toronto, Kanada). Die Kolonmotilitätsmessungen erfolgten an den ersten drei postoperativen Tagen um 9.00 h und 17.00 h für jeweils 40 Minuten. 7 von 20 Patienten fühlten sich am 1. postoperativen Tag noch schlecht, so daß bei diesen Patienten die Messungen erst am 2. postoperativen Tag begonnen wurden. Zur postoperativen Analgesie erhielten die Patienten Piritramid intravenös nach Bedarf. Die Datenanalyse erfolgte mittels einer speziellen Software (IDAA, Version 3.40.14, Standard Instruments GmbH, Augsburg). Die mit der Manometrie gemessene Kolonmotilität wurde als Motilitätsindex quantifiziert, der die Fläche unter der Druckkurve pro Minute wiedergibt. Die mittleren Volumina der Barostatballone geben den postoperativen Kolontonus wieder.

Ergebnisse

Der mit der Manometrie gemessene Motilitätsindex nahm im postoperativen Verlauf zu. Die Volumina der Barostatballone, welche den Kolontonus wiedergeben waren am 1. postoperativen Tag im Vergleich zum 2. und 3. Tag erniedrigt. Dies bedeutet einen erhöhten Kolontonus am 1. postoperativen Tag. Der Analgetikabedarf nahm vom 1. zum 3. Tag nach der Operation hin ab (Tabelle 1). Von 20 Patienten hatten 18 am 3. postoperativen Tag Stuhlgang und 2 am 4. postoperativen Tag. Bei einem Patienten kam es zu einer Blutung aus der Anastomose und ein Patient hatte eine Anastomoseninsuffizienz. Beide Komplikationen ließen sich durch konservative Therapie beherrschen.

Tabelle 1. Ergebnisse der kombinierten postoperativen Manometrie/Barostatmessungen

Parameter (MW ± SEM)	1. Tag postop	2. Tag postop	3. Tag postop
Motilitätsindex (mmHg/min)	46,0 ± 0,9*	58,8 ± 3,3*	112,3 ± 3,8
Volumen proximal. Barostatballon (ml)	18,8 ± 4,0*	31,6 ± 5,7	32,1 ± 5,8
Volumen distaler Barostatballon (ml)	12,6 ± 1,2*	19,2 ± 2,9	22,3 ± 5,1
Piritramidbedarf (mg)	21 ± 2,9*	7,5 ± 1,7*	1,5 ± 0,7

* Wilcoxon Test: $p < 0,05$ versus 3. postoperativer Tag.

Diskussion

In der vorliegenden Untersuchung wurde in der Manometrie eine Zunahme der Kolonmotilität innerhalb der ersten drei postoperativen Tage beobachtet. Eine Zunahme der Kolonmotilität in der frühpostoperativen Phase wurde bereits mit manometrischen Langzeitmessungen dokumentiert [5]. Bislang liegen jedoch keine Untersuchungen zum postoperativen Kolontonus beim Menschen vor, die mit dem Barostat möglich sind [6]. Bemerkenswerterweise fanden sich unmittelbar postoperativ niedrige Barostatvolumina, die einem kleinen Kolondurchmesser entsprechen. Folglich lag unmittelbar postoperativ keine Kolonatonie, sondern ein erhöhter Kolontonus vor. Steadman et al. zeigten 1992, daß Morphin zu einer Verminderung des Kolontonus führt [7]. Demzufolge erklärt der höhere Piritramidverbrauch am ersten postoperativen Tag den erhöhten Kolontonus nicht. Es ist jedoch vorstellbar, daß der erhöhte Kolontonus am 1. postoperativen Tag durch eine Perfusionsverminderung im

Splanchnikusgebiet zu erklären ist, die aufgrund des postoperativ erhöhten Sympa-
thikotonus vorliegt [8]. Weiterführende Untersuchungen hierzu sind aber notwendig.
Mit der vorliegenden Studie wurde gezeigt, daß die postoperativen Kolonmotilitäts-
störungen sowie Therapieansätze zur Behandlung des postoperativen Ileus mit kombinierten Manometrie/Barostatmessungen untersucht werden können.

Zusammenfassung

Die postoperative Kolonmotilitätsstörung ist ein klinisches Problem, zu dem nur begrenzte Informationen vorliegen. Ziel der Untersuchung war, den Kolontonus und die
Kolonmotilität nach Dickdarmteilresektion zu messen. Hierfür wurden 20 Patienten
nach einer Kolonteilresektion mittels kombinierten Manometrie/Barostatmessungen
über einen intraoperativ plazierten Meßkatheter untersucht. Die postoperativen Messungen ergaben eine Zunahme der Motilität vom 1. bis zum 3. postoperativen Tag. Die
Volumina der beiden Barostatballone, nahmen im postoperativen Verlauf zu, entsprechend einer Abnahme des Kolontonus. Die Untersuchung zeigte, daß unmittelbar
postoperativ offenbar ein erhöhter Kolontonus vorliegt, der mit der Rückkehr der
Kolonmotilität abnimmt. Mit der beschriebenen Meßeinrichtung lassen sich die
postoperative Kolonmotilität und Therapieansätze zur Behandlung des postoperativen Ileus untersuchen.

Summary

Only limited data are available on postoperative colonic motility in patients. We
investigated colonic tone and motility after large bowel resection in 20 patients. A
combined barostat/manometry catheter was placed intraoperatively. Postoperative
colonic motility increased day by day. Barostat bag volumes were reduced on postoperative day 1 compared to postoperative day 2 and 3 indicating increased colonic
tone on the 1st postoperative day. The use of morphine-like analgesics was highest
right after surgery but might not explain increased colonic tone on postoperative day
1 since morphine has been shown to decrease colonic tone. Possibly, increased postoperative sympathetic activity which caused reduced splanchnic blood flow may be
responsible for the apparent increase in postoperative colonic tone. The recording of
colonic motility in the early postoperative period is feasible with a combined
manometry/barostat catheter. These investigations may improve the understanding
of the pathophysiology of postoperative colonic ileus.

Literatur

1. Livingston EH, Passaro EP (1990) Postoperative ileus. Dig Dis Sci 35:121–132
2. Eckert P (1985) Pathophysiologie und Morbidität des paralytischen Ileus (einschließlich der
   Peritonitis). Langenbecks Arch Chir 366:285–289
3. Wilson JP (1975) Postoperative motility of the large intestine in man. Gut 16:689–692
4. Graber JN, Schulte WJ, Condon RE, Cowles VE (1982) Relationship of duration of postoperative
   ileus to extent and site of operative dissection. Surgery 92:87–92

5. Roberts JP, Benson MJ, Rogers J, Deeks JJ, Williams NS (1994) Characterization of distal colonic motility in early postoperative period and effect of colonic anastomosis. Dig Dis Sci 39:1961–1967

6. Von der Ohe MR, Hanson RB, Camilleri M (1994) Comparison of simultaneous recordings of human colonic contractions by manometry and a barostat. Neurogastroenterology 6:213–222.

7. Steadman CJ, Phillips SF, Camilleri M, Talley NJ, Haddad A, Hanson R (1992) Control of muscle tone in the human colon. Gut 33:541–546

8. Dubois A, Weise VK, Kopin IJ (1973) Postoperative ileus in the rat: physiopathology, etiology and treatment. Ann Surg 178:781–786

Dr. M. E. Kreis, Chirurgische Universitätsklinik, Abteilung für Allgemeine Chirurgie, Hoppe-Seyler-Str. 3, 72076 Tübingen, Telefon: (07071) 2986620, Fax: (07071) 295500, e-mail: martin.kreis@uni-tuebingen.de

Die Bedeutung des regulatorischen Peptides GRP für die Mikrozirkulation des Dünndarmes nach Ischämie/Reperfusion

Significance of the regulatory peptide GRP for intestinal microvascular perfusion after ischemia/reperfusion injury

M. Heuser, O. Gralla, R. Nustede, S. Post

Abteilung für Allgemeinchirurgie der Georg-August-Universität, Göttingen
(Direktor: Prof. Dr. H. Becker)

Einleitung

Mangelnde Durchblutung des Dünndarmes in seiner akuten Form hat für den Gesamtorganismus weitreichende Folgen wie Verlust der intestinalen Barriere- und Resorptionsfunktion [1]. Neben der schnellstmöglichen Rekanalisierung des okkludierten Stromgebietes fehlen bis heute weitere, insbesondere pharmakologische Ansatzpunkte zur Optimierung der mikrovaskulären Perfusion nach dem ischämischen Ereignis. Unter dieser Zielsetzung wurde zum ersten Mal die Wirkung des regulatorischen Peptides GRP auf die intestinale Mikrozirkulation nach Ischämie/Reperfusion untersucht.

Material und Methoden

An Wistar-Ratten erfolgte in Äthernarkose nach Laparotomie das Abklemmen der A. mesenterica superior für 40 Minuten. 10 Minuten vor Reperfusion wurde mit der intravenösen Infusion von physiologischer Kochsalzlösung (n = 9), GRP (200 pmol/kg/h; n = 9) oder RC-3095, eines spezifischen GRP-Antagonisten (60 pmol/kg/h; n = 9) begonnen. Nach Reperfusion erfolgte die antimesenteriale Inzision und Auslagerung eines Jejunalsegmentes auf einer Mikroskopierbühne. Als Kontrolle dienten Tiere mit Kochsalzinfusion ohne Abklemmen (n = 9). Mittels intravitaler Fluoreszenzmikroskopie nach FITC-Dextran- und Rhodamin 6G-Gabe war eine quantitative Erfassung der kapillären Perfusionsverteilung (Perfusionsindex und Stase), der funktionellen Kapillardichte (FKD) der Villi, der kapillären Flußgeschwindigkeit der Erythrozyten (RB) sowie der permanenten Leukozyten-Endothel-Interaktion in postkapillären Venolen der Submukosa möglich.

Ergebnisse

Nach intestinaler Ischämie/Reperfusion kam es zu einem signifikanten Absinken der funktionellen Kapillardichte (398 ± 11 cm^{-1}) im Vergleich zur Kontrollgruppe ($891 \pm$

14 cm^{-1}), die durch GRP signifikant angehoben werden konnte (670 ± 8 cm^{-1}). Dagegen zeigte sich nach RC-3095-Infusion ein weiteres Absinken der Kapillardichte (346 ± 8 cm^{-1}) im Vergleich zur Ischämie-Kontrolle. Die Fließgeschwindigkeit der Erythrozyten zeigte nach GRP-Infusion einen signifikanten Anstieg (0,62 ± 0,01 mm/s) im Vergleich zur physiologischen (0,46 ± 0,01 mm/s) und Ischämie/Reperfusions-Kontrolle (0,37 ± 0,01 mm/s). RC-3095 führte ebenfalls zu einer geringen, aber statistisch signifikanten Steigerung der kapillären Blutflußgeschwindigkeit im Vergleich zur Ischämie/Reperfusions-Kontrollgruppe (0,48 ± 0,01 mm/s). Auf die Leukozyten-Endothel-Interaktion hatte GRP keinen signifikanten Einfluß, während RC-3095 die Anzahl permanent adhärenter Leukozyten signifikant erhöhte. Stase in den Villi trat nach RC-3095-Infusion signifikant häufiger auf (42,5 ± 4,2 %) als in allen anderen Gruppen (physiologische Kontrolle: 0,6 ± 0,3 %; Ischämie/Reperfusions-Kontrolle: 3,4 ± 1,1 %; GRP-Gruppe: 0 %)

Diskussion

Die Ergebnisse der vorliegenden Arbeit zeigen, daß das regulatorische Peptid GRP eine Verbesserung der mikrovaskulären Perfusion des Dünndarmes bewirkt, wenn es in pharmakologischer Dosierung appliziert wird. Durch die RC-3095-Infusion wurde weiterhin gezeigt, daß auch das endogen freigesetzte GRP, das auf autokrinem oder parakrinem Wege wirkt [2], eine wichtige Rolle für die Regulation der mikrovaskulären Perfusion des Dünndarmes spielt. Als Ursache für diese Effekte kommt am ehesten eine präkapilläre Vasodilatation durch GRP in Betracht [3], die durch RC-3095 aufgehoben werden kann.

Zusammenfassung

Mit Hilfe der intravitalen Fluoreszenzmikroskopie konnte am Dünndarm der Ratte nachgewiesen werden, daß GRP in pharmakologischer Dosierung eine Verminderung des mikrovaskulären Reperfusionsschadens bewirkt. Dabei wirkt das Hormon am ehesten über eine präkapilläre Vasodilatation protektiv auf das nachgeschaltete Kapillarsystem. Eine direkte Wirkung auf die postkapilläre Leukozyten-Endothel-Interaktion besteht dagegen nicht. Weiterhin zeigen die Ergebnisse der Studie, daß bereits dem endogen freigesetzten GRP am Dünndarm eine Bedeutung bei der Regulation der mikrovaskulären Perfusion nach Ischämie/Reperfusion zukommt.

Summary

With the use of intravital fluorescence microscopy we demonstrate, that GRP in pharmacological doses reduces ischemia/reperfusion injury in the rat. As mechanism we discuss a precapillary vasodilation that has a protective effect on the capillary system downstream. A direct influence on leukocyte-endothelium interaction in postcapillary venules could not be shown. In addition, we show that even the GRP endogenously released plays an important role for the regulation of microvascular perfusion after ischemia/reperfusion injury.

Literatur

1. Levine JS, Jacobson ED (1995) Intestinal ischemic disorders. Dig Dis 13:3–24
2. Schubert ML, Makhouf GM (1992) Neural, humoral, and paracrine regulation of gastric acid secretion. Yale J Biol Med 65:553–560
3. Meleagros L, Ghatei MA, Bloom SR (1994) Release of vasodilator, but not vasoconstrictor, neuropeptides and of enteroglucagon by intestinal ischemia/reperfusion in the rat. Gut 35:1701–1706

Dr. med. Markus Heuser, Abteilung für Allgemeinchirurgie der Georg-August-Universität, D-37070 Göttingen

Einfluß der Mastzellaktivierung auf die Mikrozirkulation der Schleimhaut am entzündeten Dünndarm der Ratte

Mast cell activation leads to disturbances in villous microcirculation in the small intestine of the rat in a model of inflammatory bowel disease

J. Ruh, E. Schmidt, M. M. Gebhard[1], E. Klar, F. Glaser, Ch. Herfarth

Chirurgische Klinik und [1]Institut für Experimentelle Chirurgie der Ruprecht-Karls-Universität, Im Neuenheimer Feld 110, 69120 Heidelberg

Einleitung

Die systemische Gabe von Indometacin führt bei der Ratte zu einer entzündlichen Veränderung des Dünndarmes, die charakterisiert ist durch Rötung, Schwellung, petechialen Blutungen und einem Ödem der Schleimhaut. Die entzündlichen Veränderungen treten im wesentlichen im Bereich des distalen Jejunum und des Ileum auf und zeigen bei verschiedenen Rattenstämmen unterschiedliche Ausprägungen. Tiermodelle entzündlicher Darmerkrankungen sind weitgehend etabliert zur Untersuchung der Genese chronisch entzündlicher Darmerkrankungen. Aufgrund des makroskopischen und histologischen Erscheinungsbildes des Darmes beim Indometacin-Modell einer entzündlichen Darmerkrankung der Ratte werden Ähnlichkeiten mit dem Befund des Morbus Crohn am Darm des Menschen gesehen [1].

Es konnte gezeigt werden, daß die systemische Gabe von Indomethacin zu einer Zunahme des Blutflusses in der zentralen Arteriole der Dünndarmzotte der Ratte führt [2]. Die Durchblutung des zentralen Arteriole ist repräsentativ für die Durchblutung der Darmzotten und der Schleimhaut. Die Mechanismen, die zur Erhöhung der Schleimhautdurchblutung führen, sind nicht abschließend aufgeklärt. Wir untersuchten mittels FITC-markierter Erythrozyten und intravitaler Fluoreszenzmikroskopie, ob die Aktivierung von Mastzellen an der Zunahme der Durchblutung der Schleimhaut beteiligt ist.

Methodik und Versuchsprotokoll

Die Untersuchungen wurden an insgesamt 19 männlichen Sprague-Dawley-Ratten mit einem Körpergewicht von 200–280 g durchgeführt. Die Präparation des Dünndarmes und die Messung des Blutflusses erfolgte entsprechend der vorliegenden Beschreibung des Versuchsaufbaus [3]. Die Ratten wurden mit Ketamin (20 mg/kg Körpergewicht i.m.) und Pentobarbital (30 mg/kg KG i.p.) narkotisiert. Über eine mittlere Bauchinzision wurde eine Schlinge des terminalen Ileum ausgelagert. Dieser Darmabschnitt wurde über eine Länge von 2 cm antimesenterial eröffnet, und der Darm im Bereich des Eröffnungsschnittes zu beiden Seiten mit jeweils vier bis sechs

110

Tabelle 1. Versuchsprotokoll

Bezeichnung der Versuchsgruppe	Agonist	Dosierung und Applikationsart
Indo	Indometacin	7,5 mg/kg KG 24 Std. vor Versuchsbeginn
Indo + Keto	1. Indometacin 2. Ketotifen	1. 7,5 mg/kg KG 24 Std. vor Versuchsbeginn 2. Ketotifen 1 mg/kg KG i. v. zum Zeitpunkt 0 min
Ko + Keto	Ketotifen	Ketotifen 1 mg/kg KG i. v. zum Zeitpunkt 0 min
Ko	Ringer-Lösung	1 ml/h i. v.

Fäden fixiert. Der präparierte Darmabschnitt wurde in einer Ringerlösung bei 37 °C äquilibriert. Es wurden insgesamt vier Versuchstiergruppen gebildet. Tabelle 1 faßt das Versuchsprotokoll zusammen.

Intravitale Fluoreszenzmikroskopie

FITC-markierte autologe Erythrozyten wurden intravenös appliziert. In einer Vergrößerung von 1:1380 wurde die Arteriole eines Villus identifiziert. Der Durchmesser der Arteriole wurde an fünf Meßpunkten innerhalb eines Gefäßabschnittes von 100 µm gemessen. Innerhalb dieses Abschnittes der Arteriole wurde die Geschwindigkeit von 15 Erythrozyten zum Zeitpunkt 0, 10, 30, 60 und 90 min bestimmt. Pro Meßzeitpunkt wurden fünf Villi untersucht. Die Geschwindigkeit der Erythrozyten wurde in der Einzelbildanalyse mit Hilfe eines Rechner-unterstützten Bild-Analyse-Programmes (Capimage, Zeintl, Heidelberg) ermittelt. Aus Erythrozytengeschwindigkeit und Gefäßdurchmesser wurde der Blutfluß wie folgt berechnet:

$$F(t) = \pi \cdot \frac{D^2}{4} \cdot v \cdot t$$

(F: Blutfluß, D: Durchmesser der Arteriole, v: Geschwindigkeit, t: Zeit).

Ergebnisse

Tabelle 2 faßt die Ergebnisse zusammen.

Tabelle 2. Blutfluß

Meßzeitpunkt [min]: Agonist:	Ko	10	30	60	90	Anzahl d. unters. Ratten	Anzahl d. unters. Arteriolen
Indo	8,0 ± 0,5	8,9 ± 1,0	8,9 ± 0,6	7,6 ± 0,6	8,3 ± 0,8	n = 5	n = 25
Indo+ Keto	6,9 ± 0,3	6,7 ± 0,2	5,6 ± 0,2	5,0 ± 0,1	4,8 ± 0,2	n = 5	n = 25
Ko+Keto	4,7 ± ,01	4,7 ± 0,2	4,6 ± 0,2	4,6 ± 0,2	4,8 ± 0,2	n = 4	n = 20
Ko	4,9 ± 0,2	4,5 ± 0,3	4,8 ± 0,3	4,6 ± 0,4	5,0 ± 0,4	n = 5	n = 25
p-Wert (t-Test)	0,11	0,09	0,002	0,003	0,008		

Blutfluß [nl/min], (Mittelwert ± SEM). t-Test: Indo vs. Indo + Keto.

Diskussion

Wir untersuchten am Indometacin-Modell einer entzündlichen Darmerkrankung der Ratte mittels intravitaler Fluoreszenzmikroskopie Erythrozytengeschwindigkeit und Durchmesser der zentralen Arteriole der Dünndarmzotte. Aus den ermittelten Werten berechneten wir den mittleren Blutfluß. Die zentrale Arteriole ist das einzige blutversorgende Gefäß der Dünndarmzotte [4], die Durchblutung der zentralen Arteriole ist somit repräsentativ für die Durchblutung der Dünndarmzotte und der Schleimhaut des Dünndarmes.

An mesenterialen postkapillären Venolen des Dünndarmes der Ratte konnte gezeigt werden, daß die Aktivierung von Mastzellen die Rekrutierung von Leukozyten induziert. Die Rekrutierung erfolgt über die Mediatoren Histamin und PAF (Plättchen-aktivierender Faktor) [5]. Zum Einfluß aktivierter Mastzellen auf die Erythrozytengeschwindigkeit und den Durchmesser der zentralen Arteriole am Dünndarm der Ratte liegen bislang keine Arbeiten vor. Wir untersuchten deshalb mit Ketotifen, einer Substanz, die die Degranulation von Mastzellen inhibiert [5], ob die Aktivierung von Mastzellen an der im Rahmen des entzündlichen Geschehens auftretenden Hyperämie der Schleimhaut bei diesem Tiermodell beteiligt ist.

Die vorliegenden Daten zeigen, daß Ketotifen am entzündeten Dünndarm der Ratte zu einer signifikanten Abnahme des Blutflusses in der zentralen Arteriole der Villi führt. Am gesunden Darm hatte Ketotifen keinen Einfluß auf die Schleimhautdurchblutung. Wir schließen aus den durchgeführten Untersuchungen, daß die Aktivierung von Mastzellen an der Zunahme der Schleimhautdurchblutung beteiligt ist. Welche Botenstoffe der Mastzellen diese Wirkung vermitteln, muß in weiteren Untersuchungen geklärt werden. Ob Substanzen, die die Mastzelldegranulation hemmen, für die Therapie chronisch entzündlicher Darmerkrankungen des Menschen in Frage kommen, muß ebenfalls weiter untersucht werden.

Zusammenfassung

Wir untersuchten mittels FITC-markierter Erythrozyten und intravitaler Fluoreszenzmikroskopie am Indometacin-Modell einer entzündlichen Darmerkrankung der Ratte, ob die Aktivierung von Mastzellen an der Zunahme der Schleimhautdurchblutung des Dünndarmes beteiligt ist. Zur Inhibierung der Mastzelldegranulation setzten wir Ketotifen ein. Ketotifen führte zu einer signifikanten Abnahme des Blutflusses in der zentralen Arteriole der Schleimhautzotten. Wir schließen aus der vorliegenden Untersuchung, daß die Degranulation von Mastzellen ein pathogenetischer Faktor im Rahmen des entzündlichen Geschehens darstellt. Ob Substanzen, die die Mastzelldegranulation inhibieren, für die Therapie chronisch entzündlicher Darmerkrankungen des Menschen in Frage kommen, muß in weiteren Untersuchungen geklärt werden.

Summary

Intravital microscopy and FITC-labeled erythrocytes were used to investigate villous perfusion in the rat small intestine in a model of inflammatory bowel disease. Inflammation was induced with s.c. application of Indomethacin. It has previously been demonstrated that systemic Indomethacin leads to an increase in villous blood flow in the small intestine of the rat. In order to determine whether mast cell activation may contribute to the increase in villous perfusion, Ketotifen was used to inhibit mast cell degranulation. We found that Ketotifen significantly reduced villous perfusion in the inflamed intestine, but had no effect in the control group. We conclude that mast cell activation is one of the mechanisms leading to hyperemia in the mucosa of the small intestine in this animal model. Further studies are required to determine whether mast cell stabilizers may be beneficial in the treatment of inflammatory bowel disease in man.

Literatur

1. Yamada T, Deitch E, Specian RD, Perry MA, Sartor RB, Grisham MB (1993) Mechanisms of acute and chronic intestinal inflammation induced by indomethacin. Inflammation 17 : 641–662
2. Ruh J, Secchi A, Gebhard MM, Glaser F, Herfarth C, Klar E (1997) Increase in villous blood flow in rat small intestine in a model of inflammatory bowel disease. Gastonterology 112, A 398
3. Ruh J, Ryschich E, Schmidt W, Secchi A, Gebhard MM, Herfarth C, Klar E (1997) Direkte Messung des Blutflusses an der Dünndarmschleimhaut der Ratte mit FITC-markierten Erythrozyten. Langenbecks Arch Chir Suppl, 455–458
4. Gannon B, Caratti C (1990) Intestinal microvasccular organization, in Messmer K, Hammersen F (1990) Gastrointestinal microcirculation. Prog Appl Microcirc, Basel, Karger 17 : 55–89
5. Gaboury P, Johnston B, Niu XF, Kubes P (1995) Mechanisms underlying acute mast cell-induced leukocyte rolling and adhesion in vivo. J Immunol 154 : 804–813

Dr. Joachim Ruh, Chirurgische Klinik der Technischen Universität München, Klinikum rechts der Isar, Ismaninger Str. 22, 81675 München

VI. Onkologie molekulare Mechanismen

Bcl-2 hemmt p53 induzierte Apoptose nach genotoxischer Schädigung durch Inhibition des nuklearen Imports von p53

Inhibition of apoptosis by bcl-2 is associated with inhibition nuclear accumulation of p53 after genotoxic damage of p53

A. Beham[1], G. Schumacher[2], T. J. McDonnell[2], Maria C. Marin[2], K. W. Jauch[1]

[1] Chirurgische Klinik und Poliklinik der Universität Regensburg
[2] Department of Molecular Pathology, M.D. Anderson Cancer Center, Houston, Texas, USA

Einleitung

Ein Gen, das bei der Vermittlung apoptotischer Signale nach genotoxischer Schädigung von Bedeutung ist, ist das Tumorsuppressorgen p53 [5]. Bcl-2 ist ein 25 kDa schweres membranständiges Protein, das in der äußeren Mitochondrienmembran, dem Endoplasmatischen Retikulum und der Zellkernmembran lokalisiert ist [2]. Von diesem Protoonkogen wurde gezeigt, daß es sowohl in einer Reihe von experimentellen Modellen p53 vermittelte Apoptose hemmen kann. Über die molekularen Grundlagen der bcl-2 Funktion ist jedoch wenig bekannt. In dieser Studie sollen die molekularen Zusammenhänge der Hemmung p53 induzierter Apoptose durch bcl-2 untersucht werden.

Methodik

Immunoblotting: 40 µg Gesamtprotein wurden ein auf 7 % bzw. 14 % SDS Polyacrylamid Gel geladen und nach Elektrophorese auf eine Nitrozellulose Membran transferiert. Die primären Antikörper in dieser Studie wie p53 (Bp-12) wurde von Santa Cruz Biotechnology (Santa Cruz, CA) bezogen. Der 6C8 bcl-2 Antikörper ist von Hockenberry erstmals beschrieben. Alle primären und sekundären Antikörper wurden in einer Verdünnung von 1:1000 verwandt. Die Membranen wurden anschließend mit dem Enhanced Chemilumescence System (ECL, Amersham Life Sciences) für eine Minute inkubiert und auf Röntgenfilm (Amersham) autoradiographiert.

Immunfluoreszenz und konfokale Mikroskopie: Die Zellen wurden auf Deckgläsern gezüchtet, die mit Laminin beschichtet waren. RKO Zellen wurden mit 10 Gy und LNCaP bcl-2 und Kontrollzellen mit 20 Gy und die bestrahlt. Nach 4 Stunden wurden die Zellen zweimal mit PBS gewaschen und anschließend mit 4% Paraformaldhyd für 10 Minuten fixiert. Nach zweimaligem Waschen mit PBS wurden die Deckgläser mit 10% Ziegenserum in PBS bei Raumtemperatur für eine Stunden inkubiert. Die primäre Antikörper für p53 (AB-2, Calbiochem) wurde in einer Verdünnung von 1:1000 in 10% Ziegenserum für eine Stunde bei Raumtemperatur inkubiert. Nach dreimaligem Waschen mit PBS wurden die Zellen mit dem sekundären Antikörper (FITC markiert) in einer Konzentration von 1:200 in Ziegenserum bei Raumtemperatur für eine Stunden überschichtet. Die Bilder wurden mit einem Zeiss konfokalem Laser Mikroskop abgelichtet.

Antisense und DNA Methoden: P-ethoxy-Oligonukleotide, ein nicht-ionisches und nuklease resistentes Phosphodiesteranalogon wurde von Oligo Therapeutics (Willsonville, OR) bezogen. Ein für die Translation von humanem bcl-2 spezifisches mRNa Oligonukleotid mit der Sequenz $5'$CAGCGTGCGCCATCCTTC$3'$ wurde als Antisense Oligonukleotid verwandt. Als Kontrolle wurde ein aus den Basen des antisense bcl-2 Oligonukleotid randomisiert zusammengesetztes Oligonukleotid mit der Sequenz $5'$ACGGTCCGCCACTCCTTCCC$3'$ verwandt. Die P-ethoxy-Oligonukleotide wurden in DMSO gelöst und mit den Phospholipiden (Avanti Polar Lipids, Alabaster, AL) in Gegenwart eines Überschusses an tert-Butanol vermischt. Die Mischung wurde anschließend in Trockeneis/Aceton gefroren und über Nacht lyophilisiert. Nach Trocknung mit 0,9% saliner Lösung wurde die Proben auf eine endgültige Oligonukleotid-Konzentration von 0,1 mmol/L eingestellt. Leere Liposomen wurden identisch hergestellt bis auf das Fehlen der Oligonukleotide.

Extrakte ganzer Zellen (40 μg) der humanen Kolonkarzinomzellinie RKO wurden mittels Immunoblotting eines monoklonalen Antikörpers auf bcl-2 Expression untersucht.

Analyse der Protein Expression in Extrakten aus ganzen Zellen und Zellkernen: Die Expression von p53 in Extrakten aus ganzen Zellen und Zellkernen wurde 0, 2 und 4 Stunden nach Bestrahlung mit 20 Gy von LNCaP Kontroll- und bcl-2-transfizierten Zellen durchgeführt. Die Extrakte von Zellkernen wurde wie folgt durchgeführt: Die Zellen wurden für 10 min auf Eis in einem hypotonem Lysis Buffer (100 mM Hepes, pH 7,4, 1,5 mM $MgCl_2$, 10 mM KCl, 0,5 mM b-mercaptoethanol und 5 ng/ml leupeptin) inkubiert. Danach wurde NP-40 (finale Konzentration 0,625%) zugegeben und die Nuklei mittels Zentrifugation mit 2000 × g für 5 min isoliert. Diese wurden anschließend lysiert und equivalente Mengen an Lysaten analysiert.

Adenovirale Vektoren: Drei rekombinante E1 deletierte und somit replikationsunfähige adenovirale Vektoren wurden benützt. Zum ersten, Ad5-*dl312* als Kontrollvirus, Ad5CMV-*LacZ* als Kontrollvirus and Ad5CMV-*p53* zum Transfer von wt-p53 humaner cDNA. Das LacZ Gen und das p53 Gen waren unter der Kontrolle des humanen Cytomegalie Virus Enhancer/Promoters wobei ein frühes SV40 polyadenylation Signal die E1 Region des adenoviralen Backbone Typ5 ersetzte. Der einzige Unterschied zwischen dem Ad5CMV-p53 und dem Ad5CMV-LacZ ist der Ersatz des Escherichia Coli LacZ Genes durch humanes wildtyp cDNA von p53 im Ad5CMV-p53. Nach Infektion der mit bcl-2 bzw. Kontrollvector transfizierten Zellen wurde die intrazelluläre p53-Lokalisation mittels konfokaler Lasermikroskopie untersucht.

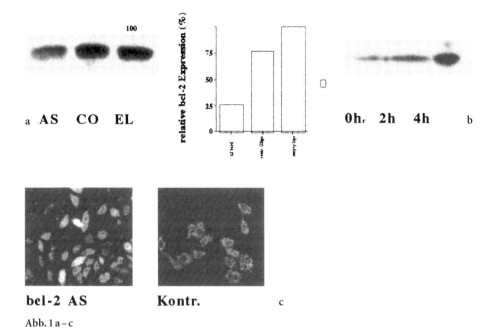

bel-2 AS   Kontr.   c

Abb. 1 a – c

Ergebnisse

Um den Effekt von bcl-2 in einer Zellinie, die bcl-2 exprimiert, zu untersuchen, wurde bei bcl-2 und wt-p53-exprimierende humane Kolonkarzinomzellinie RKO mit Antisense-bcl-2-(AS) und Kontroll-Oligonukleotiden behandelt. Die bcl-2 Spiegel konnten auf 25 % der bcl-2 Expression in den mit Kontrolloligonukleotiden behandelten Zellen reduziert werden (Abb. 1a). Nach Bestrahlung mit 10 Gy konnte 2 h und 4 h nach Exposition eine Erhöhung des intrazellulären p53 Protein gemessen werden (Abb. 1b). Die intrazelluläre Lokalisation von p53 mittels konfokaler Mikroskopie untersucht (Abb. 1c). Im Gegensatz zu den bcl-2 antisense behandelten Zellen stellte sich in den mit leeren Liposomen behandelten Zellen p53 extranuklear dar. Dies war mit einer erhöhten Apoptoserate vergesellschaftet.

Die Prostatakarzinomzellinien LNCaP, PC-3 und Dunning wurden stabil bcl-2 bzw. Kontrollvector transfiziert. Die Expression von bcl-2 in diesen Zellen erhöhte die Resistenz gegen γ-Bestrahlung induzierten Zelltod signifikant. Das konnten wir sowohl durchflußzytometrisch als auch morphologisch nachweisen, wobei der in der Durchflußzytometrie gemessene Anteil de apoptotischen Zellen in der Kontrollgruppe bei etwa 32 % im Gegensatz zu 5 % in den bcl-2 exprimierenden Zellen lag. Sowohl in den LNCaP-bcl-2-Zellen als auch in den LNCaP-Kontrollzellen wurde die Expression von 53 Protein nach 2 bis 4 Stunden nach γ-Bestrahlung mit 20 gray induziert. In beiden Klonen stiegen die Proteinspiegel auf das 6- bis 7-fache des Ausgangsniveaus. Dabei war die Induktion von p53 nicht von der Anwesenheit von bcl-2-Protein abhängig. Im Gegensatz zu den p53-Proteinspiegel in ganzen Zellen stieg p53 in den Zellkernen beider Klone unterschiedlich an. In den LNCaP-Kontrollzellen war der Anstieg von p53 dem in den ganzen Zellen vergleichbar, während in den LNCaP-bcl-2-Zellen die p53-Spiegel nicht anstiegen. Nach adenoviralem Transfer humaner p53 cDNA konnte kein Unterschied in der p53 Proteinexpression gesehen werden. Dennoch konnten wir zeigen, daß in den bcl-2-exprimierenden Klone p53 18 h nach Infektion vermindert in den Zellkern importiert wird.

Diskussion

Die Rolle von p53 in der Induktion von radioinduzierter Apoptose ist in einer Vielzahl von Modellen etabliert [3, 4]. Ebenso ist bekannt, daß bcl-2 p53 induzierte Apoptose hemmt [5]. Obwohl das Protoonkogen bcl-2 bereits 1985 geklont wurde und die antiapoptotische Funktion dieses Proteins in einer Reihe von Systemen sehr gut beschrieben ist, ist der molekulare Mechanismus, auf den die bcl-2-Wirkung zurückzuführen ist, unbekannt. Wir konnten zeigen, daß bcl-2 mit der Induktion von p53 nach Radiatio nicht interferiert. p53 wird also unabhängig von der Anwesenheit von bcl-2 transskribiert und translatiert. Die nukleare Akkumulation von p53 ist wichtig für dessen Funktion [4] und es gibt Hinweise, daß die P53 induzierte Apoptose transkriptionsabhänig ist. Da bcl-2 aber membranständig ist, ist eine direkte Interaktion von bcl-2 mit dem Vorgang der Transkription unwahrscheinlich. Bcl-2 hemmt den Import von p53-Protein in den Zellkern und dadurch die p53-induzierte Apoptose, wie wir durch den Vergleich von Immunoblot von Zellkernextrakten und konfokaler Lasermikroskopie zeigen konnten. Unsere Daten geben einen Hinweis darauf, daß bcl-2 eine Rolle in der Regulation transmembraner Gradienten eine Rolle spielt und dadurch Apoptose hemmt. Dieser Effekt scheint keine generalisierte Blockade des nuklearen Imports von Proteinen nach Induktion von Apoptose zu sein, sondern spezifisch für p53 zu sein. Da wir keine direkte Bindung von bcl-2 und p53 nachweisen konnten kann spekuliert werden, daß bei bcl-2 einen oder mehrere Faktoren hemmt, die für den nuklearen Import von p53 notwendig sind.

Zusammenfassung

Das Tumorsuppressorgen p53 ist in 50–60 % aller kolorektaler Karzinome mutiert und stellt ein interessantes Ziel gentherapeutischer Bemühungen dar. Gleichzeitig ist bei einem bestimmten Anteil das Protoonkogen bcl-2 exprimiert. Bcl-2 hemmt p53-induzierte Apoptose in anderen Systemen, ohne daß der molekulare Mechanismus bekannt wäre. In dieser Studie soll der Mechanismus der bcl-2-Wirkung evaluiert werden. Die humane Kolonkarzinomzellinie RKO, die wildtyp p53 und bcl-2 exprimiert, wurde mit liposomalen anti-bcl-2-Oligonukleotiden behandelt. Nach Induktion von p53 durch genotoxischer Schädigung und adenoviralem Transfer wurde die intrazelluläre Lokalisation von p53 mittels Westernblottechnik an fraktionierten Zellextrakten und konfokaler Mikroskopie untersucht. Desweiteren wurden drei mit bcl-2 stabil transfizierten Zellinien nach adenoviralem Transfer von wt p53 gleichartig untersucht. Durch liposomale anti-bcl-2-Oligonukleotide läßt sich in *vitro* die Expression von bcl-2 in RKO Zellen auf 25 % des Ausgangswertes reduzieren. Nach Induktion von hohen p53-Spiegeln wird das p53-Protein in den Zellkern importiert in den

Zellen, die kein bcl-2 exprimieren. In Zellen mit hohen bcl-2-Spiegeln wird p53 nicht in den Zellkern importiert. Die Reduktion der bcl-2-Spiegel ist mit einer signifikant erhöhten Apoptoserate vergesellschaftet. Bcl-2 hemmt den nuklearen Import von p53-Protein und diese Inhibition ist mit der Hemmung p53 induzierter Apoptose vergesellschaftet.

Summary

The tumor suppressor gene p53 in overexpressed in 50% of colorectal carcinomas and is an interesting target for gene therapeutic approaches. Furthermore the protooncogen bcl-2 is known to inhibit p53 induced apoptosis and is expressed in some colorectal carcinomas. In this study mechanism of bcl-2 cell death inhibition after p53 induction were evaluated. The human colon carcinoma cell line RKO posses wild-type p53 and also expresses bcl-2 protein. RKO cells were treated with liposomal bcl-2 antisense oligonucleotides (AS), control oligonucleotides (CO) and empty liposomes (EL) resulting in decreased bcl-2 expression. After induction of p53 with γ-irradiation p53 protein expression was induced in AS, CO and EL pretreated cells. Microscopy and immunoblotting was used to characterize subcellular localization of p53 protein. Further p53 subcellular localisation was examined after p53 transfer of wt p53 cDNA in three bcl-2 expressing cell lines. Most of the p53 protein remained localized in the cytosol and apoptosis was decreased in bcl-2 expressing cells assessed by flow cytometric analysis (A_o).

Our data suggests that bcl-2 is able to modulate transmembrane trafficking of p53. This resulted in inhibition of cell death implicating that bcl-2 function is involved in regulation of transmembrane gradients.

Literatur

1. Chiou SK RL, White E (1994) Bcl-2 blocks p53-dependent apoptosis. Mol Cell Biol 4:2552
2. Hockenbery D, Nunez G, Milliman C, Schreiber RD, Korsmeyer SJ (1990) Bcl-2 is an inner mitochondrial membrane protein that blocks programmed cell death. Nature 348:334
3. Lowe SW, Ruley HE, Jacks T, Housman DE (1993) p53-dependent apoptosis modulates the cytotoxicity of anticancer agents. Cell 74:957–967
4. Shaulsky G, Goldfinger N, Ben-Ze'ev A, Rotter V (1990) Nuclear accumulation of p53 protein is mediated by several nuclear localization signals and plays a role in tumorigenesis. Mol Cell Biol 10:6565
5. Yonish-Rouach E, Resnitzky D, Lotem J, Sachs L, Kimchi A, Oren M (1991) Wild-type p53 induces apoptosis of myeloid leukaemic cells that is inhibited by interleukin-6. Nature 352:345

Signifikant erhöhte Konzentrationen des angiogenen Wachstumsfaktors bFGF in malignen Weichgewebstumoren

Elevated levels of bFGF in systemic and tumor venous blood of soft tissue sarcoma patients

M. Lehnhardt, P. M. Vogt, D. Wagner, H. U. Steinau

Universitätsklinik für Plastische Chirurgie und Schwerbrandverletzte, Handchirurgiezentrum, BG-Klinik Bergmannsheil, Ruhr Universität Bochum, Bürkle-de-la-Camp-Platz 1, 44789 Bochum

Einleitung

Maligne Weichgewebstumoren der Extremitäten, die nur 0,9 % aller Neoplasien ausmachen, neigen selbst in spezialisierten Zentren nach radikaler Tumorresektion zu Lokalrezidivraten zwischen 7 und 35 %. Die Gründe für diese hohen Rezidivraten sind unklar.

Ein Schlüsselfaktor im Wachstum solider Tumoren ist die Angiogenese, das Einsprossen von neuen Kapillaren aus bereits bestehenden Gefäßen in den Tumor. Seit über 3 Dekaden untersucht Judah Folkman am Childrens Hospital in Boston, Ma, die Mechanismen der Tumorvaskularisierung und mögliche antiangiogene Therapiemodalitäten.

Ziel der vorliegenden Studie ist die Klärung der Frage, ob angiogen wirksame Wachstumsfaktoren im Blut von Patienten mit malignen Weichgewebstumoren nachweisbar sind und ob eventuell präoperativ erhöhte Konzentrationen nach erfolgter Tumorresektion abfallen.

Material und Methode

Bei 50 Patienten, die sich einer radikalen chirurgischen Tumorresektion maligner Weichgewebstumoren unterzogen, wurde jeweils präoperativ, intraoperativ und postoperativ nach 1 Stunde, 1 Tag und 1 Woche systemisches Venenblut gewonnen. Zusätzlich erfolgte während der Präparation des Tumors intraoperativ die Gewinnung von Tumorvenenblut durch Kanülierung einer abfließenden Tumorvene.

Große chirurgische Weichteilwunden, in denen das Blut aus dem Wundbett entnommen wurde, dienten als Kontrollen: Muskelgewebe: Latissimus-dorsi-Entnahmestellen; Fettgewebe: Mammareduktionsplastiken; Bindegewebe: CTS, Handchirurgische Eingriffe.

Alle Proben wurden zentrifugiert, aliquottiert und bei 70 Grad Celsius eingefroren. Der Nachweis der angiogenen Wachstumsfaktoren basic FGF (basischer Fibroblasten-Wachstumsfaktor), VEGF (Vaskulärer Endothelzellwachstumsfaktor), TGF-β1 und TGF-β2 (Transformierende Wachstumsfaktoren) erfolgte mittels herkömmlichen monoklonalen Sandwich-ELISA (R&D Systems®, USA). Alle Proben wurden in Duplikaten angesetzt und auf einem Dynatech® ELISA-Platereader analysiert.

Ergebnisse

Signifikant erhöhte Werte (MW ± SD, *ONE WAY ANOVA/ Mann Whitney-U-Test) wurden präoperativ (6,42 ± 5,9 pg/ml, p < 0,05*) und intraoperativ (4,95 ± 2,9 pg/ml, p < 0,05*) für bFGF im Vergleich zu postoperativen Serumkonzentrationen gefunden und waren ebenfalls signifikant gegenüber Serumnormalwerten gesunder Kontrollprobanden erhöht präoperativ (3,7 ± 2,1 pg/ml, p < 0,05*).

Im abfließenden Tumorvenenblut zeigten sich hochsignifikant erhöhte Werte für bFGF präoperativ (232,4 ± 256,2 pg/ml, p < 0,05*).

Derartig massiv erhöhte Konzentrationen des bFGF konnten auch in großen Weichteilwunden (Latissimus-dorsi-Entnahmestellen) nachgewiesen werden und waren dort sogar signifikant höher nachweisbar als im Tumor (473 ± 273 pg/ml, p < 0,05*).

Die Konzentrationen der anderen Faktoren (VEGF, TGF) waren nicht signifikant erhöht.

Schlußfolgerung

Es finden sich signifikant erhöhte Konzentrationen des angiogenen Wachstumsfaktors bFGF im Serum bei Patienten mit malignen Weichgewebstumoren. Die im abfließenden Tumorblut festgestellten Werte korrelieren jedoch nicht mit dem Malignitätsgrad (Grading) des Trumors.

Die höchsten Werte für bFGF finden sich im Wundmikromileu großer Weichteilwunden (Muskellappen).

Die Ergebnisse weisen darauf hin, daß maligne Weichgewebstumoren basicFGF produzieren und das postoperativ im Operationsgebiet großer Weichteilwunden ein signifikant hohes angiogenes Potential lokalisiert ist, welches das Wachstum von Rezidiven unterstützen könnte.

Die Daten verdeutlichen die Wichtigkeit radikaler chirurgischer Resektionen und möglicher antiangiogener Behandlungsmodalitäten.

Summary

Soft tissue sarcomas of the extremities contribute to only 0,9% of all neoplasms. Even in experienced hand radical surgical resection is followed by arecurrency rate of 7 to 35%. The reasons for this high percentage are not yet clear. Since a angiogenesis is a key factor in tumor growth we have investigated concentrations of the angiogenic peptides bFGF, TGF-β1, TGF-β2 and VEGF in systemic and tumor venous blood of 50 soft tissue sarcoma patients undergoing radical surgical tumorresection. Systemic blood was obtained preoperatively, during surgery, 1 hour, 1 day and 1 week after

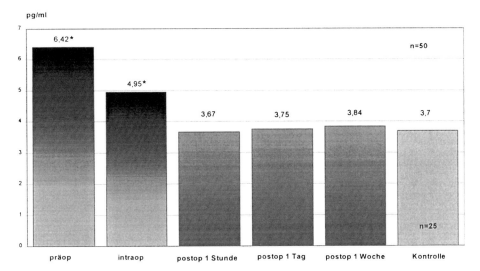

(*: ONE WAY ANOVA ON RANKS; p<0.05)

Abb. 1. Graphische Darstellung der Werte für bFGF im systemischen Venenblut der 50 Patienten mit malignen Weichgewebstumoren im Vergleich zu gesunden Kontrollprobanden (n = 25; *: p < 0,05). Weitere Erläuterungen siehe Text

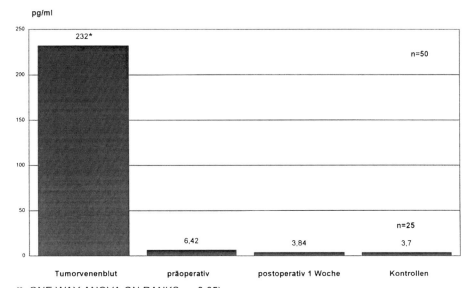

(*: ONE WAY ANOVA ON RANKS; p<0.05)

Abb. 2. Graphische Darstellung der Werte für bFGF im abfließenden Tumorvenenblut der 50 Patienten mit malignem Weichgewebstumor im Vergleich zu systemischen Venenblut präoperativ, postoperativ nach einer Woche und gesunden Kontrollprobanden (n = 25; *: p < 0,05)

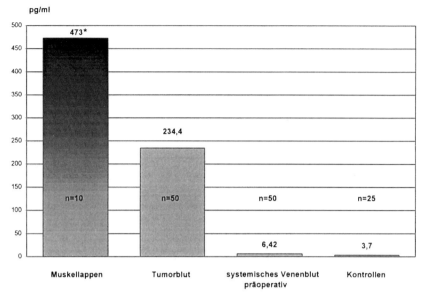

pg/ml

(*: ONE WAY ANOVA ON RANKS; p<0.05)

Abb. 3. Graphische Darstellung der Werte für bFGF in großen, chirurgischen Weichteilwunden (Latissimus-dorsi-Lappen-Entnahmestellen) im Vergleich zu Tumorblut lokal, systemisch und systemischen Kontrollgruppen

surgery. 10cc of venous blood was collected from tumor veins during surgery. Levels of cytokines were measured by Sandwich-ELISA. Preoperative and intraoperative levels were significantly elevated compared to values postoperative. Concentrations of bFGF determined in tumor blood were significantly higher than serum levels but lower than controls obtained from large soft tissue wounds. VEGF and TGF were not elevated.

Zusammenfassung

Ziel der vorliegenden Studie ist die Klärung der Frage, ob angiogen wirksame Wachstumsfaktoren im Blut von Patienten mit malignen Weichgewebstumoren nachweisbar sind und ob eventuell präoperativ erhöhte Konzentrationen nach erfolgter Tumorresektion abfallen. Bei 50 Patienten, die sich einer radikalen chirurgischen Tumorresektion maligner Weichgewebstumoren unterzogen, wurde jeweils präoperativ, intraoperativ und postoperativ nach 1 Stunde, 1 Tag und 1 Woche systemisches Venenblut gewonnen. Zusätzlich erfolgte während der Präparation des Tumors intraoperativ die Gewinnung von Tumorvenenblut durch Kanülierung einer abfließenden Tumorvene. Der Nachweis der angiogenen Wachstumsfaktoren basic FGF, VEGF, TGF-β1 und TGF-β2 erfolgte mittels herkömmlichen monoklonalen Sandwich-ELISA (R&D Systems®, USA).

Es finden sich signifikant erhöhte Konzentrationen des angiogenen Wachstumsfaktors bFGF im Serum bei Patienten mit malignen Weichgewebstumoren.

Literatur

1. Folkman J (1995) Clinical Applications of Research on Angiogenesis. New Engl J Med 333:1757–1763
2. Folkman J (1995) Tumor Angiogenesis. In: The Molecular Basis of Cancer, Mendelson J, Howley PM, Israel Ma, Liotta La, editors. WB Saunders 206–232
3. Pötgens AJG, Westphal HR, de Waal RMW, Ruiter DJ (1995) The Role of VEGF and bFGF in Tumor Angiogenesis. Biol Chem 376:57–70
4. Folkman J, Klagsbrun M (1987) Angiogenic factors. Science 235:442
5. Folkman J, Shing Y (1992) Angiogenesis. J Biol Chem 267:10931–10934

B7-Kostimulationsmoleküle verbessern die Induktion tumorspezifischer zytotoxischer T-Zellen gegen MART-1$_{27-35}$

B7-costimulation enhances the generation of MART-1$_{27-35}$ specific CTL

A. Schütz[2], W. R. Marti[1], P. Zajac[2], D. Oertli[1], F. Harder[1], M. Heberer[2]

Allgemeinchirurgische Klinik[1] und Forschungsabteilung[2], Departement Chirurgie, Kantonsspital Basel, Spitalstrasse 21, CH-4031 Basel

Einleitung

Tumorantigene, wie das Melanom assoziierte Differenzierungsantigen MART-1, haben im Hinblick auf zukünftige Immuntherapien Bedeutung gewonnen. Mittels rekombinanter Vakzinia Viren (rekVV), die das tumorassoziierte Epitop MART-1$_{27-35}$ kodieren, konnten wir HLA.A2 restringierte, spezifische zytotoxische T-Lymphozyten (CTL) generieren [1]. Wir haben nun versucht, die CTL Induktion durch zusätzliche Expression der humanen Kostimulationsmoleküle B7-1 und B7-2, unter Einsatz eines Vakzinia Vektor Systems zu verbessern.

Material und Methode

Zellkulturen: Periphervenöse mononukleäre Zellen (PBMC) gesunder HLA.A2$^+$ Spender wurden mittels Zentrifugation über einen Ficoll Gradienten gewonnen. Die adhärenten Zellen wurden als Antigen präsentierenden Zellen (APC), die nicht adhärenten als lymphatische Effektoren eingesetzt und in RPMI mit 1 mM Sodium Pyruvat, 2 mM nicht essentiellen Aminosäuren, 2 mM L-Glutamin, 10 mM HEPES Puffer (alle Gibco-BRL, Paisley, UK) 20 μl Ciproxin (Bayer, Zürich, CH) und 7,5% humanem AB Serum kultiviert. Fibroblasten wurden aus Hautbiopsien am Vorderarm gesunder HLA.A2$^+$ Probanden gewonnen und in dem selben Medium, allerdings mit 20% fötalem Kälberserum (FCS, GibcoBRL, Paisley, UK) anstatt AB Serum, kultiviert. Epstein Barr Virus transformierte lymphoblastoide Zellen (EBV-LC) von PBMC wurden mit B95/8 Zellkultur-Überstand (Dr. M. Cella, Basel, CH) und Cyclosporin A, 5 μg/ml (Novartis, Basel, CH), in Kultur gehalten. Die Melanom-Zelllinien MZ2 (Dr. D Rimoldi, Lausanne, CH) und HBL (Dr. Ghanem, Brüssel, B) wurden in CM mit 10% FCS kultiviert.

Peptide: MART-1$_{27-35}$ (AAGIGILTV) und das Kontrollpeptid wurden mit einem Peptid Synthesizer (Millipore, Watford, UK) synthetisiert. Die Peptidqualität wurde mit HPLC (Bio-Rad, Kalifornien, USA) kontrolliert.

Rekombinante B7-1/2 und MART-1$_{27-35}$ kodierende Vakzinia Viren (rekVV): Die Sequenzen von MART-1$_{27-35}$ und den humanen Kostimulationsmolekülen B7-1 und

B7-2 wurden in das virale Genom integriert [2]. Die virale Replikationsfähigkeit wurde mit Psoralen (4'-aminomethyl-4,5',8-trimethyl-psoralen, Calbiochem, La Jolla, USA) und UV Licht (365 nm) aufgehoben [3].

Kostimulationsmoleküle: Die Expression der Kostimulationsmoleküle B7-1 und B7-2 auf mit rekVVMART-1$_{27-35}$ B7-1/2 infizierten EBV-LC wurde mit direkten monoklonalen FITC markierten Maus anti CD80 Ig (Immunokontakt, Frankfurt a. M., D) und anti CD 86 Ig (Pharmingen, San Diego, Kalifornien, USA) durchflusszytometrisch nachgewiesen.

Zytotoxische T-Lymphozyten (CTL): Die adhärente Fraktion von PBMC oder autologe humane Fibroblasten wurden mit rekVVMART-1$_{27-35}$ B7-1/2 bzw. rekVVMART-1$_{27-35}$ oder „wild type" Kopenhagen-Typ Vakzinia Virus (Dr. R. Drillen, Straßburg, F) mit einer Dosis von 10 multiplicity of infection (MOI) infiziert und über Nacht kultiviert. Diese APC wurden zur Stimulation der CTL verwendet. Nach 7 Tagen wurde die Hälfte des Mediums unter Zusatz von IL-2 und IL-4 erneuert. Anschließend wurden die CTL 2mal mit peptidbeladenen EBV-LC restimuliert [1].

Zytotoxische Aktivität: Die spezifische zytotoxische Aktivität der CTL wurde anhand der ^{51}Cr-Freisetzung ermittelt [4]. Mit 20 µM Peptid beladene autologen EBV-LC oder Melanom-Zelllinien dienten als Zielzellen. Nach 4 h wurde der Anteil der spezifischen Lyse anhand der ^{51}Cr Freisetzung berechnet: (experimentelle-spontane Chromfreisetzung)/(maximale-spontane Chromfreisetzung) × 100.

Resultate

Die durchflusszytometrisch gemessene Überexpression von B7-1/2 lag bei APC, die aus der adhärenten Fraktion von PBMC gewonnen und mit rekVVMART-1$_{27-35}$ B7-1/2 infiziert worden waren, bei 39 %. Mit rekVVMART-1$_{27-35}$ B7-1/2 infizierte Fibroblasten exprimierten die Kostimulationsmoleküle zu 36 % (negative Kontrolle 0 %). Die Expression von MART-1$_{27-35}$ wurde mit spezifischen CTL Klonen verifiziert.

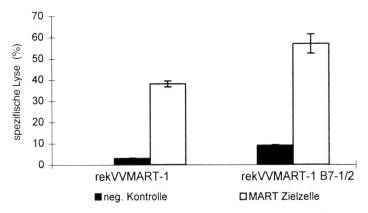

Abb. 1. Mit rekVVMART-1 infizierte PBMC induzieren spezifische CTL. Die Induktion ohne Kostimulationsmoleküle (rekVVMART-1) ist sich weniger effektiv als mit B7-1/2 (rekVVMART-1 B7-1/2). Im Zytotoxizitätsassay werden positive Zielzellen nach Kostimulation besser lysiert (57 % vs. 38 %)

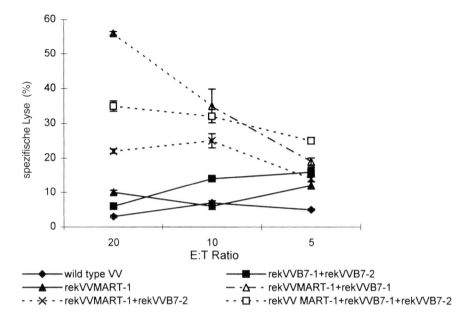

Abb. 2. MART-1$_{27-35}$ spezifische Lyse, nach Induktion mit rekVVB7-1 (5 MOI) + rekVVMART-1$_{27-35}$ (10 MOI) infizierten Fibroblasten (57%) und ohne B7-Kostimulation (10%), bei einem Effektor: Target Verhältnis von 20. 22% respektive 35% spezifische Lyse nach Induktion mit rekVVB7-2 (5 MOI) + rekVVMART-1$_{27-35}$ (10 MOI), respektive mit rekVVB7-1 (5MOI)+rekVVB7-2 (5 MOI) + rekVVMART-1$_{27-35}$ (10 MOI) infizierten Fibroblasten

CTL, die mit rekVVMART-1$_{27-35}$ B7-1/2 infizierten PBMC induziert wurden, erkannten nach einmaliger Restimulation die MART-1$_{27-35}$ peptidbeladene Zielzellen zu 57 ± 8% (negative Kontrolle 9 ± 3%). Wurden die CTL ohne Kostimulationsmoleküle induziert, lysierten diese die Zielzellen zu 38 ± 4% (negative Kontrolle 3 ± 1%) (Abb. 1).

Fibroblasten, die nach entsprechender Infektion nur MART-1$_{27-35}$ oder B7-1 und B7-2 exprimierten, induzierten keine spezifischen CTL. Nach Infektion mit rekVV, die MART-1$_{27-35}$ und zumindest 1 Kostimulationsmolekül kodierten, konnten humane Fibroblasten als professionelle APC eingesetzt werden. Die Effektivität der CTL war bei B7-1 Kostimulation höher als bei B7-2 Kostimulation (Abb. 2).

Diskussion

Die Infektion mit inaktivierten rekVVB7-1 und B7-2 führt zu einer gesteigerten Expression der Kostimulationsmoleküle auf EBV-LC und Fibroblasten. Das HLA.A2 assoziierte Differenzierungsantigen MART-1$_{27-35}$ wird nach Infektion mit rekVV-MART-1$_{27-35}$ ebenfalls exprimiert. Infizierte Zielzellen werden von MART-1$_{27-35}$ spezifischen CTL Klonen lysiert.

Die adhärente Fraktion von PBMC (Monozyten, Makrophagen und dendritische Zellen) exprimiert natürlicherweise B7-1/2. Deshalb können diese nach Infektion mit

MART-1$_{27-35}$ kodierenden rekVV spezifische CTL induzieren. Wird die adhärente Fraktion von PBMC mit rekVV infiziert, die neben MART-1$_{27-35}$ zusätzlich B7-1/2 kodieren, kommt es zu einer Überexpression der Kostimulationsmoleküle und einer deutlich verbesserten CTL Induktion.

Humane Fibroblasten exprimieren keine Kostimulationsfaktoren. Werden sie mit B7-1 oder B7-2 kodierenden rekVV infiziert, können die Kostimulationsmoleküle auf der Zelloberfäche nachgewiesen werden. Bei Koexpression von MART-1$_{27-35}$ fungieren diese Fibroblasten dann als professionelle APC und induzieren spezifische CTL, die peptidbeladene Zielzellen lysieren können. In unserem Fall erwies sich die Kostimulation mit B7-1 als wirksamer im Vergleich zu B7-2. Fibroblasten, die nur MART-1$_{27-35}$ oder Kostimulationsmoleküle exprimieren, sind nicht in der Lage CTL zu generieren. Zusammen mit tumorassoziierten Antigenen (TAA) besitzen die Kostimulationsfaktoren B7-1 und -2 somit eine Schlüsselrolle bei der Induktion tumorspezifischer CTL.

Zusammenfassung

Die Induktion spezifischer CTL die gegen TAA gerichtet sind, wird durch die Expression der Kostimulationsmoleküle B7-1/2 auf APC deutlich gesteigert. Darüber hinaus können auch humane Fibroblasten, die natürlicherweise keine Antigen präsentierende Kapazität besitzen, nach Infektion mit B7 und Tumorepitop kodierenden rekVV als effektive APC eingesetzt werden. Die Erzeugung künstlicher APC aus nicht professionellen APC durch Infektion mit rekombinanten Vakzinia Viren stellt ein neues Konzept dar, das bei der Verbesserung immuntherapeutischer Strategien hilfreich sein kann.

Abstract

The expression of B7-1/2 molecules in addition to TAA in APC significantly improves the generation of specific CTL *in vitro*. Moreover, human fibroblasts, usually devoid of APC capacity, can be engineered into effective APC upon infection with recVV encoding costimulatory molecules together with specific epitopes. The generation of artificial APC by infection of non professional APC with appropriately engineered recVV is a new concept that may be useful in the implementation of immunotherapy strategies.

Literatur

1. Zajac P, Oertli D, Spagnoli GC, Noppen C, Schaefer C, Heberer M and Marti WR (1997) Generation of tumoricidal cytotoxic T lymphocytes from healthy donors after *in vitro* stimulation with replication-incompetent vaccinia virus encoding MART-1/Melan-A 27–35 epitope. Int J Cancer 71:491–496
2. Marti WR, Oertli D, Meko JB, Norton JA and Tsung K (1997) Induction of antigen-presenting capacity in tumor cells upon infection with non-replicating recombinant Vaccinia virus encoding murine MHC class II and costimulatory molecules. J Immunol Methods 200:191–198

3. Tsung K, Yim JH, Marti WR, Buller ML and Norton JA(1996) Gene Expression and Cytopathic Effect of Chemically Inactivated Vaccinia Virus. J Virol 70 (1):165–171
4. Spagnoli GC, Schaefer C, Willimann TE, Kocher T, Amoroso A, Juretic A, Zuber M, Lüscher U, Harder F and Heberer M (1995) Peptide-specific CTL in tumor infiltrating lymphocytes from metastatic melanomas expressing MART-1/Melan-A, gp100 and Tyrosinase genes: a study in an unselected group of HLA-A2.1-positive patients. Int J Cancer 64:309–315

Kontaktadresse: Dr. med. Alexander Schütz, Departement Chirurgie, Zentrum für Lehre und Forschung. Labor 404, Kantonsspital Basel, Spitalstrasse 21, CH-4031 Basel, Telefon (0041) 61 265 23 79, Telefax (0041) 61 265 39 90.
Email: Schuetza@ubaclu.unibas.ch

Rekombinante Vakzinia Viren als effiziente Vektoren biologisch aktiver, humaner B7-Kostimulationsmoleküle

Recombinant Vaccinia virus, an efficient vector system for bioactive human B7-costimulatory molecules

W. R. Marti[1], A. Schütz[2], D. Oertli[1], P. Zajac[2], F. Harder[1], M. Heberer[2]

[1] Allgemeinchirurgische Klinik, Departement Chirurgie der Universität Basel, CH-4031 Basel
[2] Forschungsabteilung, Departement Chirurgie der Universität Basel, CH-4031 Basel

Einleitung

Antigen-präsentierende Zellen (APC) können eine klonale Expansion spezifischer T-Lymphozyten induzieren. Dazu sind mindestens zwei verschiedene Signale erforderlich. Als erstes Signal wird der Antigen-HLA-Komplex präsentiert, der den T-Zellrezeptor aktiviert. Das zweite Signal wird meistens durch die Kostimulationsmoleküle B7-1 und B7-2 vermittelt (Linsley et al. 1994). Diese Moleküle, die vorwiegend an der Oberfläche von APC zu finden sind, werden der IgG Superfamilie zugerechnet und aktivieren die T-Zell Rezeptoren CD28 und CTLA-4. Im Gegensatz zur Stimulation des T-Zell Rezeptors unterliegt das zweite Signal weder der HLA-Restriktion noch ist es antigenspezifisch. Die Induktion von CD4$^+$ T-Helfer Zellen durch diese beiden Signale (Aktivierung von T-Zell Rezeptor und Kostimulation) führt zu einer spezifischen, klonalen Proliferation. Wir haben *in vitro* geprüft, ob die Kostimulation von APC durch Infektion mit B7-kodierenden VV verbessert werden kann.

Material und Methoden

Konstruktion von nicht replizierenden, rekombinanten Vakzinia Viren (recVV). Die cDNA der humanen Kostimulationsmoleküle B7-1 und B7-2 wurde je in ein Insertions/Expressionsplasmid kloniert. Die DNA von hB7-1 enthält eine TTTTTNT Sequenz, die beim VV als Translations-Stopsignal wirkt. Mit einer gezielten Punktmutation haben wir das Stopsignal inaktiviert, ohne dabei die Kodierung der Aminosäurensequenz zu verändern. Durch homologe Rekombination in eukarioten Zellen mittels simultaner Transfektion mit Plasmiden und Infektion mit VV wurden die Vektoren recVV hB7-1 und recVV hB7-2 konstruiert. Durch Inkubation der viralen Suspension mit Psoralen und anschließender Bestrahlung mit langwelligem ultraviolettem Licht wurde die DNA-Doppelhelix partiell irreversibel verknüpft. Somit wurde die Replikationsfähigkeit dieser recVV bei weitgehend erhaltener Infektiosität und Transkriptionsfähigkeit blockiert (Tsung et al. 1996).

Zellpräparation. Periphervenöse mononukleäre Zellen (PBMC) von gesunden Spendern wurden durch Standard-Gradienten Zentrifugation gewonnen. Nach Verwerfen der adhärenten Zellfraktion wurde die T-Helfer Zellfraktion mit Hilfe von monoklonalen anti-CD4 Antikörpern durch einen magnetischen Zellsorter isoliert (Reinheit >95%). Zur Gewinnung von EBV transformierten lymphoblastoiden Zellinien (EBV-BL) wurden PBMC mit Epstein Barr Virus enthaltendem B95/8 Medium und Cyclosporin inkubiert (Filgueira et al. 1993).

Durchflusszytometrische Analyse der rekombinanten Kostimulationsmoleküle. Humane Melanomzellinien (HBL, D10 und WM115) und eine Lungenkarzinom-Zellinie (CaLu6) werden mit den jeweiligen recVV infiziert und über Nacht kultiviert. Die Einzelzellsuspension wurde anschließend mit fluoreszierenden monoklonalen Antikörpern (anti-hB7-1 gefolgt von sekundärem FITC gekoppeltem Ak, respektive anti-hB7-2-FITC) markiert. Die Expression der Kostimulationsmoleküle wurde als relative Fluoreszenz dieser Zellen durchflußzytometrisch (FACScan) gemessen.

T-Zell Proliferation. Tumorzellen, respektive autologe EBV-BL wurden mit replikationsinkompetentem recVV oder Kontrollvirus infiziert, über Nacht kultiviert und danach bestrahlt (5000 cGy). Mit diesen Stimulatorzellen wurden jeweils 2.10^5 Effektor-T-Zellen während 48 Stunden inkubiert. Zusätzlich wurde der T-Zellrezeptor mit einer suboptimaler Konzentration von 0,1ng/ml phorbol-12-myristate-13-acetate (PMA) aktiviert (erstes Signal der T-Zell Aktivierung). Nach Zugabe von radioaktivem Tritium-Thymidin ($^{3+}$H-Thymidin) wurde die Proliferationsrate der T-Helfer-Zellen mit einem Szintillationszähler ermittelt. In Kontrollexperimenten wurden die recVV infizierten Tumorzellen mit B7-spezifischem CTLA-4 Fusionsprotein inkubiert, um die B7 vermittelte Kostimulation zu blockieren.

Ergebnisse

Expression der Kostimulationsmoleküle. Die beiden Kostimulationsmoleküle hB7-1 und hB7-2 wurden von recVV infizierten Tumorzellen in hoher Intensität an der Zelloberfläche exprimiert (Abb. 1). Bei Infektion mit replizierenden recVV exprimierten alle Zellen die rekombinanten Kostimulationsmoleküle. Hingegen fand sich nach Infektion mit nichtreplizierenden recVV eine variable Expression dieser kostimulatorischen Moleküle.

T-Zell Proliferation. Tumorzellen, die rekombinante kostimulatorische Moleküle exprimierten, induzierten eine starke Proliferation der $CD4^+$ T-Zellen (Abb. 2a und 2b). Bei allen vier getesteten recVV infizierten Tumorzellinien war hB7-1 ein stärkeres kostimulatorisches Signal als hB7-2 (p < 0,01, ANOVA). Die Kostimulation der rekombinanten B7 Moleküle konnte mit dem löslichen CTLA-4 Protein weitgehend aufgehoben werden (Abb. 2c). Als negative Kontrolle diente ein lösliches, irrelevantes IgG (Daten nicht gezeigt). Auch bei EBV-BL als professionelle APC konnte durch Infektion mit nicht-replizierenden recVV hB7-1 eine signifikante Verstärkung der stimulatorischen Wirkung auf autologe $CD4^+$ T-Helfer Zellen erreicht werden (p < 0,01 ANOVA) (Abb. 3).

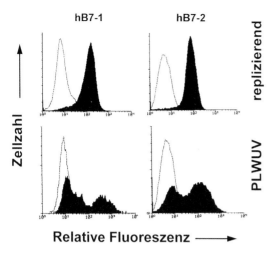

Abb. 1. Fluoreszenzanalyse von WM115 Melanomzellen nach Infektion mit replizierenden recVV (obere Reihe) oder mit replikationsinkompetenten recVV (untere Reihe). Links: Relative Fluoreszenz nach Infektion der Zellen mit recVV hB7-1. Markierung mit monoklonalem anti-hB7-1 Ak und sekundärem FITC-gekoppeltem Ak. Rechts: Relative Fluoreszenz nach Infektion der Zellen mit recVV hB7-2. Markierung mit monoklonalem FITC-anti-hB7-2 Ak. Als negative Kontrollen dienten WM115 infiziert mit replikationsfähigen oder replikationsinkompetenten Kontroll-VV

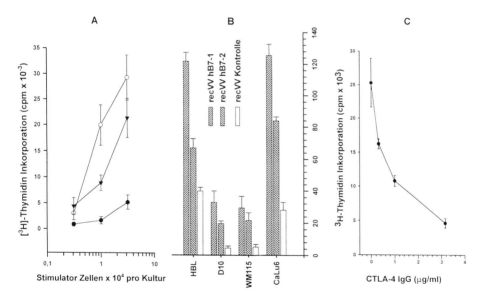

Abb. 2. Proliferation von CD4[+] T-Helferzellen nach Inkubation mit recVV B7 infizierten Tumorzellen und PMA. **a** $2,10^5$ Effektor T-Zellen wurden mit steigender Konzentration von WM115 Melanoma Zellen als Stimulatoren unter Zugabe von PMA inkubiert. Die Stimulatorzellen sind mit nichtreplizierenden recVV B7-1 (offene Kreise), recVV B7-2 (gefüllte Dreiecke) und Kontrollviren (gefüllte Kreise) infiziert worden. **b** Zusammenfassung separater Experimente. Als Stimulatorzellen dienten recVV infizierte humane Melanoma-Zellininen (HBL, D10 und WM115) und eine Lungenkarzinom Zellinie (CaLu6). **c** Blockierung der CD4[+] Zell-Proliferation durch Vorbehandlung der Stimulatorzellen (recVV B7-1 und recVV B7-2 infizierten WM115) mit löslichem CTLA-4 IgG-Fusionsprotein (gefüllte Kreise) unter Zugabe von PMA. Die $^{3+}$Thymidin-Inkorporation wird in counts per minute (cpm) gemessen. Es sind Mittelwerte von Dreifachmessungen mit Standardabweichungen dargestellt

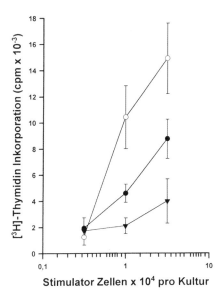

Abb. 3. RecVV induzierte Überexpression von hB7-1 bewirkt eine effiziente Kostimulation von CD4$^+$ T-Helfer Zellen. Die autologen CD4$^+$ Zellen stammen von Vakzinia Virus geimpften gesunden Spendern. Als Stimulatorzellen dienen mit nichtreplizierenden recVV B7-1 (offene Kreise), Kontrollviren (gefüllte Dreiecke) und nicht (gefüllte Kreise) infizierte EBV-BL. Die $^{3+}$Thymidin-Inkorporation wird in counts per minute (cpm) gemessen. Es sind Mittelwerte von Dreifachmessungen mit Standardabweichungen dargestellt

Diskussion

Für die vorliegenden Experimente verwendeten wir nichtreplizierende recVV als Vektoren zur Expression von B7 Molekülen. Die Inaktivierung der recVV mit Psoralen und langwelligem UV-Licht hemmt die Transkription in Abhängigkeit der Genlänge, worauf die heterogene Expression der B7 Moleküle recVV infizierter Tumorzellen zurückzuführen ist (Tsung et al. 1996). Alle getesteten Tumorzelllinien, die mit recVV B7 infiziert wurden, exprimierten die rekombinanten B7 Moleüle an der Zelloberfläche (Abb. 1). Diese waren biologisch aktiv, was durch die Kostimulation allogener CD4$^+$ T-Helfer Zellen belegt werden konnte (Abb. 2). Wie auch van Dijk et al. 1996 zeigte, bewirkt die Kostimulation mit B7-1 eine stärkere Proliferation von CD4$^+$ T-Helfer Zellen als B7-2. Die Stimulation autologer T-Helfer Zellen durch recVV B7 infizierte EBV-BL zeigte, daß nicht nur eine effiziente Kostimulation erreicht werden kann, sondern daß dabei die Stimulation des T-Zellrezeptors nicht gestört wird (Abb. 3). Die EBV-BL, die mit nichtreplizierendem recVV B7 infiziert wurden, konnten weiterhin endogene Antigene prozessieren und im Zusammenhang mit den MHC Class II Moleküle an der Zelloberfläche präsentieren. Dabei dienten virale Vakzinia Antigene als Modell. Replikationsinkompetente recVV stellen somit effiziente Vektoren mit experimentellem und klinischem Potential dar.

Zusammenfassung

Die T-Zell-Aktivierung erfordert neben der T-Zell Rezeptor Stimulation durch Antigen und HLA-Molekül auch die Aktivierung eines Korezeptors. Wir haben deshalb *in vitro* geprüft, ob humane B7 Moleküle, die durch nichtreplizierende rekombinante

Vakzinia Viren (recVV) kodiert werden, eine effiziente Kostimulation von CD4$^+$ T-Zellen bewirkt werden kann. Dazu haben wir recVV konstruiert, die entweder hB7-1 oder hB7-2 Moleküle kodieren. Infektion von humanen Tumorzellinien mit diesen Vektoren führten zur Expression rekombinanter B7 Moleküle an der Zelloberfläche. Wurden diese Zellen zusammen mit allogenen CD4$^+$ T-Helferzellen kultiviert, so konnte unter Zugabe von PMA eine signifkante Proliferation der T-Zellen erreicht werden. Diese Kostimulation konnte mit CTLA-4 Fusionsproteine blockiert werden. Auch bei autologen EBV transformierte B-Lymphozyten konnte durch Infektion mit recVV B7-1 eine biologisch funktionell wirksame Ueberexpression dieser Moleküle erreicht werden. Trotz der viralen Infektion zeigten diese Zellen eine ungestörte Präsentation MHC Klasse II kompatibler antigener Proteine. Replikationsinkompetente recVV, die B7 Moleküle exprimieren, stellen somit effiziente Vektoren mit experimentellem und klinischem Potential dar.

Summary

A specific antigenic ligand and a costimulatory signal are required for optimal T cell activation. We constructed and tested recombinant Vaccinia viruses (recVV) expressing hB7-1 or hB7-2 as a gene expression vector system for delivery of costimulatory function *in vitro*. Upon infection with replication incompetent and non-cytopathic recVV B7, all human tumour cell lines tested expressed the recombinant molecules. Cell lines expressing recombinant B7 molecules provided effective costimulation for proliferation of resting CD4$^+$ T helper cells in the presence of suboptimal PMA concentrations. The costimulatory effect could be blocked with soluble CTLA-4 proteines. RecVV B7-1 infected EBV transformed B-lymphocytes overexpressed the costimulatory molecules resulting in enhanced costimulation. The capacity of these cells to stimulate autologous CD4$^+$ memory cells of VV immunocompetent donors was not impared by the recVV infection indicating an intact capacity for processing and presenting antigenic proteins in the context with MHC Class II molecules remained. RecVV encoding human B7 molecules therefore appear to be promising experimental and clinical tools to enhance immune responses.

Unterstützung

Diese Arbeit wurde durch die Krebsliga beider Basel (Schweiz) und durch den Schweizerischen Nationalfonds (Nr. 31-43232.95) unterstützt.

Literatur

Linsley PS, Greene JL, Brady W, Bajorath J, Ledbetter JA, Peach R (1994) Human B7-1 (CD80) and hB7-2 (CD86) bind with similar avidities but distinct kinetics to CD28 and CTLA-4 receptors. Immunity 1:793

Tsung K, Yim JH, Marti WR, Buller ML, Norton JA (1996) Gene expression and cytopathic effect of chemically inactivated Vaccinia virus. J Virol 70:165

Filgueira L, Zuber M, Juretic A, Luescher U, Caetano V, Harder F, Garotta G, Heberer M, Spagnoli
GC (1993) Differential effects of interleukin-2 and CD3 triggering on cytokine gene transkription and secretion in cultured tumor infiltrating lymphocytes. Cell Immunol 150:205
van Dijk AMC, Otten HG, Vercauteren SM, Kessler FL, de Boer M, Verdonck LF, de Gast GC (1996)
Human B7-1 is more efficient than B7-2 in providing co-stimulation for alloantigen-specific T
cells. Eur J Immunol 26:1851

Korrespondenzadresse: Dr. med. Walter R. Marti, Departement Chirurgie der Universität Basel, Kantonsspital Basel, Spitalstrasse 21, CH-4031 Basel, Schweiz.

Einfluß der Splenektomie auf das intra- und extraperitoneale Tumorwachstum unter Berücksichtigung des Immunsystems im Rattenmodell

Impact of splenectomy on intra- and extraperitoneal tumor growth and immune function in a rat model

J. Ordemann[1], C. A. Jacobi[1], A. Schmolke[1], H. U. Zieren[1], R.Sabat[2], J. M. Müller[1]

[1] Chirurgische Universitätsklinik, Charité, Berlin
[2] Institut für Klinische Immunologie, Charité, Berlin

Einleitung

Daß die Tumorgenese und -progredienz in engem Zusammenhang mit dem Immunsystem stehen, ist bei verschiedenen Karzinomen bekannt. Welche Rolle hierbei die Milz in der immunologischen Interaktion zwischen Tumor und Wirt spielt, wird bis heute allerdings kontrovers diskutiert. Bekannt ist, daß die Milz, die 25 % des lymphatischen Systems auf sich vereinigt, als Produzent von Antikörpern sowie Ursprungsort eines Teils der zellulären Abwehr eine wichtige Rolle in der immunologischen Abwehr einnimmt. Besonders bei der Resektion von malignen Tumoren könnte eine zusätzlich durchgeführte Splenektomie einen direkten Einfluß auf die Entwicklung von Metastasen oder Tumorrezidiven haben.

Deshalb sollte in einem Rattenmodell der Einfluß der Splenektomie auf das intraperitoneale Tumorwachstum und auf die Entstehung von Fernmetastasen unter Berücksichtigung immunologischen Veränderungen untersucht werden.

Methodik

In einem Rattenmodell (BD-IX) wurden die Auswirkungen einer Splenektomie auf das intra- und extraperitoneale Tumorwachstum sowie auf verschiedene immunologische Parameter analysiert. Zunächst erfolgte bei insgesammt 36 Ratten die intraperitoneale- und subcutane Applikation von jeweils 10^4 Kolonkarzinomzellen. Durch die gleichzeitige subkutane Injektion von Tumorzellen am Rücken der Tiere sollte, neben dem intraperitonealem auch das extraperitoneale Tumorwachstum untersucht werden. Die verwendete Tumorzellreihe ist ein in der BD IX-Ratte gezüchtetes Adenokarzinom des Kolons (DHD/K12/TRB). 14 Tagen nach Applikation der Tumorzellen erfolgte prospektiv randomisiert entweder eine Laparotomie (n =18) oder ein Laparotomie mit Splenektomie (n = 18). Perioperativ wurden die Leukozyten und Plasmaspiegel von IL-10 und TNF-alpha in beiden Gruppen gemessen und miteinander verglichen. Die Blutentnahmen erfolgten praeoperativ, 2 Stunden nach Operation sowie am 2, 4, 7 und 28 postoperativen Tag. Alle Tiere wurden 4 Wochen nach operativer

138

Intervention getötet. Anschließend erfolgte die Untersuchung der Abdominalhöhle auf Tumormetastasen, welche auf Größe und Gewicht untersucht wurden. Desweiteren wurde der Tumor subcutan am Rücken des Tieres operativ entfernt und Gewicht und Tumorvolumen bestimmt.

Von allen Werten wurden Mittelwert und Standardabweichung berechnet. Kategoriale Werte wurden zwischen den einzelnen Gruppen mit dem Fisher's exakt Test und numerische Werte mit dem Man-Withney-U-Test (Einzelgruppenvergleich) oder mit dem Kruskal-Wallis (Mehrgruppenvergleich) analysiert. Ein P-Wert < 0,05 wurde als satistisch signifikant definiert.

Ergebnisse

Das intra- und extraperitoneale Tumorgewicht war in der Splenektomie-Gruppe erhöht, allerdings war dieser Unterschied nicht signigikant (keine Splenektomie: intraperitoneal 1078 ± 331 mg, subcutan: 299 ± 192 mg; Splenektomie: intraperitoneal 1657 ± 450 mg, subkutan: 345 ± 187 mg) (Abb. 1). Hingegen war die Anzahl der peripheren Leukozyten vom zweiten bis zum siebten Tag postoperativen Tag in der Splenektomiegruppe signifikant erhöht (p < 0,05). Postoperativ kam es sowohl in der Splenektomiegruppe, als auch in der Kontrollgruppe zu einem Anstieg der Plasmaspiegel des antiinflammatorischen IL-10 als auch des proinflammatorischen TNF-alpha. Zwei Stunden nach Operationstrauma wurden die höchsten Plasmaspiegel, besonders die des antiinflammatorischen Cytokins IL6 nach Splenektomie gemessen, allerdings unterschieden sich die Konzentrationen von IL-10 und TNF-alpha in beiden Gruppen zu keinem Zeitpunkt signifikant.

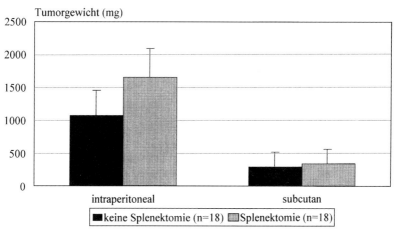

Abb. 1. Intraperitoneales und subcutanes Tumorgewicht in der Ratte nach Laparotomie und Splenektomie: (keine Splenektomie: intraperitoneal 1078 ± 331 mg, subcutan: 299 ± 192 mg; Splenektomie: intraperitoneal 1657 ± 450 mg, subkutan: 345 ± 187 mg)

Diskussion

Bisherige durchgeführte tierexperimentelle Studien über den Einfluß der Splenektomie auf das Tumorwachstum zeigen in ihren Ergebnisse kein einheitliches Bild. So konnten Yigong et al. [1] in ihren Rattenversuchen neben einem tumorverstärkenden Wachstum auch eine Disproportionalität zwischen B- und T-Lymphozyten nach Splenektomie nachweisen. Dagegen konnten Meyer et al. [2] eine verlängerte Überlebenszeit der splenektomierten Tiere nachweisen. Auch klinische Ergebnisse im Rahmen der Tumorchirurgie geben Hinweise dafür, daß die Milz beim Menschen ein Tumorleiden beeinflussen kann, so sind hauptsächlich Erfahrungen auf dem Gebiet des Magenkarzinom gemacht worden [3].

In dieser Studie konnte ein erhöhtes Tumorwachstum in der Splenektomiegruppe nachgewiesen werden, jedoch war der Unterschied bislang nicht signifikant. Obwohl eine signifikant ausgeprägtere Leukozytose nach Splektomie vom 2. bis zum 7. postoperativen Tag nachgewiesen werden konnte, unterschieden sich die Plasmaspiegel des antiinflammatorischen IL-10 als auch des proinflammatorischen TNF-alpha sich zu keinem Zeitpunkt zwischen den beiden Gruppen. Da es sich allerdings bei den hier vorgestellten Ergebnissen um eine geringe Fallzahl der Tiere handelt, werden die Versuche fortgesetzt, um den sich andeutenden stimulierenden Effekt der Splektomie auf das Tumorwachstum und die tendenziell sich andeutende stärkere Immunsupprimierung bei der Splenektomiegruppe zu überprüfen. Da davon auszugehen ist, daß es bei den meisten Resektionen von malignen Tumoren zu einer Tumorzellaussaat in die Abdominalhöhle kommt [4], soll weiterhin der Einfluß der Splenektomie auf das Wachstum von freien intraperitonealen Zellen untersucht werden.

Zusammenfassung

Bei einem etablierten Tumor scheint die Splenektomie keinen signifikanten Einfluß auf das Tumorwachstum sowohl intra- als auch extraperitoneal zu haben. Obwohl die Milz 25 % der zellulären Immunkapazität vereinigt, zeigten sich außer einer signifikanten Leukozytose keine Unterschiede in pro- und antiinflammatorischen Plasmazytokinen. Ob diese Ergebnisse auch für das Wachstum von freien intraperitonealen Tumorzellen zutrifft muß in weiteren Studien überprüft werden.

Summary

In this model, splenectomy does not significantly influence the intra- and extraperitoneal tumor growth. Although the spleen accounts 25 % of the cellular immune capacity, we found no difference in pro- or antiinflammatory cytokines but a significant increase of the white blood count after splenectomy compared with the control group. The influence of splenectomy on grouth of intraperitoneal disseminated tumor cells must be investigated in further studies.

Literatur

1. Yigong GE, Gao H, Kong X (1989) Changes of peripheral T-cell subsets in asplenic W 256 tumor-bearing rats. J Surg Oncol 43:60
2. Meyer JD, Argyris BF, Meyer JA (1980) Splenectomy, suppressor cell activity and survival in tumor bearing rats. J surg Res 29:527
3. Miwa H, Orita K (1983) Splenectomy combined with gastrectomy and immunotherapy for advanced gastric cancer. Acta Med Okayama 37:251
4. Buchmann P, Christen D, Moll C, Flury R (1996) Intraperitoneal tumor seedings in colorectal carcinoma surgery, a comparison of laparoscopic versus opern procedures in a longitudinal study. Langenbecks Arch Chir Suppl Kongressbd 113:573–6

Korrespondenzadresse: Dr. J. Ordemann, Chirurgische Klinik der Humboldt Universität zu Berlin, Charité, Schumannstr. 20/21, 10098 Berlin

---

TAC/MMF/Pred/single shot ATG versus CsA/MMF/Pred/single shot ATG nach Pankreas-/Nierentransplantation (PNTX) – Erste Ergebnisse einer prospektiv randomisierten Studie

TAC/MMF/Pred/single shot ATG versus CsA/MMF/Pred/single shot ATG after pancreas-/kidney transplantation – First results of a prospective randomised trial

T. Schulz, M. Heimes, A. Schindler, M. Büsing

Chirurgische Universitätsklinik Bochum am Knappschaftskrankenhaus

Einleitung

Die kombinierte Pankreas-/Nierentransplantation (PNTX) ist inzwischen als Therapie bei niereninsuffizienten Typ I Diabetiker akzeptiert [1]. Nach Angaben des IPTR werden 1-Jahres-Funktionsraten von 81% (Pankreas) bzw. 86% (Niere) erreicht [2]. Hierzu haben ganz wesentlich Weiterentwicklungen der chirurgischen Technik und des perioperativen Managements beigetragen. Organverluste auf Grund lokaler Komplikationen (Thrombose, Pankreatitis) sind erheblich zurück gegangen. Trotz einer Induktionstherapie mit polyklonalen oder monoklonalen Antikörpern (AK) wurde nach PNTX Abstoßunginzidenzen von 55% bis 83,5% beschrieben [3]. Durch die Modifikation der Quadruple-Induktionstherapie mit bereits präoperativem Beginn der Immunsuppression konnten wir in unserem Zentrum die Inzidenz akuter Abstoßungsreaktionen (RE) auf 33% reduzieren [4]. Erste Erfahrungen mit TAC, MMF, Prednisolon und single shot ATG nach PNTX sind ebenfalls vielversprechend. Daher wird in einer Studie nach PNTX untersucht, ob vergleichbare Ergebnisse mit CsA (Neoral®), MMF, Prednisolon und single shot ATG erreicht werden können.

Methodik

Zwischen Dezember 1996 und September 1997 wurde bei 33 Typ I Diabetikern (Median Alter: 38 Jahre, Diabetesdauer: 27 Jahre und Dialysedauer: 37 Monate) mit terminaler (n = 30) oder präterminaler (n = 3) Niereninsuffizienz eine PNTX durchgeführt. Die HLA-MM für den A-/B-/DR-Lokus lagen bei 1,0/1,6/1,3. Bei 30 Patienten erfolgte die Ableitung des Pankreassekrets in den Dünndarm, in 3 Fällen in die Harnblase. Nach Randomisierung ergaben sich vergleichbare Gruppen mit 18 (Gruppe I) bzw. 15 (Gruppe II) Patienten, welche sich hinsichtlich der o.g. Parameter nicht wesentlich unterschieden. Ausschlußkriterien stellten Retransplantationen bzw. PRA > 15% dar. Die Immunsupression erfolgte präoperativ mit MMF (4 g), Steroiden (250 mg) und ATG (6 mg/kg/KG) sowie 5 mg TAC (Gr. I) bzw. 6 mg/kg/KG CsA (Gr. II). Postoperativ wurde MMF mit 2 × 1,5 g, Steroide nach einem Stufenschema und TAC/CsA nach Blutspiegeln (TAC: 8–15 ng/dl; CsA: 200–250 ng/dl) dosiert. MMF, TAC und CsA wurden ausschließlich oral verabreicht. Die Diagnose einer akuten RE wurde nach histologischer Untersuchung einer Nierentransplantatbiopsie gestellt. Die RE-Behandlung erfolgte mit einem dreitägigen Steroidbolus (250 mg Prednisolon i.v.) und wurde bei Steroidresistenz mit OKT3 über 10 Tage fortgesetzt. Antibiotika (Vancomycin/Cefotaxim) wurden schon präoperativ appliziert und bis zum Vorliegen der mikrobiologischen Befunde fortgeführt. Falls erforderlich wurde die Antibiose nach Antibiogramm umgestellt. Ferner wurde Fluconazol als Antimycotikum und Gancyclovir (14 Tage i.v./3 Monate oral) als CMV-Prophylaxe verabreicht. Bei negativem CMV-Status des Empfängers wurde darüber hinaus CMV-Hyperimmunglobulin gegeben.

Ergebnisse

Nach einem durchschnittlichen Überwachungszeitraum von 6,2 Monaten (2,5 bis 11 Monate) beträgt das Patienten- und Transplantatüberleben (Pankreas/Niere) in Gruppe I 94,4%, 83,3% bzw. 94,4% und in Gruppe II 100%, 86% bzw. 93,3%. Die initiale Insulinfreiheit lag bei 100%. Die Nierentransplantatfunktion lag in Gr. I bzw. Gr. II bei 100% bzw. 93%. Akute RE wurden in Gr. I bei drei Patienten (16,7%) beobachtet und konnten mit einer Steroidbolustherapie erfolgreich therapiert werden. Bei einem Patienten dieser Gruppe wurde bei pathologischem OGTT, ohne vorliegen einer Rejektion, eine Konversion von TAC zu CsA durchgeführt. In Gr. II traten 2 akute RE (13,3%) auf. Diese wurden einmal mittels Steroiden und im anderen Fall mit Steroiden/OKT3 suffizient behandelt. Bei dieser steroidresistenten Abstoßungskrise war eine passagere Dialysebehandlung erforderlich (2 Dialysen). In diesem Fall wurde eine Konversion von CsA zu TAC angeschlossen. In Gruppe I verstarb eine Patientin in Folge einer bakterieller Peritonitis 3 Monate nach der Transplantation bei regelrechter Transplantatfunktion beider Organe. Ein Pankreastransplantat mußte trotz endokriner Funktion bei infizierter Pankreatitis am 24. post-op. Tag entfernt werden. Bei einer Patientin kam es als Folge einer inadäquaten Medikamenteneinnahme zu einem Funktionsverlust des Pankreastransplantates ein halbes Jahr nach PNTX. In Gruppe II mußten bei einem Patienten beide Organe in der 3. post-op. Woche bei vorliegen einer Gefäßproblematik entfernt werden. In einem weiteren Fall trat eine venöse Thrombose des Pankreastransplantates auf. Zu weiteren bakteriellen Infektionen (Pneumonie, Wundinfekte) kam es in keiner der beiden Gruppen. Schwere CMV-Infekte wurden in keinem Fall beobachtet. Gastrointestinale Nebenwirkungen (Übelkeit, Erbrechen, Durchfall) der Immunsuppressiva wurde bei 12 Patienten der Gr. I und 10 Patienten der Gr. II beobachtet. Schwere Diarrhoen wurden mit medizinischer Kohle und/oder Loperamid behandelt, zwangen in 4 bzw. 3 Fällen aber dennoch zu einer passageren Reduktion der MMF-Dosis.

Die durchschnittliche Dauer des stationären Aufenthaltes lag bei insgesamt 29 Tagen. Durch die Einsparung der AK-Gaben in der Induktions- bzw. Abstoßungstherapie konnten die Kosten der Immunsuppression im historischen Vergleich deutlich gesenkt werden.

Diskussion

Die Ergebnisse der hier vorgestellten Studie belegen, daß unter MMF/Steroiden/ single shot ATG sowohl in Verbindung mit TAC als auch mit CsA die Inzidenz akuter RE nach PNTX deutlich reduziert werden kann. Diese Ergebnisse entsprechen weitgehend den Erfahrungen die bisher mit nicht kontrollierten Studien unter TAC/MMF bzw. CsA/MMF gewonnen wurden [5–7]. Meist wurde aber eine längerfristige AK-Induktionstherapie hiermit kombiniert. Kürzlich wurden von uns Ergebnisse publiziert, die belegen, daß der frühzeitige Beginn der Immunsuppression zu einer deutlichen Reduktion der Inzidenz akuter RE führt [4]. Eine längerfristige AK-Therapie in der Induktionstherapie erscheint nach PNTX, sowohl mit TAC als auch CsA, nicht notwendig zu sein. Die aus anderen Arbeitsgruppen beschriebenen nephrotoxische Potenz der Kombination TAC/MMF bzw. CsA/MMF konnte in unserer Studie nicht bestätigt werden [8, 9]. Die initiale Nierenfunktion lag mit 100 % (Gr. I) bzw. 93 % (Gr. II) trotz präoperativem Beginn der Immunsuppression sehr hoch. Medikamentös bedingte Nierenfunktionseinschränkungen mit Dialysepflichtigkeit traten nicht auf. Unter MMF ist mit einer höheren Rate an gastrointestinalen Nebenwirkungen zu rechnen. Diese deutlich erhöhte Inzidenz an GI-Nebenwirkungen wurde auch in der European Mycphenolate Mofetil Cooperative Study Group nach Nierentransplantation unter MMF und CsA beschrieben [8]. Diese deutlich häufigeren GI-Nebenefekte werden auch in der Kombination von MMF und Cyclosporin nach PNTX von anderen Arbeitgruppen beschrieben, so daß Konversionsraten von MMF zu Azathioprin mit ca. 20 % angegeben werden [5]. Trotz dieser hohen Inzidenz gastrointestinaler Nebenwirkungen war durchweg eine orale Applikation von TAC, CsA und MMF möglich. Die Einsparung von AK in der Induktionsphase (single shot ATG) und die nur in einzelnen Fällen notwendige RE-Therapie mit AK führt zu einer erheblichen Reduktion der Gesamtmorbidität. Insgesamt wurden nur zwei schwere Infektionen (6,1 %) beobachtet. Weiterhin führte dies zu einer Verkürzung der durchschnittlichen stationären Aufenthaltsdauer (29 Tage). Durch die deutliche Einsparung an AK-Gaben konnten auch die Kosten der Immunsuppression im historischen Vergleich drastisch gesenkt werden. Blutzuckererhöhungen waren nur in einem Fall aufgetreten. Hier konnte nach Konversion von TAC zu CsA eine Normalisierung erreicht werden. Die beschriebene höhere diabetogene Wirkung von TAC ließen sich in den routinemäßig durchgeführten oralen Glucose-Toleranz-Testen nicht belegen [8, 9]. Dieser Effekt scheint nur bei grenzwertig endokriner Funktion der Pankreastransplantate von Bedeutung zu sein. Ein De-Novo-Diabetes wurde in unserer Serie nicht beobachtet. Trotz der relativ hohen TAC- bzw. CsA-Spiegeln (8–15 ng/dl bzw. 200–250 ng/dl) traten keine neurologische Nebenwirkungen oder Einschränkungen der Nierenfunktion auf.

Zusammenfassung

In einer prospektiv randomisierten Studie wurde nach PNTX MMF/Pred/single shot ATG in Kombination mit TAC (Gr. I) oder CsA (Neoral®; Gr. II) angewandt. Der Beginn der Immunsuppression erfolgte in beiden Therapiearmen präoperativ. Nach einer durchschnittlichen Beobachtungszeit von 6,2 Monaten (2,5 bis 11 Monate) beträgt das Patienten- und Transplantatüberleben (Pankreas/Niere) in Gruppe I 94,4%, 83,3% bzw. 94,4% und in Gruppe II 100%, 86% bzw. 93,3%. Akute Abstoßungen wurden in Gruppe I bei drei Patienten (16,7%) beobachtet und konnten mit einer Steroid-bolustherapie erfolgreich therapiert werden. In Gruppe II traten zwei Abstoßungs-reaktionen (13,3%) auf, die mit Steroiden (n = 1) oder Steroiden/OKT3 (n = 1) suffizient beherrscht werden konnten. Diese Ergebnisse belegen, daß eine einzelne ATG-Gabe in Kombination mit TAC/MMF oder CsA/MMF bei präoperativem Beginn der Immunsuppression die Inzidenz akuter Abstoßungsreaktionen deutlich reduzieren kann und zu einer Einsparung an AK-Gaben führt. Die hieraus resultierende geringere Gesamtmorbidität verkürzt die Dauer des stat. Aufenthaltes und senkt die Kosten der Immunsuppression im historischen Vergleich deutlich.

Conclusion

In a prospective randomised study patients were divided into two groups after combined pancreas kidney transplantation. MMF/Pred/single shot ATG in combination with TAC (group I) or CsA (group II) were used. The administration of the immunosuppressive drugs were started preoperatively. The current patient, pancreas and kidney transplant survival rates are 94.4%, 83.3% and 94.4% in group I and 100%, 86% and 93.3% in group II (mean observision period: 6.2 months). Three acute rejection episodes (RE) (16,7%) were observed in Group I. They were successfully treated with steroids. In group II two RE (13.3%) were obseved and sucessfully treated with steroids (n = 1) or steroids/OKT3 (n = 1). These data clearly establish that a single shot ATG with TAC/MMF or CsA/MMF before surgery results a low incidence of RE with a substantial saving of antibodies. Due to lower total morbidity the length of hospitalization and costs of immunosuppression were reduced markedly.

Literatur

1. Büsing M, Martin D, Riege R, Schulz T, Dehof S, Kozuschek W (1996) Die kombinierte Pankreas-/Nierentransplantation als Standardverfahren in der Therapie niereninsuffizienter Typ I Diabetiker. Chirurg 67:1002–1006
2. Grüssner A (1997) International Pancreas Transplant Registry Report. 23rd Annual Scientific Meeting of the American Society of Transplant Surgeons, Chicago 14.-16. Mai 1997
3. Büsing M, Martin D, Riege R, Hopt UT (1996) Immunsuppression, Abstoßungsdiagnostik und -therapie nach Pankreastransplantation. Chir Gastroenterol 12 (suppl 1):38–43
4. Büsing M, Martin D, Heimes M, Schulz T, Kozuschek W (1997) Mycophenolatmofetil (MMF)/Tacrolimus/single shot ATG *versus* Azathioprin/cyclosporin(CsA)/ATG in der Immunsuppression nach Pankreas-/Nierentransplantation (PNTX) – Ergebnisse einer prospektiv randomisierten Studie. Langenbecks Arch Chir (Suppl) 114:157–161

5. Grüssner RWG, Sutherland DER, Drangstveit MB, Grüssner AC (1997) Mycophenolate Mofetil (MMF) and Tacrolimus (FK) in Pancreas (Pa) Transplantation (Tx). Diabetologia 34 (2):125
6. Hariharan S, Peddi VR, Munda R, Demmy AM, Schroeder TJ, Alexander JW, First MR (1997) Long-term renal and pancreas function with Tacrolimus rescue therapy following pancreas transplantation. Transplantation Preceedings 29 (1/2):652–653
7. Stratta RJ, Rirst MR, Egidi F, Corry RJ, Johnson CP, Marsh CL, Burke GW, Gruessner RWG, Sutherland DER, Kaufmann D, Bartlett ST, Sollinger HW, Bourdreaux JP, Benedetti E (1997) Simultaneous use of FK 506 and Mycophenolate Mofetil in pancreas and kidney transplant recipients: a mulicenter report. Transplantation Proceedings 29 (1/2):654–655
8. European Mycophenolate Mofetil Cooperative Study Group (1995) Placebo-controlled study of mycophenolate mofetil combined with cyclosporin and corticosteroids for prevention of acute rejection. Lancet 345:1321–1325
9. Sollinger HW for the US Renal Transplant Mycophenolate Mofetil Study Gruop (1995) Mycophenolate mofetil for the preventation of acute rejection in primary cadaveric renal allograft recipients. Transplantation 60:225–232

Dr. med. Tim Schulz, Chirurgische Universitätsklinik am Knappschaftskrankenhaus, In der Schornau 23-25, 44892 Bochum

Verminderung des Reperfusionsschadens durch N-Acetylcystein bei experimenteller Pankreastransplantation

Reduction of reperfusion injury with N-acetylcysteine in experimental pancreas transplantation

H. Mayer[1], J. Thies[1], J. Schmidt[1], M. M. Gebhard[2], Ch. Herfarth[1], E. Klar[1]

[1] Abteilung für Allgemeine Chirurgie, Unfallchirurgie und Poliklinik;
Chirurgische Universitätsklinik Heidelberg (Ärztlicher Direktor: Prof. Dr. Ch. Herfarth)
[2] Abteilung für Experimentelle Chirurgie; Chirurgische Universitätsklinik Heidelberg
(Ärztliche Direktorin: Prof. Dr. M. M. Gebhard)

Einleitung

Die heterotope Pankreastransplantation stellt bis heute die einzige kurative Therapie des Diabetes mellitus Typ I dar. Ihre Anwendung ist aber aufgrund der anschließend lebenslang notwendigen Immunsuppression und den teilweise pankreasspezifischen und schweren Komplikationen bisher nur ausgewählten Patienten vorbehalten [10]. Eine bedeutende Komplikation ist dabei die frühe und späte Transplantatpankreatitis [2]. Dabei wird für die frühe Form der Transplantatpankreatitis, die in ca. 35% der Fälle in unterschiedlich schwerer Ausprägung auftritt [2] und häufig Reinterventionen bedingt [3], heute im allgemeinen neben dem chirurgischen Trauma vor allem der Ischämie-/Reperfusionsschaden verantwortlich gemacht [2,8].

Im Rahmen der vorliegenden Studie wurde dieser Ischämie-/Reperfusionsschaden in Abhängigkeit von der Dauer der kalten Ischämie experimentell näher untersucht. Außerdem wurde ein Verfahren zur Verminderung dieses Schadens mit N-Acetylcystein erprobt.

Methodik

Bei männlichen Lewis-Ratten wurde die syngene pankreatikoduodenale Transplantation (Technik nach Lee [6].) durchgeführt. Für die Tierversuche lag die erforderliche Genehmigung des zuständigen Regierungspräsidiums Karlsruhe vor.

Die Narkose wurde mit Pentobarbital 10 mg/kg KG i.p. und Ketamin 40 mg/kg KG i.m. eingeleitet und durch regelmäßige Nachinjektionen i.v. aufrechterhalten.

Das Pankreas des Spendertieres (ca. 220 g) wurde nach Implantation eines Katheters in die rechte Vena jugularis in standardisierter Technik nach Perfusion mit UW-Lösung entnommen und in eisgekühlter UW-Lösung aufbewahrt. Nach Ablauf der definierten kalten Ischämiezeit erfolgte die Implantation in männliche Lewis-Ratten mit ca. 250 g Gewicht. Dabei wurden nach Narkoseeinleitung zunächst Katheter zur i.v.-Injektion und Blutentnahme in die rechte Vena jugularis bzw. die linke Arteria carotis implantiert und eine mediane Unterbauchlaparotomie durchgeführt. Anschließend erfolgte das Rinsing des Transplantates und die Anastomosierung des gefäßtragenden Aortenabschnitts sowie der Vena portae des Transplantates in mikrochirurgischer End-zu-Seit-Technik an die infrarenale Aorta, bzw. Vena cava des Empfängertieres. Die Bauchdecke wurde anschließend vorläufig verschlossen.

1 Stunde nach Reperfusion erfolgte die Wiedereröffnung des Abdomens über eine Länge von ca. 2 cm. Die Ratte wurde auf die linke Seite auf eine speziell konstruierte, beheizbare Tierbühne gelagert. In das duodenale C des Transplantates wurden mehrere Fäden (Prolene 5–0) im Abstand von ca. 7 bis 10 mm eingebracht. An diesen Fäden wurde das Organ unter dosiertem Zug in einem auf 37 °C temperierten Wasserimmersionsbad spannungsarm horizontal vor dem Körper aufgespannt. Auf dieser Bühne liegend wurde das Tier unter das Fluoreszenzmikroskop (Spezialanfertigung Fa. Leica, Bensheim) gebracht. Nach einer 30-minütigen Äquilibrierungszeit erfolgte die Intravitalmikroskopie. Die Bestimmung der kapillären Erythrozytengeschwindigkeit geschah mit Fluorescein-markierten autologen Erythrozyten, die Markierung der Leukozyten mit Rhodamin 6G. Nach dem Versuch wurden die Tiere euthanasiert und das Transplantat zur Histologie entnommen.

Die Auswertung der aufgenommenen Videobänder erfolgte off-line mit Hilfe eines computergestützten Auswertungssystems (Capimage, Fa. Zeintl, Heidelberg). Die Erythrozythengeschwindigkeit und Leukozyten-Endothel-Interaktion (Rolling und Sticking) wurden nach Standardverfahren bestimmt [7].

Es wurden folgende Versuchsgruppen gebildet:

Gruppe 1: kalte Ischämiezeit 1,5 Stunden, Spender- und Empfängerbehandlung mit Krebs-Ringer-Lösung 2 ml/h, Rinsing mit Krebs-Ringer-Lösung

Gruppe 2: kalte Ischämiezeit 16 Stunden, Spender- und Empfängerbehandlung mit Krebs-Ringer-Lösung 2 ml/h, Rinsing mit Krebs-Ringer-Lösung

Gruppe 3: kalte Ischämiezeit 16 Stunden, Spender- und Empfängerbehandlung mit 300 mg/kg KG N-Acetylcystein in gleichem Volumen Krebs-Ringer-Lösung wie Gruppen 1 und 2, Rinsing mit Krebs-Ringer-Lösung + 3 mg/ml N-Acetylcystein

Ergebnisse

Pro Gruppe wurden 6 Transplantationen durchgeführt. Die Tiere der drei Gruppen unterschieden sich während der Versuchsdauer nicht signifikant in Blutdruck, Herzfrequenz und Hämatokrit. Es konnten die in der Tabelle 1 zusammengefaßten mikrozirkulatorischen Parameter ermittelt werden.

Diskussion

Ischämie und Reperfusion spielen eine zentrale Rolle in der Pathogenese der akuten Pankreatitis [4]. Die initiale Mikrozirkulationsstörung wird verstärkt durch Sauerstoffradikalbildung, Permeabilitätssteigerung, Leukozytenaktivierung, -margination und -extravasation sowie Gewebshypoxie mit weiterer Zellschädigung [4, 7]. Im Rahmen der Pankreastransplantation kommt es ebenfalls zur Ischämie und Reperfusion mit nachfolgender Mikrozirkulationsstörung, jedoch im Gegensatz zur akuten Pank-

Tabelle 1. Verbesserung der Kapillarperfusion sowie Reduktion der Leukozyten-Endothel-Interaktion durch Behandlung mit N-Acetylcystein nach experimanteller Pankreastransplantation

	Gruppe 1 n = 6	Gruppe 2 n = 6	Gruppe 3 n = 6
kalte Ischämiezeit (Mittelwert)	1 h 33 min	16 h 34 min	16 h 20 min
Behandlung	Krebs-Ringer-Lösung (S, R, E)	Krebs-Ringer-Lösung (S, R, E)	N-AC 300 mg/kg KG (S + E); Krebs-Ringer-Lösung mit NAC 3mg/ml (R)
mittlere kapilläre Erythrozyten- geschwindigkeit ($\pm$ SD) [mm/s]	0,83 ($\pm$ 0,12)	0,52 ($\pm$ 0,13)*	0,66 ($\pm$ 0,12)*
Roller ($\pm$ SD) [/100 mm $\times$ 30 s]	7,1 ($\pm$ 2,4)	10,8 ($\pm$ 3,8)*	7,0 ($\pm$ 2,9)*
Sticker ($\pm$ SD) [/100mm $\times$ 30 s]	2,2 ($\pm$ 0,7)	2,9 ($\pm$ 0,6)*	1,5 ($\pm$ 0,9)*

S = Spender, E = Empfänger, R=Rinsing, *$p < 0,05$ (Mann-Whitney-U-Test) jeweils gegenüber vorhergehender Spalte.

reatitis unter genau definierten Bedingungen. Dies konnte sowohl experimentell [9] als auch klinisch [1] nachgewiesen werden. Diese Mikrozirkulationsstörung wird für das Auftreten der frühen Transplantatpankreatitis mit verantwortlich gemacht [2]. In der vorliegenden Studie konnte nach experimenteller Pankreastransplantation die resultierende Mikrozirkulationsstörung mittels Intravitalmikroskopie quantifiziert werden. Dabei zeigte sich eine deutliche Verschlechterung der Mikrozirkulation durch Verlängerung der kalten Ischämiezeit, mit signifikant reduzierter mittlerer kapillärer Perfusionsgeschwindigkeit und einer signifikant gesteigerten Leukozyten-Endothel-Interaktion.

Demgegenüber konnte mit einer kombinierten Spender- und Empfänger-Konditionierung mit N-Acetylcystein auch bei langer Ischämiezeit eine signifikant geringere Störung der Pankreas-Mikrozirkulation nachgewiesen werden. Dies bestätigt auch für die experimentelle Pankreastransplantation Befunde, die für die experimentelle Lebertransplantation schon in ähnlicher Weise erhoben werden konnten [5]. Als Wirkungsmechanismus des N-Acetylcysteins kommt hierbei sowohl die Eigenschaft der Substanz selbst als Scavenger, als auch die gesteigerte Synthese von Gluthation in Frage [5]. Die klinische Bedeutung dieser Befunde muß durch weitergehende Untersuchungen verifiziert werden.

Zusammenfassung

Im Rahmen der vorliegenden Studie wurde der Ischämie-/Reperfusionsschaden nach Pankreastransplantation quantifiziert und darauf aufbauend eine mögliche Verbesserung der Mikrozirkulation durch eine Therapie mit N-Acetylcystein evaluiert.

Bei männlichen Lewis-Ratten wurde die syngene pankreatikoduodenale Transplantation mit einer definierten kalten Ischämiezeit von 1,5 bzw. 16 Stunden durchgeführt. Das Pankreas wurde mit UW-Lösung perfundiert, entnommen und bei 4 °C konserviert.

Bei der Hälfte der Tiere mit langer Ischämiezeit wurde eine Spender- und Empfängerkonditionierung mit N-Acetylcystein durchgeführt.

1,5 Stunden nach Implantation und Reperfusion im Empfängertier wurde die Mikrozirkulation im Transplantat intravitalmikroskopisch quantifiziert. Es zeigte sich eine nach 16 Stunden kalter Ischämie signifikant verringerte kapilläre Erythrozytengeschwindikeit und signifikant verstärkte Leukozyten-Endothel-Interaktion. Durch die Behandlung mit N-Acetylcystein konnte diese Mikrozirkulationsstörung nach 16 Stunden kalter Ischämiezeit signifikant verbessert werden.

Summary

In this study we investigated the effect of donor and recipient conditioning with N-acetylcysteine on the ischemia/reperfusion injury after experimental pancreas-transplantation.

We performed standardized pancreaticoduodenal transplantation in male lewis rats. The pancreas was perfused with UW-solution, harvested and conserved at 4 °C. Cold ischemia time was 1.5 hours and 16 hours respectively.

The microcirculation in the transplanted organ was quantified by means of intravital microscopy 1.5 hours after implantation and reperfusion in the recipient. After 16 hours of cold ischemia we found a significant reduction in capillary erythrocyte velocity and a significantly enhanced leucocyte/endothelium interaction. The treatment with N-acetylcysteine resulted in a significant improvement of these microcirculatory disorders after prolonged cold ischemia.

Literatur

1. Benz S, Pfeffer F, Hopt UT (1997) Untersuchung der Mikrozirkulation am humanen Pankreas bei kombinierter Nieren-/Pankreastransplantation. Langenbecks. Arch Chir Suppl Kongressbd 114:555–559
2. Büsing M, Hopt UT, Quacken M, Becker HD, Morgenroth K (1993) Morphological studies of graft pancreatitis following pancreas transplantation. Br J Surg 80:1170–1173
3. Fernandez-Cruz L, Sabater L, Gilabert R, Ricart MJ, Saenz A, Astudillo E (1993) Native and graft pancreatitis following combined pancreas-renal transplantation. Br J Surg 80:1429–1432
4. Klar E, Messmer K, Warshaw AL, Herfarth C (1990) Pancreatic ischaemia in experimental acute pancreatitis: mechanism, significance and therapy. Br J Surg 77:1205–1210
5. Koeppel TA, Lehmann TG, Thies JC, Gehrcke R, Gebhard MM, Herfarth C, Otto G, Post S (1996) Impact of N-acetylcysteine on the hepatic microcirculation after orthotopic liver transplantation. Transplantation 61:1397–1402
6. Lee S, Tung KS, Koopmans H, Chandler JG, Orloff MJ (1972) Pancreaticoduodenal transplantation in the rat. Transplantation 13:421–425
7. Menger MD, Bonkhoff H, Vollmar B (1996) Ischemia-reperfusion-induced pancreatic microvascular injury. An intravital fluorescence microscopic study in rats. Dig Dis Sci 41:823–830
8. Morel P, Moudry-Munns K, Balakumar M, Najarian JS, Dunn DL, Sutherland DE (1990) Influence of preservation time on the early function of pancreas transplants. Transplant Proc 22:527–528

9. Preissler G, Massberg S, Waldner H, Leiderer R, Messmer K (1997) Analyse der Mikrozirkulation des transplantierten Pankreas der Ratte. Langenbecks Arch Chir Suppl Kongressbd 114:211–214
10. Sutherland DER (1994) State of the art in pancreas transplantation. Transplant Proc 26:316–320

Korrespondenzadresse: Dr. med. Herbert Mayer, Abteilung für Allgemeine Chirurgie, Unfallchirurgie und Poliklinik, Chirurgische Universitätsklinik, Im Neuenheimer Feld 110, 69120 Heidelberg, Telefon: (06221) 566110

Bedeutung der Größe der Langerhans'schen Inseln für ihre erfolgreiche Vaskularisierung nach freier Transplantation

Effect of size of islets of Langerhans for successful vascularization after free transplantation

B. Wolf[1], M. Heuser[2], B. Vollmar[1], M. D. Menger[1]

[1] Institut für Klinisch-Experimentelle Chirurgie, Universität des Saarlandes, Homburg/Saar
[2] Chirurgische Klinik für Allgemeinchirurgie, Zentrum Chirurgie der Universität, Göttingen

Einleitung

Die Transplantation isolierter Langerhans'scher Inseln zur kurativen Therapie des insulinpflichtigen Diabetes mellitus ist neben der mangelnden Verfügbarkeit von Spendern durch eine nicht adäquate Transplantatfunktion gekennzeichnet [1], wobei für die Funktion der transplantierten Inseln deren Vaskularisierung von entscheidender Bedeutung ist [2]. Inwieweit die Größe der Langerhans'schen Inseln den Erfolg der Transplantation beeinflußt, ist bis heute nicht geklärt.

Methodik

Um dies zu untersuchen, wurden mittels Kollagenase isolierte Langerhans'sche Inseln dreier GrößenKategorien (kleine Inseln: bis 180 µm (n = 24); mittelgroße Inseln: 181 bis 320 µm (n = 21); große Inseln: > 320 µm (n = 22)) in Rückenhautkammern von Syrischen Goldhamstern (N = 9) syngen transplantiert. Mit Hilfe der intravitalen Fluoreszenzmikroskopie und computer-gesteuerter Bildverarbeitung erlaubte das Modell die quantitative Analyse der Angiogenese und Vaskularisierung der Transplantate über einen Zeitraum von zwei Wochen [3].

Ergebnisse

Am 5. Tag nach Transplantation unterschieden sich die Flächen des neugebildeten mikrovaskulären Netzwerkes zwischen großen ($0,114 \pm 0,013$ mm^2), mittelgroßen ($0,042 \pm 0,010$ mm^2) und kleinen Inseln ($0,025 \pm 0,009$ mm^2) signifikant ($p < 0,05$). Dieser Unterschied war über den gesamten weiteren Untersuchungszeitraum zu beobachten. Desweiteren war die Vaskularisierung kleiner und mittelgroßer Inseln im Vergleich zu großen Inseln deutlichst beeinträchtigt. 44,8 % der kleinen bzw. 42,9 %

der mittelgroßen Inseln zeigten am 3. Tag nach Transplantation keine Zeichen der Vaskularisierung, während bei 100 % der großen Inseln neugebildete Kapillaren nachweisbar waren ($p < 0,05$).

Die computer-assistierte Analyse zeigte bei großen Inseln eine signifikant ($p < 0,05$) höhere funktionelle Kapillardichte ($204,6 \pm 25,5$ cm^{-1}) im Vergleich zu mittelgroßen ($101,9 \pm 36,9$ cm^{-1}) und kleinen Inseln ($57,8 \pm 17,9$ cm^{-1}). Am 13. Tag nach Transplantation waren nur noch 12,5 % der ursprünglich transplantierten kleinen Inseln, gegenüber 70 % der mittelgroßen und 100 % der großen Inseln nachweisbar.

Schlußfolgerung

Unsere Ergebnisse zeigen, daß die Größe transplantierter Langerhans'scher Inseln für eine erfolgreiche Vaskularisierung nach freier Transplantation von entscheidender Bedeutung ist. Ziel für eine erfolgreiche klinische Transplantation muß daher die Verwendung einer möglichst hohen Anzahl großer Inseln sein.

Zusammenfassung

Unter Zuhilfenahme der intravitalen Mikroskopie und computer-assistierter Bildverarbeitungs-Systeme zeigt die quantitative Analyse von Angiogenese und Vaskularisierung frei transplantierter Langerhans'scher Inseln, daß große Inseln im Vergleich zu kleinen Transplantaten signifikant besser vaskularisiert werden.

Summary

With the use of intravital microscopy and computer-assisted image analysis systems the quantitative analysis of angiogenesis of freely transplanted islets of Langerhans shows that large islets compared with small islets become significantly better vascularized.

Literatur

1. Brunicardi FC, Mullen Y (1994) Issues in clinical islet transplantation. Pancreas 9 : 281 – 290
2. Menger MD, Messmer K (1992) Pancreatic islet transplantation: Isolation, separation, and microvascularization. Wien Klin Wochenschr 104 : 429 – 433
3. Menger MD, Vajkoczy P, Beger C, Messmer K (1994) Orientation of microvascular blood flow in pancreatic islet isografts. J Clin Invest 93 : 2280 – 2285

Beate Wolf, Institut für Klinisch-Experimentelle Chirurgie, Universität des Saarlandes, D-66421 Homburg/Saar

Volumenselektive ^{31}P NMR-Spektroskopie zur Differenzierung von Abstoßungsrektionen und akuter Tubulusnektrose nach Nierentransplantation

Volume selective ^{31}P-MR spectroscopy allows differentiation of rejection and acute tubular necrosis post kidney transplantation

D. Stippel[1], W. Heindel[2], T. Beckurts[1], H. Kugel[2], F. Wenzel[2]

[1] Klinik und Poliklinik für Visceral- und Gefäßchirurgie der Universität zu Köln,
  Direktor: Prof. Dr. A. Hölscher
[2] Institut und Poliklinik für Radiologie der Universität zu Köln, Direktor: Prof. Dr. K. Lackner

Zusammenfassung

An einem 1,5T Ganzkörper-MR-System wurden mittels Oberflächenspule und einer modifizierten ISIS-Pulsfolge bei 37 Patienten volumenselektive 31P-Spektren aufgenommen. Die Signalintensitäten der Phosphormetabolite wurden mit einem nichtlinearen Linienanpassungsverfahren im Zeitbereich quantifiziert. Bestimmt wurden folgende Metaboliten: PME, PDE, P_i, γ-, α-, β-ATP sowie pH. Durch Mittelung von 1024 Exzitationen pro Messung konnte eine signal-to-noise Ratio von $10,0 \pm 3,3$ erreicht werden, die hierfür benötigte Zeit betrug im Mittel 34 Minuten. Im Mittel wurde ein Volumen von $174 \pm 52,4$ ml vermessen. Kontaminationen der Spektren durch miterfaßtes Muskelgewebe konnte durch fehlende Phosphokreatinin-Peaks ausgeschlossen werden. Kontamination durch Fettgewebe wurde durch die Bildgebung kontrolliert. Das P_i/α-ATP Verhältnis zeigt eine Abhängigkeit zum Zeitintervall seit der Transplantation mit einer kontinuierlichen Abnahme als Folge der Reparation nach Reperfusionsschaden. Transplantatnieren mit florider Abstoßung ($n = 7$) zeigten ein höheres P_i/α-ATP Verhältnis als die Kontrollgruppe ($n = 20$) ($0,4 \pm 0,16$ vs. $0,22 \pm 0,11$, $p < 0,01$) sowie einen verminderten pH. Nieren mit akuter Tubulusnekrose ($n = 10$) wiesen ein vermindertes PME/PDE-Verhältnis auf ($0,65 \pm 0,1$ vs. $0,96 \pm 0,5$, $p < 0,04$). Die akute Tubulusnekrose unterschied sich signifikant im pH von der floriden Abstoßungsreaktion ($6,93 \pm 0,1$ vs. $7,14 \pm 0,19$, $p < 0,04$).

Summary

Volume-selective 31P-MR spectra were obtained from 37 patients using a whole-body MR scanner in combination with surface coils and a modified ISIS sequence. The quantitative evaluation took place by line fitting to the signal in the time domain using a non-linear procedure. The following signal intensities were determined: PME, PDE, P_i, γ-, α-, β-ATP and pH. 1024 excitations were averaged to achieve an adequate signal-to-noise ratio (10.0 ± 3.3), measurements lasting 34 minutes on average. The mean measured volume was 174 ± 52.4 ml. Contamination by muscle tissue could be excluded based on the absence of phosphocreatinine signal in the spectra. Contamination by fatty tissue was excluded by visualisation. A reduction in the value of the P_i/α-ATP ratio as a function of time was observed due to the regeneration process following reperfusion injury. In transplant rejection (n = 7) a significant rise in P_i/α-ATP ratio was seen compared to the control group (n = 20) ($0.4 \pm 0{,}16$ vs. 0.22 ± 0.11, $p < 0.01$), the calculated difference in pH was significant as well. In cases of acute tubular necrosis a reduced value fore the PME/PDE ratio was observed ($0.65 \pm 0{,}1$ vs. 0.96 ± 0.5, $p < 0.04$). Acute tubular necrosis could be differentiated from rejection by difference in pH (6.93 ± 0.1 vs. 7.14 ± 0.19, $p < 0.04$).

Einleitung

Die akute Abstoßung und die Tubulusnekrose sind die zwei wesentlichen Transplantatfunktionsstörungen in der frühen Phase nach Nierentransplantation. Die Histologie ist zur Zeit der Standard der Differentialdiagnose. Die ^{31}P NMR-Spektroskopie erlaubt eine nichtinvasive in vivo Bestimmung des Gewebe-pH und der Metabolisierung der energiereichen Phosphate. Diese Technik wurde primär zur Beurteilung der Konservierungsqualität vor Transplantation beschrieben [1]. In tierexperimentellen Modellen wurde die erfolgreiche Unterscheidung in vivo zwischen akuten Abstoßungsepisoden und ischämischen Schädigungen beschrieben [2, 3, 4]. Grist et al. beschrieb erstmalig die Möglichkeit, beim Menschen mit Hilfe der ^{31}P NMR-Spektroskopie Abstoßungen zu diagnostizieren [5]. Ziel dieser Arbeit war eine Reevaluierung dieser Ergebnisse und eine Weiterentwicklung der Methode.

Methodik

37 Patienten nach Nierentransplantation wurden untersucht. Das Zeitintervall zur Transplantation betrug zwischen 12 und 69 Tagen, zwei Patienten wurden nach 15 bzw. 18 Monaten untersucht. 20 dieser Patienten wiesen eine ungestörte Transplantatfunktion auf, bei 7 lag eine Abstoßung und bei 10 eine akute Tubulusnekrose vor. Diese Diagnosen wurden histologisch verifiziert. Alle Patienten wurden vor der Untersuchung schriftlich darüber aufgeklärt, daß die Untersuchung aus wissenschaftlichen Gründen ohne einen unmittelbaren persönlichen Nutzen durchgeführt wurde. Die spektroskopischen Untersuchungen wurden mit einem 1,5 T Ganzkörper NMR System (Gyroscan S 15, Philips) durchgeführt. Zur Ableitung der Spektren wurde ein eigens gefertigte Oberflächenspule verwandt. Die exakte Lokalisation der Meßvolumina wurde mittels T1-gewichteten Schnitten in der Transversalebene gesichert. Die Spektren wurden mittels eines Exzitationspulses und einer modifizierten „image-selected in vivo spectroscopy" (ISIS) Sequenz abgeleitet. Hierbei wurde ein Volumen von im Mittel 174 ml $\pm$ 52 ml erfaßt. Eine Trennung von Nierenrinde und Mark war hierbei nicht möglich. Durch Mittelung von 1024 Exzitationen pro Messung konnte eine signal-to-noise Ratio von 10,0 $\pm$ 3,3 erreicht werden, die hierfür benötigte Zeit betrug 34 Minuten. In den Spektren ließen sich folgende Metaboliten identifizieren: Phosphormonoester (PME), Phosphordiester (PDE), anorganisches Phosphat (P_i), γ-, α-, β-ATP. Ausgewertet wurden Signalintensitätsverhaltnisse. Aus der Position für P_i

und α-ATP auf der Frequenzachse wurde der pH-Wert berechnet (6). Die statistische Überprüfung erfolgte mit dem Mann-Whitney-Test, ein p < 0,05 wurde als signifikant gewertet.

Ergebnisse

Die Signalqualität war gut. Das Fehlen von Phosphokreatinin-Peaks zeigte die korrekte Auswahl der Meßvolumina. Die beobachtete signal-to-noise Ratio von 10 war deutlich höher als der als Qualitätsstandard beschriebene Wert von 3 [5]. In der Gruppe der Patienten mit normaler Nierenfunktion zeigte sich ein kontinuierlicher Abfall des P_i/ATP Quotienten mit zunehmendem Zeitintervall zum Operationstag. Dies wird allgemein als Ausdruck der regeneratorischen Aktivität beurteilt. Die Messungen des pH-Wertes wiesen eine breite Streuung auf, waren aber reproduzierbar. Im Vergleich mit anderen Arbeitsgruppen ist wichtig zu beachten, daß die pH-Differenzen sehr genau zu reproduzieren sind. Dagegen gehen in die absoluten Werte von der Arbeitsgruppe festgesetzte Konstanten ein, daher sind die absoluten Werte nicht vergleichbar. Die PME/P_i Ratio, die in der Spektroskopie der noch nicht transplantierten auf Eis liegenden Niere eine große Rolle spielt, eignet sich nicht für die in vivo Messung, da die Schwankungen zwischen Individuen zu ausgeprägt sind. Die PDE/ATP-α und ATP-γ/ATP-α wiesen bei geringer Streuung keine auswertbaren Unterschiede auf. Für die gemessenen Werte siehe Tabelle 1. Die Tabelle zeigt im Vergleich die von Boska et al. [7] und Grist et al. [5] berichteten Werte. Die genaue Ursache der auffälligen Unterschiede zwischen den drei Arbeitsgruppen ist schwierig zu eruieren. Festzustellen ist, daß unterschiedliche Geräte und unterschiedliche Algo-

Tabelle 1. Spektroskopische Daten der Patienten mit normaler Nierenfunktion und Dysfunktion im Überblick (eigene Werte und Literatur)

Ratio	Normale Nierenfunktion	Akute Abstoßung	Akute Tubulusnekrose
P_i/ATP-α	0,22 ± 0,11	0,40 ± 0,16[a]	0,32 ± 0,30
PME/P_i	5,63 ± 2,61	4,61 ± 4,40	4,62 ± 2,48
PME/P_i(1)	1,00 ± 0,30	k. A.	k. A.
PME/P_i(2)	3,77 ± 0,44	1,00 ± 0,62	k. A.
PME/ATP-α	1,22 ± 0,38	1,14 ± 0,54	1,03 ± 0,59
PME/ATP (1)	1,10 ± 0,40	k. A.	k. A.
PDE/ATP-α	1,46 ± 0,45	1,41 ± 0,35	1,63 ± 0,52
PDE/ATP-α(1)	1,80 ± 0,70	k. A.	k. A.
PME/PDE	0,96 ± 0,50	0,90 ± 0,60	0,65 ± 0,35[a]
PME/PDE (2)	1,82 ± 0,10	0,70 ± 0,21	k. A.
ATP-γ/ATP-α	0,78 ± 0,15	0,84 ± 0,43	0,79 ± 0,42
pH	7,11 ± 0,25	6,93 ± 0,10[b]	7,14 ± 0,19[c]

(1) Werte nach Boska et al. [7]; (2) Werte nach Grist et al. [5]; k. A. keine Angabe; [a] signifikante Differenz zur Gruppe mit normaler Nierenfunktion; [b] signifikante Differenz zur Gruppe mit normaler Nierenfunktion und zur Gruppe mit Tubulusnekrose; [c] signifikante Differenz zur Gruppe mit akuter Abstoßung.

rithmen benutzt wurden. Ein exakter Methodenvergleich ist zur Qualitätssicherung der Untersuchungsmethode in Zukunft notwendig.

Im Falle klinisch und histologisch gesicherter Abstoßungkrisen lies sich ein erhöhtes P_i/ATP Verhältnis nachweisen, im Vergleich zur Kontrollgruppe war dieser Unterschied statistisch signifikant, der berechnete pH-Wert war in dieser Gruppe vermindert. Der Unterschied im P_i/ATP Verhältnis war bei den Patienten mit wiederholter Abstoßung zu einem späteren Zeitpunkt deutlich ausgeprägter.

Nieren mit einer akuten Tubulusnekrose wiesen im Vergleich zur Kontrollgruppe ein signifikant vermindertes PME/PDE Verhältnis auf, dieses war auch deutlich reduziert im Vergleich zur Patientengruppe mit akuter Abstoßung. Zusätzlich unterschieden sich die Nieren mit akuter Tubulusnekrose und Abstoßung in den berechneten pH-Werten, die im Falle einer akuten Tubulusnekrose signifikant azider waren. Mit Hilfe der aus den Spektren abzulesenden Verhältnissen P_i/ATP, PME/PDE und dem berechneten pH-Wert lassen sich somit die drei Funktionszustände Abstoßung, akute Tubulusnekrose und normale Funktion unterscheiden.

Diskussion

In tierexperimentellen Studien wurden meist End- und Extremzustände untersucht, die in der klinischen Praxis keine diagnostische Herausforderung darstellen. Die Differentialdiagnose zwischen einer akuten Tubulusnekrose und einer akuten Abstoßung in der klinischen Situation einer oligoanurischen Niere ist derzeit weiterhin abhängig von einer histologischen Sicherung. Die auf Grund der geringen Fallzahl als vorläufig zu bewertenden Daten dieser Studie deuten daraufhin, daß mit Hilfe spezifischer Muster der Phosphormetaboliten differente Funktionszustände der Transplantatniere zu definieren sind. In einer neuen Serie werden die beschriebenen Kriterien zur prospektiven Beurteilung des Funktionsstatus eingesetzt, um die Sensitivität und Spezifität der Methode zu bestimmen. Im Rahmen der Nierentransplantation wird sich das Verfahren jedoch möglicherweise nicht durchsetzen, da die gewonnen diagnostische Sicherheit in Relation zum hohen Aufwand einen Vergleich mit einer am Bett durchgeführten Biopsie nicht standhält. Wir sehen eine klinische Berechtigung für das Verfahren in der Pankreastransplantation, da hier kein bioptisches Verfahren zur Diagnosesicherung zur Verfügung steht. Die gleichzeitig durchführbare Bildgebung eines Pankreastransplantates ermöglicht den Ausschluß weiterer Differentialdiagnosen. Zur methodischen Weiterentwicklung des Verfahrens sind jedoch Untersuchungen an Nierentransplantatempfängern wichtig, da nur so der Vergleich mit einem die Diagnose sichernden Verfahren erfolgen kann.

Literatur

1. Bretan PN, Baldwin N, Novick AC, Majors A, Easley K, Ng T, Stowe N, Rehm P, Streem SB, Steinmuller DR (1989) Pretransplant assessment of renal viability by P-31-MRS. Transplantation 48:48–53
2. Shapiro JI, Haugh CE, Weil R, Chan L (1987) 31P nuclear magnetic resonace study of acute renal dysfunction in rat kidney transplants. Magn Reson Med 5:346–352
3. Shapiro JI, Haugh CE, Shanley PF (1988) 31P NMR study of renal allograft rejection in the rat. Transplantation 41:17–21

4. Bretan PN, Vigeron DB, Hricak H, Price DC, Yen TS, Luo JA, Tanagho EA, James TL (1993) Assessment of in situ renal transplant viability by 31P-MRS: experimental study in canines. Am Surg 59:182–187
5. Grist TM, Charles HC, Sostman HD (1991) Renal transplant rejection: diagnosis with 31P-MR-Spectroscopy. Am J Roentgenol 156:105–112
6. Adam WR, Koretsky AP, Weiner MW (1986) 31P-NMR in vivo measurement of renal intracellular pH: effect of acidosis and K+ depletion in rats. Am J Physiol 251:F904–910
7. Boska MD, Meyerhoff DJ, Twieg DB, Karczmar GS, Matson GB, Weiner MW (1990) Image-guided 31P magnetic resonace spectroscopy of normal and transplanted human kidneys. Kidney Int 38:294–300

Korrespondenzadresse: Dr. D. Stippel, Station 17N, Klinik und Poliklinik für Visceral- und Gefäßchirurgie der Universität zu Köln, Joseph-Stelzmann-Str. 9 50931 Köln

Einfluß hypothermer Konservierung auf ICAM-1 mRNA Induktion, Leukozyten-Endothel Interaktion und mikrovaskuläre Perfusion nach Pankreastransplantation bei der Ratte

Influence of hypothermic preservation on ICAM-1 mRNA induction, leukocyte-endothelial cell interaction and microvascular perfusion following pancreas transplantation in the rat

G. Preißler[1], S. Maßberg[1], G. Enders[1], H. Waldner[2], K. Meßmer[1]

[1] Institut für Chirurgische Forschung, Klinikum Großhadern, Ludwig-Maximilians-Universität, München
[2] Abt. für Allgemeine- und Viszeralchirurgie, Khs. München-Schwabing, München

Einleitung

Transplantatpankreatitis und Thrombosen stellen schwerwiegende Komplikationen nach Pankreastransplantation dar [1]. In der Pathogenese der Transplantatpankreatitis ist dabei der Ischämie/Reperfusionsschaden (I/R) von entscheidender Bedeutung [2]. Die Reperfusion ist durch die Akkumulation von Leukozyten in postkapillaren Venolen und eine Beeinträchtigung der mikrovaskulären Perfusion gekennzeichnet [3]. Die Ausprägung des I/R-Schadens hängt entscheidend von der Ischämiedauer ab [4]. Dennoch ist bislang nur wenig bekannt, welche Mechanismen nach *prolongierter* hypothermer Konservierung eines Pankreastransplantates zum mikrovaskulären Perfusionsversagen führen. Ziel unserer Studie war es daher, den Einfluß der hypothermen Konservierungszeit auf ICAM-1 mRNA-Induktion, mikrovaskuläre Perfusion und entzündliche Reaktion im exokrinen Pankreas der Ratte nach syngener Transplantation zu analysieren.

Methodik

Die Versuche wurden an mechanisch beatmeten (N_2O/O_2) Lewis Ratten in Chloraloseanästhesie mit kontinuierlichem hämodynamischen Monitoring durchgeführt. Die Transplantate wurden in situ mit 4 °C University of Wisconsin-Lösung perfundiert, entnommen und für 2 h (n = 13) oder 18 h (n = 12) in derselben Lösung konserviert. Danach erfolgte die heterotope, syngene Transplantation an die Nierengefäße des Empfängers. Als Kontrollgruppe dienten sieben nicht transplantierte Tiere (Kon). Für die intravitale Fluoreszenzmikroskopie wurden FITC-Hydroxyethylstärke (0,75 %; Mw 200/0,6; 0,1 ml; i. v.) als Plasmamarker und Rhodamin-6G zur in vivo Färbung von Leukozyten appliziert. Nach 2 h Reperfusion wurden die funktionelle Kapillardichte (FCD) sowie die Leukozyten-Endothel (L-E) Interaktion in postkapillaren Venolen des exokrinen Gewebes untersucht. Mittels quantitativer RT-PCR bzw. Lichtmikroskopie (Leukozytenesterasefärbung) wurden die ICAM-1 mRNA-Induktion bzw. Leukozytenextravasation entweder unmittelbar nach 2 h (I 2 h/R 0 h) bzw. 18 h

(I 18 h/R 0 h) Ischämiezeit oder nach 2 h (I 2 h/R 2 h) bzw. 18 h (I 18 h/R 2 h) Ischämie gefolgt von 2 h Reperfusion analysiert.

Ergebnisse

Hypotherme Konservierung allein steigerte nicht die Induktion von ICAM-1 mRNA (Abb. 1). Dagegen kam es in Gruppe I 18 h/R 2 h gegenüber I 2 h/ R 2 h zu einem signifikanten Anstieg von ICAM-1 mRNA-Induktion (Abb. 1), Leukozytenadhärenz und -extravasation (Abb. 2). Parallel dazu war die FCD in der Gruppe I 18 h/R 2 h mit 421 ± 8 cm^{-1} signifikant niedriger als in der Gruppe I 2 h/ R 2 h mit 577 ± 9 cm^{-1}. (Mittelwert ± SEM; *p < 0,05 vs. I 2 h/ R 2 h).

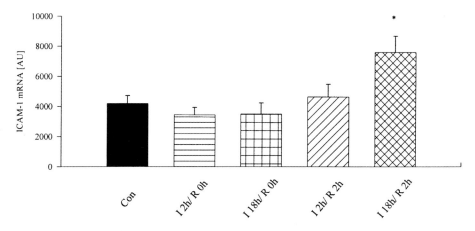

Abb. 1. Densitometrische Analyse der ICAM-1 mRNA Induktion. Mittelwerte ± SEM. *$P < 0,05$ vs. I 2 h/R 2 h; Kruskal-Wallis- und Student-Newman-Keuls-Test

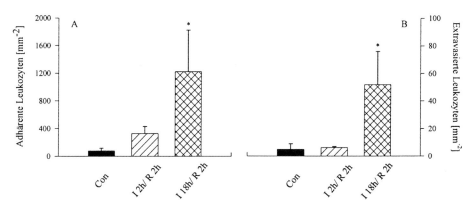

Abb. 2. Anzahl im Bereich postkapillarer Venolen adhärenter (A) und extravasierter (B) Leukozyten im exokrinen Pankreas nach Transplantation und bei Kontrolltieren. Mittelwerte ± SEM. *$P < 0,05$ vs. I 2 h/R 2 h; Kruskal-Wallis- und Student-Newman-Keuls-Test

Diskussion

Die Konservierungszeit von 18 h führte bereits nach 2 h Reperfusion zur signifikanten Induktion von ICAM-1 mRNA, verstärkten Leukozyten-Endothel Interaktion und Leukozytenextravasation in Verbindung mit einer Beeinträchtigung der mikrovaskulären Perfusion. Nach Kurzzeitkonservierung (2 h) blieben diese Effekte während der Reperfusion jedoch weitgehend aus. Dies unterstreicht (i) die Bedeutung der Ischämiezeit [4, 5], (ii) endothelialer Adhäsionsmoleküle [6] und (iii) der L-E Interaktion [7] für die Ausprägung des Reperfusionsschadens. Demnach müssen in der Phase prolongierter hypothermer Konservierung Veränderungen im Transplantat stattfinden, die eine verstärkte ICAM-1 mRNA-Induktion bereits kurz nach Beginn der Reperfusion auslösen. Der deutliche Anstieg der Leukozytenextravasation innerhalb von 2 h Reperfusion zeigt die zentrale Rolle der L-E Interaktion in der *Frühphase* nach Reperfusion für die Pathogenese der Transplantatpankreatitis. Bei der Transplantation des Pankreas sollte die Konservierungszeit daher möglichst kurz gehalten werden; um den I/R-Schaden vermindern zu können müssen protektive Maßnahmen bereits während der Explantation und hypothermen Konservierung greifen, damit die Inflammationsreaktionen effektiv unterbrochen werden können.

Zusammenfassung

Im Vergleich zu 2 h hypothermer Konservierung führte eine prolongierte hypotherme Konservierungszeit von 18 h nach 2 h Reperfusion zur signifikanten Induktion von ICAM-1 mRNA, verstärkten Leukozytenadhärenz/-extravasation und beeinträchtigten mikrovaskulären Perfusion. Während der Phase prolongierter hypothermer Konsservierung müssen im Transplantat Veränderungen stattfinden, welche eine verstärkte ICAM-1 mRNA-Induktion schon sehr schnell nach Reperfusion bewirken. Diese Ergebnisse unterstreichen die Bedeutung des Ischämie/Reperfusionsschadens für Komplikationen in der Frühphase nach Pankreastransplantation.

Summary

A prolonged period of 18 h hypothermic preservation in pancreas grafts led to a significant induction of ICAM-1 mRNA, enhanced leukocyte-adherence/-extravasation and compromised microvascular perfusion upon 2 h of reperfusion when compared to a 2 h preservation period. Therefore, during the period of prolonged cold ischemia changes within the graft must take place causing a reinforced ICAM-1 mRNA-induction already early after the onset of reperfusion. These results underline the relevance of the ischemia/reperfusion injury for the development of complications arising in the early course following pancreas transplantation.

Gefördert von Biomed 2 Contract No. BMH4-CT95-0875 (DG12-SSMA).

164

Literatur

1. Troppmann C, Gruessner A, Benedetti CE, Papalois B, Dunn ED, Najarian LJ, Sutherland SDE, Gruessner RW (1996) Vascular graft thrombosis after pancreatic transplantation: Univariate and multivariate operative and nonoperative risk factor analysis. J Am Coll Surg 182:285–316
2. Fernandez Cruz L, Sabater L, Gilabert R, Ricart MJ, Saenz A, Astudillo E (1993) Native and graft pancreatitis following combined pancreas-renal transplantation. Br J Surg 80:1429–1432
3. Hoffmann TF, Leiderer R, Waldner H, Arbogast S, Messmer K (1995) Ischemia/reperfusion of the pancreas: a new in vivo model for acute pancreatitis in rats. Res Exp Med 195:125–144
4. Land W, Messmer K (1996) The impact of ischemia/reperfusion injury on specific and non-specific, early and late chronic events after organ transplantation. Transplant Rev 10:108–127
5. Broe JL, Zuidem GD, Cameron JL (1982) The role of ischemia in pancreatitis. Surgery 91:377–382
6. Zhang RL, Chopp M, Zaloga C, Zhang ZG, Jiang N, Gautam SC, Tang WX, Tsang W, Anderson DC, Manning AM (1995) The temporal profiles of ICAM-1 protein and mRNA expression after transient MCA occlusion in the rat. Brain Res 682:182–188
7. Kuroda T, Shiohara E, Homma T, Furukawa Y, Chiba S (1994) Effects of leukocyte and platelet depletion on ischemia-reperfusion injury to dog pancreas. Gastroenterology 107:1125–1134

Gerhard Preißler, AIP Institut für Chirurgische Forschung, Klinikum Großhadern, Ludwig-Maximilians-Universität München, Marchioninistr. 15, D-81366 München

Ergebnisse der Doppelnierentransplantation vom älteren Spender

Results of „Two-in-one" double-kidney transplantation in marginal donors

K.-H. Dietl[1], H. H. Wolters[1], B. Marschall[1], K. Kisters[2], H. Heidenreich[2], N. Senninger[1]

[1] Allg.-chirurgische Universitätsklinik Münster (Direktor: Univ.-Prof. Dr. med. N. Senninger)
[2] Medizinische Poliklinik – Innere Medizin D/Nephrologie – der Universitätsklinik Münster (Direktor: Univ.-Prof. Dr. med. K.-H. Rahn)

Einleitung

Bei weiterhin steigender Zahl von Patienten auf der Nierentransplantationswarteliste wurden verschiedene Programme zur Transplantation marginaler Spendernieren etabliert.

Da nach der Hyperperfusiontheorie für die Langzeitfunktion einer transplantierten Niere die Anzahl funktionstüchtiger Glomeruli ausschlaggebend ist, wurde das Konzept entwickelt, Nieren von marginalen Spendern nach dem Prinzip „Two-in-one" zu transplantieren, um die Anzahl funktionsfähiger Glomerula zu erhöhen.

Um nun die Entscheidung zu treffen, ob eine „on-in-one"- oder „two-in-one"-Transplantation durchgeführt werden soll oder aber das Organ eines marginalen Spenders gänzlich abgelehnt wird, wurde in Münster ein Score entwickelt. Nach diesem Score wurde entschieden, ob die Nieren einzeln, als Doppelniere oder gar nicht transplantiert wurden. Bei allen Fällen von Doppelnierentransplantationen handelte es sich um Nieren, die von Eurotransplant oder einem angeschlossenen Transplantationszentrum zur Einzelnierentransplantation nicht akzeptiert worden waren.

Methodik

In der Zeit von Juli 1996 bis November 1997 wurden insgesamt 13 Patienten doppelnierentransplantiert. Alle Nieren waren im Eurotransplantbereich als Einzelnieren nicht vermittelbar. Das Durchschnittsalter der Empfänger (6 Männer, 7 Frauen) betrug 56,3 Jahre (49 bis 68 Jahre). Der durchschnittliche Ausgangskreatininwert des Donors lag bei 1,27 mg/dl (0,65–2,40 mg/dl). Die durchschnittliche Ischämiezeit lag bei 19,15 Stunden (18 bis 26 Stunden). In der Regel wurde nach Reperfusion eine sogenannte „Null-Biopsie" zur Sicherung der Ausgangshistologie entnommen.

Aufgrund lokaler Verhältnisse wurden die Nieren in insgesamt drei Fällen (23%) seitengetrennt transplantiert, in allen anderen Fällen (10 von 13 = 77%) wurden beide Nieren auf die gleiche Seite des Empfängers transplantiert.

Arteriell wurden die Nieren jeweils direkt an die A. iliaca externa des Empfängers anastomosiert. Die venösen Anastomosen wurden bei den beidseits transplantierten Patienten zwischen der V. renalis und der V. iliaca externa angelegt (n = 23 %). Bei 6 Patienten (46 %) wurde die Vene der linken Niere auf die Vene der rechten Niere anastomosiert, bevor diese dann über ein V. cava-Segment an die V. iliaca externa des Empfängers angeschlossen wurde. In 4 Fällen (31 %)wurden die venösen Anastomosen auf der gleichen Seite des Empfängers getrennt voneinander an die V. iliaca externa des Empfängers angelegt.

Bei Empfängern im Alter von mehr als 55 Jahren (6 Patienten) bestand das Immunsuppressionsschema aus Cyclosporin A, Prednisolon sowie Mycophenolat Mofetil, jüngere Empfänger (7 Patienten) wurden auf Tacrolimus, Prednisolon und Mycophenolat Mofetil eingestellt.

Zur Ermittlung der organgetrennten Funktion wurden bei allen Empfängern szintigrafische Kontrollen durchgeführt.

Im weiteren Verlauf wurden alle Patienten in regelmäßigen Abständen zu klinischen und laborchemischen Kontrollen in unser Zentrum wiedereinbestellt.

Ergebnisse

Nach einer mittleren Beobachtungszeit von 8,2 Monaten zeigen alle 13 doppelnierentransplantierten Organe Funktion. Eine Dialysepflicht besteht bei keinem Patienten. Der mittlere Kreatininwert beträgt nach 8,2 Monaten (1 bis 17 Monate) 1,73 mg/dl (0,8 – 2,8).

Ein signifikanter Funktionsunterschied im Hinblick auf die unterschiedlichen Transplantationstechniken konnte szintigrafisch nicht ermittelt werden.

In einem Fall wurde nach einer Beobachtungszeit von 13 Monaten ein eindeutiger Funktionsunterschied zwischen beiden Nieren von 18 % zu 82 % der Gesamtfunktion ermittelt bei einem Kreatininwert von 2,2 mg/dl. Bei allen anderen Patienten trägt die Funktion jeder Niere mindestens 25 % der Gesamtfunktion.

Bei einer transplantierten Patientin ist es am 8. postoperativen Tag zu einer Thrombose der A. renalis gekommen, was zur Nephrektomie der linksseitig transplantierten Niere führte. Auch diese Patientin ist bei einem derzeit noch fallenden Kreatininwert nicht mehr dialysepflichtig. Bei zwei Patienten führte die Stenose einer Ureteranastomose zur operativen Revision. Ein Patient mußte aufgrund eines Ileus 6 Wochen nach der Transplantation laparotomiert werden. Die Ursache war jedoch transplantationsunabhängig.

Zwei der Patienten entwickelten im frühen postoperativen Verlauf eine Rejektion, die sich in einem Fall als cortisonresistent erwies und mit Antikörpern behandelt werden mußte.

Diskussion

Unstrittig ist, daß es zwischen der Gruppe der Organspender, bei denen jede Niere auf einen Empfänger transplantiert wird und der Gruppe von marginalen Spendern, bei denen keine Transplantation erfolgt, eine Gruppe von Spendernieren gibt, bei denen die Transplantation von zwei Nieren eines Spenders auf einen Empfänger sinnvoll ist. Die Auswahl dieser Gruppe nach einem klinisch sinnvollen und pragmatischen Score bedarf der weiteren Evaluierung. In jedem Fall sind die Empfänger und behandelnden Dialyseärzte von dieser speziellen Transplantationsart eingehend aufzuklären. Die Transplantation dieser marginalen Nieren auf bevorzugt ältere Empfänger ist anzustreben.

Zusammenfassung

Bei 13 Patienten wurde eine Doppelnierentransplantation vom älteren marginalen Spender durchgeführt. Zur Zeit weisen alle Empfänger nach einer mittleren Beobachtungszeit von 8,2 Monaten eine stabile Transplantatfunktion bei einem mittleren Kreatininwert von 1,73 mg/dl auf. Um die Entscheidung zwischen einer Doppelnieren- oder Einzelnierentransplantation bei marginalem Spender zu treffen, wurde ein Score entwickelt, der weiterer Evaluierung bei bisher noch kleiner Fallzahl bedarf.

Summary

From July 1996 to November 1997 13 patients underwent „two-in-one"-kidney transplantation from marginal donors. Up to now all renal grafts show a stable function measuring an average creatinin of 1,73 mg/dl after an average follow up of 8,2 month. To take the decision between „one-in-one" or „two-in-two" transplantation in marginal donors we developed a specific score. This score needs more evaluation because of the still small amount of patients undergoing double-kidney-transplantation.

Literatur

Pokorna E, Vitko S, Chadimova M (1997) Survival and function of a renal graft from a marginal cadaver donor. Transplant Proc 29 (1–2):118–21
Taylor RJ, Engelsgjerd JS (1996) Contemproary criteria for cadaveric organ donation in renal transplantation: the need for better selection parameter. World J Urol 14 (4):225–9
Alexander JW, Zola JC (1996) Expanding the donor pool: the use of marginal donors for solid organ transplantation. Clin Transplant 10:1–19
Lee CM, Scandling JD, Shen GK, Knöppel CL, Dafoe DC, Alfrey EJ (1996) The kidney that nobody wanted ASTP, Fifteenth Annual Meeting, Dallas
Johnson L, Weir MR, Kuo P, Schweitzer E, Ridge L, Hoehn-Saric E, Klassen D, Bartlett, S (1996) Stable renal function in recipients of double renal allografts from marginal donors ASTP, Fifteenth Annual Meeting, Dallas
Jerius JT, Taylor RJ, Stratta RJ, Gill IS, Sudan DA (1996) The use of double kidney transplantations from marginal donors. Preliminary results. ASTP, Fifteenth Annual Meeting, Dallas

Dr. med. K.-H. Dietl, Klinik und Poliklinik für Allgemeine Chirurgie der Westf. Wilhelms-Universität, Waldeyerstr. 1, D-48129 Münster

Beeinflussung der Immunantwort nach Polytrauma und cardio-pulmonalem Bypass durch hämatopoetische Wachstumsfaktoren

Modulation of the immune response after polytrauma and cardiopulmonary bypass by hematopoetic growth factors

S. Flohé[1], J. Börgermann[1], E. Kreutzfelder[2], L. Lim[1], R. Flach[1], M. Majetschak[3],
U. Obertacke[3], F. U. Schade[1]

[1] Klinische Forschergruppe Schock und MOV
[2] Institut für Immunologie
[3] Abteilung für Unfallchirurgie, Universitätsklinikum Essen, Hufelandstr. 55, 45122 Essen

Einleitung

Trauma und große operative Eingriffe führen, ebenso wie septische Zustandsbilder zu einer Störung der Homöostase des Immunsystems. Dabei treten alternierend hyperinflammatorische Phasen und ein Übergewicht von anti-inflammatorischen oder immunsupprimierenden Potentialen auf. Ein Übergewicht von anti-inflammotorischen Potentialen könnte möglicherweise die Entwicklung infektiöser Komplikationen begünstigen und wurde mit dem Begriff der Immunparalyse belegt [1]. Dieser Zustand ist u.a. durch eine reduzierte Synthesefähigkeit der Zytokine TNFα, IL-1 oder IL-6 von mononukleären Zellen gekennzeichnet [2–4]. Durch Bestimmung der Zytokinfreisetzung von Vollblut nach Endotoxinstimulation ex vivo sollte es möglich sein, den aktuellen Immunstatus des Patienten abzuschätzen.

Der hämatopoetische Wachstumsfaktor Granulozyten-Makrophagen-Stimulierender Faktor (GM-CSF; Leucomax®) besitzt immunstimulierende Wirkungen und kann in vitro und *in vivo* die Endotoxin induzierte TNF-Bildung steigern [5, 6]. In der vorliegenden Studie wurde daher die TNFα-Synthese in Endotoxin-stimulierten Vollblutkulturen von gesunden Probanden, Patienten nach Polytrauma und nach Operationen am offenen Herzen untersucht. Vergleichend wurde am selben Modell die Wirkung einer GM-CSF Vorbehandlung *in vitro* betrachtet.

Methoden

Heparinblut von gesunden Probanden (n = 18), Patienten am 1.Tag nach Polytrauma mit einem ISS > 19 (n = 6) und seriell nach Operation am offenen Herzen unter Zuhilfenahme des Cardiopulmonalen Bypass (CPB) (n = 6) wurde 1:1 mit RPMI 1640

Medium verdünnt, für 22 h mit 1, 10 und 100 ng/ml GM-CSF (Leucomax®) vorinkubiert und anschließend mit 100 ng/ml Endotoxin (Lipopolysaccharide (LPS) von Salmonella friedenau) für weitere 4 h bei 37 °C, 5 % CO_2 stimuliert. In den Kulturüberständen wurde der Gehalt an TNFα und IL-6 mittels ELISA detektiert. Die
HLA-DR-Expression auf Monozyten wurde nach Erythroztenlyse durchflußzytometrisch analysiert. Zur statistischen Analyse wurde ein zweiseitiger Student's T-Test
verwendet, ein $p < 0.05$ wurde als signifikant betrachtet.

Ergebnisse

Es wurde gefunden, daß Vorbehandlung mit GM-CSF die LPS-induzierte TNFα Bil-
dung im Vollblut von Probanden im Mittel um den Faktor 8 (0,66 ± 0,33 ng/ml ohne
Vorbehandlung gegenüber 3,80 ± 2,29 ng/ml nach Vorbehandlung mit 100 ng/ml GM-
CSF, MW ± SD) verstärkt. GM-CSF alleine induzierte keine signifikante TNFα-
Synthese. Gleichermaßen war auch die LPS-induzierte IL-6-Produktion nach
GM-CSF-vorbehandlung um den Faktor 3–4 erhöht. Als weiteres Zeichen der Mono-
zyten-Aktivierung wurde die HLA-DR-Expression durch GM-CSF-Behandlung *in
vitro* siginifikant erhöht (Anstieg der mittleren Fluoreszenzintensität von HLA-DR
auf CD14-positiven Zellen auf maximale Werte im Mittel um 56 ± 33 counts/cell).
Vollblutkulturen nach Operationen mit CPB wiesen eine reduzierte *ex vivo* TNFα-
Synthesefähigkeit nach LPS-Stimulation auf (0,69 ± 0,36 ng/ml präop. vs. 0,26 ± 0,21
ng/ml nach CPB, $p < 0,05$). Bei komplikationsloser Rekonvaleszenz war diese Reduktion transient. Im Falle einer erneuten Operation oder dem Auftreten von postoperativen Komplikationen, wie z. B. akutes Nierenversagen oder ARDS, kommt es zu einer
verstärkten, persistierenden und/oder erneuten Suppression der *ex vivo* TNFα-
Synthesefähikeit. Abbildung 1 zeigt den Verlauf der LPS-induzierten TNFα-Synthese

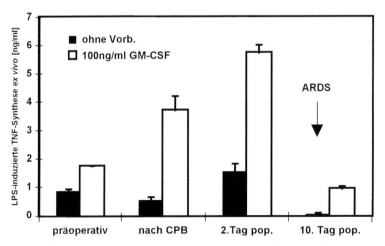

Abb. 1. TNFα-Produktion [ng/ml] von Endotoxin-stimulierten Vollblutkulturen (100 ng/ml für
4 h) von einem Patienten mit ACB mit und ohne Vorinkubation mit 100 ng/ml GM-CSF (22 h) in
vitro. Abnahmezeitpunkte sind auf der x-Achse angegeben

bei einem 60-jährigen Patienten, der am 8. Tag nach 3-facher aorto-coronarer-Bypass-Operation (ACB) ein ARDS entwickelte. Die TNFα-Synthesefähigkeit war nach der Operation deutlich reduziert, stieg am 2. Tag über Ausgangsniveau an, und fiel am 10. Tag wieder stark ab. Klinisch manfestierte sich bei diesem Patienten zu diesem Zeitpunkt ein ARDS. Die Vorbehandlung in vitro hob zu allen Zeitpunkten die TNFα-Synthesefähigkeit über Normalniveau an.

Bei polytraumatisierten Patienten wurde gefunden, daß die LPS-induzierte TNF-Synthesefähigkeit initial nach Trauma verglichen mit gesunden Probanden ebenfalls signifikant reduziert ist ($0,075 \pm 0,07$ ng/ml nach Polytrauma vs. $0,66 \pm 0,33$ ng/ml bei gesunden Probanden, $p < 0,05$). Eine Vorbehandlung mit 1, 10 oder 100 ng/ml GM-CSF für 22 h *in vitro* verstärkte die *ex vivo* TNFα-Synthesefähigkeit in den oben genannten klinischen Situationen einer supprimierten Zytokinsynthesefähigkeit und hob die Reduktion der TNFα-Synthesefähigkeit komplett auf. Nach GM-CSF-Vorbehandlung lag die TNFα-Synthesefähigkeit bei allen Patienten über Normalniveau, und es bestand kein signifikanter Unterschied zwischen gesunden Probanden und Polytraumatisierten oder nach CPB ($1,9 \pm 0,42$ nach Polytrauma; $2,77 \pm 2,15$ nach CPB; $3,94 \pm 3,24$ bei Probanden jeweils nach Vorbehandlung mit 100 ng/ml GM-CSF; Unterschiede nicht signifikant).

Diskussion

Eine reduzierte ex vivo TNFα-Synthesefähigkeit sowie eine Herabregulation der HLA-DR-Expression auf mononukleären Zellen wurde als prognostisch ungünstige Alteration des Immunsystems bei Sepsis identifiziert [1]. Ein ähnlicher Status des Immunsystems mit herabregulierter TNFα-Synthesefähikeit tritt ebenfalls nach CPB und in der Frühphase nach Polytrauma auf. *In vitro* kann dieses Phänomen durch eine Behandlung mit dem immunstimulierenden Wachstumsfaktor GM-CSF antagonisiert werden. Die reduzierte TNFα-Synthesefähigkeit kann als Ausdruck einer Immunsuppression bei Polytrauma und Operationen mit CPB gewertet werden. Es bleibt zu klären, ob es sich hierbei um eine physiologische Gegenregulation oder eine pathologische Überregulation der Freisetzung von antiinflammatorisches Mediatoren handelt. Eine derartig gestörte Homöostase der Immunantwort könnte zu einem erhöhten Infektionsrisiko bis zum möglichen Entstehen einer Sepsis beitragen. Vorausgesetzt es steht ein standardisiertes immulogisches Monitoring zur Verfügung, mit dem ein hypo-inflammatorischer Status des Immunsystems standardisert und schnell identifiziert werde kann, so stünde mit GM-CSF potentiell ein immunstimulierendes Therapeutikum zur Verfügung, welches dieser Entwicklung entgegenwirken könnte.

Zusammenfassung

Nach Cardiopulmonalem Bypass und nach Polytrauma kommt es zu einer herabregulierten Immunantwort, wie anhand einer reduzierten TNF-Synthese von Vollblut nach Endotoxin-Stimulation *in vitro* gezeigt werden kann. Der hämatopoetische Wachstumsfaktor GM-CSF (Leucomax®) kann *in vitro* durch seine immunstimulie-

172

renden Eigenschaften dieses Phänomen aufheben und stellt damit potentiell ein Therapeutikum für Zustände einer reduzierten Immunantwort dar.

Summary

Cardiac surgery and polytrauma result in an impaired immune response as it can be demonstrated by a reduced endotoxin-stimulated TNFα production of whole blood cultures *ex vivo*. The immune-stimulating hematopoetic growth factor GM-CSF is in vitro capable to antagonize the suppressed immune function after trauma and cardiac surgery and, therefore, GM-CSF represents a potential therapeutic for immune suppressed states.

Finanziert durch DFG (Schm 74/13-2) und Fonds der chemischen Industrie (FUS).

Literatur

1. Munoz C, Carlet J, Fitting C, Misset B, Blériot JP, and Cavaillon JM (1991) Dysregulation of in vitro cytokine production by monocytes during sepsis. J Clin Invest 88:1747
2. Ertel W, Kremer JP, Kenney J, Steckholzer U, Jarrar D, Trentz O, and Schildberg FW (1995) Downregulation of proinflammatory cytokine release in whole blood from septic patients. Blood 85:1341
3. Majetschak M, Flach R, Heukamp T, Jenissen V, Obertacke U, Neudeck F, Schmit-Neuerburg KP, and Schade FU (1997) Regulation of whole blood Tumor Necrosis Factor production upon endotoxin stimulation after severe blunt trauma. J Trauma 43:1
4. Börgermann J, Friedrich I, Feldt T, Reidemeister JC, and Schade FU (1997) Evidence of a circulating cytokine synthesis inhibitor during cardiopulmonary bypass. Shock 7:403
5. Bundschuh DS, Barsig J, Hartung T, Randow F, Docke WD, Volk HD, and Wendel A (1997) Granulocyte-macrophage colony-stimulating factor and IFN-gamma restore the systemic TNF-alpha response to endotoxin in lipopolysaccharide-desensitized mice. J Immunol 158:2862
6. Randow F, Docke WD, Bundschuh DS, Hartung T, Wendel A, and Volk HD (1997) In vitro prevention and reversal of lipopolysaccharide desensitization by IFN-gamma, IL-12, and granulocyte-macrophage colony-stimulating factor. J Immunol 158:2911

Korrespondenzadressse: Dr. med. S. Flohé, Universitätsklinikum Essen, Klinische Forschergruppe Schock&MOF, Hufelandstr. 55, 45122 Essen

Effekte von Adenosin auf die intravasale Akkumulation von Leukozyten und den Gewebeschaden im quergestreiften Muskel bei Endotoxinämie

Effects of adenosine on intravascular accumulation of leukocytes and tissue damage in striated muscle during endotoxinemia

D. Nolte[1,2], B. Kinner[2], E. Schütze[2], R. Leiderer[2], C. Galanos[3], K. Meßmer[2]

[1] Klinik und Poliklinik für Mund-Kiefer-Gesichts-Chirurgie, Klinikum Innenstadt, LMU München
[2] Institut für Chirurgische Forschung, Klinikum Großhadern, LMU München und
[3] Max-Planck-Institut für Immunbiologie, Freiburg

Einleitung

Untersuchungen aus unserem Labor haben gezeigt, daß die durch Endotoxin induzierte Sequestration von Leukozyten in das perivaskuläre Gewebe des quergestreiften Muskels über spezifische Adhäsionsmechanismen mediiert wird. So konnte nachgewiesen werden, daß Blockade der Adhäsionsmoleküle aus der Familie der Selektine (L-, E-, und P-Selektin) die Leukozytenakkumulation in postkapillären Venolen zu unterschiedlichen Zeitpunkten zu blockieren vermag [7]. Therapeutische Maßnahmen wie Blockade der Adhärenz durch Antikörper gegen CD11b/CD18 (Mac-1) oder gentechnische Deletion von ICAM-1 haben die Überlebensrate von Versuchstieren nach Endotoxinexposition signifikant verbessert [1].

Adenosin ist ein potenter Modulator der Freisetzung von proinflammatorischen Mediatoren und Zytokinen [2]; seine Wirkungen auf die Expression von Zelladhäsionsmolekülen auf Leukozyten und/oder Endothelzellen sind über diese Mechanismen zu erklären [6, 9]. In jüngsten Untersuchungen sind protektive Effekte von Adenosin bei Endotoxinämie und septischem Schock nachgewiesen worden [3, 4, 8].

Es war das Ziel der vorliegenden Studie, die Wirkung von Adenosin erstmals auf die Endotoxin-induzierte Leukozytenaktivierung und -adhäsion *in vivo* zu untersuchen.

Methodik

Modell: Die Versuche wurden an 20–23 g schweren BALB/c Mäusen durchgeführt, denen in Allgemeinanästhesie (125 mg kg^{-1} Ketavest®; 15 mg kg^{-1} Rompun® i.p.) Titankammern in die Rückenhaut und Verweilkatheter in die Vena jugularis implantiert wurden. Das Modell erlaubt die intravitalmikroskopische Analyse der Mikrozirkulation im quergestreiften Hautmuskel [5].

Intravitalmikroskopie: Bei jedem Tier wurden 4–6 postkapilläre Venolen (20–60 μm Durchmesser) vor und 3 h, 8 h und 24 h nach Injektion von Endotoxin (2 mg kg^{-1} KG S. abortus-equi i. v.) an den identischen Gefäßabschnitten analysiert. Die mikroskopischen Bilder wurden auf Videoband aufgezeichnet und off-line mit Hilfe eines Computer gestützten Auswertesystems analysiert (CapImage®, Dr. Zeintl, D-Heidelberg). Adhärente Leukozyten sind angegeben als Zellen pro mm^2 Gefäßoberfläche; die mikrovaskuläre Blutzellgeschwindigkeit wurde mit Hilfe der Zwei-Fenster-Technik gemessen (CapImage®).

Versuchsprotokoll: Die Versuchstiere wurden 48–72 h nach Implantation der Kammern randomisiert der Kontrollgruppe (n = 6) bzw. Behandlungsgruppe (n = 6) zugeteilt. 10 Minuten vor Injektion von Endotoxin erhielten die Tiere eine intravenöse Dauerinfusion von 110 µg × kg^{-1} × min^{-1} Adenosin (Sigma Chemicals, D-Deisenhofen). Am Versuchsende wurde das Rückenhautkammergewebe in Karnovski-Puffer asserviert und mit Hilfe der Elektronenmikroskopie auf histomorphologische Schäden untersucht.

Ergebnisse und Diskussion

Bei den Kontrolltieren bewirkte die intravenöse Injektion von Endotoxin einen signifikanten Anstieg der Leukozytenadhärenz von 34 (basal) auf 895 Zellen/mm^2 nach 3 h, 868 Zellen/mm^2 nach 8 h und 278 Zellen/mm^2 nach 24 h. Dieser Anstieg war bei den mit Adenosin behandelten Tieren nach 3 h auf Werte von 378 Zellen/mm^2 (p < 0,05), nach 8 h auf Werte um 583 Zellen/mm^2 (p < 0,05) und nach 24 h auf 250 Zellen/mm^2 (n. s.) gegenüber den Kontrolltieren vermindert. Dabei waren zu keinem der Untersuchungszeitpunkte Unterschiede der lokalen Blutzellgeschwindigkeit zwischen den Versuchsgruppen nachweisbar. Die elektronenmikroskopischen Befunde ergaben 24 h nach Injektion von Endotoxin eine Verminderung der Schwellung von Endothelzellen sowie Muskelzellen.

Die Ergebnisse der vorliegenden Studie zeigen, daß Adenosin die durch Endotoxin induzierte Adhärenz von Leukozyten in postkapillären Venolen effektiv vermindert. Da diese Beobachtung mit einer deutlich geringeren Schwellung des Muskelgewebes einhergeht, kann die Blockade der Leukozytenadhärenz durch Adenosin bei Endotoxinämie als ein protektiver Mechanismus interpretiert werden. Als zugrunde liegende Mechanismen könnten einerseits die bei Endotoxinämie beschriebene Hemmung der Bildung freier O_2^--Radikale [10] sowie Wirkung von Zytokinen (TNF-α, Interleukin-1) [3], andererseits die Verminderung der Leukozytenakkumulation in vivo [4] verantwortlich sein. Unsere Ergebnisse belegen erstmals, daß Adenosin die Endotoxin-induzierte Akkumulation von Leukozyten durch selektive Verminderung der Leukozytenadhärenz in vivo beeinflußt.

Zusammenfassung

Unter den Bedingungen einer Endotoxinämie wurde erstmals die therapeutische Wirksamkeit einer Dauerinfusion von Adenosin (110 µg × kg^{-1} × min^{-1}) am Mikrozirkulationsmodell bei der BALB/c Maus untersucht. Injektion von S. abortus-equi Endotoxin (2 mg × kg^{-1} KG i. v.) führte zu einem signifikanten Anstieg der Zahl adhärenter Leukozyten in postkapillären Venolen des quergestreiften Rückenhautmuskels, verbunden mit einer Schwellung mikrovaskulärer Endothel- sowie Muskelzellen. Infusion von Adenosin konnte die durch Endotoxin induzierte Steigerung der

Leukozytenadhärenz effektiv vermindern und die Integrität des mikrovaskulären Endothels und Muskelgewebes erhalten. Die Ergebnisse dieser Studie legen die Prüfung von Adenosin als Therapiekonzept bei Endotoxinämie nahe.

Summary

Under the experimental conditions of endotoxinemia, the therapeutic use of an intravenous infusion of adenosine (110 µg $\times$ kg^{-1} $\times$ min^{-1}) has been investigated in the microcirculation model of the BALB/c mouse. Injection of S. abortus-equi endotoxin (2 mg $\times$ kg^{-1} body wt. i.v.) elicited a significant increase of sticking leukocytes in postcapillary venules of striated skin muscle, which was associated with a swelling of microvascular endothelium and striated skin muscle. Infusion of adenosine effectively attenuated the endotoxin induced enhancement of leukocyte sticking and preserved microvascular endothelial and striated muscle integrity. These results imply the use of adenosine as therapeutic concept during endotoxinemia.

Literatur

1. Burch RM, Noronhablob L, Bator JM, Lowe VC, Sullivan JP (1993) Mice treated with a leumedin or antibody to Mac-1 to inhibit leukocyte sequestration survive endotoxin challenge. J Immunol 150:3397–3403
2. Cronstein BN (1994) Adenosine, an endogenous anti-inflammatory agent. J Appl Physiol 76:5–13
3. Firestein GS, Boyle D, Bullough DA, Gruber HE, Sajjadi FC, Montag A, Sambol B, Mullane KM (1994) Protective effect of an adenosine kinase inhibitor in septic shock. J Immunol 152:5853–5859
4. Neely CF, Jin J, Keith IM (1997) A1-adenosine receptor antagonists block endotoxin-induced lung injury. Am J Physiol 272:L353–61
5. Nolte D, Hecht R, Schmid P, Botzlar A, Menger MD, Neumueller C, Sinowatz F, Vestweber D, Messmer K (1994) Role of Mac-1 and ICAM-1 in ischemia-reperfusion injury in a microcirculation model of BALB/c mice. Amer J Physiol-Heart Circ Phy 36:H1320–H1328
6. Nolte D, Lorenzen A, Lehr HA, Zimmer FJ, Klotz KN, Messmer K (1992) Reduction of postischemic leukocyte-endothelium interaction by adenosine via A2-receptor. Naunyn Schmiedebergs Arch Pharmacol 346:234–237
7. Nolte D, Schmitt M, Kinner B, Galanos C, Vestweber D, Messmer K (1996) Monoklonale Antikörper gegen P- und E-Selektin zur therapeutischen Beeinflussung der Leukozytensequestration im quergestreiften Muskel nach Endotoxinämie in der BALB/c-Maus. Langenbecks Arch Chir Forum 27–31
8. Parmely MJ, Zhou WW, Edwards CK, Borcherding DR, Silverstein R, Morrison DC (1993) Adenosine and a related carbocyclic nucleoside analogue selectively inhibit tumor necrosis factor-alpha production and protect mice against endotoxin challenge. J Immunol 151:389–396
9. Thiel M, Chambers JD, Chouker A, Fischer S, Zourelidis C, Bardenheuer HJ, Arfors KE, Peter K (1996) Effect of adenosine on the expression of beta(2) integrins and L-selectin of human polymorphonuclear leukocytes in vitro. J Leukoc Biol 59:671–682
10. Thiel M, Holzer K, Kreimeier U, Moritz S, Peter K, Messmer K (1997) Effects of adenosine on the functions of circulating polymorphonuclear leukocytes during hyperdynamic endotoxemia. Infect Immun 65:2136–2144

Dr. med. D. Nolte, Klinik und Poliklinik für Mund-, Kiefer-Gesichtschirurgie, Klinikum Innenstadt, Lindwurmstr. 2a, D-80337 München, Telefon (089) 5160 29 76

Die Transfusion von Plasma endotoxintoleranter Ratten verbessert die Überlebensrate beim hämorrhagischen Schock im Rattenschockmodell

Transfusion of plasma of endotoxin-tolerant rats improves survival rate after hemorrhagic shock

M. Reuter[1], S. Bahrami[2], M. Ackermann[1], U. Obertacke[1], F. U. Schade[1], G. Schlag[2]

[1] Forschergruppe Schock und MOV, Zentrum für Chirurgie, Klinikum Essen
[2] Ludwig Boltzmann Institut für experimentelle Traumatologie, Wien

Einleitung

Die Translokation von Bakterien und/oder Endotoxin mit anschließender Bildung von Zytokinen, insbesonde von TNF, wurde als Ursachen für hämodynamische Veränderungen, Organversagen und die Mortalität beim hämorrhagischen Schock erkannt [1]. Die Endotoxintoleranz hingegen ist durch eine verminderte Empfindlichkeit gegenüber Endotoxinwirkungen [2] und durch einer verminderten TNF-Expression gekennzeichnet [3, 4]. In eigenen Vorversuchen hatte sich die Induktion einer Endotoxintoleranz auch beim hämorrhagischen Schock als protektiv erwiesen, wobei im Serum eine TNF-inhibitorische Aktivität nachgewiesen wurde. In der vorliegenden Studie sollte jetzt die mögliche Übertragbarkeit dieses Schutzes durch Transfer von Plasma untersucht werden.

Material und Methoden

Zur Induktion einer Endotoxintoleranz wurden männliche Sprague Dawley Ratten (Gruppe 1: n = 10; 400 ± 30 g Körpergewicht) beginnend eine Woche vor Versuchsbeginn über 5 Tage mit Endotoxin (E. coli) intraperitoneal (i. p.) vorbehandelt (0,1 – 0,5 – 0,5 – 0,5 – 0,5 mg/kgKG). Zwei weitere Gruppen von Ratten (Gruppe 2 und 3; je n = 10) mit gleichem Gewicht erhielten statt des Endotoxins physiologische Kochsalzlösung i. p. Nach zwei Tagen Pause wurden die Tiere unter Anästhese mit Ketamin/Xylazin (122/10 mg/kgKG) mit einem venösen und arteriellen Katheter instrumentiert und einem durckkontrollierten hämorrhagischen Schock bei einem arteriellen Mitteldruck von 35 ± 5 mmHG über drei Stunden ausgesetzt.

Vor der Retransfusion wurde das entnommene heparinisierte Blut durch Zentrifugation in korpuskuläre Anteile und Plasma getrennt. Die Tiere erhielten jeweils ihre eigenen Zellen. Die endotoxintoleranten Ratten der Gruppe eins erhielten Plasma der normalen Tiere der Gruppe zwei, wohingegen normale Ratten der Gruppe zwei tolerantes Plasma der Gruppe eins erheilten. In der Kontrollgruppe drei (nicht endotoxin vorbehandelte Tiere) wurde das Plasma getauscht. Zur Vermeidung

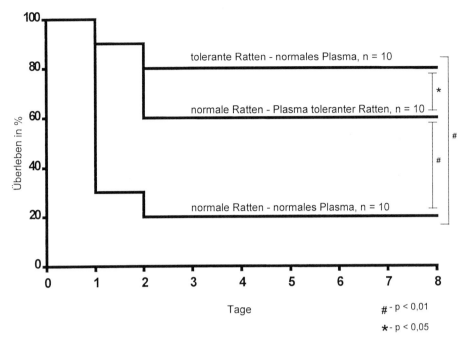

Abb. 1. Überlebenskurven von Ratten nach hämorrhagischem Schock und Plasmatausch. Plasmatransfusion von endotoxintoleranten Ratten in nicht vorbehandelte Ratten verbessert deren 8 Tages-Überlebensrate von 20% auf 60% signifikant (p < 0,01). Die Überlebensrate endotoxintoleranter Ratten von 80% wird durch Transfusion von normalem Plasma nicht beeinflußt

von Transfusionsreaktionen wurde das Blut vor Retransfusion mit einem Minor-Test geprüft.

Nach Ende der Hämorrhagie wurde das Blut, gemischt mit der doppelten Menge Ringerlaktatlösung, über eine Stunde retransfundiert, und anschließend die Katheter entfernt. Das Überleben der Tiere wurde 14 Tage beobachtet.

Zur Überprüfung der erfolgreichen Toleranzinduktion wurde den Tieren unter Halothannarkose vor und nach der ersten und letzten Vorbehandlung Blut aus dem retroorbitalen Venenplexus entnommen. Während des Versuchs erfolgte die Blutentnahme über den venösen Katheter nach Instrumentierung, nach Beendigung des Schocks und unmittelbar nach Retransfusion.

TNF-Spiegel wurden im Plasma jeweils vor und nach Toleranzinduktion mittels ELISA gemessen. Eine murine Makrophagenzellinie (J 774) wurde in Anwesenheit von Serum (5% im Ansatz) toleranter und unbehandelter Ratten mit 100 ng/ml Endotoxin (Salmonella friedenau) stimuliert. Die TNF-Bildung im Überstand wurde nach 4 Stunden mit dem ELISA bestimmt.

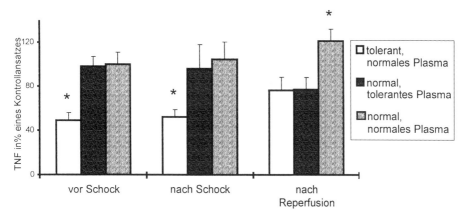

Abb. 2. TNF-Produktion von J774-Zellen in Anwesentheit von verschiedenen Rattenseren. Serum endotoxintoleranter Ratten hemmt die TNFR-Produktion signifikant im Vergleich zu normalen Ratten (* = p < 0,05, T-Test). Diese inhibitorische Aktivität läßt sich durch Plasmatausch von endotoxintoleranten auf nicht-vorbehandelte Ratten übertragen

Ergebnisse

Die Toleranzinduktion ist mit einer supprimierten TNF-Expression nach Endotoxingabe in vivo assoziiert. Während nach der ersten LPS-Gabe der TNF von 0 auf 4,3 ± 4,0 ngml anstieg, war nach der letzten Gabe kein TNF mehr detektierbar.

Diskussion

Die Gabe von TNF-Antikörpern nach einem hämorrhagischen Schock hatte die Überlebensrate von Ratten signifikant erhöht [5]. Es liegt somit der Schluß nahe, daß die Wirkung des TNF eine wesentliche Bedeutung für den deletären Verlauf nach einem Schock hat. Die Endotoxintoleranz führt zu einer verminderten TNF Freisetzung im Blut, die bei Ratten im hämorrhagischen Schock offensichtlich von Vorteil ist. Im vorliegenden Versuch konnte gezeigt werden, daß sich dieser Schutz vor einem hämorrhagischen Schock durch Plasma übertragen läßt. Trotzdem konnte die Überlebensrate nur von 20 auf 60 % angehoben werden, wogegen die endotoxintoleranten Tiere zu 80 % überlebten. Zum einen liegt dies sicher an der übertragenen Plasmamenge, zum anderen ist die Endotoxintoleranz ein nicht nur auf das Plasma beschränktes Phänomen. Die Charakterissierung der verantwortlichen Serumbestandteile (TNF-Inhibitor) und das Zusammenspiel mit Makrophagen ist das weitere Ziel der Untersuchungen.

Zusammenfassung

In der vorliegenden Untersuchung wurde die Übertragbarkeit des Schutzes durch Plasma von endotoxintoleranten Tieren untersucht. Die Übertragung von Plasma endotoxintoleranter Tiere mit der Retransfusion verbesserte die Überlebensrate signifikant von 20 auf 60%, wohingegen die Überlebensrate von vorher endotoxintoleranten Tieren nicht beeinflußt war. In den Seren von endotoxintoleranten Tieren wurde eine TNF-inhibitorische Aktivität entdeckt, die im Versuch durch Transfusion von Plasma übertragbar war. Diese Aktivität könnte für die protektive Wirkung beim hämorrhagischen Schock verantwortlich sein.

Summary

To evaluate the protective effect of endotoxin tolerant plasma after hemorrhagic shock, plasma of endotoxin tolerant animals was used for resuscitation of normal rats. The transfusion of plasma of endotoxin tolerant rats improved the survival rate from 20 to 60 per cent. In the sera of endotoxin tolerant animals a TNF inhibitory activity was detected, which could be transferred by the plasma. This effect may be responsible for the protection to hemorrhagic shock.

Literatur

1. Bahrami S, Schlag G, Yao YM, and Redl H (1995) Significance of translocation/endotoxin in the development of systemic sepsis following trauma and/or hemorrhage. Prog Clin Biol res 392:197–208
2. Johnson CA, Greisman SE (1985) Mechanism of endotoxin tolerance. In: Hinshaw LB (Hrsg) Handbook of endotoxin Vol. 2, pathophysiology of endotoxin. Amsterdam, New-York, Oxford: Elsevier 385–391
3. Flohe S, Heinrich PC, Schneider J, Wendel A, Flohe L (1991) Time course of IL-6 and TNF alpha release during endotoxin-induced endotoxin tolerance in rats. Biochem Pharmacol 41:1607–1614
4. Schade FU, Schlegel J, Hofmann K, Brade H, Flach R (1996) Endotoxin tolerant mice produce an inhibitor of tumor necrosis factorsynthesis. J Endotox Res 3:455–462
5. Bahrami S, Yao YM, Leichtfried G, Redl H, Schlag G, Di Padova FE (1996) Monoclonal antibody to endotoxin attenuates hemorrhage-induced lung injury and mortality in rats. Crit Care Med (im Druck)

Finanziert durch DFG (Schm 74/13-2) und Fonds der chemischen Industrie (FUS).

Korrespondenzaddresse: Dr. med. M. Reuter, Abteilung für Unfallchirurgie, Universitätsklinikum Essen, Hufelandstr. 55, 45122 Essen

Endotoxintoleranz und hämorrhagischer Schock bei Ratten

Endotoxin tolerance and hemorrhagic shock in rats

M. N. Ackermann[1], M. Reuter[2], S. Flohé[2], R. Flach[1], S. Bahrami[3], G. Schlag[3], F. U. Schade[1]

Universitätsklinikum Essen, Hufelandstr. 55, D-45122 Essen
[1] Klinische Forschergruppe Schock und Multiorganversagen am Zentrum für Chirurgie
[2] Abteilung für Unfallchirurgie
[3] Ludwig Bolzmann Institut fur Klinische Traumatologie, Wien

Einleitung

Trauma und große operative Eingriffe können zu lang anhaltender Hypovolämie und zu hämorrhagischem Schock führen. Möglicherweise kommt es in diesem Zusammenhang zu einer Translokation von Bakterien und/oder Endotoxin (LPS) aus dem Intestinaltrakt in die Zirkulation. Dies kann durch eine Stimulation von Makrophagen zur Synthese von proinflammatorischen Zytokinen wie Tumor-Nekrose-Faktor α (TNFα) führen [1], welche entscheidend an der Entwicklung eines Multi-Organ-Versagens (MOV) beteiligt sind [2].

Die Endotoxintoleranz stellt einen durch repetitive Gaben kleiner Dosen Endotoxin induzierbaren Zustand verminderter Empfindlichkeit gegenüber Endotoxinwirkungen dar [3]. Dieser Zustand macht den Organismus unempfindlich gegen hohe normalerweise letale Dosen von Endotoxin und ist mit einer reduzierten oder aufgehobenen TNFα Bildungsfähigkeit assoziiert [4]. Die Tatsache, daß die Pathophysiologie im Endotoxinschock und hämorrhagischem Schock in ähnlicher Weise durch TNFα gesteuert wird, legte das Bestehen einer Kreuztoleranz nahe. Das Ziel der vorliegenden Arbeit war es, die protektiven Wirkungen der Endotoxintoleranz beim hämorrhagischen Schock zu untersuchen.

Methoden

Männliche Sprague-Dawley-Ratten (KG 450 $\pm$ 30 g) wurden zur Induktion der Endotoxintoleranz über 1 Woche mit täglichen Gaben (0,1–0,5–0,5–0,5–0,5 mg/kgKG) von LPS (E. coli, 26:06, Fa.Difco, Detroit, Michigan, USA) i.p. vorbehandelt. 2 Tage nach der letzten LPS-Gabe wurde eine Narkose mit Ketamin/Xylazin (122/10 mg/kgKG) i.m. eingeleitet und die Ratten über einen Katheter in der V. jugularis int. bis zu einem arteriellen Mitteldruck von 35 $\pm$ 5 mmHg entblutet. Die Blutdrucküberwachung erfolgte invasiv über einen Katheter in der Art. femoralis. Dieser Zustand des hämorrhagischen Schocks wurde 180 min aufrechterhalten und durch Retransfusion des entnommenen, heparinisierten Blutes unter Hinzugabe der doppelten

182

Menge Ringerlösung über 1 h beendet. Das Überleben der Versuchstiere wurde über 14 Tage beobachtet. Während der Toleranzinduktion sowie der Hypovolämie wurden an folgenden Zeitpunkten Blutproben entnommen: Vor und 2 h nach erster LPS-Gabe, vor und 2 h nach letzter LPS-Gabe, vor Schock, vor und nach Retransfusion. Vollblutproben wurden ex vivo mit 1 µg/ml LPS (C. freundii) stimuliert. TNFα wurde in den Vollblutüberständen und zu gleichen Zeitpunkten im Serum mittels ELISA bestimmt Eine murine Makrophagen-Zellinie (J774) wurde in Anwesenheit von Serum (5 % im Ansatz) toleranter und unbehandelter Ratten mit 100 ng/ml LPS stimuliert und die TNFα-Bildung im Kulturüberstand nach 4 h im ELISA bestimmt.

Ergebnisse

2 h nach i.p. LPS-Gabe steigt TNFα im Serum von 0 auf 4,3 ± 4,0 ng/ml an. In LPS-toleranten Ratten ist nach i.p. Endotoxin-Gabe kein TNFα im Serum nachweisbar. Die ex vivo TNFα-Synthesefähigkeit des Vollblutes ist ebenfalls nach Toleranzinduktion signifikant erniedrigt (von 1,1 ± 0,4 auf 0,25 ± 0,17, p < 0,01, T-Test). Dieser Status einer reduzierten TNFα-Bildungsfähigkeit ist ebenfalls mit einem verbesserten Überleben der Endotoxin-toleranten Ratten im hämorrhagischen Schock verbunden (Abb. 1).

Im Serum der Endotoxin-toleranten Ratten war eine Aktivität vorhanden, welche die Endotoxin-induzierte TNFα-Produktion von murinen Makrophagen (J774) hemmt. Die folgende Tabelle zeigt den Verlauf dieser TNF-inhibitorischen Kapazität während der Toleranzinduktion und hämorrhagischem Schock:

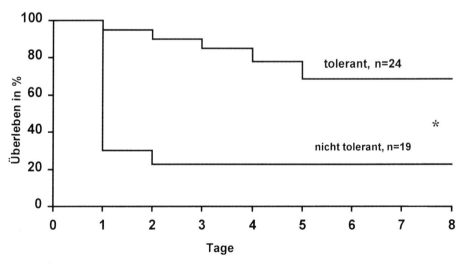

Abb. 1. Überlebenskurven endotoxintoleranter Ratten nach hämorrhagischem Schock im Vergleich mit Kontrollratten. Die 14-Tages Überlebensrate wird durch Induktion der Endotoxintoleranz von 22,8 % in der nicht toleranten Gruppe auf 68,8 % in der toleranten Gruppe verbessert (p < 0,01, Wilcoxon-Test)

Diskussion

Endotoxintoleranz führt zu einer signifikant verminderten TNFα-Bildungsfähigkeit in vivo und in vitro. Dieser Zustand schützt Ratten vor den Schädigungen eines hämorrhagischen Schocks und verbessert so die Überlebensrate. Der protektive Mechanismus könnte durch einen während der Endotoxintoleranz gebildeten Inhibitor der TNFα-Synthese vermittelt werden [5]. Die Charakterisierung der in der vorliegenden Untersuchung beschriebenen TNFα-inhibitorischen Aktivität ist Gegenstand aktueller Untersuchungen in denen unter anderem die Beteiligung von bekannten antiinflammatorischer Zytokinen (IL-10, IL-13) ausgeschlossen werden soll [6, 7].

Zusammenfassung

Das Ziel der vorliegenden Studie war es, die protektive Wirkung einer Endotoxin-Toleranz in einem Hämorrhagischen-Schock-Modell an der Ratte zu untersuchen.

Eine Vorbehandlung mit niedrigen Endotoxin-Dosen induziert eine Toleranz, in der nach erneuter Endotoxin-Stimulation die TNFα-Bildung in vivo und in vitro signifikant reduziert ist. Eine solche Vorbehandlung verbessert die Überlebensrate nach hämorrhagischen Schock von 22,8 % bei unbehandelten Tieren auf 68 % in toleranten Ratten. Diese Protektion ging einher mit dem Auftreten einer TNFα-inhibitorischen Aktivität im Serum toleranter Tiere, welches für die verbesserte Überlebensrate im hämorrhagischen Schock verantwortlich sein könnte.

Summary

The aim of the presents study was to investigate the protective capacity of endotoxin tolerance in a hemorrhagic shock model in rats. A pretreatment with low dose endotoxin induces a state of tolerance, which is characterized by decreased TNFα production in vivo and in vitro upon subsequent high dose endotoxin challenge. This endotoxin tolerance improves survival after hemorrhagic shock from 22,8 % in untreated controls to 68,8 in tolerant rats. The protection was accompanied with the appearance of n TNFα inhibitory activity in the serum of endotoxin tolerant animals, which might be responsible for the improved survival after hemorrhagic shock.

Literatur

1. Bahrami S, Schlag G, Yao YM, and Redl H (1995) Significance of translocation/endotoxin in the development of systemic sepsis following trauma and/or haemorrhage. Prog Clin Biol Res 392:197–208
2. Tracey KJ, Beutler B, Lowry SF, Merryweather J, Wolpe S, Millsark IW, Hariri RJ, Fahey III TJ, Zentella A, Albert JB, Shires GT, Cerami A(1986) Shock and tissue injury induced by recombinant human cachectin. Science 234:470–474
3. Johnson CA, Greisman SE (1985) Mechanism of endotoxin tolerance. In: Hinshaw LB (Hrsg) Handbook of endotoxin Vol 2 pathophysiology of endotoxin. Amsterdam, New York, Oxford: Elsevier 395–391

184

4. Flohé S, Heinrich PC, Schneider J, Wendel A, Flohé L (1991) Time course of IL-6 and TNF alpha release during endotoxin-induced endotoxin tolerance in rats. Biochem Pharmacol 41:1607–1614
5. Schade FU, Schlegel J Hofmann K, Brade H, Flach R (1996) Endotoxin tolerant mice produce an inhibitor of tumor necrosis factor-synthesis. J Endotx Res 3:455–462
6. Howard M, Muchamuel T, Andrade S, Menon S. 1993. Interleukin 10 protects mice from lethal endotoxinemia. J Exp Med 177:1205–1208
7. Di Santo E, Meazza C, Sironi M, Fruscella P, Mantovani A, Sipe JD, Ghezzi P, (1997) IL-13 inhibits TNF production but potentates that of IL6 in vivo and ex vivo in mice. J Immunol 159(1):379–382

Finanziert durch DFG (Schm 74/13-2) und Fonds der chemischen Industrie (FUS).

Korrespondenzadresse: Marcus Ackermann, Klinische Forschergruppe Schock und Multiorganversagen, Zentrum für Chirurgie, Universitätsklinikum Essen, Hufelandstr. 54, D – 45122 Essen

Die proinflammatorischen Zytokine IL-1 β und TNF-α vermindern die Wachstumshormonrezeptor-mRNA-Konzentration in kultivierten Rattenhepatozyten nach Stimulation durch Wachstumshormon

Proinflammatory cytokines interleukin 1 β and tumor necrosis factor α inhibit growth hormone stimulation of growth hormone receptor mRNA levels in cultured rat hepatocytes

S. A. Böhm[1], M. Wolf[2], G. Kreymann[2], A. H. Hölscher[1]

[1] Klinik und Poliklinik für Visceral- und Gefäßchirurgie der Universität zu Köln
[2] Medizinische Kern- und Poliklinik, Universitäts-Krankenhaus Hamburg-Eppendorf

Einleitung

Schwere Allgemeinerkrankungen, wie Sepsis, hochgradige Verbrennungen und Malignome, führen zu einer katabolen Stoffwechsellage. Diese ist gekennzeichnet durch vermehrten Proteinabbau, eine negative Stickstoffbilanz und eine abgeschwächte Immunantwort. Die Ursachen der Katabolie sind noch nicht hinreichend geklärt. U. a. werden Störungen in verschiedenen hormonellen Systemen diskutiert. Bei septischen Patienten werden trotz normaler oder sogar erhöhter Wachstumshormon-(GH-)Spiegel verminderte Konzentrationen des Insulin-ähnlichen Wachstumsfaktors I (IGF-I) gefunden [1]. IGF-I vermittelt physiologischerweise die anabolen Effekte des GH, welches an den Wachstumshormon-Rezeptor (GHR) der Hepatozytenmembran bindet. Dieser Mechanismus ist bei schweren Allgemeinerkrankungen scheinbar gestört; es besteht eine GH-Resistenz [2].

Ein Großteil der Akut-Phase-Antwort auf Entzündung und Trauma ist durch proinflammatorische Zytokine bedingt [3, 4]. Daher wurden in der vorliegenden Studie die Einflüsse der proinflammatorischen Zytokine, Interleukin-1 β (IL-1 β) und Tumor-Nekrose-Faktor-α (TNF-α), auf die Produktion von GHR-mRNA untersucht. Möglicherweise ist die GH-Resistenz bei schweren Allgemeinerkrankungen durch einen quantitativ oder qualitativ (zytokin-bedingt) veränderten GHR verursacht [5, 6].

Material und Methoden

Hepatozyten männlicher Wistar Ratten (250–350 g) in Primärkultur wurden mit rekombinantem GH, IL-1 β und TNF-α in Konzentrationen zwischen 1 und 1000 ng/ml inkubiert. Nach der Isolation von Gesamt-RNA, wurde diese in cDNA revers transkribiert. Die Quantifizierung der GHR-mRNA erfolgte durch eine kompetitive PCR. Dabei wurden in einem Ansatz bekannte Konzentrationen einer homologen cDNA und konstante Mengen der GHR-cDNA mit einem Paar Primer koamplifiziert. Die homologe cDNA und das GHR-PCR-Produkt unterschieden sich in Ihrer Basenzahl, so daß eine elektrophoretische Trennung der PCR-Produkte möglich war. Die GHR-

186

cDNA-Konzentrationen konnten sowohl durch visuellen Vergleich, wie auch durch Auszählen der radioaktiven Impulse der während der PCR mit P_{33} markierten PCR-Produkte ermittelt werden. Die Ergebnisse wurden in amol/µg der Gesamt-RNA ausgedrückt und die Signifikanz der Ergebnisse mit dem Tuky Test of Honest Significance (ANOVA) berechnet.

Ergebnisse

Stimulation mit GH führte dosis- und zeitabhängig zu einem Anstieg der GHR-mRNA-Konzentration in den Rattenhepatozyten. Eine zwölfstündige Stimulation mit GH in einer Konzentration von 100 ng/ml, steigerte die GHR-mRNA auf das 2,5 fache der Ausgangskonzentration in unstimulierten Kontrollzellen (p < 0,001). Auf die GHR-mRNA-Produktion in den Zellen, die nicht mit GH stimuliert, sondern nur mit Zytokinen (10, 100, 1000 ng/ml) inkubiert worden waren (20,8 ± 1,8 amol/µg RNA), hatte lediglich IL-1β (100 ng/ml) einen signifikanten inhibitorischen Einfluß (14,0 ± 1,5 amol/µg RNA, p < 0,01). Längere und kürzere Stimulationszeiten mit GH (100 ng/ml) hatten dagegen keinen signifikanten Einfluß auf die GHR-mRNA-Konzentrationen.

Die gleichzeitige Stimulation der Zellen mit Zytokinen (1–100 ng/ml) und GH (100 ng/ml) verminderte den GH-Effekt dosis- und zeitabhängig. Die GHR-mRNA-Konzentrationen in nur mit GH stimulierten Zellen (52,1 ± 4,0 amol/µg RNA) sank nach Stimulation mit GH und Il-1β (1, 10, 100 ng/ml) auf 31,1 ± 2,1, 22,6 ± 1,4 und 16,9 ± 2,4 amol/µg RNA ab (alle p < 0,01). Die gleichzeitige Stimulation mit GH (100 ng/ml) und TNF-α (1, 10 und 100 ng/ml) verursachte eine Abnahme der GHR-mRNA-Konzentration von 52,1 ± 4,0 amol/µg RNA in unstimulierten Kontrollzellen auf 46,0 ± 7,0, 15,3 ± 3,0 und 20,3 ± 2,4 amol/µg RNA (alle p < 0,01). Die gleichzeitige Inkubation GH-stimulierter Hepatozyten mit IL-1β und TNF-α (je 1, 10 und 100 ng/ml) hatte keinen additiven Effekt.

Im Zeitversuch über 48 Stunden wurden die maximalen inhibitorischen Effekte der Zytokine nach einer Stimulationsdauer von zwölf Stunden bemerkt. Eine zwölfstündige Stimulation mit IL-1β (100 ng/ml) verminderte die GHR-mRNA auf 32,4 ± 4,6% (p < 0,01) der Kontrollzell GHR-mRNA. TNF-α (100 ng/ml) hatte nach zwölf Stunden einen geringeren Effekt (38,9 ± 4,6% der Kontrollzell GHR-mRNA, p < 0,01). Nach einer Inkubationszeit von 24 Stunden wurden in mit IL-1β (100 ng/ml) stimulierten Zellen gleiche Konzentrationen wie in den unstimulierten Kontrollzellen gemessen. Dagegen konnten ein Wiederanstieg der GHR-mRNA-Konzentrationen in mit TNF-α (100 ng/ml) inkubierten Zelle erst nach 48 Stunden registriert werden. Nach 24 Stunden Stimulation mit 100 ng/ml TNF-α war der GHR-mRNA-Spiegel mit 29,7 ± 1,3% noch deutlich vermindert.

Diskussion

Die vorliegenden Ergebnisse deuten an, daß die bei Sepsis und anderen schweren Allgemeinerkrankungen auftretende GH-Resistenz durch eine verminderte Synthese des GHR bedingt sein könnte. GH-Stimulation führte zu einer Zunahme der GHR-mRNA der Hepatozyten. Dieser Effekt konnte durch die gleichzeitige Stimulation mit proinflammatorischen Zytokinen blockiert werden. Das Wiederansteigen der GHR-Konzentrationen 48 Stunden nach Zytokinstimulation wurde als Erholung der Zellen gewertet.

Die Effektivität einer Wachstumshormon-(GH-)Therapie der Katabolie bei schweren Allgemeinerkrankungen, wie Sepsis, Tumorleiden und hochgradigen Verbrennungen, ist bislang unterschiedlich bewertet worden. Pharmakologische GH-Gaben vermochten in verschiedenen Studien die Katabolie im Hungerversuch, nach großen operativen Eingriffen, bei Hyperkortisolismus und bei Sepsis zu vermindern und die Wundheilung zu beschleunigen [7, 8, 9]. Dennoch gibt es auch Berichte über verminderte GH-Wirkungen bei schweren Allgemeinerkrankungen [10]. Dieses ist möglicherweise Folge einer zytokin-bedingten Abnahme der GHR-Produktion. Somit wäre eine GH-Therapie in Krankheitsphasen, die mit erhöhten Zytokin-Konzentrationen einhergehen nicht sinnvoll, da die anabolen Effekte des GH nur ungenügend über seinen Rezeptor vermittelt werden können.

Zusammenfassung

Schwere Allgemeinerkrankungen führen zu einer katabolen Stoffwechsellage, die durch die Umstellung verschiedener hormoneller Systeme verursacht wird. U. a. wurden im Serum schwerkranker Patienten, trotz normaler GH-Konzentrationen, verminderte IGF-I-Konzentrationen gemessen. In der vorliegenden Arbeit konnte gezeigt werden, daß proinflammatorische Zytokine die Produktion von GHR-mRNA in kultivierten Rattenhepatozyten vermindern. Die vorliegenden Ergebnisse deuten an, daß die bei schweren Allgemeinerkrankungen beobachtete GH-Resistenz zumindest zum Teil durch eine zytokin-induzierte Abnahme der GHR-mRNA bedingt sein könnte.

Summary

Critical illness is associated with catabolism caused by the alteration of several hormonal systems. Low levels of insulin-like growth factor I (IGF-I) in critical illness are observed despite increased or normal levels of growth hormone (GH). The mechanisms for this apparent GH resistance have not been elucidated. Since proinflammatory cytokines mediate many of the acute responses in critical illness, we evaluated the effects of IL-1β and TNF-α on growth hormone receptor-(GHR-)mRNA in cultured rat hepatocytes. Diminished GHR-mRNA concentrations in response to cytokine stimulation indicate that low IGF-I levels in the beginning of severe illness, may at least be partially a cause of GHR synthesis suppression by proinflammatory cytokines.

Literatur

1. Ross R, Miell J, Freemann E, Jones J, Matthews D, Preece M et al. (1991) Critically ill patients have high basal growth hormone levels with attenuated oscillatory activity associated with low levels of insulin like gowth factor-I. Clin Endocrinol 35: 47–54

2. Jenkins RC, Ross RJ (1996) Acquired growth hormone resistance in catabolic states. Clin Endocrinol Metab (10)3 : 411–419
3. Dinarello CA, Wolff SM (1993) The role of interleukin in disease. N Engl J Med 328:106–113
4. Beutler B, Cerami A (1987) Cachectin: more than a tumor necrosis factor. N Engl J Med 316:379–383
5. Maes M, Underwood LE, Ketelslegers JM (1984) Low somatomedin-C in protein deficiency: relationship with changes in liver somatogenic but not lactogenic binding sites. Endocrinology 37 : 301–309
6. Maes M, Underwood LE, Ketelslegers JM (1983) Plasma somatomedin-C in fasted and refed rats: close relationship with changes in liver somatogenic but not lactogenic binding sites. Endocrinology 97 : 243–245
7. Wolf SE, Barrow RE, Herndon DN (1996) Growth hormone and IGF-I therapy in the hypercatabolic patient. Clin Endocrinol Metab (10)3 : 447–463
8. Koea JB, Breier BH, Douglas RG, Gluckman PD, Shaw JH (1996) Anabolic and cardiovascular effects of recombinant human growth hormone in surgical patients with sepsis. Br J Surg 83(2):196–202
9. Voerman HJ, Strack van Schinjndel RJ, Groeneveld AB, deBoer H, Nauta JP, Thijs LG (1992) Pulsatile hormone secretion during severe sepsis: Accuracy of different blood sampling regiments. Metabol 41:934–940
10. Dahn MS, Lange MP, Jacobs LA (1988) Insulinlike growth factor I production is inhibited in human sepsis. Arch Surg 123:1409–1414

Sebastian Andreas Böhm, Klinik und Poliklinik für Visceral- und Gefäßchirurgie der Universität zu Köln, Joseph-Stelzmann-Straße 9, D-50931 Köln

Die intrinsischen Eigenschaften von Arthrofibrosegewebe: Histologische und zellbiologische Analyse

Intrinsic properties of arthrofibrotic tissue: A histologic and in vitro cell culture study

J. Zeichen, T. Gerich, P. Lobenhoffer und U. Bosch

Klinik für Unfallchirurgie, Medizinische Hochschule Hannover

Einleitung

Die Arthrofibrose, eine posttraumatische und postoperative exzessive Bindegewebsvermehrung, ist klinisch durch eine Einschränkung der Gelenkbeweglichkeit charakterisiert. Ihre Inzidenz liegt nach Literaturangaben bei Kapsel-Band-Verletzungen des Kniegelenkes zwischen 11–26 % [2, 6]. Die kausale und formale Pathogenese ist weitgehend unbekannt. Im Rahmen immunpathologischer Prozesse kann es zu einer Proliferation von Fibroblasten mit vermehrter Synthese und in der Zusammensetzung veränderter extrazellulärer Matrix kommen. Das Ziel der Studie war daher die Charakterisierung der intrinsischen Eigenschaften von Arthrofibrosegewebe anhand histologischer und zellbiologischer Untersuchungen.

Material und Methoden

Bei 6 Patienten (Alter: $\varnothing$ 28 Jahre, 17–55 Jahre) wurde eine offene Arthrolyse wegen symptomatischer Arthrofibrose des Kniegelenkes nach Kapsel-Band-Verletzungen durchgeführt. Im Mittel lagen zwischen Trauma und Arthrolyse 23,5 Monate (4–51 Monate). Andere entzündliche Erkrankungen wurden anamnestisch ausgeschlossen. Im Rahmen der Arthrolyse wurden Gewebeproben standardisiert aus dem Hoffaschen Fettkörper und aus interkondylär lokalisiertem Synovialgewebe entnommen. Die Proben wurden in 5%igem Formalin fixiert und in Paraffin eingebettet. Routinemäßig wurde eine HE Färbung angefertigt. Die immunhistochemische Darstellung von Kollagen Typ I, III und VI sowie Ki 67 positiver Zellen erfolgte mit poly- bzw. monoklonalen Antikörpern nach der ABC-Methode. Nach Inkubation mit dem Primärantikörper folgte die Detektion mit der Peroxidase-Reaktion und der DAB-

Färbung. Die Zellkerne wurden mit Hämalaun gegengefärbt. Als Kontrolle dienten Gewebeproben aus Kniegelenken (4 Pat.) ohne makroskopisch erkennbaren pathologischen Befund am Synovialgewebe.

Für die in-vitro Analyse wurden Fibroblasten aus Gewebeproben von 3 Patienten mit symptomatischer Arthrofibrose in Dulbecco's Modified Eagles's Medium (DMEM, 10% fetales Kälberserum, Amphotericin B, Gentamycin) kultiviert. Die Inkubation erfolgte bei 37 °C, 5% CO_2, 95% Luft. Nach Konfluenz der Zellen und Trypsinierung wurden in 12 „wells" jeweils 50000 Zellen (Passage 1) transferiert. Über einen Zeitraum von 5 Tagen wurde täglich die Zellzahl pro ml aus zwei „wells" in einer Neubauer-Zählkammer bestimmt. Als Kontrolle dienten Gewebeproben aus der Patellarsehne (3 Pat.) und aus dem vorderen Kreuzband (1 Pat.) aus Kniegelenken ohne makroskopisch erkennbaren pathologischen Befund.

Ergebnisse

Histologisch fand sich bei allen Patienten mit Arthrofibrose eine chronische inflammatorische Reaktion mit auffälliger Zell-und Gefäßproliferation. Insbesondere perivaskulär waren lympho-plasmazelluläre Infiltrate zu erkennen. Immunhistochemisch war die Expression von Kollagen Typ VI vor allem im subsynovialen Bindegewebe und perivaskulär deutlich vermehrt. Ki 67 positive Zellen fanden sich ebenfalls vermehrt perivaskulär. Kollagen Typ I und III zeigten dagegen ein diffuses Verteilungsmuster. Im normalen Synovialgewebe konnte Kollagen Typ VI nur vereinzelt subsynovial und perivaskulär dargestellt werden.

Die Fibroblasten aus Arthrofibrosegewebe zeigten im Vergleich zu Fibroblasten aus der Patellarsehne und dem vorderen Kreuzband unter gleichen Kulturbedingungen eine erhöhte Proliferationsrate in der 1. Passage (Abb. 1). Auch in der Zeit vom ersten Zellauswuchs aus den Gewebeproben bis zur Konfluenz war die Proliferationsrate der Fibroblasten aus Arthrofibrosegewebe im Vergleich zu dem vorderen Kreuzband erhöht (1,4 fach)

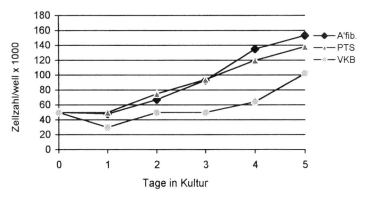

Abb. 1. Proliferationskinetik von Fibroblasten aus Arthrofibrosegewebe (A'fib.), aus Patellarsehnen (PTS) und aus dem vorderen Kreuzband (VKB) in der 1. Passage

Diskussion

Die Arthrofibrose ist histologisch durch eine synoviale Hyperplasie mit einer chronischen inflammatorischen Reaktion und einer veränderten extrazellulären Matrix charakterisiert. Die erhöhte Proliferationsrate der Fibroblasten sowohl histologisch als auch in-vitro, spricht für die Aktivierung der Zellen im Rahmen einer immunpathologischen Reaktion. Immunhistochemische Untersuchungen von systemischen und organspezifischen Fibrosen im Rahmen immunpathologischer Prozesse zeigten eine vermehrte Expression von Kollagen Typ VI [4, 5]. Kollagen Typ VI soll dabei als mikrofibrilläres Netzwerk der Zelladhäsion und der Bindung von Kollagenfibrillen Typ I und III an Basalmembranen dienen [3]. In vitro kann Kollagen Typ VI zu einer vermehrten Proliferation von Fibroblasten führen [1].

Zusammenfassung

Die chronische inflammatorische Reaktion und die vermehrte Expression von Ki-67 positiven Zellen im Arthrofibrosegewebe sowie die erhöhte Proliferation von Fibroblasten aus Arthrofibrosegewebe kann Ausdruck einer immunpathologischen Reaktion sein. Ähnlich zu systemischen und organspezifischen Fibrosen ist das Arthrofibrosegewebe durch eine vermehrte Expression von Kollagen Typ VI charakterisiert.

Summary

A chronic inflammatory reaction and an increased expression of Ki-67 positive cells in arthrofibrotic tissue and the increased proliferation of fibroblasts from arthrofibrotic tissue could be due to an immunpathological reaction. Compared to systemic and organ fibrotic tissue arthrofibrotic tissue is characterized by an increased expression of collagen type VI.

Literatur

1. Atkinson J, Rühl M, Becker J, Ackermann R, Schuppan D (1996) Collagen VI regulates normal and transformed mesenchymal cell proliferation in vitro. Exp Cell Res 228:283–291
2. Cosgarea A, Sebastianelli W, DeHaven K (1995) Prevention of arthrofibrosis after anterior cruciate ligament reconstruction using the central third patellar tendon autograft. Am J Sports Med 23:87–92
3. Keene D, Engvall E, Glanville R (1988) Ultrastructure of type VI collagen in human skin and cartilage suggests an anchoring function for this filamentous network. J Cell Biol 107:1995–2006
4. Magro G, Colombatti A, Lanzafame S (1995) Immunohistochemical expression of type VI collagen in superficial fibromatoses. Path Res Pract 191:1023–1028
5. Specks U, Nerlich A, Colby T, Wiest I, Timpl R (1995) Increased expression of type VI collagen in lung fibrosis. Am J Respir Crit Care Med 151:1956–1964
6. Wachtl S, Imhoff A (1994) Retrospective comparison of four intra-articular anterior cruciate ligament reconstructions using three evaluating systems. Arch Orthop Trauma Surg 114:25–31

Dr. med. Johannes Zeichen, Unfallchirurgische Klinik, Medizinische Hochschule Hannover, Carl-Neuberg-Straße 1, D-30625 Hannover

Hat der operative Zugangsweg einen Einfluß auf die lokale Infektentstehung?

Tierexperimenteller Vergleich der konventionellen offenen vs. minimal invasive Plattenosteosynthese (MIPO)

Is there an influence of the surgical approach on the development of local infection?

Comparison of conventional vs. minimally invasive plate osteosynthesis (MIPO) in an animal experiment

St. Arens[1], C. Kraft[1,2], U. Schlegel[2], G. Printzen[3], S. M. Perren[2] und M. Hansis[1]

[1] Klinik und Poliklinik für Unfallchirurgie der Universität Bonn
[2] AO/ASIF Forschungsinstitut, Davos, Schweiz
[3] Analytika Medizinische Laboratorien, Zürich, Schweiz

Einleitung und Hypothese

Die Idee der minimal invasiven Technik der Plattenosteosynthese basiert auf der Weiterentwicklung der Prinzipien der „biologischen Osteosynthese" [6, 7]. Die Erkenntnis, daß für die Vitalität des Knochens und für die Knochenheilung der Erhalt der umgebenden Weichteile und damit der Blutversorgung essentielle Bedeutung hat, führte in den letzten Jahren bei geeigneten Frakturen zur Etablierung der MIPO-Technik [2, 4, 9]. Dabei wird das Implantat über eine frakturfern gelegene Mini-Inzision in untertunnelnder, gedeckter Weise unter den Weichteilen an der Fraktur vorbei geschoben und nach korrekter Plazierung und Reposition über Stichinzisionen am Knochen verschraubt. Im Gegensatz dazu erfordert der konventionelle chirurgische Zugang bei der offenen Reposition und internen Osteosynthese mit extramedullären Platten-Implantaten eine wesentlich ausgedehntere Freilegung des Knochens und damit eine zusätzliche Schädigung der bereits durch das Unfalltrauma kompromittierten Weichteile. Ausgehend von der Beobachtung, daß das Ausmaß des durch die Zerstörung der Blutzufuhr und Vitalität hervorgerufenen Wirtsschaden die lokalen Infektabwehr-Mechanismen beeinflußt [3, 8], formulierten wir die Hypothese, daß ein weniger invasiver und weichteilschonenderer chirurgischer Zugangsweg bei der Plattenosteosynthese die lokale Infektresistenz erhöht und mit einem geringeren postoperativen Infektrisiko einhergeht. Da die Untersuchung der Fragestellung in einer klinischen Studie aufgrund der Heterogenität des Patientengutes nur mit erheblich eingeschränkter Aussagekraft möglich ist, haben wir ein etabliertes, standardisiertes Tiermodell gewählt.

Methodik

Nach Prämedikation (Rompun/Ketasol), Intubation und Allgemeinanästhesie (Halothan/O_2) wurden unter sterilen Bedingungen bei 26 White New Zealand Kaninchen Standard-6-Loch 2,0 mm AO DC-Platten mit zwei unicorticalen

Schrauben über das distalste und proximalste Schraubenloch an der unfrakturierten linken Tibia befestigt[1]. Dabei wurden zwei operative Zugangswege verwendet:

Gruppe 1: offener, konventioneller Zugang über eine 3,5 cm lange Inzision [1],

Gruppe 2: minimal invasiver Zugang (MIPO), bei dem das Implantat über eine proximale 1 cm Stichinzision in Knochenkontakt unter den Weichteilen durchgeschoben und eine zweite distale Stichinzision zum Einbringen der Schraube angelegt wurde.

Ins Plattenlager wurden nach Hautverschluß definierte Konzentrationen eines humanpathogenen Staphylococcus aureus Stammes zwischen 4×10^3 and 4×10^7 KBE (Kolonie-Bildende-Einheiten) percutan inokuliert, um die 50% Infektionsdosis (ID50) für die jeweilige chirurgische Implantationstechnik zu ermitteln. Wir benutzten die gruppiert sequentielle Methode [1, 5], mit der die notwendige Tierzahl reduziert werden kann. Dabei wird das bakterielle Inokulum schrittweise in aufeinanderfolgenden Untersuchungsphasen an die angestrebte 50%ige Infektionsdosis (ID50) adaptiert. In jeder der drei Untersuchungsphasen und bei jeder Inokulumkonzentration wurde die gleiche Anzahl Tiere pro Gruppe verwendet. Nach 4 Wochen wurden die Tiere mit i. v. Pentobarbital getötet, das Implantat, der Knochen und die umgebenden Weichteile steril entnommen und das bakterielle Wachstum quantitativ und qualitativ ausgewertet. Positive Befunde wurden phagentypisiert. Infektion war definiert als positives bakterielles Wachstum im Knochen-Implantat-Interface. Die statistische Auswertung zur Untersuchung der Unterschiede der Infektraten beider Gruppen erfolgte mittels χ^2-Test mit einem Signifikanzniveau von $P < 0,05$. Die jeweilige ID50 wurde mit Hilfe der kumulativen Infektraten berechnet.

Ergebnisse

Ein Tier aus der MIPO-Gruppe (4×10^3 KBE) mußte bei „selbstinduzierter" Wunddehiszenz ausgeschlossen werden. 25 Tiere (13 offene Technik/12 MIPO) wurden insgesamt ausgewertet. Die Gesamtinfektrate betrug 32%. Die Infektrate für die konventionelle offene Technik betrug 38% (5/13 Tiere) und für die MIPO-Technik 25% (3/12 Tiere). Dieser Unterschied ist statistisch nicht signifikant. Für die konventionelle offene Techik wurde eine ID50 von 2×10^6 KBE und für die MIPO-Technik $6,2 \times 10^6$ KBE errechnet.

Diskussion

Das experimentelle Modell an der Kaninchentibia gilt als Standard für die Untersuchung posttraumatischer oder implantatassoziierter Infektionen nach Osteosynthese. Um Infektrisiken zu vergleichen hat sich die gruppiert sequentielle Versuchsplanung mit graduierten Dosierungen des bakteriellen Inokulums in vorangegangenen Experimenten als sehr sensibel erwiesen [1, 5]. Auch wenn die Tendenz

---

[1] Tierversuchsgenehmigung durch Kantonales Veterinäramt Graubünden.

zu einer geringeren Infektrate und eine höhere ID50 für die mittels MIPO-Technik operierte Gruppe gefunden wurde, ist dieser Unterschied nicht statistisch signifikant. Die hohe Zahl an Tieren, die zum Erreichen einer potentiellen statistischen Signifikanz hätte untersucht werden müssen, spricht gegen eine klinisch nachweisbare Relevanz des Unterschiedes. Wir müssen unsere Hypothese verwerfen und können nicht bestätigen, daß die Infektanfälligkeit nach Ostosynthese mit extramedullären Platten durch den operativen Zugangsweg beeinflußt wird, solange das Periost, wie in unserem Modell [1], nicht geschädigt wird. Andererseits wird die lokale Infektresistenz durch die neue MIPO-Technik nicht vermindert, so daß sie hinsichtlich des postoperativen Infektrisikos im Vergleich zur konventionellen Zugangstechnik mindestens gleichwertig erscheint.

Zusammenfassung

Mit einem standardisierten Modell an der Kaninchentibia untersuchten wir den Einfluß zweier unterschiedlicher chirurgischer Zugangswege für die Plattenosteosynthese auf die lokale Infektresistenz nach postoperativer Inokulation graduierter Konzentrationen Staphylococcus aureus ins Implantatlager. Die Infektrate für die minimal invasive Plattenosteosynthese mittels Einbringen des Implantates in gedeckter, die Weichteile untertunnelnder Technik betrug 25% (3/12 Tiere; ID50 = $6{,}2 \times 10^6$ KBE) und für die konventionelle offene Zugangstechnik 38% (5/13 Tiere; ID50 = 2×10^6 KBE). Dieser Unterschied ist statistisch nicht signifikant (bei P < 0,05).

Summary

With a standardised model we investigated the influence of two different surgical approaches to the rabbit tibia for plate osteosynthesis on resistance to local infection after postoperative inoculation of graduated concentrations of staphylococcus aureus at the implant. The infection rate for the minimally invasive plate osteosynthesis with insertion of the implant in closed, soft tissue tunneling technique was 25% (3/12 animals; ID50 = 6.2×10^6 CFU) and for the conventional open approach 38% (5/13 animals; ID50 = 2×10^6 CFU). This difference is statistically not significant (with P < 0.05).

Literatur

1. Arens S, Schlegel U, Printzen G, Ziegler WJ, Perren SM, Hansis M (1996) Influence of the materials for fracture fixation implants on the development of local infection. An experimental study of steel versus titanium DC-Plates in rabbits. J Bone Joint Surg 76-B:647–651
2. Farouk O, Krettek C, Miclau T, Schandelmaier P, Guy P, Tscherne H (1997) Minimally invasive plate osteosynthesis and vascularity: preliminary results of a cadaver injection study. Injury 28 (Suppl 1):7–12
3. Hansis M (1996) Pathophysiology of infection – a theoretical approach. Injury, 27 (Suppl 3):5–8
4. Krettek C, Schandelmaier P, Miclau T, Tscherne H (1997) Minimally invasive percutaneous plate osteosynthesis (MIPPO) using the DCS in proximal and distal femoral fractures. Injury 28 (Suppl 1):20–30

5. Melcher GA, Claudi B, Perren SM, Schlegel U, Muntzinger J, Printzen G (1994) Influence of type of medullary nail on the development of local infection. J Bone Joint Surg 76-B : 955 – 959
6. Miclau T, Martin RE (1997) The evolution of modern plate osteosynthesis. Injury 28 (Suppl 1) : 3 – 6
7. Perren SM (1991) The concept of biological plating using the limited contact-dynamic compression plate (LC-DCP). Injury 22 (Suppl 1) : 3 – 6
8. Siebert CH, Arens S, Hansis M (1995) The role of surgical trauma in the aetiology of postoperative wound infections – Quantification of surgery induced trauma. Hyg Med 20 : 474 – 480
9. Wenda K, Runkel M, Degreif J, Rudig L (1997) Minimally invasive plate fixation in femoral shaft fractures. Injury 28 (Suppl 1) : 13 – 19

Dieses Projekt wurde unterstützt durch Stipendien der Forschungskommission der AO/ASIF-Stiftung, Schweiz.

Dr. Stephan Arens, Klinik und Poliklinik für Unfallchirurgie, Universität Bonn, Sigmund-Freud-Straße 25, D-53105 Bonn

Einfluß selektiver *versus* nicht-selektiver Inhibition der Stickoxid-synthasen auf die synoviale Mikrozirkulation im Kniegelenk der Maus *in vivo*

Influence of selective versus non-selective inhibition of the inducible NO-synthase on the synovial microcirculation in the mouse knee joint in vivo

A. Veihelmann[1, 2], F. Krombach[1], H. J. Refior[2], K. Meßmer[1]

[1] Institut für Chirurgische Forschung, Ludwig-Maximilians-Universität München, Klinikum Großhadern
[2] Orthopädische Klinik, Ludwig-Maximilians-Universität München, Klinikum Großhadern

Einleitung

Bei vielen entzündlichen Erkrankungen sowie bei der Sepsis findet sich eine massiv vermehrte Synthese von Stickstoffmonoxid (NO), dessen Wirkung im Entzündungs-prozeß kontrovers diskutiert wird. NO wird von dem Enzym NO-Synthase (NOS) bei der Umwandlung von L-Arginin zu Citrullin in unterschiedlichen Zellen synthe-tisiert. Hierbei wird zwischen der constitutiven (cNOS) und der induzierbaren (iNOS) Form der NOS unterschieden. Die cNOS ist vorwiegend im Endothel, in neuronalen Zellen und Blutplättchen konstitutiv exprimiert und mit geringer Menge an NO-Produktion unter anderem für die Vasoregulation verantwortlich. Dem-gegenüber spielt die iNOS bei Entzündungsvorgängen durch eine massive Produktion von NO eine wichtige Rolle. Proinflammatorische Zytokine wie IL-1, IL-6, TNF-α und IFN-γ stimulieren die iNOS-abhängige NO-Synthese in unterschiedlichen immun-kompetenten Zellen [1].

In tierexperimentellen Studien konnte bereits gezeigt werden, daß bei chronisch entzündlichen Gelenkserkrankungen Synovialzellen, Knorpelzellen, extravasierte neutrophile Granulozyten sowie Makrophagen vermehrt NO produzieren [2]. Beim Patienten mit Gelenksinflammation konnte die Induktion der iNOS in neutrophilen Granulozyten, synovialen Fibroblasten und Knorpelzellen nachgewiesen werden [3]. Eine erhöhte iNOS-Expression und NO-Produktion findet sich auch bei Heilung von Bandstrukturen sowie bei aseptischer Lockerung von Gelenksprothesen [4]. Durch die nicht-selektive Inhibition der NO-Synthese konnte in Tierexperimenten eine Ver-besserung der Leberentgiftung bei inflammatorischer Leberdysfunktion sowie die Verminderung von Symptomen chronisch entzündlicher Gelenkserkrankungen er-reicht werden [5, 6]. Durch die nicht-selektiven Blockade der NO-Synthase traten jedoch deutliche Nebenwirkungen in der Makro- und Mikrohämodynamik auf [2, 5].

Zur Klärung der Frage, ob diese Nebenwirkungen bei selektiver Inhibition der iNOS- vermieden werden können, untersuchten wir den Einfluß des nicht-selektiven NOS-Inhibitors L-Nitro-Arginin-Methylester (L-NAME) und des selektiven iNOS-Inhibitors N-Iminoethyl-Lysin (NIL) auf die synoviale Mikrozirkulation und die Leukozyten-Endothelzell-Interaktion im Kniegelenk der Maus *in vivo*.

Material und Methoden

Zur quantitativen Analyse der Mikrozirkulation im Synovialgewebe mittels Intravitalmikroskopie verwendeten wir unser neu entwickeltes Tiermodell an der Maus [7]. Dabei wird das Kniegelenk von Balb/c-Mäusen in Inhalationsnarkose mit Isofluran 1,2 % und einem Gemisch von O_2 und N_2O unter Kontrolle des mittleren arteriellen Blutdruckes mikrochirurgisch präpariert; die Patellarsehne wird nach vorsichtiger Mobilisierung quer durchtrennt. Das darunter erscheinende synoviale Fettgewebe wird mittels intravitaler Fluoreszenzmikroskopie untersucht. Als Plasmamarker dient FITC-Dextran 150 kD 3 % (0,1 ml/Tier), und als Leukozytenmarker Rhodamin 6G 0,05 % (0,1 ml/Tier). Der nicht-selektive NOS-Inhibitor L-Nitro-Arginin-Methylester (L-NAME) (5 mg/Tier) und der selektive iNOS-Inhibitor N-Iminoethyl-Lysin (NIL) (2 mg/Tier) wurden als Bolus intravenös appliziert. In drei Gruppen (Kontrollgruppe (n = 11), L-NAME (n = 7) und NIL (n = 7)) führten wir binnen 60 Minuten zu 3 Zeitpunkten (vor, 10 Minuten und 60 Minuten nach Injektion des NOS-Inihibitors bzw. steriler NaCl-Lösung bei der Kontrollgruppe) Bestimmungen der folgenden mikrovaskulären Parameter durch: Funktionelle Kapillardichte (FKD), Durchmesser von postkapillären Venolen, venuläre Blutflußgeschwindigkeit und Leukozyten-Endothelzell-Interaktion in postkapillären Venolen (Fraktion rollender Leukozyten, Anzahl adhärenter Leukozyten).

Ergebnisse

In der Kontrollgruppe fanden sich keine signifikanten Änderungen der mikrovaskulären Parameter über den gesamten Beobachtungszeitraum. 10 Minuten nach Injektion von L-NAME war die FKD von 228 ± 15 auf 151 ± 19 cm/cm^2 signifikant

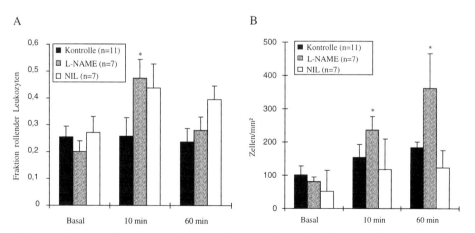

Abb. 1. Leukozytenrollen **A** und Leukozytenadhärenz **B** in postkapillären Venolen des Synovialgewebes im Maus-Kniegelenk vor, 10 Minuten und 60 Minuten nach intravenöser Injektion von steriler NaCl-Lösung, L-Nitro-Arginin-Methylester (L-NAME) und N-Iminoethyl-Lysin (NIL). Mittelwerte ± SEM. *p < 0,05 vs. Basal, Friedman Test, Dunnet Test

vermindert (p < 0,05). Desweiteren verringerte sich die Blutflußgeschwindigkeit in postkapillären Venolen von 1,75 ± 0,21 mm/s auf 1,05 ± 0,24 mm/s. Gleichzeitig stieg die Fraktion rollender sowie die Anzahl adhärenter Leukozyten 10 Minuten nach Injektion von 0,2 ± 0,03 bzw. 81 ± 14 mm^{-2} auf 0,47 ± 0,07 bzw. 236 ± 41 mm^{-2} signifikant an (Abb. 1). Die Anzahl adhärenter Leukozyten blieb bis 60 Minuten nach Injektion signifikant erhöht (361 ± 105 mm^{-2}). Im Gegensatz dazu ließen die mit NIL behandelten Tiere keine signifikante Änderung dieser Parameter erkennen. Der mittlere arterielle Blutdruck stieg in der mit L-NAME behandelten Gruppe 10 Minuten nach Injektion von 80 ± 7 auf 89 ± 13 mmHg an und blieb nach 60 Minuten nahezu unverändert auf einem Wert von 87 ± 10 mmHg. Diese Veränderungen waren jedoch nicht signifikant, wie auch bei der mit NIL behandelten Gruppe und der Kontrollgruppe. Weiterhin waren die Durchmesser postkapillärer Venolen bei allen Tiergruppen unverändert (Daten als Mittelwert ± SEM).

Diskussion

Zahlreiche Studien haben sich in den letzten Jahren mit der Rolle der NO-Produktion bei Entzündungsprozessen befaßt. In unterschiedlichen experimentellen Entzündungsmodellen wurde eine Induktion der iNOS sowie erhöhte NO-Freisetzung gefunden. Auch bei Patienten mit Sepsis, Trauma, Rheumatoider Arthritis und anderen inflammatorischen Erkrankungen wurde eine erhöhte NO-Produktion nachgewiesen. Im entzündeten Gelenk wurde in unterschiedlichen Zellpopulationen die Expression der iNOS festgestellt. Es konnte weiterhin gezeigt werden, daß bei experimentellen Arthritismodellen die Symptome der Entzündung durch eine nicht-selektive Blockade der NO-Produktion vermindert werden konnten. Andererseits ist bekannt, daß bei einer nicht-selektiven NOS-Inhibition eine massive Zunahme der Leukozyten-Endothelzell-Interaktion sowie eine Reduktion der FKD resultieren [8]. Es war daher Ziel dieser Studie, die Wirkung einer selektiven iNOS-Blockade auf die synoviale Mikrozirkulation *in vivo* zu untersuchen.

Wir konnten zeigen, daß der nicht-selektive NOS-Inhibitor L-NAME auch im Synovialgewebe zu einer Zunahme der Leukozytenakkumulation sowie zu einer Verminderung der FKD führt. Dies ist am ehesten mit der blockierenden Wirkung von L-NAME auf die endotheliale cNOS zu erklären. Wie bereits gezeigt wurde, hat die nicht-selektive Blockade der NOS eine Vasokonstriktion zur Folge sowie eine erhöhte Expression von Adhäsionsmolekülen, wie P-Selektin, CD11/CD18 und ICAM-1 [9]. Im entzündeten Gewebe würde dies die Adhäsion und Emigration aktivierter Leukozyten noch verstärken. Im Gegensatz dazu zeigte NIL, als Vertreter der selektiven iNOS-Inhibitoren, in unserer Studie keine Wirkung auf die mikrovaskulären Parameter im Synovium. Dies legt einen therapeutischen Einsatz von selektiven iNOS-Inhibitoren bei Gelenksentzündungen nahe.

Weitere tierexperimentelle Untersuchungen sind notwendig, um darzustellen, ob eine selektive iNOS-Inhibition die Symptome akuter und chronischer Gelenkserkrankungen vermindern kann. Außerdem könnten diese Studien zur Klärung der Pathomechanismen von Synovitiden im Rahmen von Gelenksentzündungen beitragen.

Zusammenfassung

Bei Gelenksentzündungen unterschiedlicher Genese sowie aseptischen Prothesenlockerungen wurde eine erhöhte NO-Produktion beschrieben. In unserer Studie wurde erstmals gezeigt, daß nicht-selektive Blockade der NO-Synthasen im Synovium eine Störung der Mikrozirkulation mit einer signifikanten Verminderung der funktionellen Kapillardichte und einer signifikanten Zunahme der Leukozytenakkumulation hervorruft. Im Gegensatz dazu hatte die selektive Blockade der iNOS keinen Einfluß auf die synoviale Mikrozirkulation. Im Rahmen weiterer tierexperimenteller Studien mit Gelenksentzündung sollen neue therapeutische Strategien zur Abschwächung der akuten- und chronischen Entzündungsreaktion im Synovialgewebe durch Gabe eines selektiven iNOS-Inhibitors evaluiert werden.

Summary

Nitric oxide production by the inducible NO-synthase in the synovium and chondrocytes is known to be enhanced during chronic jont inflammation and aseptic loosening of joint prostheses. Due to the distinct side effects of non-selective NO-inhibitors on the macro- and microhemodynamics, we investigated the *in vivo* changes after selective (N-iminoethyl-L-lysine (NIL)) versus non-selective NO-synthase inhibition (N^G-nitro-L-arginine methyl ester (L-NAME)) in the synovium of the mouse knee joint. Our results show a significant decrease in the functional capillary density and an increase in the leukocyte accumulation after L-NAME injection. In contrast, NIL did not alter the microhemodynamics or the leukocyte-endothelial cell interaction in the synovium, indicating its potential use for therapeutic selective inhibition of iNOS in joint inflammation.

Literatur

1. Bartels H, Stadler J, Miedtke T, Siewert JR (1994) Ursachen des Organversagens bei Sepsis. Zentralbl Chir 119:168–174
2. Stefanovic-Racic M, Stadler J, Evans CH (1993) Nitric oxide and arthritis. Arthritis Rheum 36:1036–44
3. Hilliquin P, Borderie D, Hernvann A, Menkes CJ, Ekindjian OG (1997) Nitric oxide as S-nitroso-proteins in rheumatoid arthritis. Arthritis Rheum 40:1512–17
4. Evans CH, Stefanovic-Racic M, Lancaster J (1995) Nitric oxide and its role in orthopaedic disease. Clin Orthop Relat R 312:275–94
5. Veihelmann A, Brill T, Blobner M, Scheller I, Mayer B, Stadler J (1997) Inhibition of nitric oxide improves detoxification in inflammatory liver dysfunction in vivo. Am J Physiol 36:G530–37
6. McCartney-Francis N, Allen JB, Mizel DE, Albina JE, Xie Q, Nathan CF (1993) Suppression of arthritis by an inhibitor of nitric oxide synthase. J Exp Med 178:749–54
7. Veihelmann A, Szczesny G, Nolte D, Krombach F, Refior HJ, Messmer K (1997) A novel model for the study of synovial microcirculation in the mouse knee joint in vivo. (submitted)

8. Kubes P, Kanwar S, Niu XF, Gaboury JP (1993) Nitric oxide synthesis inhibition induces leukocyte adhesion via superoxide and mast cells. FASEB J 7:1293–99
9. Davenpeck KL, Gauthier TW, Lefer AM (1994) Inhibition of endothelial-derived nitric oxide promotes P-selectin expression and actions in the rat microcirculation. Gastroenterology 107:1050–58

Dr. med. Andreas Veihelmann, Orthopädische Klinik und Poliklinik, Klinikum Großhadern, Ludwig-Maximilians-Universität München, Marchioninistr. 15, D-81377 München

Reduktion der inflammatorischen Antwort nach Lappentransfer durch lokale Hitzeschock-Vorbehandlung

Reduction of inflammatory response after flap transfer due to heat shock-priming

T. Schäfer, M. Rücker[1], F. Rösken, M. Bauer[2], M. D. Menger

Abteilung für Klinisch-Experimentelle Chirurgie, Universität des Saarlandes,
D-66421 Homburg/Saar,
[1] Abteilung für Mund-, Kiefer- und Gesichtschirurgie, Universitätskliniken,
   D-66421 Homburg/Saar
[2] Abteilung für Anaesthesiologie und Intensivmedizin, Universitätskliniken,
   D-66421 Homburg/Saar

Einleitung

Der Transfer freier mikrochirurgischer Lappen beinhaltet Ischämie und anschließende Reperfusion. Dadurch können inflammationsbedingte Mikrozirkulationsschäden entstehen [1]. Bisherige Studien zeigten, daß Streßkonditionierung durch Induktion von Hitzeschockproteinen (HSP) zu einer temporären Gewebeprotektion führt [2]. Inwieweit dabei die inflammatorische Antwort beeinflußt wird, ist bisher unbekannt. Wir untersuchten daher anhand eines freien osteomyokutanen Lappens, inwieweit lokale Hitzeschockvorbehandlung über die Wirkung von HSP-32 (identisch mit Hämoxygenase-1) [3], zu einer Reduktion der inflammatorischen Antwort nach Lappentransfer führt.

Methodik

An dextran-insensitiven Wistarratten wurde in Pentobarbitalnarkose (50 mg/kg Kg) am linken Unterschenkel ein an den Femoralgefäßen gestielter Osteomyokutanlappen gehoben [4], der auf den rechten Hinterlauf transferiert und an den Femoralgefäßen end-zu-end mikroanastomosiert wurde. Vier Stunden nach Transfer erfolgte die intravitale Fluoreszenzmikroskopie postkapillarer Venolen in Muskel, Subkutis und Periost (Rhodamin-6G zur Beurteilung der leukozytären Antwort; FITC-Dextran, MG150000 zur Beurteilung der makromolekularen Extravasation als Hinweis auf den Verlust der endothelialen Integrität). Der linke Hinterlauf von 10 Tieren wurde 24 Stunden vor Lappentransfer im Wasserbad 30 Minuten auf 43 °C erwärmt. Fünf der Tiere erhielten zusätzlich Zinnprotoporphyrin-IX (SnPP-IX, 50 µmol/kg, ip.). Die Expression von HSP-32 wurde mittels Immunhistochemie nachgewiesen. Transferierte Lappen (n = 5) ohne Hitzeschockvorbehandlung dienten als Kontrolle (Mittelwerte ± SEM, ANOVA und Student-Newman-Keuls-Test).

Ergebnisse

Die Analyse der Mikrozirkulaton zeigte 4h nach Lappentransfer in der unbehandelten Gruppe eine inflammatorische Antwort, welche durch dauerhafte Adhärenz der Leukozyten in Muskel (641 ± 45 mm^{-2}), Subkutis (619 ± 54 mm^{-2}) und Periost (693 ± 32 mm^{-2}) charakterisiert war. Hitzeschockvorbehandlung führte zu einer signifikanten ($p < 0,05$) Reduktion von am Endothel postkapilarer Venolen dauerhaft adhärenten Leukozyten (Muskel: 216 ± 31 mm^{-2}; Subkutis: 379 ± 54 mm^{-2}; Periost: 329 ± 10 mm^{-2}). Diese Reduktion wurde durch Gabe von SnPP-IX ebenso vollständig verhindert, wie die durch Hitzeschockvorbehandlung im Muskel um 11,9%, in der Subkutis um 9,7% ($p < 0,05$) und im Periost um 13,4% reduzierte makromolekulare Extravasation.

Schlußfolgerung

Durch lokale Hitzeschockvorbehandlung kann die nach Transfer in Osteomyokutanlappen auftretende leukozytäre Antwort und endotheliale Schädigung signifikant vermindert werden. Dieser anti-inflammatorische Effekt beruht überwiegend auf der Wirkung des Hitzeschockproteins-32. Unsere Ergebnisse lassen damit den Schluß zu, daß eine lokale Hitzeschockvorbehandlung den inflammatorischen Ischämie/Reperfussionsschaden nach Lappentransfer verringern kann.

Zusammenfassung

Lokale Hitzeschockvorbehandlung kann durch Expression des Hitzeschockproteins-32 den inflammatorischen Ischämie/Reperfussionsschaden nach Lappentransfer weitgehend verhindern.

Summary

In a rat model of free flap transfer local heat shock-priming is able to prevent ischemia/reperfusion-induced inflammatory response by expression of heat shock protein-32.

Literatur

1. Granger DN., Benoit JN, Suzuki M, Grisham MB (1989) Leukocyte adherence to venular endothelium during ischemia-reperfusion. Am J physiol 257 : G683 – G688
2. Ribeiro SP, Villar J, Slutsky AS (1995) Induction of the stress response to prevent organ injury. New Horiz 3 : 301 – 311
3. Willis D, Moore AR, Frederick R, Willoughby DA (1996) Heme oxygenase: a novel target for the modulation of the inflammatory response. Nat Med 2 : 87 – 90
4. Rücker M, Rösken F, Vollmar B, Menger MD (1997) Ein neues Modell zur in vivo Analyse der Mikrozirkulation osteomyokutaner Lappen. Langenbecks Arch Chir Suppl Kongressbd 114 : 515 – 517

Korrespondenzadresse: Thilo Schäfer, Institut für Klinisch-Experimentelle Chirurgie, Universität des Saarlandes, 66421 Homburg/Saar

Verbesserung der Amplifikationsrate humaner Chondrozyten unter dem Einfluß von IGF-I und RGD

Improvement of the amplification rate of human chondrocytes in vitro by IGF-I and RGD

P. Angele[1], H. Faltermeier[1], R. Kujat[2], M. Maghsudi[1], H. D. Möller[3], M. Nerlich[1]

[1] Klinikum der Universität Regensburg, Abteilung für Unfallchirurgie
[2] Universität Regensburg, Anatomisches Institut
[3] University of Pittsburgh, Department of Orthopaedic Surgery

Einleitung

Aufgrund der Avaskularität des Gelenkknorpels besitzt das Knorpelgewebe nur eine geringe Regenerationsfähigkeit. Durch körpereigene Reparaturmechanismen können tiefgehende, den subchondralen Knochen penetrierende Verletzungen nur mit Faserknorpelneubildung insuffizient ausgefüllt werden [1]. Eine Regeneration zu hyalinem Knorpel ist nicht möglich.

Mit bisherigen Therapieverfahren ist allenfalls die Ausbildung von biomechanisch minderwertigem Ersatzknorpel erreichbar.

Eine vielversprechende Therapiemöglichkeit bei Gelenkknorpelverletzungen könnte die in-vitro-Herstellung hyalinen Knorpels aus autolog entnommenen Chondrozyten mit anschließender Implantation in den Defekt darstellen [2]. Dabei müssten humane Chondrozyten unter optimalen Versuchsbedingungen zur Produktion ihrer natürlichen Extrazellularmatrix stimuliert werden. Hierzu sind 4 Schritte (I–IV) erforderlich:

Nach *Chondrozytenisolation* (I) aus einem dem Patienten entnommenen Gelenkknorpelstück werden die Zellen in vitro vermehrt *(Amplifikation)* (II) und danach in einer biokompatiblen Matrix einem *Redifferenzierungsschritt* (III) [3] unterzogen. Dadurch sollen Chondrozyten zur Bildung hyalinen Knorpels angeregt werden, der dann dem Patienten *implantiert* (IV) werden soll.

Die Menge des gesunden Knorpels als Ausgangsmaterials für den Amplifikationsschritt ist in der Regel ein beschränkender Faktor. Eine Verbesserung der Amplifikationsleistung in vitro würde es erlauben, den Entnahmedefekt aus einer Nichtbelastungszone zu minimieren. Der Einsatz von biologisch aktiven Wachstumsfaktoren und Komponenten der extrazellulären Matrix scheint hier von großer Bedeutung zu sein. Ziel der vorliegenden Arbeit war, den Einfluß des Wachstumsfaktors Insulin-like Growth Factor-I (IGF-I) und des Adhäsionsfaktors Arginin-Glycin-Asparagin (RGD) auf die Amplifikationsrate von humanen Chondrozyten zu untersuchen.

Materialien und Methoden

Humane Chondrozyten wurden unter folgenden Bedingungen kultiviert:

Gruppe 1 **(Kontrollgruppe)**: Kultivierung der Chondrozyten in 25 cm² Zellkultur-flaschen (Costar) mit RPMI-Medium (6%-AB-Serum, L-Glutamin, Hepes-Puffer und Antibiotikazusatz);

Gruppe 2: Additive Zugabe von unterschiedlichen Konzentrationen an IGF-I (1 ng/ml, 10 ng/ml) zum ansonsten unveränderten RPMI-Medium aus Gruppe 1;

Gruppe 3: Kultivierung wie bei Kontrollgruppe mit additiver Beschichtung der Zellkulturflaschen mit unterschiedlichen Konzentrationen von RGD (5 mg/ml; 7,5 mg/ml; 10 mg/ml; 20 mg/ml);

Gruppe 4: Kombination von RGD-Beschichtung (5 mg/ml; 10 mg/ml) und Zugabe von IGF-I (1 ng/ml; 10 ng/ml) zum Medium.

Die Überprüfung der Amplifikationsleistung der humanen Chondrozyten erfolgte – über einen Zeitraum von 14 Tagen – einerseits durch absolute Zellzählung bei jedem Zell-Split-Vorgang, andererseits durch eine selbst entwickelte relative Zellzahlbestimmungsmethode. Hierbei wurden auf den Zellkulturflaschenböden quadratische Felder definierter Größe an geeigneten Stellen markiert. Somit konnte die Zahl der Chondrozyten in jedem dieser Felder in no-touch-technique zu beliebigen Zeitpunkten des Versuches ermittelt werden.

Im Invertmikroskop wurden die angelegten Zellkulturen im Hinblick auf Adhäsions- und Dedifferenzierungsverhalten über einen Untersuchungszeitraum von 3 Wochen beobachtet.

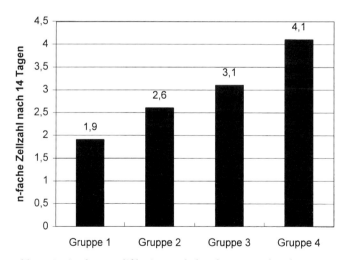

Abb. 1. Optimales Amplifikationsverhalten humaner Chondrozyten unter RGD/IGF-I: Gruppe 1 (Kontrolle); Gruppe 2 (1 ng/ml IGF-I); Gruppe 3 (5 mg/ml RGD); Gruppe 4 (1 ng/ml IGF-I und 5 mg/ml RGD)

Ergebnisse

Die Auswertung der relativen und der absoluten Zellzählung ergab vergleichbare Ergebnisse, aus denen sich folgendes Bild der Amplifikationsleistung der humanen Chondrozyten ergab:

In der Kontrollgruppe (kein RGD-Peptid/kein IGF-I; Gruppe 1) war innerhalb von 14 Tagen eine Verdopplung der humanen Chondrozyten möglich. Die Verwendung von IGF-I (Gruppe 2) in verschiedenen Konzentrationen (1 ng/ml und 10 ng/ml) zeigte ein Amplifikationsmaximum bei 1 ng/ml IGF-I mit 2,6-facher Zellzahl nach 14 Tagen. Bei Beschichtung mit RGD (Gruppe 3) in unterschiedlichen Konzentrationen (5 mg/ml, 7,5 mg/ml, 10 mg/ml, 20 mg/ml) wurde mit 5 mg/ml RGD als Optimum die 3,1-fache Ausgangszellzahl nach 14 Tagen erreicht. In Gruppe 4 (RGD und IGF-I in Kombination) zeigten sich additive Effekte bei einer 4,1-fachen Zellzahl nach 14 Tagen, wobei hier ebenfalls 5 mg/ml RGD und 1 ng/ml IGF-I in Kombination als Optimum erkennbar waren (siehe Abb. 1).

Auch das Zellverhalten gegenüber dem Zellkulturflaschenboden änderte sich durch Zugabe von RGD/IGF-I:

In allen Gruppen, in denen RGD und/oder IGF-I zugesetzt wurde (Gruppen 2–4), konnte schnellere Dedifferenzierung und schnellere Adhäsion der humanen Chondrozyten am Zellkulturflaschenboden im Vergleich zur Kontrollgruppe beobachtet werden.

Diskussion

Durch den Einsatz von Wachstumsfaktoren (IGF-I), bzw. Adhäsionsfaktoren (RGD-Peptid) läßt sich die Zellzahl im Vergleich zur Kontrollgruppe – im gleichen Zeitraum – mehr als verdoppeln. Dies würde erlauben, die zur Züchtung hyalinen Knorpels notwendige Patientenprobe auf die Hälfte zu reduzieren.

Die Rolle des RGD-Peptides – als Sequenz von vielen Proteinen der Extrazellularmatrix, wie z.B. Fibronectin oder Vitronectin [4] – bezieht sich hier als Adhäsionsfaktor möglicherweise auf eine schnellere Anlagerung der humanen Chondrozyten am Zellkulturflaschenboden durch zelluläre Integrin-RGD Interaktionen. IGF-I verbessert – als bekannte mitogene Substanz für eine Vielzahl von Zellen [5] – auch die Amplifikationsleistung von humanen Chondrozyten. Zu prüfen bleibt allerdings, inwiefern sich die Verbesserung des Amplifikationsschrittes auf den sich im verwendeten Modell anschließenden Redifferenzierungsschritt auswirkt.

Zusammenfassung

Humane Chondrozyten wurden unter folgenden Bedingungen kultiviert: Gruppe 1 (Kontrollgruppe): Kultivierung in 25 cm^2 Zellkulturflaschen (Costar) mit RPMI-Medium (6%-AB-Serum, L-Glutamin, Hepes-Puffer und Antibiotikazusatz); Gruppe 2: Zugabe von unterschiedlichen Konzentrationen an IGF-I (1 ng/ml, 10 ng/ml) zu RPMI-Medium; Gruppe 3: Kultivierung wie bei Kontrollgruppe mit additiver Beschichtung der Zellkulturflaschen mit unterschiedlichen Konzentrationen an RGD (5 mg/ml; 7,5 mg/ml; 10 mg/ml; 20 mg/ml); Gruppe 4: Kombination von RGD-Beschichtung (5 mg/ml, 10 mg/ml) und Zugabe von IGF-I (1 ng/ml; 10 ng/ml) zum Medium.

In der Kontrollgruppe war innerhalb von 2 Wochen eine Verdopplung der Chondrozytenzellzahl möglich. In den Versuchsgruppen 2 und 3 konnte eine Verbesserung der Amplifikationsrate mit folgenden Maxima erzielt werden: Gruppe 2 (5 mg/ml RGD) 3,1-fache und Gruppe 3 (1ng/ml IGF-I) 2,6-fache Ausgangszellzahl. In Gruppe 4 (RGD und IGF-I) zeigten sich additive Effekte bei einer 4,1-fachen Zellzahlvermehrung nach 14 Tagen. Durch RGD und IGF-I (Gruppen 2–4) wurde eine schnellere Dedifferenzierung und Adhäsion der Zellen am Kulturflaschenboden erreicht.

Durch den kombinierten Einsatz von Wachstumsfaktoren (RGD/IGF-I) läßt sich die Zellzahl im Vergleich zur Nullprobe – im gleichen Zeitraum – mehr als verdoppeln, so daß die zur Züchtung hyalinen Knorpels notwendige Patientenprobe auf die Hälfte reduziert werden kann.

Summary

Human chondrocytes were incubated under following conditions: Group 1 (control group): Incubation in 25 cm² cell culture flasks (Costar) with RPMI-medium (6%-AB-serum, L-Glutamin, Hepes-buffer and antibiotics); Group 2: Different concentrations of IGF-I (1 ng/ml, 10 ng/ml) were added to the RPMI-medium; Group 3: Incubation (like control group) with additional coating of the cell culture flasks with different concentrations of RGD (5 mg/ml; 7,5 mg/ml; 10 mg/ml; 20 mg/ml); Group 4: Combination of coating with RGD (5 mg/ml; 10 mg/ml) and addition of IGF-I (1ng/ml; 10 ng/ml) to the medium.

The cells of the control group could be doubled within 2 weeks. The amplification rate of the groups 2 and 3 was improved in comparison to group 1 with the following maxima: Group 2 (5 mg/ml RGD) 3,1 times and group 3 (1 ng/ml IGF-I) 2,6 times of the number of the cells in the beginning. Group 4 (RGD and IGF-I) showed additive effects, for 4,1 times of the number of the cells in the beginning could be counted after 14 days. RGD and IGF-I (groups 2 to 4) made possible an earlier dedifferentiation and adhesion of the cells to the bottom of the cell culture flasks.

By using both growth factors (RGD and IGF-I), the number of the cells could be enhanced more than 2 times in comparison to the control group within the same time. So less than half of the autologous patient's cartilag is necessary for cultivation of hyaline cartilage.

Literatur

1. Campbell CJ (1969) Clin Ortho May–Jun 64:45–63
2. Bujia J, Sittinger M, Minuth WW, Hammer C, Burmester G, Kastenbauer E (1995) Acta-Oto-laryngol-Stockh, Mai 115 (2):307–10
3. Angele P, Kujat R, Faltermeier H, Weigel B, Möller HD, Nerlich M (1997) Hefte zu der Unfall-chirurg, Kongreßband (268):804–806
4. Rouslahti E (1996) Ann Rev Cell Dev Biol 12:697–715
5. Zumstein P, Stiles CD (1987) J Biol Chem 262 (23):11252–60

Dr. med. P. Angele; Klinikum der Universität Regensburg; Abteilung für Unfallchirurgie; Franz-Josef-Strauß-Allee 11; 93042 Regensburg

X. Pathophysiologie des Darmes

Flußgeschwindigkeitsmessung an gesunder und Indomethacin-entzündeter Rattendünndarmserosa mittels FITC-markierter Erythrozyten

Serosal blood flow measurement in normal and indomethacin induced intestinal inflammation of small bowel in rats using FITC-labelled red blood cells

C. F. Krieglstein[1], C. Anthoni[1], M. G. Laukötter[1], H.-U. Spiegel[1], K. W. Schmid[2], G. Schürmann[1]

[1] Klinik und Poliklinik für Allgemeine Chirurgie und
[2] Gerhard-Domagk-Institut für Pathologie der Westfälischen Wilhelms-Universität Münster, Waldeyerstraße 1, 48149 Münster

Einleitung

Während die Untersuchung der Mikrozirkulation mittels Intravitalmikroskopie inzwischen ein an Haut, Leber und Pankreasgewebe etabliertes Verfahren ist [1], bestehen mit dieser Methode am Darmgewebe noch mehrere Schwierigkeiten. So können z.B. postentzündliche morphologische Veränderungen oder Präparationstraumen die intravitalmikroskopische Flußmessung an der Mukosa oder am Mesenterium im Tiermodell chronisch entzündlicher Darmerkrankungen [2, 3] erheblich erschweren. Dagegen sind postkapilläre Venolen der Dünndarm*serosa* auch am entzündeten Darm der Intravitalmikroskopie zugänglich. Sie stellen Sammelgefäße der entzündeten Darmsegmente dar und erlauben Rückschlüsse auf die Entzündungsprozesse in der Darmwand. Da an der Dünndarmserosa bisher noch keine Erfahrungen mit der Intravitalmikroskopie vorliegen, war es Ziel unserer Studie, zu prüfen, ob sich die Standardparameter der Mikrozirkulation an dieser Lokalisation am normalen und entzündlich veränderten Darmgewebe der Ratte mittels Intravitalmikroskopie bestimmen lassen.

Methodik

Von 12 männlichen Sprague-Dawley-Ratten (140–180 g) wurde bei 6 Tieren eine Dünndarmentzündung mittels zweimaliger subcutaner Indomethacingabe (7,5 mg/kg Körpergewicht in 5% $NaHCO_3$, 10 mg/ml Lösung) 48 und 24 Stunden vor dem Versuch ausgelöst. Weitere 6 Tiere dienten als Kontrollgruppe und bekamen lediglich die Trägersubstanz (5% $NaHCO_3$) subcutan injiziert. Die Narkose und Schmerzausschaltung erfolgte durch Aetherinhalation. Nach medianer Laparotomie erfolgte die Aus-

Tabelle 1. Standardparametern der Mikrozirkulation zu den Messzeitpunkten t = 0, 15 und 30 min jeweils am gesunden und entzündeten Rattendarm

	0 min gesund	0 min entzündet	15 min gesund	15 min entzündet	30 min gesund	30 min entzündet
S/500 μm	2,5 ± 0,75*	25,16 ± 12,12*	3,33 ± 1,12*	25,83 ± 12,08*	5,0 ± 1,32*	35,66 ± 13,75*
D [μm]	81,64 ± 15,29	92,34 ± 25,4	95,85 ± 18,24	91,38 ± 21,14	110,1 ± 32,99	102,18 ± 19,03
v [mm/s]	2,38 ± 0,79	2,36 ± 0,28	2,2 ± 0,18	2,24 ± 0,18	2,06 ± 0,89	1,82 ± 0,80
F [μl/min]	0,81 ± 0,40	0,86 ± 0,22	1,03 ± 0,38	1,19 ± 0,55	1,14 ± 0,40	1,04 ± 0,58
						* p = 0,002

S = Haftende Leukozyten (Sticker) pro 500 μm Venole.
D = Gefäßdurchmesser [μm].
v = Erythrozytengeschwindigkeit [mm/s].
F = Blutfluß [μl/min]. Mittelwert ± Standardabweichung.
*p = 0,002.

lagerung eines mittleren Dünndarmabschnitts. Dabei wurden in der Indomethacin-Gruppe die der segmentalen Dünndarmentzündung zugeordneten postkapillären serosalen Sammelgefäße untersucht. Der ausgelagerte Darm wurde mit einer 37 °C Ringerlösung superfundiert. Nach Gabe von Fluorescein-Na-Isothiocyanat (FITC) markierten autologen Erythrozyten erfolgte die intravitale Fluoreszenzmikroskopie mit Online-Videodokumentation in Auflichttechnik von Sequenzen 0 min, 15 min, 30 min nach Injektion an definierter Stelle. Offline wurde der Gefäßdurchmesser und die Erythrozytengeschwindigkeit gemessen. Der Blutfluß (F) wurde nach der Formel $F = \pi \times (D^2/4) \times v$ (D = Durchmesser der Venole, v = Geschwindigkeit) berechnet. Nach Rhodaminfärbung wurde die Zahl der haftenden Leukozyten („Sticker") pro 500 µm Gefäßlänge bestimmt.

Ergebnisse

Die Zahl der haftenden Leukozyten („Sticker") war bei den entzündeten Tieren signifikant erhöht (p = 0,002). Die Erythrozytengeschwindigkeit und der Blutfluß waren im Vergleich zwischen gesundem und entzündetem Darm nicht signifikant verschieden. Auch im Vergleich der Werte bei 0, 15 und 30 min zeigte sich kein signifikanter Unterschied.

Diskussion

Die Ergebnisse zeigen, daß an der Rattendünndarmserosa am Übergang zum Mesenterium eine intravitalmikroskopische Analyse der Mikrozirkulation am normalen und entzündeten Gewebe reproduzierbar möglich ist. Den entscheidenden Vorteil dieser Methode im Vergleich zur Messung am Mesenterium [5, 6, 7] oder der Mukosa sehen wir darin, daß eine Mesenteriumspräparation bzw. Darmeröffnung mit nicht kalkulierbaren Auswirkungen auf die Mikrozirkulation unterbleiben kann, und im Bereich der Serosa die Messung störende morphologische Veränderungen nur in geringem Umfang auftreten. Die bereits in anderen Lokalisationen (Darmmesenterium bzw. Darmmukosa) und anderen Organen (Leber und Pankreas) eingesetzte Flußmessung durch Erythrozytengeschwindigkeitsbestimmung mittels FITC-Markierung hat sich auch an den Gefäßen der Rattendünndarmserosa als durchführbar erwiesen. Unter der besonderen Fragestellung entzündungsbedingter Veränderungen der Dünndarmmikrozirkulation durch Zelladhäsionsprozesse [8] empfiehlt sich die dargestellte Methode somit hervorragend für weiterführende Untersuchungen.

Zusammenfassung

An gesunder und Indomethacin-entzündeter Rattendünndarmserosa wurde die intravitale Fluoreszenzmikroskopie in Auflichttechnik im Bereich der serosalen postkapillären Venolen durchgeführt. Dabei konnte gezeigt werden, daß sich an dieser Stelle unter Zuhilfenahme autologer FITC-markierter Erythrozyten Standardparameter der Mikrozirkulation wie Erythrozytengeschwindigkeit, Gefäßdurchmesser,

Blutfluß und Leukozytenverhalten bestimmen lassen. Da es sich bei den serosalen postkapillären Venolen um Sammelgefäße der entzündeten Dünndarmsegmente handelt, eignet sich die Methode besonders zu weiterführenden Untersuchungen der intestinalen Mikrozirkulation unter Entzündungsbedingungen.

Summary

Intravital microscopy was performed in normal and indomethacin-induced intestinal inflammation at serosal postcapillary venules of the small bowel in rats. Standard parameters of microcirculation as red blood cell velocity, diameter of venules, blood flow and adherent leucocytes were successfully investigated using FITC-labelled red blood cells. Since postcapillary venules are responsible for the venous drainage of the inflammed small bowel segments this method is reliable and effective for further investigation of intestinal microcirculation under special conditions such as intestinal inflammation.

Literatur

1. Intaglietta M, Messmer K (1995) Technological Developments in the study of microcirculation in: Barker JH, Anderson GL, Menger MD (1995) Clinical applied microcirculation research. CRC Press, Boca Raton, FL 139–148
2. Yamada T, Deitch E, Specian RD, Perry MA, Sartor RB, Grisham MB (1993) Mechanisms of acute and chronic intestinal inflammation induced by indomethacin. Inflammation, 17, No. 6:641–662
3. Elson CO, Sartor RB, Tennyson GS, Riddell RH (1995) Experimental models of inflammatory bowel disease. Gastroenterology 109:1344–1367
4. Arndt H, Palitzsch KD, Anderson DC, Rusche J, Grisham MB, Granger DN (1995) Leucocyte-endothelial cell adhesion in a model of intestinal inflammation. Gut 37:374–379
5. Schmidt H, Ebeling D, Bauer H, Bohrer H, Gebhard MM, Martin E (1996) Influence of the platelet-activating factor receptor antagonist BN 52021 on endotoxin-induced leukocyte adherence in rat mesenteric venules. J Surg Res 60:29–35
6. Kurose I, Wolf R, Miyasaka M, Anderson DC, Granger DN (1996) Microvascular dysfunction induced by non-steroidal anti-inflammatory drugs: role of leukocytes. Am J Physiol 270:G363–G369
7. Gonzalez AP, Sepulveda S, Massberg S, Baumeister R, Menger MD (1994) In vivo fluorescence microscopy for the assessment of microvascular reperfusion injury in small bowel transplants in rats. Transplantation 58(4), 403–408
8. Schürmann G (1997) Zelladhäsion, Molekulare Grundlagen und erste Aspekte für die Chirurgie. Chirurg 68:477–487

Korrespondenzadresse: Dr. med. C. F. Krieglstein, Klinik und Poliklinik für Allgemeine Chirurgie, Westfälische Wilhelms-Universität Münster, Waldeyerstraße 1, 48149 Münster

Überexpression von B7-1 und B7-2 auf LFA-1 positiven Lymphozyten bei chronisch entzündlichen Darmerkrankungen

Overexpression of B7-1 and B7-2 on LFA-1-positive lymphocytes in chronic inflammatory bowel diseases

C. Isbert[1], C.-T. Germer[1], D. Albrecht[1], K. Thomsen-Mund[2], D. Schuppan[2], H. J. Buhr[1]

[1] Chirurgische Klinik I, Abteilung für Allgemein-, Gefäß- und Thoraxchirurgie
[2] Medizinische Klinik, Abteilung für Gastroenterologie, Universitätsklinikum Benjamin Franklin, Freie Universität Berlin

Einleitung

Für die antigenspezifische T-Zell Aktivierung und Produktion von Zytokinen ist die alleinige Antigenpräsentation durch Moleküle des Haupthistokompatibilitätskomplexes (MHC) nicht ausreichend. Zusätzlich wird ein kostimulatorisches Signal benötigt. Das wichtigste kostimulatorische Signal resultiert aus der Interaktion des Moleküles B7 auf antigenpräsentierenden Zellen mit CD28 auf T-Zellen [1]. Für eine suffiziente Migration in inflammatorisches Gewebe wird zudem das β2-Integrin LFA-1 (CD11a/CD18) als Mediator der Leukozytenadhärenz benötigt [2]. Ziel der experimentellen Arbeit war es, die Bedeutung der B7-Kostimulation und Leukozytenadhärenz bei der Pathogenese chronisch-entzündlicher Darmerkrankungen (CED) zu evaluieren.

Methodik

Es wurden intraoperativ Gewebeproben von Patienten mit Colitis ulcerosa [CU] (n = 14), Morbus Crohn [MC] (n = 15), kolorektalem Karzinom [TM] (n = 5) und FAP (n = 3) kryo-asserviert. Von den Patienten mit TM wurden zusätzlich 20 cm proximal des Tumors gelegene, nicht tumorbefallene Darmproben [C0] (n = 5) gewonnen. Von allen Proben wurden neben der konventionellen Histologie (H & E) immunhistochemische Einzel- und Doppelfärbungen (PAP/APAAP) mit monoklonalen Antikörpern gegen HLA I/II, CD4, CD8, CD28, B7-1/B7-2, CD11a, CD18 und CD68 durchgeführt. Als Negativ-Kontrollen wurden Schnitte mit einem IgG_1 Anti-Maus Antikörper hergestellt. Positivkontrolle für die Doppelfärbung waren die positive Koexpression von CD11a und CD18 und negative Koexpression von CD4 und CD8. Die Auswertung der Schnittpräparate erfolgte semiquantitativ, wobei die Expression in 3 Graduierungen erfaßt wurde (+ gering, ++ mittel, +++ stark).

Tabelle 1. Darstellung der Koexpression von B7 mit CD4, CD8, LFA-1, CD68 bei Colitis ulcerosa, Morbus Crohn, Kolorektalem Karzinom, FAP und Normaldarm

APAAP/PAP	C. ulcerosa	M. Crohn	Karzinom	FAP	C0
B7/CD4	++	++	+	(+)	(+)
B7/CD8	+	+	+	(+)	(+)
B7/LFA-1	+++	+++	++	(+)	(+)
B7/CD68	+	+	+	(+)	(+)

Ergebnisse

Die generell für B7-1 und B7-2 ähnliche Expression war bei MC und bei CU im Vergleich zu C0, FAP und TM stark erhöht. Die Expression von B7-1/B7-2 korrelierte gut mit dem Endzündungsgrad des entsprechenden Darmabschnittes in der konventionellen Histologie. Bei CU war in über 50 % der Fälle die B7-1/B7-2 Expression transmural im Bereich der Muscularis propria nachweisbar. Epitheloidzellen innerhalb der Granulome bei MC wiesen eine deutliche Expression von B7-1/B7-2 auf. Die Doppelmarkierung zeigte für CD4 positive T-Zellen eine höhere Koexpression mit B7-2 als für CD8 positive T-Zellen. Im Bereich follikulären Gewebes zeigte sich bei MC und CU eine Überexpression von B7-1/B7-2 im Follikelzentrum und eine Überexpression von CD4/CD8 positiver T-Zellen in der Peripherie. LFA-1-positive Leukozyten zeigten, im Gegensatz zu CD68 postiven Makrophagen, eine erhöhte Koexpression mit B7-1/B7-2 bei MC und CU im Vergleich zu ND, FAP und TM (Tabelle 1).

Diskussion

Die Pathogenes chronisch-entzündlicher Darmerkrankungen ist weitgehend unbekannt. Bezüglich einer Beteiligung von B7 auf antigenpräsentierenden Zellen und CD28 auf T-Zellen besteht weitgehend Unklarheit [3, 4]. Für eine suffiziente Immunreaktion spielt neben der T-Zell-Aktivierung die LFA1/ICAM-1 vermittelte transendotheliale Migration von Lymphozyten in inflammatorisches Gewebe eine bedeutende Rolle. Ziel der experimentellen Arbeit war es, die Bedeutung der B7-Kostimulation und LFA-1-Migration bei der Pathogenese chronisch-entzündlicher Darmerkrankungen zu evaluieren. Wir fanden heraus, daß B7-1 und B7-2 bei chronisch-entzündlichen Darmerkrankungen deutlich überexprimiert sind, wobei die B7-Expression bei Colitis ulcerosa in über 50 % alle Wandschichten betrifft. Die für den Morbus Crohn pathognomischen Granulome exprimieren ebenfalls B7-1/B7-2, wodurch den Epitheloidzellen eine Bedeutung bei der Antigenpräsentation zukommt. Die Generation von B7-positiven Lymphozyten erfolgt vornehmlich im Follikelzentrum. B7-1 und B7-2 ist auf LFA-1 positiven Leukozyten bei Morbus Crohn und Colitis ulcerosa stark überexprimiert. Die Überexpression von B7-1/B7-2 auf LFA-1 positiven Leukozyten scheint für die Migration und Aktivierung zytotoxischer T-Lymphozyten und somit für die Pathogenese chronisch-entzündlicher Darmerkrankungen, bedeutsam zu sein. Die Antigenpräsentation über CD68 positive Makrophagen, scheint aufgrund der geringen Koexpression mit B7-1/B7-2, eine geringe Rolle bei der T-Zell-Aktivierung zu spielen.

Zusammenfassung

Der B7/CD28 kostimulatorische Weg ist für eine suffiziente T-Zell Aktivierung essentiell. Für die Migration in inflammatorisches Gewebe ist die Interaktion von LFA-1 (CD11a/CD18) mit ICAM-1 notwendig. Ziel der Studie war es die Rolle von B7 und LFA-1 bei der Pathogenese chronisch entzündlicher Darmerkrankungen zuevaluieren. Es wurden immunhistochemische Einzel- und Doppelfärbungen (PAP/ APAAP) mit monoklonalen Antikörpern gegen HLA I/II, CD4, CD8, CD28, B7-1/B7-2, CD11a, CD18 und CD68 bei Patienten mit Colitis ulcerosa [CU] (n = 14), Morbus Crohn [MC] (n = 15), kolorektalem Karzinom [TM] (n = 5) und FAP (n = 3) durchgeführt. Die Expression von B7-1 und B7-2 war bei MC und CU im Vergleich zu C0, FAP und TM stark erhöht. Bei CU war in über 50 % der Fälle die B7-1/B7-2 Expression transmural im Bereich der Muscularis propria nachweisbar. Epitheloidzellen innerhalb der Granulome bei MC zeigten eine deutliche Expression von B7-1/B7-2. LFA-1-positive Leukozyten zeigten, im Gegensatz zu CD68 postiven Makrophagen, eine erhöhte Koexpression mit B7-1/B7-2 bei MC und CU im Vergleich zu ND, FAP und TM. Die Überexpression von B7-1/B7-2 auf LFA-1 positiven Leukozyten scheint bei der Pathogenes chronisch-entzündlicher Darmerkrankungen eine entscheidende Rolle zu spielen.

Summery

The B7/CD28 pathway is essential for initiating antigen-specific T-cell activation. LFA-1 (CD11a/CD18) is required for sufficient migration into inflammatory tissue. The aim of this study was to evaluate the role of B7 and LFA-1 in inflammatory bowel disease. Immunohistological single and double staining (PAP/APAAP) with monoclonal antibodies against HLA I/II, CD4, CD8, CD28, B7-1, B7-2, LFA-1 and CD68 were performed in tissue samples from patients with crohn's disease (n = 15), ulcerative colitis (n = 14), colorectal carcinoma (n = 5) and FAP (n = 3). The expression of B7-1 and B7-2 was generally much higher in ulcerative colitis and crohn's disease than in colorectal carcinoma and FAP. In crohn's disease multinucleated gigant cells in the granulomas express B7-1 and B7-2. Double staining showed a higher B7-1/B7-2 coexpression for CD4+ than for CD8+ T cells. In colitis ulcerosa and crohn's disease LFA-1 positive leucocytes showed a high coexpression of B7-1 and B7-2 in contrast to CD68 positive macrophages. These data suggest that overexpression of B7-1 and B7-2 on LFA-1 positive Leucocyts seems to play an important role in the pathogenesis of inflammatory bowel disease.

Literaturangaben

1. Reiser H, Stadecker MJ (1996) Costimulatory B7 Molecules in the pathogenesis of infectious and autoimmune diseases. N Engl J Med 335 : 1369–1377
2. Michishita M, Videm V, Arnaout MA (1993) A novel divalent cation-binding site in the domain of the β2 integrin CR3 (CD11b/CD18) is essential for ligand binding. Cell 72 : 857–867
3. Peetermans WE, D'Haens GR, Ceuppens JL, Rutgeerts P, Geboes K (1995) Mucosal expression by B7-positive cells of the 60-kilodalton heat-shock protein in inflammatory bowel disease. Gastroenterology 108 : 75–82

4. Bloom S, Simmons D, Jewell DP (1995) Adhesion molecules intercellular adhesion molecule-1 (ICAM-1), ICAM-3 and B7 are not expressed by epithelium in normal or inflammes colon. Clin Exp Immunol 101:157–163

Dr. med. C. Isbert, Chirurgische Klinik I, Abteilung für Allgemein-, Gefäß- und Thoraxchirurgie Universitätsklinikum Benjamin Franklin, Freie Universität Berlin, Hindenburgdamm 30, 12200 Berlin, Telefon 0 30/8445-2541, Fax 0 30/8445-2740

Fehlender Effekt von EGF auf die epitheliale Barrierefunktion bei experimenteller TNBS-Colitis

EGF does not improve mucosal barrier in experimental TNBS colitis

N. Runkel[1], J. Rohweder[1], M. Kruschewski[1], M. Fromm[2], J. D. Schulzke[3], H. J. Buhr[1]

[1] Chirurgische Klinik I
[2] Institut für Klinische Physiologie
[3] Medizinische Klinik I, Universitätsklinikum Benjamin Franklin, Freie Universität Berlin, D-12200 Berlin

Einleitung

Der Verlust der epithelialen Barrierefunktion scheint eine wichtige Rolle in der Pathogenese der Colitis ulcerosa zu spielen. Die erhöhte Permeabilität könnte nämlich einerseits den Flüssigkeitsverlust in das Darmlumen und andererseits den toxischen Verlauf infolge bakterieller Translokation erklären. Dieses Konzept stützt sich u.a. auf elektrophysiologische Untersuchungen an menschlichen Sigmaresektaten in vitro, die eine Abnahme des Darmwand-Widerstands und einen Anstieg der parazellulären Permeabilität ergaben [1]. Die gleichen Veränderungen wurden auch bei der Trinitrobenzensulfonsäure (TNBS) induzierten Colitis der Ratte gefunden [1], so daß sich dieses experimentelle Modell für Therapiestudien eignet.

Procaccino et al. konnten kürzlich am TNBS-Rattenmodell nachweisen, daß die systemische Gabe von Epidermal Growth Factor (EGF) sowohl die mikroskopischen Erosionen als auch die Myeloperoxidase-Aktivität vermindert [2]. In der vorliegenden Untersuchung wurde überprüft, ob EGF einen protektiven Einfluß auf die epitheliale Barriere bei TNBS-Colitis der Ratte hat.

Methodik

Gruppen: Als Versuchstiere dienten männliche Sprague-Dawley-Ratten, bei denen eine TNBS-Colitis mittels einmaliger rektaler Applikation von 30 mg Trinitrobenzensulfonsäure (gelöst in 50% Ethanol) induziert wurde. Die Kontrolltiere (n = 5) erhielten lediglich das Lösungsmittel (50% Ethanol) als Einlauf. Zur Standardisierung der Kontaktzeit zwischen der Darmmukosa und dem verabreichtem Agens wurden die Tiere unmittelbar nach Applikation für drei Minuten in Kopftieflage gebracht. Sowohl die rektale TNBS- als auch die Ethanolapplikation erfolgten in Äthernarkose. Die Therapiegruppe erhielt EGF (600 µg/kg intraperitoneal) eine Stunde vor Induktion der Colitis sowie 24 Stunden später. Weitere 5 Tiere erhielten EGF allein. Als unbehandelte Kontrollgruppe dienten 5 Tiere.

Elekrophysiologische Messungen: 48 Stunden nach Colitis-Induktion wurden die Tiere getötet und laparotomiert. Das distale Colon wurde reseziert, in 4-Elektroden-Kammern nach Ussing eingesetzt und mit begaster, auf 37 °C temperierter Ringer-Lösung umspült. In der Ussing-Kammer wurden Fluxmessungen und Widerstandsbestimmungen durchgeführt.

Fluxmessungen: Als Maß für die parazelluläre Permeabilität des Darmepithels wurde der passive Flux (J) von serosal nach mukosal ($J^{s \to m}$) für ^{22}Natrium$^+$ und ^{3}H-Mannitol gemessen. Mannitol permeiert parazellulär das Epithel. Das gleiche gilt für Na$^+$ in sekretorischer Richtung.

Widerstandsbestimmungen: Zur Bestimmung der epithelialen Barrierefunktion wurde zum einen der Gesamtwiderstand der Darmwand (R^t) ermittelt und zum anderen der epitheliale Widerstand (R^e) sowie der subepitheliale Widerstand (R^{sub}) erfaßt. Die Differenzierung erfolgte mit Hilfe der Impedanztechnik.

Histologie: Das Ausmaß der Entzündung des Colons wurde mit einem histologischen Colitis-Score semiquantitativ bestimmt. Als akute Entzündungsparameter wurden für die Auswertung die Schleimhautintegrität, die Infiltration von neutrophilen Granulocyten in die Lamina propria mucosae, die Kryptitis und das Schleimhautödem herangezogen. Der Score reichte von 0–12. Als chronische Veränderungen wurden der Schleimhautumbau, die Rundzellinfiltration, die Becherzellen, die Fibrose und die Granulombildung bewertet. Dieser Score reichte ebenfalls von 0–12.

Statistik: Angegeben sind Mittelwerte ± SEM. Der Mehrgruppenvergleich erfolgte mit dem Neuman-Keuls Test.

Ergebnisse

Die Gabe von EGF hatte keinen Einfluß auf die intestinale Barriere von normalen Tieren (Tabelle 1). Der histologische Geamtscore betrug bei allen Tieren < 3.

Die rektale Applikation des Lösungsmittels (Ethanol) alleine führte schon zu einer Erhöhung des Natrium- und Mannitolfluxes sowie des epithelialen Widerstandes (Abb. 1). Bei der TNBS-induzierten Colitis der Ratte zeigte sich im Vergleich zur Kontrollgruppe (Ethanol) eine Erhöhung der Fluxwerte für Na$^+$ und ^{3}H-Mannitol um den Faktor 3 (Abb. 1). Außerdem kam es zu einer deutlichen Abnahme des Gesamtwiderstandes der Darmwand, wobei der rein epitheliale Widerstand stärker absank als der Widerstand der subepithelialen Schichten (Abb. 1). In der mit EGF behandelten TNBS-Gruppe fanden sich keine entscheidenden Verbesserungen der gestörten Mu-

Tabelle 1. Fluxe (J) von serosal nach mukosal für Na$^+$ und Mannitol; Widerstände der gesamten Darmwand (R^t), des Epithels (R^e) und der subepithelialen Schicht (R^{sub}). EGF hat keinen Einfluß auf die elektrophysiologischen Werte von gesunden Tieren

	$J^{s \to m}_{Na}$ μmol × h^{-1} × cm^{-2}	$J^{s \to m}_{Mannitol}$ μmol × h^{-1} × cm^{-2}	R^t Ω × cm^2	R^e Ω × cm^2	R^{sub} Ω × cm^2
Kontrolle	4,0 ± 0,2	0,09 ± 0,01	121 ± 8	82 ± 9	40 ± 4
EGF	3,6 ± 0,4	0,07 ± 0,01	123 ± 4	90 ± 4	33 ± 6

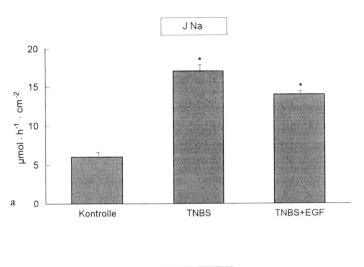

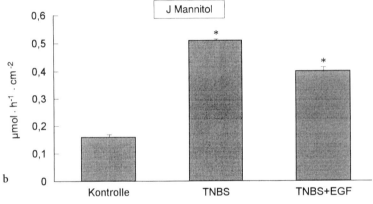

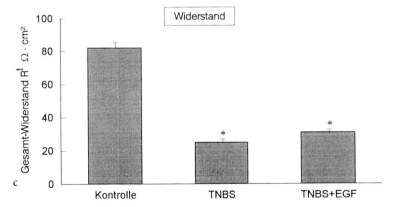

Abb. 1. Fluxe (J) von serosal nach mukosal für Na$^+$ **a** und Mannitol **b** und Widerstand der gesamten Darmwand (R^t) **c**. Die Fluxe sind im Vergleich zur Kontrollgruppe (Ethanol) bei TNBS-Colitis erhöht. Gleichzeitig ist der Widerstand verringert. EGF hat auf die elektrophysiologischen Werte keinen Einfluß. * <0,05 vs. Kontrolle

kosabarriere. Der histologische Score betrug in der TNBS-Gruppe im Median 11 (10–12) und wurde durch die Gabe von EGF nicht verändert (Median 11; 10–12).

Diskussion

Die Colitis ulcerosa beim Menschen ist durch eine schwere Schädigung der intestinalen Barriere gekennzeichnet [1]. Dieser Barrieredefekt betrifft in erster Linie die durch tight junctions aufrechterhaltende parazelluläre Permeabilität, die mittels Mannitol-Fluxmessungen erfaßt werden kann. Die transzelluläre Permeabilität für (Natrium) ist weitaus weniger betroffen. Diese elektrophysiologischen Veränderungen der intestinalen Barriere sind bei der experimentellen TNBS-Colitis der Ratte identisch, während sich das Mitomycin-Colitismodell davon deutlich unterscheidet [2]. Deshalb wurde das TNBS-Modell für die vorliegende Therapiestudie gewählt.

Dem EGF und anderen Wachstumsfaktoren wird eine regulatorische Rolle für den Erhalt und Wiederaufbau der intestinalen Integrität zugeschrieben. Nachgewiesen ist u. a. ein präventiver Effekt bei experimentell induzierten Magen- und Duodenalgeschwüren sowie eine mitogene Wirkung auf die Magenschleimhaut. Procaccino et al. konnten kürzlich am TNBS-Rattenmodell einen protektiven Effekt von EGF nachweisen [3]. Die Autoren fanden schon nach 8 h eine Verringerung der Epithelnekrose um mehr als 60 % durch EGF. Diese Schutzwirkung blieb über eine Woche erhalten. Die Myeloperoxidase-Aktivität als Maß für die akute Entzündung wurde durch EGF nach 48 h nicht beeinflußt. Die Aktivität war lediglich nach 7 Tagen in der EGF Gruppe signifikant reduziert. EGF hatte aber nur dann einen protektiven Effekt, wenn die Applikation schon eine Stunde vor Induktion der Colitis begonnen wurde. Hingegen war EGF wirkungslos, wenn es nach der Induktion gegeben wurde. Die prophylaktische EGF Gabe konnte auch in der Untersuchung von Bass und Luck die Colitis-Läsionen nach einer Woche schneller zur Abheilung bringen [4].

In der vorliegenden Arbeit wurde ebenfalls das TNBS-Modell gewählt. EGF wurde prophylaktisch in der gleichen Dosis und zu den gleichen Zeiten verabreicht wie von Procaccino et al. [3]. Trotz des identischen Protokolls konnte mittels elektrophysiologischer Untersuchungstechniken kein protektiver Effekt von EGF auf die intestinale Barriere beobachtet werden. Die mikroskopische Begutachtung der Colitis erfolgte durch semiquantitative Histologie, bei der nicht nur die Epitheldestruktion, sondern auch andere Parameter der akuten und chronischen Entzündung bewertet wurden. Der fehlende Effekt von EGF auf die Histologie stimmt somit mit den elektrophysiologischen Daten überein, steht aber in einem scheinbaren Gegensatz zu den Ergebnissen von Procaccino et al. [3]. Letztere quantifizierten histologisch aber nur die Epithe-lerosionen und beschrieben eine positive Wirkung von EFG. Die Entzündungsgrad wurde mittels Myeoloperoxidase gemessen und wurde durch EGF nicht beeinflußt. Die Ergebnisse der vorliegenden Studie belegen, daß EGF keine Schutzwirkung auf die funktionelle intestinale Barriere hat.

Zusammenfassung

In der vorliegenden Studie wurde am TNBS-Modell der Ratte mittels elektrophysiologischer Messungen untersucht, ob EGF einen positiven Effekt auf die funktionellen und morphologischen Eigenschaften des Epithels hat. EGF wurde eine Stunde vor Colitis-Induktion sowie 24 Stunden später intraperitoneal verabreicht. An den entnommenen Colonresektaten wurden Fluxmessungen für Natrium und Mannitol und Widerstandsmessungen durchgeführt. Mit Hilfe eines semiquantitativen Scores erfolgte die Bewertung des Entzündungsgrades. Bei der TNBS-Colitis zeigte sich eine Erhöhung der Fluxe beider Marker um den Faktor 3, was für eine deutlich erhöhte parazelluläre Permeabilität spricht, sowie eine erhebliche Reduktion des Gesamtwiderstandes und insbesondere des rein epithelialen Widerstandes, was eine schwere Schädigung der epithelialen Barriere widerspiegelt. In der mit EGF behandelten TNBS-Colitis-Gruppe fanden sich keine Verbesserungen der elektrophysiologischen Werte. Auch der Punktwert des histologischen Scores war bei den unbehandelten und behandelten Colitis-Tieren gleich. EGF hat demnach keinen protektiven Effekt bei der experimentellen Colitis.

Summary

This study tested the hypothesis that EGF has a protective effect on the intestinal barrier function in experimental TNBS-induced colitis. EGF was given intraperitoneally one hour before and 24 hours after induction of colitis. The rats were killed 48 hours after induction of colitis: The distal colon was resected and mounted into Ussing chambers. Flux measurements were performed for Na^+ and mannitol, and epithelial and subepithelial resistances were determined. A semiquantitative histological score was used to grade acute and chronic inflammation. Compared to controls, TNBS caused a 3-fold increase in both fluxy, indicating enhanced paracellular permeability. There rates was a severe reduction of total and epithelial resistances indicating a dramatic defect of epithelial barrier function. EGF failed to improve the electrophysiologic and histologic parameters. Therefore, EFG has no protective effect in experimental TNBS colitis.

Literatur

1. Schmitz H, Barmeyer C, Fromm M, Riecken EO, Scghhulzke JD (1996) Diarrheal mechanism in ulcerative colitis: epithelial barrier defect and impaired ion transport. Gastroenterology 110: A358
2. Rohweder J, Foitzik T, Runkel N, Fromm M, Schulzke JD, Buhr HJ (1997) In vitro-Charakterisierung der intestinalen Barrierefunktion an zwei experimentellen Colitis-Modellen der Ratte. Langenbecks Arch Chir 114: 439–443
3. Procaccino F, Reinshagen M, Hoffmann P, Zeeh JM, Lakshmanan J, McRoberts JA, Patel A, French S, Eysselein VE (1994) Protective effect of epidermal growth factor in an experimental model of colitis in rats. Gastroenterology 107: 12–17
4. Bass P, Luck MS (1993) Effect of epidermal growth factor on experimental colitis in the rat. J Pharmacol Exp Ther 264: 984–990

Korrespondenzadresse: PD Dr. med. Norbert Runkel, Chirurgische Klinik I, Universitätsklinikum Benjamin Franklin, Freie Universität Berlin, Hindenburgdamm 30, 12200 Berlin

Zink wirkt als Protektivum der Mukosabarriere bei der experimentellen TNBS-Colitis

Zinc improves the mucosal barrier function in experimental TNBS colitis

J. Rohweder[1], N. Runkel[1], M. Fromm[2], J. D. Schulzke[3], H. J. Buhr[1]

[1] Chirurgische Klinik I, Allgemeine, Viszerale und Thoraxchirurgie
[2] Institut für Klinische Physiologie
[3] Medizinische Klinik I, Gastroenterologie und Infektiologie, Universitätsklinikum Benjamin Franklin, Freie Universität Berlin, D-12200 Berlin

Einleitung

Anhand eigener elektrophysiologischer Untersuchungen in der Ussing-Kammer konnten wir nachweisen, daß es bei der TNBS (Trinitrobenzensulfonsäure)-Colitis der Ratte zu einer erheblichen Störung der intestinalen Barriere kommt: Es zeigte sich sowohl eine Erhöhung der parazellulären Permeabilität als auch eine Verminderung des Darmwandwiderstandes [1]. Derartige elektrophysiologische Veränderungen im Sinne einer gestörten epithelialen Barrierefunktion wurden auch an Colonresektaten von Patienten mit Colitis ulcerosa festgestellt [2]. Es ist daher davon auszugehen, daß das TNBS-Modell der menschlichen Colitis ulcerosa phänomenologisch nahekommt und derzeit für Therapiestudien das geeignetste Colitismodell darstellt.

An Jejunumresektaten von Meerschweinchen konnte gezeigt werden, daß Malnutrition mit einer erhöhten parazellulären Permeabilität einhergeht und diese funktionellen Störungen der intestinalen Integrität durch enterale Zinkgabe in pharmakologischer Dosierung vermindert werden können [3]. Auch bei Kindern mit Shigellose konnte ein positiver Effekt von Zink auf die Permeabilität festgestellt werden [4].

In der vorliegenden Studie wurde überprüft, ob die enterale Zinkgabe einen Einfluß auf die epitheliale Barrierestörung bei der TNBS-Colitis hat.

Material und Methodik

Verwendet wurden insgesamt 15 männliche Sprague-Dawley-Ratten (Körpergewicht um 250 g). Die TNBS-Colitis wurde mittels einmaliger rektaler Applikation von 30 mg Trinitrobenzensulfonsäure (gelöst in 50% Ethanol) induziert. Den Kontrolltieren (n = 5) wurde lediglich das Lösungsmittel (50% Ethanol) transrektal verabreicht. Zur Standardisierung der Kontaktzeit zwischen der Darmmukosa und dem verabreichten Agens wurden die Tiere unmittelbar nach Applikation für drei Minuten in Kopftieflage gebracht. Sowohl die rektale TNBS- als auch die Ethanolapplikation erfolgten in Ethernarkose. Die Therapiegruppe (n = 5) erhielt Zinkhistidin (8 mg pro kg und Tag) per os mit dem Trinkwasser eine Stunde vor Colitis-Induktion sowie 24 Stunden nach der Erstgabe. Die gewählte Dosierung entspricht der therapeutischen Dosierung von 500 mg/70 kg beim Menschen.

48 Stunden nach Colitisinduktion wurden die Tiere durch CO_2-Inhalation getötet und laparotomiert. Das distale Colon wurde reseziert, in 4-Elektroden-Kammern nach Ussing eingesetzt und mit begaster, auf 37 °C temperierter Ringer-Lösung umspült.

In der Ussing-Kammer wurden folgende elektrophysiologische Untersuchungen durchgeführt:

Fluxmessungen: Als Maß für die parazelluläre Permeabilität des Darmepithels wurden die passiven Fluxe (J) von serosal nach mukosal (J^{sm}) für ^{22}Natrium$^+$ und ^{3}H-Mannitol gemessen. Für Mannitol ist kein transzellulärer Transportmechanismus bekannt, so daß dieses Molekül parazellulär durch das Epithel gelangen muß. Das gleiche gilt für Na$^+$ in sekretorischer Richtung.

Widerstandsbestimmungen: Zur Bestimmung der epithelialen Barrierefunktion wurde der Gesamtwiderstand der Darmwand (R^t) sowie der rein epitheliale (R^e) und der subepitheliale Widerstand (R^{sub}) ermittelt. Die subepithelialen Schichten des Resektates stellen in der *in vitro*-Situation eine nicht zu vernachlässigende Diffusionsbarriere dar, die *in vivo* im durchbluteten Gewebe aufgrund der bis an das Epithel heranreichenden Blutzirkulation nicht wirksam wird. Daher wurden mittels Wechselstromimpedanzanalyse der epitheliale und der subepitheliale Widerstand getrennt erfaßt.

Ergebnisse

Bei der induzierten TNBS-Colitis der Ratte zeigte sich im Vergleich mit der Kontrollgruppe eine Erhöhung der Fluxe für Na$^+$ und ^{3}H-Mannitol um den Faktor 3. Außerdem kam es zu einer deutlichen Reduktion des Gesamtwiderstandes der Darmwand, wobei der rein epitheliale Widerstand stärker abnahm als der subepitheliale Widerstand (Tabelle 1).

In der Gruppe der mit Zink behandelten Ratten war die parazelluläre Permeabilität lediglich um den Faktor 2 erhöht (Abb. 1); und die Widerstandsabnahme war wesentlich geringer ausgeprägt (Abb. 2).

Tabelle 1. Fluxe (J) von serosal nach mukosal für Na$^+$ und Mannitol; Widerstände der gesamten Darmwand (R^t), des Epithels (R^e) und der subepithelialen Schichten (R^{sub})

	J^{sm}_{Na} $\mu mol \times h^{-1} \times cm^{-2}$	$J^{sm}_{Mannitol}$ $\mu mol \times h^{-1} \times cm^{-2}$	R^t $\Omega \times cm^2$	R^e $\Omega \times cm^2$	R^{sub} $\Omega \times cm^2$
Kontrolle	6 ± 0,5	0,16 ± 0,04	82 ± 4	49 ± 6	34 ± 3
TNBS	17 ± 1,0***	0,51 ± 0,02***	25 ± 2***	0,8 ± 0,2**	24 ± 2*
TNBS + Zink	11 ± 0,4*	0,30 ± 0,02*	51 ± 5*	16 ± 4**	36 ± 3*

Signifikanzen: TNBS vs. Kontrolle und TNBS + Zink vs. TNBS.

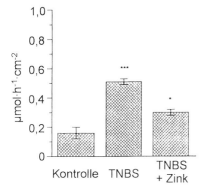

Abb. 1. Fluxe des parazellulären Permeabilitäts-markers Mannitol bei der Kontrollgruppe, der TNBS-Colitis und der Gruppe der mit Zink behan-delten TNBS-Colitis

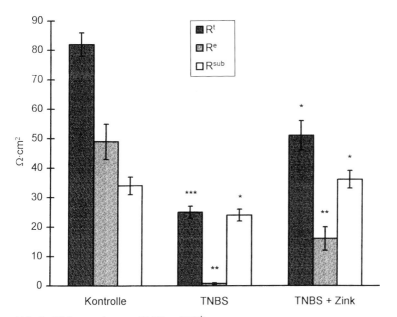

Abb. 2. Widerstandswerte R^t, R^e und R^{sub}

Zusammenfassung

In der vorliegenden Untersuchung wurde mittels elekrophysiologischer Messungen untersucht, ob die gestörte Mukosabarriere bei der TNBS-Colitis der Ratte durch enterale Gabe von Zink verbessert werden kann.

Die Tiere der Therapiegruppe erhielten Zinkhistidin per os in therapeutischer Dosierung. An den Colonresektaten wurden Fluxmessungen für Natrium und Man-nitol als Parameter der parazellulären Darmpermeabilität sowie Widerstandsmes-sungen als Maß für die epitheliale Barrierefunktion durchgeführt.

Bei der TNBS-Colitis zeigte sich zum einen eine dreifache Erhöhung der Fluxe von Natrium und Mannitol, was für eine massive Erhöhung der parazellulären Darmpermeabilität spricht. Weiterhin fand sich eine erhebliche Reduktion des Gesamtwiderstandes, insbesondere des rein epithelialen Widerstandes im Sinne einer drastischen Störung der intestinalen Mukosabarriere.

Bei der mit Zink behandelten TNBS-Gruppe hingegen fand sich lediglich eine zweifache Erhöhung der Permeabilitätsmarker und die Widerstandsabnahme war deutlich geringer ausgeprägt.

Es konnte somit erstmals gezeigt werden, daß die durch die TNBS-Colitis induzierte Störung der Mukosabarriere durch enterale Zufuhr von Zink in therapeutischer Dosis partiell verhindert werden kann.

Diese Ergebnisse decken sich mit Resultaten an mangelernährten Meerschweinchen, deren intestinale Permeabilitätsstörung durch Zinkgabe ebenfalls gemindert werden konnte [3].

Ob dieser mukosaprotektive Effekt von Zink bei der experimentellen Colitis auf die menschliche Colitis ulcerosa übertragen werden kann, bedarf weiterer Untersuchungen.

Summary

The aim of this study was to analyze the effect of enterally given zinc on the impaired epithelial barrier function in experimental TNBS colitis in rats. Rats in therapy group were zinc-fed in therapeutic dose. 48 hours after induction of TNBS colitis the rats were killed, the distal colon was resected and mounted into an Ussing chamber. The following electrophysiological measurements were carried out: 1. Flux measurements for Na^+ and mannitol as a parameter of paracellular permeability, 2. Resistance measurements of the colon, distinguishing between pure epithelial resistance and resistance of the subepithelial tissue.

In TNBS colitis we found a marked increase of both fluxes as a parameter of enhanced paracellular permeability (factor 3). Further there was a drastic reduction of total resistance, and especially of pure epithelial resistance indicating a massive epithelial barrier defect.

In rats treated by zinc the increase of paracellular permeability was increased only by a factor of 2, and there was only a moderate decrease of resistance.

For the first time we demonstrated zinc to have a protective effect on damaged mucosal barrier function in TNBS colitis.

These results confirm the data collected in guinea pigs with malnutrition, whose intestinal integrity could be improved by zinc.

Further studies are necessary in order to test whether this protective effect of zinc on mucosa barrier in experimental colitis may be relevant also in human ulcerative colitis.

Literatur

1. Rohweder J, Foitzik T, Runkel N, Fromm M, Schulzke JD, Buhr HJ (1997) In vitro-Charakterisierung der intestinalen Barrierefunktion an zwei experimentellen Colitis-Modellen der Ratte. Langenbecks Arch Chir 114:439–443
2. Schmitz H, Barmeyer C, Fromm M, Riecken EO, Schulzke JD (1996) Diarrheal mechanism in ulcerative colitis: epithelial barrier defect and impaired ion transport. Gastroenterology 110:A358
3. Rodriguez P, Darmon N, Chappuis P, Candalh C, Blaton MA, Bouchaud C, Heyman M (1996) Intestinal paracellular permeability during malnutrition in guinea pigs: effect of high dietary zinc. Gut 39:416–422
4. Alam AN, Sarker SA, Wahed MA, Khatun M, Rahaman MM (1994) Enteric protein loss and intestinal permeability changes in children during acute shigellosis and after recovery: effect of zinc supplementation. Gut 35:1707–1711

Dr. med. Janine Rohweder, Chirurgische Klinik I, Allgemeine, Viszerale und Thoraxchirurgie, UKBF der Freien Universität Berlin, D-12200 Berlin

Protektiver Effekt von Glutamin auf die Mikrozirkulation des Darms bei experimenteller Colitis

Protective effect of glutamine on intestinal microcirculation in experimental colitis

M. Kruschewski[1], S. Perez-Cantó[2], A. Hübotter[2], Th. Foitzik[1], H. J. Buhr[1]

[1] Chirurgische Klinik I und
[2] Pathologisches Institut Universitätsklinikum Benjamin Franklin, Freie Universität Berlin, Berlin

Einleitung

Beim TNBS-Colitis-Modell der Ratte kommt es zu einer distal betonten Entzündung des Dickdarms. Untersuchungen der Mikrozirkulation zeigen eine signifikante Abnahme des kapillären Blutflusses im Bereich des Colon descendens nach 72 Stunden [2]. Nach 15 Tagen normalisiert sich die Mikrozirkulation wieder, ohne daß es histologisch schon zu einer Restitutio ad integrum gekommen ist. Die Verbesserung der Mikrozirkulation scheint somit im komplexen pathogenetischen Ablauf der Colitis eine entscheidende Rolle zu spielen. Aus Untersuchungen der Darmpermeabilität ist bekannt, daß diese durch Glutamin stabilisiert werden kann [1]. Ob sich die Mikrozirkulation durch Glutamin beeinflussen läßt, ist bisher nicht bekannt. Ziel dieser Studie war daher zu untersuchen, ob sich dieser Effekt auch in einer Verbesserung der Mikrozirkulation niederschlägt. Zum Vergleich wurden die Untersuchungen an 2 Darmabschnitten vorgenommen, wobei der proximale Anteil (Colon ascendens) makroskopisch entzündungsfrei war.

Material und Methode

Induktion einer Colitis bei männlichen Sprague Dawley Ratten (300–350 g) durch eine einmalige intrarektale Instillation von 0,25 ml Trinitrobenzensulfonsäure [4]. Randomisierung der Tiere in 2 Gruppen und Therapiebeginn 8 Stunden nach Induktion über 48 Stunden. Gruppe A (Placebo): 1 mmol/kgKG/Tag 0,9% NaCl-Lösung, Gruppe B (Verum): 0,5 g/kgKG/Tag Glutamin. Gesunde Tiere (intrarektale Kochsalzinjektion) dienten als Kontrollen. 56 Stunden nach Induktion Laparotomie von 8 Tieren pro Gruppe, Anästhesie mit Pentobarbital-Na i. p. (17 mg/kgKG) und Ketamin i. m. (142 mg/kgKG). Exposition und antimesenteriale Eröffnung sowohl des Colon ascendens als auch des Colon descendens zur intravitalmikroskopischen Bestimmung des kapillären Blutflusses (CBF) der Mukosa mittels FITC (Fluoresceinisothiocyanat)-markierter Erythrozyten [3]. Die Bestimmung des histologischen Entzündungsgrades erfolgte mittels eines eigenständig erarbeiteten Colitis-Score. Bei diesem Score werden akute und chronische Entzündungszeichen getrennt bewertet. Nach der jeweiligen Summe wird zwischen leichtgradiger (1–4 Punkte), mittelgradiger (5–8 Punkte) und hochgradiger (9–12 Punkte) akuter bzw. chronischer Entzündung unterschieden.

Ergebnisse

Bei der TNBS-Colitis kommt es nach 56 Stunden regelmäßig zur Ausbildung einer schweren akuten Entzündung im Bereich des Colon descendens (10 Punkte nach Colitis-Score). Der kapilläre Blutfluß ist sowohl in der Placebo-Gruppe (Gruppe A) als auch in der Verum-Gruppe (Gruppe B) im Vergleich zu gesunden Kontrolltieren signifikant erniedrigt. Der therapeutische Einsatz von Glutamin hat somit keinen Effekt auf die Mikrozirkulation des schwer entzündeten Colon descendens (Abb. 1).

Im makroskopisch unauffälligen Colon ascendens finden sich Rundzellinfiltrate als Zeichen der leichten chronischen Entzündungsreaktion (3 Punkte nach Colitis-Score). Trotz gering ausgeprägter Entzündung ist eine signifikante Abnahme des kapillären Blutflusses in der Placebo-Gruppe (Gruppe A) gegenüber der Kontrollgruppe nachweisbar. In der Glutamin-Gruppe (Gruppe B) ist die Reduktion der Mikrozirkulation gegenüber der Kontrollgruppe nicht signifikant; gegenüber der Placebo-Gruppe (Gruppe A) ist sie signifikant verbessert (Abb. 1).

Zusammenfassung

Durch die parenterale Zufuhr von Glutamin kann die Darmpermeabilität sowie die mukosale Integrität stabilisiert werden. Ob Glutamin einen Einfluß auf die Mikrozir-

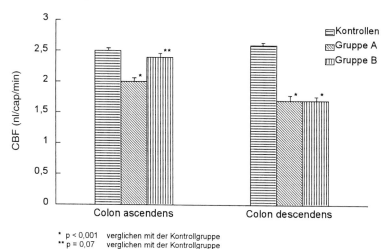

* p < 0,001   verglichen mit der Kontrollgruppe
** p = 0,07   verglichen mit der Kontrollgruppe

Abb. 1. Kapillärer Blutfluß im Bereich des Colon ascendens und des Colon descendens bei Kontrolltieren, Placebotieren (Gruppe A) und Verumtieren (Gruppe B)

kulation des Dickdarms hat, ist nicht bekannt. In der vorliegenden Studie wurde daher mit Hilfe der Intravitalmikroskopie die Mikrozirkulation der Dickdarmschleimhaut im Bereich des Colon ascendens und des Colon descendens bei Sprague Dawley Ratten mit TNBS-Colitis untersucht. Die Tiere wurden randomisiert und erhielten als Therapeutikum entweder Kochsalzlösung (Placebo) oder Glutamin (Verum). Im schwer entzündeten Colon descendens kommt es bei der TNBS-Colitis zu einer signifikanten Reduktion des kapillären Blutflusses, der durch die Gabe von Glutamin nicht verbessert werden kann. Im Colon ascendens findet sich eine nur geringgradige Entzündungsreaktion, dennoch ist auch in diesem Bereich die Mikrozirkulation signifikant reduziert. Hier schlägt sich die therapeutische Gabe von Glutamin in einer signifikanten Verbesserung des kapillären Blutflusses nieder, was darauf hindeutet, daß Glutamin einen protektiven Effekt auf die Mikrozirkulation des sekundär betroffenen Darmabschnitts hat.

Summary

Parenteral glutamine application can stabilize intestinal permeability and mucosal integrity. It is not known whether glutamine influences the microcirculation in the large intestine. This study thus employs intravital microscopy to investigate mucosal microcirculation in the ascending and descending Colon of Sprague-Dawley rats with TNBS colitis. The animals were randomized and treated with either saline solution (placebo) or glutamine (verum). In the severely inflamed descending colon, TNBS colitis involves a significant capillary blood flow reduction that is not improved by glutamine application. Though the ascending colon shows only a mild inflammatory reaction, its microcirculation is likewise significantly reduced. Here glutamine therapy is associated with an increase in capillary blood flow, indicating that it has a protective effect on the microcirculation of the secondarily involved intestinal segment.

Literatur

1. van der Hulst RR, van Kreel BK, von-Meyenfeldt MF, Brummer RJ, Arends JW, Deutz-NE (1993) Glutamine and the preservation of gut Integrity. Lancet 341:1363–1365
2. Kruschewski M, Rohweder J, Foitzik Th, Hotz H, Buhr HJ (1997) Nachweis signifikanter Störungen der Darmmikrozirkulation bei verschiedenen Colitis-Modellen. Langenbecks Arch Chir Suppl 114:435–437
3. Mithöfer K, Schmidt J, Gebhard MM, Buhr HJ, Herfarth Ch, Klar E (1995) Measurement of Blood Flow in Pancreatic Exchange Capillaries with FITC-Labeled Erythrocytes. Microvascular Research 49:33–48
4. Morris GP, Beck PL, Herridge MS, Depew WT, Szewczuk MR, Wallace JL (1989) Hapten-Induced Model of Chronic Inflammation and Ulceration in the Rat Colon. Gastroenterology 96:795–803

Dr. med. Martin Kruschewski, Chirurgische Klinik I für Visceral-, Gefäß- und Thoraxchirurgie, Universitätsklinikum Benjamin Franklin, Freie Universität Berlin, Hindenburgdamm 30, 12200 Berlin

XI. Plastische Chirurgie

Welchen Einfluß haben neutrophile Granulozyten auf die Mikrozirkulationsstörung beim freien Gewebetransfer?

Do leukocytes contribute to impaired microvascular tissue perfusion after free flap transfer?

F. W. Peter, J. H. Barker*, P. M. Vogt, A. Torres, H. U. Steinau

Klinik für Plastische Chirurgie, Handchirurgie und Schwerbrandverletzte, Ruhr Universität, BG-Kliniken Bergmannsheil, Bochum;
* Division of Plastic and Reconstructive Surgery, University of Louisville School of Medicine, Louisville KY, USA

Einleitung

Der mikrovaskuläre Gewebetransfer ist inzwischen ein sicheres Verfahren zur Wiederherstellung von Form und Funktion sowie zum Defektverschluß nach Trauma, Tumorresektion und bei Fehlbildungen geworden. Fehlschläge kommen jedoch unverändert vor, ihre Rate wird mit 5–10%, bei Replantationen mit 10–30% angegeben. Die Ursachen des Transplantat-/Replantatverlusts können auf makro- und mikrovaskulärer Ebene liegen.

Die Mikrozirkulationsstörung tritt beim freien Gewebetransfer immer auf und kann das Transplantat gefährden [3]. In dieser Untersuchung sind wir der Frage nachgegangen, welchen Anteil PMNs an der Mikrozirkulationsstörung haben.

Dabei haben wir das den freien Lappen repräsentierende Gewebe einer Ischämiezeit von 1 Stunde unterworfen, d. h. einem Zeitraum, wie er im klinischen Alltag beim mikrovaskulären Gewebetransfer vorkommt.

Methodik

Die Studie wurde gemäß der Richtlinien der National Institutes of Health der USA durchgeführt. 20 männliche Sprague Dawley-Ratten mit einem Gewicht von 150–170 g wurden verwendet. 6 Stunden vor Beginn der Messungen erhielten sie entweder Antineutrophilenserum (48 mg/kg) oder Trägerlösung (NaCl). Die Tiere wurden mit 50 mg/kg Pentobarbital ip. betäubt. Arterieller Druck, Körper- und Cremastertemperatur wurden fortlaufend kontrolliert.

Als Modell des mikrovaskulären Gewebetransfers diente der isolierte M. cremaster mit proximaler Anastomose. Gemäß der Technik von Anderson [2] wird nach Eröffnung der Leiste und des Skrotums der Muskel ventral inzidiert und ausgebreitet sowie Hoden und Nebenhoden entfernt. Sein Gefäßstiel in der Bauchwand wird isoliert und bis zu seinem Ursprung, d. h. den Iliakalgefäßen, dargestellt. Alle Kollateralgefäße und die A. femoralis werden distal ligiert, so daß der M. cremaster vaskulär vollständig isoliert ist.

Nach Lagerung des Tieres auf einer angefertigten Halterung und Ausbreitung des Muskels wird unter einem Intravitalmikroskop die funktionelle Kapillardichte, d. h. die Anzahl perfundierter Kapillaren in insges. 27 Feldern als Ausgangswert gemessen. Danach wird eine mikrovaskuläre Anastomose an der zuführenden Arterie, der A. iliaca, genäht. Der Blutstrom bleibt für 1 Stunde unterbrochen. Anschließend wird erneut unter dem Intravitalmikroskop die funktionelle Kapillardichte in denselben Feldern über 6 Stunden gemessen.

Mit Hilfe der Varianzanalyse wurden die mittleren Werte der Kapillardurchblutung zwischen den Gruppen insgesamt verglichen, die Unterschiede wurden ab $p < 0,05$ als signifikant bezeichnet. Die Werte zu den einzelnen Messzeitpunkten wurden mit dem doppelseitigen t-Test verglichen.

Ergebnisse

Die Leukozytenzahlen 6 Stunden nach Injektion des Antineutrophilenserums, d. h. unmittelbar vor Beginn der mikrozirkulatorischen Messungen waren hochsignifikant erniedrigt und blieben auf diesem Niveau während des gesamten Meßzeitraums, verglichen mit den Leukozytenzahlen der unbehandelten Kontrolltiere.

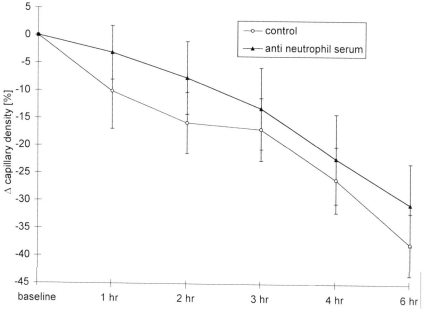

Abb. 1. Abfall der Kapillardichte in dem das den freien Lappen repräsentierende Gewebe in beiden Gruppen ohne signifikanten Unterschied zwischen ihnen

Die Zahl der perfundierten Kapillaren fiel nach Ende der einstündigen Ischämie über die gesamte 6-stündige Messzeit in den Gruppen kontinuierlich ab ohne signifikanten Unterschied zwischen beiden (p = 0,92). Auch die Werte der Kapillarperfusion zu den einzelnen Meßzeitpunkten ergab keine signifikanten Unterschiede (Abb. 1).

Diskussion

Aktivierte PMNs als Ursache einer Mikrozirkulationsstörung nach Ischämie und Reperfusion sind für das Herz, die Leber, das Gehirn und den Skelettmuskel beschrieben. Die dabei ablaufenden Prozesse werden durch Adhäsionsmoleküle aus der Gruppe der Selektine, der Integrine und der Immunglobuline-Superfamily vermittelt.

Ziel dieser Studie war es zu untersuchen, inwieweit Leukozyten an der Mikrozirkulationsstörung in einem Standardmodell des freien Gewebetransfers beteiligt sind. Wir haben die Ischämiezeit bewußt mit einer Stunde festgesetzt, um mit der Versuchsanordnung eine reale klinische Situation zu stimulieren. Der Hauptinsult war also nicht Ischämie und Reperfusion, sondern die Anastomose mit ihrer Intimaläsion und der Erzeugung von Thrombemboli an dieser Stelle [1]. Wäre die Ischämiezeit länger gewählt worden, können die Einflüsse der PMNs auf das Gewebe, wie von anderen Autoren beobachtet, nicht ausgeschlossen werden.

In diesem Modell des mikrovaskulären Gewebetransfers haben wir einen kontinuierlichen Abfall der Kapillarperfusion in dem mikrovaskulär angeschlossenen Muskelgewebe über einen Zeitraum von 6 Stunden gemessen. Dieser Abfall wurde in beiden Gruppen beobachtet, d. h. bei den Tieren mit normalen Leukozytenzahlen und denen, die mit Antineutrophilenserum behandelt wurden. Dies läßt den Schluß zu, daß zirkulierende Leukozyten nicht für die verminderte Kapillarperfusion nach Gewebeisolation und Anastomose verantwortlich sind.

An anderen Ursachen für eine Mikrozirkulationsstörung sind Thrombemboli und freie Sauerstoffradikale beschrieben. Obwohl Emboli an jeder Mikroanastomose gebildet werden, verstopfen sie nicht mechanisch das Kapillarbett [4]. Vasospasmus könnte hingegen für die verminderte Mikrozirkulation verantwortlich sein, da an der Anastomose aktivierte Thrombozyten Thromboxan A_2 freisetzen. Die Substanz führt zur Vasokonstriktion der präkapillären Arteriolen und vermindert dadurch die Perfusion distal der thrombogenen Gefäßläsion [5, 6].

Zusammenfassung

In einem Modell des freien Gewebetransfers ist die Mikrozirkulation des transponierten/replantierten Gewebes signifikant reduziert. Dieses Phänomen tritt auch dann auf, wenn die PMNs vorher eliminiert wurden. In diesem Modell mit einer Ischämiezeit von 60 min, wie sie in der elektiven Mikrovaskularchirurgie häufig ist, können damit PMNs nicht für die reduzierte Kapillarperfusion verantwortlich sein. Andere Untersuchungen zeigen, daß der Vasospasmus an der Mikrozirkulationsstörung beteiligt ist.

236

Summary

In a free flap model capillary perfusion in the downstream tissue, i.e. the flap is significantly decreased after one hour of ischemia. This decrease occurs even though circulating PMN's have been depleted and are not available to mediate this phenomenon. It is suggested that PMN's do not mediate the mechanism responsible for reduced capillary perfusion and possible microvascular failure.

Literatur

1. Acland RD, Anderson GL, Siemionow M, McCabe S (1989) Direct in Vivo Observation of Embolic Events in the Microcirculation Distal to a Small-Vessel Anastomosis. Plast Reconstr Surg 84:280–288
2. Anderson GL, Acland RD, Siemionow M, McCabe S (1988) Vascular Isolation of the Rat Cremaster Muscle. Microvasc Res 36:56–63
3. Barker JH, Acland RD, Anderson GL, Patel J (1992) Microcirculatory Disturbances Following the Passage of Emboli in an Experimental Free-Flap Model. Plast Reconstr Surg 90:95–102
4. O'Shaughnessy M, Gu JM, Wyllie FJ, Acland RD, Anderson GL, Banis J Jr, Barker JH (1992) Microcirculatory Consequences of Microvascular Surgery. Microsurgery 15:405–412
5. Peter FW, Franken RJPM, Wang WZ, Anderson GL, Schuschke DA, O'Shaughnessy M, Banis J Jr, Steinau HU, Barker JH (1997) Effect of Low Dose Aspirin on Thrombus Formation at Arterial and Venous Microanastomoses and on the Tissue Microcirculation. Plast Reconstr Surg 99:1112–1121
6. Zamboni WA, Stephenson LL, Suchy H, Roth A (1995) Mechanism of Ischemia-Reperfusion Injury in Skeletal Muscle: TXA2 Dependent Arteriole Vasoconstriction. J Reconstr Microsurg 11:384

Korrespondenzadresse: Priv.-Doz. Dr. Frank-W. Peter, Klinik für Plastische Chirurgie, Handchirurgie und Schwerbrandverletzte BG Universitätskliniken Bergmannsheil, Postfach 100250, 44702 Bochum

In-Vivo-Färbung mit dem Fluoreszenzmarker PKH26 bei der experimentellen Fettzelltransplantation. Technik und erste Ergebnisse

In-vivo staining with fluorescene marker PKH26 in experimental fatty cell transplantation. Technique and first results

B. Rieck, S. Schlaak, A. Berger

Klinik für Plastische, Hand- und Wiederherstellungschirurgie (Direktor: Prof. Dr. A. Berger) der Medizinischen Hochschule Hannover, Podbielskistr. 380, 30659 Hannover

Zusammenfassung

Die experimentelle autologe Fettzelltransplantation ist bisher mit der Schwierigkeit behaftet, daß das verpflanzte Fettgewebe nicht sicher vom ortsständigen Fettgewebe des Empfängerortes zu unterscheiden ist. Mit dieser Arbeit stellen wir ein Verfahren vor, mit dem vitale Fettzellen markiert und über mehr als sechs Monate beobachtet werden können. Mit Hilfe des Fluoreszenzmarkers PKH26 (Zynaxis, Malvern PA) wird eine Fettzellsuspension angefärbt und implantiert. Im Confocalmikroskop ist die Fluorezenz sehr gut nachweisbar, und anhand der unterschiedlichen Intensität der Fluoreszenz kann zwischen lebenden Zellen, Nekrosen und Ölzysten unterschieden werden. Ein Bildanalysesystem (OPTIMAS) erlaubt automatische Planimetrie und Stereometrie für lebende und nekrotische Zellen. So ist das Verhältnis zwischen überlebenden Zellen und Nekrosen erstmals in situ genau meßbar.

Summary

Experimental autologous adipocyte transplantation has to cope with the problem of differentiation between transplanted fat cells and local fat tissue of the recipient site. In this paper we present a procedure for marking vital fat cells and for tracking them over more than 6 months. An adipocyte suspension is marked by PKH26 ZynLinker (Zynaxis, Malvern, PA) and reimplanted into the animal. In a confocal microscope, the fluorescent dye is easily detected, and the varying intensity of the signal helps to differentiate between viable adipocytes, necroses, and oil cysts. An image analyzing system (OPTIMAS) allows for automatic planimetry and stereometry for viable and necrotic cells. Hence, the ratio between viable and necrotic transplanted cells can be measured exactly for the first time in fat transplantation research.

Key Words: Fat transplantation, experimental, PKH26, confocal microscopy.

Problemstellung

Die autologe Fettgewebstransplantation ist eine alte (Lexer 1910), immer wieder aufgegriffene (Illouz 1986) Methode der Plastischen Chirurgie, um Defekte aufzufüllen, Narben zu verbessern und Gleitschichten wiederherzustellen Die meist enttäuschenden Ergebnisse (Illouz 1988, Ersek 1991), insbesondere die niedrigen Überlebensraten der Transplantate haben einige Grundlagenforschung auf diesem Gebiet hervorgerufen.

Da eine valide Beurteilung verpflanzten Fettgewebes die Implantation auch in fetthaltiges Gewebe verlangt, steht die Forschung bisher vor dem Problem, daß nach der Implantation von Fettgewebe in Fettgewebe die Unterscheidung von transplantiertem und ortsständigem Fettgewebe schwierig und ungenau ist.

Daher wird Fett in der Forschung meist an solche Orte verpflanzt, an denen ansonsten kein Fettgewebe zu finden ist (Marques 1994). Allerdings ist diese Transplantation mit zahlreichen Kritikpunkten zu versehen, deren Erörterung über diese Arbeit hinausginge.

Wünschenwert ist eine sichere und dauerhafte Markierung der Fettzellen, welche den Zellstoffwechsel und die Vitalität der Zelle nicht beeinträchtigt.

Material und Methode

Bei 50 männlichen Lewis Ratten mit mittlerem Gewicht von 450 g wurden in Nembutalnarkose je 2 g epididymales Fett entnommen, zerkleinert und mit 20 mg Kollagenase Typ II für 1 Stunde bei 37° inkubiert (Rodbell 1964).

Durch Inkubation im Schüttelbad und häufiges Umfüllen im geschlossenen System mit Hilfe eines Dreiwegehahns (Abb. 1) konnte eine perfekte Fettzellsuspension mit weniger als 5 % freiem Fett gewonnen werden (Abb. 2). Die Reinigung der Suspension

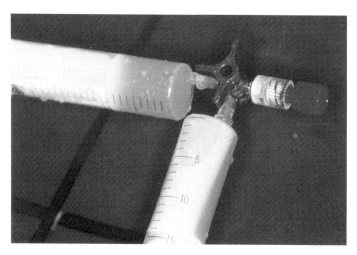

Abb. 1. Inkubation zerkleinerten Fettgewebes in Kollagenase im geschlossenen System

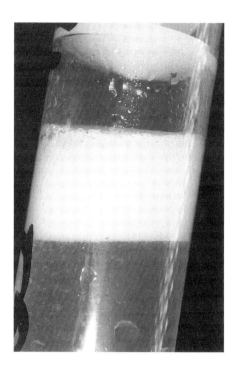

Abb. 2. Die gereinigte Fettzellsuspension. Sehr wenig freies Fett

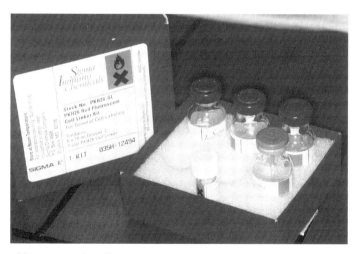

Abb. 3. Der Farbstoff-Kit PKH26 von Zynaxis, erhältlich über Sigma Chemicals

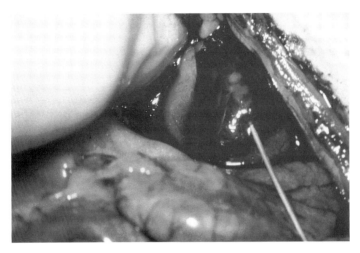

Abb. 4. Implantation der gefärbten Zellsuspension

ist einfach aufgrund des Auftriebes der Fettzellen. Daher haben wir auf eine Zentrifugation verzichtet, zumal diese den empfindlichen Zellen schaden könnte bzw. sicher schadet.

Die Qualität und Vitalität der Suspension wurde in einer Neubauer Zählkammer mit Hilfe von Toluidinblaulösung nachgewiesen.

1 ml dieser Suspension, entsprechend 10^6 Zellen, wurde mit PKH26 markiert (Abb. 3). Dazu wurden 5 µl Stammlösung in 1 ml Diluent C gelöst und zur Zellsuspension gegeben. Nach 5 Minuten der Inkubation wurde durch Zugabe von 5 ml Rinderserum freier Farbstoff neutralisiert und die gefärbte Suspension nochmals gereinigt. Die Suspension wurde in eine Insulinspritze gefüllt und durch eine 27 G Kanüle an verschiedene Empfängerorte im selben Tier transplantiert (Abb.4).

Die Tiere wurden autopsiert nach einer Beobachtungszeit zwischen 4 Tagen und 6 Monaten. Die Implantationsorte wurden weiträumig umschnitten und tiefgefroren.

Jede Probe wurde auf einem Handmikrotom in 0,4 mm starke Scheiben geschnitten und in einem Confocalmikroskop bei 50, 150, 250 und 350 µm gescant. Der rote Laserkanal lieferte die besten Aufnahmen (Abb. 5).

Die Aufnahmen jedes Schnittes wurden gespeichert und in ein Bildanalysesystem importiert (OPTIMAS). Dieses Programm ist in der Lage, Flächen mit einer Helligkeit oberhalb oder unterhalb einer gewählten Schwelle zu messen (Abb. 6).

Da vitale, d. h. überlebende Fettzellen noch dicht mit fluoreszentem Farbstoff beladen sind, stellen sie sich im Mikroskop sehr hell dar. Nekrosen weisen eine ungleichmäßige, aber schwächere Färbung auf, da die Fragmente der gefärbten Zellwand sich mit Zellinhalt vermengen, was einen Verdünnungseffekt zur Folge hat. Überdies ist keine Zellstruktur mehr nachweisbar (Abb. 5). Ölzysten, d. h. konfluierende Tropfen aus nekrotischen Zellen, sind noch schwächer homogen milchig angefärbt. So ist es möglich, mit Hilfe des Bildanalysesystems die Flächen vitaler Zellen, der Nekrosen und der Ölzysten getrennt zu bestimmen.

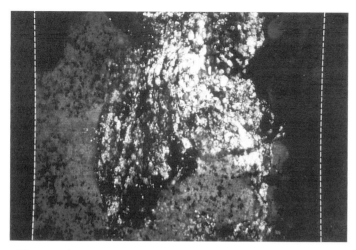

Abb. 5. Confocalmikroskopisches Bild vitaler Fettzellen (hell), umgeben von Nekrosen (mittelblau) und umgebendem Gewebe der Empfängerregion (schwarz)

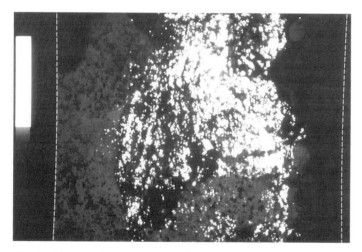

Abb. 6. Erkennen überschwelliger Heligkeitswerte durch das Bildanalysesystem zur Planimetrie

Da jeder optische Schnitt eine Dicke von 100 µm repräsentiert, ist aus den berechneten Flächen eine einfache Stereometrie möglich.

So kann mit dem geschilderten Verfahren z. B. das Verhältnis vitaler und nekrotischer Transplantate genau bestimmt werden. Für jedes Empfängergewebe kann die Zellüberlebensrate bestimmt werden, gemessen an der wesentlichen Zielgröße: dem Volumen.

Diskussion

Die geschilderte Methode ist geeignet, erstmals eine genaue Stereometrie autolog transplantierter Fettzellen durchzuführen. PKH26, ein membranständiger hochlipophiler Fluoreszenzfarbstoff (Horan 1990), bindet zuverlässig auch an Fettzellen und ist dort mindestens sechs Monate stabil. Durch die Verwendung eines Confocalmikroskopes gelingt der Nachweis des Farbstoffes besonders einfach und mit reproduzierbaren Ergebnissen.

Vorteile der Methode im Vergleich zu anderen, z.B. immunologischen Verfahren, liegen in der jederzeitigen Verfügbarkeit, der ubiquitären Verwendbarkeit ohne Speziesabhängigkeit, und im geringen Preis. Zwar kostet ein Kit mit 0,5 ml Stammlösung etwa DM 900,–, reicht jedoch für 100 Färbungen à 10^6 Zellen.

Nachteilhaft ist die Tatsache, daß zur gleichmäßigen Färbung aller Zellen tatsächlich nur Einzelzellsuspensionen gefärbt werden können, was die Überprüfung anderer Fetttransplantationsverfahren (Perlen, Blöcke (Ellenbogen1986)) unmöglich macht. Allerdings wird dieser Nachteil unerheblich, wenn man davon ausgeht, daß die Zukunft der Fettzellforschung in der Manipulation der einzelnen Zellen liegt und daher die Einzelzellsuspension das wesentliche Material darstellen wird.

Die extreme Lipophilie, die die Substanz an die Zellmembran bindet, bedingt weitere Probleme bei der Weiterverarbeitung der Proben. Behandelt man PKH-gefärbte Blöcke mit organischen Lösungsmitteln, so wird der Farbstoff ausgewaschen. Also ist Gewebsfixierung nur mit wasserlöslichen Fixativen möglich, die allerdings in Fettgewebe nicht eindringen. Daher müssen die Präparate im Gefrierschnitt angefertigt werden. Aber Fett ist im Kryostaten praktisch nicht dünn zu schneiden, und auch Kryospray oder Senkung der Arbeitstemperatur auf −40° können dem nicht abhelfen.

Dickere Scheiben von 0,4 mm Stärke sind allerdings auch in einem Handmikrotom gut zu schneiden. Dieser Betrag entspricht der Eindringtiefe des Laserstrahles im Confocalmikroskop.

Bei diesem Gerät handelt es sich um ein Fluoreszenzmikroskop, das einen Laser als Lichtquelle und einen Scanner zur Bildgewinnung nutzt. Durch die hohe Lichtleistung des Lasers werden auch dicke Proben durchstrahlt. Ein optisches System erlaubt die Bildung optischer Schnittebenen, wodurch das frustrierende dünne Schneiden von Fettgewebe überflüssig wird.

Die Abbildungen aus dem Confocalmikroskop sind von exzellenter Qualität (Abb. 5). Als digital gewonnene Bilder sind sie einfach umzurechnen in Formate, auf die ein Bildanalysesystem zugreifen kann. Bevorzugt wird das Tagged Image Format (TIF).

Das Bildanalysesystem erkennt Helligkeiten, die oberhalb einer gewählten Schwelle liegen, und errechnet deren Fläche nach entsprechender Kalibration mit einem Objektmikrometer.

Nach der Formel: Volumen = Fläche × 100 µm ist das Volumen vitaler und nekrotischer Transplantate zu errechnen und durch Summation die Volumenverhältnisse in der Probe zu ermitteln. Da diese Arbeitsschritte halbautomatisch vor sich gehen und eine Meßwertübertragung in Tabellenkalkulationsprogramme wie EXCEL möglich ist, bietet dieses Verfahren eine schnelle und komfortable Volumetrie.

Danksagung: Wir danken Herrn Prof. Jiri Smahel, Zürich, für seine Beratung bei der Errichtung des Tiermodells, Herrn Dr. Ramsey Fotey, University of Princeton USA für technische Tips und Tricks und Herrn Prof. Dr. W. Forssmann, Niedersächsisches Institut für Peptidforschung für die Genehmigung, das Confocalmikroskop zu benutzen.

Literatur

1. Lexer E (1910) Freie Fetttransplantation. DMW 36
2. Illouz YG (1986) The fat cell „graft": a new technique to fill depressions. Letter. Plast Reconstr Surg. 78:122–123
3. Illouz YG (1988) Present Results of Fat Injection. Aesth Plast Surg 12:175–181
4. Ersek RA (1991) Transplantation of Purified Autologous Fat: A 3-Year Follow-Up is Disappointing. Plast Reconstr Surg 87:219–227
5. Marques A, Brenda E, Saldiva PHN, Amarante MTJ, Ferreira AC (1994) Autologous Fat Grafts: a Quantitative and Morphometric Study in Rabbits. Scand J. Plast. Reconstr. Hand Surg. 28:241–247
6. Rodbell M (1964) Metabolism of isolated fat cells. J. Biological Chemistry 239:375–380
7. Horan PK, Melnicoff MJ, Jensen BD, Slezak SE (1990) Fluorescent Cell Labeling for in Vitro and in Vivo Cell Tracking. Methods in Cell Biology 33:469–490
8. Ellenbogen R (1986) Free Autogenous pearl Fat Grafts in the Face – A Preliminary Report of a Rediscovered Technique. Ann Plast Surg 16:179–194

Korrespondenzadresse: Dr. Bernd Rieck, Chirurgische Klinik III, Plastische Chirurgie und Handchirurgie, Städtisches Krankenhaus Hildesheim GmbH, Weinberg 1, 31134 Hildesheim, Telefon 0 51 21/8 90, e-mail b. rieck@t-online.de

Eine neue Methode der mikrovaskulären Anastomose: Clips mit einem auflösbaren Stent

A new method of microvascular anastomosis: Clips with a soluble stent

N. M. Kania[1], G. Germann[2], M. Sauerbier[2], K. Exner[1], A. Peek[1], R. K. Khouri[3]

[1] Klinik für Plastische und Wiederherstellungschirurgie, St. Markus Krankenhaus, Frankfurt/M.
[2] Abteilung für Verbrennungen, Plastische und Handchirurgie, BG-Unfallklinik Ludwigshafen
[3] Division of Plastic Surgery, Washington University, St. Louis, MO, USA

Einleitung

Die Suche nach vereinfachten Anastomosentechniken hat schon die Pioniere der Gefäßchirurgie um die Jahrhundertwende beschäftigt [1, 2, 3]. Die Einführung mikrovaskulärer Anastomosen führte zur Wiederentdeckung und Modifikation von Techniken der Pioniere [4, 5, 6].

Mikrovaskuläre Chirurgie ist heute ein Routineverfahren. Die Standardanastomosentechnik mit Einzelknopfnähten erfordert große Übung, ist zeitaufwendig und bedarf in der Regel eines Assistenten. Eine Alternative zur konventionellen Nahtanastomose sind kleine Clips, mit denen die Gefäßwände adaptiert werden ohne diese zu perforieren. In dieser Studie wird eine Anastomosentechnik untersucht, bei der Titanclips (US Surgical Corp., Norwalk, CT) in Verbindung mit einem sofort auflösbaren Stent benutzt wurden. Der Stent sollte das Gefäßvolumen offenhalten, die Stumpfenden adaptiert halten und ein Fassen der Rückwand verhindern, während die Clips ohne Hilfe eines Assistenten plaziert würden.

Methodik

Die Aorta abdominalis (3 mm), die Arteria carotis communis (2 mm), bzw. die zentrale Ohrarterie (1 mm) bei 20 NZW Hasen wurde präpariert und zwischen Gefäßklemmen durchtrennt. Die Tiere wurden durch intramuskuläre Gabe von Ketamin und Xylazine anästhesiert, die postoperative Analgesie erfolgte mit oralem Paracetamol. Bei 5 Tieren wurde an den Karotiden eine konventionelle Nahtanastomose durchgeführt. Bei 5 weiteren Tieren wurden die Karotiden in der Stent/Clip Technik von einem einzelnen Operateur ohne Assistent reanastomosiert. Die Gefäßstümpfe wurden hierzu über den Stent gestülpt und mit Clips adaptiert. Die Stents wurden aus einem Triglyceridgemisch mit einem Schmelzpunkt von 38 °C (Witepsol H 38, Hüls, Witten) hergestellt. Nach Fertigstellen der Anastomose wurde diese mit warmem Kochsalz (45 °C) gespült, der Stent damit verflüssigt und die Klemmen gelöst (Abb. 1 und 2). Die zur Durchführung der Anastomosen benötigten Zeiten wurden gestoppt. Die Durchgängigkeit der Anastomosen wurde am 1., 7. und 21. p. o. Tag überprüft.

246

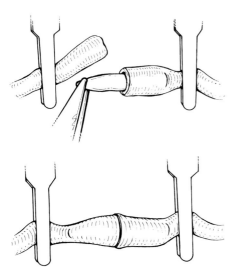

Abb. 1. Die Gefäßstümpfe werden über den Stent gestülpt

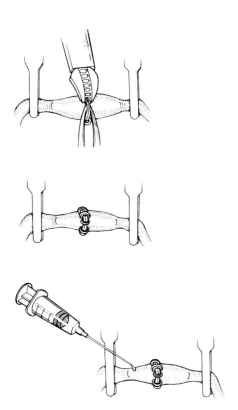

Abb. 2. Applikation der Clips, fertiggestellte Anastomose, Auflösen des Stents mit warmer Koch-salzlösung (45 °C)

Die Anastomosen wurden dopplersonografisch, angiografisch und schließlich histologisch untersucht.

Um die Stent/Clip Technik weiter zu prüfen wurden bei 5 Tieren Anastomosen an der Aorta abdominalis durchgeführt. Bei 5 weiteren Tieren wurde ein Ohr bis auf den zentralen Gefäßstiel amputiert. Die zentrale Arterie wurde durchtrennt und in der Stent/Clip Technik reanastomosiert. Hierbei sollte ein mögliches embolisches Geschehen durch das aufgelöste Stentmaterial evaluiert werden.

Ergebnisse

Alle Anastomosen waren durchgängig am 1., 7. und 21. p. o. Tag. Die durchschnittlich benötigte Zeit betrug für die konventionellen Anastomosen 9 Minuten, in der Stent/Clip Technik 2,5 Minuten (p < 0,001). Angiografisch und histologisch zeigten sich keine Stenosen oder Dilatationen. Es wurden weder Embolien noch irgendwelche anderen Nebenwirkungen durch das Stentmaterial beobachtet.

Diskussion

Die Einführung mikrochirurgischer Techniken in den klinischen Alltag führte zu vielfachen Bemühungen, die Technik der mikrovaskulären Anastomose zu vereinfachen [4, 5, 6]. Aus der Vielzahl von experimentellen Verfahren hat bisher lediglich das „3M Microvascular Coupling Device" Einzug in die klinische mikrochirurgische Routine gehalten [7, 8]. Diese Technik ist jedoch für arterielle Mikroanastomosen weniger geeignet als für venöse Mikroanastomosen. Die in dieser Studie untersuchte Kombination von nichtpenetrierenden Titanclips [9] mit einem auflösbaren intraluminaren Stent ermöglicht schnelle und zuverlässige Gefäßanastomosierungen durch einen einzelnen Operateur. Die Clips adaptieren die Gefäßwände ohne sie zu penetrieren, der Stent ermöglicht eine Minimierung der Manipulation am Gefäß und verhindert sicher ein Fassen der Rückwand. Die Technik könnte endoskopische Gefäßchirurgie ermöglichen.

Zusammenfassung

In dieser Studie wurde eine neue Technik der mikrovaskulären Anastomose unter Verwendung von Titanclips und eines auflösbaren Stents im Lumen des Gefäßes untersucht. Bei je fünf NZW-Hasen wurden in dieser Technik Anastomosen der Arteria carotis communis und der Aorta abdominalis durchgeführt. Bei weiteren fünf Hasen wurde ein Ohr bis auf den zentralen Gefäßstiel amputiert. Die zentrale Ohrarterie wurde durchtrennt und in der Stent/Clip Technik reanastomisiert. Zum Zeitvergleich wurden an fünf Karotiden konventionelle Nahtanastomosen durchgeführt. Alle Anastomosen waren am 1., 7. und 21. p. o. Tag durchgängig. Die für die Fertigstellung der stent/Clip-Anastomosen benötigte Zeit war signifikant (p < 0,001) kürzer als bei den konventionellen Nahtanastomosen (2,5 min gg. 9 min). Es wurden weder periphere Embolien noch irgendwelche anderen Nebenwirkungen durch das Stentmaterial beobachtet.

248

Die Stent/Clip Technik ist eine einfache, schnelle und sichere Methode der mikrovaskulären Anastomose.

Summary

In this study, we investigated a new method of microvascular anastomosis using
titanium clips combined with a soluble intraluminal stent. This method was used to
perform anastomoses of the common carotid artery in five NZW rabbits and the
abdominal aorta in five rabbits. Five rabbits ears were isolated on their central vascular pedicles. The central ear artery was transected and anastomosed using the
stent/clip technique. In five carotid arteries, a conventional sutured anastomosis was
performed. All anastomoses were patent at POD 1, 7 and 21. The average time to perform stent/clip anastomoses was significantly ($p < 0.001$) shorter than conventional
sutured anastomoses (2.5 min vs. 9 min). There was no observable side effect from the
stent material and no evidence of peripheral emboli. The stent/clip technique is an
easy, fast and safe method of microvascular anastomosis.

Literatur

1. Abbe R (1894) The surgery of the hand. NY Med J 14:33–39
2. Carrel A (1902) La technique opératoire des anastomoses vasculaires et la transplantation des
   viscères. J de Médecine de Lyon 98:859–864
3. Payr E (1900) Beiträge zur Technik der Blutgefäß- und Nervennaht nebst Mitteilungen über die
   Verwendung eines resorbierbaren Metalles in der Chirurgie. Arch Klin Chir 62:67–93
4. Nakayama K, Tamiya T, Yamamoto K, Akimoto S (1962) A simple new apparatus for small vessel
   anastomosis (free autograft of sigmoid included). Surgery 52:918–931
5. Östrup L, Berggren A (1986) The Unilink instrument system for fast and safe microvascular
   anastomosis. Ann Plast Surg 17:521–525
6. Moskovitz JM, Bass L, Zahn L, Siebert JW (1994) Microvascular anastomoses utilizing new
   intravascular stents. Ann Plast Surg 32:612–618
7. Ahn CY, Shaw WW, Berns S, Markowitz BL (1994) Clinical experience with the 3M microvascular coupling anastomotic device in 100 free tissue transfers. Plast Reconstr Surg
   93:1481–1486
8. Shindo ML, Costantino PD, Nalbone VP, Rice DH, Sinha UK (1996) Use of a mechanical microvascular anastomotic device in head and neck free tissue transfer. Arch Otolaryngol Head Neck
   Surg 122:529–533
9. Kirsch WM, Zhu YH, Gaskill D, Stewart S, Hardesty RA, Lyons TL (1992) Tissue reconstruction
   with nonpenetrating aruate-legged clips. J Reprod Med 37:581–585

Dr. Norbert Maria Kania, Klinik für Plastische und Wiederherstellungschirurgie,
St. Markus Krankenhaus, Wilhelm-Epstein-Straße 2, 60431 Frankfurt/M

Bedeutung der Flowmotion für gefäßgestielte Mehrgewebelappen unter kritischen Perfusionsbedingungen

Role of capillary flowmotion in axial pattern composite flaps during critical perfusion conditions

M. Rücker*, O. Strobel, B. Vollmar, F. Rösken, M. D. Menger

Abteilung für Klinisch-Experimentelle Chirurgie, Universität des Saarlandes, Homburg/Saar
* Abteilung für Mund-, Kiefer- und Gesichtschirurgie, Universitätskliniken Homburg/Saar

Einleitung

Kritische Perfusionsbedingungen induzieren kapillare Flowmotion als Folge arteriolärer Vasomotion, deren Regulation durch kalziumabhängige Schrittmacherzellen diskutiert wird [1]. In welchen Geweben Flowmotion, ein lokaler Mechanismus zur Gewebeprotektion, auftritt, wird kontrovers diskutiert [2, 3]. Desweiteren ist unbekannt, inwieweit das Auftreten von Flowmotion in einem Gewebe Folgen für die Perfusion benachbarter Gewebekompartimente hat. Daher untersuchten wir Inzidenz und Auswirkung der Flowmotion unter kritischen Perfusionsbedingungen in verschiedenen Geweben eines gefäßgestielten Osteomyokutanlappens.

Methodik

An 6 Sprague-Dawley-Ratten wurde in Pentobarbitalnarkose (50 mg/kg KG ip.) am linken Unterschenkel ein an den Femoralgefäßen gestielter Osteomyokutanlappen gehoben [4]. Kritische Perfusionsbedingungen wurden durch Drosselung des Blutflusses in der Femoralarterie mittels einer Fadenschlinge von 0,23 ± 0,01 ml/min auf 0,15 ml/min induziert und über die Versuchsdauer konstant gehalten. Jeweils vor und nach Gabe eines Kalziumkanalblockers (Felodipin; 90 µg/kg KG, iv.) erfolgte die intravitale Fluoreszenzmikroskopie (5% FITC-Dextran, 150 000 kD iv.) von Muskel, Haut und Periost. Die Parameter waren Inzidenz der Flowmotion, funktionelle Kapillardichte, sowie näherungsweise der effektive Blutfluß perfundierter Kapillaren. Mittelwerte ± SEM, ANOVA für verbundene Stichproben und Student-Newman-Keuls-Test.

Ergebnisse

Unter kritischen Perfusionsbedingungen trat lediglich im Muskelgewebe, nicht aber in Haut und Periost kapillare Flowmotion auf. Nach Felodipingabe sistierte die Flowmotion. Während der Blutfluß in perfundierten Kapillaren nach Ausfall der Flowmotion in Haut (78 ± 8%) und Periost (83 ± 5%) signifikant abnahm, fand sich im Muskelgewebe ein signifikanter Anstieg (205 ± 28%, p < 0,05). Allerdings zeigte die Gesamtanalyse der kapillaren Perfusion im Muskelgewebe eine signifikante Reduktion der funktionellen Kapillardichte um 24 ± 3,5%, vergleichbar dem beobachteten Perfusionsausfall in Haut (12 ± 3,1%) und Periost (14 ± 3,8%).

Schlußfolgerung

Unter kritischen Perfusionsbedingungen tritt in gefäßgestielten Mehrgewebelappen nur im Muskelgewebe, nicht aber in Haut und Periost, kalziumregulierte kapillare Flowmotion auf. Unsere Ergebnisse geben Hinweis, daß die im Muskel auftretende Flowmotion die Aufrechterhaltung einer homogenen kapillaren Perfusion nicht nur im betroffenen Gewebe selbst (Muskulatur), sondern, wohl durch Blutflußumverteilung, auch in den benachbarten Gewebekompartimenten (Haut, Periost) bewirkt. Damit muß der kapillaren Flowmotion entscheidende Bedeutung für die adäquate nutritive Versorgung kritisch perfundierter Mehrgewebelappen beigemessen werden.

Zusammenfassung

Die unter kritischen Perfusionsbedingungen in gefäßgestielten Mehrgewebelappen nur im Muskel auftretende kapillare Flowmotion ist kalziumreguliert und führt zur Aufrechterhaltung einer homogenen Perfusion nicht nur im Muskelgewebe sondern wohl durch Blutflußumverteilung auch in benachbarten Geweben.

Summary

In pedicled composite flaps critical perfusion-induced capillary flowmotion, which develops only in muscle, is calcium mediated and maintains adequate nutritive perfusion not only in muscle but also in skin and periost probably by blood flow redistribution.

Literatur

1. Goligorsky MS, Colflesh D, Gordienko D, Moore LC (1995) Branching points of renal resistance arteries are enriched in L-type calcium channels and initiate vasoconstriction. Am J Physiol 268:F251–F257
2. Barker JH, Hammersen F, Bondar I, Uhl E, Galla TJ, Menger MD, Messmer K (1989) The hairless mouse ear for in vivo studies of skin microcirculation. Plast Reconstr Surg 83:948–959
3. Erni D, Banic A, Wheatley AM, Sigurdsson GH (1995) Haemorrhage during anaesthesia and surgery: continuous measurement of microcirculatory blood flow in the kidney, liver, skin, and skeletal muscle. Eur J Anaesthesiol 12:423–429
4. Rücker M, Rösken F, Vollmar B, Menger MD (1997) Ein neues Modell zur in vivo Analyse der Mikrozirkulation osteomyokutaner Lappen. Langenbecks Arch Chir Suppl Kongressbd 114:515–517

Korrespondenzadresse: Dr. med. Martin Rücker, Abteilung für Mund-, Kiefer- und Gesichtschirurgie, Universitätskliniken des Saarlandes, D-66421 Homburg/Saar

Gewebeprotektion durch ischämische Präkonditionierung beruht maßgeblich auf der Expression von Hitzeschockprotein 32

Expression of HSP 32 is a significant mechanism of ischemic preconditioning-induced tissue protection

F. Rösken[1], D. Kubulus[1], M. Amon[1], M. Rücker[2], I. Bauer[3], M. D. Menger[1]

[1] Institut für Klinisch-Experimentelle Chirurgie
[2] Abteilung für Mund-, Kiefer- und Gesichtschirurgie
[3] Klinik für Anästhesiologie, Universität des Saarlandes, 66421 Homburg/Saar

Einführung

Die ischämische Präkonditionierung stellt ein interessantes Verfahren zur Gewebeprotektion bei plastisch-chirurgischen Eingriffen dar [1]. Der Mechanismus der protektiven Wirkung ist jedoch weiter ungeklärt. Neuere Untersuchungen zeigen, daß Hitzeschockprotein(HSP)-32 (Hemeoxygenase-1) einen Gewebeschaden vermindern kann [2]. Wir untersuchten daher, ob ischämische Präkonditionierung über Induktion von HSP-32-Expression gewebeprotektiv wirkt, und welche der beiden für HSP-32 beschriebenen Wirkungsmechanismen (vasoaktiv, antioxidativ) beteiligt sind.

Methodik

Wir verwendeten das Hautlappenmodell am Ohr der haarlosen Maus [3]. Die Tiere wurden in 5 Gruppen aufgeteilt (n = 6). In Gruppe 1 (unbehandelte Kontrolle) und Gruppe 2 (2 × tägl. Gabe des Vitamin-E Analogons Trolox™ [6mg/kg] – antioxidative Therapie –) wurde keine Konditionierung durchgeführt, wohingegen bei allen anderen Tieren sieben Tage vor Lappenhebung das zentrale der drei das Ohr versorgenden Gefäßbündel und das umgebende Gewebe nahe der Basis unter Schonung des proximalen und distalen Lappenstiels zur Präkonditionierung durchtrennt wurde. Die Gruppe 3 erhielt keine weitere Behandlung, den Tieren der Gruppen 4 und 5 wurde zusätzlich Zinn-Protoporphyrin-IX (50 µmol/kg; Inhibitor der Hemeoxygenaseaktivität) vor Beginn des Versuchs sowie zum Zeitpunkt der Lappenhebung appliziert. Die Gruppe 5 erhielt darüber hinaus 2 × tägl. Trolox™. Die Expression von HSP-32 zum Zeitpunkt der Lappenhebung wurde mittels Immunhistochemie und Westernblot-Analyse verifiziert. Die Bestimmung der mikrovaskulären Perfusion des Hautlappens erfolgte mittels Laser-Doppler-Flowmetrie vor sowie direkt nach Lappenhebung und anschließend täglich über 5 Tage. Mittels Intravitalmikroskopie wurde die Grenzlinie zwischen nicht-/perfundierten Kapillaren definiert.

Ergebnisse

Bei der Analyse der HSP-32-Aktivität zeigte sich eine deutliche Proteinexpression nach Präkonditionierung. Im Vergleich zu nicht vorbehandelten Gruppen (Tag 5: Gruppe 1, 19 ± 3,6%; Gruppe 2, 18 ± 1,0%) und Gruppen, in denen die HSP-32-Aktivität blockiert wurde (Gruppe 4, 11 ± 1,6%; Gruppe 5, 12 ± 2,0%) wiesen die präkonditionierten Tiere (41 ± 1,1%) eine deutlich höhere Gewebeperfusion auf. Damit einhergehend war die nichtperfundierte Gewebefläche der Gruppe 3 (14,4 ± 2,0%) gegenüber den anderen Gruppen signifikant verringert. Die alleinige Trolox™-Applikation (30 ± 6,4%) sowie die zusätzliche Gabe von Trolox™ nach Präkonditionierung und Blockade der HSP-32-Aktivität (29 ± 6,4%) ergab lediglich eine geringfügige Verminderung der nichtperfundierten Fläche im Vergleich zur unbehandelten Kontrollgruppe (35 ± 2,0%).

Schlußfolgerung

Ischämische Präkonditionierung vor Lappenhebung reduziert das Ausmaß einer späteren Nekrose, die obligat in dem von uns verwendeten Modell auftritt. Unsere Befunde legen nahe, daß die Expression von HSP-32 durch Verbesserung des Blutflusses, nicht aber durch antioxidative Wirkung, maßgeblich an der Protektion ischämiegefährdeten Gewebes durch ischämische Präkonditionierung beteiligt ist.

Zusammenfassung

Unsere Untersuchungen am Hautlappenmodell der haarlosen Maus legen nahe, daß die Expression des Hitzeschockproteins-32 für die gewebeprotektive Wirkung der ischämischen Präkonditionierung in kritisch perfundiertem Gewebe von entscheidender Bedeutung ist.

Summary

Using the hairless mouse ear skin flap model we demonstrate that HSP-32 expression has to be considered as a significant mechanism of ischemic preconditioning-induced protection of critically perfused tissue.

Literatur

1. Abbase EA, Shenaq SM, Spira M, el-Falaky MH (1995) Prefabricated flaps: experimental and clinical review. Plast Reconstr Surg 96:1218–1225
2. Rösken F, Rücker M, Bauer I, Amon M, Bauer M, Menger MD (1997) „Hitzeschock-Priming" reduziert das mikrovaskuläre Perfusionsversagen kritisch perfundierter Hautlappen – Ein möglicher Mechanismus der Gewebeprotektion bei akuter Ischämie. Langenbecks Arch Chir Suppl Kongressbd 114:527–530

3. Barker JH, Hammersen F, Bondàr I, Galla TJ, Menger MD, Gross W, Messmer K (1989) Direct monitoring of nutritive blood flow in a failing skin flap: the hairless mouse ear skin-flap model. Plast Reconstr Surg 84:303–313

Korrespondenzadresse: Dr. med. Frank Rösken, Institut für Klinisch-Experimentelle Chirurgie, Universität des Saarlandes, 66421 Homburg/Saar

Detektion von H-Ras und K-Ras in Tumoren des Gastro-Entero-Pankreatischen Systems (GEP)

Detection of H-ras and K-ras oncogene in tumors of the gastro-entero-pancreatic system (GEP)

M, Liedke[1], C. Karnbach[2], V. Kalinin[1], B. Herbst[3], A. Frilling[1], C. E. Broelsch[1]

[1] Chirurgische Klinik, Abteilung für Allgemeinchirurgie
[2] Haut-und Poliklinik
[3] Institut für Pathologie, Universitäts Krankenhaus Eppendorf, Hamburg

Summary

The Gastro- Entero- Pancreatic System (GEP) defined a group of highly differentiated neuroendocrine tumors (Insulinomas, Gastrinomas, PP-omas, Somatostatinomas, Carcinoids). In this kind of tumors the multistage carcinogenesis is really unknown. Activated ras oncogenes could play an important role in initiation or process of carcinogenesis in different human cancers. The purpose of our study was to determe if H-ras or K-ras play a role in the carcinogenesis of GEP tumors.

20 paraffin embedded tumor tissues (1 Vipom, 1 Somatostatinom, 10 Carcinoids, 1 Gastrinoma, 4 livermetastasis of a Carcinoid, 3 Insulinomas) were analysed immunohistologic of H-ras and K-ras oncogene protein expression.

Immunohistologic investigations showed a H-ras expression in 65% (13/20). K-ras protein could detected in 10% (2/20).

On the basis of these data H-ras oncogene expression could play a role in the multistage carcinogenesis of GEP tumors.

Zusammenfassung

Das Gastro-Entero-Pankreatische System (GEP) definiert eine Gruppe von neuroendokrinen Tumoren zu denen Insulinome, Somatostatinome, Glukagonome, PP-ome und das Karzinoid zählen. Die Karzinogenese dieser Tumoren ist bislang ungeklärt. Es wird diskutiert, daß aktiviertes Ras-Onkogen eine wichtige Rolle in der Karzinogenese verschiedener menschlicher Karzinome spielen könnte. In dieser Arbeit untersuchten wir die Bedeutung des Ras-Onkogenes für die Karzinogenese von GEP-Tumoren.

20 in Paraffin eingebettete GEP-Tumore (1 Vipom, 10 Karzinoide, 1 Somato-statinom, 1 Gastrinom, 4 Lebermetastasen eines Karzinoids, 3 Insulinome) wurden immunhistochemisch auf die Proteinexpression des Ras-Onkogens untersucht.

Die immunhistochemische Untersuchung dieser 20 GEP-Tumore zeigte eine ver-mehrte Expression für das H-Ras Protein in 13/20 Fällen (65%). Das K-Ras Protein wurde in 2/20 Fällen (10%) detektiert. Aufgrund des Nachweises des Ras-Onkogens, insbesondere von H-Ras, in den Tumoren des GEP-Systems kann ein Einfluß auf die Karzinogenese der GEP Tumore postuliert werden.

Einleitung

Das Gastro-Entero-Pankreatische System (GEP) definiert eine Gruppe von seltenen malignen neuroendokrinen Tumoren, zu denen Insulinome, Gastrinome, Somatosta-tinome, PP-ome und das Karzinoid zählen. Die o.g. Tumore können sporadisch oder im Rahmen der Multiplen Endokrinen Neoplasie (MEN) als heridität Form, auftre-ten. Die Karzinogenese der sporadischen Entitäten ist ungeklärt. Die Bedeutung der einzelnen Onkogene oder Tumorsuppressorgene auf die Karzinogenese der GEP-Tu-moren ist bisher nur ungenügend untersucht.

Das Ras-Onkogen gehört zu einer GTPase Superfamilie intrazellulärer Regel-proteine, die in aktiviertem oder inaktiviertem Zustand (GTP-abhängig) vorliegen. Das Ras-Onkogen (H-Ras, K-Ras und N-Ras) codiert ein membrangebundenes Protein. Nicht mutiertes Ras-Onkogen kontrolliert das Zellwachstum und die Zell-differenzierung. Mutationen im Ras-Onkogen kann diesem onkogene Potenz ver-leihen. Es kommt aufgrund dieser Vorgänge zu einer Verstärkung der Proteinkinase C-Aktivität und Veränderungen im Na/H$^+$ Austausch. Mutationen wurden gehäuft im Exon 12, 13 und 61 nachgewiesen.

Mutationen in den Ras-Genen (H-Ras, K-Ras, N-Ras) werden mit einer Inzidenz von 10–15% in verschiedenen menschlichen Tumoren (z.B. Pankreaskarzinom, Schilddrü-senkarzinom) nachgewiesen [1, 3, 5]. In den einzelnen Untersuchungen fanden sich bei exokrinen Pankreastumoren bis zu 95% Mutationen im K-Ras-Onkogen, nicht ganz so häufig zeigen sich Mutationen im Ras-Onkogen bei Kolon -und Lungenkarzinomen. N-Ras Mutationen treten bei der AML auf. Mutationen in allen drei Ras-Onkogenen wurden bei Schilddrüsentumoren und Adenomen nachgewiesen. Die Onkogene K-Ras, H-Ras und N-Ras wurden in verschiedenen humanen Tumoren bereits amplifiziert und Mutationsanalysen belegen die Bedeutung für die Karzinogenese [2, 6].

Material und Methoden

20 in Paraffin eingebettete GEP-Tumore (1 Vipom, 10 Karzinoide, 1 Somatostatinom, 1 Gastrinom, 4 Lebermetastasen eines Karzinoids, 3 Insulinome) wurden immunhi-stochemisch auf die Proteinexpression von H-Ras (Chromosom 11p15.5) und K-Ras (Chromosom 12p12.1) untersucht.

Von den zu untersuchenden Paraffinblöcken wurden 4 µm dicke Schnitte mittels Kryostat angefertigt. Durch Tauchen der einzelnen Schnitte in Bäder der Alkoholreihe (Xylol → Aqua dest.) erfolgte die Entparaffinisierung. Anschließend wurden die

Schnitte in PBS-Puffer gewaschen. Der verwendete monoklonale Maus-Antikörper (Santa Cruiz Biotechnologie) wurde in einer Verdünnung von 1:20 auf die Schnitte aufgetragen. Es erfolgte im nächsten Schritt die Inkubation der Kryoschnitte in einer feuchten Kammer. Nachfolgend wurden die Schnitte 20 min in PBS-Puffer gewaschen. Die Objektträger wurden um die Schnitte herum sorgfältig abgetrocknet. Ausreichend Link-Antikörper wurde auf den Objektträger gegeben. Die Inkubation erfolgte bei Raumtemperatur für 20 min. Nach der Inkubation wurde gründlich mit PBS-Puffer für 20 min gewaschen. Im nächsten Arbeitsschritt wurde die alkalische Phosphatase (Label-Enzym) auf die Schnitte gegeben, für 20 min in der feuchten Kammer inkubiert und anschließend in PBS-Puffer 20 min gewaschen. Es wurde dann das Chromogen aufgetragen, die Schnitte 20 min in der feuchten Kammer inkubiert und in Aqua dest. gewaschen. Bei der Gegenfärbung wurden die Objektträger für 1–5 sec. in Haemalaun gegeben und danach unter fließendem Wasser abgespült. Abschließend wurden die Präparate eingedeckt und mikroskopisch beurteilt.

Als Positivkontrolle verwendeten wir Gewebe von einem Weichteilsarkom. Die negativen Kontrollschnitte wurden von den gleichen Gewebeproben entnommen. Es wurde anstatt des Primärantikörpers ein Nicht-Immun-Serum (BioGenex) verwendet.

Ergebnisse

Die Darstellung von Antigenen in verschiedenen Geweben durch Immunfärbung in einem Zweistufenprozeß beinhaltet erst die Bindung des Antikörpers an das nachzuweisende Antigen und anschließend das Sichtbarmachen des gebundenen Antikörpers durch ein Enzymchromogen-System.

Die immunhistologische Untersuchung der 20 GEP-Tumore zeigte eine vermehrte Expression in 13/20 Fällen (65%) für das H-Ras-Protein. Das K-Ras Protein wurde in 2/20 Fällen (10%) detektiert. Abbildung 3 zeigt die immunhistochemische H-Ras Proteinexpression. In den Abb. 1 und 2 ist immunhistochemisch das H-Ras-Protein dargestellt.

Diskussion

Punktmutationen im Ras-Onkogen wurden bereits in verschiedenen Tumoren nachgewiesen. Jedoch erfolgte keine vergleichende immunhistochemische Untersuchung dieses Gewebes [4]. In unserer Arbeit untersuchten wir erstmals Tumore des GEP-Systems immunhistochemisch auf die Expression des Ras-Proteins und stellten die Hypothese eines möglichen Einflusses von mutiertem Ras-Onkogen auf die Karzinogese der o.g. Tumore auf.

Weitere Untersuchungen müssen belegen, ob es sich bei dem immunhistochemischen Nachweis von H- und K-Ras-Protein um mutiertes Ras-Onkogen handelt. Nachfolgend müssen Sequenzanalysen an den oben genannten Proben durchgeführt werden, um Punktmutationen im Ras-Onkogen nachzuweisen und so die aufgestellte Behauptung zu verifizieren. Bei den immunhistochemisch negativen Proben kann ein Ras-Onkogen Einfluß auf die Karzinogenese nicht sicher ausgeschlossen werden.

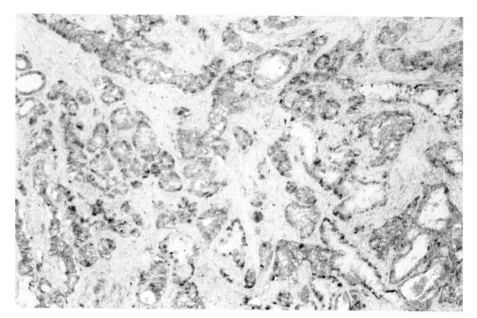

Abb. 1. Immunhistochemischer Nachweis von H-Ras-Protein am Gewebe eines Magenkarzinoids

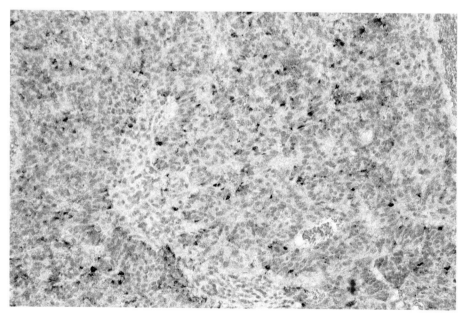

Abb. 2. Immunhistochemischer Nachweis von H-Ras-Protein am Gewebe einer hepatischen Metastase eines Karzinoids

Literatur

1. Bollag G, McCormick F (1991) Regulators and Effectors of ras Proteins. Ann Rev Cell Biol 7:601–32
2. William V, Kastrinakis MD, Nirasha Ramchurren PhD, Melinda Maggard M, Glenn Steele Jr MD, Jann C, Summerhayes PhD (1995) K-ras Status does not predict successful Hepatic resection of colorectal cancer metastasis. Arch Surg Vol 130 Jan
3. Z'graggen K, Rivera JA, Compton C, Pins M, Werner J, del Castillo CF, Rattner, Lewandrowski K, Rustgi A, Warshaw A. Prevalence of activating K-ras mutations in evolutionary stages of neoplasia in intraductal papillary mucinous tumors of the pancreas. Ann of Surg 226(4):491–500
4. Brozman M (1973) Immunhistochemical analysis of formaldehyd- and trypsin or pepsin-treated material. Acta histochem 63:251–260
5. Neumann WL, Wasylyshin ML, Jakoby R et al. (1991) Evidence for common molecular pathogenesis in colorectal, gastric, and pancreatic cancer. Genes Chromosomes Cancer 3:468–473
6. Aranyi I, Rady P, Evers BM, Tyring SK, Townsend CM Jr (1994) Analysis of multiple molecular changes in human endocrine tumours. Surg Oncol. 3 (3):153–9

Korrespondenzadresse: Dr. M. Liedke, Abteilung für Allgemeinchirurgie, Universitäts-Krankenhaus Eppendorf, 20246 Hamburg, Martinistraße 52, Telefon 040/47 17 44 01

Assoziation von Deletionen des *RET* Proto-Onkogenes mit einer aggressiven Verlaufsform des sporadischen C-Zell-Karzinomes

Association of in-frame deletions within the RET proto-oncogene with aggressive courses of sporadic medullary thyroid carcinoma

P. B. Musholt, T. J. Musholt, J. F. Moley, G. F. W. Scheumann

Klinik für Abdominal- u. Transplantationschirurgie, Medizinische Hochschule Hannover
Department of Surgery, Washington University School of Medicine, St. Louis, USA

Einleitung

C-Zell-Karzinome, auch medulläre Schilddrüsenkarzinome (medullary thyroid carcinoma, MTC) genannt, entstehen als maligne Transformation der parafollikulären, Calcitonin-produzierenden C-Zellen der Schilddrüse und treten sporadisch (75 %) sowie familiär gehäuft (25 %) auf. Keimbahnmutationen im Bereich des *RET* Proto-Onkogenes wurden als prädisponierende Faktoren zur Entwicklung eines hereditären MTC identifiziert, d. h., eines sogenannten familiären MTC (FMTC) bzw. eines mit dem Multiple Endokrine Neoplasie Syndrom Typ 2 (MEN 2A und MEN2B) assoziierten C-Zell-Karzinomes. Aufgrund der nahezu 100 % Penetranz der autosomal-dominanten pathogenen Punktmutationen ist bei Genträgern aus betroffenen Familien eine prophylaktische Thyreoidektomie bereits im Kindesalter indiziert.

Während die Pathogenität von spezifischen Mutationen des *RET* Proto-Onkogenes für die *hereditäre* Variante des Tumors etabliert ist, sind Frequenz, Art und klinische Relevanz von *RET* Mutationen für das *sporadische* MTC noch Gegenstand aktueller Forschungsbemühungen.

Material und Methoden

Ein molekular-genetisches Screening sporadischer medullärer Schilddrüsenkarzinome wurde mittels einer nicht-isotopischen Single Strand Conformational Variant (SSCV) Analyse [6] durchgeführt. Aus Blut- und Tumorproben von Patienten mit singulär auftretendem C-Zell-Karzinom – ohne anamnestischen Hinweis auf eine familiäre Häufung oder weitere MEN-assoziierte Neurocristopathien – wurde DNA extrahiert. In einem initialen Schritt erfolgte eine Analyse der Exons 10, 11 und 16 des *RET* Proto-Onkogenes auf Sequenzvarianten. Die im Exon 11 von zwei Tumoren identifizierten Konformationsvarianten wurden durch Sequenzierung und Restriktionsenzym-Digestion näher charakterisiert, und zusätzliche Mutationen im Bereich des Genes wurden ausgeschlossen [9].

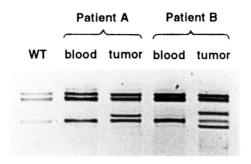

		Alu I restriction site			
WT	TGC	GAC	GAG $\mid$ CTG	TGC
Tumor B	TGC	GA	G	TGC

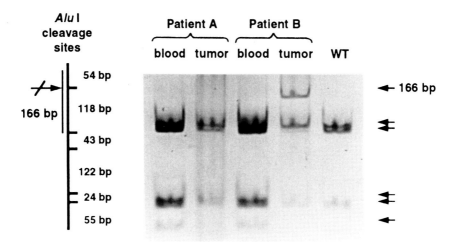

Abb. 1. Die „cold" Single Strand Conformational Variant (SSCV) Analyse von Blut und Tumor-proben zweier Patienten mit sporadischem medullären Schilddrüsenkarzinom (MTC) demon-striert zwei unterschiedliche Konformationsvarianten jeweils nur im Tumorgewebe, erkennbar an zusätzlichen Banden im Vergleich zu den autologen Blutproben und zum Gewebe eines gesunden Probanden (wild type, WT). Die per Sequenzierung verifizierte 6 bp Deletion des Tumors B eliminiert eine Schnittstelle (AG|CT) für das Restriktionsenzym _Alu_ I. In Tumor B stellt sich daher nach _Alu_ I-Enzymverdau eine zusätzliche Bande von 166 bp Größe dar, die geschnittenen 54 bp bzw. 118 bp langen Fragmente resultieren vom gesunden Allel des heterozygoten Tumors (Repro-duktion, [9])

Ergebnisse

In Übereinstimmung mit von anderen Arbeitsgruppen publizierten Daten wurde die singuläre Exon 16, Codon 918 (Met → Thr) Mutation in mehreren Tumoren nachgewiesen. Zusätzlich jedoch gelang die Entdeckung zweier unterschiedlicher in-frame Deletionen von jeweils sechs Basenpaaren innerhalb des Exon 11 in zwei Individuen (Patienten A und B). Die somatische Deletion des Tumors B stellt die Erstbeschreibung einer Mutation dar, die entgegen der Regel *nicht* eine der konservierten Cystein-Aminosäuren des RET-Tyrosinkinase-Rezeptors ersetzt oder entfernt, sondern die Basentriplets 630 und 634, welche für die Aminosäure Cystein kodieren, in unmittelbare Nachbarschaft rückt (Abb. 1).

Patient B wies eine aggressive Verlaufsform des C-Zell-Karzinomes auf. Die Diagnose eines MTC wurde 4/92 bei palpablem Halstumor und tumor-induzierter Diarrhoe gestellt. Intraoperativ wurde ein 6 cm großes C-Zell-Karzinom mit zentralen Lymphknotenmetastasen verifiziert und eine totale Thyreoidektomie mit zentraler Lymphadenektomie sowie eine linksseitige modifizierte radikale neck dissection durchgeführt. Der teils nestförmige, teils trabekuläre Primärtumor wies vaskuläre Invasivität auf und ummauerte den rechten N. Laryngeus recurrens; in der histopathologischen Befundung der Filiae fanden sich zerrikale und mediastinale Lymphknotenmetastasen mit extranodalem Tumorwachstum sowie extensive Fettgewebsmetastasen. Bei deutlich pathologischem Calcium-Pentagastrin-Stimulationstest erfolgte 4/93 die erste Rezidivresektion aufgrund lokoregionärer Lymphknotenmetastasen des rechten Kompartments, 6/93 erneute Mikrodissektion links cervikal und mediastinal sowie 8/94 eine selektive Lymphadenektomie links. Beim letzten Follow-up 10/96 wurden Lymphknotenmetastasen im aortopulmonalen Fenster sowie eine diffuse Lebermetastasierung nachgewiesen.

Diskussion

Etwa 20–60% der sporadischen MTC weisen eine somatische – d.h., ausschließlich im Tumor nachweisbare – Mutation des Codon 918 des *RET* Proto-Onkogenes auf, welche auch bei der Entstehung des MEN 2B-Phänotyps eine ursächliche Rolle spielt. Darüberhinaus konnten jedoch andere Punktmutationen sowie Deletionen nachgewiesen werden, die bisher nicht mit hereditären Formen des MTC assoziiert werden konnten und deren pathogenetische Bedeutung daher nicht vollständig geklärt ist.

Während durch die bisher bekannten Punktmutationen des Exon 11 jeweils eine in die Dimerisierung des RET Proteines (Voraussetzung zur Bildung des Tyrosinkinase-Rezeptorkomplexes) involvierte Cystein-Aminosäure durch eine andere Aminosäure ersetzt wurde, zeichnen sich einige der beschriebenen somatischen Deletionen dadurch aus, daß zwei Cystein-Gruppen zwar nicht direkt betroffen sind, jedoch in unmittelbare Nähe zueinander gerückt werden (Abb. 2). Die klinische Beobachtung der Patienten zeigte in diesen drei Fällen besonders aggressive Verläufe der medullären Schilddrüsenkarzinome. Eine zunehmde Anzahl kürzlich erschienener Veröffentlichungen ähnlicher Deletionen in anderen sporadischen C-Zell-Karzinomen unterstreicht die pathogenetische Bedeutung dieser Mutationen. Erste funktionelle Untersuchungen wurden durch eine italienische Arbeitsgruppe durchgeführt, welche

RET Codon	629	630	631	632	633	634	635	636
Wild-Typ Sequenz	CTG Leu	TGC Cys	GAC Asp	GAG Glu	CTG Leu	TGC Cys	CGC Arg	ACG Thr
1993, [4], Tumor A	CTx	xxx His	xxC	GAG Glu	CTG Leu	TGC Cys	CGC Arg	ACG Thr
1995, [8]	CTG Leu	TGC Cys	GAC Asp	Gxx	xxx Gly	xGC	CGC Arg	ACG Thr
1996, [1]	CTG Leu	TGC Cys	GAC Asp	xAG Ser	CTx	xxx	xxx Ser	xCG
1996, [5]	CTG Leu	TGC Cys	GAC Asp	Gxx Gly	xTG	TGC Cys	CGC Arg	ACG Thr
1996, [7]	CTG Leu	TGC Cys	GAx	xxx Asp	xTx	TGC Cys	CGC Arg	ACG Thr
1997, [3]	CTG Leu	TGC Cys	GAC Asp	xxx	xxx	TGC Cys	CGC Arg	ACG Thr
1997, [9], Tumor B	CTG Leu	TGC Cys	GAx	xxx Glu	xxG	TGC Cys	CGC Arg	ACG Thr

Abb. 2. Übersicht über die in der Literatur beschriebenen Exon 11 Deletionen des *RET* Proto-Onkogenes in sporadischen C-Zell-Karzinomen. Die Reihenfolge der Basentriplets sowie der kodierten Aminosäuren sind aufgezeichnet. Die Codone 630 und 634 repräsentieren phylogenetisch konservierte Cystein-Aminosäuren, deren Alteration oder Ersatz mit den hereditären Varianten der Neoplasie assoziiert ist. Die drei 6 bp Deletionen, welche diese Aminosäure-Reste nicht direkt involvieren, sondern in unmittelbare Nähe zueinander rücken, wurden in Patienten mit aggressiven Verläufen der Tumorerkrankung beschrieben

eine starke Aktivierung des veränderten RET Rezeptors sowie ein dadurch bedingtes gesteigertes Transformationspotential nachwiesen [3]. Die Häufigkeit der Mutationen in der sporadischen Variante des MTC variiert dabei abhängig von der Untersuchungsmethode von einigen Einzelfällen bis zu 90% der Tumoren [2].

Weitere Untersuchungen werden zeigen, ob auf der Grundlage dieser Genotyp-Phänotyp-Korrelation – analog zu den hereditären Varianten – auch bei der sporadischen Form des Tumors die molekular-genetische Charakterisierung prädiktive Aussagen erlaubt und damit in die klinische Routinediagnostik Eingang finden sollte.

Zusammenfassung

Zunehmende Berichte über somatische Deletionen im Bereich des Exon 11 des *RET* Proto-Onkogenes sowie deren Assoziation mit aggressiven Verlaufsformen des medullären Schilddrüsenkarzinomes deuten auf eine mögliche prognostische Relevanz molekularbiologischer Kriterien auch bei der sporadischen Variante dieses Tumors hin.

Summary

A growing number of reports describing the association of certain deletions within exon 11 of the *RET* proto-oncogene with aggressive courses of medullary thyroid carcinoma, point to a potential prognostic relevance of molecular features in the sporadic tumor, analogous to the hereditary variant.

Literatur

1. Alemi M, Lucas SD, Sallstrom JF, Akerstrom G, Wilander E (1996) A novel deletion in the RET proto-oncogene found in sporadic medullary thyroid carcinoma. Anticancer Res 16:2619–22
2. Alemi M, Lucas SD, Sallstrom JF, Bergholm U, Akerstrom G, Wilander E (1997) A complex nine base pair deletion in RET exon 11 common in sporadic medullary thyroid carcinoma. Oncogene 14:2041–5
3. Ceccherini I, Pasini B, Pacini F et al. (1997) Somatic in frame deletions not involving juxtamembranous cysteine residues strongly activate the RET proto-oncogene. Oncogene 14:2609–12
4. Donis-Keller H, Dou S, Chi D et al. (1993) Mutations in the RET proto-oncogene are associated with MEN 2A and FMTC. Human Molecular Genetics 2:851–6
5. Hofstra RM, Stelwagen T, Stulp RP et al. (1996) Extensive mutation scanning of RET in sporadic medullary thyroid carcinoma and of RET and VHL in sporadic pheochromocytoma reveals involvement of these genes in only a minority of cases. J Clin Endocrinol Metab 81:2881–4
6. Hongyo T, Buzard GS, Calvert RJ, Weghorst CM (1993) „Cold SSCP": a simple, rapid and non-radioactive method for optimized single-strand conformation polymorphism analyses. Nucleic Acids Res 21:3637–42
7. Jhiang SM, Fithian L, Weghorst CM et al. (1996) RET mutation screening in MEN2 patients and discovery of a novel mutation in a sporadic medullary thyroid carcinoma. Thyroid 6:115–21
8. Kimura T, Yoshimoto K, Yokogoshi Y, Saito S (1995) Mutations in the cysteine-rich region of the RET proto-oncogene in patients diagnosed as having sporadic medullary thyroid carcinoma. Endocr J 42:517–25
9. Musholt PB, Musholt TJ, Goodfellow PJ, Zehnbauer BA, Wells SA Jr, Moley JF (1997) „Cold" single-strand conformational variants for mutation analysis of the RET protooncogene. Surgery 122:363–70; discussion 370-1

Korrespondenzadresse: Dr. med. Thomas J. Musholt, Medizinische Hochschule Hannover, Klinik für Abdominal- und Transplantationschirurgie, OE 6220, Carl-Neuberg Str. 1, 30625 Hannover, Telefon (0511) 532-6534, Fax: (0511) 532-4010, e-mail: 106721,2575@compuserve.com

Sequenzanalyse des *BRCA1* Gens bei Brustkrebspatientinnen mit jungem Erkrankungsalter und/oder positiver Familienanamnese

Sequence analysis of the breast cancer susceptibility gene BRCA1 in early-onset and/or hereditary breast cancer patients

M. Hampl[1], J. Plaschke[2], R. Burgemeister[3], P. Schwarz[2], H.-D. Saeger[1], H. K. Schackert[2]

[1] Klinik und Poliklinik für Viszeral-, Thorax- und Gefäßchirurgie
[2] Abteilung Chirurgische Forschung, Carl Gustav Carus Universität, Dresden
[3] Frauenärzte und medizinische Genetik, München

Einleitung

Das *BRCA1* Gen ist eines der beiden bislang identifizierten Brustkrebsgene, die vermutlich in hohem Maße zum Auftreten von hereditären Brust- und Ovarialkarzinomen prädisponieren. Aufgrund von Gen-Kopplungsanalysen wurde zunächst angenommen, daß ca. 45% aller hereditären Mammakarzinomfälle sowie die Mehrzahl der hereditären Mamma-/Ovarialkarzinomfälle durch Mutationen in *BRCA1* bedingt sind [1]. Umfangreiche Untersuchungen zum Nachweis von *BRCA1* Keimbahnmutationen in Familien mit mehreren Mamma-/Ovarialkarzinomfällen ergaben jedoch deutlich niedrigere Mutationsraten von 12%–32% [2, 3, 4]. Bei sporadischen Brust-/ Ovarialtumoren spielen *BRCA1* Keimbahnmutationen nur eine untergeordnete Rolle [5, 6]. Es gibt Hinweise darauf, daß häufig vorkommende niedrigpenetrante Varianten oder seltene Allele die Krebsprädisposition beeinflussen können [7, 8, 9]. Untersuchungen von solchen Polymorphismen können somit wichtige Hinweise auf eine Genotyp-Phänotyp Korrelation der Erkrankung geben.

Ziel dieser Untersuchung ist es, die Frequenzen von Mutationen und Polymorphismen in *BRCA1* bei Patientinnen mit jungem Erkrankungsalter oder familiärem Mammakarzinom in einer definierten Patientengruppe zu identifizieren und genetische Risikofaktoren zu bestimmen.

Patienten, Material und Methode

Bislang ist die Sequenzierung und Auswertung des gesamten *BRCA1* Gens (5592 bp kodierende Sequenz) von 8 Patientinnen abgeschlossen. Sechs der 8 Patientinnen weisen eine familiäre Prädisposition auf, eine 33-jährige Patientin entwickelte ein beidseitiges Mammakarzinom. Bei der 50-jährigen Patientin MC 8 wurde ein Allelverlust (LOH) des *BRCA1* Locus im Tumor festgestellt. Auf dringenden Wunsch der Patientin wurde sie nach eingehender Aufklärung und schriftlichem Einverständnis – in gleicher Weise wurde bei allen anderen Patientinnen vorgegangen – in die Studie einbezogen. Die anamnestischen Daten der 8 Patientinnen sind in Tabelle 1 aufgelistet.

Tabelle 1. Anamnestische Daten der 8 Patientinnen, bei denen eine Analyse des *BRCA1* Genes durchgeführt wurde. Alle Patientinnen mit Ausnahme MC 8 (siehe Text) erfüllen die Empfehlungen der Deutschen Gesellschaft für Humangenetik zur Durchführung eines Gentestes (Med. Genetik 1:8–10, 1995). Die Altersangaben in Klammern geben das Erkrankungsalter an, † = Sterbealter

Patientin	Diagnose	Erkrankungs-alter	Familienanamnese/sonstiges
MC 1	Mamma Ca	55 Jahre	2 Schwestern (30 J, 33 J), Mutter (85 J) und 2 Tanten mit Mamma Ca. Väterlicherseits 1 Tante/1 Onkel Mamma-, 1 Onkel Prostata-, 1 Onkel Magen Ca. Großvater mütterlicherseits Magen Ca
MC 2	Mamma Ca bds.	55 Jahre	Schwester (45 J), Mutter († 55 J), 2 Tanten († 40 J, ?) und Großmutter mit Mamma Ca
MC 3	Mamma Ca	52 Jahre	Schwester (54 J), Mutter (42 J, † 48 J), Tante (postmenopausal) und deren Tochter (56 J, bilateral) mit Mamma Ca, 1 Tante Endometriumkarzinom
MC 4	**Mamma- und Ovarial Ca**	**35 Jahre 45 Jahre**	**Mutter Magen-, Schwester Kolon Ca, Großmutter mütterlicherseits Mamma Ca († 60 J)**
MC 5	Mamma Ca und malig. Melanom	49 Jahre 46 Jahre	1 Schwester (44 J), 1 Cousine (postmenopausal) mit Mamma Ca
MC 6	Mamma Ca bds.	33 Jahre	Mutter Nieren Ca, Vater Bronchial Ca, Großvater Magen Ca
MC 7	Mamma Ca	33 Jahre	Tante Mamma Ca
MC 8	Mamma Ca	50 Jahre	leer, LOH BRCA1

Nach Isolierung von genomischer DNA aus peripherem Blut (QIAmp blood and tissue kit, Fa. Qiagen) wurden die 22 kodierenden Exons von *BRCA1* einschließlich der flankierenden Intronbereiche mittels PCR amplifiziert. Zur Amplifikation wurden die in der BIC Datenbank[+] veröffentlichten Primersequenzen benutzt. Das 3427 bp umfassende Exon 11 wurde in 4 überlappenden Fragmenten amplifiziert. Die Sequenzierung erfolgte mit der Cycle Sequencing Methode direkt vom Doppelstrang mit dem thermostabilen Enzym Thermo-Sequenase (Fa. Amersham LIFE SCIENCE). Die Sequenzreaktionen wurden mit einem Laser-gestützten DNA Sequenzierautomaten (A. L. F. express, Pharmacia Biotech) analysiert.

Ergebnisse

Die Komplettsequenzierung des *BRCA1* Gens bei 8 Patientinnen mit jungem Erkrankungsalter und/oder familiärer Prädisposition führte zur Identifizierung von einer Einbasendeletion im Intron 8 und 10 Punktmutationen, von denen 8 Mutationen in der kodierenden Region lokalisiert sind und zwei Intronvarianten darstellen (Tabelle 2). Sieben der 10 Punktmutationen führen zum Aminosäureaustausch. Die Missense-Mutation im Codon 61 des Exons 5 (Abb. 1) ist als krankheitsauslösende

Tabelle 2. *BRCA1* Mutationen und Polymorphismen (Polym.) von 8 Patientinnen. Die Angaben der Nukleotidposition (nt) und Codons entspricht der Nomenklatur der *BRCA1* Sequenz aus der GDB Datenbank (accession No. U14680)

Lokali-sation	Variante	Typ	Position (nt)	AS-Austausch (Codon)	Häufigkeit (n = 8 Pat.) (wt/het/homo)
Exon 5	T-G	Mutation	300	Cys 61 Gly[1]	7/1/0
Intron 8	delT	Polym.	666 – 57 (SA)	–	7/0/1
Intron 9	T-A	Polym.	712 + 64 (SD)	–	7/1/0
Exon 11	T-C	Polym.	2430	Leu 771 Leu	7/0/1
Exon 11	C-T	Polym.	2731	Pro 871 Leu	7/1/0
Exon 11	A-G	Polym.	3232	Glu 1038 Gly	7/0/1
Exon 11	G-A	Polym.	3238	Ser 1040 Asn	5/3/0
Exon 16	A-G	Polym.	4956	Ser 1613 Gly	7/0/1
Intron 18	G-A	unbekannt	5273 + 73	–	7/1/0

SD = splice donor site; SA = splice acceptor site; AS = Aminosäure, wt = Wildtyp Sequenz, het = heterozygote Variante, homo = homozygote Variante.
[1] der Aminosäureaustausch führt zum Funktionsverlust der „RING finger" DNA Bindungs-domäne.

Normalsequenz Exon5

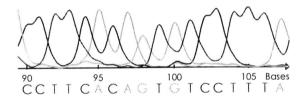

Mutation Exon 5

nt 300 T-G
Cys 61 Gly

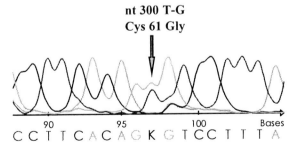

Abb. 1. Punktmutation im Exon 5 des *BRCA1* Genes bei der 35-jährigen Patientin MC 4 mit Mamma- und Ovarialkarzinom. Es liegt eine Basenaustauschmutation Thymin zu Guanin in heterozygoter Form im Nucleotid 300 (Pfeil) vor. Dies führt zu einem Aminosäureaustausch von Cystein zu Glycin im Codon 61. Die Normalsequenz steht über der Sequenz der betroffenen Patientin

Keimbahnmutation beschrieben, da sie zum Funktionsverlust der für die Protein-funktion wichtigen „RING finger" DNA Bindungsdomäne führt und nur in betroffe-nen Familien gefunden wurde [10]. Die Trägerin dieser Keimbahnmutation ist eine junge Patientin (MC 4), die mit 35 Jahren am Mammakarzinom und 10 Jahre später am Ovarialkarzinom erkrankte und deren Großmutter mit 60 Jahren an Brustkrebs verstarb (Tabelle 1). Die weiteren 9 Punktmutationen und die Deletion im Intron 8 sind bekannte Polymorphismen, die auch in der Normalbevölkerung vorkommen mit Ausnahme der Punktmutation im Intron 18, die bislang nicht beschrieben ist.

Diskussion

Die anfänglich als sehr hoch eingeschätzte Frequenz von *BRCA1* Mutationen in Familien mit multiplen Brustkrebsfällen mit Ovarialkarzinombeteiligung [1] konnte in mehreren großen Populationsstudien nicht bestätigt werden. Die gefundene Mutationsfrequenz liegt zwischen 12 % und 32 % [2, 3, 4]. Neben Patientinnen mit ge-netischer Prädisposition besteht auch bei Frauen mit Doppelkarzinomen (Mamma- und Ovarialkarzinom), Patientinnen aus bestimmten ethnischen Minderheiten, sowie Frauen mit jungem Erkrankungsalter eine erhöhte Wahrscheinlichkeit, daß sie Muta-tionsträgerinnen sind. Bei jungen Brustkrebspatientinnen (unter 40 Jahren) ohne Familienanamnese wurde in durchschnittlich 10 %–13 % eine Keimbahnmutation nachgewiesen [5,6]. Die in unserer Studie gefundene Mutationsträgerin ist eine junge Patientin mit familiärer Prädisposition, die ein Mamma- und Ovarialkarzinom ent-wickelte. Vor allem aufgrund des Doppelkarzinoms war ihre Wahrscheinlichkeit, eine *BRCA1* Mutationsträgerin zu sein, sehr hoch. Dagegen fanden wir in den anderen Familien mit bis zu 7 Angehörigen (s. Tabelle 1) mit Brustkrebs und zusätzlich jungem Erkrankungsalter der Betroffenen keine Mutation in *BRCA1*.
   Es gibt Hinweise darauf, daß seltene Allelvarianten in einem dem Onkogen *HRAS1* benachbarten Minisatellitenlocus das Risiko für Kolon-, Blasen- und Brustkrebs er-höhen [7] und die Penetranz von *BRCA1* Keimbahnmutationen beim Ovarialkar-zinom beeinflussen können [8]. Keimbahnmutationen mit niedriger Penetranz könn-ten bei sporadischen Brustkrebsfällen eine Rolle spielen [9]. Wir streben die Analyse von Allelvarianten im *BRCA1* Gen in einer großen Gruppe von Patientinnen mit jungem Erkrankungsalter ohne familiäre Prädisposition an. Der Vergleich der Geno-typverteilung dieses Kollektivs mit der entsprechenden Genotypverteilung einer gematchten Kontrollgruppe ist ein Ansatz zur Identifizierung von genetischen Risiko-faktoren mit niedriger Penetranz, die zur Genese des sporadischen Mammakarzi-noms beitragen könnten.

Zusammenfassung

Wir analysierten bei 8 Patientinnen mit Mamma-/Ovarialkarzinom, die eine positive Familienanamnese und/oder ein junges Erkrankungsalter aufwiesen, das *BRCA1* Gen mittels kompletter Sequenzierung der kodierenden Region einschließlich angren-zender Intronsequenzen. Neben einer kausalen Keimbahnmutation im Exon 5 bei ei-ner 35-jährigen Patientin mit Mamma- und Ovarialkarzinom fanden wir 10 Polymorphismen, davon eine bislang nicht beschriebene Intronvariante. Um zu testen, ob bestimmte Polymorphismen ein erhöhtes Erkrankungsrisiko markieren, vergleichen wir die Genotypverteilung von großen Kontroll- und Patientinnengruppen.

Summary

We analyzed the complete coding region with adjacent intron sequences of the *BRCA1* gene in eight patients with hereditary and/or early-onset breast/ovarian cancer. We detected one germline mutation in exon 5 in a 35-year-old woman with early-onset breast and ovarian cancer and 10 polymorphisms, of which one has not been published so far. To determine whether certain *BRCA1* polymorphisms are associated with an increased risk for breast cancer, we will compare genotype distributions of early-onset breast cancer popula-tions with matched controls.

[+]Adresse BIC: breast cancer information core, http://www.nchgr.nih.gov/intramural_research/lab_transfer/bic/index.html

Literatur

1. Easton DF, Bishop DT, Ford D, Crockford GP and the Breast Cancer Linkage Consortium (1993) Genetic linkage analysis in familial breast and ovarian cancer: results from 214 families. Am J Hum Genet 52:678–701
2. Couch FJ, DeShano ML, Blackwood MA, Calzone K, Stopfer J, Campeau L, Ganguly A, Rebbeck T, Weber BL (1997) *BRCA1* mutations in women attending clinics that evaluate the risk of breast cancer. N Engl J Med 336 (20):1409–1415
3. Peelen T, van Vliet M, Petrij-Bosch A, Mieremet R, Szabo C, van den Ouweland AMW, Hogervorst F, Brohet R, Ligtenberg MJL, Teugels E, van der Luijt R, van der Hout AH, Gille JJP, Pals G, Jedema I, Olmer R, van Leeuwen I, Newman B, Plandsoen M, van der Est M, Brink G, Hageman S, Arts PJW, Bakker MM, Willems HW, van der Looij E, Neyns B, Bonduelle M, Jansen R, Oosterwijk JC, Sijmons R, Smeets HJM, van Asperen CJ, Meijers-Hejboer H, Klijn JGM, de Greve J, King M-C, Menko FH, Brunner HG, Halley D, van Ommen G-JB, Vasen HFA, Cornelisse CJ, van't Veer J, de Knijff P, Bakker E, Devilee P (1997) A high proportion of novel mutations in *BRCA1* with strong founder effects among Dutch and Belgian hereditary breast and ovarian cancer families. Am J Hum Genet 60:1041–1049
4. Johannsson O, Ostermeyer EA, Hakansson S, Friedman LS, Johansson U, Sellberg G, Brondum-Nielsen K, Sele V, Olsson H, King M-C, Borg A (1996) Founding *BRCA1* mutations in hereditary breast and ovarian cancer in Southern Schweden. Am J Hum Genet 58:441–450
5. Langston AA, Malone KE, Thompson JD, Daling JR, Ostrander EA (1996) *BRCA1* mutations in a population-based sample of young women with breast cancer. N Engl J Med 334(3):137–142
6. FitzGerald MG, MacDonald DJ, Krainer M, Hoover I, O'Neil E, Unsal H, Silva-Arrieto S, Finkelstein DM, Beer-Romero P, Englert C, Sgroi DC, Smith BL, Younger JW, Garber JE, Duda RB, Mayzel KA, Isselbacher KJ, Friend SH, Haber DA (1996) Germ-line *BRCA1* mutations in Jewish and non-Jewish women with early-onset breast cancer. N Engl J Med 334(3):143–149
7. Krontiris TG, Devlin B, Karp DD, Robert NJ, Risch N (1993) An association between the risk of cancer and mutations in the *HRAS1* minisatellite locus. N Engl J Med 329:517–523
8. Phelan CM, Rebbeck TR, Weber BL, Devilee P, Ruttledge MH, Lynch HT, Lenoir GM, Stratton MR, Easton DF, Ponder BAJ, Cannon-Albright L, Larsson C, Goldgar DE, Narod SA (1996) Ovarian cancer risk in BRCA1 carriers is modified by the *HRAS1* variable number of tandem repeat (VNTR) locus. Nat Genet 12:309–311

9. Dunning AM, Chiano M, Smith NR, Dearden J, Gore M, Oakes S, Wilson C, Stratton M, Peto J, Easton D, Clayton D, Ponder, BA (1997) Common *BRCA1* variants and susceptibility to breast and ovarian cancer in the general population. Hum Mol Genet 6(2): 285–289
10. Friedman LS, Ostermeyer EA, Szabo CI, Dowd P, Lynch ED, Rowell SE, King MC (1994) Confirmation of *BRCA1* by analysis of germline mutations linked to breast and ovarian cancer in ten families. Nat Genet 8: 399–404

Korrespondenzadresse: Dr. Monika Hampl, Klinik und Poliklinik für Viszeral-, Thorax- und Gefäßchirurgie, Universitätsklinikum Dresden, Fetscherstr. 74, 01307 Dresden

PTEN/MMAC1 ist wahrscheinlich kein relevantes Tumorsuppressorgen bei der Genese des heriditären Mammakarzinoms

PTEN/MMAC1 seems not to be a relevant tumour suppressor gene in the genesis of hereditary breast cancer

L. Estévez-Schwarz[1], U.-H. Grasmo-Wendler[2], B. Jandrig[2], S. Scherneck[2], P. M. Schlag[1]

[1] Klinik für Chirurgie und chirurgische Onkologie, Robert-Rössle-Klinik am MDC-Berlin, Universitätsklinikum Charité der Humboldt-Universität zu Berlin
[2] Abteilung für Tumorgenetik, Max-Delbrück-Zentrum für Molekulare Medizin

Einleitung

Circa 10 Prozent der Mammakarzinome sind erblich bedingt. Die bisher bekannten Brustkrebsgene BRCA1 und BRCA2 erklären jedoch nur ca. 80 % der familiären Mammatumoren. In weiteren 20 % der Familien ist die Tendenz zum Mammakarzinom erblich, es wurden aber bisher keine relevanten Veränderungen in BRCA1 oder BRCA2 gefunden. Durch Kopplungsanalysen und LOH-Testung dieser Familien wird versucht, neue genetische Regionen bzw. Kandidatengene auf diesen Regionen ausfindig zu machen.

Bei der gleichzeitigen Entdeckung des Tumorsuppressorgens PTEN/MMAC1 auf 10q23 von Li et al. [1] und Steck et al. [2], wurde von beiden Forschergruppen eine erhöhte Mutationsrate in sporadischen Mammakarzinomen sowie in Mammakarzinomzellinien beschrieben. Wenig später zeigt sich, daß Mutationen im PTEN/MMAC1-Gen vermutlich die Ursache für die autosomal dominant erbliche Cowden-Krankheit, die unter anderem mit erhöhtem Brustkrebsrisiko einhergeht, sind [3]. Da sowohl Mutationen in sporadischen wie auch in erblichen Mammatumoren gefunden worden waren, lag die Vermutung nahe, daß PTEN/MMAC1 bei der Entstehung von Mammakarzinomen eine relevante Rolle spielt.

Methodik

Wir haben DNA von Mitgliedern aus 30 Familien mit hereditärem Mammakarzinom auf LOH im langen Arm des Chromosoms 10 untersucht. Zusätzlich wurde aus der DNA von Mitgliedern aus 10 ausgewählten Familien die Sequenz der 9 kodierenden Exone von PTEN/MMAC1 durch direktes Sequenzieren mit PCR bestimmt. Wir verwendeten dafür die von Steck et al. [3] beschriebenen Primer. Wenn PTEN/MMAC1 ein für hereditäres Mammakarzinom relevantes Tumorsuppressorgen ist, sollte eines der beiden Allele (dasjenige, welches beim LOH erhalten bleibt) inaktivierende Mutationen enthalten.

Ergebnisse

In der LOH-Untersuchung des Chromosoms 10 fanden wir ein komplexes Muster mit Allelverlust auf mehreren Regionen von 10q, unter anderen auch 10q23.

Fünf von den 10 letztlich zur Sequenzierung ausgesuchten Familien hatten mindestens 4 Fälle von Mammakarzinom in der Familie, und es war keine Kopplung zu BRCA1 oder BRCA2 nachweisbar; eine Familie hatte drei Fälle und eine andere zwei Fälle von Mammakarzinom, und beide zeigten eindeutig ein LOH für den Marker D10S541, in unmittelbarer Nähe zum PTEN-Locus; zusätzlich wurden noch aufgrund von LOH-Daten zwei Familien mit Kopplung zu BRCA1 und eine mit Kopplung zu BRCA2 hinzugenommen, um eine eventuelle Multifaktorialität erfassen zu können.

In der direkten Sequenzierung fanden wir zwei Polymorphismen, einen in Intron 1 und einen in Intron 8, die jedoch keine Veränderungen in der Aminosäuresequenz des Proteins hervorrufen. Da die Funktion des inzwischen bekannten PTEN/MMAC1 [4] Proteins (Auch TEP-1 genannt) einen Tumorsuppressoreffekt durchaus erklären kann, haben diese Polymorphismen voraussichtlich keinen Krankheitswert.

Diskussion

Das PTEN/MMAC1-Protein ist eine dual-spezifischen Phosphatase, die Tyrosin-, aber auch Serin- und Threonin-reste dephosphoriliert [4], Tyrosinphosphatasen könnten Tumorsuppressoren sein, weil sie den Effekt der Tyrosinkinasen antagonisieren (Tyrosinkinasen phosphorilieren Tyrosin und sind Teil des wachstumsfördernden Signalwegs der Zellen). Das PTEN/MMAC1-Protein besitzt außerdem eine Homologie zu Tensin (ein Cytoskeletales Protein daß in der fokalen Adhäsion der Actin-Filamente eine Rolle spielt) und Auxilin (ein Protein, das beim synaptischen Vesikeltransport aktiv ist). Sowohl die Phosphatase-Funktion als auch die (noch nicht bewiesene) Tensin-Funktion des PTEN/MMAC1-Proteins könnte einen Tumorsuppressoreffekt erklären, weswegen prinzipiell Mutationen im kodierenden Bereich des Gens zu erwarten wären.

Mutationen im PTEN/MMAC1-Gen sind spezifisch für die Cowden-Krankheit, ein autosomal dominantes Syndrom das mit einer erhöhten Brustkrebsrate einhergeht. Neben früh auftretendem Brustkrebs zeigt sich in diesem Syndrom noch ein gehäuftes Auftreten von Endometrialkarzinom, das auch mit PTEN/MMAC1 in Verbindung gebracht wurde, und Schilddrüsenkarzinom. Die Cowden-Krankheit hat eine spezifischen Marker, das Trichilemmom, und hat typischerweise eine hohe Inzidenz an benignen Mammaerkrankungen (die Patientinnen berichten häufig multiple Biopsien erlitten zu haben) [5] obwohl selten eine Familienanamnese berichtet wird.

Durch unsere Arbeit und auch die anderer Forschungsgruppen, die auch keine relevanten Mutationen weder bei sporadischem Mammakarzinom [6] wie auch bei BRCA1-negativen hereditärem Mammakarzinom [5] gefunden haben, läßt sich die ursprünglich angenommene relevante Rolle von PTEN im Mammakarzinom ohne Cowden-Syndrom nicht bestätigen. Diese Ergebnisse schließen allerdings noch nicht vollkommen die Rolle von PTEN am Mammakarzinom aus: Das Protein hat eine ungewöhnlich lange, nicht translatierte 5′-Region, was drauf hinweisen kann, daß seine Expression über die Translation reguliert wird [4]. Auch besteht die Möglichkeit, daß größere Deletionen von der PCR-Sequenzierung gar nicht erfaßt werden und somit unentdeckt geblieben sind.

Zusammenfassung

Um die Rolle des neu entdeckten Tumorsuppressorgens PTEN/MMAC1 im hereditären Mammakarzinom zu klären, haben wir die DNA von Mitgliedern aus 10 Familien mit nachgewiesenem hereditärem Brustkrebs durch direktes Sequenzieren auf Mutationen gescreent. Es konnten keine relevanten Veränderungen gefunden werden, so daß, obwohl noch zusätzliche Untersuchungen notwendig sind, im Prinzip PTEN/MMAC1 keine relevante Rolle in der Genese des hereditären Mammakarzinoms zu spielen scheint.

Summary

In order to clarify the role of the recently discovered tumour suppressor gene PTEN/MMAC1 in hereditary breast cancer, we screened the DNA from members of 10 families with demonstrated hereditary breast cancer for mutations through direct sequencing. Since we could not find any relevant alterations, although further investigations are necessary, PTEN/MMAC1 seems not to play a relevant role in the genesis of hereditary breast cancer.

Literatur

1. Li J, Yen C, Liaw D, Podsypanina K, Bose S, Wang SI, Puc J, Miliaresis C, Rodgers L, McCombie R, Bigner SH, Giovanella B, Ittmann M, Tycko B, Hibshoosh H, Wigler MH, Parsons R (1997) PTEN, a putative protein tyrosine phosphatase gene mutated in human brian, breast and prostate cancer. Science 275 : 1943 – 1947
2. Steck P, Pershouse MA, Jasser SA, Yung WKA, Lin H, Ligon AH, Langford LA, Maumgard ML, Hattier T, Davis T, Frye C, Hu R, Swedlund B, Teng DHF, Tavtigian SV (1997) Identification of a candidate tumour suppressor gene, MMAC1, at chromosome 10q23.3 that is mutated in multiple advanced cancers. Nat Genet 15 : 356 – 362
3. Liaw D, Marsh DJ, Li J, Dahia Patricia LM, Wang SI, Zheng Z, Bose S, Call KM, Tsou HC, Peacocke M, Eng C, Parsons R (1997) Germline mutations of the PTERN gene in Cowden disease, an inherited breast and thyroid cancer syndrome. Nat Genet 16 : 64 – 67
4. Li DM, Sun H (1997) TEP1, encoded by a candidate tumor suppressor locus, is a novel protein tyrosine phosphatase regulated by transforming growth factor β. Cancer Res 57 : 2124 – 2129
5. Tsou HC, Teng DH-F, Ping XL, Brancolini V, Davis T, Hu R, Xie XX, Gruener AC, Schrager CA, Christiano AM, Eng C, Steck P, Ott J, Tavtigian SV, Peacocke M (1997) The role of MMAC1 mutations in early-onset breast cancer: Causative in association with Cowden Syndrome and excluded in BRCA1-negative cases. Am J Hum Genet 61 : 1036 – 1043
6. Rhei E, Kang L, Bogomolniy F, Frederici MG, Borgen PI, Boyd J (1997) Mutation analysis of the putative tumour suppressor gene PTEN/MMAC1 in primary breast carcinomas. Cancer Res 57 : 3657 – 3659

Dr. med. Lope Estévez-Schwarz, Abteilung für Chirurgie und chirurgische Onkologie, Robert-Rössle-Klinik am Max-Delbrück-Centrum für Molekulare Medizin, Lindenberger Weg 80, 13122 Berlin

Nachweis disseminierter Karzinomzellen im Knochenmark und peripheren Blut beim primären Mammakarzinom mittels RT/PCR des Parathyroid Hormone-related Proteins (PTHrP)

Detection of tumor cell dissemination in bone marrow and peripheral blood of patients with primary breast cancer by RT/PCR of parathyroid hormone-related protein (PTHrP)

T. Liersch[1], W. Gatzemeier[1], P. Scharnberg[2], B. Jürgens[3], B. Wörmann[2], H. Becker[1], H. F. Rauschecker, W. Hiddemann[2], G. G. Wulf[2]

[1] Abt. Allgemeinchirurgie, [2] Abt. Hämato-/Onkologie und [3] Kreiskrankenhaus Westerstede/Sande, Universitätsklinikum Göttingen, Robert-Koch-Str. 40, D-37075 Göttingen

Einleitung

Der Nachweis disseminierter Tumorzellen im Knochenmark gilt als ein unabhängiger Prognosefaktor bei Patientinnen mit einem primären Mammakarzinom. Dabei korreliert die Knochenmarkinfiltration mit dem Auftreten eines frühzeitigen Rezidivs und einer verkürzten Gesamtüberlebenszeit [1]. In den bisherigen Studien erfolgte der Nachweis einer Tumorinfiltration immunzytologisch und/oder immunhisto-chemisch unter Gebrauch monoklonaler Antikörper, die entweder gegen tumorasso-ziierte Antigene oder gegen Antigene der Epithel- oder Mamma-typischen Differen-zierung gerichtet waren [2]. Eine Methode zum Nachweis kleinster Tumorzellreste ist die Reverse-Transkription/Polymerase-Kettenreaktion (RT/PCR) zum Nachweis ge-webespezifischer mRNA-Expression [3]. Auf der Suche nach neuen PCR-Methoden zum Nachweis minimaler Tumorzelldissemination wurde das Parathyroid Hormone-related Protein (PTHrP) untersucht. PTHrP ist ein funktionelles Analogon zum Parat-hormon und wurde ursprünglich als einer jener Faktoren entdeckt, die das Hyper-kalzämie-Syndrom bei Malignomerkrankungen verursachen [4]. In der Brustdrüse konnte PTHrP sowohl in ruhenden (G0) und Milch-produzierenden, nicht-trans-formierten Zellen als auch in 63% primärer Mammakarzinome nachgewiesen wer-den [5,6]. Zudem wurde PTHrP in 92% von ossär metastasierten Mammakarzinomen detektiert, wobei der Grad der PTHrP-Expression mit der Inzidenz ossärer Metasta-sen korrelierte [7, 8]. Im Rahmen einer prospektiven Studie untersuchten wir die RT/PCR von PTHrP-Transkripten zur Detektion von disseminierten Tumorzellen im Knochenmark (KM) und peripheren Blut (PB) von Patientinnen mit primärem Mammakarzinom. Zudem sollte durch Verlaufsbeobachtung geklärt werden, inwie-fern der Nachweis von PTHrP-Transkripten einen prädiktiven Wert bezüglich des Auftretens von Lokalrezidiven und Fernmetastasen darstellt.

Methoden

Während der Primäroperation wurde den Patientinnen 20 ml peripheres Blut (n = 67) und 15 ml Knochenmarkblut (n = 71) abgenommen. Das Alter der 71 untersuchten Patientinnen lag zwischen 34–77 Jahren (Median = 55 J.). Material vom jeweiligen Primärtumor war in 27 Fällen erhältlich. Als positive Kontrolle der PCR-Analysen dienten die PTHrP-positive Mammakarzinomzellinie MCF-7 und die Nierenkarzinomzellinie 786.0. Die Isolation der mononukleären Zellen, die RNA-Extraktionen, die RT/PCR und die Gelelektrophorese erfolgten nach Standardprotokollen [9, 10]. Die Qualität der RNA-Extraktionen und RT wurde durch eine PCR für β-Actin überprüft. Primer-Sequenzen waren:

β-Actin upstream:	5'-TGACCCAGATCATGTTTGAGA-3'
β-Actin downstream:	5'-ACTCCATGCCCAGGAAGGA-3'
PTHrP upstream 1:	5'-GACTGGTTCAGCAGTGGAGC-3'
PTHrP downstream 2:	5'-ATCGAGCTCCAGCGACGTTGT-3'
PTHrP upstream 2:	5'-TACCCCACTCCCAGTCACT-3'
PTHrP intern:	5'-CTCAAAAGAGCTGTGTCTGAACAT-3'.

Ergebnisse und Diskussion:

Bisher konnte PTHrP in 18/67 Fällen im PB (= 27%) und in 20/71 Fällen im KM (= 28%) nachgewiesen werden. Während der Nachbeobachtungszeit von 23 Monaten (Median) wurden 9 Lokalrezidive und 7 fernmetastatische Rezidive (4× ossär, 2× hepatisch, 1× pulmonal) bei Patientinnen mit jeweils primär fortgeschrittenem, nodal-positivem Mammakarzinom festgestellt. Im PB der Patientinnen mit Lokalrezidiven ließen sich in 4/9 Fällen Transkripte von PTHrP nachweisen. Bei der Patientinnengruppe mit Fernmetastasen konnten in 2/4 Fällen mit ossären Rezidiven – jedoch nicht in den Fällen der hepatischen und pulmonalen Metastasierung – Transkripte von PTHrP im PB detektiert werden. Die KM-Proben waren bei allen Patientinnen mit Rezidiven initial negativ. Bisher trat im Beobachtungszeitraum bei den Patientinnen mit nodal-negativem Mammakarzinom kein Rezidiv auf. Zusammenfassend war durch den Nachweis von PTHrP-Transkripten im PB mittels RT/PCR bei 6/16 Patientinnen mit primär nodal-positivem Mammakarzinom ein erhöhtes Rezidivrisiko vorhersagbar. In der KM-Untersuchung war keine dieser rezidivierten Patientinnen PTHrP-Transkript-positiv. Für die Gruppe der primär nodal-negativen Mammakarzinom-Patientinnen, bei der im Beobachtungszeitraum bisher kein Rezidiv aufgetreten ist, kann z. Zt. noch keine Aussage zur prädiktiven und prognostischen Bedeutung der RT/PCR von PTHrP getroffen werden.

Zusammenfassung

Die Analyse gewebespezifischer Genexpression mittels „Reverser Transkription/Polymerase-Kettenreaktion" (RT/PCR) ist eine neue, zuverlässige Methode zur Detektion minimaler Tumorzelldissemination bei Malignomerkrankungen. Mammakarzinomgewebe exprimiert Parathyroid Hormone-related Protein (PTHrP), wobei der Grad der PTHrP-Expression im Primärtumor mit der Inzidenz ossärer Metastasen korreliert. In unserer Studie wurde ein RT/PCR-Assay etabliert zum Nachweis von PTHrP in Fraktionen mononukleärer Zellen aus peripherem Blut (PB) und Knochenmark (KM) von Patientinnen mit einem primären Mammakarzinom. Bisher konnte PTHrP in 18/67 Fällen im PB (= 27%) und in 20/71 Fällen im KM (= 28%) nachgewiesen werden. Während der Nachbeobachtungszeit von 23 Monaten (Median) wurden 9 Lokalrezidive und 7 fernmetastatische Rezidive (4× ossär, 2× hepatisch, 1× pulmonal) bei Patientinnen mit primär fortgeschrittenem, nodal-positivem Mammakarzinom festgestellt. Die Fälle mit pulmonaler und hepatischer Filialisierung waren im RT/PCR-Assay sowohl im PB wie auch im KM negativ. Bei den Patientinnen mit einem ossären Rezidiv war das KM initial unauffällig, wohingegen bei 2 Patientinnen die Proben aus dem PB einen positiven PTHrP-Transkriptnachweis ergaben. In der Patientengruppe mit Lokalrezidiven wiesen 4/9 Fälle allein im PB PTHrP-Positivität auf. Die anderen 5 Patientinnen waren sowohl im PB wie auch im KM negativ. Zusammenfassend war bei 6/16 Patientinnen mit einem primär nodal-positiven Mammakarzinom ein erhöhtes Risiko für lokale (4×) wie auch systemische Rezidive (2× ossär) durch den Nachweis von PTHrP-Transkripten im PB mittels RT/PCR vorhersagbar. In den KM-Untersuchungen war keine der rezidivierten Patientinnen PTHrP-Transkript-positiv. Bei Patientinnen mit primär nodal-negativem Mammakarzinom sind im bisherigen Beobachtungszeitraum keine Rezidive aufgetreten. Bei dieser Patientengruppe kann z. Zt. noch keine Aussage zur prognostischen und prädiktiven Bedeutung der RT/PCR von PTHrP getroffen werden. Deshalb sind die Fortsetzung der interdisziplinären Studie und des „follow up" der Patientengruppen zur Klärung dieser Fragestellung notwendig.

Summary

The analysis of tissue specific gene expression by reverse transcription based RT/PCR methods is currently evaluated as a method for the detection of tumor cell dissemination in patients with cancer. Breast cancer tissues express PTHrP and the level of PTHrP expression in the primary tumor correlates with the incidence of metastases in the bone.

We applied a RT/PCR assay of PTHrP to detect tumor cells in the mononuclear cell fraction of peripheral blood (pb) and bone marrow (bm) of patients with newly diagnosed breast cancer. PTHrP positivity was found in 18/67 pb and 20/71 bm samples. In a median follow up of 23 months there were 7 metastatic relapses (4 osseous, 2 hepatic, 1 pulmonary) and 9 local relapses in patients with primary lymph node positive breast cancer. The hepatic and pulmonary relapses had been both PTHrP-PCR negative in pb and in bm. Of the 4 patients with metastatic relapses to the bone the samples of bm had been initially negative in all cases, the pb had been positive in 2 cases. Of the 9 patients with local recurrences the pb alone had been positive in 4 patients, 5 patients had been negative in both the pb and the bm. During the period of observation there was no local and metastatic relapse detectable in the group of patients with primary lymph node negative breast cancer.

In summary the increased risk for local or systemic relapse would have been predictable by RT/PCR of PTHrP alone in pb in 4 of the 9 local and in 2 of the 7 early metastatic relapses. Further follow-up of the patient cohort analysed is needed to assess the value of the RT/PCR of PTHrP as a prognostic and predictive marker in patients with breast cancer.

Literatur

1. Harbeck N, Untch M, Pache L, Eiermann W (1994) Tumor cell detection in the bone marrow of breast cancer patients at primary therapy: results of a 3-year median follow-up. Br J Cancer 69:566–571
2. Pantel K, Schlimok G, Angstwurm M, Weckermann D, Schmaus W, Gath H, Passlick B, Izbicki JR, Riethmüller G (1994) Methodological analysis of immuncytochemical screening for disseminated epithelial tumor cells in bone marrow. J Hematother 3:165–173
3. Naito H, Kuzumaki N, Uchino J, Kobayashi R et al. (1991) Detection of tyrosine hydroxylase mRNA and minimal neuroblastoma cells by the reverse transcription-polymerase chain reaction. Eur J Cancer 27:762–765
4. Mangin M, Ikeda K, Dreyer BE, Broadus AE (1989) Isolation and characterization of the human parathyroid hormone-like peptide gene. Proc Natl Acad Sci USA 86:2408–2412
5. Liapis H, Crouch EC, Grosso LE, Kitazawa S, Wick MR (1993) Expression of parathyroidlike protein in normal, proliferate and neoplastic human breast tissues. Am J Pathol 143:1169–1178
6. Southby J, Kissin MW, Danks JA, Hayman JA, Moseley JM, Henderson MA, Bennett RC, Martin TJ (1990) Immunhistochemical localization of parathyroid hormone-related protein in human breast cancer. Cancer Res 59:7710–7716
7. Bouizar Z, Spyratos F, Deytieux S, Vernejoul MC de, Jullienne A (1993) Polymerase chain reaction analysis of parathyroid hormone-related protein gene expression in breast cancer patients and occurrence of bone metastases. Cancer Res 53:5076–5078
8. Powell GJ, Southby J, Danks JA, Stillwell RG, Hayman JA, Henderson MA, Bennett RC, Martin TJ (1991) Localization of parathyroid hormone-related protein in breast cancer metastases: increased incidence in bone compared with other sites. Cancer Res 51:3059–3061
9. Saiki RK, Gelfand DH, Stoffel S, Scharf SJ, Higuchi R, Horn GT, Mullis KB, Erlich HA (1988) Primer-directed enzymatic amplification of DNA with a thermostable DNA polymerase. Science 239:487–491
10. Sanger F, Nicklen S, Coulson AR (1977) DNA sequencing with chain-terminating inhibitors. Proc Natl Acad Sci USA 74:5463–5467

Die Transfektion follikulärer Schilddrüsencarcinomzellen mit humanem TSH-Rezeptor verändert Wachstum, Invasion und Adhäsion

TSH-transfection effects growth, invasion and adhesion of follicular thyroid cancer cells

T. Hoelting[1], Q.Y. Duh*, O.H. Clark*, Ch. Herfarth

Chirurgische Universitätskliniken Heidelberg, und * San Francisco, Kalifornien, USA

Einleitung

Thyreotropin (TSH) gilt als der klassische Faktor für Wachstum und Funktion differenzierter Schilddrüsenzellen. Der klinische Einsatz von Thyroxin supprimiert die TSH-Expression und senkt so theoretisch das Rezidivrisiko differenzierter Schilddrüsencarcinome [1]. Diese Maßnahme ist zwar etablierter Bestandteil im Therapiekonzept differenzierter Schilddrüsencarcinome, beruht aber letztendlich lediglich auf empirischen Beobachtungen. Ziel der vorliegenden Studie war, den Effekt einer Transfektion des humanen TSH-Rezeptors (TSHr) auf Invasion, Wachstum und Adhäsion follikulärer Schilddrüsencarcinomzellen (FTC) zu analysieren.

Methodik

Das Tumormodell ist etabliert [2] und beinhaltet kurz zusammengefaßt drei follikuläre Schilddrüsencarcinom (FTC)-Zellinien von einem Patienten (FTC133: Primärtumor; FTC236: Lymphknoten- und FTC238: Lungenmetastase). Die Zellen wurden in serumfreiem, chemisch definiertem Medium (H5) kultiviert. Die Transfektion der FTC-Zellen mit humaner TSH-Rezeptor cDNA (TSHr) erfolgte nach der Lipofektion-Methode. *Das Zellwachstum* wurde mit der MTT-Tetrazolium-Methode (kolorimetrische Messung) bestimmt. *Die Invasion* war die Fähigkeit der Tumorzelle, Polycarbonat-Membranen mit 8 µm großen Poren, die mit rekonstruierter Basalmembran (Matrigel) beschichtet waren, in 72 Stunden zu durchdringen. *Die Adhäsion* der Zellen an Komponenten der extrazellulären Matrix (ECM) – Kollagen I, Kollagen IV, Fibronektin, Laminin und Matrigel – wurde gleichfalls via MTT-Assays untersucht.

Ergebnisse

Die parentalen Zellen exprimieren keinen TSHr und wachsen unabhängig von TSH. Sie besitzen jedoch differenzierte follikuläre Funktionen, exprimieren Thyreoglobu-

Tabelle 1. Wachstum, Invasion und Adhäsion TSHr-transfizierter FTC im Vergleich zu parentalen Zellen

	Wachstum	Invasion	Adhäsion	
			Koll IV	Fibronektin
FTC-TSHr 133	− 53%	− 49%	+ 38%	+ 35%
FTC-TSHr 236	− 47%	− 56%	+ 41%	+ 37%
FTC-TSHr 238	− 50%	− 54%	+ 30%	+ 31%

lin und können durch TSH stimuliert werden [3]. Alle transfizierten FTC exprimierten TSHr-mRNA.

Nach TSHr-Transfektion waren Wachstum und Invasion unstimulierter FTC im Vergleich zu den parentalen Zellen deutlich inhibiert. Sowohl die Zellinien des Primärtumors wie auch der Metastasen wiesen eine durchschnittlich um die Hälfte reduzierte Proliferation und Invasionskapazität auf ($p < 0{,}001$) (Tabelle 1). Die Adhäsion aller parentalen und transfizierten FTC wurde präferentiell durch Kollagen IV und Fibronektin stimuliert. FTC-TSHr demonstrierten im Vergleich zu den parentalen Zellen eine um ca. 30–40% signifikant gesteigerte Adhärenz (Tabelle 1; $p < 0{,}001$).

Diskussion

Klinische Beobachtungen unterstreichen den Stellenwert einer postoperativen TSH-Suppressionsbehandlung bei differenzierten Schilddrüsencarcinomen. Mazzaferri et al. (1977) zeigten, daß Patienten mit papillären Schilddrüsencarcinomen nach TSH-Suppression eine kumulierte Rezidivrate von weniger als 20% aufwiesen gegenüber mehr als 40% Rezidiven bei Patienten, die keine Hormonsubstitution erhielten ($p < 0{,}0001$) [8]. TSH stimuliert Wachstum und Funktion der Thyreozyten via Erhöhung der intrazellulären cAMP. Die Untersuchungen von Siperstein et al. (1988) unterstützen die Theorie, daß eine TSH-induzierte Über- oder Dauerstimulation von cAMP und konsekutiv der Adenylat Cyklase (AC) das Wachstum auch maligner Schilddrüsentumoren fördert. Sie fanden eine gesteigerte AC-Aktivität in Adenomen und Carcinomen verglichen mit normalen Geweben der Schilddrüse [9].

In früheren Studien konnten wir demonstrieren, daß die FTC-Zellinien eine dosisabhängige biphasische Reaktion auf die TSH-Behandlung zeigten. Wachstum und Invasion wurden durch geringe TSH-Konzentrationen stimuliert, während hohe Konzentrationen von TSH zur Hemmung dieser Zielgrößen führten [7]. Die vermehrte Expression des humanen TSH-Rezeptors nach Transfektion der follikulären Schilddrüsencarcinom-Zellen korrelierte in dieser vorliegenden Studie nun mit einer erheblichen und statistisch signifikanten Reduktion des malignen Wachstums- und Invasionspotentials der Tumorzellen. Während wir in früheren Untersuchungen eine deutlich verminderte Sensitivität der beiden metastatischen Zellinien auf die Effekte unterschiedlicher stimulierender und inhibierender Wachstumsfaktoren festgestellt hatten [4–7], zeigten nun alle Linien eine vergleichbar reduzierte „maligne Potenz" in Bezug auf die untersuchten Zielgrößen Wachstum, Invasion und Adhäsion.

Diese Daten unterstreichen die Theorie, daß Wachstum und metabolische Aktivität wenig differenzierter Schilddrüsencarcinome weitgehend unabhängig von TSH sind, während benigne Adenome und differenzierte Carcinome weiterhin einer Kontrolle durch TSH unterliegen. Schlußfolgernd bestätigen diese Ergebnisse den Stellenwert einer TSH-Suppressionstherapie bei differenzierten Schilddrüsencarcinomen.

Zusammenfassung

Thyreotropin (TSH) ist der klassische Stimulator der Funktion differenzierter Schilddrüsenzellen. Der klinische Einsatz von Thyroxin supprimiert die TSH-Expression und senkt so das Rezidivrisiko differenzierter Schilddrüsencarcinome. Ziel der vorliegenden Studie war, den Effekt einer Transfektion des humanen TSH-Rezeptors (TSHr) auf Invasion, Wachstum und Adhäsion follikulärer Schilddrüsencarcinomzellen (FTC) zu analysieren. Die parentalen Zellen exprimieren keinen TSHr und wachsen unabhängig von TSH. Sie besitzen jedoch differenzierte follikuläre Funktionen, exprimieren Thyreoglobulin und können durch TSH stimuliert werden. Meßgrößen waren Wachstum, Invasion und Adhäsion der transfizierten Tumorzellen (FTC-TSHr) im Vergleich zu den parentalen FTC. Alle transfizierten FTC exprimierten TSHr-mRNA. Nach TSHr-Transfektion waren Wachstum und Invasion unstimulierter FTC im Vergleich zu den parentalen Zellen deutlich inhibiert (p < 0,001). Die Adhäsion aller FTC wurde präferentiell durch Kollagen IV und Fibronektin stimuliert. FTC-TSHr demonstrierten im Vergleich zu den parentalen Zellen eine signifikant gesteigerte Adhärenz (p < 0,001). Diese *in vitro* Daten unterstreichen die essentielle Rolle des TSH-Rezeptors als wesentliche Regelgröße von Wachstum und Funktionen der menschlichen Schilddrüse.

Summary

TSH is the classic stimulator of thyroid cell function. Clinically, treatment with thyroxin to suppress TSH decreased the risk of thyroid cancer recurrence and improved patient survival. This study analyzed the effect of stably transfected human TSH receptor cDNA in an established model of metastatic follicular thyroid cancer cells (FC) compared to wild type FTC. Wild type FTC lack TSH receptors and do not depend on TSH for growth. However, they contain thyroglobulin, have intact thyroid functions and response to TSH.

We tested growth, invasion, and adhesion of transfected tumor cells (FTC-TSHr) compared to parental cells. All transfected FTC-TSHr expressed TSHr mRNA. Compared to wild type cells invasion and growth of TSHr-transfected FTC were significantly inhibited (p < 0.001). All FTC adhered best to collagen IV and fibronectin. Compared to parental cells adhesion of unstimulated FTC-TSHr was significantly enhanced (p < 0.001). These in vitro data underline the important role of the human TSH receptor as the main regulator of thyroid growth and functions.

284

Literatur

1. Clark OH (1981) TSH suppression in the management of thyroid nodules and thyroid cancer. World J Surg 5:39–47
2. Demeure MJ, Damsky CH, Elfman F, Goretzki PE, Wong MG, Clark OH (1992) Invasion by cultured human follicular thyroid cancer correlates with increased beta1 integrins and production of proteases. World J Surg 16:770–776
3. Goretzki PE, Frilling A, Simon D (1989) Growth regulation of human thyrocytes by thyrotropin, cyclic adenosin monophosphate, epidermal growth factor and insulin-like growth factor. In: Goretzki PE, Roeher HD (eds) Growth regulation of thyroid gland and thyroid tumors. Karger, Basel 18:56–80
4. Hoelting Th, Siperstein AE, Clark OH, Duh QY (1994) Epidermal growth factor enhances proliferation, migration and invasion in follicular and papillary thyroid cancer in vitro and in vivo. J Clin Endocrinol Metab 79:401–408
5. Hoelting Th, Siperstein AE, Duh QY, Clark OH (1995) EGF- and TGF alpha-stimulated invasion and growth of follicular thyroid cancer cells can be blocked by antagonism to the EGF receptor and the tyrosine kinase in vitro. Eur J Endocrinol 132:229–235
6. Hoelting Th, Zielke A, Siperstein AE, Clark OH, Duh Q (1994) Transforming growth factor beta 1 is a negative regulator for differentiated thyroid cancer: Studies of growth, migration, invasion, and adhesion in follicular and papillary thyroid cancer cell lines. J Clin Endocrinol Metab 79:806–813
7. Hoelting Th, Tezelman S, Zielke A et al. (1993) TSH stimulates invasion and growth of follicular and papillary thyroid cancer cells at low concentrations and inhibits them at high concentrations. Thyroid 3:43
8. Mazzaferri EL, Young RL, Oertel JE, Kammerer WT, Page CP (1977) Papillary thyroid carcinoma: the impact of therapy in 576 patients. Medicine 56:171–178
9. Siperstein AE, Zeng QH, Gum ET, Levin KE, Clark OH (1988) Adenylate cyclase activity as a predictor of thyroid tumor aggressiveness. World J Surg 12:528–533

Korrespondenzadresse: PD Dr. Thomas Hoelting, Chirurgische Universitätsklinik, Im Neuenheimer Feld 110, 69120 Heidelberg, Germany, Telefon (06221) 566202, Fax (06221) 565450

Etablierung eines humanen Neuroblastomtiermodells zur Entwicklung adjuvanter Therapieverfahren und zum Studium der Metastasierung

Establishment of a human neuroblastoma animal model for the development of adjuvant therapy concepts and the investigation of the metastatic cascade

S. Engler, C. Thiel, K. David*, H. Juhl

Klinik für Allgemeine Chirurgie und Thoraxchirurgie (Direktor: Prof. Dr. B. Kremer), Christian-Albrechts-Universität, D-24105 Kiel und *Abteilung f. Biochemie und Molekularbiologie, Universität Hamburg, D-20146 Hamburg

Einleitung

Neuroblastome sind die häufigsten soliden Tumore im Kindesalter. Da die überwiegende Zahl der Kinder bei Diagnosestellung an einem fortgeschrittenen Tumor leidet (Stadium III–IV), ist die Prognose sehr schlecht, obgleich Spontanremissionen auch im Stadium IV nicht selten beobachtet werden. Die meisten Kinder versterben an einer Metastasierung, die in der Regel in der Leber und im Knochen auftritt [1]. Eine Heilung kann gegenwärtig nur von der chirurgischen Therapie erhofft werden, da sowohl strahlen- als auch chemotherapeutische Verfahren keinen nennenswerten curativen Effekt zeigen. Aus diesem Grund konzentrieren sich die klinisch-wissenschaftlichen Bemühungen auf die Entwicklung neuer adjuvanter Therapieverfahren, die zum Ziel haben, postoperativ verbliebene disseminierte Neuroblastomzellen und Mikrometastasen anzugreifen und so einer Metastasierung frühzeitig entgegenzuwirken.

In diesem Zusammenhang sind insbesondere immuntherapeutische Verfahren von Interesse. So konnte gezeigt werden, daß ein Cocktail von verschiedenen monoklonalen Antikörper – Cobra Venom Faktor Konjugaten, die gegen Membranantigene von humanen Neuroblastomzellen gerichtet sind, über eine Aktivierung von Komplement die Tumorzellen zu 100% spezifisch eliminieren [2]. Weiterhin wurden kürzlich natürlicherweise vorkommende humane zytotoxische IgM-Antikörper entdeckt, die effizient etablierte, subcutan wachsende, humane Neuroblastome in der Nacktratte zur Remission bringen. Die Wirkungsweise dieser Antikörper beruht auf der Aktivierung von Komplement und auf einer direkten Induktion der Apoptose [3].

Für die Evaluierung dieser immuntherapeutischen Verfahren haben wir in der vorliegenden Arbeit ein Tiermodell entwickelt und charakterisiert. Das Ziel war dabei, ein Neuroblastom-Metastasierungsmodell zu etablieren, das die klinische Situation möglichst genau widerspiegelt. Als Versuchstier haben wir Nacktratten ausgewählt, da das Komplementsystem dieser Tiere im Gegensatz zum Maus-Komplement dem menschlichen Komplementsystem funktionell eng verwandt ist [4]. Zudem erlaubt die Größe der Tiere die zuverlässige Durchführung operativer Manipulationen.

Methoden

Tiermodell: In Rompun/Ketanest-Narkose wurden Nacktratten (rnu/rnu, Harlan-Winkelmann, Borchen) laparotomiert. 10^7 humane LAN-1 Neuroblastomzellen wurden unmittelbar unterhalb des Zwerchfells intraaortal injiziert. Zur Bestimmung des Tumorwachstums wurde in wöchentlichem Abstand mittels retroorbitaler Punktion Blut zur NSE-Bestimmung entnommen. Weiterhin erfolgte nach 3 und 5 Wochen eine explorative Laparotomie.

Analytik: Nach 5 Wochen wurden die Tiere getötet. Nebennieren, Leber, Femurknochen, Lunge, Nieren und Milz wurden entnommen. Je Organ wurden Kryostatschnitte aus zwei unterschiedlichen Regionen hergestellt. Eine histologische Untersuchung erfolgte nach HE-Färbung. Zur immunhistochemischen Detektion von Mikrometastasen wurden monoklonale Antikörper gegen NB 84 (Firma DAKO, DK-Glostrup) und GD2-Antigen (BW 704, Firma Behringwerke, D-Marburg/Lahn) verwendet. Makroskopisch sichtbare Tumore und Mikrometastasen wurden bezüglich der Expression von p53 (Firma DAKO, DK-Glostrup), bcl-2 (Firma Boehringer, D-Mannheim), Fas-Rezeptor (Firma Immunotech, F-Marseille) und Fas-Ligand (Firma Alexis Corp., D-Grünberg) analysiert. Weiterhin erfolgte die Bestimmung des Proliferationsindex (MIB-1 Antikörper, Dianova, D-Hamburg) und der Apoptoserate (TUNEL-Test, Firma Oncor, USA-Gaithersburg).

Ergebnisse

Während nach 3 Wochen noch keine eindeutigen Tumore intraabdominell gesehen werden konnten, hatten nach 5 Wochen 100% der Tiere (6/6) große (0,5–3 cm), teils infiltrativ in die Nachbarorgane wachsende Tumore in den Nebennieren. Weitere Absiedlungen konnten makroskopisch nicht gefunden werden. Der NSE-Wert lag vor der Zellinjektion unterhalb des Meßbereichs (< 0,4 ng/ml), nach 3 Wochen bei 11 ng/ml (+ bzw. – 1 ng/ml) und stieg dann zum Versuchsende auf 136 ng/ml (+ bzw. – 50 ng/ml) an. Diffuse Mikrometastasen (1–2 mm im Durchmesser) wurden bei drei Ratten in der Leber (50%) und bei vier im Femur (60%) gefunden. Im Nebennierentumor und in den Metastasen zeigte sich ein Proliferationsindex von 80%. Die Apoptoserate betrug im Nebennierentumor 5%, in Leber- und Knochenmetastasen hingegen 50–60% und könnte damit den Größenunterschied erklären. Es fand sich kein Unterschied bei der Expression von p53, Fas-Rezeptor, Fas-Ligand und bcl-2 Oncoprotein.

Diskussion

Mit der vorliegenden Arbeit wurde ein Metastasierungsmodell für humane Neuroblastome etabliert und charakterisiert. Interessanterweise kam es nach intraaortaler Injektion der LAN-1 Zellen zur Entwicklung eines Neuroblastoms, dessen Erscheinungsbild der klinischen Situation im Stadium IV der Erkrankung sehr nahe kommt. Wie im klinischen Erscheinungsbild fand sich ein sehr großer, lokaler Nebennierentumor, dem kleine Metastasen in der Leber und im Knochen gegenüberstehen. Da Komplement in Nacktratten-Serum in Analogie zu humanem Serum mit Antikörpern reagiert [4] ist dieses Modell besonders geeignet um immuntherapeutische adjuvante Verfahren zu erproben. Im Vordergrund unserer gegenwärtigen Untersuchungen steht dabei die Applikation natürlicher, humaner, zytotoxischer IgM-Antikörper, die einen für die klinische Erprobung vielversprechenden Ansatz bilden [3].

In überraschender Weise erlaubt dieses Modell aber auch Untersuchungen zur Metastasierung von Neuroblastomen. Es ist naheliegend, daß die großen Nebennierentumore sich aufgrund besonders günstiger Wachstumsbedingungen im Nebennierenstroma ausbilden können, wohingegen sich trotz primär gleicher Zelldichte weitere Tumore nur in Form von Mikrometastasen in der Leber und im Femur nachweisen ließen. Die hohe Apoptoserate bei gleichem Proliferationsindex deutet daraufhin, daß in der Leber bzw. im Knochen bereits ungünstigere Wachstumsbedingungen vorliegen als in der Nebenniere, diese aber noch ausreichend sind um eine Metastasenbildung zu ermöglichen. Die Isolierung von Faktoren, die für dieses unterschiedliche Zellverhalten verantwortlich sind, würde möglicherweise auch einen Ansatzpunkt für neue Therapieverfahren bilden.

Zusammenfassung

Mit dieser Arbeit wird ein neues Neuroblastomtiermodell vorgestellt, daß über eine hohe Analogie zum klinischen Bild fortgeschrittener Neuroblastome verfügt und daher für die Entwicklung neuer adjuvanter Therapieverfahren geeignet ist. Nacktratten wurden 10^7 LAN-1 Neuroblastomzellen intraaortal injiziert. Es bildeten sich bei 6/6 Ratten große (0,5 – 3 cm), teils infiltrativ in die Nachbarorgane wachsende Tumore in den Nebennieren. Diffuse Mikrometastasen (1 – 2 mm im Durchmesser) wurden bei drei Ratten in der Leber und bei vier Ratten im Femur gefunden. Die Metastasenhäufigkeit bzw. -lokalisation und die Beobachtung, daß einem großen Nebennierentumor kleine, diffuse Leber- und Knochenmetastasen gegenüberstehen, entspricht dem klinischen Bild fortgeschrittener Neuroblastome. Im Nebennierentumor und in den Metastasen zeigte sich ein Proliferationsindex von 80%. Die Apoptoserate betrug im Nebenierentumor 5%, in Leber- und Knochenmetastasen hingegen 50 – 60% und könnte damit den Größenunterschied erklären. Es fand sich kein Unterschied bei der Expression von p53, Fas-Rezeptor, Fas-Ligand und bcl-2 Oncoprotein. Die Beobachtung einer unterschiedlichen Apoptoserate in Nebenniere und Leber bzw. Knochen bietet einen interessanten Ansatz zum Studium der für das „Angehen" und Wachstum von Tumorzellen verantwortlichen Faktoren.

Summary

We developed a human neuroblastoma animal model in nude rats, which shows high analogy to clinical stage IV disease. 10^7 LAN-1 human neuroblastoma cells were injected in the aorta of nude rats (rnu/rnu). After 5 weeks 6/6 rats developed invasive tumors in the adrenal gland (0,5 – 3 cm). Micrometastases (1 – 2 mm) were found in the liver (3 of 6 rats) and the femur (4 of 6 rats). This observation corresponds to the typical clinical finding of advanced neuroblastoma in the adrenal gland and small diffuse liver/bone metastases. A proliferation index of 80% was found in adrenal gland tumors and micrometastases. However, the number of apoptotic cells was different (5% and 50%, respectively). This animal model in nude rats can be used to evaluate the potential of new immunotherapeutic concepts with cytotoxic antibodies and to study the developement of metastases.

Literatur

1. Berthold F (1994) Neuroblastom; Monatsschr Kinderheilkd, 142:296–310
2. Juhl H, Petrella EC, Cheung N-KV, Bredehorst R, Vogel C-W. Additive cytotoxicity of different monoclonal antibody-cobra venom factor conjugates to human neuroblastoma cells; Immunobiology, in press
3. David K, Ollert M, Juhl H, Vollmert C, Ertmann R, Vogel C-W, Bredehorst R (1996) Growth arrest of solid neuroblastoma in nude rats by natural IgM from healthy humans; Nature Med 2:686–688
4. Juhl H, Petrella EC, Cheung N-KV, Bredehorst R, Vogel C-W (1990) Complement killing of human neuroblastoma cells: A cytotoxic monoclonal antibody and its F(ab')$_2$-CVF conjugate are equally cytotoxic; Molecular Immunology, 27(10):957–964

Korrespondenzadresse: Dr. med. Sylvia Engler, Klinik für Allgemeine Chirurgie und Thoraxchirurgie der Christian-Albrechts-Universität, Arnold-Heller-Str. 7, D-24105 Kiel

Expression von polysialyliertem NCAM auf Neuroblastomen unterschiedlicher Histologie und klinischer Stadien

Expression of NCAM polysialic acid in neuroblastomas of different histological grade and stage

S. Glüer, M. Zense, E. Radtke und D. von Schweinitz

Kinderchirurgische Klinik, Medizinische Hochschule Hannover

Einleitung

Polysialyliertes NCAM (PSA-NCAM) ist eine dynamisch regulierte posttranslationell modifizierte Form des neuralen Zelladhäsionsmoleküls (NACM), die fast ausschließlich während der Embryonalentwicklung zu finden ist [1]. Postnatal ist die Expression von PSA-NCAM normalerweise auf wenige neuronale Bereiche anhaltender Plastizität und regenerierendes Nervengewebe beschränkt [2, 3]. Die Polysialylierung verändert die Bindungseigenschaften von NCAM und beeinflußt durch eine Vergrößerung des Interzellulärraumes auch die Bindungseigenschaften anderer Adhäsionsmoleküle [4]. PSA-NCAM ist nicht ausschließlich zellmembranständig, sondern erscheint auch im Serum, wo es quantitativ nachgewiesen werden kann [5].

Das Neuroblastom ist der häufigste solide Tumor im Kindesalter und ist durch einige außerordentliche Charakteristika, wie z.B. die Fähigkeit zur Ausreifung in das prognostisch günstige Ganglioneuroblastom gekennzeichnet. Tumorzellen unreifer Neuroblastome, die große Ähnlichkeiten zu embryonalen sympathischen Neuroblasten aufweisen, reexprimieren PSA-NCAM auf ihrer Oberfläche. Um die Bedeutung dieses Moleküls für die Biologie des Neuroblastoms zu evaluieren, haben wir die Expression von PSA-NCAM in 30 Proben von 26 Kindern mit Neuroblastomen unterschiedlicher Histologie untersucht und mit klinischen Parametern wie Stadium, Tumormarkern und Verlauf der Erkrankung korreliert. Parallel wurde bei 19 Kindern die Konzentration von PSA-NCAM im Serum bestimmt.

Methodik

Im Rahmen einer Tumorresektion oder Probebiopsie wurde nach Entnahme von repräsentativem Material für die konventionelle Histologie verbliebenes Gewebe möglichst rasch in flüssigem Stickstoff sckockgefroren und bei $-80\,°C$ gelagert. Von den Proben wurden bei $-25\,°C$ Gefrierschnitte von 5 µm Stärke angefertigt, fixiert und bei Raumtemperatur Immunfärbungen mit der alkalischen Phosphatase anti-alkalische Phosphatase Reaktion (APAAP) [6] durchgeführt. Neben einer Reihe von Kontrollantikörpern wurden monoklonale Antikörper gegen Polysialinsäure (mAb 735) [7] und gegen NCAM (mAb UJ13A) [8] verwendet. Die Auswertung erfolgte mikroskopisch und semiquantitativ, wobei die Anzahl der gefärbten Zellen im Verhältnis der Gesamtzahl der Tumorzellen beurteilt wurden.

Die Blutentnahme, für die, ebenso wie für die Asservierung von Gewebeproben, ein informelles Einverständnis der Eltern vorlag, erfolgte ausschließlich im Rahmen von Routineabnahmen oder beim Legen von venösen Verweilkanülen. Die Proben wurden unmittelbar nach der Entnahme zentrifugiert, abgesert und bei –80 °C gelagert. Die Messung der PSA-NCAM Serumkonzentration erfolgte mittels eines spezifischen Chemilumineszenz-Immunoassays der Firma Behring [5]. Bei diesem Assay dient der mAb 735, der hochspezifisch Polysialinsäure erkennt und bindet, als „Fänger", die Detektion des gebundenen PSA-NCAM erfolgt dann über einen zweiten, markierten anti-NCAM Antikörper (mAb BW SCLC-1). Die Serumkonzentration wird in kU/l angegeben.

Ergebnisse

Die Ergebnisse sind in Tabelle 1 zusammengefaßt: Histologisch undifferenzierte Neuroblastome und Präparate von Metastasen bei klinisch fortgeschrittenen Stadien zeigen eine hohe Expression von PSA-NCAM, während die mehr differenzierten Ganglioneuroblastome wenig oder keine Expression aufwiesen. Parallel dazu hatten Kinder mit undifferenzierten klinisch fortgeschrittenen Tumoren hohe PSA-NCAM Serumspiegel, während Kinder mit differenzierten Ganglioneuroblastomen und niedrigen klinischen Stadien normale Serumspiegel aufwiesen. Die Expression von PSA-NCAM auf den Tumorzellen und die Höhe der Serumspiegel zeigen eine positive Korrelation zur Ausprägung anderer Tumormarker wie MYCN-Expression, Serumspiegel für Neuron-Spezifische Enolase (NSE), LDH und Katecholamin-Ausscheidung im Urin.

Während einer erfolgreichen Therapie fielen hohe Serumspiegel in den Normalbereich ab und blieben im weiteren Verlauf normal (< 60 kU/l). Kinder mit initial normalen Serumwerten wiesen während der nachfolgenden Beobachtungszeit immer

Tabelle 1

Histologie (nach [9])	Stadium (nach [10])	Anzahl Patienten	hohe Expression von PSA-NCAM*	hoher PSA-NCAM Serumspiegel*
Neuroblastom	4	6	5/5	4/4
Neuroblastom	3	4	4/4	2/2
Neuroblastom	2	1	1/1	1/1
Neuroblastom	1	6	4/6	2/5
Ganglioneurobl	3	2	1/2	1/1
Ganglioneurobl	2	1	0/1	1/1
Ganglioneurobl	1	7	0/7	0/5

* Angabe in Patienten/untersuchte Patienten. Durch fehlende Werte sind die Zahlen nicht einheitlich.

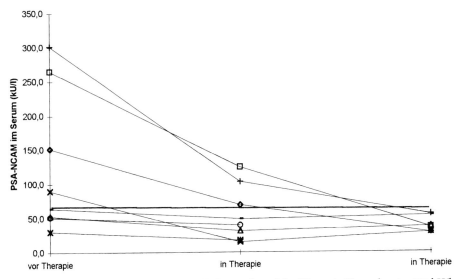

Abb. 1. PSA-NCAM Serumspiegel von 8 Kindern während der Therapie. Normalwerte < 60 kU/l liegen unterhalb der eingezeichneten Linie

Normalwerte auf (Abb. 1). Parallel dazu war in der Immunhistochemie von Präparaten nach Chemotherapie die Expression von PSA-NCAM deutlich reduziert oder nicht mehr vorhanden.

Zusammenfassung

In der vorliegenden Arbeit zeigen wir, daß die Expression der polysialylierten Form des neuralen Zelladhäsionsmoleküls (NCAM) auf der Tumorzell-Oberfläche und im Serum von Kindern mit Neuroblastomen mit deren histologischer Differenzierung, klinischem Stadium, anderen Tumormarkern und Verlauf korreliert. Unsere Untersuchungen weisen zusammenfassend darauf hin, daß PSA-NCAM die Malignität und Metastasierungseigenschaften von Neuroblastomzellen erhöht. Da die Höhe des Serumspiegels Aufschluß über die Masse an PSA-NCAM positiven Tumorzellen gibt, folgern wir, daß PSA-NCAM ein geeigneter neuer diagnostischer und prognostischer Tumormarker für das Neuroblastom ist.

Summary

We studied the expression of the polysialylated form of the neural cell adhesion molecule (PSA-NCAM) on the surface of tumor cells and in the serum of 26 patients with neuroblastoma of different histological grades and clinical stages. For both methods, immunohistochemistry and chemiluminescence immunoassay, the plysialic acid specific monoclonal antibody 735 was used. We show that the expression of this NCAM form correlates with the histological differentiation, stage, other tumor markers and course of disease. PSA-NCAM expression seems to enhance the malignancy of neuroblastoma cells and their tendency to metastasise. Since PSA-NCAM serum concentrations correlate to the amount of PSA-NCAM positive tumor cells, we conclude that PSA-NCAM is a new useful diagnostic and prognostic marker for childhood neuroblastoma.

Literatur

1. Rutishauser U, Acheson A, Hall AK, Mann DM, Sunshine J (1988) The neural cell adhesion molecule (NCAM) as a regulator of cell-cell interactions. Science 240:53–57
2. Rothbard JB, Brackenbury R, Cunningham BA, Edelman GM (1982) Differences in the carbohydrate structures of neural cell-adhesion molecules from adult and embryonic chicken brains. J Biol Chem 257:11064–11069
3. Daniloff JK, Levi G, Grumet M, Rieger F, Edelman GM (1986) Altered expression of neuronal cell adhesion molecules induced by nerve injury and repair. J Cell Biol 103:929–945
4. Yang P, Yin X, Rutishauser U (1992) Intercellular space is affected by the polysilic acid content of NCAM. J Cell Biol 116:1487–1496
5. Takamatsu K, Auerbach B, Gerady Schahn R, Eckhardt M, Jaques G, Madry N (1994) Characterization of tumor-associated neural cell adhesion molecule in human serum. Cancer Res 54:2598–2603
6. Cordell JL, Falini B, Erber WN, Ghosh AK, Abdulaziz Z, MacDonald S, Pulford KA, Stein H, Mason DY (1984) Immunoenzymatic labeling of monoclonal antibodies using immune complexes of alkaline phosphatase and momoclonal ante-alkaline phosphatase (APAAP complexes). J Histochem Cytochem 32:219–229
7. Frosch M, Gorgen I, Boulnois GJ, Timmis KN, Bitter Suermann D (1985) NZB mouse system for production of monoclonal antibodies to weak bacterial antigens: isolation of an IgG antibody to the polysaccharide capsules of Escherichia coli K1 and group B menigococci. Proc Natl Acad Sci USA 82:1194–1198
8. Patel K, Rosell RJ, Bourne S, Moore SE, Walsh FS, Kemshead JT (1989) Monoclonal antibody UJ13A recognizes the neural cell adhesion molecule (NCAM). Int J Cancer 44:1062–1068
9. Hughes M, Marsden HB, Palmer MK (1974) Histologic patterns of neuroblastoma related to prognosis and clinical staging. Cancer 34:1706–1711
10. Brodeur GM, Seeger RC, Barrett A, Berthold F, Castleberry RP, D'Angio G, De Bernardi B, Evans EA, Favrot M, Freeman Al et al. (1988) international criteria for diagnosis, staging, and response to treatment in patients with neuroblastoma [see comments]. J Clin Oncol 6:1874–1881

Korrespondenzadresse: Dr. Sylvia Glüer, Kinderchirurgische Klinik, Medizinische Hochschule Hannover, D-30623 Hannover, Telefon (0511) 5329060
e-mail: Glueer.Sylvia@MH-Hannover.de

Molekulare Diagnostik und klinische Konsequenzen bei Familien mit HNPCC-Syndrom

Molecular diagnostics and clinical consequence in families with HNPCC syndrome

S. Pistorius, J. Plaschke[1], Ch. Kruppa[1], J. Rüschoff[2], M. Nagel, H.-D. Saeger, H. K. Schackert[1]

Klinik für Viszeral-, Thorax- und Gefäßchirurgie
[1] Abteilung Chirurgische Forschung Universitätsklinikum Carl Gustav Carus der TU Dresden, Fetscherstr. 74, 01307 Dresden
[2] Institut für Pathologie, Universität Regensburg, Franz-Josef-Strauß-Allee 11, 93042 Regensburg

Key words: HNPCC – molecular diagnosis – mutation analysis – clinical implications

Zusammenfassung

Die molekulare Diagnostik in Familien mit HNPCC-Syndrom hat klinische Konsequenzen sowohl für Erkrankte und asymptomatische Genträger als auch für Nichtgenträger. Wir nahmen 13 Familien, von denen acht die Amsterdam-Kriterien komplett und weitere drei partiell erfüllten, in unser Vorsorgeprogramm für hereditäre Tumorerkrankungen auf. Zwei Indexpersonen waren jünger als 35 Jahre. Instabilitäten in mindestens 50% der 10 untersuchten Mikrosatellitenmarker fanden sich im Tumor der Indexpatienten aller Familien. Die immunhistochemische Untersuchung der Tumorschnitte mit Antikörpern gegen *hMLH1*- bzw. *hMSH2*-Proteine wurde bei einem Teil der Tumoren durchgeführt und ermöglichte die Identifizierung des betroffenen Gens, das im Tumor nicht exprimiert wird. Bei allen Indexpatienten wurden die codierenden Bereiche der Mismatchrepairgene *hMLH1* und *hMSH2* mittels PCR amplifiziert und sequenziert. In neun Fällen konnte die mit der Tumorgenese ursächlich assoziierte Keimbahnmutation, die in allen Fällen in einem verkürzten Protein resultiert, gefunden werden. Weiterhin wurden 21 Intron- und Exonpolymorphismen nachgewiesen. Seit dem 1. Juli 1997 führen wir in Zusammenarbeit mit dem Institut für Klinische Genetik eine Sprechstunde für hereditäre Tumorerkrankungen am Universitätsklinikum Carl Gustav Carus der TU Dresden durch. Betroffene Familien werden vor und nach der molekularen Diagnostik humangenetisch und chirurgisch beraten und über die Konsequenzen der Ergebnisse der molekularen Diagnostik aufgeklärt. Neben den 13 Indexpersonen wurden bei drei asymptomatischen Trägern der ursächlichen Genmutation ein klinisches Vorsorgeprogramm entsprechend den Richtlinien der HNPCC-Studiengruppe Deutschland eingeleitet. Acht Angehörige verschiedener Familien konnten nach molekularer Diagnostik als Nichtgenträger identifiziert und aus dem Vorsorgeprogramm entlassen werden.

Summary

Thirteen families were included in our HNPCC surveillance program, eight of which met strict and three incomplete Amsterdam criteria. Two index patients were younger than 35 years of age. Tumors of all index persons showed microsatellite instabilities in at least 50% of the ten markers studied. Immunohistochemical analysis of tumor sections was performed using antibodies against *hMLH1* and *hMSH2* proteins in order to identify the mutated gene, which is not expressed in the tumor. Coding regions of *hMLH1* and *hMSH2* genes were amplified by PCR from genomic DNA and sequenced. In nine families pathogenetic mutations all resulting in a truncated protein, could be identified. Furthermore, 21 intron and exon polymorphisms were found. Since July 1997 we have offered surgical and genetic counseling to families with hereditary cancer syndromes in a special outpatient clinic. In addition to 13 index patients three asymptomatic gene carriers were included and eight noncarriers were excluded from the HNPCC surveillance program, as recommended by the HNPCC study group of Germany. Molecular diagnosis has considerable clinical implication in hereditary nonpolyposis colorectal cancer (HNPCC) families with respect to family members who actually have the disease as well as gene carriers and noncarriers.

Einleitung und Ziel der Studie

Ungefähr 5% der kolorektalen Karzinome werden auf das HNPCC-Syndrom, eine autosomal-dominant vererbte Erkrankung, die durch hochpenetrante Keimbahnmutationen verursacht wird, zurückgeführt. Bislang wurden Mutationen in fünf Mismatch Repair Genen beschrieben, wobei Mutationen in *hMLH1* und *hMSH2* bei über 60% der HNPCC-Patienten zu finden sind [6, 8]. Das Erkrankungsrisiko bei Genträgern für ein kolorektales Karzinom oder HNPCC-assoziierte Tumoren (Endometriumkarzinom, Karzinom der ableitenden Harnwege, Karzinome des Gastrointestinaltraktes, Pankreaskarzinom) wird mit 70%–90% angegeben [2, 7, 10]. Die molekulare Diagnostik ermöglicht es in vielen Fällen, die molekulare Ursache der Erkrankung zu finden und innerhalb der Gruppe von Risikopersonen einer Familie Genträger und Nichtgenträger zu identifizieren. Dies hat Konsequenzen für das Vorsorgeprogramm und zukünftig eventuell für präventive chirurgische Maßnahmen [7, 9].

Ziel unserer Untersuchung war, bei klinisch und familienanamnestisch auffälligen Patienten nach chirurgischer und humangenetischer Beratung die molekulare Diagnostik nach einem von uns entwickelten Vorgehen bei den Familienmitgliedern durchzuführen. Weiterhin zeigen wir die klinische Konsequenz der molekularen Diagnostik auf, die die Träger der ursächlichen Genmutation in ein spezielles klinisches Vorsorgeprogramm eingliedert, nicht Betroffene aus diesem Programm ausschließt und somit ein unmittelbares Benefit für alle Familienangehörigen darstellt.

Patienten und Methoden

Es wurden insgesamt 13 Indexpersonen bzw. deren Familien rekrutiert, von denen acht die Amsterdam Kriterien komplett und drei inkomplett erfüllten. Zwei Indexpersonen waren jünger als 35 Jahre. Diese Indexpersonen stammen sowohl aus dem eigenen Krankengut als auch weiterer Kliniken bzw. Institute (Chirurgische Universitätskliniken Mainz, Göttingen und Halle, Frauenklinik der Universität Jena, Institut für Medizinische Genetik der Karls-Universität Prag). Bei diesen Patienten und deren Familienmitgliedern erfolgte im Rahmen eines genetischen Beratungsgespräches eine entsprechende Aufklärung mit Einverständniserklärung. DNA wurde aus Blutlymphozyten und bei den Indexpersonen auch aus tiefgefrorenem bzw. paraffineingebettetem Tumorgewebe isoliert (QIAamp Tissue Kit 1000, QIAGEN®). Die Tumorparaffinschnitte wurden immunhistochemisch mit Hilfe von Antikörpern gegen hMLH1-Proteine (Clone G 168–728 , 1 μg/ml PharMin-Gen®) und hMSH2-Proteine (0,5 μg/ml, Oncogene Sciences®) auf deren Expression hin untersucht (nach Mikrowellenbehandlung 4× über 4 min bei 900 W in 0,1 M Zitratpuffer). Bei der durchgeführten Mikrosatellitenanalyse zum Nachweis von Mikrosatelliteninstabilitäten wurden die Marker D3S1611, D3S1234, D3S1481, D2S123, D3S1312, 27AS, 26AS, D17S1322, D3S1300, D3S1313 eingesetzt. Die Zielsequenz von hMLH1 und hMSH2 wurde mittels PCR (Taq-Polymerase, Perkin Elmer®) unter Verwendung entsprechender Primer [4, 5] amplifiziert und die PCR-Produkte sequenziert (Thermo Sequenase fluorescent labelled primer cycle sequencing kit, Amersham®). Die Analyse und computergestützte Auswertung der Sequenzen erfolgte auf dem automatischen Sequenzierer A.L.F.express (Pharmacia Biotech®) unter Standardbedingungen. Die Ergebnisse der molekularen Diagnostik wurden den Untersuchten im Rahmen einer speziellen Sprechstunde für hereditäre Tumorerkrankungen mitgeteilt und die entsprechenden klinischen Konsequenzen eingeleitet.

Ergebnisse

In den Tumoren aller 13 untersuchten Indexpersonen fanden sich Mikrosatelliteninstabilitäten in mindestens 50 % der untersuchten 10 Mikrosatellitenmarker. In neun Familien konnte die mit der Tumorgenese ursächlich assoziierte Keimbahnmutation, die in allen Fällen in einem verkürzten Mismatch Repair Protein resultiert, gefunden werden. Es handelt sich dabei um vier Mutationen in hMLH1 und fünf Mutationen in hMSH2, die alle in einer zweiten Normalgewebeprobe bestätigt wurden. Drei asymptomatische Genträger wurden identifiziert und in das HNPCC Vorsorgeprogramm aufgenommen, wogegen acht identifizierte Nichtgenträger aus dem entsprechenden Programm entlassen wurden (siehe Tabelle 1). Die Familienangehörigen wurden im Rahmen einer Sprechstunde für hereditäre Tumorerkrankungen in Zusammenarbeit mit klinischen Genetikern beraten. Bei den asymptomatischen Trägern der ursächlichen Genmutation wurde ein klinisches Vorsorgeprogramm entsprechend den Richtlinien der HNPCC-Studiengruppe Deutschland eingeleitet, das eine Koloskopie alle zwei Jahre, Abdomen-Sonographie, Urinzytologie und endovaginale Sonographie beinhaltet. Nichtgenträger wurden aus dem Vorsorgeprogramm entlassen.

Tabelle 1

Fam.	Amsterdam-kriterien	Gen[1]	Untersuchte Familien-mitglieder[2]	In Vorsorge-programm eingegliedert	Aus Vorsorge-programm ausgeschlossen
1	++	hMLH1	2	1	x
2	++	hMSH2	4	2	2
3	++	hMLH1	6	3 (1)[3]	3
4	++	hMSH2	4	3 (2)[3]	1
5	+	hMSH2	4	3	1
6	++	hMLH1	3	2	1
7	+	hMLH1	1	1	–
8	++	hMSH2	1	1	–
9	++	hMSH2	1	1	–

++ Amsterdam-Kriterien komplett erfüllt.
+ Amsterdam-Kriterien inkomplett erfüllt.
[1] Alle Mutationen resultieren in einem verkürzten Mismatch Repair Protein.
[2] Darin enthalten ist jeweils eine Indexperson.
[3] In Klammern: davon asymptomatische Genträger.
x Verstorben.

Diskussion und Schlußfolgerung

Die präsymptomatische molekulare Diagnostik in Familien mit klinischem und familienanamnestischem Verdacht auf ein HNPCC-Syndrom bietet die Möglichkeit des Nachweises der ursächlich mit der Tumorgenese assoziierten Keimbahnmutation. Sie ist bei asymptomatischen Genträgern Grundlage für gezielte Vorsorgemaßnahmen. Unser Vorgehen mit direkter Sequenzierung von *hMLH1* und *hMSH2* ist durch eine hohe Sensitivität für die Identifizierung der ursächlichen Genmutation, besonders im Hinblick auf die Detektion von Punktmutationen gekennzeichnet [6, 8]. Die Einbindung asymptomatischer Genträger in das engmaschige klinische Vorsorgeprogramm ist die Basis für die Frühdiagnostik der Tumoren. Bei bereits erkrankten Genträgern hat das Programm durch die Ergänzung der bestehenden Nachsorgeuntersuchungen gleichzeitig eine prophylaktische Bedeutung. Andererseits können Familienmitglieder, die die Mutation nicht geerbt haben, von dem aufwendigen und für die Betreffenden belastenden HNPCC Vorsorgeprogramm ausgeschlossen werden.

Angesichts der gegenüber sporadischen kolorektalen Karzinomen besonders raschen Tumorprogression [3] und einer wesentlich höheren Rezidivrate [9] gibt es derzeit Überlegungen bezüglich einer präventiven chirurgischen Therapie bei HNPCC-Patienten mit nachgewiesener Keimbahnmutation in einem Mismatchrepairgen. Diskutiert werden die Durchführung einer subtotalen Kolektomie bereits beim Auftreten des ersten Kolonkarzinoms und die prophylaktische subtotale Kolektomie [7, 9]. Aufgrund der im Unterschied zur familiären adenomatösen Polyposis coli beim HNPCC-Syndrom noch nicht erkennbaren Genotyp-Phänotyp Korrelation und fehlender Erfahrung zu dieser Problematik erscheint zum gegenwärtigen Zeitpunkt eine prophylaktische subtotale Kolektomie nicht indiziert. Bei der Erstmanifestation eines Kolonkarzinoms bei molekulargenetisch identifizierten Genträgern sollte den betroffenen Patienten die Option einer subtotalen Kolektomie angeboten werden. Die

Evaluierung der Bedeutung einer präventiven subtotalen Kolektomie nach positiver molekularer Diagnostik im Rahmen des HNPCC-Syndroms muß das Ziel zukünftiger klinischer Studien sein.

Literatur

1. Aaltonen LA, Peltomäki P, Mecklin J-P, Järvinen H, Jass JR, Green JS, Lynch HT, Watson P, Tallquist G, Juhola M, Sistonen P, Hamilton SR, Kinzler KW, Vogelstein B, de la Chapelle A (1994) Replication errors in benign and malignant tumors from hereditary nonpolyposis colorectal cancer patients. Cancer Res 54:1645–1648
2. Dunlop MG, Farrington SM, Carothers AD, Wyllie AH, Sharp L, Burn J, Liu B, Kinzler KW, Vogelstein B (1997) Cancer risk associated with germline DNA mismatch repair gene mutations. Hum Mol Genet 6:105–110
3. Jass JR (1995) Colorectal adenoma progression and genetic change : Is there a link ? Ann Med 27:301–306
4. Kolodner RD, Hall NR, Lipford J, Kane MF, Morrison PT, Finan PJ, Burn J, Chapman P, Earabino C, Merchant E, Bishop DT (1995) Structure of the human *MLH1* locus and analysis of a large hereditary nonpolyposis colorectal carcinoma kindred for mlh1 mutations. Cancer Res 55:242–248
5. Kolodner RD, Hall NR, Lipford J, Kane MF, Rao MRS, Morrison P, Wirth L, Finan PJ, Burn J, Chapman P, Earabino C, Merchant E, Bishop DT (1994) Structure of the human *MSH2* locus and analysis of two Muir-Torre kindreds for *MSH2* mutations. Genomics 24:516–526
6. Liu B, Parsons R, Papadopoulos N, Nicolaides NC, Lynch HT, Watson P, Jass JR, Dunlop M, Wyllie A, Peltomäki P, de la Chapelle A, Hamilton SR, Vogelstein B, Kinzler KE (1996) Analysis of mismatch repair genes in hereditary non-polyposis colorectal cancer patients. Nat Med 2:169–174
7. Lynch HT (1996) Is there a role for prophylactic subtotal colectomy among hereditary non-polyposis colorectal cancer germline mutation carriers? Dis Colon Rectum 1:109–110
8. Peltomäki P, Vasen HFA and the International collaborative group on hereditary nonpolyposis colorectal cancer (1997) Database and results of a collaborative study. Gastroenterology 113:1146–1158
9. Vasen HFA, Nagengast FM, Meera Khan P (1995) Interval cancers in hereditary non-polyposis colorectal cancer (Lynch syndrome). Lancet 345:1183–1184
10. Vasen HFA, Wijnen JT, Menko FH, Kleibeuker JH, Taal BG, Griffion G, Nagengast FM, Meijers-Heijboer EH, Bertario L, Varesco L, Bisgaard M-L, Mohr J, Fodde R, Meera Khan P (1996) Cancer risk in families with hereditary nonpolyposis colorectal cancer diagnosed by mutation analysis. Gastroenterology 110:1020–1027

Korrespondenzanschrift: Dr. med. Steffen Pistorius, Klinik für Viszeral-, Thorax- und Gefäßchirurgie, Universitätsklinikum Carl Gustav Carus der Technischen Universität Dresden, Fetscherstr. 74, 01307 Dresden,
Telefon (03 51) 4 58-38 39, Fax (03 51) 4 58-43 50

Erhöhte Methylierung der Promotorregion supprimiert die Expression des MUC2-Gens in Kolonkarzinomzellen

Methylation of the promoter region correlates with suppressed MUC2 gene expression in colorectal carcinoma cells

E. Riede[1], A. Gratchev[2] H. D. Foss[3], B. Mann[1], H. J. Buhr[1], C. Hanski[2]

[1] Chirurgische Klinik und
[2] Gastroenterologie
[3] Pathologisches Institut, UKBF Berlin

Einleitung

Die Entwicklung von nichtmuzinösen Kolonkarzinomen geht mit einer verminderten Expression des intestinalen Muzins MUC2 einher. MUC2 ist ein Glykoprotein, das u. a. mit einer sialyl-Le[x]-Gruppe modifiziert ist. Diese ist ein Ligand für E-Selectin und könnte an der Extravasation von Tumorzellen und somit am Metastasierungsprozeß beteiligt sein [1].

Ziel war, zu untersuchen, ob die Expression von MUC2 sich während der Progression kolorektaler Karzinome verändert und damit die Expression von sialyl-Le[x] moduliert. Wir untersuchten außerdem mögliche Regulationsmechanismen der MUC2-Expression.

Material und Methoden

Wir untersuchten die MUC2-Expression in Normal-, Tumor-, Lymphknoten und Lebermetastasengewebe von 10 Patienten. Die Untersuchung erfolgte auf Proteinebene mit Hilfe von Immunhistochemie, auf mRNA-Ebene mit Northern blot und *in situ*-Hybridisierung. Die Promotorregion des MUC2-Gens wurde mittels methylierungssensitivem Restriktionsverdau und Southern blot untersucht, der Einfluß der Methylierung auf die Expression durch Behandlung mit 5-Aza-2'deoxycytidin, einem Methylierungsinhibitor.

Ergebnisse

1. Nachweis des MUC2 Proteins

Der prozentuale Anteil MUC2-exprimierender Zellen war im Tumorgewebe signifikant geringer als im Normalgewebe ($p < 0{,}05$) und im Metastasengewebe signifikant geringer als im Tumorgewebe ($p < 0{,}05$). Die statistische Auswertung erfolgte mit dem Mann-Whitney U-Test.

2. Nachweis der MUC2-mRNA

a) *in situ* Hybridisierung

In allen untersuchten Normalgeweben war die MUC2-mRNA-Expression in über 75% der epithelialen Zellen nachweisbar. Im Primärtumor zeigte die Expression im Vergleich zum Normalgewebe ein fokales Verteilungsmuster. Die Anzahl MUC2-exprimierender Zellen war im Primärtumor signifikant geringer als im Normalgewebe (p < 0,002). Die Expressionsunterschiede zwischen Primärtumor und Metastasengewebe waren nicht signifikant (p > 0,05).

b) Northern blot

Die densitometrische Auswertung der Autoradiographie nach Normierung auf Cytokeratin 18 zeigte im Primärtumor ein Absinken der MUC2-Expression auf 55% (± 48%) und in den Lebermetastasen auf 4,3% (± 6%) der Expression im Normalgewebe.

3. Analyse der Methylierung der Promotorregion in kolorektalen Karzinomzellinien

In Zellinien aus primären Kolonkarzinomen und Kolonkarzinommetastasen mit unterschiedlicher MUC2-Expression korrelierte der Methylierungsgrad der Promotorregion mit der Suppression des MUC2-Gens. Während die stark exprimierende Zellinie in den untersuchten Regionen keine Methylierung aufwies, zeigte die nicht exprimierende Zellinie eine komplette Methylierung der Promotorregion. Die schwach exprimierende Zellinie wies eine partielle Methylierung auf.

4. Hemmung der DNA Methylierung in vitro

Basierend auf den Southern blot Ergebnissen erfolgte die Untersuchung der MUC2-Expression an einer epithelialen Zellinie nach Inhibition der Methylierung mit 5-Aza-2'-deoxycytidin. Die densitometrische Auswertung der Autoradiographie nach Normierung auf 18 s RNA zeigte eine 2,6-fach erhöhte MUC2-Expression 24 h nach Behandlung der Zellen, eine 2,8-fache Erhöhung nach 48 h und eine 3,3-fache nach 72 h.

Diskussion

Frühere Untersuchungen deuteten auf die Beteiligung der MUC2-Expression am Metastasierungsprozeß kolorektaler Karzinome hin: Bresalier et al. beschrieb, daß die Zellinie mit dem höheren Metastasierungspotential eine signifikant höhere MUC2-Produktion aufwies als die weniger metastasierende Zellinie und daß Zellen mit einer höheren MUC2-Expression vermehrt Lebermetastasen in Mäusen bilden [2]. Weiterhin findet sich in kolorektalen Karzinomen [3] und deren Metastasen [4, 5] eine Überexpression von sialyl-Le^x-Antigen. Sialyl-Le^x ist ein Ligand für den endothelialen Rezeptor E-Selektin. Neutrophile Granulozyten, die ebenfalls sialyl-Le^x exprimieren, nutzen die Bindung an E-Selektin als initialen Adhäsionsschritt bei der Extravasation. In mehreren Studien konnte gezeigt werden, daß kolorektale Tumorzellen über den gleichen Mechanismus an die Endothelzellen binden. MUC2 als Hauptträger von sialyl-Le^x könnte diesen Schritt modulieren.

Unsere Daten zeigen eine starke Suppression von MUC2 in Metastasen nicht-muzinöser kolorektaler Karzinome im Vergleich zum Normalgewebe. Diese Daten legen nahe, daß die MUC2-Expression im Menschen nicht am Metastasierungsprozeß dieser Karzinome beteiligt ist und das in Metastasen ein anderes Glykoprotein als MUC2-Hauptträger von sialyl-Le^x ist.

Im Rahmen der Untersuchung zum Mechanismus der MUC2-Suppression in Metastasen und Primärtumoren kolorektaler Karzinome wurde die Methylierung potentiell regulatorischer Sequenzen untersucht. In Zellinien mit unterschiedlicher MUC2-Expression korrelierte die Methylierung der 5'-flankierenden Sequenzen mit der Suppression des Gens und eine fehlende Methylierung mit einer gesteigerten Expression des MUC2-Gens. Diese Korrelation und eine Erhöhung der MUC2-Expression nach Behandlung mit 5-Aza-2'-deoxycytidin legen nahe, daß die MUC2-Expression in den untersuchten Zellinien durch die Methylierung der Promotorregion reguliert wird.

Zusammenfassung

Die Entwicklung nichtmuzinöser Kolonkarzinome geht mit einer verminderten Expression des intestinalen Muzins MUC2 einher, das Träger von Sialyl-Le^x ist. Sialyl-Le^x ist ein Ligand für E-Selectin und könnte an dem Metastasierungsprozeß beteiligt sein. Wir haben die Expression von MUC2 in Lymphknoten- und Lebermetastasen kolorektaler Karzinome und die Regulation der MUC2-Genexpression untersucht.

Die Untersuchungen ergaben, daß die MUC2-Expression in Metastasen kolorektaler Karzinome im Vergleich zum Normalgewebe und zum Primärtumor signifikant vermindert ist. Es zeigte sich, daß der Methylierungsgrad der Promotorregion mit der Suppression des MUC2-Gens in mehreren kolorektalen Zellinien korreliert. Die Inhibition der Methylierung mit 5-Aza-2'deoxycytidin führt zu einem signifikanten Anstieg der MUC2-Expression. MUC2 ist in nichtmuzinösen Karzinomen stark unterexprimiert und scheint somit nicht am Metastasierungsprozeß beteiligt zu sein. Die Expression des intestinalen Muzins MUC2 könnte durch die Methylierung der Promotorsequenz dieses Gens reguliert werden.

Summary

MUC2 is known to be the main intestinal mucin carrying the carbohydrate moiety sialyl-Le^x, which interacts with the endothelial molecule E-selectin. This interaction may contribute to the extravasation of tumor cells and thus to the metastatic process. We analysed MUC2 expression in normal colonic, carcinomatous and metastatic tissue and the regulation of MUC2 gene expression. In metastases MUC2 expression was significantly lower than in normal tissue and primary tumors and seems not to be related to the metastatic process. In several colorectal carcinoma cell lines the methylation of the 5'-flanking region of MUC2 correlated with the suppression of the MUC2 gene. The increase of the MUC2 expression after the inhibition of the methylation with 5-aza-2'deoxycytidine strongly support the notion that the suppression of MUC2 gene is causally related to the methylation of the promoter.

302

Literatur

1. Phillips ML, Nudelman E, Gaeta FCA, Perez M, Singal AK, Hakomori SI und Paulson JC (1990) ELAM-1 mediates cell adhesion by recognition of a corbohydrate ligand, sialyl-lex. Science 250:1130–1132
2. Bresalier RS, Niv Y, Byrd JC, Duh Q, Toribara NW, Rockwell RW, Dahiya R und Kim YS (1991) Mucin production by human colonic carcinoma cells correlates with their metastatic potential in animal models of colon cancer metastasis. J Clin Inv 87:1037–1045
3. Nakamori S, Kameyama M, Imaoka S, Furukawa H, Ishikawa O, Sasaki Y, Kabuto T, Iwanaga T, Matsushita Y und Irimura T (1993) Increased expression of sialyl-Lewisx antigen correlates with poor survival in patients with colorectal carcinoma: Clinicopathological and immunohistochemical study. Cancer Res 53:3632–3637
4. Hoff SD, Matsushita Y, Ota DM, Cleary KR, Yamori T, Hakomori SI und Irimura T (1989) Increased expression of sialyl-dimeric Lex antigen in liver metastases of human colorectal carcinoma. Cancer Res 49:6883–6888
5. Matsushita Y, Cleary K, Ota DM, Hoff SD und Irimura T (1990) Sialyl-dimeric Lewis-x antigen expressed on mucin-like glycoproteins in colorectal cancer metastasis. Lab Invest 63:780–791

Korrespondenzadresse: E. Riede, Abteilung für Allgemein-, Gefäß- und Thoraxchirurgie, Universitätsklinikum Benjamin Franklin, Hindenburgdamm 30, 12200 Berlin, Fax (030) 8445 2470

β-Catenin Überexpression im metastasierenden colorectalen Carcinom – Ein wichtiger Mechanismus bei der Progression der Erkrankung?

β-Catenin overexpression in metastasized colorectal carcinomas – An important mechanism during the progression of the disease?

B. Mann[1], A. Gratchev[2], E. Riede[1], I. Schmidt-Wolf[3], B. Trojanek[3], P. Moyer[4], C. Hanski[2], H. J. Buhr[1]

Chirurgische[1] und Gastroenterologische[2] Klinik, Universitätsklinikum Benjamin Franklin, Freie Universität Berlin, 12200 Berlin, Onkologische Klinik, UKRV, Humbold Universität, Berlin[3] und In Cell Coorporation, San Antonio, Texas[4]

Einleitung

Im gesunden Colonepithel bindet β-Catenin in einem Komplex mit α-Catenin an E-Cadherin, und stellt die für die Integrität des epithelialen Zellverbandes wichtige Verbindung zum Zytoskelett her [1]. Darüber hinaus fungiert das freie cytoplasmatische β-Catenin im Komplex mit dem Protein Tcf4 als Transkriptionsfaktor, der im letzten Schritt des „Wnt/wingless" Signaltransduktionsweges die Transkription noch unbekannter, für das Zellwachstum wichtiger Gene [6] reguliert (Abb. 1). Die Proteinkonzentration des freien β-Catenin im Cytoplasma und damit die Transkriptionsaktivität werden physiologischerweise durch verschiedene Regulationsmechanismen niedrig gehalten. Im colorectalen Carcinom (CRC) kann die Regulation der intrazellulären β-Catenin Konzentration durch APC Mutationen [2], den Verlust von E-Cadherin [3] und Mutationen von β-Catenin selbst [4] gestört sein. Diese Störung kann zu der bei CRC beobachteten Überexpression einer Vielzahl von Genen beitragen. Um ein besseres Verständnis der Transkriptionsfunktion des β-Catenin/Tcf4 Komplexes beim CRC zu gewinnen, untersuchten wir, wie sich die Expression von β-Catenin und Tcf4 während der Progression des CRC verändert (Abb. 1).

Material und Methoden

Aus 12 etablierten Zellinien (3 aus normalen Colonepithelzellen, 5 aus primären Coloncarcinomzellen und 4 aus Carcinomzellen von Metastasen CRC) und aus Gewebeproben der Normalmucosa (N), der Primärtumoren (T) und derer Lebermetastasen (M) von 14 Patienten im UICC Stadium IV wurde gesamt-RNA mittels RNAzol Extraktion bzw. auf CsCl-Gradienten isoliert. Mittels RT-PCR erhielten wir ein 542 bp langes Amplifikat aus der für die Signaltransduktionsfunktion von β-Catenin entscheidenden N-terminalen Region [7] und ein 330 bp langes Fragment von Tcf4 Gen. Die Amplifikate wurde radioaktiv markiert und als Sonden für Northern blots verwendet, auf denen 25 µg gesamt-RNA pro Bahn aufgetragen war. Die Gleichheit der aufgetragenen mRNA Menge wurde mittels β-Actin Hybridisierung überprüft. Die

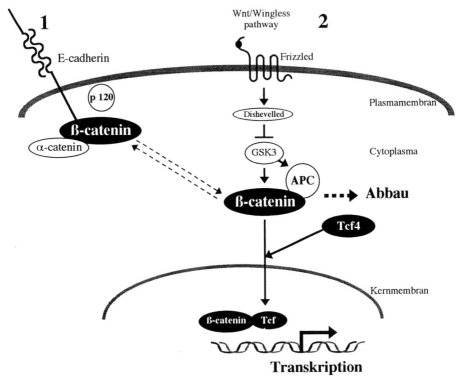

Abb. 1. β-Catenin ist im CRC an zwei relevanten Prozessen beteiligt: 1. Die Bindung von E-Cadherin an β-Catenin ist für epitheliale Zell-Zell Adhäsion entscheidend. 2. β-Catenin bildet mit Tcf4 einen Transkriptionsfaktor, der im letzten Schritt des „Wnt/Wingless" Signaltransduktionsweges bestimmte Gene aktiviert

statistische Auswertung der Expressionsunterschiede erfolgte mittels T-Test, nachdem die Normalverteilung in den unterschiedlichen Gruppen mit dem Test nach David, Pearson und Stephens belegt worden war.

Ergebnisse

Die Expression von β-Catenin war in 4 Normalzellinien 1,1 ± 0,9 arbiträre Einheiten (arbitrary units, a. u.); in 5 Primärtumorzellinien mit 7,3 ± 3,0 a. u. und in 4 Metastasenzellinien mit 5,5 ± 2,5 a. u. war sie signifikant höher (Abb. 2a). Dieser Anstieg war in den gut differenzierten Tumorzellinien HT29 und CCO7 deutlich niedriger (4,1 ± 0,8 a.u.) als in Zellinien aus entdifferenzierten Carcinomzellen Colo 201, Colo 205 und SW 480 (9,1 ± 1,0 a.u.). Die β-Catenin Expression betrug in den Primärtumoren 225 ± 76 %, in den Lebermetastasen 218 ± 77 % der Expression im Normalgewebe (Abb. 2 b). Die Expression von Tcf4 war sowohl in den Zellinien als auch in den Gewebeproben aus Patienten in den Gruppen N, T und M gleich (Abb. 2).

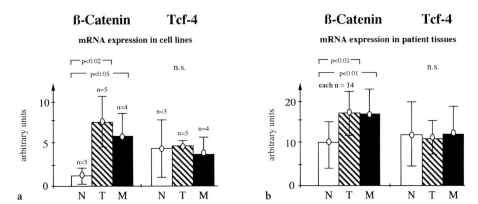

Abb. 2. Expression von β-Catenin- und Tcf4-mRNA in Zellinien **a** und Gewebeproben **b** aus Normalmucosa (N), Primärtumoren (T) und Metastasen (M). Die Gleichheit der aufgetragenen RNA Menge pro Bahn wurde mittels β-Actin Hybridisierung überprüft. Die statistische Auswertung erfolgte mittels T-Test

Diskussion

Diese Daten zeigen, daß die Expression von β-Catenin mRNA im fortgeschrittenen CRC konsistent ansteigt. Diese zusätzliche, bisher nicht identifizierte Ursache der Erhöhung der Proteinmenge von β-Catenin könnte zur Aktivierung der Transkription durch den β-Catenin/Tcf4 Komplex in der Zelle beitragen. *In vitro* konnte in β-Catenin/Tcf4 Reportergen-Messungen gezeigt werden, daß dieser Komplex zu einem sehr starken Anstieg der Transkription führt, während β-Catenin oder Tcf4 alleine keine Transkriptionsfaktor-Funktion haben [5].

Mehrere Mechanismen, die zu einem Anstieg des cytoplasmatischen β-Catenin-Proteins führen können sind bekannt. Zum einen verhindert der Verlust von E-Cadherin [1] und die vermehrte Tyrosin Phosphorylierung von β-Catenin [8] die Bildung des E-Cadherin/β-Catenin Komplexes und erhöht so die Menge an cytoplasmatischem β-Catenin. Andererseits verhindern die Mutationen im APC Gen [8] sowie Mutationen von β-Catenin selbst [9] die Degradation von β-Catenin. Welche Gene infolge der Erhöhung der Konzentration des β-Catenin/Tcf4 Komplexes in der Zelle transkribiert werden und inwiefern sie zur Ausprägung des metastatischen Phenotypes beitragen, wird weiter untersucht.

Zusammenfassung

Das Protein β-Catenin kann im CRC aus unterschiedlichen Gründen nicht abgebaut werden. Dies führt zur vermehrten Bildung eines β-Catenin/Tcf4 Komplexes, der Transkriptionsfaktor-Funktion hat. Wir analysierten die mRNA Expression von β-Catenin und Tcf4 in N, T und M in 12 Zellinien und 14 Patienten. In den Primärtumoren und den Metastasen fanden wir einen signifikanten Anstieg der β-Catenin mRNA Expression. Diese Daten zeigen erstmalig, daß die Überexpression der

306

β-Catenin mRNA neben den bisher bekannten Mechanismen eine zusätzliche Ursache für die Erhöhung der β-Catenin Proteinmenge im CRC sein kann. Die daraus resultierende vermehrte Expression bisher unbekannter Zielgene könnte eine wichtige Rolle bei der Progression und der Metastasierung des CRC spielen.

Summary

The protein β-catenin can not be degradaded in CRC due to different reasons. This leads to an increased formation of β-catenin/Tcf4 complex, which has a strong transcription factor activity. We investigated the mRNA expression of β-catenin and Tcf4 in N, T and M in 12 cell lines and in tissues samples of 14 patients. We found a significant increase of β-catenin mRNA expression in the primary tumors and in the metastases. These data show for the first time that apart from the known mechanisms the overexpression of β-catenin mRNA can be an additional factor contributing to the increase of β-catenin amount in cells of CRC. The resulting increased transcription of hitherto unknown target genes might be involved in the progression and the metastatic process of CRC.

Dieses Projekt wird von der Deutschen Forschungsgemeinschaft (Projekt Nr. Ma 1989-1/1) gefördert.

Literatur

1. Takeichi M (1991) Cadherin cell adhesion receptors as a morphogenetic regulator. Science 251:1451–1455
2. Munemitsu S, Albert I, Souza B, Rubinfeld B, Polakis P (1995) Regulation of intracellular β-catenin levels by the adonamtous polyposis coli (APC) tumor-suppressor protein. PNAS 92:3046–3050
3. Fagotto F, Funayama N, Gluck U, Gumbiner BM (1996) Binding to cadherins antagonizes the signal activity of β-catenin during axis formation in Xenopus. J Cell Biol 132:1105–1114
4. Morin PJ, Sparks AB, Korinek V, Barker N, Clevers H, Vogelstein B, Kinzler KW (1997) Activation of β-catenin-Tcf signaling in colon cancer by mutations in β-catenin or APC. Science 275:1787–1790
5. Korinek V, Barker N, Morin PJ, Wichen D, Weger R, Kinzler KW, Vogelstein B, Klevers H (1997) Constitutive transcriptional activation by a β-catenin/Tcf4 complex in APC-/- colon carcinoma. Science 275:1784–1787
6. Hunter T (1997) Oncoprotein networks. Cell 88:333–346
7. Behrens J, Kries JP, Kühl M, Bruhn L, Wedlich D, Grosschedl R, Birchmeier W (1996) Functional interaction of β-catenin with the transcription factor LEF-1. Nature 382:638–642
8. Behrens J, Vakaet L, Friis R, Winterhager E, v Ray F, Mareel MM, Birchmeier W (1993) Loss of epithelial differentiation and gain of invasiveness correlates with tyrosine phosphorylation of the E-cadherin/β-Catenin complex in cells transformed with a temperature sensitive v-src gene. J Cell Biol 120:757–766
9. Oyama T, Kanai Y, Ochiai A, Hirohashi S (1994) A truncated β-Catenin disrupts the interaction between E-Cadherin and α-Catenin: a cause of loss of intercellular adhesivness in human cancer cell lines. Cancer Research 54:6282–6287

Korrespondenzadresse: Dr. med. B. Mann, Chirurgische Klinik, Universitätsklinikum Benjamin Franklin, Freie Universität Berlin, Hindenburgdamm 30, 12200 Berlin, Telefon (030) 8445-2543, Fax (030) 8445-2740, e-mail mann@ukbf.fu-berlin.de

Differente Integrin-vermittelte Adhäsion von hoch hepatisch metastasierenden und gering metastasierenden Kolon-Karzinom-Zellen an extrazellulärer Matrix

Differential integrin-associated adhesion to extracellular matrix in colon cancer cells with low metastatic potential or highly metastastic potential to the liver

J. Haier*[1], M. Nasralla[1], H. J. Buhr*, G. L. Nicolson[1]

[1] Institute for Molecular Medicine, Huntington Beach, CA, USA
* Chirurgische Klinik, Universitätsklinikum „B. Franklin", Freie Universität Berlin

Einleitung

Die Entwicklung von Fernmetastasen ist der lebenslimitierende Faktor beim Kolon-Karzinom. Die Lokalisation einer Tumormetastasierung wird im Wesentlichen nicht von anatomischen Gegebenheiten des Blutflusses, sondern von Wechselwirkungen zwischen Tumorzelle und Wirtsorgan bestimmt. Bei der hämatogenen Metastasierung kommt es zu einer selektiven Kolonisierung von Tumorzellen in verschiedenen Organen. Bei der Wechselwirkung zwischen Tumor- und Endothelzelle (EC) oder extrazellulärer Matrix (ECM) haben Adhäsionsmoleküle entscheidende Funktionen sowohl beim Primärkontakt wie auch für die definitive Adhäsion und Zellmigration im Wirtsorgan [1]. Es müssen Bindungen erreicht werden, die den durch den Blutfluß entstehenden Scherkräften entgegenwirken.

Die Adhäsion verschiedener Zellen wird durch Moleküle aus unterschiedlichen Familien vermittelt. Kolon-Karzinomzellen exprimieren Integrine und andere Adhäsionsmoleküle, die die EC-Membran bzw. ECM-Komponenten erkennen [2].

Wesentliche Bestandteile der ECM, die als Rezeptoren für Integrine wirken, sind Kollagene, Fibronektin, Laminin und Vitronektin. Die Tumorzell-ECM-Interaktionen, die durch Integrine vermittelt werden, lassen sich durch Antikörper gegen α- und β-Integrin-Untereinheiten und $\alpha\beta$-Komplexe inhibieren. Synthetische Peptide, die die RGD-Sequenz enthalten, sind in der Lage, die Adhäsion von Tumorzellen an Fibronektin und Vitronektin zu hemmen [3]. Laminin kann über verschiedene Rezeptoren, die keine RGD-Sequenz enthalten, an Integrine und über verschiedene Sequenzen an Non-Integrin-Rezeptoren (z.B. YIGSR) binden. Die Bindungsstellen von Kollagen I und IV an Integrine sind nicht identifiziert, jedoch nicht durch RGD-Peptide inhibierbar.

Das Ziel dieser Arbeit bestand darin, die Rolle der Integrine und ihrer Rezeptoren während der Adhäsion bei verschiedenen Kolon-Karzinomzellen an ECM-Komponenten zu untersuchen. Es wurde weiterhin analysiert, inwieweit die Integrin-vermittelte Adhäsion das Metastasierungsverhalten von Kolon-Karzinomzellen beeinflußt.

Material und Methoden

Zellkulturen

Es wurden gering (HT-29P) und hoch hepatisch metastasierende (HT-29LMM) Kolon-Karzinom-Zellinien untersucht. Die Zellen wurden unter standardisierten Bedingungen in DME/F12 1:1-Medium mit 5% FBS ohne Zusatz von Antibiotika bei 37 °C in 5% CO_2 kultiviert. Es wurden ausschließlich Zellen mit weniger als 15 Passagen genutzt. Für die Adhäsionsexperimente wurden die Zellen mittels Trypsin/EDTA in der log-Phase des Wachstums gelöst. Nach der Trypsinierung erfolgte zur Rekonstitution der Oberflächenproteine eine Inkubation mit Kulturmedium für 30 min bei 25 °C mit nachfolgendem Waschen der Zellen (3xCMF-PBS).

Adhäsions-Assay

Microtiter-Platten (96-well, Corning) wurden mit Kollagen I (C I = 50 µg/ml), Kollagen IV (C IV = 50 µg/ml), Laminin (LN = 50 µg/ml), Fibronektin (FN = 50 µg/ml) und Vitronektin (VN = 10 µg/ml) mit 150 µl/well für 3 h bei 37 °C inkubiert. Als Negativkontrolle wurde BSA 1% genutzt. Anschließend wurden die verbleibenden Bindungsstellen mit BSA 1% (200 µl/well, 30 min, 37 °C) geblockt. Die Zellen (10^6/ml) wurden mit CalceinAM 15 µg in 15 ml CMF-PBS (40 min, 25 °C) fluoreszenz-markiert. Nach intensivem Waschen wurden die Zellen in serumfreiem Adhäsionsmedium (DME/F12 1:1, 1% BSA) resuspendiert ($0,5 \times 10^6$/ml). Für Inhibitionsuntersuchungen wurde eine Inkubation mit Peptiden oder Anti-Integrin-mAB vorgenommen. Die relative Adhäsion wurde nach 10, 30, 60, 120 min bei 37 °C und 5% CO_2 mittels Fluoreszenz (Cytoflor2000; PerSeptive Biosystems) gemessen in Triplicates wie folgt berechnet:

$$rel.Adh. = \frac{Fluor\,W - Background}{Fluor\,G - Background}$$

FluorW: Fluoreszenz an Matrix; FluorF: Fluoreszenz in 150 µl Zellsuspension; Background: Fluoreszenz in BSA-beschichteten Wells.

Inhibition

Zum Nachweis der Integrin-vermittelten Adhäsion wurden die Zellen mit 0,5 mM RGD-Oligopeptiden (RGD, GRGDS, Negativkontrolle RGES, YIGSR für Non-Integrin-Bindung an LN-Sigma) für 30 min bei 37 °C inkubiert. Analoge Experimente wurden mit mAB gegen Integrin-Untereinheiten (α1, α2, α6, β1-Serotec; α3, α5-Calbiochem; αv, β3-Zymed) durchgeführt. Unspezifische Blockade wurde mit unspezifischem IgG ermittelt. Die Inkubation erfolgte für 60 min bei 37 °C in einer Konzentration von µg/ml.

Ergebnisse

Zur Untersuchung des Adhäsionsverhaltens beider Zellinien an verschiedenen Komponenten der ECM wurde die zeitabhängige Adhäsion bis zur Erreichung eines

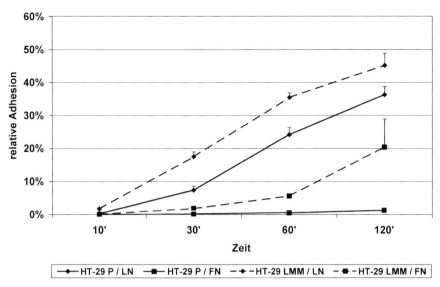

Abb. 1. Differente zeitabhängige Adhäsion von HT-29P und HT-29LMM and LN und FN (Ergebnisse s. Text, C I und C IV nicht gezeigt)

Plateaus bestimmt. Dabei wurden in vorangegangenen Untersuchungen optimale Konzentrationen zur Beschichtung der Microtiterplatten für alle ECM-Komponenten bestimmt (Ergebnisse nicht dargestellt). Beide Zellinien zeigten sehr gute Adhäsion an C I, C IV und LN. Eine geringe Adhäsion an FN war für HT-29LMM, nicht jedoch für HT-29P nachweisbar. Adhäsion an VN wurde nicht nachgewiesen.

Die maximale Adhäsion wurde an C I und C IV nach 60 min, an LN und FN nach 90–120 min erreicht. Der Background, bestimmt als unspezifische Adhäsion an BSA, betrug in allen Experiementen weniger als 1%, die SD der Adhäsion lag zwischen 10–15%.

Beim Vergleich der Zellinien mit unterschiedlichem metastatischen Potential waren signifikante Differenzen der Adhäsion festzustellen. Die stark in die Leber metastasierenden HT-29LMM wiesen geringere Adhäsion an C I (58% vs. 72%; $p < 0,05$) und C IV (37% vs. 73%; $p < 0,001$), jedoch stärkere Adhäsion bei LN (45% vs. 36%; $p < 0,05$) und FN (20% vs. 1%; $p < 0,001$) auf (Abb. 1).

Die Beteiligung der Tumorzell-assoziierten Integrine an der Adhäsion an ECM-Bestandteilen wurde mittels spezifischen Inhibitoren evaluiert. Zunächst wurde eine spezifische Blockade der Bindungsstellen der Integrine für ECM-Komponenten durch Oligopeptide vorgenommen. Die Adhäsion an FN war vollständig mit RGD und GRGDS inhibierbar. Diese Inhibition war konzentrationsabhängig (Abb. 2). Die Negativkontrolle mit RGES wies keine Inhibition auf. Die Adhäsion von C I, C IV und LN wurde durch RGD, GRGDS bzw. YIGSR nicht beeinflußt.

Die spezifische Bindung der Kolon-Karzinomzellen an ECM über Integrine wurde weiterhin mit monoklonalen Antikörpern gegen Integrin-Untereinheiten untersucht. Alle verwandten Antikörper hatten eine spezifische Blockadeaktivität.

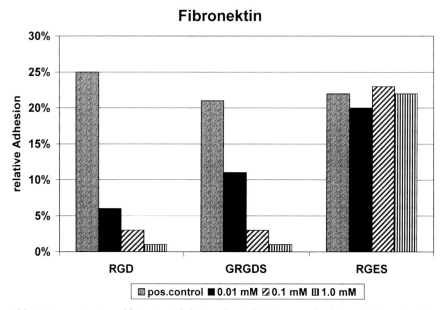

Abb. 2. Konzentrationsabhängige Inhibition der Adhäsions von hoch hepatisch metastasierenden HT-29LMM durch RGD-Peptide, Adhäsion von niedrig metastasierenden HT-29P nicht nachweisbar. (Inkubation 30 min bei 37 °C)

Durch anti-β1-mAB kann bei beiden Zellinien (HT-29P/HT-29LMM) eine Blockade
der Adhäsion an alle ECM-Bestandteile (C I: 7%/18%, C IV: 13%/24%, LN: 0%/0%,
FN: –/2%; unbehandelte Kontrolle: 100%) erreicht werden. Die Adhäsion an C I und
C IV wurde durch anti-α2 unterdrückt (C I: 31%/40%; C IV: 66%/57%). Tumor-
zelladhäsion an LN wurde durch anti-α6-mAB (23%/16%) und an FN partiell
durch anti-αv-mAB (–/65%) inhibiert. Antikörper gegen β3-, α1-, α3- und α5-Un-
tereinheiten hatten keinen Einfluß auf das Adhäsionsverhalten. Signifikante Unter-
schiede zwischen niedrig und hoch metastasierenden Zellen konnten nicht festgestellt werden.

Diskussion

In der vorliegenden Studie wurde das Verhalten von Kolon-Karzinomzellen bei der
Adhäsion an verschiedene Bestandteile der ECM analysiert. Unsere Ergebnisse zeigen, daß die Adhäsion von HT-29 Colon-Carcinom-Zellen an ECM zeitabhängig ist
und durch Integrine vermittelt wird. Dabei wurde eine gute Adhäsion an Kollagene
und LN nachgewiesen, die nach 60–90 min ein Plateau erreicht. Im Gegensatz zu anderen Autoren konnten wir keine Adhäsion von HT-29P-Zellen an FN oder VN feststellen [4, 5, 6]. Hoch hepatisch metastasierende HT-29LMM-Zellen zeigten ein dif-
ferentes Verhalten gegenüber niedrig metastasierenden Zellen (HT-29P). Dabei liegt
der wesentliche Unterschied in der Adhäsion an FN, die nur bei HT-29LMM nachge-

wiesen werden konnte. Dieses entspricht dem hohen Anteil von FN in der Basalmembran der Leberendothelien. In früheren Studien konnte mit demselben Subclone auch eine höhere Adhäsion an Leber-EC im Vergleich mit Lungen-EC gezeigt werden, wobei ein Einfluß von LN ausgeschlossen wurde [7].

Die Bindung an C I, C IV, LN und FN erfolgt über verschiedene Vertreter der β1-Integrine. Dabei konnte $\alpha2\beta$1-Integrin als Rezeptor für die Adhäsion von C I und C IV in beiden Zellinien identifiziert werden. Für die Bindung von LN ist die α6-Untereinheit verantwortlich, wobei die β1-Untereinheit damit verbunden ist. Eine Beteiligung von β4-Untereinheiten konnte nicht ausgeschlossen werden, da kein entsprechender Antikörper zur Verfügung stand. Die Inhibition mit RGD-Oligopeptiden widerspiegelt Integrin-spezifische Bindungsstellen von FN. Die αv-Untereinheit ist nach unseren Ergebnissen partiell an dieser Adhäsion beteiligt [8].

Als Zielorgan spezifischer Tumorzell-Wirtszell-Interaktionen wirkt insbesondere die mikrovaskuläre EC sowie deren ECM. In zahlreichen Untersuchungen an Zellkulturen und in-vivo konnte nachgewiesen werden, daß die Expression von Oberflächenmolekülen, insbesondere der Integrine, für die spezifische Lokalisation der Metastasierung wesentlich verantwortlich ist. Es bestehen sowohl in der Zusammensetzung der Subtypen als auch in der relativen Expression deutliche Unterschiede zwischen den Tumorentitäten. Die unterschiedliche Expression von Integrinen geht mit differentem Adhäsions- und Metastasierungsverhalten sowie variabler Tumorogenität einher [9].

Die Zusammensetzung der ECM ist ebenfalls organspezifisch. Maligne Zellen, die eine höhere Affinität zu Laminin im Vergleich zu Fibronektin haben, wie z.B. Mamma-Karzinome, metastasieren bevorzugt in die Lunge, da Laminin ein Hauptbestandteil der ECM in der Lunge, nicht jedoch in der Leber ist. Im Gegensatz dazu haben Lymphomzellen eine höhere Affinität zu dem in den Lebersinusoiden vorherrschenden Fibronektin [10]. Das klonale Wachstum von Tumorzellen hängt von der Zusammensetzung der Matrixkomponenten ab, wobei die Wachstumsmuster den Metastasierungstypen entsprechen [11]. Durch vorliegende Untersuchungen zur direkten Bindung von Kolon-Karzinomzellen an isolierten Bestandteilen der ECM wurde gezeigt, daß die selektiven Bindungen zwischen ECM und Tumorzellen ein entscheidender Schritt für die Metastasierung darstellen.

Zusammenfassung

Spezifische Integrin-vermittelte Tumorzell-Wirtsorgan-Interaktionen sind für die Entwicklung von Metastasen von entscheidender Bedeutung. Bei Kolon-Karzinomen, wie bei anderen Tumorentitäten, werden Integrine in Abhängigkeit vom metastatischen Potential exprimiert. Es wurde daher an niedrig (HT-29P) und hoch hepatisch metastasierenden (HT-29LMM) Kolon-Karzinomzellen das Integrin-abhängige Adhäsionsverhalten an extrazellulärer Matrix (ECM: Kollagen I + IV – CI, C IV; Laminin LN; Fibronektin FN; Vitronektin VN) untersucht. Hoch metastasierende HT-29LMM wiesen eine signifikant stärkere Adhäsion an FN und LN auf. Adhäsion an VN war für beide Zelltypen nicht nachweisbar. RGD-Oligopeptide inhibierten die Adhäsion an FN, nicht jedoch an andere ECM-Komponenten. Mittels Inhibition durch anti-Integrin-mAB wurde nachgewiesen, daß die Adhäsion an C I und C IV durch

$\alpha2\beta1$-Integrin, an LN durch $\alpha6\beta1$ und an FN durch $\alpha v\beta1$ vermittelt wird. Die Integrin-vermittelte Adhäsion widerspiegelt unterschiedliches metastatisches Potential der Kolon-Karzinomzellen.

Summary

Poorly and highly liver metastatic colon carcinoma cell lines have different integrin-mediated adhesion to extracellular matrix

Specific integrin-mediated interactions between tumor cells and extracellular matrix (ECM) in the host organs are important for organ-specific metastasis. In colon carcinoma integrin expression differs depending on the metastatic potential of the tumor. Integrin-mediated adhesion of poorly (HT-29P) and highly liver-metastatic (HT-29LMM) colon carcinoma to extracellular matrix (ECM; Collagen I – C I, Collagen IV – C IV, Laminin LN, Fibronectin FN, Vitronectin VN) was investigated. HT-29LMM showed significant better adhesion to LN (45% vs. 26%; p < 0.001) and FN 20% vs. 1%; p < 0.001). No adhesion was found to VN. RGD-oligopeptides completely inhibited adhesion to FN. Using inhibition with anti-integrin-mAB it was shown, that adhesion to C I and C IV is mediated by $\alpha2\beta1$-integrin, adhesion to LN by $\alpha6\beta1$ and adhesion to FN by $\alpha v\beta1$. These results have shown that adhesion of HT-29 cells is mediated by different integrins depending on ECM components. Poorly and highly metastatic cells possessed different patterns of adhesion to various substrates.

Literatur

1. Nicolson GL (1989) Metastatic tumor cell interactions with endothelium, basement membrane and tissue. Curr Op Cell Biol 1:1009–1019
2. Agrez MV and Bates RC (1994) Colorectal cancer and the integrin family of cell adhesion receptors: Current status and future directions. Eur J Cancer 14:2166–2170
3. Gehlsen KR, Argraves WS, Pierschbacher MD, Ruoslahti E (1988) Inhibition of InVitro tumor cell invasion by Arg-Gly-Asp-containing synthetic peptides. Cell Biol 106:925–930
4. Herzberg F, Schöming M, Schirner M, Topp M, Thiel E, Kreuser ED (1996) Il-4 and TNF-α induce changes in integrin expression and adhesive properties and decrease the lung-colonizing potential of HT-29 colon carcinoma cells. Clin Exp Metastasis 14:165–175
5. Lehmann M, Rabenandrasana C, Tamura R, Lissitzky JC, Quaranta JP, Marvaldi J (1994) A monoclonal antibody inhibits adhesion to fibronectin and vitronectin of a colon carcinoma cell line and recognizes the integrins $\alpha v\beta3$, $\alpha v\beta5$ and $\alpha v\beta6$. Cancer Res 54:2102–2107
6. Schreiner C, Bauer J, Margolis M, Juliano RL (1991) Expression and role of integrins in adhesion of human colonic carcinoma cells to extracellular matrix components. Clin Exp Metastasis 9:163–178
7. Sawada H, Wakabayashi H, Nawa A, Mora E, Cavanaugh PG, Nicolson GL (1996) Differential motility stimulation but not growth stimulation or adhesion of metastatic human colorectal carcinoma cells by target organ-derived liver sinusoidal endothelial cells. Clin Exp Metastasis 14:308–314
8. Lauri D, Martin-Padura I, Biondelli T, Rossi G, Bernasconi S, Giavazzi R, Passerini F, van Hinsberg V, Dejana E (1991) Role of $\beta1$ integrins in tumor cell adhesion to cultured human endothelial cells. Lab Invest 65:525–531
9. Segain JP, Harb J, Gregoire M, Meflah K, Menanteau J (1996) Induction of fibroblast gelatinase B expression by durect contact with cell lines derived from primary tumor but not from metastasis. Cancer Res 56:5506–5512

10. Nicolson GL (1991) Tumor and host molecules important in the organ preference of metastasis. Cancer Biol 2:143–154
11. Doerr R, Zvibel I, Chiuten D, D'Olimpio J, Reid LM (1989) Clonal growth of tumors on tissue-specific biomatrices and correlation with organ site specificity of metastasis. Cancer Res 49:384–39

Korrespondenzadresse: Dr. J. Haier, Institute for Molecular Medicine, 15162 Triton Lane, Huntington Beach, California 92649-1041, USA

Bestimmung der Vascular Endothelial Growth Factor (VEGF)-Konzentration im Serum von Patienten mit einem kolorektalen Karzinom

Assessment of vascular endothelial growth factor (VEGF) concentration in serum of patients with a colorectal carcinoma

R. Broll[1], H. Erdmann[1], U. Windhövel[1], M. Duchrow[1], M. W. Strik[2]

[1] Chirurgische Forschung und
[2] Klinik für Chirurgie, Medizinische Universität zu Lübeck

Einleitung

Für das Wachstum eines Tumors stellt die Entwicklung neuer Gefäße zur Aufrechterhaltung einer ausreichenden Nutrition eine wichtige Voraussetzung dar. Eine wesentliche Rolle bei dieser Angioneogenese spielt der sog. Vascular Endothelial Growth Factor (VEGF), der einen direkten Einfluß auf die vaskuläre Endothelzellproliferation und -motilität ausübt [3]. In zahlreichen malignen Tumoren wird VEGF sowohl auf dem mRNA- als auch auf dem Protein-Level von den Tumorzellen überexprimiert [1]. Vier molekulare Isoformen sind bisher bekannt, wobei zwei davon (VEGF121 und VEGF165) im Serum löslich und damit mittels ELISA-Technik detektierbar sind. In unserer Studie wollten wir untersuchen, ob Tumorpatienten gegenüber gesunden Probanden einen höheren Serumspiegel von VEGF aufweisen und ob dieser mit dem Tumorstadium und insbesondere dem Tumorvolumen korreliert.

Patienten und Methodik

53 Patienten (26 m, 27 w) mit einem kolorektalen Karzinom (20 Kolon-Ca., 33 Rektum-Ca.), die zwischen 2/1996 und 7/1997 an unserer Klinik operiert worden waren, konnten in die Studie aufgenommen werden. Das mediane Alter betrug 72 Jahre (range: 47–92 J.). Da VEGF in geringer Konzentration auch im Serum von Gesunden nachweisbar ist, dienten Sera von 22 gesunden Probanden (7 m, 15 w) mit einem Altersmedian von 27 Jahren (range: 20–55 J.) zur Festlegung des cut-off Levels (Kontrollgruppe). Die Blutproben wurden 10 min bei 2000 g zentrifugiert, das Serum abpipettiert und bei –80°C gelagert. Zur quantitativen Bestimmung der VEGF-Serumkonzentration benutzten wir den ELISA-Kit Quantikine™ (Fa. R&D Systems, Wiesbaden), der eine mit Antikörpern gegen VEGF165 beschichtete Mikrotiterplatte und rekombinantes humanes VEGF165 als Standard enthält. Die Durchführung des ELISA erfolgte nach den Angaben des Herstellers. Den cut-off Level von VEGF berechneten wir aus dem Mittelwert des Serumspiegels aller gesunden Probanden plus

2× Standardabweichung; er betrug 432 pg/ml. Alle im Ergebnisteil genannten VEGF-Werte verstehen sich als Mittelwerte.

Ergebnisse

Tumorpatienten zeigten mit 497,6 pg/ml eine signifikant höhere VEGF-Konzentration im Serum als die Kontrollgruppe mit 185,1 pg/ml *(p < 0,0001)*. 54,7% (29/53) der Patienten hatten einen VEGF-Spiegel > dem cut-off Wert und 45,3% (24/53) ≤ dem cut-off Wert. Beim Vergleich dieser beiden Gruppen fand sich ebenfalls wieder ein hoch signifikanter Unterschied in der Serumkonzentration: 876,8 versus 183,9 pg/ml *(p < 0,0001)*. Bemerkenswert waren die sehr großen Unterschiede in den Serumwerten der einzelnen Patienten mit entsprechend hoher Standardabweichung (SD: ± 420,0 pg/ml). Patienten mit Fernmetastasen hatten eine höhere VEGF-Konzentration (693,6 pg/ml) als solche ohne Fernmetastasen (462,8 pg/ml). Ebenso beobachteten wir mit 545,5 pg/ml höhere Werte bei gut differenzierten Tumoren (G1/2) als bei schlecht differenzierten Tumoren (G3) mit 314,9 pg/ml *(p = 0,02)*. Zudem war ein erhöhter VEGF-Spiegel (> cut-off Wert) mit einem größeren Tumor-volumen von 38,4 cm^3 verbunden, im Gegensatz zu 17,8 cm^3 bei Serumspiegeln ≤ dem cut-off Wert. Die lineare Regressionsanalyse bestätigte diese Verbindung: zwischen VEGF-Serumkonzentration einerseits und Tumorvolumen andererseits zeichnete sich eine fast signifikante Korrelation ab *(p = 0,06)*. Auch war zwischen Kolonkarzinomen und Rektumkarzinomen ein Unterschied meßbar (640,1 versus 411,3 pg/ml, *p = 0,05*), wie auch zwischen den drei Alterklassen ≤ 60 J., 61–80 J. und > 80 J: 432,0/482,4/650,6 pg/ml. Dagegen bestand nur eine schwache Korrelation zum Tumorstadium (Stadium I/II: 454,6 pg/m versus Stadium III/IV: 563,1 pg/ml).

Diskussion

Tumorwachstum und Metastasierung sind nur möglich durch Ausbildung eines ausgedehnten Kapillarnetzes, ausgehend von vorbestehenden Gefäßen. Dies wird erkenntlich an einer erhöhten Rate proliferierender Endothelzellen und Tumorzellen und einer signifikanten Korrelation mit der sog. „microvessel density" [5]. Da VEGF die Endothelzellproliferation fördert, wollten wir überprüfen, ob sich dies in einer höheren VEGF-Konzentration im Serum von Tumorpatienten ausdrückt und ob sich dadurch eventuell Aufschluß über das Ausmaß des Tumorwachstums (Stadium, Volumen) erhalten läßt.

Die signifikant höheren Serumkonzentrationen von VEGF bei Tumorpatienten im Vergleich zu gesunden Probanden belegen eindeutig die erhöhte Aktivität dieses Wachstumsfaktors im Rahmen der Angioneogenese. Unterstützt wird dies durch den gefundenen Zusammenhang zwischen einem erhöhten VEGF-Serumspiegel auf der einen Seite und einem größeren Tumorvolumen auf der anderen Seite. Dies zeigt sich aber auch an der höheren Serumkonzentration von Patienten mit Fernmetastasen im Vergleich zu solchen ohne Metastasen. Interessant in diesem Zusammenhang erscheint die Studie von Dirix et al. [2], in der eine signifikante Assoziation zwischen VEGF-Serumlevel und der Tumorprogression, und damit dem zunehmenden Tumorwachstum, gefunden wurde. Dies unterstützt unsere Ergebnisse. Allerdings vermißten wir, wie auch Takano et al. [4] bei Hirntumoren, einen signifikanten Bezug zum Tumorstadium, wie er beim Mammakarzinom [6] zu beobachten war. Dabei ist jedoch zu beachten, daß in diesen Studien unterschiedliche Immunoassays zur Anwendung kamen. Welche Bedeutung der von uns gefundenen Korrelation des Serumspiegels zum Tumorgrading, zur Tumorlokalisation und zum Alter der Patienten zukommt, muß derzeit noch offen bleiben.

Zusammenfassung

Ziel unserer Studie war es, die Serumkonzentration von VEGF an 53 Patienten mit einem kolorektalen Karzinom gegenüber 22 gesunden Probanden (Kontrollgruppe) zu bestimmen und mit dem Tumorstadium und dem Tumorvolumen zu korrelieren. Dabei fanden wir signifikant höhere Serumspiegel bei den Tumorpatienten im Vergleich zur Kontrollgruppe und zwischen Patienten mit und ohne Fernmetastasen. Hohe Serumwerte korrelierten auch mit einem größeren Tumorvolumen, allerdings nur schwach mit dem Tumorstadium. Unsere Ergebnisse unterstützen die Hypothese, daß die Neoangiogenese mit für das Tumorwachstum verantwortlich ist und VEGF die Rolle eines potenten Wachstumsfaktors mit angiogenetischer Aktivität zukommt.

Summary

The aim of our study was to determine the serum concentration of VEGF in 53 patients with a colorectal carcinoma and 22 healthy volunteers (control group) and to compare it with tumor stage and volume. We found significantly higher serum levels in tumor patients in contrast to the control group and between patients with and without distant metastases. There was also a correlation between high serum concentrations and great tumor volumes, but only weak with tumor stage. Our results support the hypothesis that tumor growth is dependent on angiogenesis and that VEGF is a potent growth factor with angiogenic activity.

Literatur

1. Brown LF, Berse B, Jackman RW, Tognazzi K, Manseau EJ, Senger DR, Dvorak HF (1993) Expression of vascular permeability factor (vascular endothelial growth factor) and ist receptors in adenocarcinomas of the gastrointestinal tract. Cancer Res 53 : 4727 – 4735
2. Dirix LY, Vermeulen PB, Pawinski A, Prové A, Benoy I, de Pooter C, Martin M, van Oosterom AT (1997) Elevated levels of the angiogenic cytokines basic fibroblast growth factor and vascular endothelial growth factor in sera of cancer patients. Br J Cancer 76 : 238 – 243
3. Dvorak HF, Brown LF, Detmar M, Dvorak AM (1995) Vascular permeability factor/vascular endothelial growth factor, microvascular hyperpermeability, and angiogenesis. Am J Pathol 146 : 1029 – 1039
4. Takano S, Yoshii Y, Kondo S, Suzuki H, Maruno T, Shirai S, Nose T (1996) Concentration of vascular endothelial growth factor in the serum and tumor tissue of brain tumor patients. Cancer Res 56 : 2185 – 2190

5. Vermeulen PB, Verhoeven D, Hubens G, van Marck E, Goovaerts G, Huyghe M, de Bruijn EA, van Oosterom AT, Dirix LY (1995) Microvessel density, endothelial cell proliferation and tumour cell proliferation in human colorectal adenocarcinomas. Ann Oncol 6:59–64

6. Yamamoto Y, Toi M, Kondo S, Matsumoto T, Suzuki H, Kitamura M, Tsuruta K, Taniguchi T, Okamoto A, Mori T, Yoshida M, Ikeda T, Tominaga T (1996) Concentrations of vascular endothelial growth factor in the sera of normal controls and cancer patients. Clin Cancer Res 2:821–826

Korrespondenzadresse: Priv.-Doz. Dr. med. Rainer Broll, Chirurgische Forschung, Klinik für Chirurgie, Medizinische Universität zu Lübeck, Ratzeburger Allee 160, D-23538 Lübeck

Nachweis isolierter disseminierter Tumorzellen kolorektaler Karzinome in Lymphknoten

Detection of isolated disseminated tumor cells of colorectal cancer in lymph nodes

J. Weitz, P. Kienle, A. Magener*, F. Willeke, Th. Lehnert, Ch. Herfarth und M. von Knebel Doeberitz

Sektion für Molekulare Diagnostik und Therapie
Sektion für Chirurgische Onkologie
Chirurgische Universitätsklinik, INF 110, 69120 Heidelberg
* Pathologisches Institut der Universität, INF 220/221, 69120 Heidelberg

Einleitung

Trotz radikaler Tumorresektion sterben bis zu 30 % der Patienten mit einem kolorektalen Karzinom im Stadium UICC I und II an ihrem Tumorleiden. Diese Progression des Tumorleidens könnte Folge isolierter disseminierter Tumorzellen in Lymphknoten sein, die mit den bisher eingesetzten Stagingmethoden nicht erfaßt werden. So lassen sich in 3,6 bis 6,1 % der histopathologisch unauffälligen Lymphknoten immunhistochemisch Tumorzellen nachweisen [1, 2, 3, 4]. Etwa 25 – 36 % der so untersuchten Patienten werden aus den Stadien UICC I-II nach UICC III hochgestuft, bei Kombination aus immunhistochemischen Methoden und der „fat-clearing"-Technik sogar 55 % [5]. Die prognostische Bedeutung des immunhistochemischen Tumorzellnachweises in Lymphknoten wird in den vorliegenden Studien jedoch widersprüchlich beurteilt, möglicherweise als Folge einer mangelnden Sensitivität und Spezifität der Methode. Durch den Einsatz der RT-PCR (Reverse Transkription, Polymerasekettenreaktion) kann die Sensitivität und Spezifität der Tumorzelldetektion im Vergleich zu den bisher angewandten immunhistochemischen Methoden vermutlich wesentlich gesteigert werden [6]. Die RT-PCR nutzt die differentielle Genexpression der Tumorzellen im Vergleich zu den nicht-entarteten Zellen.

Ziel dieser Studie ist die Etablierung eines sensitiven und spezifischen Systems zur Tumorzelldetektion kolorektaler Karzinome in Lymphknoten des Operationspräparates.

Methode

Die Tumorzelldetektion wurde mittels einer CK 20-RT-PCR durchgeführt [7]. Die Lymphknoten werden aus den Darmresektionspräparaten im Nativzustand präpariert und dann geteilt. Die eine Hälfte wird der histopathologischen Diagnostik zugeführt die andere Hälfte mittels der CK 20-RT-PCR untersucht. Hierzu werden von den Lymphknotenhälften Gefrierschnitte angefertigt, aus welchen die RNA-Extraktion erfolgt. Die RNA wird spezifisch revers transkribiert (RT), das Produkt durch die nested CK 20-PCR amplifiziert.

Mittels dieses Protokolls wurden 117 Lymphknoten von 9 Patienten mit einem kolorektalen Karzinom untersucht. Bei den untersuchten Patienten wurde eine standardisierte Resektion mit initialer lymphovaskulärer Ligatur und systematischer, radikulärer Lymphadenektomie durchgeführt [8]. Die Klassifikation der Tumore erfolgte nach der 4. Auflage der TNM Klassifikation der UICC [9].

Als Negativkontrolle dienten 22 Lymphknoten von Patienten mit benignen Erkrankungen, als Positivkontrolle 30 kolorektale Karzinomproben.

Ergebnisse

1. Spezifität der CK 20-RT-PCR: Eine CK 20-Expression läßt sich in 30/30 kolorektalen Karzinomproben, jedoch in keinem der untersuchten 22 Lymphknoten von Patienten mit benignen Erkrankungen nachweisen.
2. Sensitivität der CK 20-RT-PCR: Die Sensitivität der eingesetzten CK 20-RT-PCR war bereits in vorangegangenen Untersuchungen nachgewiesen worden [7], bei Verdünnungsexperimenten mit der Zellinie HT-29 gelang der Nachweis von 10 Tumorzellen in 10 ml Blut (d.h. in etwa $0,5-1 \times 10^8$ Leukozyten).
3. Klinische Daten: Bei 9 Patienten mit einem kolorektalen Karzinom wurden die Lymphknoten untersucht. Bei 4 von 6 Patienten bei den histopathologisch alle untersuchten Lymphknoten als tumorfrei beurteilt wurden, konnte durch die RT-PCR ein CK 20-Transkript nachgewiesen werden. Die Ergebnisse sind in Tabelle 1 zusammengefaßt.

Diskussion

Die vorgestellten Ergebnisse zeigen, daß die CK 20-RT-PCR ein sensitives und spezifisches System zur Detektion lymphogener Tumorzelldissemination kolorektaler Karzinome ist. Mittels der etablierten CK 20-RT-PCR ließen sich in 32/107 (29,9%) histopathologisch unauffälligen Lymphknoten isolierte disseminierte Tumorzellen nachweisen. Alle 10 histopathologisch positiven Lymphknoten erbrachten auch in der

Tabelle 1. Nachweis isolierter disseminierter Tumorzellen in Lymphknoten von Patienten mit einem kolorektalem Karzinom

Histologie:	CK 20-RT-PCR:
T_1N_0	3/12 Lymphknoten pos.
T_2N_0	3/18 Lymphknoten pos.
T_2N_0	4/13 Lymphknoten pos.
T_2N_0	7/14 Lymphknoten pos.
T_2N_0	0/14 Lymphknoten pos.
T_3N_0	0/14 Lymphknoten pos.
T_2N_3 (4/10 pos.)	7/10 Lymphknoten pos.
T_3N_3 (2/9 pos.)	7/9 Lymphknoten pos.
T_3N_3 (4/13 pos.)	11/13 Lymphknoten pos.

CK 20-RT-PCR ein positives Ergebnis. Verglichen mit den aus der Literatur bekannten Daten des immunhistochemischen Tumorzellnachweises in etwa 3,6 bis 6,1% der histopathologisch unauffälligen Lymphknoten scheint die CK 20-RT-PCR somit sensitiver zu sein. Bei vier der sechs untersuchten Patienten im Stadium UICC I und II konnten Tumorzellen in den untersuchten Lymphknoten nachgewiesen werden.

Unsere Daten sind möglicherweise eine Erklärung für die Tatsache, das 30% der Patienten mit einen kolorektalem Karzinom im Stadium UICC I und II am Tumorleiden versterben. Der Nachweis von isolierten disseminierten Tumorzellen in Lymphknoten unterstreicht außerdem die Sinnhaftigkeit der radikulären Lymphadenektomie als Standart in der Chirurgie des kolorektalen Karzinoms.

Durch Untersuchung weiterer Patienten und Nachbeobachtung wird eine Aussage über die prognostische Bedeutung lymphogen disseminierter Tumorzellen mit potentieller therapeutischer Konsequenz möglich sein.

Zusammenfassung

Trotz radikaler Tumorresektion sterben bis zu 30 % der Patienten mit einem kolorektalen Karzinom im Stadium UICC I und II an ihrem Tumorleiden. Diese Progression des Tumorleidens könnte Folge isolierter disseminierter Tumorzellen in Lymphknoten sein, die mit den bisher eingesetzten Stagingmethoden nicht erfaßt werden. Ziel dieser Studie war die Etablierung eines Systems zur Detektion lymphogener Tumorzelldissemination kolorektaler Karzinome. Mittels der eingesetzten CK 20-RT-PCR gelang ein Nachweis von Tumorzellen in 32 von 107 histopathologisch unauffälligen Lymphknoten von Patienten mit einem kolorektalen Karzinom. Damit scheint die CK 20-RT-PCR sensitiver als immunhistochemische Methoden im Nachweis isolierter disseminierter Tumorzellen kolorektaler Karzinome in Lymphknoten zu sein. Zur Evaluierung der prognostischen Bedeutung lymphogen disseminierter Tumorzellen ist die Untersuchung und Nachbeobachtung weiterer Patienten notwendig.

Summary

Despite R_0-resection up to 30% of patients with colorectal cancer stage UICC I and II die of recurrent disease. This tumor progression could be caused by isolated disseminated tumor cells in lymph nodes which are not detected by current staging methods. The purpose of this study was to develop a system for detecting lymphogenic tumor cell dissemination in colorectal cancer. With the established CK 20-RT-PCR we detected tumor cells in 32 of 107 histopathologically negative lymph nodes from patients with colorectal cancer. We conclude that the CK 20-RT-PCR is more sensitive than immunohistochemical methods in detecting isolated disseminated tumor cells of colorectal cancer in lymph nodes. To evaluate the prognostic significance of lymphogenic disseminated tumor cells the examination and follow-up of more patients is necessary.

322

Literatur

1. Adell G, Boeryd B, Franlund B, Sjödahl R, Hakansson (1996) Occurrence and prognostic importance of micrometastases in regional lymph nodes in Dukes B colorectal carcinoma: an immunohistochemical study. Eur J Surg 162:637–642
2. Cutait R, Alves VAF, Lopes LC, Cutait DE, Borges JLA, Singer J, da Silva JH, Goffi FS (1991) Restaging of colorectal cancer based on the identification of lymph node micrometastases through immunoperoxidase staining of CEA and cytokeratins. Dis Colon Rectum 34:917–920
3. Greenson JK, Isenhart CE, Rice R, Mojzisik C, Houchens D, Martin EW (1994) Identification of occult micrometastases in pericolic lymph nodes of dukes'B colorectal cancer patients using monoclonal antibodies against cytokeratin and CC49. Cancer 73:563–569
4. Jeffers MD, O'Dowd GM, Mulcahy H, Stagg M, O'Donoghue DP, Toner M (1994) The prognostic significance of immunohistochemically detected lymph nodes micrometastases in colorectal carcinoma. J Pathol 172:183–187
5. Haboudi NY, Clark P, Kaftan SM, Schofield PF (1992) The importance of combing xylene clearance and immunohistochemistry in the accurate staging of colorectal carcinoma. J R Soc Med 85:386–388
6. Gerhard M, Juhl H, Kalthoff H, Schreiber HW, Wagener C, Neumaier M (1994) Specific detection of carcinoembryonic antigen-expressing tumor cells in bone marrow aspirates by polymerase chain reaction. J Clin Oncol 12:725–729
7. Weitz J, Kienle P, Lacroix J, Willeke F, Lehnert Th, Herfarth Ch, von Knebel Doeberitz M (1997) Detektion hämatogener Tumorzelldissemination kolorektaler Karzinome. Langenbecks Arch Chir Suppl I (Forumsband): 733–336
8. Lehnert Th, Herfarth Ch (1996) Grundlagen und Wert der Lymphadenektomie beim colorectalen Carcinom. Chirurg 67: 889–899
9. Hermanek P, Sobin LH. UICC: TNM-classification of malignant tumors. 4th ed, 2 nd revision. Berlin Heidelberg New York Tokyo: Springer, 1992

Korrespondenzadresse: Dr. J. Weitz, Chirurgische Universitätsklinik, Kirschnerstraße 1 (INF 110), 69120 Heidelberg

Stickstoffmonoxid und Sauerstoffradikale wirken konträr auf das Proliferationsverhalten von humanen Fibroblasten

Nitric oxide and oxygen radicals contrary influence the proliferation of human fibroblasts

S. Gansauge[1], F. Gansauge[1], A. K. Nüssler[2], M. H. Schoenberg[1] und H. G. Beger[1]

[1] Chirurgische Klinik I, Universität Ulm, Steinhövelstr. 9, 89075 Ulm
[2] Sektion Chirurgische Forschung, Universität Ulm, Steinhövelstr. 9, 89075 Ulm

Einleitung

Sauerstoffradikale (OR) und Stickstoffmonoxid (NO) spielen bei einer Vielzahl physiologischer bzw. pathophysiologischer Prozesse eine wichtige Rolle. Neben der Radikalart scheinen die beobachteten Effekte vor allem von der Radikalenkonzentration, dem Zelltyp und dem Generationsmodus der Radikale bestimmt zu sein. So konnte für exogen appliziertes NO gezeigt werden, daß Gefäßmuskelzellen und Endothelzellen in ihrer Proliferation gehemmt werden [1, 2], wohingegen die Proliferation von K562 Zellen nicht beeinflußt wurde [3]. Konträr hierzu hat NO zytoprotektive Funktionen in Hepatozyten [4], wohingegen NO in Monozyten Apoptose induziert [5]. Wir konnten kürzlich zeigen, daß NO in humanen Fibroblasten je nach Generierungsmodus unterschiedliche Effekte bewirkt. Während exogen zugeführtes NO zu einer Erhöhung der S/G2-Fraktion führte, bewirkte endogen produziertes NO einen G1-Arrest [6]. Ähnlich wie NO haben auch Sauerstoffradikale (OR) neben direkt zytoziden Wirkungen spezifische Effekte wie zum Beispiel die Induktion von Zytokinfreisetzung und Histaminfreisetzung [7, 8]. Auch sind OR in der Lage in bestimmten Zelltypen in höheren Konzentrationen Apoptose zu erzeugen [9].

Das Ziel der vorliegenden Untersuchungen war zu evaluieren, inwieweit NO und OR humane Fibroblasten in ihrer Proliferationskapazität unter Berücksichtigung apoptotischer und zellzyklischer Veränderungen beeinflussen.

Material und Methoden

Verwendet wurde die humane embryonale Fibroblastenzellinie WI38. OR wurden mittels des Hypoxanthin (1 mM)/Xanthinoxidase (0,05 U/ml) Systems generiert. Als

Scavanger wurden Superoxiddismutase und Catalase (je 500 U/ml) verwendet. Endogenes NO wurde durch zytokinvermittelte Induktion der induzierbaren NO-Synthase (iNOS) generiert (Negativkontrolle: NMA). Exogenes NO wurde mittels Na-Nitroprussid (SNP, 1 mM) oder S-nitroso-N-Acetylpenicillamin (SNAP, 1 mM) in Kultur freigesetzt. Die Proliferationsraten wurden mittels eines BrdU-Inkorporationsassays, die Apoptoseraten mittels DNA-laddering und TUNEL bestimmt. Die Zellzyklusanalysen wurden mittels Propidiumiodidfärbungen und quantitativer Auswertungen am FACScan definiert. Die Bestimmung der iNOS, sowie der Zellzykluskontrollproteine p53 und p21 erfolgte mittels semiquantitativer RT-PCR und Westernblot bzw. Immunpräzipitationen.

Ergebnisse

OR führten bei WI38 zur Apoptoseinduktion bei 45 % der Zellen nach 48 Stunden. Diese Apoptoseinduktion, verifiziert durch TUNEL und DNA-Laddering, war vollständig reversibel durch Zugabe von Scavengern. In der Zellzyklusanalyse zeigte sich zudem ein G1-Arrest nach 24 und 48 Stunden unter dem Einfluß von OR. Im BrdU-Inkorporationsassay zeigte sich im eine hochsignifikante Proliferationshemmung (Kontrolle: OD 0,154, OR: 0,113; p < 0,0001) (Abb. 1). Zudem konnte eine Induktion

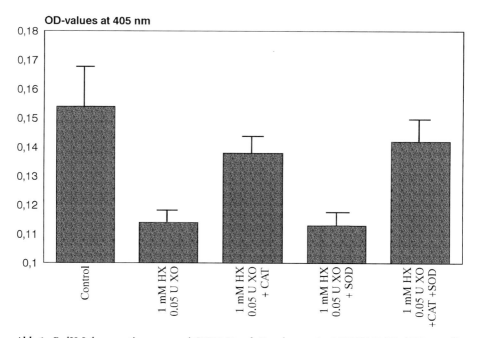

Abb. 1. BrdU-Inkorporationsassay mit WI38. Durch Zugabe von 1 mM HX/0.05 U/ml XO war die Proliferation deutlich gehemmt (p < 0,001). Durch Zugabe von Katalase oder Katalase + Superoxiddismutase wurden diese Effekte aufgehoben. Höhere Konzentrationen von OR führten zu einer vollständigen Proliferationshemmung, wohingegen niedrigere OR-Konzentrationen zu keiner Änderung der Zellproliferation führten

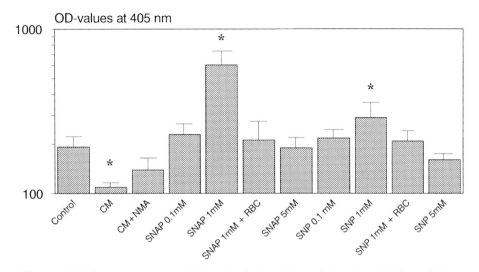

Abb. 2. BrdU-Inkorporationsassay mit WI38. Nach Stimulation mit Zytokinen (CM) war die Proliferation signifikant reduziert, wohingegen exogen zugeführtes NO (SNP oder SNAP) zu einer verstärkten Proliferation führten. Die Effekte der endogenen NO-Produktion waren durch Zugabe von NMA, die der exogenen NO-Generierung durch Zugabe von Erythrozyten (RBC) aufhebbar (*p < 0,001 im Vergleich zur Kontrolle)

der Zellzykluskontrollproteine p53 und p21 nachgewiesen werden. Während endogen freigesetztes NO ebenfalls zu einer geringfügigen Apoptose (16%, p < 0,01 gegenüber Kontrolle und NMA-Kontrolle), assoziiert mit G1-Arrest und reduzierter Proliferation (p < 0,001) führte, kam es unter dem Einfluß von SNP und SNAP (jeweils 1 mM) zu einer deutlich gesteigerten Proliferation (Kontrolle: OD 0,19, SNAP: 0,54, SNP: 0,18, beides p < 0,001) (Abb. 2) und einer Erhöhung des prozentualen Anteils der Zellen in der S/G2-Phase nach 48 Stunden (Kontrolle: 11,2%; SNP: 24,4%; SNAP: 16,9%; beides p < 0,05). Apoptose trat bei Zugabe von SNP und SNAP nicht auf.

Diskussion

Diese Daten zeigen, daß OR spezifisch in humanen Fibroblasten eine Proliferationshemmung induzieren, die durch einen Zellzyklusarrest gefolgt von Apoptose charakterisiert ist. NO hingegen bewirkt bei intrazellulärer Produktion ähnliche Effekte, bei exogener Zufuhr jedoch das Gegenteil, nämlich gesteigerte Zellproliferation. Dies könnte in Hinblick auf zellschädigende und Fibrose-induzierende Mechanismen wie zum Beispiel Atemwegserkrankungen oder chronischen Entzündungsprozesse von pathophysiologischer Bedeutung sein.

Zusammenfassung

Sauerstoffradikale und Stickstoffmonoxid sind in viele komplexe Prozesse wie Entzündung, Immunregulation und Regulation des Gefäßtonus involviert. Ziel der vorliegenden Untersuchung war es, die Effekte dieser beiden hochreaktiven Moleküle in Bezug auf die Proliferation von humanen Fibroblasten zu untersuchen. WI38 Zellen wurden unter verschiedenen Kulturbedingungen untersucht. Sauerstoffradikale und Stickstoffmonoxid wurden exogen zugegeben, zudem wurde mittels Zytokinen die endogene Stickstoffmonoxid-Produktion induziert. Sauerstoffradikale und endogen produziertes Stickstoffmonoxid führten zu einer Hemmung der Zellproliferation, wohingegen exogen zugeführtes Stickstoffmonoxid zu einer verstärkten Zellproliferation führte. Diese Daten weisen auf eine zentrale Rolle von Sauerstoffradikalen und Stickstoffmonoxid in der Regulation des Fibroblastenwachstums hin.

Summary

Oxygen radicals and nitric oxide are involved in a variety of regulative processes especially with regard to inflammation, immunoregulation and regulation of the vascular tone. The aim of our study was to investigate the effects of both these highly reactive molecules on the proliferation of human fibroblasts. We therefore cultured WI38 cells under various culture conditions like exposure to oxygen radicals and endogenously produced as well as exogenously applied nitric oxide. Exposure of WI38 to oxygen radicals led to a reduction of cell proliferation. Similarly induction of endogenous nitric oxide production by cytokines induced an inhibition in cell proliferation. Interestingly exogenously applied nitric oxide increased proliferation rates of WI38 cells. These data could point to a functional role of oxygen radicals and nitric oxide in the regulation of fibroblast growth.

Literatur

1. Shindo T, Ikeda U, Ohkawa F, Kawahara Y, Yokoyama M, Shimada K (1995) Nitric oxide synthesis in cardiac myocytesand fibroblasts by inflammatory cytokines. Cardiovasc Res 29:813–819
2. Kolpakov V, Rekhter MD, Gordon D, Wang WH, Kulik TJ (1995) Effect of mechanical forceson growth and matrix protein synthesisin the in vitro pulmonary artery. Analysis of the role of individual cell types. Circ Res 77:823–831
3. Richardson DR, Neumannova V, Nagy E, Ponk P (1995) The effect of redox-related speciesof nitrogen monoxideon transferrin and iron uptakeand cellular proliferation of erythroleukemia (K562) cells. Blood 86:3211–3219
4. Nüssler AK, Di Silvio M, Liu ZZ, Geller DA, Freeswick P, Dorlo K, Bartoli F, Billiar TR (1995) Further characterization and comparison of of inducible nitric oxide synthase in mouse, rat and human hepatocytes. Hepatology 21:1552–1560
5. Messmer UK, Ankacrona M, Nicotera P, Brune B (1994) p53-expression in nitric oxide induced apoptosis. FEBS Lett 355:23–26
6. Gansauge S, Gansauge F, Nüssler, AK, Rau B, Poch B, Schoenberg MH, Beger HG (1997) Exogenous, but not endogenous, nitric oxide increases proliferation rates in senescent human fibroblasts. FEBS Lett 410:160–164

7. Gansauge F, Gansauge S, Poch B, Schoenberg MH, Beger HG (1994) Freisetzung von Entzündungsmediatoren durch niedrige Sauerstoff-radikalkonzentrationen in vitro. Langenbecks Arch Chir Suppl I, 1–6
8. Poch B, Gansauge F, Gansauge S, Anger T, Schoenberg MH, Bege HG (1996) Release of histamine in whole blood by oxygen radicals: division between specific and unspecific processes. Inflamm Res 45:428–433
9. Gansauge S, Gansauge F, Gause H, Poch B, Schoenberg MH, Beger HG (1997) The induction of apoptosis in proliferating human fibroblasts by oxygen radicals is associated with a p53 and p21WAF1 induction. FEBS Lett 404:6–10

Kontaktadresse: Dr. rer. nat. Susanne Gansauge, Chirurgische Klinik I, Universität Ulm, Steinhövelstr. 9, 89075 Ulm

Die Rolle des Endothelin/Stickstoffmonoxid-Gleichgewichts im Ischämie/Reperfusionsschaden der Leber

The role of the endothelin/nitric oxide balance in hepatic ischemia/reperfusion injury

D. Uhlmann[1], S. Scommotau[2], H. Witzigmann[1], J. Hauss[1], H. U. Spiegel[3]

[1] Klinik für Abdominal-, Transplantations- und Gefäßchirurgie, Universität Leipzig, Liebigstr. 20 a, 04103 Leipzig
[2] Klinik und Poliklinik für Augenheilkunde, Universität Leipzig
[3] Klinik für Allgemeine Chirurgie, Chirurgische Forschung, Universität Münster

Einleitung

Unter physiologischen Bedingungen ist die Regulation der Lebermikrozirkulation durch ein Gleichgewicht von Stickstoffmonoxid (NO) und Endothelin (ET) gekennzeichnet [1]. Während der Ischämie und Reperfusion der Leber kommt es zu einem deutlichen ET-Anstieg [2]. Dagegen bleiben die NO-Spiegel unverändert bzw. sinken sogar [3]. Somit wird das ET/NO-Gleichgewicht unter den Bedingungen von Ischämie und Reperfusion zur Seite des ET verschoben. Erhöhte ET-Spiegel verursachen in der Leber eine starke Vasokonstriktion und führen zur Freisetzung von Eikosanoiden aus Kupffer-Zellen, freien Sauerstoffradikalen und Proteasen aus aktivierten Leukozyten sowie von Zytokinen aus Monozyten. Eine Klärung der Bedeutung des ET/NO-Gleichgewichtes ist für die Entwicklung hepatoprotektiver Konzepte bedeutungsvoll und sollte in dieser Studie in einem in-vivo-Leberischämiemodelle untersucht werden. Zum Erhalt dieses Gleichgewichtes wurde einerseits die Blockade der Endothelinrezeptoren und andererseits die verstärkte Bildung von Stickstoffmonoxid durch L-Argingabe gewählt.

Methoden

Bei 56 weiblichen Wistar-Ratten (250–300 g) wurde unter einer Ätherinhalationsnarkose standardisiert eine 30minütige normotherme Leberischämie durch ein Pringel-Manöver mit portaler Dekompression über einen splenokavalen Shunt induziert. Vier Versuchsgruppen wurden untersucht: I Scheinoperation, II Ischämie ohne Therapie, III Therapie mit dem ET-Rezeptorantagonisten Bosentan (Hoffmann-La Roche, 1 mg/kg KG iv) und IV Therapie mit dem NO-Donor L-Arginin (SIGMA, 400 mg/kg KG iv). Über einen Jugulariskatheter erfolgte die Gabe der Medikamente und Fluoreszenzfarbstoffe und über einen Femoraliskatheter die Messung des arteriellen Blutdrucks. Die Lebermikrozirkulation wurde 30 bis 90 min nach Reperfusion durch die intravitale Fluoreszenzmikroskopie beurteilt. Natriumfluoreszein (2 µmol/kg KG iv; SIGMA) wurde zur Kontrastversärkung zur Beurteilung der Perfusion und

Rhodamin 6G (0,2 µmol/kg KG iv; SIGMA) zur Färbung der Leukozyten eingesetzt. Beurteilt wurden die Durchmesser der Sinusoide und postsinusoidalen Venolen, die sinusoidale Perfusionsrate sowie die Leukozyten-Endothelzell-Interaktionen [4].

Präoperativ, 2 und 6 h nach Reperfusion sowie am 2., 4., 6. und 14. postoperativen Tag wurden die Serumspiegel der Transaminasen ASAT und ALAT bestimmt (200 µl, Mikromethode, Ektachem-Kodak). Die ET-Spiegel wurden vor der Ischämie sowie 15 min nach Beginn der Reperfusion mittels RIA bestimmt [5]. Der lokale Gewebe-pO_2 wurde präoperativ und 30 und 60 min nach Reperfusion mittels der Mehrdraht-oberflächenelekrode nach Kessler und Lübbers gemessen [6].

Die statistische Auswertung erfolgte mittels ANOVA-Test. Traten signifikante Unterschiede zwischen den Gruppen auf, wurde ein Bonferroni-Test zum direkten Gruppenvergleich angeschlossen. Alle Daten werden als Mittelwert ± Standardabweichung angegeben. Signifikanzkriterium war $p < 0,05$ in allen Experimenten.

Ergebnisse

Die ET-Freisetzung nach der Ischämie führte zu einer starken Konstriktion der Lebersinusoide auf 76 ± 7 % der Durchmesser der Scheingruppe ($p < 0,05$). Die präischämischen Sinusoiddurchmesser konnten in den Therapiegruppen mit Bosen-tan (98 ± 2 %) und L-Arginin (102 ± 3 %) nahezu aufrechterhalten werden. Die post-sinusoidalen Venolen verhielten sich ähnlich der Sinusoide. 86 ± 10 % der Ausgangs-durchmesser in der Ischämiegruppe und 97 ± 2 % (III) und 105 ± 7 % (IV) in den Therapiegruppen wurden gemessen ($p < 0,05$).

Nach der Ischämie war der Anteil permanent festsitzender Leukozyten in den Sinu-soiden (144 ± 13 % der Scheingruppe; $p < 0,05$) und stärker noch in den postsinu-

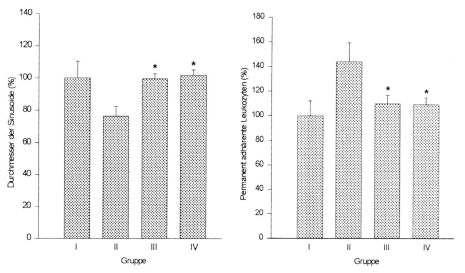

Abb. 1. Sinusoidale Durchmesser und Anzahl der permanent adhärenten Leukozyten in den Sinusoiden der Versuchsgruppen I–IV (*$p > 0,05$)

Tabelle 1. Parameter der hepatozellulären Schädigung 6h nach Reperfusion. Mittelwert ± Standardabweichung

Gruppe	n = 7	I	II	III	IV
ASAT	U/l	145,9 ± 47,9	422,9 ± 63,3[a]	244,0 ± 34,2[b]	206,4 ± 56,5[b]
ALAT	U/l	69,0 ± 28,4	217,71 ± 42,41[a]	181,0 ± 26,9[ns]	153,1 ± 41,4[b]
LDH	U/l	1269,1 ± 386,1	2736,0 ± 510,5[a]	1897,5 ± 219,5[b]	1980,5 ± 296,3[b]

[a] $p < 0,05$ vs Scheingruppe.
[b] $p < 0,05$ vs Ischämie.
[ns] keine signifikanten Unterschiede zwischen den Gruppen.

soidalen Venolen ($436 \pm 18\%$, $p < 0,05$) erhöht. Der Anteil der permanent festsitzenden Leukozyten wurde in den Sinusoiden auf $110 \pm 1\%$ (III) und $109,7 \pm 4\%$ (IV) ($p < 0,05$) und in den postsinusoidalen Venolen auf $352 \pm 12\%$ (III) and $314 \pm 13\%$ (IV) durch die entsprechende Therapie reduziert ($p < 0,05$). Vergleichbar mit dem Ausmaß der postischämischen Leukozyten-Endothelzell-Interaktionen war die Perfusionsrate in den Sinusoiden. Während in der Ischämiegruppe eine Abnahme auf $83 \pm 5\%$ der Scheingruppe zu verzeichnen war, konnte in den Therapiegruppen die präischämische Perfusion nahezu erhalten werden (III: $93 \pm 1\%$; IV: $94 \pm 2\%$; $p < 0,05$). Weder der arterielle Blutdruck noch die Herzfrequenz wurden durch die Therapie beeinflußt.

Der 30 min nach Reperfusion verminderte lokale Gewebe-pO_2 der Leber ($6,9 \pm 2,7$ mm Hg; präischämisch: $15,7 \pm 4,3$ mm Hg) konnte sowohl durch die ET-Rezeptorblockade ($11,0 \pm 1,0$ mm Hg) als auch durch die L-Arginingabe ($11,5 \pm 2,5$ mm Hg) deutlich erhöht werden ($p < 0,05$). Die hepatozelluläre Schädigung gemessen durch den ASAT-Anstieg war in den Therapiegruppen III ($244,0 \pm 34,2$ U/l) und IV ($206,4 \pm 56,5$ U/l) gegenüber der Ischämiegruppe ($422,9 \pm 63,3$ U/l) signifikant verringert ($p < 0,05$). Die Messung der Serumspiegel von ALAT und LDH bestätigte diese Ergebnisse (Tabelle 1).

Diskussion

Unter der Vielzahl vasoaktiver Substanzen, die während der Ischämie und Reperfusion freigesetzt werden, scheint besonders das Gleichgewicht von ET und NO eine bedeutende Rolle für den Erhalt der Integrität der Mikrozikulation zu spielen. Die durch ET induzierte Konstriktion der Lebersinusoide führt zu mikrozirkulatorischen Störungen und damit zu lokaler Hypoxie und Schädigung der Leber [7]. Der fehlende NO-Anstieg bewirkt gleichzeitig eine Verstärkung dieser Effekte mit daraus resultierenden Parenchymschäden.

Eine Reduktion der postischämischen Vasokonstriktion ist sowohl durch Blockade der ET-Rezeptoren als auch durch vermehrte NO-Bildung möglich. Mit den in dieser Studie gewählten Medikamentendosen ist ein Erhalt der präischämischen Sinusoiddurchmesser erreichbar. Die durch beide Lösungsansätze signifikant reduzierten Leukozyten-Endothelzell-Interaktionen deuten auf eine Verbesserung der Integrität der Mikrozirkulation durch die Therapie oder auf einen direkten Eingriff beider Substanzen in die Mechanismen der Adhärenz von Leukozyten am Endothel hin. Der gleichzeitig verbesserte lokale Gewebe-pO$_2$ und die reduzierte hepatozelluläre Schädigung mit beiden Therapieformen lassen den Rückschluß zu, daß der Erhalt des ET/NO-Gleichgewichts über einen Schutz der Integrität der Lebermikrozirkulation zur Verringerung des Ischämie/Reperfusionsschadens führt.

Zusammenfassung

Durch Ischämie und Reperfusion wird vermehrt Endothelin (ET) gebildet und freigesetzt, während kein adäquater Stickstoffmonoxid (NO)-Anstieg erfolgt. Damit wird das unter physiologischen Bedingungen bestehende Gleichgewicht beider Substanzen, welches die Gefäßweiten der Mikrozirkulation reguliert, verschoben und mikrozirkulatorische Störungen werden induziert. Sowohl durch die Blockade der ET-Rezeptoren durch einen gemischten ET-Rezeptorantagonisten als auch durch die erhöhte NO-Bildung infolge Zufuhr von L-Arginin ist eine Beeinflussung dieser Abläufe möglich. Die präischämischen Gefäßdurchmeser werden erhalten und die Leukozyten-Endothelzell-Interaktionen reduziert. Folge davon sind eine verbesserte Perfusionsrate und ein erhöhter lokaler Gewebe-pO$_2$. Die signifikant verringerte hepatozelluläre Schädigung in beiden Therapiegruppen weist diese Herangehensweise als wirksame Therapieform des Ischämie/ Reperfusionsschadens der Leber aus.

Summary

Elevated levels of endothelin (ET) are measured during ischemia and reperfusion, but no adequate increase of nitric oxide (NO) can be observed. Thus, the balance of both substances, which occurs under physiological conditions and regulates microcirculatory vessel widths, is disturbed. This leads to microcirculatory damages. As well ET receptor blocking using a mixed ET receptor antagonist as increase of NO production after L-arginine treatment influenced this pathomechanism. The preischemic sinusoidal diameters were maintained and leukocyte endothelial interactions reduced. Concomitantly, sinusoidal perfusion rate and local hepatic tissue pO$_2$ were increased. Because of significant reduced hepatocellular damage in both therapy groups both therapeutical ways might exert beneficial effects to attenuate ischemia/reperfusion induced microvascular and tissue injury.

Literatur

1. Rockey D (1997) The cellular pathogenesis of portal hypertension: Stellate cell contractility, endothelin, and nitric oxide. Hepatology 25:2–5
2. Uhlmann D, Scommotau S, Löffler BM, Spiegel HU (1997) Endothelin-central mediator in hepatic ischemia/reperfusion injury. Eur Surg Res 29 (Suppl 1): 32
3. Jaeschke H, Schini VB, Farhood A (1992) Role of nitric oxide in the oxidant stress during ischemia/reperfusion injury of the liver. Life Sci 50:1797–1804
4. Post S, Palma P, Rentsch M, Gonzalez AP, Menger MD (1993) Differential impact of Carolina rinse and University of Wisconsin solution on microcirculation, leukocyte adhesion, Kupffer cell activity and biliary excretion after liver transplantation. Hepatology 18:1490–1497

5. Löffler BM, Maire JP (1994) Radioimmunological determination of endothelin peptides in human plasma: a methodological approach. Endothelium 1:273–286
6. Spiegel HU, Bremer C, Boin C, Langer M (1995) Reduction of hepatic reperfusion injury by indomethacin-mediated vasoconstriction: A rat model with temporary spleno-caval shunt. J Invest Surg 8:363–369
7. Uhlmann D (1997) Verbesserung des Ischämie-Reperfusionsschadens der Leber – Blockade der Endothelinrezeptoren hemmt Vasokonstriktion. Fortschr Med 115:48

Einfluß der perioperativen Antibiotikaprophylaxe auf die hämodynamische Stabilität während der Operation: Nachweis einer komplexen Interaktion in einer die Klinik modellierenden, randomisierten Tierstudie

The influence of perioperative antibiotic prophylaxis on hemodynamic stability throughout major surgery: Complex interaction in a clinic modelling randomised animal trial

B. Stinner[1], I. Celik[2], W. Lorenz[2], W. Dietz[3], C. Hasse[1], M. Rothmund[1]

[1] Klinik für Allgemeinchirurgie, Philipps-Universität Marburg
[2] Institut für Theoretische Chirurgie, Philipps-Universität Marburg
[3] Kreiskrankenhaus Delmenhorst

Einleitung

Bisher wurde die perioperative Antibiotikaprophylaxe nahezu ausschließlich unter dem Gesichtspunkt der Reduktion postoperativer septischer Komplikationen gesehen. Nebenwirkungen dieser Medikamentengabe wurden wenig beachtet und hinsichtlich allergischer und pseudoallergischer Reaktionen in der Größenordnung von unter 1% angesiedelt [1]. Neuere Studienergebnisse mit einer sorgfältigen Evaluation haben jedoch ergeben, daß die Inzidenz histaminabhängiger Kreislaufreaktionen im perioperativen Zeitraum nach der Gabe von kolloidalen Lösungen bis 26% betragen kann [2] und daß kardiovaskuläre Instabilitäten in diesem Zeitraum in einem ähnlich hohen Ausmaß von der Antibiotika-Prophylaxe beeinflußt werden [3]. Dies führte zu der Frage, ob sich bei der Belastung des komplexen Systems Mensch mit diesen Antibiotika auch ein Einfluß auf die intraoperative Inzidenz kardiovaskulärer Instabilität nachweisen läßt. Da diese Einflüsse nach den bisherigen Erfahrungen aus der Narkoseeinleitung und Posteinleitungsphase nur unter komplizierenden Bedingungen zu erwarten sind, wurde ein die Klinik modellierendes Tierversuchskonzept in Anlehnung an die prospektive randomisierte und kontrollierte klinische Studie entwickelt. Im Ablauf des Experimentes wurde durch das Hinzufügen komplizierender Bedingungen die Komplexität schrittweise erhöht und damit das Modell der klinischen Realität angenähert. Auf diese Weise sollte geprüft werden, ob die Prämedikation mit unterschiedlichen Antibiotika einen Einfluß auf die hämodynamische Stabilität und Histaminfreisetzungsreaktion während komplexer chirurgischer Eingriffe hat, die sich in einem reduktionistischen Tiermodell nicht nachweisen lassen.

Material und Methode

Streng randomisiert wurden drei Gruppen zu je 10 Pietren-Landschweinen (beiderlei Geschlechts, 25 – 30 kg) gebildet, denen 20 Minuten nach Narkoseeinleitung (Midazolam 5 mg als Prämedikation, 2,2 mg/Kg/KG/h Piritramid und Pancuronium 0,4 mg/Kg/KG/h als Mischinfusion, kontrollierte Beatmung) bei stabilen Kreislaufverhältnissen als Antibiotika-Prophylaxe entweder Amoxicillin/Clavulansäure (0,7 g bzw. 0,07 g Einzeldosis Gruppe 1), Cefuroxim/Metronidazol (0,5 g bzw. 0,17 g Einzeldosis, Gruppe 2) oder 50 ml NaCl 0,9% (Kontrolle Gruppe 0) infundiert wurde. 15 Minuten später erfolgte standardisiert eine mediane Laparotomie mit Eventeration des Darmes. Nach 30 Minuten wurde zur Modellierung einer Komplikation die Entblutung von $1/4$ des Gesamtblutvolumen innerhalb von 7–10 Minuten vorgenommen. 5 Minuten nach diesem Ereignis erfolgte die Druckinfusion von 500 ml HAES und nach einer Stabilisierungsphase von 5 Minuten wurde der Histaminliberator Polymyxin B in einer Dosierung von 15 mg/kg Körpergewicht infundiert (Modellierung der Therapie der Komplikation und der Komplikation der Therapie). In einer vierten Versuchsserie wurde unter Verzicht auf die komplizierenden Elemente des Experimentes in der beschriebenen Narkose an 10 Schweinen der alleinige Effekt der i.v.-Applikation von 15 ml/kg Körpergewicht Polymyxin B charakterisiert.

Blutproben zur fluoroenzymatischen Histaminbestimmung nach Lorenz wurden an 10 Zeitpunkten während des Versuches gewonnen. Die Messung von EKG, Blutdruck und Herzfrequenz erfolgte on-line. Alle Experimente wurden 60 Minuten nach der Polymyxin B-Applikation durch die i.v.-Gabe von T61 in Narkose terminiert. Die Hypothesentestung erfolgte mit dem Kruskal-Wallis- bzw. mit dem X^2-Test, deskriptive Statistik erfolgt als Mediane und Spannweiten.

Ergebnisse

Nach alleiniger Gabe der Antibiotika in stabiler Narkose zeigte sich in keiner Gruppe eine Histaminfreisetzung oder eine relevante Kreislaufreaktion. In der Versuchsgruppe ohne komplizierende Elemente zeigten nach Polymyxingabe 5 Tiere eine typische, nicht Histaminbedingte Kreislaufreaktion mit geringen Blutdruckveränderungen und einem leichten Anstieg der Herzfrequenz, bei den anderen 5 Tieren kam es zu einer typischen Histaminfreisetzungsreaktion mit plötzlicher Tachykardie und nachfolgender Hypotension.

In den 3 randomisierten Gruppen des komplexen Modells stiegen im Blutungszwischenfall die Plasmahistaminspiegel in der Kontrollgruppe von 6,2 (2,2–12,8) auf 8,6 (2,7–16,6) ng/ml, in der Gruppe 1 von 6,6 (3,4–13,2) auf 11,5 (4,0–40,0) ng/ml und in der Gruppe 2 von 6,3 (4,8–8,0) auf 7,9 (3,9–13,3) ng/ml ($p < 0,05$). Beim Infusionszwischenfall (HAES + Polymyxin B) stieg das Plasmahistamin in der Kontrollgruppe von 4,6 (2,6–7,1) auf 40,4 (1,5–192,0) ng/ml, in der Gruppe 1 von 5,1 (3,1–8,3) auf 37,7 (5,4–143,4) ng/ml und in der Gruppe 2 von 5,1 (3,5–5,7) auf 6,7 (3,73–97,1) ng/ml ($p < 0,1$). In der Gruppe 1 (Amoxicillin/Clavulansäure, deutlicher Plasmahistaminanstieg nach Polymyxin B) war der diastolische Blutdruck nach Polymyxin B-Gabe signifikant niedriger als bei den beiden anderen Gruppen ($p < 0,05$). Deutlicher als beim Vergleich der Einzelwerte zeigte sich der Einfluß der präoperativen Antibiotika Vorbehandlung in der unterschiedlichen Inzidenz der vorher charakterisierten Histaminfreisetzungsereignisse nach Polymyxin B (Abb. 1 a, b). In der Kontrollgruppe zeigte sich bei 8/10 Tieren ein typisches Muster aus schneller massiver Freisetzung von Histamin mit Tachykardie und Hypotension. Dieses Muster fand sich bei 6/10 Tieren der Gruppe 1 und nur bei 2/10 Tieren in der Gruppe 2 ($p < 0,05$).

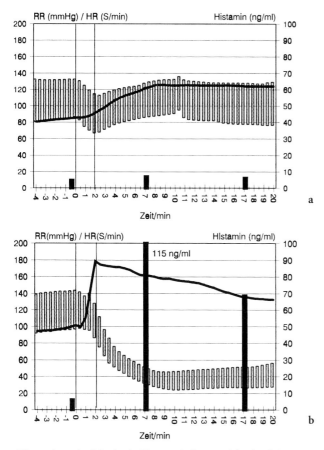

Abb. 1a, b. Beispiele der beiden typischen Kreislaufreaktionen nach Applikation von Polymyxin B im komplexen Tiermodell (Infusion t = 0 bis t = 2 Min). **a** alleinige pharmokologische Wirkung (Schwein Nr. 9, Gruppe 2). **b** Verlaufsmuster bei Histaminfreisetzungsreaktion (Schwein Nr. 18, Gruppe 1). (Graue Balken = Blutdruck-amplitude, schwarze Balken = Plasmahistamin, schwarze Linie = Herzfrequenz)

Diskussion

Antibiotika haben in komplexen biologischen Systemen mehr Effekte als antimikrobielle Wirksamkeit und gelegentlich frühe Unverträglichkeit (Anaphylaxie). So ist eine Cefuroxim-abhängige Fieberentwicklung beschrieben [4], ein Einfluß auf die TNF-Produktion [5] und auf Signaltransduktionswege im Organmodell [6]. Aufgrund der komplizierten Interaktion von Einzelkomponenten in komplexen Systemen ist nicht zu erwarten, daß klinische Effekte dieser Einflüsse im einfachen reduktionistischen Ganztiermodell nachweisbar sind. Besonders für das Design großer klinischer Studien ist jedoch in letzter Zeit deutlich auf die Notwendigkeit von angepaßten Modellen hingewiesen worden, um dadurch grobe Fehlentwicklungen bei der klinischen Prüfung von Therapeutika zu vermeiden [7, 8]. Das hier vorgestellte

Modell des Klinik modellierenden Tierversuches (clinic modelling randomised trial
= CMRT) belegt eindrucksvoll, daß komplexe Interaktionen von Substanzen auf
einen Gesamtorganismus nicht nach der Einzelapplikation deutlich werden müssen,
sondern erst dann, wenn die Komplexität des Modells schrittweise um die Komponenten der realen klinischen Situation erhöht wird. Im vorliegenden Modell konnte
der Einfluß der Antibiotika-Prämedikation eindeutig erst in der Komplikation – hier
eine simulierte intraoperative Blutung und ein anaphylaktoider Schock – sichtbar gemacht werden. Hieraus folgt notwendigerweise, daß die Prüfung von Medikamenten
und Maßnahmen in einer komplexen peri/intraoperativen Situation auch eines komplexen Experimentalmodells bedarf, dessen Durchführung vor der klinischen Prüfung nicht zuletzt zum Schutze des Patienten zu fordern ist.

Zusammenfassung

In einer die Klinik modellierenden prospektiven randomisierten Studie an 3 mal 10
Pietren-Landschweinen konnte gezeigt werden, daß sich der Einfluß einer unterschiedlichen Antibiotika-Prämedikation auf die hämodynamische Stabilität während
einer Operation und auf Histaminfreisetzungsereignisse erst dann zeigt, wenn die
Komplexität des Modells schrittweise durch das Hinzufügen komplizierender Bedingungen der realen intraoperativen Situation angenähert wird. Unterschiedliche Antibiotikaprophylaxen bedingen eine unterschiedliche Inzidenz von Histaminfreiset-
zungsreaktionen, die erst nach Entblutung bzw. Auslösen eines anaphylaktoiden
Schocks demaskiert wird. Hieraus ist grundsätzlich zu fordern, daß die Prüfung von
Medikamenten und Maßnahmen in einer komplexen peri- und intraoperativen
Situation auch eines komplexen Experimentalmodells bedarf, bevor diese in die
klinische Studie übernommen werden dürfen.

Summary

In a clinic modelling randomised trial (CMRT) in three groups of 10 landrace pietren
pigs each it could be shown that the influence of prophylactic antibiotic administration on intraoperative hemodynamic stability and histamine release is only
evident, if by stepwise addition of complicating factors the overall complexity of the
experimental setting is increased. Different antibiotic regimen for prophylaxis
significantly affected the incidence of cardiovascular instabilities only after relevant
blood loss, restoration of circulation and subsequent submaximal induction of
anaphylactoid reactions by the histamine liberator Polymyxin B. In conclusion,
preclinical testing of therapeutic agents in complex clinic modelling randomised
trials should be mandatory to avoid the possible hazards of misconducted clinical
trials.

Literatur

1. Paul Ehrlich Gesellschaft für Chemotherapie e.V. Konsensuskonferenz (1994) Cephalosporine zur parenteralen Applikation. Chemother Journal 3:101–115
2. Lorenz W, Duda D, Dick W, Sitter H, Doenicke A, Black A, Weber D, Menke H, Stinner B, Junginger T, Rothmund M, Ohmann C, Healy MJR (1994) Incidence and clinical importance of perioperative histamine release: randomised study of volume loading and antihistamines after induction of anaesthesia. Lancet 343:933–940
3. Stinner B, Celik I, Menke H, Reimund KP, Duda D, Hasse C, Lorenz W (1997) Cardiorespiratory disturbances following antibiotic prophylaxis in general surgery: reasons for a complex reappraisal of a common problem. Inflamm Res 46:S71–S72
4. Mevorach D, Lossos IS, Oren R (1993) Cefuroxime induced fever. Ann Pharmacother 27:881–882
5. Dofferhoff ASM, Esselink MT, deVries-Hospers HG, Zanten AV, Bom VJJ, Weits J, Vellenga E (1993) The release of endotoxin from antibiotic treated Escherichia coli and the production of tumour necrosis factor by human monocytes. J Antimicrob Chemother 31:373–384
6. Künneke M, Stinner B, Feld C, Hasse C, Künkel D, Lorenz W (1995) Kardio-respiratorische Einflüsse von Antibiotikaprophylaxen bei kontaminierten Operationen: Interaktionen auf der Ebene von Rezeptoren und Signaltransduktion. Langenbecks Arch Suppl: 381–385
7. Künneke M, Stinner B, Celik I, Lorenz W (1996) Cardiovascular adverse effects of antimicrobials in complex surgical cases. Eur J Surg; Suppl 576:24–28
8. Piper RD, Cook DJ, Bone RC, Sibbald WJ (1996) Introducing critical appraisal to studies of animal models investigating novel therapies in sepsis. Crit Care Med 24:2059–2070

Korrespondenzadresse: PD Dr. B. Stinner, Klinik für Allgemeinchirurgie, Baldingerstr., 35043 Marburg/Lahn, Telefon (06421) 282572, Fax (06421) 288995
E-mail: stinner@mailer.uni-marburg.de

In-vivo ICG-Fluoreszenzphotometrie zur Quantifizierung des Warm-Ischämieschadens der Leber im Rattenmodell

In-vivo ICG-fluorescence photometry for quantitative evaluation of hepatic dysfunction following warm ischemia in the rat

K.-P. Riesener[1], G. Matziolis[1], J. Hektor[2], R. Kasperk[1], R. Grebe[3],
H. Schmid-Schönbein[2], V. Schumpelick[1]

[1] Chirurgische Klinik und Poliklinik der RWTH Aachen
[2] Institut für Physiologie der RWTH Aachen
[3] Dépt. Génie Biologique, Université de Téchnologie de Compiègne, France

Einleitung

Die Elimination von Indocyanin-Grün (ICG) aus dem Blut wird im klinischen Alltag als Parameter der Leberfunktion z. B. vor ausgedehnten Resektionen eingesetzt. Die Eigenheit der Substanz besteht in ihrer nahezu vollständigen Aufnahme in die Leber und unveränderten Ausscheidung in die Galle. Für die Aufnahme in die Leber wird ein aktiver Transportmechanismus angenommen, die Ausscheidung in die Galle erfolgt ebenfalls aktiv [4]. Tierexperimentell erlaubt die Bestimmung der Geschwindigkeit der Elimination von ICG aus dem Blut, der Aufnahme in die Leber sowie der Ausscheidung in die Galle eine quantitative Erfassung von Partialfunktionen der Leber. Im vorliegenden Tierversuchsmodell wurde diese Kinetik von ICG mittels einer dynamischen Fluoreszenzphotometrie unter Normalbedingungen und nach Durchführung einer Warm-Ischämie untersucht. Mit dieser neuen Methode konnten simultan die Elimination aus dem Blut, die Aufnahme in die Leber und die Abgabe an die Gallenflüssigkeit im Realtime-Video dargestellt und semiquantitativ ausgewertet werden.

Materialien und Methoden

Nach Genehmigung der Versuche durch die Bezirksregierung Köln (AZ 23.203.2 AC 18 16/96) erfolgte die Untersuchung an 28 männlichen Sprague-Dawley Ratten von 350–500 g. In Allgemeinanästhesie mit Choralhydrat wurde eine mediane Laparotomie durchgeführt. Die Warmischämie wurde durch eine komplette Okklusion des Lig. hepatoduodenale für 15 Minuten bzw. eine selektive Okklusion der Gefäße des linken und medialen Lappens für 15 bzw. 30 Minuten (jeweils n = 7) erzeugt. Nach Beendigung der Ischämiezeit erfolgte bei allen Tieren die Resektion des rechten Leberlappens sowie des Lobus caudatus, sodaß nur postischämisches Lebergewebe in situ verblieb [1]. Eine Kontrollgruppe wurde ohne vorherige Ischämie nur der Resektion unterzogen. 15 Minuten nach der Ischämie wurden 0,5 mg/kg Körpergewicht ICG als Bolus intravenös injiziert. Die Verteilung des ICG wurde fluoreszenzphotometrisch

342

mittels einer Videokamera (Sanyo) über 15 Minuten am offenen Abdomen aufgezeichnet (Sony, U-Matic). Im Aufnahmebereich wurden gleichzeitig die infrahepatische Vena cava, die rechte Niere, der verbliebene linke Leberlappen sowie das Duodenum abgebildet. Letzteres wurde durch Gefäßklemmen im Bereich des Pylorus sowie des duodenojejunalen Überganges segmentiert, um einen Abstrom der ICG-haltigen Galleflüssigkeit in den übrigen Dünndarm während der Meßdauer zu vermeiden. Die Anregung zur Fluoreszenz erfolgte mittels einer 2 kW Halogenlampe mit vorgesetztem Bandfilter (750FS40, LOT) sowie einem Wasserfilter zu dessem Schutz. Für die Videokamera wurde ein Kantenfilter (RG850, LOT) verwendet, der für Licht im interessierenden Wellenlängenbereich durchlässig war. Die Anordnung entsprach den photochemischen Eigenschaften des ICG, welches im Komplex mit Albumin bei 805 nm angeregt wird und bei 835 nm emittiert. Die anschließende Auswertung erfolgte über ein computergestütztes Bildanalyse-System (Indy, Silicon Graphics) mittels entsprechender Software (DVW) [2]. Hierbei wurden zunächst die entsprechenden Regionen auf dem Monitor zur Messung definiert (Leber, V. cava, Niere, Duodenum), anschließend die Intensität der Fluoreszenz semiquantitativ in den betreffenden Regionen gegen die Zeit aufgetragen.

Ergebnisse

Die Fluoreszenzmessung im Bereich der Vena cava zeigte nach Bolusinjektion zunächst einen raschen Anstieg unter Erreichen eines Maximums nach ca. 20 Sekunden. Bei weiterer Beobachtung kam es zu einer exponentiellen Abnahme der Fluoreszenz. Als Maß für diese Abnahme wurde die Konstante τ der zugrundeliegenden Exponentialfunktion $(f(x) = a + b \times e^{c-x/\tau})$ verwendet. Die ICG-Fluoreszenz im Bereich der Niere zeigte ebenfalls einen raschen Anstieg, jedoch im Gegensatz zur Cava ein verbreitertes Plateau und eine verzögerte exponentielle Abnahme während der Beobachtungsdauer von 15 Minuten. Für vergleichende Untersuchungen wurde hier ebenfalls die Zeitkonstante (τ) der Exponentialfunktion berechnet, wobei der Wert immer über dem der Vena cava lag. Die Aufnahme in die Leber erfolgte sehr rasch, als Maß für die Geschwindigkeit wurde die Zeit bis zum Erreichen von 75% der maximal durch den Bolus erreichbaren Fluoreszenz ermittelt. Letztlich zeigte die Messung im Bereich des Duodenums eine Fluoreszenzzunahme nach ca. drei Minuten, die während der weiteren Zeit nahezu linear verlief (Abb. 1). Die Auswertung der ICG-Eliminationsrate aus dem Blut, der Aufnahmerate in die Leber sowie der Exkretionsrate in die Galle zeigte nach 15 Minuten Teil- bzw. Total-Ischämie nur geringe Änderungen gegenüber der Kontrollgruppe. Demgegenüber zeigte sich nach 30 Minuten Ischämie eine deutlich verzögerte Elimination von ICG aus Niere und Vena cava, eine verlangsamte Aufnahme in die Leber (jeweils höhere Zeitkonstanten) sowie eine Verringerung der biliären Ausscheidung (Abb. 2).

Schlußfolgerung

Die Quantifizierung von Ischämiefolgen stellt sowohl tierexperimentell als auch im klinischen Alltag ein relevantes Problem dar. Die im klinischen Alltag übliche Mes-

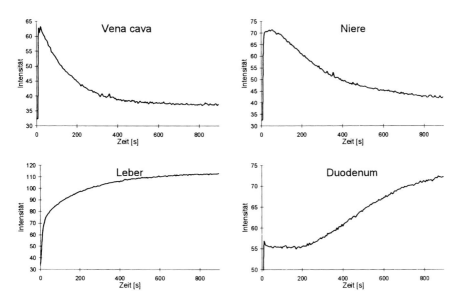

Abb. 1. Fluoreszenzverhalten von V. cava, Niere, Leber sowie Duodenum nach intravenöser Bolusinjektion von 0,5 mg/kg ICG am offenen Abdomen

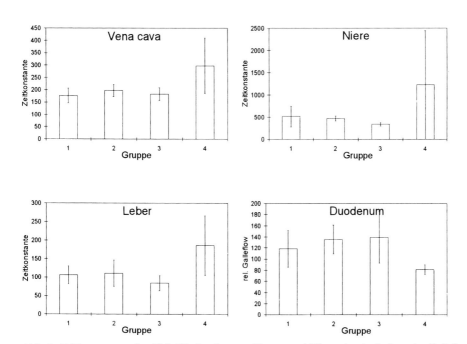

Abb. 2. Zeitkonstanten der ICG-Elimination aus V. cava und Niere, der Aufnahme in die Leber sowie der Ausscheidung in das Duodenum ohne Ischämie (Gruppe 1), nach 15 Minuten Teil- (Gruppe 2) bzw. Totalischämie (Gruppe 3) sowie nach 30 Minuten Teilischämie (Gruppe 4) der Leber (jeweils n = 7, M ± SD)

sung der ICG-Elimination aus dem Blut ist im Kleintierexperiment durch die erforderlichen Blutentnahmen limitiert. Die Fluoreszenzspektroskopie von ICG im infrarotnahen Wellenbereich hat sich zur Konzentrationsmessung in der Leber als geeignet erwiesen [5]. Die hier vorgestellte Methode erlaubt ebenfalls die unblutige intraoperative Messung der ICG-Verteilung. Der Vorteil der Methode besteht in der simultanen Aufzeichnung verschiedener Organsysteme, sodaß die venöse Elimination, die hepatische Aufnahme sowie die biliäre Ausscheidung gleichzeitig beurteilt werden können. Im Gegensatz zur bisherigen Annahme einer alleinigen hepatischen Speicherung von ICG fanden wir in Übereinstimmung mit aktuellen Untersuchungen eine verzögerte Elimination aus der Niere als Zeichen einer temporären extravasculären Akkumulation der Substanz außerhalb der Leber [3]. Unsere vorläufigen Untersuchungen von Ischämiefolgen zeigten nach einer 30-minütiger Ischämie bereits 15 Minuten nach der Reperfusion Unterschiede der ICG-Kinetik.

Zusammenfassung

Die Elimination von Indocyanin-Grün (ICG) aus dem peripheren Blut wird als Parameter der Leberfunktion sowohl klinisch als auch experimentell verwendet. In der vorliegenden Arbeit wird eine Methode beschrieben, mit der eine simultane semiquantitative Messung der ICG-Kinetik im Blut, der Leber, der Niere sowie der Galleflüssigkeit nach intraoperativer Bolusinjektion ermöglicht wird. Grundlage der Messung ist die fluoreszierende Eigenschaft der Substanz im infrarotnahen Wellenbereich. Mit dieser Methode kann eine temporäre extrahepatische Speicherung von ICG in der Niere dargestellt werden. Erste Untersuchungen zur Warmischämie der Leber zeigen an der Ratte nach 30-minütiger Ischämie und Leberteilresektion bereits 15 Minuten nach der Reperfusion Unterschiede im ICG-Stoffwechsel.

Summary

The clearance of indocyanine green (ICG) from the peripheral blood has been used for the study of hepatic function in clinical and experimental investigations. We describe a method of simultaneous, semiquantitative measurement of the kinetics of ICG in the peripheral blood, liver, kidney and bile system following intraoperative bolus injection. The method is based on the fluorescence of ICG in the near infrared spectrum. Using this method, we have recognized a temporary extrahepatic storage of ICG within the kidney. Our first results prove changes in the ICG-metabolism fifteen minutes after reperfusion following a 30-minute hepatic ischemia and partial liver resection in the rat.

Literatur

1. Asakawa H, Jeppsson B, Mack P, Hultberg B, Hagerstrand I, Bengmark S (1989) Acute ischemic liver failure in the rat: a reproducible model not requiring portal decompression. Eur Surg Res 21:42–48
2. Hektor J, Jansen J, Broicher F, Grebe R (1996) Digital Video Workbench (DVW) – Ein Hilfsmittel zur Online Bildverarbeitung. In: Lehmann T, Scholl I, Spitzer K (Hrsg) Bildverarbeitung für die Medizin – Algorithmen, Systeme, Anwendungen. Verlag der Augustinus Buchhandlung, Aachen, 339–343
3. Ott P, Bass L, Keiding S (1996) The kinetics of continuously infused indocyanine green in the pig. J Pharmacokinet Biopharm 24:19–44
4. Paumgartner G (1975) The handling of indocyanine green by the liver. Schweiz Med Wochenschr Suppl 105:5–30
5. Shinohara H, Tanaka A, Kitai T, Yanabu N, Inomoto T, Satoh S, Hatano E, Yamaoka Y, Hirao K (1996) Direct measurement of hepatic indocyanine green clearance with near-infrared spectroscopy: separate evaluation of uptake and removal. Hepatology 23:137–144

Korrespondenzadresse: Dr. med. Klaus-Peter Riesener, Chirurgische Klinik und Poliklinik der RWTH Aachen, Pauwelsstr., 52057 Aachen

Systemische Auswirkung des Extremitäten-Ischämie-Reperfusions-Operations-Traumas

Nachweis einer Tourniquetischämie-induzierten Aktivierung polymorphkerniger neutrophiler Granulozyten

Systemic effects by ischemia/reperfusion/operation trauma of the upper and lower limb

The tourniquet ischemia induced activation of polymorphgranular granulocytes

C. Willy[1], W. Kaffenberger[2], H. Gerngroß[1]

[1] Bundeswehrkrankenhaus Ulm, Abteilung Chirurgie, Oberer Eselsberg 40, 89081 Ulm
[2] Institut für Radiobiologie, Sanitätsakademie der Bundeswehr, 80901 München

Summary

Ischemia-reperfusion-injury represents a fundamental common pathway of tissue damage in a wide variety of disease processes, i.e. myocardial infarction, septic or hemorrhagic shock, multiple organ failure, trauma and organ transplantation. Ischemia-reperfusion-injury is said to be initiated by leukocyte accumulation and adhesion to vascular endothelium as well as oxygen free radicals playing a pivotal role in the pathogenesis of ischemia-reperfusion-injury. However, only few data exist for measuring influence of tourniquet-ischemia on the activation of granulocytes in humans. To assess the potential changes in activation of white blood cells immuno-phaenotyping (FacsScan, BD) of PMN was used in BTB-operated humans before and after 0, 5, 15, 30 and 120 min of tourniquet-ischemia of the lower and upper limb (no operation). We could show that tourniquet-ischemia ($n = 20$, 60–170 min) with operation significantly increased the CD 11b-expression to $149.5 \pm 73.4\,\%$ (15 min after release of tourniquet, systemic, vs. bl: $p < 0.05$) and $160.1 \pm 55.1\,\%$ (local, vs. bl: $p < 0.001$) and the CD 18-expression to $164.8 \pm 110.1\,\%$ (systemic vs. bl: $p < 0.01$) and to $155.8 \pm 55.1\,\%$ (local, vs. bl: $p < 0.05$). The tourniquet-ischemia of the upper limb without any operation ($n = 10$) induced an increase of the CD 11b-expression too (systemic, $149 \pm 76\,\%$ and local $131 \pm 90\,\%$, both: $p < 0.05$ vs. bl). Furthermore there was a spontaneous release of free radical oxygen to $129.2 \pm 26.2\,\%$ (systemic) und $154.8 \pm 35.9\,\%$ (local: $p < 0.01$ vs. bl:) After stimulation by Phorbol-Myristat-Acetat (PMA) we demonstrated a decrease to $67.6 \pm 23.2\,\%$ (systemic, $p < 0.01$ vs. bl) and to $68.3 \pm 15.6\,\%$ (local, $p < 0.01$ vs. bl). These results indicate that ischemia-reperfusion-injury in humans induces a early measurable local and systemic activation of circulating PMN-granulocytes.

Zusammenfassung

Das Ischämie-Reperfusionstrauma (IR-Trauma) gilt als einer der grundlegenden Mechanismen der Gewebsschädigung bei einer Vielzahl von Erkrankungen (Herzinfarkt, septischer oder hämorrhagischer Schock, Multiorganversagen, Trauma oder Organtransplantation). Der hierbei zu beobachtende Mikrozirkulationsschaden geht von einer Leukozytenansammlung und -adhäsion an das vaskuläre Endothel aus. Auch der Freisetzung von Sauerstoffradikalen kommt eine tragende Rolle zu. Bisher existieren nur wenige Daten über die Auswirkungen einer Tourniquet-Ischämie auf die Aktivation der weißen Blutkörperchen am Menschen. Um diese potentiellen Veränderungen im Verhalten der weißen Blutkörperchen erfassen zu können, wurde eine Immunphänotypisierung der PMN-Granulozyten bei BTB-operierten Patienten durchgeführt (FacsScan, BD). An BTB-operierten Beinen, sowie an nicht operierten Oberarmen wurde Blutproben entnommen (vor sowie 0, 15, 30 und 120 min nach einer Tourniquet-Ischämie). Wir konnten zeigen, daß die Tourniquet-Ischämie (n = 20, 60–170 min) bei den Operierten die CD 11b-Expression signifikant auf $149,5 \pm 73,4\%$ (15 min nach Öffnen des Tourniquets, systemisch, vs. bl: $p < 0,05$) und auf $160,1 \pm 55,1\%$ (lokal, vs. bl: $p < 0,001$) und die CD 18 Expression auf $164,8 \pm 110,1\%$ (systemisch vs. bl: $p < 0,01$) und auf $155,8 \pm 55,1\%$ (lokal, vs. bl: $p < 0,05$) steigerte. Die Tourniquet-Ischämie des nicht operierten Oberarmes (n = 10) induzierte ebenfalls einen Anstieg der CD 11b-Expression: (systemisch, $149 \pm 76\%$, lokal auf $131 \pm 90\%$, beide: $p < 0,05$ vs. bl). Zudem fanden sich eine spontane Freisetzung von Sauerstoffradikalen: $129,2 \pm 26,2\%$ (systemisch) und $154,8 \pm 35,9\%$ (lokal: $p < 0,01$ vs. bl:). Nach Stimulation mit Phorbol-Myristat-Acetat (PMA) konnten wir einen Abfall auf $67,6 \pm 23,2\%$ (systemisch, $p < 0,01$ vs. bl) und auf $68,3 \pm 15,6\%$ (lokal, $p < 0,01$ vs. bl) feststellen. Die Ergebnisse lassen vermuten, daß die Ischämie-Reperfusionsverletzung beim Menschen eine früh meßbare lokale und systemische Aktivierung der zirkulierenden PMN-Granulozyten bewirkt.

Einleitung

Das Ischämie-Reperfusions-(IR)-Trauma gilt als eine der wesentlichen Schädigungskomponenten einer Traumasituation [4]. Für den hierbei zu beobachtenden Mikrozirkulationsschaden kommt der Leukozyten-Endothel-Interaktion und der Freisetzung von Sauerstoffradikalen eine Schlüsselrolle zu [2, 3, 5, 6, 7]. Die Untersuchung dieser Phänomene wird in Studien an polytraumatisierten Patienten dadurch erschwert, daß die Messung in der Regel erst zum Zeitpunkt der Klinikaufnahme beginnt, bereits unüberschaubar viele Kaskadensysteme aktiviert sind und Therapieeffekte (Medikamente, Infusionen) kaum von Traumauswirkungen abgegrenzt werden können [8]. Um am Menschen die Auswirkungen eines IR-Traumas ohne beeinflussende Störfaktoren auf die genannten Pathomechanismen untersuchen zu können, wurde die Extremitäten-Tourniquetischämie als Untersuchungsmodell gewählt.

Fragestellung

Ist beim Menschen in den früheren Reperfusionsphase nach Lösen des Tourniquets durch das Blutsperre-induzierte Ischämie/Reperfusionstrauma *in vivo* eine vermehrte Expression granulozytärer Adhäsionsmoleküle und eine verstärkte Bildung freier Sauerstoffradikale als Indikator für die Aktivierung von polymorphkernigen neutrophilen Granulozyten (PMN) zu beobachten?

Methodik

Prospektive Studie. Ethikkommission (Antrag-Nr. 54/94). Untere Extremität: n = 20 männliche Patienten (Alter 19–37 Jahre), Vordere Kreuzbandplastik, Blutleere: 60–170 min, Tourniquet mit 350 m Hg. Blutentnahme: Fußrückenvene an operierter Extremität und am nicht operiertem Fuß (Systemkreislauf). Obere Extremität: Oberarm-Tourniquet im Selbstversuch (CW) von 60 min Dauer (n = 10) im Abstand von je 4–6 Wochen, Blutsperre mit 250 mg Hg. Keine Operation, keine Infusion, keine Anästhesie. Blutentnahme v. cubitalis und kontralateral aus dem Systemkreislauf. Meßzeitpunkte an unterer und oberer Extremität: vor Tourniquet sowie 0, 5, 10, 15, 30 und 120 Minuten nach Reperfusionsbeginn. Parameter: HB/HK PMN-Granulozyten-Konzentration, Routinelabor Laktat, BGA.

Immunphänotypisierung von PMN-Granulozyten und durchflußzytometrische Analyse des Expressionsgrades der Adhäsionsmoleküle CD18 und CD11b (β_2-Integrine) und L-Selectin (FacsScan und Antikörper, Becton-Dickinson, Heidelberg). Bestimmung der Feisetzung von Sauerstoffradikalen aus polymorphkernigen neutrophilen Granulozyten vor und nach Stimulation mit formyl-Methonin-Leucin-Phenylanin (f-MLP) und Phorbol-Myristat-Acetat (PMA)-Stimulation (FacsScan, Becton Dickinson, Heidelberg). Statistik: Angaben in % des Ausgangwertes vor Ischämie (= Baseline (BL)) als Mittelwert und Standardabweichung, nonparametrischer Kruskal-Wallis-Test. Signifikanz ab p < 0,05.

Ergebnisse

An der unteren Extremität zeigte sich im Verlauf des 120 minütigen Untersuchungszeitraumes als Zeichen eines nur geringen Verdünnungseffektes eine Änderung des Hämatokrits zw. 93,7 ± 8,1 % und 100,4 ± 8,1 %. Es zeichnete sich ein ausgeprägter systemischer und lokaler Anstieg der PMN-Granulozyten nach 120 min ab: im Systemkreislauf 126,4 ± 23,3 % des Ausgangswertes (BL) und lokal 129,0 ± 16,6 % (beide p < 0,01 vs. BL). Die Expression des β_2-Integrin Adhäsionsmoleküls CD11b zeigte zum Zeitpunkt 15–30 min im Systemkreislauf einen Peak bei 149,5 ± 73,4 % (vs. BL: p < 0,05) und lokal am Fuß bei 160,1 ± 55,1 % (vs. BL: p < 0,001). Die Expression des β_2-Integrin Adhäsionsmoleküls CD18 zeigte zum gleichen Zeitraum im Systemkreislauf ein Peak von 164,8 ± 110,1 % (vs. BL: p < 0,01) und lokal am Fuß 155,8 ± 55,1 % (vs. BL: p < 0,05). Die Expression des Adhäsionsmoleküls L-Selektin zeigte einen Peak 15–30 Minuten nach Reperfusionsbeginn im Systemkreislauf von 134,4 ± 50,8 % und lokal von 122,9 ± 40,3 % (vs. BL: p < 0,05).

An der oberen Extremität konnte ein Konzentrationsanstieg der polymorphkernigen Granulozyten bereits 5 min nach Reperfusionsbeginn auf 118,7 ± 12,3 % (Systemkreislauf) und 118,2 ± 8,3 % (lokal im betroffenen Arm) sowie nach 120 min auf 172,8 ± 11,3 % (Systemkreislauf (sys), p < 0,01 vs. BL) und 177,3 ± 12,3 % (lokal, p < 0,01 vs. BL) beobachtet werden. Die Laktat-Konzentration war bereits direkt beim

Öffnen der Blutsperre (0 min) auf 191,1 ± 65,8% (sys.) und 329,1 ± 20,0% (lokal) (beide p < 0,001 vs. BL) angestiegen und befand sich zum Zeitpunkt 5 min bei 178,9 ± 16,7% (sys) und 379,3 ± 66,9% (lokal) (beide p < 0,001 vs. BL). Gleichsinnige Veränderungen zeigten auch die pH-Werte und die Blutgasanalysewerte. Die Expression des β_2-Integrin Adhäsionsmoleküls CD11b zeigte zum Zeitpunkt 15–30 min im Systemkreislauf einen Peak von 149 ± 76% und lokal im Arm von 131 ± 90% (beide p < 0,05 vs. BL). Zum Zeitpunkt 15 min nach Tourniquetende war im Systemkreislauf ein CD11b – Expressionsanstieg auf 133,3 ± 48,9% und im Arm (lokal) auf 128,5 ± 51,9% (ns. vs. BL) zu beobachten. Die Adhäsionsmoleküle CD18 und L-Selektin zeigten in ihrer Expression keine ausgeprägten Veränderungen. Die spontane Radikalfreisetzung („respiratory burst") ergab zum Zeitpunkt 15 min Werte von 129,2 ± 26,2% (systemisch) und 154,8 ± 35,9% (lokal; p < 0,01 vs. BL). Nach f-MLP-Gabe zeigte sich im Systemkreislauf eine verminderte Radikalfreisetzung von 87,7 ± 21,5% des Ausgangswertes und lokal von 68,7 ± 7,1% des Basiswertes (lokal; p < 0,01 vs. BL). Die Stimulation mit Phorbol-Myristat-Acetat (PMA) bewirkte eine Verminderung der Sauerstoffradikalfreiseteuung auf 67,6 ± 23,2% (sys. p < 0,01 vs BL) und auf 68,3 ± 15,6% (lokal, p < 0,01 vs. BL).

Diskussion

Die ein- bis zweistündige Ischämie der unteren Extremität mit nachfolgender Reperfusion führte zu einer sehr früh auftretenden systemisch nachzuweisenden Gesamtkörperreaktion. Lokal und systemisch war die Expression von Adhäsionsmolekülen und die spontane Sauerstoffradikalbildung als Indikator für eine granulozytäre Aktivierung verstärkt. Diese IR-Effekte waren bereits 120 min nach Ischämieende weitgehend abgeklungen. Die teilweise ausgeprägten Veränderungen zeigten sich ebenfalls nach einer „reinen" Ischämie-Reperfusion ohne zusätzliches OP-Trauma an der oberen Extremität. Auffallend waren die bereits zum Zeitpunkt 0–5 min auftretenden, erheblichen systemischen Veränderungen, die in der Folgezeit auch an der jeweils betroffenen Extremität gleichsinnig und in ähnlicher Ausprägung auftraten.

Eine ähnliche Reaktionsdynamik konnte auch in einer früheren Studie zur Untersuchung des oxidativ bedingten DNA-Schadens nachgewiesen werden [9]. Sie hatte ebenfalls gezeigt, daß die IR-Effekte an der unteren Extremität nach einer Knieoperation denen nach einem IR-Trauma der oberen Extemität ohne zusätzliche Operation gleichen. Vor dem Hintergrund beider Studien darf vermutet werden, daß zumindest ein Teil der sich in zirkulierenden Leukozyten auswirkenden Genotoxizität Folge von in der Reperfusionsphase freigesetzten Sauerstoffradikalen ist. Diese hochreaktiven Sauerstoffprodukte können durch die NADPH-Oxidase aktivierter polymorphkerniger neutrophiler Granulozyten und durch die endotheliale Xanthinoxidase generiert werden [1, 5]. Die Toxizität resultiert aus einer enormen Reaktivität, von denen vor allem das zelltoxische Hydroxylradikal (OH) mit nahezu jeder benachbarten molekularen Struktur in Bruchteilen von Mikrosekunden reagiert [5].

Kritisch muß angemerkt werden, daß in der vorliegenden Studie nur die frei zirkulierenden polymorphkernigen neutrophilen Granulozyten untersucht wurden. Die verfügbare Information erlaubt daher nur ein kleines Erkenntnis-„Fenster" zur Beurteilung des gesamten PMN-Pools. So können keine Informationen über die Auswirkungen auf die PMN im Knochenmark, auf die am Endothel haftenden Granulozyten („sticking leukocytes") und die bereits in das umliegende Gewebe emigrierten Zellen abgeleitet werden. Es muß jedoch vermutet werden, daß die adhärierenden und bereits emigrierten Subpopulationen des gesamten PMN-Pools zumindest ähnlich ausgeprägte Veränderungen wie die aktivierten und noch zirkulierenden PMN aufweisen.

Zusammenfassend darf formuliert werden, daß beim Menschen in der frühen Reperfusionsphase durch das Tourniquet-induzierte Ischämie/Reperfusions-Trauma *in vivo* eine vermehrte Expression granulozytärer Adhäsionsmoleküle und eine verstärkte Bildung freier Sauerstoffradikale nachzuweisen ist. Diese Veränderungen sind auch ohne zusätzliches Operationstrauma zu beobachten. Die systemisch meßbare PMN-Aktivierung ist ein Hinweis auf eine nach Ischämieende sehr früh auftetende Gesamtkörperreaktion. Schon zwei Stunden nach Ischämieende klangen die beobachteten Phänomene ab.

Literatur

1. Friedl HP, Smith DJ, Till GO, Thomson PD, Louis DS, Ward PA (1990) Ischemia-reperfusion in humans. Appearance of xanthine oxidase activity. Am J Pathology; Vol 136, No 3 : 491 – 495
2. Grant L (1973) The sticking and emigration of white blood cells in inflammation. In: The inflammatory process. Grant L, Zweifach W, McClusky RT (editors). Academic Press, Vol 2 New York 205 – 249
3. Hernandez L, Grisham B, Twohig B, Arfors KE, Harlan IM, Granger DN (1987) Role of neutrophils in ischemia-reperfusion induced microvascular injury. Am J Physiol 25 : 3, 699 – 703
4. Menger MD, Barker JH, Messmer K (1992) Capillary blood perfusion during postischemic reperfusion in striated muscle. Plastic and Reconstructive Surgery, Vol. 89 No. 6 1104 – 1114
5. Suzuki M, Inauen W, Kvietys PR, Grisham MB, Meininger C, Schelling ME, Granger HJ, Granger DN (1989) Superoxide mediates reperfusion-induced leukocyte-endothelial cell interactions. Am J Physiol 257 : 1740 – 45
6. Walden DL, McCutchan HJ, Enquist EG, Schwappach JR, Shanley PF, Reiss OK, Terada LS, Leff JA, Reping JE (1990) Neutrophils accumulate and contribute to skeletal muscle dysfunction after ischemia-reperfusion. Am J Physiol 259 : H1809 – H1812
7. Willy C, Thiery J, Menger M, Messmer K, Arfors K, Lehr HA (1995) Impact of Vitamin E supplement in standard laboratory animal diet on microvascular manifestation of ischemia/reperfusion injury. Free Radical Biology & Medicine 19 : 919 – 926
8. Willy C, Kaffenberger W, Voss S, Minholz R, Sterk J, Gerngroß H (1996) Das Ischämie/Reperfusionstrauma der unteren Extremität als Modellsituation für die Untersuchung polytrauma-relevanter pathogenetischer Mechanismen. Eine Untersuchung zur Beurteilung der Tourniquet-induzierten β2-Integrin- und L-Selektin-(LECAM-1) Expression. Der Unfallchirurg 757 – 760
9. Dahouk S, Plappert U, Gerngross H, Willy C (1997) Systemisch-genotoxische Effekte durch Ischämie/Reperfusions/Operationstrauma der unteren Extremität-Nachweis von DNA Kettenbrüchen in Leukozyten mittels Comet-Assay. Langenbecks Arch Chir Kongress Suppl 1 – 5

Korrespondenzanschrift: Dr. med. Christian Willy, Chirurgische Abteilung, Bundeswehrkrankenhaus Ulm, Oberer Eselsberg 40, 89081 Ulm, Telefon (07 31) 171-20 20, Fax: (07 31) 55 31 00

Effekte von Daflon® 500 mg auf den Reperfusionsschaden nach Ischämie und Reperfusion im quergestreiften Muskel

Effects of Daflon® 500 mg on the postischemic reperfusion injury in striated skin muscle

S. Pickelmann[1], D. Nolte[2,3], E. Schütze[2], K. Meßmer[2]

[1] Chirurgische Klinik und Poliklinik, Klinikum Großhadern, Ludwig-Maximilians Universität München
[2] Institut für Chirurgische Forschung, Klinikum Großhadern, Ludwig-Maximilians Universität München
[3] Klinik und Poliklinik für Kieferchirurgie, Klinikum Innenstadt, Ludwig-Maximilians Universität München

Einleitung

Charakteristisch für die Mikrozirkulation nach Ischämie und Reperfusion ist die Adhäsion von Leukozyten an Endothelzellen postkapillärer Venolen, Emigration und Akkumulation im postischämischen Gewebe sowie Extravasation hochmolekularer Substanzen in das perivaskuläre Gewebe, bei gleichzeitiger Verminderung der kapillären Perfusion. Untersuchungen aus unserer Arbeitsgruppe haben gezeigt, daß Daflon® 500 mg, eine hochgereinigte Flavonoidfraktion (90% Diosmin, 10% Hesperdin), die Extravasation von hochmolekularen Substanzen bei Ischämie-Reperfusion signifikant vermindert [5]. Ziel der vorliegenden Studie war es zu untersuchen, ob Daflon® 500 mg aufgrund einer Blockade der Leukozytenemigration zu einer Verminderung des postischämischen Ödems und Gewebeschadens führt.

Methodik

Mit Hilfe histologischer Methoden wurde die Extravasation von Leukozyten und strukturelle Integrität von Endothelzellen und Muskelzellen des quergestreiften Rückenhautmuskels am Modell der transparenten Rückenhautkammer des wachen syrischen Goldhamsters quantitativ analysiert. Präparation und Katheterimplantation erfolgten 24–48 h zuvor unter Ketamin/Rhompun Narkose. Die Tiere wurden über 8 Tage mit 30 mg/kg KG Daflon® 500 mg per diem gefüttert; Kontrolltiere erhielten die Basislösung 5% Gummi arabicum per os. Vor Induktion einer 4-stündigen Torniquetischämie mit einem ringförmigen Silikonstempel und zu festgelegten Zeitpunkten (0,5 h, 2 h, 24 h) nach Reperfusion wurden mittels intravitaler Fluoreszenzmikroskopie die Extravasation des hochmolekularen Fluoreszenzmarkers Fluoreszeinisothiozyanatdextran (FITC-Dx, M_r 150 000) semiquantitativ untersucht. Dies erfolgte durch Berechnung des Quotienten extravaskuläre versus intravaskuläre Fluoreszenzintensität mit Hilfe des computergestützten Bildanalysesystems CapImage® (Dr. Zeintl, Heidelberg, FRG). In einer zweiten Versuchsreihe wurden die Tiere (n = 72) randomisiert zur Kontroll- und Versuchsgruppe zugeteilt. Zu den Zeitpunkten Kontrolle, 0,5 h, 2 h, 24 h wurden die Tiere mit Ketamin/Rhompun narkotisiert und anschließend zur Gewinnung der Gewebeproben für die Lichtmikroskopie mit Karnovski Lösung perfundiert. Die Quantifizierung der Leukozytenemigration erfolgte durch Esterasefärbung (Fa. Sigma Diagnostics, St. Louis, USA), welche die Naphtol AS-D Chlorazetat-Esterase in Granulozyten und Monozyten markiert. Von jedem Tier wurden drei Gewebeschnitte lichtmikroskopisch ausgewertet. In jedem histologischen Schnitt wurden in 8 verschieden Beobachtungsfelder (jeweils 0,04 mm^2) die Anzahl extravaskulärer, esterasegefärbter Leukozyten analysiert.

Ergebnisse und Diskussion

Nach Ischämie/Reperfusion war die Anzahl extravaskulärer Granulozyten im postischämischen Gewebe in Daflon® 500 mg vorbehandelten Tieren im Vergleich zu der Kontrollgruppe von 363 ± 106 auf 167 ± 58 nach 2 h und von 161 ± 39 auf 51 ± 20 nach 24 h Reperfusion signifikant vermindert (Abb. 1). Bei den mit Daflon® 500 mg vorbehandelten Tieren fand sich 0,5 und 2 h nach Reperfusion eine Verminderung der Extravasation des Plasmamarkers FITC-Dextran in das perivaskuläre Gewebe gegenüber der mit Basislösung behandelten Kontrollgruppe (Tabelle 1).

Für Daflon® 500 mg konnte in verschiedenen experimentellen und klinischen Studien gezeigt werden, daß diese Flavonoidfraktion protektive Effekte auf die Ausbildung von Ödemen hat und zu Verminderung der mikrovaskulären Permeabilität von ischämischem Gewebe führt [1, 6]. Verschiedene Mechanismen werden dabei dis-

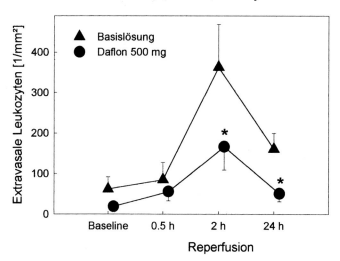

Abb. 1. Zahl emigrierte Leukozyten in das postischämische Gewebe [1/mm^2]. Daflon® 500 mg führte zu einer signifikanten Verminderung der Zahl emigrierter Leukozyten gegenüber der, mit Basislösung behandelten Kontrollgruppe 2 und 24 Stunden nach Reperfusion ($\bar{x}$ ± *SEM*, n = 5, *p < 0,05 vs. Kontrolle, Mann-Whitney U-Test).

Tabelle 1. Extravasation des Fluoreszenzmarkers FITC-Dextran (M_r 150000) berechnet aus dem Quotienten von extravaskulärer versus intravaskulärer Fluoreszenzintensität ($\bar{x} \pm SEM$, n = 5 Tiere pro Versuchsgruppe, *p < 0,05 vs. Kontrolle, Mann-Whitney U-Test)

	Zeit	Kontrolle	0,5 h	2 h	24 h
Extravasation	Basislösung	100	160 ± 9	152 ± 9	94 ± 10
[% vom Ausgangswert]	Daflon	100	100 ± 12*	108 ± 3*	99 ± 4

kutiert. So konnte gezeigt werden, daß Daflon® 500 mg die Wirkung von inflammatorischen Mediatoren und zytotoxischen Enzymen blockiert [2, 7]. Jüngste Untersuchungen konnten auch eine Verminderung der Leukozyten/Endothel-Interaktion in ischämisch vorgeschädigten Gewebe nachweisen [4].

In vorhergehenden Untersuchungen unserer Arbeitsgruppe konnten wir zeigen, daß Daflon® 500 mg nur einen geringen Effekt auf die initialen Schritte der Kaskade der Leukozyten/Endothel-Interaktion in postkapillären Venolen am Modell der transparenten Rückenhautkammer des Hamsters hat. Es was keine signifikante Beeinflussung der Leukoyztenadhäsion nachweisbar [5]. Die Ergebnisse der vorliegenden Studie legen den Schluß nahe, daß Daflon® 500 mg in der Kaskade der Leukozyten/Endothel-Interaktion den Schritt der Emigration von Granulozyten in das postischämische Gewebe blockiert. Dieser Effekt könnte für die günstigen Eigenschaften von Daflon® 500 mg auf die postischämisch gestörte endotheliale Permeabilität verantwortlich sein und so zu einer Verminderung des Reperfusionsschadens beitragen. Der zugrunde liegende Mechanismus für die Verminderung der Leukozytenemigration und Permeabilitätsstörung könnte auf einer Interaktion von Daflon® 500 mg mit dem endothelialen Zytoskelett beruhen, wie dies für die Substanz Phalloidin gezeigt werden konnte [3].

Zusammenfassung

Die Ergebnisse dieser Studie zeigen, daß Daflon® 500 mg die Permeabilitätsstörung des mikrovaskulären Endothels nach Ischämie-Reperfusion effektiv reduziert. Dies war verbunden mit einer Verminderung der Leukozytenemigration in das postischämische Gewebe. Auf Grund der Verminderung der Leukozytenemigration sowie der protektiven Effekte auf die Extravasation von hochmolekularen Substanzen im Sinne einer verminderten Ödembildung im ischämisch vorgeschädigten Gewebe, erscheint die Anwendung von Daflon® 500 mg bei der Therapie des Reperfusionsschadens ein neuer Ansatz.

Summary

The results of the current study indicate that Daflon® 500 mg effectively reduces permeability for macromolecules induced by ischemia-reperfusion, thus reducing postischemic edema formation in the early reperfusion period. The inhibitory effect of Daflon® 500 mg on leukocyte emigration may account for the reduction of edema formation in the postischemic tissue and favor the therapeutic use Daflon® 500 mg of reperfusion-injury.

Literatur

1. Bouskela E, Svensjö E, Cyrino FZGA, Lerond L (1997) Oxidant-induced increase in vascular permeability is inhibited by oral administration of S-5682 (Daflon® 500 mg) and α-tocopherol. Int J Microcirc Exp 17 (Supp 1):18–20
2. Jean T, Bodinier MC (1994) Mediators involved in inflammation: effects of Daflon 500 mg on their release. Angiology 45:554–559
3. Korthuis RJ, Carden DL, Kvietys PR, Shepro D, Fuseler J (1991) Phalloidin attenuates postischemic neutrophil infiltration and increased microvascular permeability. J Appl Physiol 71:1261–1269
4. Korthuis RJ, Gute DC (1997) Postischemic leukocyte/endothelial cell interactions and microvascular barrier dysfunction in skeletal muscle: cellular mechanisms and effect of Daflon 500 mg. Int J Microcirc Clin Exp 17:11–17
5. Nolte D, Pickelmann S, Schütze E, Möllmann S, Messmer K (1997) Effects of Daflon 500 mg on postischemic macromolecular leak syndrome in striated skin muscle of the hamster. Int J Microcirc Clin Exp 17 (Suppl 1):6–10
6. Struckmann JR, Nicolaides AN (1994) Flavonoids. A review of the pharmacology and therapeutic efficacy of Daflon 500 mg in patients with chronic venous insufficiency and related disorders. Angiology 45:419–428
7. Stucker O, Bonhomme E, Lenaers A, Teisseire B (1989) Daflon 500 mg depresses bradykinin-ischemia-induced microvascular leakage of FITC dextran in rat cremaster muscle. Int Angiol 8:39–43

Kontaktadresse: Sven Pickelmann, Chirurgische Klinik und Poliklinik, Klinikum Großhadern, Ludwig-Maximilians Universität München, Marchioninistr. 15, 81377 München, Telefon (089) 7095-1, Fax (089) 7095-8897

Die Rolle der Apoptose in der Toleranzinduktion nach Leber- und Leber/Dünndarmtransplantation

Role of apoptosis for tolerance-induction after liver- and liver/small bowel transplantation

D. Meyer, Ch. Otto*, H.-J.Gassel, K. Ulrichs*, A. Thiede

Chirurgische Universitätsklinik und
* Experimentelle Transplantations-Immunologie, Josef-Schneider Str. 2, D-97080 Würzburg

Einleitung

Tierexperimentell kann durch alleinige Lebertransplantation spezifische Toleranz induziert werden [1]. Gleichzeitig wird dadurch die Akzeptanz weiterer Organtransplantate verbessert. Dies ist tierexperimentell für Niere [2], Pankreas [3] und Dünndarm [4] erwiesen. Klinisch wird dies aufgrund einer geringeren Inzidenz chronischer Abstoßungen nach kombinierter Leber/Dünndarmtransplantation vermutet [5]. Ziel dieser Studie ist es, die zelluläre Grundlage beider Mechanismen zu evaluieren.

Methodik

Isolierte Lebertransplantationen (LTx) (n = 15) und kombinierte Leber/Dünndarmtransplantationen (LDDTx) (n = 15) werden in Äthernarkose zur Überprüfung beider Vorgänge in der BN-LEW-Stammkombination ohne Immunsuppression durchgeführt. Jeweils 10 syngene Transplantationen (LEW-LEW) dienen als Kontrolle. Sequentielle Immunhistologien werden nach Organentnahme am 3., 7., 14., 28. und 100. Tag p. o. angefertigt (monoklonale Antikörper Ox8, W3/25, Ox42, NDS 61, Ox39). Apoptose wird mit der TUNEL-Methode nachgewiesen. Zusätzlich werden an 4 BN-LEW transplantierten LDDTx-Tieren am 60. p. o. Tag heterotope Herztransplantationen (HTx) vom BN-Stamm zum Nachweis spezifischer Toleranz durchgeführt (n = 2). DA-HTx (n = 2) dienen als Drittstamm-Kontrolle.

Tabelle 1. IL-2 Rezeptorexpression der infiltrierenden Lymphozyten sowie Inzidenz der Apoptose im Parenchym und Portalfeld des Lebertransplantates nach Leber- und Leber/Dünndarmtransplantation

post op. Tag	Lebertransplantation			Leber/Dünndarmtransplantation		
	7	14	100	7	28	100
IL2-R-Epression (Zellen/100 Lympho.)	$10,1 \pm 0,9$	$6,3 \pm 1,3*$	$1,4 \pm 0,5$	$30,2 \pm 8,1$	$8,1 \pm 1,8*$	$7,1 \pm 0,9$
Apoptose/Parenchym (Zellen/mm^2)	$4,2 \pm 0,4$	$2,4 \pm 0,4*$	$1,0 \pm 0,1$	$9,5 \pm 2,0$	$6,2 \pm 1,5$	$0,7 \pm 0,5$
Apoptose/Portalfeld (Zellen/mm^2)	$5,5 \pm 0,7$	$7,0 \pm 1,0$	$1,0 \pm 0,7$	$1,6 \pm 0,2$	$4,4 \pm 1,1*$	$0,5 \pm 0,1$

je n = 9; * p < 0,001.

Ergebnisse

Die arterialisierte LTx führt bei BN-LEW-Kombination in 80 % der Fälle zur Spontantoleranz. In 70 % der Fälle wird nach LDDTx ein Langzeitüberleben erreicht. BN-Herztransplantate in Leber/Dünndarm-transplantierten Tieren schlagen unbegrenzt (> 100 Tage), während DA-Herzen regelhaft nach 7 Tagen abgestoßen werden.

Nach LTx kommt es innerhalb der ersten 2, nach LDDTx während der ersten 4 Wochen p.o. zu einem zeitlich begrenzten Gewichtsverlust, Ikterus und zum Auftreten eines Zellinfiltrates im Transplantat. Dieses mononukleäre Infiltrat, typisch für eine zelluläre Abstoßung, wird im wesentlichen durch CD8$^+$ T-Zellen und Makrophagen gebildet. 7 Tage p.o. besteht eine signifikant verstärkte IL2-Rezeptor(IL2R)-Expression der infiltrierenden Lymphozyten in den Portalfeldern des Lebertransplantates. Bei weiterer Zunahme des lymphozytären Zellinfiltrates ist jedoch die relative IL2R-Expression rückläufig (siehe Tabelle 1).

Mit dem Auftreten aktivierter T-Zellen im Lebertransplantat lassen sich vermehrt apoptotische Zelluntergänge im Leberparenchym nachweisen. Im Verlauf der zeitlich begrenzten Abstoßungsreaktion ist die Anzahl der parenchymalen Apoptosen in der Leber nach LTx und LDDTx genauso rückläufig (siehe Tabelle 1) wie die IL2R-Expression im lymphozytären Infiltrat.

Parallel zum verbesserten Allgemeinbefinden der Tiere nach 2–4 Wochen p.o. treten neben der geringeren Anzahl apoptotischer Zelluntergänge im Leberparenchym signifikant mehr Apoptosen unter den infiltrierenden Lymphozyten in den Portalfeldern des Lebertransplantates auf.

Diskussion

Die Indikator-HTx nach LDDTx zeigt an, daß ebenfalls nach kombinierter Transplantation spezifische Toleranz für den Spender erreicht wird. Da eine isolierte DDTx in der BN-LEW-Stammkombination zur irreversiblen Abstoßung des Transplantates führt, ist davon auszugehen, daß die Leber Toleranz induziert. Auf zellulärer Ebene entsteht diese Toleranz auf dem Boden einer passageren Abstoßungsreaktion. Durch infiltrierende Lymphozyten wird der apoptotische Zelltod an Hepatozyten ausgelöst [6]. Im Verlauf dieser Abstoßung kommt es zu einer zunehmenden Inaktivierung der Empfänger-Lymphozyten. Diese ist gefolgt vom apoptotischen Zelltod dieser T-Zell-population. In vitro Untersuchungen am Mausmodell in Leber-induzierter Toleranz bestätigen diese Ergebnisse [7]. Am Ende einer transienten Abstoßungsreaktion läßt sich in vitro eine verminderte Alloantigen-Antwort von T-Zellen, isoliert aus dem Lebertransplantat, nachweisen. In wieweit dieser Mechanismus durch eine insuf-fiziente T-Zellaktivierung in der Peripherie des Empfängers [8] oder durch Vorgänge im Lebertransplantat selbst [9] bedingt ist, muß Gegenstand weiterer Untersuchungen sein.

Zusammenfassung

Nach Lebertransplantation (LTx) sind tierexperimentell Toleranz-Induktion und Schutzfunktion der Leber gegenüber einem weiteren transplantierten Organ bekannt. Nach isolierter LTx und kombinierter Leber/Dünndarmtransplantation (LDDTx) werden die zellulären Grundlagen für beide Phänomen untersucht. In beiden Trans-plantationsformen wird eine passagere Abstoßungsreaktion durchlaufen. Hier kann eine schrittweise Inaktivierung der infiltrierenden Empfänger-T-Zellen nachgewiesen werden. Die initial hohe Apoptoserate im Parenchym des Lebertransplantates wird durch eine zunehmende Anzahl apoptotischer Empfänger-T-Zellen am Ende der Abstoßung abgelöst. Nach LTx und LDDTx entsteht spender-spezifische Toleranz, nachgewiesen durch sekundäre Herztransplantation.

Summary

Liver induced tolerance and the protecting effect towards a co-transplanted organ are well known effects after liver transplantation in rats. Isolated liver transplantation and combined liver/small bowel transplantation are used to investigate the cellular mechanisms of those two phenomenons. In both transplantation models a transient rejection process can be observed. During this response recipient derived graft infil-trating T-cells are subsequently inactivated. The initial peak of apoptotic cell death in the liver lobuli decreases and is followed by an increase in apoptosis of the infiltrating T-cells during the end of the rejection response. Donor specific tolerance occurs after LTx and LDDTx respectively, proofed by indicator heart transplantation.

Literatur

1. Engemann R (1993) Orthotopic liver transplantation in the rat. Langenbecks Arch Chir 378 : 66 – 67
2. Rasmussen A, Davies HS, Jamieson NV, Evans DB, Calne RY (1995) Combined transplantation of liver and kidney from the same donor protects the kidney from rejection and improves kidney graft survival. Transplantation 59 : 919 – 921
3. Calne RY, Sells RA, Marshall VC Millard PR, Herbertson BM, Hadjiyannakis EJ (1972) Multiple organ grafts in pigs: technique and results of pancreatic, hepatic, cardiac, and renal allografts. Brit J Surg 59 : 969 – 977

360

4. Murase N, Demitris J, Matsuzaki T, Yagihashi A, Todo S, Fung J, Starzl TE (1991) Long survival in rats after multivisceral versus isolated small bowel allotransplantation under FK506. Surgery 110:87–98
5. Grant D (1996) Current results of intestinal transplantation. Lancet 347:1801–1803
6. Stalder T and Hahn S, Erb P (1994) Fas antigen is the major target of CD4+ Tcell-mediated cytotoxicity. J Immunol 152:1127–1133
7. Qian S, Lu L, Fu F, Li Y, Li W, Starzl TE, Fung JJ, Thomson AW (1997) Apoptosis within spontaneously accepted mouse liver allografts. J Immunol 158:4654–4661
8. Lu L, Qian S, Hershberger PA, Rudert WA, Lynch DH, Thomson AW (1997) Fas Ligand (CD 95L) and B7 expression on dendritic cells provide counter-regulatory signals for T cell survival and proliferation. J Immunol 158:5676–5684
9. Zavazava N, Krönke M (1996) Soluble HLA class I molecules induce apoptosis in allogenic cytotoxic T lymphocytes. Nature Medicine 2:1005–1010

Korrespondenzadresse: Dr. D. Meyer, Chirurgische Universitätsklinik Würzburg, Josef-Schneider Str. 2, D-97080 Würzburg

Charakterisierung der spontanen Transplantattoleranz am Beispiel der orthotopen Lebertransplantation: Die Bedeutung des Fas-Ligand vermittelten programmierten Zelltodes

Characterization of spontaneous transplant tolerance as exemplified in a model of orthotopic liver transplantation: The impact of Fas-ligand-mediated programmed cell death

F. Fändrich[1], X. Lin[1], G. Klöppel[2], B. Kremer[1]

Klinik für Allgemeine und Thoraxchirurgie[1] und Institut für Allgemeine Pathologie[2] der Christian-Albrechts-Universität zu Kiel

Einleitung

Die Leber genießt innerhalb der Transplantation solider vaskularisierter Organe einen privilegierten Immunstatus, da sowohl im Nager als auch im Schwein spontane Transplantattoleranz zwischen MHC-histoinkompatiblen Stammkombinationen beschrieben wurde [1, 2]. Dieses Toleranzphänomen scheint „organspezifisch", da andere allogen verpflanzte Organe wie Herz oder Haut in den gleichen Spender-Empfängerkombinationen akut abgestoßen werden [3]. Interessanter Weise zeigen langzeit tolerierte Leberorgane zunächst eine erhebliche Infiltration mit Empfänger-abgeleiteten immunkompetenten Effektorzellen, die eine erhebliche Abstoßungskrise des Leberorgans verursachen können. Allerdings bleibt die von diesen alloreaktiven Effektorzellen zu erwartende zytotoxische Organschädigung aus. In der Regel zeigen tolerierte Transplantate 3 bis 4 Wochen postoperativ keine lymphozytären Infiltrate mehr. Dieser in vivo im Transplantat stattfindende Mechanismus der Eliminierung alloreaktiver Lymphozyten und mononukleärer Zellen korreliert morphologisch als Apoptose (sog.„Aktivierungs-induzierter Zelltod [AICD]"), wie er durch Interaktion von Fas-Ligand (Fas-L) nach Bindung an das auf der Zielzelle exprimierte Signal-übertragermolekül Fas vermittelt wird [4]. Die Bedeutung des AICD und der apoptotischen Signalkette Fas (CD95)/Fas-L (CD95-L) als Vermittler eines privilegierten Immunstatus wurde am Beispiel der allogenen Transplantation von Sertolizellen kürzlich belegt [5]. Die vorliegende Studie untersuchte die intrinsische Fas-L Expression in tolerierten Leberorganen als möglichen immunprotektiven Abwehrmechanismus alloreaktiver Lymphozyten nach orthotoper Lebertransplantation (OLTx) im Rattenmodell.

Methodik

Tiere und Tiergruppen: Die arterialisierte OLTx erfolgte in folgenden allo- und syngenen Stammkombinationen zwischen männlichen Inzuchtratten (250–300 g, n = 4–6/Gruppe):

(i) DA (RT1^a) → LEW (RT1^l); (ii) LEW → DA; (iii) LEW (10 Gy Ganzkörperbestrahlung [GKB], Tag −7) → DA; (iv) LEW → BN; (v) LEW → LEW; (vi) DA → DA; (vii) LEW (**Herz**) → DA. Als Studienendpunkte wurden die spontane Überlebensrate und die postoperativen Zeitpunkte Tag 3, 5, 7, 10, 14 und 40 festgelegt.

Immunhistochemische und molekulare Nachweismethoden: Die Charakterisierung der mRNA von Fas und FasL erfolgte durch Northern-blot, RT-PCR und in-situ-Hybridisierung im Transplantat und aus daraus isolierten Hepatozyten und wurde durch den immunhistochemischen Nachweis der spezifischen Proteinexpression von Fas und Fas-L ergänzt. Der in-situ Nachweis apoptotischer Zellen wurde durch nick-end-labeling mit Hilfe der TUNEL-Technik dargestellt. Zur Klonierung und Sequenzierung der Ratten-spezifischen Fas-Ligand cDNA wurde RNA aus Rattenlungengewebe extrahiert und durch reverse Transkriptase und geeigneten Primersequenzen in die korrespondierende cDNA mittels der Polymerasenkettenreaktion (PCR) umgeschrieben. Anschließend erfolgte die Amplifizierung der Fas-L cDNA mit Taq DNA und den bekannten Fas-L spezifischen Primermolekülen (TGCCATG-CAGCAGCCCGTGAATTACCCATG[77–99] und TCCTTTAAAGCTTATATAAGCAAA-AAAGG [879–910]). Nach 40 PCR-Zyklen bei 94 °C, für 45 s, bei 58 °C für 30 s und bei 72 °C für 60 s in einem Volumen von 50 µl wurden die PCR-Proben auf einem 1,2 % Agargel analysiert. Ein 733 bp langes Fas-ligand PCR-Produkt wurde dann aufgereinigt und in den Vektor pGEM-T (Promega) kloniert. Das benutzte Fas-Ligand PCR-Produkt wurde durch Sequenzierung mit der spezifischen Fas-L DNA-Sequenz auf Übereinstimmung getestet. Zum Nachweis der Fas-L Expression auf Transplantathepatozyten wurde Hepatozyten-RNA isoliert (TRITON; GibcoBRL) und mit DNase I (Clean kit; GenHunter Corp., U.S.A.) zur Verdauung von DNA-Resten behandelt. Die RT-PCR erfolgte mit den zuvor beschriebenen Primern und Amplifizierungsbedingungen. Zum Proteinnachweis von Fas und Fas-L auf 5 µm dicken Kryoschnitten wurden spezifische polyklonale anti-Fas (sc-716, Santa Cruz) und anti-Fas-L (sc-834, Santa Cruz) Kaninchen-anti-Ratte Antikörper eingesetzt und mittels APAAP Färbung immunhistochemisch detektiert. Der Nachweis apoptotischer Zellen erfolgte an Paraffinschnitten der Lebertransplantate mit Hilfe des Apoptag in-situ Apoptosis Detection kit (ONCOR) gemäß der Empfehlung des Herstellers. Nach Deparaffinierung der Schnitte und Waschen mit PBS-Puffer wurde das Gewebe mit Proteinase K (20 µg/ml) für 15 min und 2 % Hydrogenperoxid für 5 min bei 25 °C behandelt. Nach anschließender Equilibrierung mit Puffer erfolgte die Inkubation mit TDT-Enzym für 1 h bei 37 °C. Hiernach folgte die Inkubation mit anti-Digoxigenin-Peroxidase für 30 min. Die Markierung der DNA-Brüche wurde mit gelöstem Hydrogen/DAB-Substrat vorgenommen und mit Methylenblau gegengefärbt.

Ergebnisse

Wie in Tabelle 1 dargestellt, korrelierte die Langzeitorganakzeptanz mit der Expression von Fas-L auf Transplantathepatozyten. Während LEW (RT1.^{l})-Lebertransplantate spontan von DA-Empfängetieren toleriert werden und Fas-L exprimieren (schon 48 Std. nach Transplantation), zeigen DA (RT1.^{aaav1})-Lebertransplantate keine Fas-L Expression und werden durchschnittlich nach 11,2 ± 1 Tagen abgestoßen. Die Fas-L Expression ist nicht LEW-spezifisch, da LEW Leberorgane in BN (RT1.^{n}) Empfänger-

Tabelle 1. Einfluß der Transplantat-assoziierten Fas-Ligand Expression auf die Überlebensrate nach orthotoper Lebertransplantation

Exp. Gruppe		Therapie	Überleben (Tage)	Mittel ± S.D	Fas (Transplantat)	Fas-L (Transplantat)
I.	DA → LEW	keine	10,10,11,12,12,12	11,2 ± 1	+++[a]	+/–[b]
II.	LEW → DA	keine	3,100 × 5	>100	+	+++
III.	LEW → DA	10 Gy GKB[c]	10,11,11,12	11,0 ± 0,8	++	+/–
IV.	LEW → BN	keine	35,38,45,58	44,0 ± 10	++	+/–
V.	LEW → LEW	keine	100 × 6	>100	++	–
VI.	DA → DA	keine	100 × 6	>100	++	+/–
VII.	LEW (**Herz**) → DA	keine	8,8,9,10	9,0 ± 0,7	++	–[d]

[a,b] Die Quantifizierung der Fas/Fas-L-Expression erfolgte unter Einbeziehung der mRNA-Signale (RT-PCR) und des Proteinnachweises (immunhistochemisch) stratifiziert nach: – = immunhistochemisch negativ, nur schwache PCR-Bande; + = schwaches Proteinsignal; ++ = moderates Proteinsignal; +++ = stark positiver Protein- und mRNA-Nachweis.

[c] Die Vorbehandlung der LEW-Spenderratten erfolgte am Tag 7 vor OLTx mit 10 Gy Ganzkörperbestrahlung.

[d] Herztransplantate wurden nur immunhistochemisch, nicht mittels RT-PCR auf Fas und Fas-L untersucht.

ratten chronisch nach 44 ± 10 Tagen abgestoßen werden und keine Fas-L Expression an den postoperativen Tagen 3, 5, 7 und 40 zeigten. Die Fas-L Expression wird durch einen allogenen Stimulus induziert, da in der syngenen Stammkombination LEW → LEW, in der naturgemäß keine Abstoßung erfolgt, keine Fas-L Expression nachweisbar war. Ferner wird diese Annahme durch folgendes Ergebnis untermauert. Die Vorabbestrahlung der LEW-Spendertiere und der damit verbundenen Zerstörung der im Transplantat ruhenden immunkompetenten „passenger leukocytes" (Antigenpräsentierende Zellen [APC]) führte zur akuten Abstoßung dieser Leberorgane nach 11,8 ± 0,8 Tagen und zur Unterdrückung der intrinsischen Fas-L Expression. Die Fähigkeit der intrinsischen Fas-Ligand Expression nach allogener Stimulation in DA-Empfängertieren ist Leberorgan spezifisch, da LEW Herzen nach 9 ± 0,7 Tagen akut abgestoßen wurden und nicht in der Lage waren, das Fas-Ligand Funktionsprotein zu exprimieren. Die Annahme der immunprotektiven Bedeutung der Fas-Ligand Expression wurde ferner durch die Beobachtung gestützt, daß tolerierte Leberorgane eine signifikant erhöhte Frequenz apoptotischer Zellinfiltrate aufwiesen (TUNEL-positive Zellen), wogegen in abgestoßenen Organen die Anzahl apoptotischer Hepatozyten signifikant vermehrt war.

Diskussion

Eine Vielzahl unterschiedlicher Erklärungsansätze wurden bislang im Zusammenhang mit der nach orthotoper Lebertransplantation beschriebenen spontanen Langzeittoleranz zur Diskussion gestellt. Die immunbiologisch Bedeutung der Population sogenannter „passenger leukocytes" [6] und solubler MHC-Moleküle [7] als essentielle Elemente der Leber-spezifischen Toleranzinduktion gilt nicht uneingeschränkt. Unsere Daten zeigen zweifelsfrei, daß das gleiche Leberorgan sowohl abgestoßen (im BN-Empfänger) als auch toleriert werden kann (in der DA-Ratte), obwohl in beiden experimentellen Ansätzen von einer analogen Freisetzung solubler MHC-Moleküle und entsprechendem Anteil immunkompetenter Zellen im Transplantat ausgegangen werden kann. Es müssen demnach noch andere Faktoren funktionell wirksam sein, um die immunprotektive Sonderrolle des Leberorgans zu erklären. Spontane Toleranz nach Lebertransplantation wurde im übrigen auch nach Transplantation MHC-Klasse I defizienter Leberorgane beobachtet, die keine löslichen MHC-Moleküle freisetzen können [8]. Aus immunologischer Sicht überraschend ist die Beobachtung der als „split tolerance" bezeichneten Toleranz nach OLTx. Diese definiert eine in vivo Akzeptanz des Spenderorgans trotz der ausgeprägten Proliferationsaktivität zytotoxischer T Zellen des toleranten Empfängerorganismus in vitro [6]. Auch die „second-set Transplantationen" von Haut- oder Herzorganen aus genetisch gleichen Spendertieren zeigen trotz stabiler Transplantatfunktion tolerierter Leberorgane häufig chronische Abstoßungskrisen [7]. Folglich besteht keine systemimmanente Toleranz gegen allospezifische Transplantatantigene.

Die hier dargestellten Ergebnisse erklären diese Diskrepanz und belegen erstmals die Fähigkeit der Leber, durch intrinsische Expression des Fas-L Moleküls eine lokale Deletion alloreaktiver T-Zellen zu induzieren. Der damit verbundene immunprotektive Schutzmechanismus der Leber erklärt die Langzeitakzeptanz des transplantierten Organs bei gleichzeitiger Präsenz alloreaktiver Zytotoxizität. Bisher ungeklärt sind die genauen molekularen Interaktionen zwischen Spender- und Empfängerimmunsystem, die mit der funktionellen Expression des Fas-L Moleküls verbunden sind. Erste Hinweise deuten diesbezüglich auf eine durch Transplantat-APCs vermittelte Induktion. Zukünftige Untersuchungen sollten in diesem Zusammenhang die Möglichkeit der durch Tacrolimus und Cyclosporin bedingten Inhibition des Fas-L vermittelten Schutzmechanismus evaluieren [9]. Die daran geknüpfte therapeutische Möglichkeit des immunsuppressiven Ausschleichens bei Fas-L positiven Organen im Sinne eines „immunsuppressiven Monitorings" birgt große klinische Relevanz.

Zusammenfassung

Die in dieser Studie dargelegten Ergebnisse zeigen erstmals die Fähigkeit von Hepatozyten, das Funktionsmolekül Fas-Ligand in bestimmten allogenen Stammkombinationen nach orthotoper Lebertransplantation zu exprimieren. Damit erklärt sich der im Transplantat ablaufende Mechanismus der Eliminierung alloreaktiver Effektorzellen und die hiermit verbundene spontane Toleranz. Der Nachweis der Fas-L Expression dient als mögliches Markerprotein spontan tolerierter Transplantate.

Summary

For the first time, this study provides strong evidence that hepatocytes express functional Fas-ligand protein after orthotopic liver transplantation in specific allogeneic strain combinations. Fas-L expression correlates with intra-graft elimination of alloreactive T cells and subsequent tolerance induction. Thus, detection of Fas-L offers the possibility to be used as a marker protein for tolerized liver transplants.

Literatur

1. Calne RY, Pena JR, Davis DR (1969) Induction of immunological tolerance by porcine liver allografts. Nature 223:472–476
2. Sun J, McCaughan GW, Matsumoto Y, Sheil AGR, Gallagher ND, Bishop GA (1994) Tolerance to rat liver allografts. Transplantation 57:1349–1357
3. Qian S, Demetris AJ, Murase N, Rao AS, Fung JJ, Starzl TE (1994) Murine liver allograft transplantation: tolerance and donor cell chimerism. Hepatology 19:916–924
4. Nagata S (1994) Fas and Fas ligand: A death factor and its receptor. Adv Immunol 57:129–144
5. Bellgrau D (1995) A role for CD95 ligand in preventing graft rejection. Nature 377:630–632
6. Qian S, Lu L, Fu F, Li Y, Li W, Starzl TE et al. (1997) Apoptosis within spontaneously accepted mouse liver allografts. J Immunol 158:4654–4661
7. Sriwatanawongsa V, Davies HfS, Calne RY (1995) The essential roles of parenchymal tissues and passenger leukocytes in the tolerance induced by liver grafting in rats. Nature Medicine 1:428–432
8. Qian S, Fu F, Li Y, Gao L, Lu L, Noyola H et al. (1995) Presensitization by skin grafting from MHC class I or MHC class II deficient mice identifies class I antigens as inducers of allosensitization. Immunology 85:82–91
9. Latinis KM, Carr LL, Peterson EJ, Norian LA, Eliason SL, Koretzky GA (1997) Regulation of CD95 (Fas) ligand expression by TCR-mediated signaling events. J Immunol 158:4602–4611

Einfluß von Spender/Empfänger HLA-B Übereinstimmungen auf das Transplantatüberleben bei lebertransplantierten Patienten mit HBV- Zirrhose

Impact of donor/recipient HLA-B compatibility on outcome of HBV hepatitis after liver transplantation

U. P. Neumann[1], J. M. Langrehr[1], R. Blasczyk[2], M. Lang[1], W. O. Bechstein[1], P. Neuhaus[1]

Abteilung für Chirurgie[1] und Abteilung für Onkologie und Hämatologie[2], Virchow Klinikum, Humboldt Universität zu Berlin

Einleitung

Der Verlauf von Patienten, die wegen terminaler Leberzirrhose auf dem Boden von Viruserkrankungen orthotop lebertransplantiert worden sind, wird oft durch Reinfektionen des Transplantates mit dem Virus kompliziert [1]. Wird präoperativ eine ausgeprägte Virämie und/oder hohe Replikation des Hepatitisvirus festgestellt, gilt das Reinfektionsrisiko als erhöht [2]. Daher wurde 1994 im Rahmen eines Consensus-Reports empfohlen, Patienten mit diesen Risikofaktoren nicht zur Transplantation zu melden [3]. Neuere Studien haben den Grad der Übereinstimmung des HLA-Komplexes zwischen Spender und Empfänger („HLA-match") in Zusammenhang mit der Transplantatreinfektion bei Virushepatitiden gebracht [4, 5]. In der vorliegenden Studie untersuchten wir den Einfluß von HLA- Übereinstimmungen auf die Prognose von Patienten, die wegen einer terminalen Hepatitis-B-Zirhose transplantiert wurden.

Patienten und Methoden

Von September 1988 bis November 1995 wurden insgesamt 87 HbsAg-positive Patienten mit einer Leberzirrhose aufgrund der HBV-Infektion in unserer Klinik lebertransplantiert. Der Nachbeobachtungszeitraum war im Median 47,7 Monate (1 bis 98 Monate). Alle überlebenden Patienten hatten einen Nachbeobachtungszeitraum von mindestens einem Jahr. Das mediane Alter zum Zeitpunkt der Transplantation war 46 Jahre (19 bis 65 Jahre) und das Verhältnis Männer zu Frauen 4,5:1. Die HLA-Typisierungen der Spender wurden serologisch an den Spenderzentren oder bei Eurotransplant in Leyden, Holland durchgeführt; die Empfänger wurden im Virchow-Klinikum typisiert. Die primäre Immunsuppression erfolgte mit Cyclosporin A (CsA) Tripel- (n = 4, CsA, Prednisolon, Azathioprin) bzw. Quadrupel-Therapie (n = 52, CsA, ATG oder IL2-Rezeptor Antikörper, Prednisolon und Azathioprin) oder mit Tacrolimus als Dual- (n = 19, Tacrolimus und Prednisolon), Tripel- (n = 7, Tacrolimus, Prednisolon und Azathioprin) oder Quadrupel-Therapie (n = 5, Tacrolimus, ATG,

Prednisolon und Azathioprin). Alle Patienten erhielten eine Langzeitprophylaxe mit HBIg (Hepatect, Biotest, Frankfurt/Main, Deutschland). Intraoperativ wurde den Patienten vor Reperfusion 10 000IE HBIg appliziert. Während der ersten Woche nach Transplantation erhielten die Patienten täglich 2000IE HBIg. Anschließend erfolgte die Therapie nach den Serumspiegeln (Minimum 100 IU/L anti HBs). Der Nachweis einer HBV Reinfektion wurde serologisch und mit Untersuchung der HBV-DNA geführt. Eine Transplantathepatis wurde durch die Histologie gesichert.

Die statistische Darstellung der Daten erfolgte mittels Median und Angabe von Minimum und Maximum. Das kumulative Überleben der Transplantate wurde mittels Kaplan Meier Technik und Cox-Regressionsanalyse bestimmt. Statistische Signifikanz wurde bei $p < 0,05$ akzeptiert.

Ergebnisse

Insgesamt waren HBV- Reinfektionen für 13/17 (76%) der Transplantatverluste bei diesem Patientenkollektiv verantwortlich. Bei 34/87 Patienten wurde eine oder 2 HLA-B Übereinstimmungen festgestellt. Die Inzidenz der Reinfektion war nicht signifikant unterschiedlich bei Patienten mit 1 oder 2 HLA-B Übereinstimmungen und Patienten ohne HLA-B Übereinstimmungen (35% vs. 49%, n.s.) (Tabelle 1). Auch der Zeitpunkt der Reinfektion nach der Transplantation unterschied sich nicht in den beiden Gruppen (7 (2–21) Mon. vs. 8 (1–36) Mon.). Patienten mit 1 oder 2 HLA-B Übereinstimmungen hatten ein signifikant besseres Transplantatüberleben im Vergleich zu Patienten ohne HLA-B Übereinstimmungen ($p = 0,02$). Insgesamt trat nur ein Transplantatversagen aufgrund einer Reinfektion bei einem Patienten mit 1 oder 2 HLA-B Übereinstimmungen auf. Hingegen wurden 12 Transplantatversagen durch Reinfektionen mit HBV bei Patienten ohne HLA-B Übereinstimmungen beobachtet. Zusätzlich war das Transplantatüberleben bei reinfizierten Organen mit 1 oder 2 HLA-B Übereinstimmungen signifikant verbessert ($p < 0,05$).

Diskussion

Unsere Untersuchung ergab ein verbessertes Transplantatüberleben und eine verminderte Reinfektionsinzidenz bei Patienten mit einer Hepatitis B-assoziierten Leberzirrhose nach Transplantation. Dieses Ergebnis führen wir auf die konsequente Durchführung der HBIg-Prophylaxe zurück [2]. Liegen HLA-B Übereinstimmungen

Tabelle 1. Transplantatüberleben und Reinfektionsraten von Empfängern orthotoper Lebertransplantate mit HBV-Zirrhose in Abhängigkeit von Übereinstimmungen des HLA-Systems

HLA-B-Übereinstimmungen	n	1-, 5-Jahrestransplantatüberleben	Reinfektionsrate
ja	34	97%–94%*	12/34 (35%)
nein	53	83%–67%	26/53 (49%)

* $p < 0,02$ im Vergleich mit dem Fehlen von HLA-B-Übereinstimmungen.

vor, wird erneut ein Anstieg der Überlebensrate beobachtet. Bei diesen Patienten wurde in der Tendenz eine niedrigere Reinfektionsrate und bei HBV Reinfektion weniger Transplantatversagen beobachtet. Die Bedeutung von HLA Übereinstimmungen nach Lebertransplantation wird in der Literatur kontrovers diskutiert [6, 7]. Zusammenhänge zwischen dem Auftreten von Virusinfektionen und chronischen Rejektionen bei besserer HLA Kompatibilität wurde erstmals von O'Grady et al. [7] postuliert. Manez et al. zeigten 1994, daß die Reinfektionsrate mit den HLA-B Übereinstimmungen bei Patienten mit einer HBV-assoziierten Leberzirrhose nach Transplantation korreliert [4]. Im Gegensatz zu unserer Patientenpopulation wurde in der Studie von Manez keine Prophylaxe mit HBIg durchgeführt [4], so daß ein Vergleich nur eingeschränkt vorgenommen werden kann.

Während das Consensus-Dokument von 1994 die Transplantation für Untergruppen der Patienten mit HBV-Zirrhose nicht empfiehlt [3], zeigen unsere Daten deutlich, daß sowohl bei präoperativer HBV-Replikation [2] als auch beim Fehlen von HLA-B Übereinstimmungen die postoperativen Ergebnisse denen der Transplantation für akutes Leberversagen entspricht und daher eine Transplantation auch für diese Patientengruppe rechtfertigen. Weiter deuten unsere Ergebnisse daraufhin, daß die Klärung der Signifikanz des sogenannten „HLA-matching" für die Lebertransplantation weiterer Studien bedarf.

Zusammenfassung

Im Rahmen einer retrospektiven Studie wurde bei 87 lebertransplantierten Patienten mit HBV-Zirrhose der Einfluß von HLA-B Übereinstimmungen auf das Transplantatüberleben untersucht. Die Ergebnisse zeigen, daß Patienten mit 1 oder 2 HLA-B Übereinstimmungen ein signifikant besseres Transplantatüberleben aufweisen ($p < 0,02$).

Summary

We retrospectively analysed 87 recipients of orthotopic liver transplants with HBV cirrhosis for the impact of HLA-B matching on postoperative outcome. Our data demonstrate a significantly increased graft survival for patients with 1 or 2 HLA-B matches ($p < 0.02$)

Literatur

1. König V, Hopf U, Neuhaus P, Bauditz J, Schmidt CA, Blumhardt G, Bechstein WO, Neuhaus R, Lobeck H (1994) Long-term follow up of hepatitis B virus-infected recipients after orthotopic liver transplantation. Transplantation 58 : 553–559
2. Langrehr JM, Lemmens HP, Keck H, Lohmann R, Knoop M, Neumann U, Muller AR, Platz KP, Kling N, Hopf U, Bechstein WO, Blumhardt G, Neuhaus P (1995) Liver transplantation in hepatitis B surface antigen positive patients with postoperative long-term immunoprophylaxis. Transplant Proc 27 : 1215–1216

3. Müller R, Damuel D, Fassati LR, Benhamou JP, Bismuth H, Alexander GJM (1994) „Eurohep" consensus report on the management of liver transplantation for hepatitis B virus infection. J Hepatol 21:1140–1143
4. Manez R, Mateo R, Tabasco J, Kusne S, Starzl TE, Duquesnoy RJ (1995) The influence of HLA donor/recipient compatibility on the recurrence of HBV and HCV hepatitis after liver transplantation. Transplantation 59:640–642
5. Calmus Y, Hannoun L, Dousset B, Wolff P, Miguet JP, Doffoel M, Gillet M, Cinqualbre J, Poupon R, Houssin D (1990) HLA class I matching is responsible for the hepatic lesions in recurrant viral hepatitis B after liver transplantation. Transplant Proc 22:2311–2313
6. Nikaein A, Backman L, Jennings L, Levy MF, Goldstein R, Gonwa T, Stone MJ, Klintmalm G (1994) Hla compatiblity and liver transplant outcome. Improved patient survival by HLA and Cross-matching. Transplantation 58 No 7:786–792
7. O'Grady JG, Alexander GJM, Sutherland S, Donaldson PT, Harvey F, Portmann B, Calne RY, Williams R (1988) Cytomegalovirus infection and donor/recipient HLA Antigens: Interdependent co-factors in pathogenesis of vanishing bile duct syndrome after liver transplantation. Lancet 2:301–305

Korrespondenzadresse: U.P. Neumann, Chirurgische Klinik, Virchow Klinikum der Humboldt Universität zu Berlin, Augustenburger Platz 1, 13353 Berlin, Deutschland, Telefon 030/4505 2001, Telefax 030/4505 2900.

Störung der hepatischen Mikrozirkulation als Frühmanifestation der Rejektion bei klinischer Lebertransplantation

Disturbance of hepatic microcirculation as early indicator of rejection in clinical liver transplantation

E. Klar, M. Angelescu, C. Zapletal, W. Hofmann*, T. Kraus, Ch. Herfarth

Chirurgische Klinik (Direktor: Prof. Dr. Ch. Herfarth) und
* Pathologisches Institut (Direktor: Prof. Dr. Dr. h. c. H. F. Otto) der Universität Heidelberg

Einleitung

Im Rahmen einer Rejektion nach Lebertransplantation erfolgt die T-Zellaktivierung u. a. durch ICAM-1 Expression auf Hepatozyten [1]. Als Adhäsionsmolekül vermittelt ICAM-1 ubiquitär die Leukozyten-Endothel Interaktion, in der Leber insbesondere im Bereich der postsinusoidalen Venolen [2]. Eine Zunahme der endothelialen Leukozytenadhärenz wird als ein Hauptmechanismus der hepatische Mikrozirkulationsstörung nach Ischämie und Reperfusion angesehen. Allerdings fehlen klinische Untersuchungen zu möglichen Änderungen der hepatischen Mikrozirkulation bei Rejektion. Nach experimenteller Validierung steht mit der Technik der Thermodiffusion erstmalig ein Verfahren zur Verfügung, das ein kontinuierliches Monitoring der Lebermikrozirkulation während einer Woche postoperativ erlaubt [3, 4]. Ziel der vorliegenden Studie war die Quantifizierung der hepatischen Mikroperfusion bei Patienten mit früher Rejektion.

Patienten und Methoden

Die Studie wurde von der Ethikkommission der Universität Heidelberg genehmigt. Bei 43 Patienten wurde intraoperativ bei orthotoper Lebertransplantation eine Thermodiffusionssonde (Thermal Technologies, Boston, USA) in das Lebersegment IV b implantiert und die hepatische Mikrozirkulation während der ersten postoperativen Woche im 12-Stunden Intervall gemessen. Die Meßfrequenz betrug 1/s; pro Meßzeitpunkt wurde der Mittelwert aus einer 5-minütigen Meßperiode berechnet. Die Diagnose der Rejektion erfolgte aufgrund eines Transaminasenanstiegs in Verbindung mit der histologischen Sicherung. Änderungen der Leberperfusion wurden der Serum-GOT und dem histologischen Schweregrad der Rejektion [5] gegenübergestellt.

Tabelle 1. Leberperfusion und Serum-GOT bis zum 8.Tag nach Lebertransplantation bei Patienten (n = 15) mit Rejektion

Zeit [Tage]	R-4		R-3		R-2	
Perfusion [ml/100g/min]	81 ± 7	83 ± 7	86 ± 8	69 ± 7*	71 ± 5*	69 ± 4* [ml/100g/min]
GOT [U/l]	133 ± 36	92 ± 25	71 ± 15	56 ± 12	56 ± 9	59 ± 10

R = Sicherung der Rejektion durch Biopsie. R-4 = 4 Tage vor Biopsie; R+1 = 1 Tag nach Biopsie. Zwei Meßwerte pro Tag. *p < 0,05 vs. R-3, °p < 0,05 vs. R-2, gepaarter *t*-Test.

Ergebnisse

28 Patienten hatten während des Beobachtungszeitraumes einen unkomplizierten Verlauf, während es bei 15 Patienten zur Ausbildung einer frühen Rejektion innerhalb von 8 Tagen postoperativ kam. In dieser Patientengruppe wurde das gleichzeitige Vorliegen einer Gallengangsproblematik mittels ERCP bei 3 Patienten ausgeschlossen. Eine weiterreichende Differentialdiagnostik erfolgte aufgrund des ausnahmslosen Ansprechens auf die Antirejektionstherapie nicht. Im Mittel wurde eine Biopsie 24 Stunden nach dem ersten signifikanten GOT-Anstieg durchgeführt. Bereits 36 Stunden vor dem initialen Anstieg der Serum-GOT wurde ein signifikanter Abfall der Leberperfusion registriert. Das Ausmaß des Perfusionsabfalls korrelierte zum histologischen Schweregrad der Abstoßung (r = 0,55, p < 0,05): R1: 35 ± 8 ml/100g/min, R2: 46 ± 9 ml/100g/min, R3: 57 ± 18 ml/100g/min. Schon 12 Stunden nach Therapiebeginn zeigte die Leberperfusion einen Anstieg (statistisch nicht signifikant) gegenüber dem Wert bei Beginn der Antirejektionsbehandlung. Demgegenüber kam es erst nach weiteren 12 Stunden zu einem tendentiellen Abfall der Serum-GOT (Tabelle 1). Patienten mit normaler Transplantatfunktion hatten in demselben Beobachtungszeitraum eine Leberperfusion von im Mittel 86 ± 3 ml/100g/min mit nur geringer Schwankung.

Diskussion

Die Thermodiffusion wurde von unserer Gruppe als Routinemethode zum kontinuierlichen Monitoring der Lebermikrozirkulation während der ersten Woche nach Lebertransplantation klinisch etabliert [4, 6]. Das wesentliche Ergebnis der vorliegenden Studie ist, daß bei akuter Rejektion eine hepatische Mikrozirkulationsstörung nachgewiesen werden kann. Es handelt sich hierbei um eine sehr frühe Veränderung, die bereits 36 Stunden vor einem Anstieg der Transaminasen auftritt.

Als wahrscheinliche Genese kann die Expression von Adhäsionsmolekülen im Rahmen der Rejektion angesehen werden. ICAM-1 besitzt eine Schlüsselrolle in der T-Zellaktivierung während Rejektion. Serielle Feinnadelpunktionen nach Lebertransplantation erbrachten den Nachweis periportaler Entzündungsinfiltrate 1–3 Tage vor der klinischen Diagnose der Abstoßung [7]; parallel kam es zur Expression von ICAM-1 auf Hepatozyten [8]. Adams et al. [1] wiesen die Expression von ICAM-1 während akuter Rejektion zusätzlich auf Gallengängen und dem Gefäßendothel portalvenös sowie

Tabelle 1 (Fortsetzung)

R-1		R		R + 1
71 ± 7*	67 ± 7*	59 ± 5*	64 ± 6	63 ± 10
97 ± 37°	149 ± 73	153 ± 57°	170 ± 57°	140 ± 30

der Lebervenen nach. Diese Lokalisation legt eine Beeinflussung der Lebermikrozirkulation während der Abstoßung nahe, da gerade die postsinusoidalen Venolen einen Hauptmanifestationsort für die Leukozytenadhärenz unter verschiedenen pathologischen Bedingungen darstellen [2]. Die ICAM-1 vermittelte Leukozyten-Endothelinteraktion geringer Affinität (sog. Rolling) stellt die Vorstufe zu Leukozyten-Sticking und -extravasation dar. Eine Abnahme der Leberperfusion resultiert aus der mechanischen Behinderung des postsinusoidalen Blutflusses durch anhaftende Leukozyten, durch lokale Gerinnungsaktivierung nach Aufbrechen der endothelialen Integrität sowie durch interstitielle Druckerhöhung bei Permeabilitätsstörung [2].

Im Literaturvergleich zeigen die vorliegenden Untersuchungen weiter, daß die Messung des Lebergesamtblutflusses eine relevante Einschätzung der hepatischen Mikrozirkulation nicht zuläßt. Yokoyama et al. [9] registrierten nach Lebertransplantation im Schweinemodell während akuter Abstoßung eine Steigerung des portalvenösen Blutflusses. Demgegenüber werden unsere Ergebnisse bestätigt durch eine Quantifizierung der hepatischen Mikrozirkulation mittels Intravitalmikroskopie in der Ratte [10]. Sechs Tage nach Transplantation kam es in Allotransplantaten im Vergleich zu Isotransplantaten zu einer signifikant stärkeren Abnahme der Anzahl perfundierter Sinusoide sowie zu einer Steigerung der Leukozytenadhärenz in postsinusoidalen Venolen. Die Diskrepanz der beschriebenen Befunde erklärt sich aus dem teilweise erheblichen transhepatischen Shuntfluß nach Lebertransplantation oder im Rahmen pathologischer Veränderungen [4].

Die Sensitivität der mittels Thermodiffusion nachgewiesenen Abnahme der Leberperfusion bei akuter Rejektion ist hoch: die hepatische Mikrozirkulationsstörung wurde bei jedem Patienten mit Abstoßung registriert. Die relativ geringe Patientenzahl schränkt eine Aussage zur Spezifität ein. Allerdings ist die Leberperfusion bei primärem Transplantatversagen oder schlechter Funktion bereits intraoperativ eingeschränkt und persistiert auf diesem Niveau [6]. Eine weitere Differentialdiagnose einer postoperativen Verschlechterung der hepatischen Mikrozirkulation stellt ein verzögerter Reperfusionsschaden dar. Der typische Zeitpunkt ist jedoch bereits der 2. Tag mit der Charakteristik der raschen spontanen Besserung [4].

Es scheint somit möglich, daß sich aus unseren Befunden ein Zeitgewinn von 60 Stunden in der Therapie der akuten Rejektion in der Frühphase nach Lebertransplantation ableitet, da die hepatische Mikrozirkulationsstörung dem typischen Transaminasenanstieg vorausgeht. Zusätzlich könnte der Therapieerfolg aufgrund des Perfusionsverlaufs frühzeitig beurteilt werden.

374

Zusammenfassung

Mittels Thermodiffusion wurde bei 43 Patienten ein Monitoring der hepatischen Mikrozirkulation während der ersten Woche nach Lebetransplantation durchgeführt. Bei 15 Patienten mit früher Rejektion wurde eine signifikante Abnahme der Leberperfusion registriert. Die Mikrozirkulationsstörung ging dem initialen signifikanten Anstieg der Transaminasen um im Mittel 36 Stunden und der folgenden Biopsie um 60 Stunden voraus. Bereits 12 Stunden nach Beginn der Corticoidtherapie kam es zu einer Erholung der Leberperfusion. Die Quantifizierung der hepatischen Mikrozirkulation könnte einen Zeitgewinn im Therapiebeginn bei früher Abstoßung nach Lebertransplantation ermöglichen.

Summary

By means of thermodiffusion, monitoring of hepatic microcirculation was performed in 43 patients during the first week after liver transplantation. A significant decrease of liver perfusion was registered in 15 patients with early rejection. The disturbance of hepatic microcirculation preceded the increase of transaminases by 36 hours and the subsequent biopsy by 60 hours. Already 12 hours after the beginning of corticoid therapy liver perfusion started to recover. The quantification of hepatic microcirculation may facilitate faster diagnosis and treatment of early rejection following liver transplantation.

Literatur

1. Adams DH, Hubscher SG, Shaw J, Rothlein R (1989) Intercellular adhesion molecule 1 on liver allografts during rejection. The Lancet, ii, 1122–1124
2. Menger MD, Vollmar B, Glasz J, Post S, Messmer K (1993) Microcirculatory manifestations of hepatic ischemia/reperfusion injury. In: Messmer K, Menger MD (eds) Liver microcirculation and hepatobiliary function. Prog Appl Microcirc, Basel, Karger, Vol 19, p 106–124
3. Klar E, Kraus T, Bleyl U, Newman W, Bowman F, Kummer von R, Otto G (1995) Thermodiffusion as a novel method for continuous monitoring of hepatic microcirculation after liver transplantation. Transplant Proc 27 : 2610–2612
4. Klar E, Kraus T, Bredt M, Osswald B, Senninger N, Herfarth Ch, Otto G (1996) First clinical realization of continuous monitoring of liver microcirculation after transplantation by thermodiffusion. Transplant Int 9/1 : 140–143
5. Kemnitz J, Cohnert TR (1987) Diagnostic criteria for liver allograft rejection. Am J Surg Pathol 11(9) : 737–8
6. Klar E, Bredt M, Kraus T, Angelescu M, Mehrabi A, Senninger N, Otto G, Herfarth Ch (1997) Early assessment of reperfusion injury by intraoperative quantification of hepatic microcirculation in patients. Transplant Proc 29 : 362–363
7. Lautenschlager I, Höckerstedt K, Ahonen J et al. (1988) Fine needle aspiration biopsy in the monitoring of liver allografts: II. Applications to human liver allografts. Transplantation 46 : 47
8. Lautenschlager IT, Höckerstedt KA (1993) ICAM-1 induction on hepatocytes as a marker for immune activation of acute liver allograft rejection. Transplantation 56 : 1495–1499

9. Yokoyama I, Tabuchi Y, Negita M, Kobayashi T, Yasutomi, Hayashi S, Namii Y, Katayama A, Nagasaka T, Kojima T, Matsunaka T, Takagi (1997) Measurement of portal venous flow velocity with an implantable miniature Doppler probe in pig liver transplantation. Transpl Int 10:116–120
10. Kawano K, Bowers JL, Krusbal JB, Clouse ME (1995) In vivo microscopic assessment of hepatic microcirculation during liver allograft rejection in the rat. Transplantation 59:1241–1248

Korrenpondenzadresse: Prof. Dr. E. Klar, Chirurg. Univ. Klinik, Im Neuenheimer Feld 110, 69120 Heidelberg, Telefon (06221) 566204, Fax (06221) 565781

Differentieller Einfluß von Konservierungslösungen (UW vs HTK) auf mitochondrialen Redoxstatus und Energiestoffwechsel während Leberischämie unter Sauerstoffpersufflation

Differential impact of preservation solutions (UW vs HTK) on mitochondrial redox status and energy metabolism during hepatic ischemia with gaseous oxygen persufflation

T. Minor[1], B. Vollmar[2], H. Klauke[3], W. Isselhard[3], M. D. Menger[2]

[1] Sektion Chirurgische Forschung, Klinik und Poliklinik für Chirurgie, Rheinische Friedrich-Wilhelms-Universität Bonn
[2] Institut für Klinisch-Experimentelle Chirurgie, Universität des Saarlandes, Homburg/Saar und
[3] Institut für Experimentelle Medizin, Universität zu Köln

Einleitung

Gasförmige Oxygenierung der Leber während ischämischer Konservierung mittels venös-systemischer O_2-Persufflation (VSOP) in UW-Lösung hat sich als zuverlässiges Verfahren zur Aufrechterhaltung eines physiologischen Energiestoffwechselstatus [1] und zur Vermeidung proteolytischer Gewebeschädigung erwiesen. Darüberhinaus zeigt sich nach VSOP eine verbesserte Erholung des Organs nach Transplantation in vivo [2]. In Kombination mit einer antioxydativen Medikation mit Superoxiddismutase ermöglicht die Sauerstoffpersufflation außerdem eine post-hoc Konditionierung vorgeschädigter Spenderlebern während hypothermer Lagerung [3].

Ziel der vorliegenden Studie war es, die metabolischen Auswirkungen einer periischämischen Sauerstoffpersufflation unter Verwendung von UW- bzw. HTK-Lösung erstmalig im Vergleich zu untersuchen.

Methodik

Lebern männlicher Wistarratten (jeweils n = 5) wurden bei 4°C in UW oder HTK für 48h gelagert. In einem zweiten Versuchsschritt wurden weitere 10 in UW bzw. HTK konservierte Lebern zusätzlich in etablierter Technik mit gasförmigem Sauerstoff über das venöse Gefäßbett persuffliert [2]. Als Indikator anoxischer Redoxverhältnisse [4] wurde der Gewebespiegel an NADH intravitalmikroskopisch durch Fluoreszenzmessung in Epi-Illuminationstechnik in jeweils 5 verschiedenen Beobachtungsfeldern zum Zeitpunkt 1 h, 12 h, 24 h und 48 h nach Leberentnahme bestimmt und die intraindividuelle Heterogenität der Leberoxygenierung mittels Computer-assistierter off-line Analyse der Fluoreszenzintensitäten ermittelt [5]. Am Ende der Lagerungsperiode erfolgte die Bestimmung energiereicher Phosphate (ATP) im Gewebe mittels HPLC [6] sowie des Laktatspiegels im enzymatischen Test [7].

378

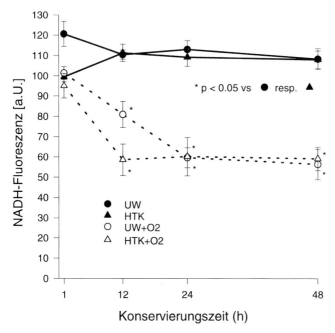

Abb. 1. Mittlere NADH-Fluoreszenzintensität ischämischer Lebern mit bzw. ohne gasförmige O_2-Persufflation während 48 h Lagerung bei 4 °C in UW oder HTK

Ergebnisse

Unter anoxischen Lagerungsbedingungen fanden sich in beiden Gruppen bereits nach 1 h maximal erhöhte NADH-Fluoreszenzwerte über 100 aU (vgl. Abb. 1). Die Werte blieben über 48 h in diesem Bereich und dokumentierten den gestörten Redoxstatus der Lebern (Normalwerte von in-vitro perfundierten Lebern: 40–50 aU [8]). Unter Sauerstoffpersufflation hingegen zeigte sich eine signifikant niedrigere NADH-Fluoreszenz nach 12 h, 24 h und 48 h Lagerung in UW wie auch in HTK. Der Abfall der erhöhten NADH-Fluoreszenzwerte erfolgte rascher unter Verwendung von HTK im Vergleich zu UW. Nach 24 h waren jedoch zwischen den beiden Konservierungs-medien keine Unterschiede mehr festzustellen.

Die Homogenität/Heterogenität der gasförmigen Organoxygenierung wurde durch Analyse des Variationskoeffizienten aus 5 einzelnen, über die Leberoberfläche ver-teilten intraindividuellen NADH-Fluoreszenzmessungen zu den jeweiligen Beobach-tungszeitpunkten ermittelt.

Es zeigte sich ein weitgehend homogenes Verteilungsmuster bzgl. des hepatischen Redoxstatus in allen Gruppen.

Als besonders homogen erwies sich erwartungsgemäß die Verteilung der Fluores-zenzintensität unter kompletter Anoxie, während unter aeroben Versuchsbedingun-gen ein leichter Anstieg des Variationskoeffizienten zu beobachten war (Abb. 2). Die-ser war nach 48 h in HTK niedriger als in UW und dokumentiert so eine homogenere

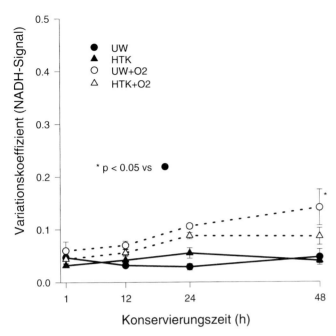

Abb. 2. Intraindividuelle Heterogenität des hepatischen Redoxstatus ausgedrückt als Variations-koeffizient (SD/Mittelwert) von jeweils 5 Einzelmessungen während 48 h hypothermer Lagerung in UW oder HTK, mit bzw. ohne gasförmiger O_2-Persufflation

Tabelle 1. Biochemischer Metabolitstatus im Gewebe nach 48 h hypothermer Leberkonservie-rung in UW oder HTK mit bzw. ohne zusätzliche venös-systemische O_2-Persufflation (VSOP)

	ATP (µmol/g Tg)	TAN (µmol/g Tg)	Laktat (µmol/g Tg)
UW	0,39 ± 0,13	7,03 ± 0,44	46,56 ± 9,55
HTK	0,24 ± 0,08	4,43 ± 0,18[b]	32,75 ± 12,60
UW+VSOP	16,72 ± 4,77[a]	22,14 ± 2,98[a]	1,23 ± 0,68[a]
HTK+VSOP	2,61 ± 0,51[a,b]	10,63 ± 0,89[a,b]	4,89 ± 2,01[a,b]

(Mittelwert ± SD von jeweils n = 5 Experimenten.
TAN: Gesamtadeninnukleotide = ATP + ADP + AMP; Tg: Trockengewicht).
([a]: $p < 0,05$ VSOP vs keine VSOP; [b]: $p < 0,05$ UW vs HTK, Mann-Whitney U-Test).

Oxygenierung der Lebern in HTK. Die zu beobachtende relative Zunahme der Fluoreszenz-Heterogenität nach Langzeitoxygenierung mit Sauerstoff blieb jedoch in beiden Gruppen von sehr begrenztem Ausmaß, wenn man die absoluten Werte des Variationskoeffizienten (< 15%) betrachtet.

Die Ergebnisse der biochemischen Stoffwechselanalyse sind in Tabelle 1 zusam-mengestellt.

Der mittlere Gewebsgehalt an ATP als Ausdruck biochemischer Energiereserven zeigte minimale Werte nach 48h anoxischer Lagerung in UW wie HTK. Parallel fand sich ein Anstieg des Gewebelaktatspiegels als Ausdruck anaerober Glykolyse in beiden nicht-persufflierten Gruppen. Der Gesamtgehalt an Adeninnukleotiden (TAN) fiel in HTK jedoch deutlicher als unter Verwendung von UW ab.

Unter Sauerstoffpersufflation ergaben sich jeweils signifikant höhere Werte für ATP und TAN, wobei der ATP-konservierende Effekt der Sauerstoffpersufflation in HTK deutlich geringer war als der in UW. Außerdem konnte in beiden Gruppen durch Anwendung der Sauerstoffpersufflation einer Laktatakkumulation entgegengewirkt werden, wobei dieser Effekt wiederum bei UW- ausgeprägter als bei HTK-Konservierung war.

Schlußfolgerung

Die venös-systemische Sauerstoffpersufflation ist ein geeignetes Verfahren zur homogenen Organoxygenierung und langfristigen Erhaltung eines physiologischen Redoxstatus hypotherm ischämisch konservierter Lebern. Mit Bezug auf die Eignung verschiedener Konservierungsmedien scheint die Verwendung von UW, unterstützt durch den Anteil an Adenosin und Phosphat, Vorteile bei der ATP Synthese in vitro zu bieten, während ein Vorteil der HTK-Lösung, wohl bedingt durch ihre niedrigere Viskosität, in einer größeren Homogenität der Leberoxygenierung zu liegen scheint.

Zusammenfassung

Rattenlebern wurden bei 4 °C in UW oder HTK gelagert und mittels venös-systemischer O_2-Persufflation oxygeniert. Da Anoxie zu einer Transformation zellulären NAD+ zu NADH führt, welche unter UV-Epi-ilumination fluoresziert, konnten Homogenität und Ausmaß der Leberoxygenierung mit Hilfe intravitalmikroskopischer Erfassung der NADH Fluoreszenz aufgezeichnet werden. VSOP bewirkte eine signifikante Reduktion des NADH Signals als Zeichen einer effizienten Gewebeoxygenierung in UW wie in HTK. Dieser Effekt war homogen mit einer räumlichen Varianz < 15 %. Nach 48 h ischämischer Lagerung fanden sich erhöhte ATP Gewebespiegel (µmol/g Tg) unter VSOP von 17,3 ± 4,8 in UW aber nur 2,9 ± 0,6 in HTK, während ATP-Werte ohne VSOP in beiden Gruppen unter 0,4 lagen. Es wird gefolgert, daß VSOP ein geeignetes Verfahren ist, Störungen des hepatischen Redoxstatus unter ischämischer Lagerung in UW oder HTK zu verhindern. Die metabolische Konservierung energiereicher Adeninnukleotide scheint in Verbindung mit UW jedoch deutlich verbessert.

Summary

Venous-systemic oxygen persufflation (VSOP) was performed in rat livers stored at 4 °C in either UW or HTK preservation solution. Since tissue anoxia is associated with a transformation of cellular NAD+ to NADH and the latter fluoresces upon UV-epi-illumination, homogeneity and intensity of liver oxygenation could be analysed by intravital microscopic detection of NADH fluorescence. VSOP resulted in a significant decrease of the NADH signal, documenting effective tissue oxygenation in both UW and HTK. This effect was quite homogeneous (spatial variance < 15%). After 48 h of cold storage tissue levels of ATP (µmol/g dry weight) were increased upon VSOP in UW to 17.3 ± 4.8 but only to 2.9 ± 0.6 in HTK, while ATP amounted to less than 0.4 without VSOP in either of the groups. It is concluded that VSOP is an appropriate tool to prevent alterations of the hepatic redox status during ischemic preservation in UW and HTK. Metabolic preservation of energy-rich adenine nucleotides seems to be largely improved in combination with UW compared with HTK.

Literatur

1. Minor T, Isselhard W (1996) Synthesis of high energy phosphates during cold ischemic rat liver preservation with gaseous oxygen insufflation. Transplantation 61:20–2
2. Minor T, Klauke H, Nagelschmidt M, Isselhard W (1997) Reduction of proteolysis by venous-systemic oxygen persufflation during rat liver preservation and improved functional outcome after transplantation. Transplantation 63:365–8
3. Minor T, Klauke H, Isselhard W (1996) Resuscitation of cadaveric livers from non heart-beating donors after warm ischemic insult. A novel technique tested in the rat. Experientia 52:661–3
4. Chance B, Cohen P, Jobsis F, Schoener B (1962) Intracellular oxidation-reduction states in vivo. The microfluorimetry of pyridine nucleotide gives a continuous measurement of the oxidation state. Science 137:499–508
5. Vollmar B, Burkardt M, Minor T, Klauke H, Menger M (1997) In vivo microscopic determination of NADH fluorescence of livers for the monitoring of tissue oxygenation during hemorrhagic shock and resuscitation. Microvasc Res 54:164–73
6. Minor T, Klauke H, Isselhard W (1997) Improved preservation of the small bowel by luminal gas-oxygenation. Transplant Proc 29:2994–6
7. Gercken G (1961) Glukose-, Milchsäure-, ATP-, ADP-Konzentrationen im arteriellen und venösen Coronarblut des Hundes bei Sauerstoff-Mangel. Pflügers Arch 272:323–31
8. Minor T, Klauke H, Vollmar B, Isselhard W, Menger MD (1997) Biophysical aspects of liver aeration by vascular persufflation with gaseous oxygen. Transplantation 63:1843–6

Korrespondenzadresse: Prof. Dr. med. T. Minor, Sektion Chirurgische Forschung, Klinik und Poliklinik für Chirurgie, Rheinische Friedrich-Wilhelms-Universität Bonn, Sigmund-Freud-Str. 25, 53127 Bonn

Neue Aspekte der antiinflammatorischen Potenz von AT III: Reduktion des Reperfusionsschadens nach warmer Leberischämie

New aspects of the antiinflammatory effect of AT III: Reduction of the reperfusion damage after warm hepatic ischemia

S. M. Maksan, M. M. Gebhard[1], M-O. Maksan[2], Ch. Herfarth, E. Klar

[1] Chirurgische Klinik und Abt. für Experimentelle Chirurgie der Universität Heidelberg
[2] Neurochirurgische Universitätsklinik Bonn

Einleitung

Die medikamentöse Beeinflussung des Ischämie-/Reperfusionsschadens ist bei Leberresektion und -transplantation von größtem klinischen Interesse. Nachdem die antiinflammatorische Potenz des Gerinnungsfaktors AT III am Dünndarm nachgewiesen werden konnte [2], soll in diesem Modell der Einfluß auf die hepatische Mikrozirkulation und die hepatozelluläre Integrität nach warmer Leberischämie untersucht werden.

Material und Methoden

Die Versuche erfolgten mit Genehmigung des Regierungspräsidium Karlsruhe. Es wurden 2 Gruppen zu je 6 Tieren (männl. Wistar-Ratten, Gewicht 272,5 ± 10,3 g) gebildet. Die Versuchsgruppe erhielt 30 min vor Anlegen der Ischämie 250 I.E. AT III/kg KG über einen Venenkatheter. In i.v. Ketanest-/Nembutalnarkose wurde der Oberbauch quer inzidiert und ein Gefäßclip für 60 min über den Gefäß-/Gallengangstrang des linken Leberlappens gesetzt. 30 min nach Reperfusion wurden Na-Fluoreszein und Rhodamin i.v. appliziert, der linke Leberlappen ausgelagert und mittels der Auflichtfluoreszenzmikroskopie untersucht. Die Acini (n = 100) wurden auf ihre Durchblutung, die Sinusoide und postsinusoidalen Venolen (n = 10) auf Durchblutung und Leukozytenadhärenz untersucht und videodokumentiert. Die Auswertung der Meßkurven erfolgt offline mit der Umrechnung auf adhärente Leukozyten pro mm^2 Leberoberfläche, bzw. Endotheloberfläche [3, 4]. Der arterielle Druck und pO$_2$ wurden aufgezeichnet. Eine Bestimmung der Gerinnungsparameter und Leberenzyme wurde 60 mm nach Reperfusion durchgeführt. Die statistische Analyse beschreibt die Mittelwerte ± Standardabweichung, die Signifikanzanalyse erfolgte über den Wilcoxon-Mann-Whitney-U-Test.

Ergebnisse

Tabelle 1. Ergebnisse der Mikrozirkulationsanalyse nach 60 min warmer Leberischämie und 30 min Reperfusion

	Kontrollgruppe	AT III Gruppe	p-Wert
GOT in U/l	153,67 ± 24,27	92,5 ± 24,27	<0,05
GPT in U/l	116,67 ± 72,25	47,33 ± 22,84	<0,05
Acinärer Perfusionsausfall in %	7,33 ± 1,75	3,83 ± 1,67	<0,05
Sinusoidale Sticker/mm² Leberoberfläche	47,44 ± 3,19	35,78 ± 1,24	<0,01
Sticker in den Venolen/mm² endothelialer Oberfläche	217,19 ± 15,7	174,80 ± 9,16	<0,05

Diskussion

Es konnte gezeigt werden, daß die einmalige Gabe von AT III vor Induktion einer warmen Leberischämie die hepatische Mikrozirkulation nach Reperfusion positiv beeinflußt. Der Transaminasenanstieg als Ausdruck für die Hepatozytenschädigung blieb in der Therapiegruppe signifikant unter dem des Kontrollkollektives.

Die Leukozyten-Endothel-Interaktion konnte unter Vorbehandlung mit AT III sowohl in den Sinusoiden wie auch in den postsinusoidalen Venolen signifikant reduziert werden.

Durch die Reaktion von Antithrombin III mit Glykosaminglykanen auf der Zelloberfläche des Endothels wird die Freisetzung von Prostazyklin angeregt [1, 6]. Hierdurch kommt es zur Verminderung der Freisetzung von Tumor-Nekrose-Faktor aus den aktivierten Monozyten durch die die Leukozytenadhäsion an den Endothelzellen direkt reduziert wird [1]. In elektronenmikroskopischen Untersuchungen konnte gezeigt werden, daß der Sinusendothelschaden durch AT III-Applikation vor Ischämieinduktion signifikant reduziert wird [5].

Unsere Untersuchungen werden durch Beobachtungen an der Dünndarmschleimhaut bestätigt. Durch die Gabe von AT III in der Reperfusionsphase wurde die Leukozytenadhärenz und ihre Penetration am Endothel der postkapillären Venole sowie die Extravasation reduziert [2].

Neben der gerinnungshemmenden Funktion von AT III muß somit zusätzlich von einem entzündungshemmenden Effekt ausgegangen werden.

Zusammenfassung

Bei Reperfusion nach warmer Leberischämie an der Rattenleber konnte die hepatische Mikrozirkulation durch Gabe von Antithrombin III signifikant verbessert werden. Die Zahl der sinusoidalen Sticker als Maß für die Leukozyten-Endothel-Interaktion wurde durch AT III signifikant gesenkt, während der Transaminasenanstieg als Ausdruck der hepatozellulären Schädigung in der Therapiegruppe signifikant geringer war.

Übertragen auf die klinische Situation könnte die AT III Gabe vor Pringle-Manöver den Reperfusionsschaden nach Leberresektion reduzieren.

Summary

Hepatic microcirculation after warm hepatic ischemia in rats can be significantly enhanced by Antithrombin III. The number of sinusoidal stickers as a tool for characterizing the leukocyte-endothelial cell interaction was significantly reduced. The peak of serum transaminases as an indicator of hepatocellular damage was significantly decreased after the AT III application.

It has to be concluded that AT III application before Pringle maneuver might significantly reduce the reperfusion damage after liver resection.

Literatur

1. Horie S, Ishii H, Kazama M (1990) Heparine like glykosaminglykan is a receptor for antithrombin III dependent but not for thrombin-dependent prostacyclin production in human endothelial cells. Thromb Res 59:895–904
2. Kubes P, Payne D, Woodman R, Teoh D, Ostrovsky L (1997) Anti-thrombin III prevents and rapidly reverses leukocyte recruitment in mesenteric ischemia/reperfusion. Gastroenterolgy Suppl: A377
3. Menger MD, Marzi I, Messmer K (1991) In vivo fluorescence microscopy for quantitative analysis of the hepatic microcirculation in hamsters and rats. Eur Surg Res 23:158–169
4. Oda M, Azuma T, Watanabe N, Nishizaki Y, Nishida J, Ishii K, Suzuki H, Knaeko H, Komas H, Tsukuda N, Tsuchiya M (1990) Regulatory mechanism of hepatic microcirculation: Involvement of the contraction and dilatation of sinusoids and sinusoidal endothelial fenestrae. In: Messmer K, Hammersen F (eds) Gastrointestinal Microcirculation. Prog Appl Microcirc. Basel, Karger, S 103–128
5. Okano K, Kokudo Y, Okajima K, Hossain MA, Ishimura K, Yachida S, Tsubouchi T, Wakabayashi H, Maeba T, Maeta H (1996) Protective effects of antithrombin III supplementation on warm ischemia and reperfusion injury in rat liver. World J Surg 20 (8):1069–1175
6. Uchita M, Okajima K, Murakami K, Okabe H, Takatsuki K (1996) Attenuation of endotoxin-induced pulmonary vascular injury by antithrombin III. Am J Physiol 270:921–930

Korrespondenzadresse: Dr. med. Sasa-Marcel Maksam, Chirurgische Universitätsklinik Heidelberg, Im Neuenheimer Feld 110, D-69120 Heidelberg, Telefon 49-6221-566110, Fax 49-6221-564209

Tumornekrosefaktor-α (TNF-α) Gen-Polymorphismus bei chirurgischen Intensivpatienten mit SIRS

Tumor necrosis factor alpha gene polymorphism in surgical intensive care patients with SIRS

K. Dumon[1], C. Roßbach[1], B. Harms[3], V. Gorelov[2], W. Groß-Weege[1], E.M. Schneider[3], P.E. Goretzki[1], H.D. Röher[1]

[1] Klinik für Allgemein- und Unfallchirurgie
[2] Labor für experimentelle Hämatologie der Klinik für pädiatrische Onkologie und Hämatologie
[3] Immunologisches Labor der Klinik für Transfusionsmedizin, Heinrich-Heine Universität, Moorenstraße 5, 40225 Düsseldorf

Einleitung:

Das Tumornekrosefaktor-Gen liegt im MHC-Bereich (Major Histocompatibility Complex) auf Chromosom 6 zwischen 6p21.1 und 6p21.3. Die Promotorregion hat verschiedene Bindungsstellen. Bis heute sind 5 Mikrosatelliten im TNF Lokus bekannt. In der TNF Promotorregion wurde ein G/A-Austausch in Position – 308 (TNF1 und TNF2) und – 238 beschrieben. TNF2 ist die seltenere Variante und scheint mit einer höheren TNF Produktion assoziiert zu sein [1].

Tumornekrosefaktor prägt als Mediator der Zytokinkaskade der systemischen Entzündungsreaktion (SIRS) das komplexe Bild von Sepsis und Organdysfunktion [2]. Die Höhe der TNF-Freisetzung nach Stimulation scheint genetisch determiniert zu sein [3]. Intensivpatienten mit systemischer Entzündungsreaktion (SIRS) besitzen ein erhöhtes Risiko für die Entwicklung einer Sepsis. Ziel der Untersuchung war, in diesem Patientengut die Allelverteilung zu prüfen und mit Plasmazytokin-Spiegeln und dem klinischen Verlauf zu korrelieren.

Methodik:

Patientenkollektiv: 11 Intensivpatienten mit SIRS, 9 Patienten die eine Sepsis entwickelten sowie 76 Kontrollspender wurden untersucht. SIRS und Sepsis wurden nach Bone definiert.

TNFα Polymorphismus: Die genomische DNA wurde aus antikoaguliertem Blut mittels konventioneller Proteinase-K Verdauung/Phenolextraktion gewonnen. Die Typisierung der Di-Allel-Polymorphismusregion in Position – 308 des TNFα Promotors (TNFA 308) erfolgte mittels PCR Amplifikation (mit als 5'-Primer 5'-AGGCAA-

TAGGTTTTGAGGGCCAT-3′ und als 3′-Primer 5′-TCCTCCGTGCTCCGATTCCG-3′) und NcoI Verdauung des PCR Produkts [4]. Die Verdauung des PCR Produkts mittels NcoI ergibt eine 87 und 20 BP Verdaungsprodukt für Allel 1 und ein 107 bp Produkt für Allel 2.

ELISA: Für die in-vitro Bestimmungen wurde einmalig 20 ml heparinisiertes Vollblut 24 Stunden nach Intensiv-Aufnahme gewonnen. Die Serumspiegel für TNFα, IL-6, IL-6R und IL-8 wurden mittels ELISA gemessen.

Ergebnisse

Insgesamt konnten 3 Genotyp-Varianten isoliert werden. Die Verteilung und entsprechende Gruppenzuordnung werden in die nachfolgende Tabelle dargestellt (Tabelle 1). Obwohl sich keine Unterschiede zwischen dem gesamten Patientkollektiv (SIRS/Sepsis) und der Kontrollgruppe nachweisen, scheint in der Sepsis Gruppe das TNFA2 Allel jedoch häufiger vertreten zu sein.

Wie in Tabelle 2 dargestellt ist in dem untersuchten Patientenkollektiv nur für das IL-6 ein signifikanter Unterschied der Zytokinfreisetzung am ersten postoperativen Tag zwischen den beiden Gruppen nachweisbar (Tabelle 2).

Tabelle 1. Verteilung der TNF-α Allele bei Patienten mit SIRS/Sepsis

	n	Homozygot TNFA1/A1	Heterozygot TNFA1/2	Homozygot TNFA2/2	Allele Frequenz TNFA1/TNFA2
SIRS	11	10 (90)	0 (0)	1 (10)	90/10
SEPSIS	9	6 (66)	3 (33)	0 (0)	83/16
SIRS/SEPSIS	20	16 (80)	3 (15)	1 (5)	87,5/12,5
Kontrolle	76	53 (70)	19 (25)	4 (5)	82,2/17,7

Tabelle 2. TNF-α Freisetzung und Zytokinsekretion bei Patienten mit SIRS/Sepsis

	Sepsis (n = 9)	SIRS (n = 11)	p-Value
TNFA1/1	6 (66%)	10 (90%)	n.s.
TNFA1/2	3 (33%)	–	n.s.
TNFa2/2	–	1 (10%)	n.s.
TNFa	7,40 ± 16,55	13,26 ± 22,27	n.s.
TNFa max	10,23 ± 16,61	39,65 ± 54,34	n.s.
IL6 (ng/ml)	695,17 ± 900,66	121,90 ± 170,28	0,09
IL6R (pg/ml)	151,04 ± 112,66	185,77 ± 174,45	n.s.
IL8 (ng/ml)	77,26 ± 103,98	63,78 ± 129,17	n.s.

Diskussion

Die zentrale Rolle des Tumornekrosefaktors (TNF) als Mediator der Sepsis und Organ Dysfunktion bei Patienten mit einer systemischen Entzündungsreaktion (SIRS) ausgelöst durch Trauma, chirurgische Intervention, Blutung und andere Ursachen einer endogenen Mediatorfreisetzung ist weitgehend belegt [2]. Obwohl man eine positive Korrelation zwischen TNF Serumspiegel und Mortalität bei septischen Patienten findet, ist auch die Bedeutung dieses Moleküls bei der Immunabwehr im Peritonitismodell belegt [5]. In den bisher durchgeführten klinischen Studien, wo durch anti-TNF, sTNFR oder TNF-reduzierende Medikamente die negativen Effekte von TNF entgegengewirkt wurde, zeigten sich jedoch keine eindeutigen Vorteile in Bezug auf das Überleben der behandelten Patienten [6]. Einige Studien zeigen erhöhte TNFR Serum-Spiegel bei Patienten mit Sepsis [7]. Da die Freisetzung der Zytokine genetisch determiert zu sein scheint [3] und erste Untersuchungen eines Zwei-Allel-Polymorphyimus im ersten Intron von TNFβ eine Assoziation des Allels TNFB2 mit hohen TNF Palsmaspiegel ergaben [8] untersuchten wir einen weiteren Zwei-Allel-Polymorphismus in Postion –308. Diese erschien von besonderem Interesse, da in dieser Region die Transkription des TNFα Gens reguliert wird. Erste Untersuchungen zeigten bereits eine auffällige Allelhäufigkeit dieses Polymorphismus bei zerebraler Malaria [9].

Obwohl die geringe Fallzahl keine eindeutigen Aussagen erlauben, kann man zwar einerseits unterschiedliche Sekretionsmuster nachweisen, aber scheint sich jedoch keine zusätzliche Information bezüglich des Patientengenotyps für die –308 Polymorphe Region zu ergeben.

Schlußfolgerung

Da die Freisetzung der Zytokine genetisch determiert zu sein scheint untersuchten wir einen Zwei-Allel-Polymorphismus in Postion –308. Diese ersten Daten scheinen auf unterschiedliche Sekretionsmuster für TNFα, IL-6, IL-6R und IL-8 in den beiden Allel-Gruppen (TNFA1 und TNFA2) hinzuweisen, jedoch kann mann keine deutliche Risikogruppen abgrenzen und es bleibt zu klären, ob ein genetischer Faktor in der Entwicklung von Sepsis und Multiorganversagen eine zentrale pathophysiologische Bedeutung hat.

Summary

Biallelic polymorphism in the promotor region of the TNF-α gene have been associated with variation in TNF-α production. We determined the TNFA polymorphism (position –308) and related these data to plasma cytokine levels of TNFα, IL6, IL6R and IL8 in patients with SIRS and sepsis. Although there seems to be a different cytokine secretion pattern for both allelic groups (TNFA1 and TNFA2), a clear risk group could not be determined. It still remains unclear whether there is a genetic factor that influences the development of sepsis and multi organ failure.

Literatur

1. Rink L, Kirchner H (1996) Recent Progress in the Tumor Necrosis Factor-α Field. Int Arch Allergy Immunol 111:199–209
2. Strieter RM, Kunkel SL, Bone RC (1993) Role of tumor necrosis factor-alpha in disease states and inflammation. Crit Care Med 21:S447–S463
3. Pociot F, Briant L, Jongeneel CV, Molving J, Worsaae H, Abbal M, Thomsen M, Nerup J, Cambon-Thomsen A (1993) Association of tumor necrosis factor (TNF) and class II major histocompatibility complex alleles with the secretion of TNF-alpha and TNF-beta by human mononuclear cells: a possible link to insulin-dependent diabetes melitus. Eur J Immunol 23:224–231
4. Wilson AG, di Giovine FS, Duff GW (1992) Single base polymorphyism in the human Tumour Necrosis Factor (TNF) alpha gene detectable by NcoI restriciton of PCR product. Hum Mol Gen 1:353–355
5. Barthlen W, Stadler J, Lehn NL, Miethke T, Bartels H, Siewert JR (1994) Serum levels of end products of nitric oxide synthesis correlate positively with tumor necrosis factor a and negatively with body temperature in patients with postoperative abdominal sepsis. Shock 2:398–401
6. Cavaillon JM (1995) Controversies surrounding current therapies for sepsis syndrome. Bull Inst Pasteur 93:21–41
7. Schroder J, Stuber F, Gallati H, Schade FU, Kremer B (1995) Pattern of soluble TNF receptors I and II in sepsis. Infection 23:143–148
8. Stüber F, Petersen M, Bokelmann F, Schade U (1996) A genomic polymorphism within the tumor necrosis factor locus influences plasma tumor necrosis factor-α concentrations and outcome in patients with severe sepsis. Crit Care Med 24:381–384
9. McGuire W, Hill AV, Allsopp CE, Greenwood BM, Kwiatkowski D (1994) Variation in the TNF-alpha promoter region associated with susceptibility to cerebral malaria. Nature 371:508–510

Korrespondenzadresse: K. Dumon, Klinik für Allgemein- und Unfallchirurgie, Moorenstraße 5, 40225 Düsseldorf

Hepatozellulärer Transport von Gallensäuren und organischen Anionen bei Sepsis und SIRS – Anhalt für unterschiedliche Regulationsmechanismen der Membrantransportproteine

Hepatocellular transport of bile acids and organic anions in sepsis and SIRS – Evidence for different regulation of membrane transport proteins

U. Bolder[1,*], W. E. Thasler[1], A. F. Hofmann[2], K.-W. Jauch[1]

[1] Chirurgische Klinik des Klinikums der Universität Regensburg, 93042 Regensburg
[2] University of California, San Diego, Department of Medicine, La Jolla, CA 92093-813, USA
[*] Unterstützt durch DFG, 53175 Bonn (Bo 1271/1-1)

Einleitung

Sepsis bezeichnet die systemische Reaktion auf das Eindringen von Mikroorganismen in sonst sterile Gewebe. Die charakteristische Symptomatik geht mit Veränderungen der Körpertemperatur, der Herz- und Atemfrequenz sowie mit einer Linksverschiebung bei gleichzeitig bestehender Leukozytose oder Leukopenie einher. Ein klinisch ähnliches Syndrom kann jedoch auch ohne eine manifeste Infektion im Verlauf anderer Erkrankungen wie Pankreatitis, Verbrennung oder Ischäme beobachtet werden. Die Reaktion auf diese Noxen wurde als „systemic inflammatory response syndrome" (SIRS) definiert [1].

Im Rahmen einer Sepsis sind Cholestase und Ikterus häufige Begleitphänomene, die eine Dysfunktion des hepatozellulären Transports anzeigen [2]. Sowohl in klinischen, als auch in experimentellen Untersuchungen konnte ein verminderter hepatozellulärer Transport von Gallensäuren und organischen Anionen gezeigt werden. Viele Stoffwechselvorgänge unterliegen während einer Sepsis adaptiven Veränderungen, die durch proinflammatorische Mediatoren ausgelöst werden [3]. Bisher wurde angenommen, daß sich die zellulären Adaptationsvorgänge bei Sepsis und SIRS gleichen. Ziel der Untersuchung war es, dies in Bezug auf hepatozelluläre Transportprozesse zu überprüfen. Es wurden Experimente durchgeführt, um die Transportcharakteristika für Gallensäuren und organische Anionen bei Sepsis und SIRS zu vergleichen. Dabei sollten auch der Zeitverlauf eintretender Veränderungen sowie deren Regulationsmechanismen untersucht werden.

Material und Methoden

Chemikalien: Die Synthese der radioaktiv markierten Substrate erfolgte nach Standardmethoden. Alle verwendeten Substrate hatten eine hohe spezifische Aktivität ($> 0,5$ Ci/mmol). Die Substrate wurden mittels HPLC und ^{1}H-NMR untersucht und hatten eine chemische und radiochemische Reinheit von mehr als 99%. Alle anderen verwendeten Chemikalien hatten den höchsten kommerziell erhältlichen Reinheitsgrad.

Experimentelle Modelle: Zur Induktion einer Sepsis wurde SPRD Ratten Lipopoly-saccharid (LPS 3 mg/kg) intraperitoneal injiziert. Ein SIRS wurde durch Induktion einer sterilen Entzündungsreaktion ausgelöst. Hierzu wurde lokal Terpen 2,5 ml/kg i.m. appliziert.

Bestimmung der maximalen Transportkapazität (T_{max}): Um die Transportkapazität auf Organebene zu untersuchen, wurden Experimente nach der Methode von Kitani et al. [4] durchgeführt. Dazu wird das zu testende Substrat in ansteigenden Dosen zugeführt bis T_{max} erreicht ist und die biliäre Sekretion durch Überschreitung der Toxizitätsschwelle wieder abfällt. Als T_{max} wird die höchste applizierbare Dosis (μmol kg^{-1} min^{-1}) definiert, die nicht zu einer Abnahme der biliären Substrat-ausscheidung führt. Um einen zeitlichen Verlauf der Beeinträchtigung der biliären Sekretion zu untersuchen, wurden Transportexperimente 12, 36 und 72 Stunden nach LPS- bzw. Terpenapplikation in intakten Tieren bzw. in isoliert perfundierten Lebern (IPRL) durchgeführt. Als Perfusionlösung diente ein Krebs-Ringer- Henseleit Puffer.

Experimente mit basolateralen (blLPM) und kanalikulären (cLPM) Leberplasma-membran Vesikeln: Um Veränderungen des Transports auf Membranebene zu unter-suchen, wurden basolaterale und kanalikuläre Membranfraktionen isoliert. Im Anschluß wurden Transportexperimente an den isolierten blLPM und cLPM durch-geführt. Da die Experimente in IPRLs gezeigt hatten, daß die Beeinträchtigung der biliären Sekretion 12 h nach Sepsis- bzw. SIRS-Induktion am ausgeprägtesten ist, wurden Membranfraktionen 12 h nach Applikation der Noxe bzw. von Kontrolltieren (NaCl 0,9%) isoliert. Die Präparation und Separation der Membranfraktionen er-folgte nach Homogenisation durch Gradientenzentrifugation [5]. Transportexperi-mente wurden durch Inkubationen von 40 μg Vesikelprotein mit dem Substrat in einem geeignetem Medium durchgeführt. Inkubationen mit cLPM enthielten zusätz-lich 5 mM ATP. Die der kinetischen Parameter (K_m, V_{max}) wurden nach Michaelis und Menten definiert.

Ergebnisse

In der Sepsisgruppe war der Transport aller Testsubstrate deutlich reduziert. In IPRLs betrug die Abnahme von T_{max} gegenüber Kontrollen 71% (CT), 62% (CDCT) und 57% (SLCT). In SIRS Tieren war die Verminderung von T_{max} mit 8,8% (CT), 8,5% (CDCT) und 6,6% (SLCT) nicht signifikant. Ebenso konnten in blLPM und cLPM von SIRS Ratten keine Transportunterschiede im Bereich beider Zellpole gesichert werden. Dagegen war der gallensäurenunabhängige Gallefluß (BAIF) nach 12 h und nach 36 h gegenüber Kontrollen signifikant erhöht (Abb. 1). Eine Normalisierung wurde nach 72 h beobachtet. Die chemische Galleanalyse der SIRS-Tiere zeigte eine vermehrte Ausscheidung von Glutathion (GSH) nach 12 h und 36 h sowie eine Normalisierung nach 72 h (Abb. 2). Der BAIF bei Sepsis-Tieren war hingegen signifikant reduziert. Northern Blots zeigten sowohl bei Sepsis, als auch bei SIRS verminderte mRNA-Spiegel der hepatozellulären Transportproteine für Gallensäuren und organische Anionen. Kinetische Experimente zeigten bei Sepsis eine Abnahme der Transport-geschwindigkeit (V_{max}) und unveränderte Michaeliskontanten (K_m). Dagegen waren bei SIRS Tieren weder V_{max} noch K_m verändert.

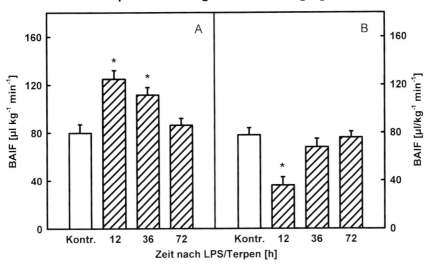

Abb. 1. Gallensäurenunabhängiger Gallefluß nach Induktion eines sterilen Abszeß (A) bzw. einer Endotoxinämie (B) in isoliert perfundierten Rattenlebern. *P < 0,05 gegenüber Kontrolle

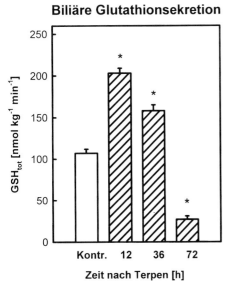

Abb. 2. Biliäre Gesamtglutathionsekretion nach Induktion eines sterilen Abszeß durch i.m. Terpeninjektion. *P < 0,05 gegenüber Kontrolle

Diskussion

Sepsis und SIRS bezeichnen eng verwandte klinische Syndrome mit denen der Organismus auf eine veränderte Mediatorsituation, die hauptsächlich durch den Anstieg proinflammatorischer Zytokine gekennzeichnet ist [5]. Hierbei kommt es bei Sepsis definitionsgemäß zum Eindringen von Mikroorganismen in sonst sterile Gewebe und zu einer anschließenden hämatogenen Streuung, während dies beim SIRS nicht der Fall ist. Die Reaktion und Regulation wesentlicher Transportmechanismen wurde bisher noch nicht vergleichend untersucht. In eigenen Studien konnte der Nachweis eines verminderten hepatozellulären Transports nach Endotoxinämie geführt werden [2]. In den vorliegenden Untersuchungen konnte in einem Modell mit steriler Abszeßinduktion ein SIRS ausgelöst werden. Anders als bei Endotoxinämie kommt es hierbei weder zu einer Abnahme der maximalen Transportkapazität, noch zu einer Veränderung der kinetischen Transportparameter. Hieraus folgt, daß in dem verwendeten SIRS Modell weder die Zahl der kompetenten Membrantransportproteine, noch deren Substrataffinität verändert sind. Als Folge ist die maximal erreichbare biliäre Sekretion beim SIRS gegenüber den Kontrollen nicht beeinträchtigt. Unerwartet war hingegen der deutlich gesteigerte gallensäurenunabhängige Galleflluß. Glutathion ist der wesentliches Induktor dieser biliären Sekretionskomponente. In unseren Untersuchungen konnte annähernd eine Verdopplung der biliären Glutathionsekretion gefunden werden. Der Anstieg des BAIFs korreliert deshalb mit der erhöhten biliären Glutathionsekretion und stellt deshalb einen potenten anticholestatischen Mechanismus in dem verwendeten SIRS Modell dar.

In Northern Blots konnte eine Abnahme der mRNA für wesentliche hepatische Gallensäuren- und Anionentransportproteine gezeigt werden. Hierbei konnte kein Unterschied zwischen Sepsis und Endotoxinämie festgestellt werden. Da beim SIRS die funktionellen Parameter auf eine, mit den Kontrollen vergleichbare Anzahl funktionstüchtiger Transporter rückschließen lassen, kann angenommen werden, daß beim SIRS posttranskriptionelle Mechanismen die Regulation der Transportproteine wesentlich beeinflussen. Funktionelle hepatozelluläre Transportstörungen müssen somit als Hinweis einer Endotoxinbelastung gelten und unterscheiden zwischen Sepsis und SIRS.

Zusammenfassung

Der Anstieg proinflammatorischer Zytokine bei Sepsis und SIRS bewirkt eine Neuordnung metabolischer und physiologischer Parameter. In der vorliegenden Untersuchung wurde in einem Rattensepsismodell (LPS i. p.) sowie in einem SIRS Modell (Terpen i. m.) der Einfluß der veränderten Mediatorsituation auf den hepatozellulären Transport von zwei Gallensäuren (Cholyltaurin und Chenodeoxycholyltaurin) und einem organischen Anion (Sulfolithocholyltaurin) im Zeitverlauf untersucht. Die Transportparameter wurden in isoliert perfundierten Lebern und Plasmamembranparametern erhoben. Bei Sepsis zeigt sich der Transport sowohl der Gallensäuren, als auch der des organischen Anions vermindert, während bei SIRS kein signifikanter Verlust der hepatozellulären Transportfunktion beobachtet wurde. Hingegen war im SIRS die biliäre Glutathionsekretion (+90%) und der gallensäurenunabhängige Gallefluß (+ 56 %) deutlich erhöht. Die mRNA Spiegel der Gallensäuren-bzw. Anionentransporter nahmen unter beiden Bedingeungen ab und erreichten nach 12 h ein Minimum. Verminderte V_{max}-Werte bei Sepsis aber annähernd unveränderte kinetische Parameter im SIRS deuten auf eine transkriptionelle Regulation bei Sepsis und auf einen überwiegenden Einfluß posttranskriptioneller Mechanismen beim SIRS hin. Das klinische Phänomen der septischen Cholestase mit Ikterus deutet deshalb auf eine Endotoxinämuie und bietet einen Hinweis zur Unterscheidung zum SIRS.

Schlüsselwörter: Sepsis, SIRS, Gallefluß, Glutathion.

Summary

The alteration of proinflammatory mediators during sepsis and SIRS results in a large variety of adaptive changes of metabolic and physiologic variables. This study investigated the alterations of hepatocellular transport in a rat sepsis model (LPS i.p.) as well as in a model inducing SIRS by steril abscess formation (turpentine i.m.). Two bile acids (Cholyltaurine and Chemodeoxycholyltaurine) and one organic anion (Sulfolithocholyltaurine) were used as marker substrates to investigate the time course of hepatocellular transport function. Experiments were performed in isolated perfused rat livers and plasma membrane vesicles. During sepsis, both, the transport of bile acids and that of the organic anion was markedly reduced. In contrast no alteration of transport was detected during SIRS. However, biliary secretion of glutathione (+ 90 %) and bile acid independent bile flow (+ 56 %) were increased. mRNA levels of bile acid and organic anion transport proteins were reduced. The lowest values were noted 12 h after injection of LPS or turpentine. Almost unchanged kinetic parameters during SIRS pointed to a normal population of transporters with regard to quantity and substrate affinity. Therefore it seems that transcriptional regulation plays an important role for the expression of transport proteins during sepsis, whereas posttranscriptional regulation may be of importance during SIRS. The clinical phenomenon of septic cholestasis including jaundice implies endotoxemia and differenciates against SIRS.

Keywords: Sepsis, SIRS, Bile flow, Glutathion.

Literatur

1. Bone RC, Balk AR, Cerra FB, Delinger RP, Fein AM, Knaus WA, Schein RMH, Sibbald WJ (1992) Definitions for Sepsis and organ failure and guidelines of innovative therapies in Sepsis. Chest 101:1644–1655
2. Bolder U, Ton-Nu HT, Schteingart CD, Frick E, Hofmann AF (1997) Hepatocyte Transport of bile acids and organic anions in endotoxemic rats. Impaired Uptake and Secretion. Gastroenterology 112:214–225
3. Andus T, Bauer J, Gerok W (1991) Effects of cytokines on the liver. Hepatology 13: 364–375

4. Kitani K, Kanai S, Otha M, Sato Y (1986) Differing transport maxima values for taurine-conjugated bile salts in rats and hamsters. Am J Physiol 251: G852–858
5. Meier PJ, Boyer JL (1990) Preparation of baolateral (sinusoidal) and canalicular plasma membrane vesicles for the study of hepatic transport processes. Meth Enzym 192: 534–545

Korrespondenzanschrift: Dr. med. Ulrich Bolder, Chirurgische Klinik des Klinikums der Universität Regensburg, Franz-Josef-Strauss-Allee 11, 93042 Regensburg

Endotoxin hemmt die Apoptose neutrophiler Granulozyten über die Tyrosinphosphorylation

Endotoxin inhibits apoptosis of neutrophils through activation of tyrosine phosphorylation

W. Ertel, M. Keel, U. Ungethüm, O. Trentz

Einleitung

Neutrophile Granulozyten (PMN) spielen für das Organversagen während der Sepsis eine wichtige Rolle. Durch die Hemmung der Apoptose („programmierter Zelltod") kommt es zu einer Akkumulation von PMN mit einer überschießenden und persistierenden Sekretion von gewebetoxischen Metaboliten (Proteasen, Sauerstoffradikale). *In vitro* Untersuchungen mit eosinophilen Granulozyten gesunder Probanden zeigten, daß die Apoptose von PMN maßgeblich durch die Tyrosinphosphorylation reguliert wird [1, 2]. Es ist nicht bekannt, ob Veränderungen der Tyrosinphosphorylation für die Endotoxin induzierte Hemmung der Apoptose verantwortlich sind.

Methodik

Heparinisiertes Blut wurde von 6 Patienten mit schwerer Sepsis (APACHE II: 20,3 ± 2,2 Punkte) und 6 gesunden Probanden entnommen. Nach Isolation mittels Dichtegradient (Reinheit > 95 % CD15 positive PMN) wurden die PMN mit oder ohne Lipopolysaccharid (LPS; *E. coli*; 1 ng/ml) über 16 Stunden inkubiert. Um den Einfluß der Tyrosinphosphorylation zu untersuchen, wurden die PMN-Kulturen zusätzlich mit dem Tyrosinkinase-Aktivator Vanadate (5 µmol) oder dem Tyrosinkinase-Inhibitor Herbimycin (5 µmol) kultiviert. Die PMN-Apoptose wurde durchflußzytometrisch mit Propidiumiodid (PI) gemessen [3].

Ergebnisse

LPS induzierte eine signifikante Reduktion (– 55,4 %) der Apoptose von PMN gesunder Probanden (Tabelle 1). Die Hemmung der Tyrosinphosphorylation mit Herbimycin antagonisierte den Effekt von LPS auf die PMN-Apoptose gesunder Probanden, während Vanadate keinen Einfluß hatte (Tabelle 1). Bei septischen Patienten zeigte sich im Vergleich mit gesunden Probanden eine signifikante Hemmung der

Tabelle 1. Einfluß von Herbimycin und Vanadate auf die Apoptose von PMN septischer Patienten und gesunder Probanden

	–	+ LPS	LPS + Herbimycin	LPS + Vanadate
Kontrolle	74,0 ± 4,8	33,3 ± 8,5[a]	71,3 ± 5,2[b]	29,8 ± 9,8
Sepsis	36,5 ± 9,9*	35,4 ± 7,9	58,3 ± 7,9[b]	23,4 ± 6,1

Mittelwert ± SEM; *p < 0,05 Sepsis versus Kontrolle; [a]p < 0,05 +/- LPS; [b]p < 0,05 +/- Herbimycin.

spontanen PMN-Apoptose um 50,7%. Die Hemmung der Tyrosinphosphorylation führte bei septischen Patienten zu einer deutlichen Beschleunigung der PMN-Apoptose (+ 64,7%; p < 0,05), während Vanadate die PMN-Apoptose weiter (+ 33,9%) verminderte (Tabelle 1).

Zusammenfassung

Die Aktivierung der Tyrosinphosphorylation ist maßgeblich an der Endotoxin induzierten Hemmung der PMN-Apoptose beteiligt. Durch medikamentöse Blockade der Tyrosinphosphorylation kann die Endotoxin induzierte Hemmung der PMN-Apopotose gegenreguliert werden.

Summary

The activation of tyrosine phosphorylation plays a pivotal role for endotoxin induced inhibition of PMN-apoptosis. Modulation of tyrosine phosphorylation with specific inhibitors attenuates endotoxin induced prolongation of PMN-lifespan.

Literatur

1. Yousefi S, Green Dr, Blaser K Simon HU (1994) Protein-tyrosine phosphorylation regulates apoptosis in human eosinophils and neutrophils. Proc Natl Acad Sci USA 91:10868–10872
2. Yousefi S, Hoessli DC, Blaser K, Mills GB, Simon HU (1996) Requirement of Lyn and Syk tyrosine kinases for prevention of apoptosis by cytokines in human eosinophils. J Exp Med 183:1407–1414
3. Keel M, Ungethüm U, Steckholzer U, Niederer E, Hartung T, Trentz O, Ertel W (1997) Interleukin-10 counterregulates proinflammatory cytokine-induced inhibition of neutrophil apoptosis during severe sepsis. Blood 90:3356–3363

Korrespondenzaddresse: Priv.-Doz. Dr. med. Wolfgang Ertel, Klinik für Unfallchirurgie, Universitätsspital Zürich, Rämistrasse 100, CH-8091 Zürich, Schweiz, Telefon 0041-1-255-3657, Telefon 0041-1-255-4406

Procalcitonin als Marker der systemischen inflammatorischen Reaktion nach isolierter Extremitätenperfusion

Procalcitonin as a marker for the systemic inflammatory reaction after isolated limb perfusion

C. Kettelhack, P. Hohenberger, S. Furchtbar, G. Schulze[1], P. M. Schlag

Klinik für Chirurgie und Chirurgische Onkologie, [1] Klinik für Haematologie, Onkologie und Tumorimmunologie, Robert Rössle Klinik, Universitätsklinikum Charité, Lindenberger Weg 80, 13122 Berlin

Einleitung

Nach isolierter Extremitätenperfusion (ILP) mit Tumornekrosefaktor (rhTNF) und Melphalan kommt es zu einer sepsisähnlichen systemischen Reaktion mit Aktivierung der Zytokinkaskade und kardiopulmonalen Funktionsstörungen bis hin zum hyperdynamen Schock [1, 2]. Procalcitonin (PCT) wird bei der bakteriellen Sepsis als Reaktion auf die Endotoxinbelastung freigesetzt [3]. Die Bedeutung dieses Markers in der Verlaufsbeurteilung schwerer septischer Krankheitsverläufe wird derzeit in verschiedenen Arbeiten untersucht [4, 5]. Ziel unserer Untersuchung war es, die Rolle von PCT im Rahmen der systemischen inflammatorischen Reaktion (SIRS) nach Extremitätenperfusion näher zu analysieren.

Patienten und Methoden

Die isolierte Extremitätenperfusion erfolgte nach einem standardisierten Verfahren [6]. Die Untersuchung umfasst 24 Patienten (12 Frauen, 12 Männer), die wegen eines lokoregionär metastasierten Melanoms (n = 8) oder eines fortgeschrittenen Weichgewebesarkoms (n = 16) behandelt wurden. Die ILP erfolgte mit rhTNF (3 – 4 mg, Boehringer Ingelheim) und Melphalan (10 mg/l Extremitätenvolumen) im Rahmen einer internationalen multizentrischen Phase-II-Studie [7].

Serumproben wurden prä- und intraoperativ, sowie 5 Minuten, 1, 4, 8, 24, 36, 48, 72 und 96 Stunden nach Reperfusion, gekennzeichnet durch die Freigabe der arteriellen und venösen Gefäßkontinuität der Extremität, zentralvenös abgenommen. Serum-PCT-Werte wurden immunofluorometrisch (Normalwert < 0,5 ng/ml; LUMItestPCT, BRAHMS, Berlin) bestimmt.

Zusätzlich zu PCT wurden bei 11 Pat. die Serumspiegel von Interleukin-6 (IL-6) und Interleukin-8 (IL-8) bestimmt (ELISA, DPC Biermann, Bad Nauheim).

Die statistische Auswertung erfolgte mit dem Mann-Whitney und dem Wilcoxon Rangsummentest, die Berechnungen wurden mit Hilfe des SPSS-Programmes für Windows (Version 7.5) durchgeführt.

Tabelle 1. Procalcitonin-Serumspiegel nach ILP mit rhTNF und Melphalan

Zeitpunkt	Prä-ILP	Reper-fusion	1 Std.	4 Std.	8 Std.	24 Std.	36 Std.	48 Std.	72 Std.	96 Std.
Mittelwert (ng/ml)	0,01	0,08	0,4	12,5	24,3	22,8	22,2	15,2	7,6	4,8
Standard-abweichung	0,03	0,2	1,0	9,9	19,1	21,3	15,6	11,8	5,9	3,8

Ergebnisse

Die präoperativen Serumspiegel von PCT lagen bei allen Patienten im Normbereich. Die PCT-Konzentration stieg während der Perfusion weder in der systemischen Zirkulation, noch im extrakorporalen Kreislauf an.

Nach ILP kam es zu einem hochsignifikanten Anstieg des Serum-PCT mit einem Maximum zwischen 8 (24,3 ± 19,1 ng/ml) und 36 Stunden (22,2 ± 15,6 ng/ml) nach der Perfusion (p < 0,001, Tabelle 1). Auch nach 96 Stunden war PCT noch signifikant gegenüber präoperativ erhöht (4,8 ± 3,8 ng/ml, p = 0,005).

Die Erhöhung des PCT tritt offensichtlich fast ausschließlich nach Perfusion mit rhTNF/Melphalan auf. Bei allen Patienten die von uns mit rhTNF/Melphalan perfundiert wurden kam es zum Anstieg von PCT. Demgegenüber war bei 8 Patienten, die mit Zytostatika allein perfundiert wurden ein PCT-Anstieg nur bei einer Patientin mit einem großen exulzerierten und superinfizierten Tumor zu beobachten.

Dem Anstieg des PCT gingen signifikante Zunahmen der systemischen Serumspiegel von IL-8 und IL-6 voraus, die bereits während der ILP begannen und ihr Maximum 1 Stunde (IL-8; 4106 ± 2500 pg/ml, p = 0,001) bzw. 4 Stunden (IL-6; 11044 ± 7102 pg/ml, p = 0,001) nach der ILP erreichten.

Der PCT-Anstieg korrelierte weder zur systemischen Leckrate während der ILP, noch zum perfundierten Extremitätenvolumen.

Diskussion

Procalcitonin ist ein Prohormon, aus dem durch proteolytische Abspaltung von Aminosäurenketten Calcitonin entsteht. Erhöhte Serumspiegel von Procalcitonin wurden nach schweren bakteriellen Infektionen beschrieben [8], die Calcitonin-Werte waren bei diesen Patienten nicht erhöht. Die Rolle von PCT in der Differential-diagnostik und Verlaufsbeurteilung des septischen Schocks wurde von verschiedenen Arbeitsgruppen evaluiert [4,5]. Endotoxin wird als der wesentlichste Stimulus für den PCT-Anstieg angesehen [3].

In der vorliegenden Arbeit konnte gezeigt werden, daß der PCT-Serumspiegel als Reaktion auf eine ILP mit rhTNF und Melphalan deutlich ansteigt. Eine vergleichbare Reaktion konnte nach ILP mit Zytostatika allein nicht beobachtet werden. Der PCT-Induktion geht ein Anstieg von IL-6 und IL-8 voraus. Diese Zytokine sind wesentlich an der systemischen inflammatorischen Reaktion (SIRS) nach ILP mit TNF/Melphalan beteiligt, die durch spezifische Veränderungen einer ganzen Reihe von Serum-parametern (IL-1, IL-6, IL-8, CRP, Tenascin, ICAM), und von einer hyperdynamen Kreislaufreaktion mit vorwiegend pulmonalen und renalen Funktionseinschränkungen charakterisiert ist (1, 2, 9, 10). Die Aktivierung von PCT nach ILP ist somit als ein Teil der allgemeinen SIRS Reaktion zu interpretieren, und ist in dieser Situation nicht von einer Stimulation durch Endotoxin bzw. von einer manifesten bakteriellen Infektion abhängig.

Die Ergebnisse belegen auch, daß die SIRS nach Extremitätenperfusion spezifisch durch rhTNF induziert wird, und nicht Folge z. B. eines generellen Reperfusionsschadens nach der ILP ist, da die operativ bedingten Ischiämiezeiten bei allen Patienten vergleichbar sind.

Zusammenfasssung

Die isolierte Extremitätenperfusion (ILP) mit Tumornekrosefaktor (rhTNF) und Melphalan führt zu einer sepsisähnlichen systemischen Reaktion mit Aktivierung der Zytokinkaskade und kardiopulmonalen Funktionsstörungen bis hin zum hyperdynamen Schock.

Nach ILP kam es zu einem signifikanten Anstieg des Serum-PCT mit einem Maximum zwischen 8 und 36 Stunden nach Perfusionsende. Auch 96 Stunden postoperativ war PCT noch signifikant gegenüber präoperativ erhöht. Der PCT-Anstieg korrelierte weder zur systemischen Leckrate während der ILP, noch zum perfundierten Extremitätenvolumen. Dem Anstieg des PCT gingen signifikante Zunahmen der systemischen Serumspiegel von IL-8 und IL-6 voraus, die bereits während der ILP begannen und ihr Maximum 1 Stunde bzw. 4 Stunden nach der ILP erreichten. Die prä- und postoperative Bestimmung von PCT nach ILP mit rhTNF könnte bei der Einschätzung des Risikos für einen septischen Schock hilfreich sein.

Summary

The systemic side effects of isolated limb perfusion (ILP) with rhTNFalpha and melphalan are characterised by the induction of a systemic inflammatory response syndrome (SIRS). Procalcitonin (PCT), a serum marker of bacterial sepsis, was investigated with respect to its role in SIRS after TNF-ILP.

Serum-PCT was analysed in 24 patients (12 male, 12 female), who treated by ILP for regionally metastasized melanoma (n = 8) or locally advanced soft tissue sarcoma (n = 16). Serum samples were analysed pre- and intraoperatively, and at defined intervals after reperfusion of the limb. In addition to PCT, serum IL-6 and IL-8 were analysed in 11 patients.

PCT was significantly elevated over baseline after ILP with a maximum between 8 and 36 hours (p < 0.001). Even 96 hours after reperfusion, PCT was still significantly elevated as compared to baseline levels (p = 0.005). There was no correlation to the systemic leakage rate during the perfusion. IL-6 and IL-8 were also significantly increased after ILP (p = 0.001), but the maximum peaks of both cytokines were reached much earlier than for PCT (IL-8 max. at 1 hour and IL-6 max. at 4 hours after reperfusion).

Serum procalcitonin is induced as part of the specific SIRS after ILP with rhTNFalpha and melphalan. It may be induced directly by rhTNFalpha or by different cytokines, as serum peaks of IL-6 and IL-8 are reached well before the peak of PCT. Determination of PCT prior to and after ILP with TNF might be useful to assess patients at risk of developing hyperdynamic shock

Literatur

1. Eggimann P, Chiolèro R, Chassot P-G, Lienard D, Gerain J, and Lejeune F (1995) Systemic and hemodynamic effects of recombinant tumor necrosis factor alpha in isolation perfusion of the limbs. Chest 107:1074–1082
2. Thom AK, Alexander HR, Andrich MP, Barker WC, Rosenberg SA, Fraker DL (1995) Cytokine levels and systemic toxicity in patients undergoing isolated limb perfusion with high-dose tumor necrosis factor, interferon-gamma, and melphalan. J Clin Oncol 13:264–273
3. Dandona P, Nix D, Wilson MF, Aljada A, Love J, Assicot M, Bohoun C (1994) Procalcitonin increase after endotoxin injection in normal subjects. J Clin Endocrinol Metabol 79:1605–1608
4. al-Nawas B, Shah PM (1996) Procalcitonin in patients with and without immunosuppression and sepsis. Infection 24(6):434–436
5. Nylen ES, Snider RH, Thompson KA, Rohatgi P, Becker KL (1996) Pneumonitis-associated hyperprocalcitoninemia. Am J Med Sci 312(1):12–18
6. Hohenberger P, Haier J, Schlag PM (1997) Rhabdomyolysis and renal function impairment after isolated limb perfusion - comparison between the effects of perfusion with rhTNF-alpha and a „triple-drug" regimen. Eur J Cancer 33(4):596–601
7. Kettelhack C, Hohenberger P, Schlag PM (1997) Die isolierte hypertherme Extremitätenperfusion beim malignen Melanom mit Melphalan und Tumornekrosefaktor. Dtsch Med Wochenschr 122:177–181
8. Assicot M, Gendrel D, Carsin H, Raymond J, Guilbaud J, Bohoun C (1993) High serum procalcitonin concentrations in patients with sepsis and infections. Lancet 341:515–518
9. Gerain J, Lienard D, Ewalenko P, Lejeune FJ (1992) High serum levels of TNF-alpha after its administration for isolation perfusion of the limb. Cytokine 4:585–591
10. Sorkin P, Abu-Abid S, Lev D, Gutman M, Aderka D, Halpern P, Setton A, Kudlik N, Bar-On J, Rudich V, Meller I, Klausner JM. (1995) Systemic leakage and side effects of tumor necrosis factor alpha administererd via isolated limb perfusion can be manipulated by flow rate adjustment. Arch Surg 130:1079–1084

Differentielle Modulation der CINC-, NOSII- und ICAM-1-Genexpression in Parenchym- und Nichtparenchymzellen der Leber durch G-CSF – Mögliche protektive Mechanismen der Endotoxin-assoziierten Hepatotoxizität*

Differential modulation of CINC-, NOSII-, and ICAM-1-gene expression in hepatic parenchymal and nonparenchymal cells by G-CSF – Potential protective mechanisms in endotoxin-induced hepatotoxicity

B. Vollmar[1], G. A. Wanner[2], V. Stöckle[1], M. Bauer[3], M. D. Menger[1]

[1] Institut für Klinisch-Experimentelle Chirurgie, Universität des Saarlandes, Homburg/Saar
[2] Klinik für Unfallchirurgie, Universitätsspital Zürich, Zürich, Schweiz
[3] Klinik für Anästhesiologie und Intensivmedizin, Universität des Saarlandes, Homburg/Saar

Einleitung

Neueste tierexperimentelle Untersuchungen zeigen, daß die Vorbehandlung mit G-CSF über eine Hemmung der Kupfferzell-Aktivität mit konsekutiver Reduktion der mikrovaskulären Leukozyten-Endothelzell-Interaktion und verbesserter sinusoidaler Perfusion die Endotoxin-induzierte Leberfunktionsstörung verhindern kann [1]. Die exakten Mechanismen der G-CSF-vermittelten Gewebeprotektion sind bisher jedoch nicht bekannt.

Ziel der Studie war daher, die Wirkung von G-CSF auf die Genexpression von Mediatorsystemen, welche für die Chemotaxis und Rekrutierung von Leukozyten aus dem Blutstrom (cytokine-induced neutrophil chemoattractant (CINC) und intercellular adhesion molecule-1 (ICAM-1)) sowie für die Regulation der sinusoidalen Perfusion (induzierbare Stickstoffmonoxidsynthase (NOSII)) von wesentlicher Bedeutung sind, zu untersuchen.

Methodik

Die Untersuchungen wurden an Pentobarbitalanästhesierten männlichen Sprague-Dawley Ratten (n = 16) durchgeführt. Je 8 Tiere erhielten 200 μg/kg G-CSF bzw. NaCl iv appliziert. Nach 2 h wurde je 4 Tieren beider Gruppen LPS (5 mg/kg) bzw. NaCl iv injiziert. Bei diesen 4 Versuchsgruppen mit je 4 Tieren (I, NaCl/NaCl; II, G-CSF/NaCl; III, NaCl/LPS; IV, G-CSF/LPS) wurden nach insgesamt 4 h Hepatozyten (HC) und Nichtparenchymzellen (NPC) mittels Kollagenase-/Pronase-Verdauung isoliert, über Nycodenz-Dichtegradienten separiert und die Transkript-Expression von CINC, NOSII, und ICAM-1 mittels Northern Blot Hybridisierung analysiert.

---

* Gefördert durch die DFG (VO 450/5-1).

Ergebnisse

In Zellen der Gruppe I war weder NOSII- noch CINC-Expression nachweisber, ICAM-1-mRNA war lediglich in NPC basal exprimiert. Applikation von G-CSF (II) zeigte keinen Einfluß auf die basale Expression aller Parameter in HC und NPC. Endotoxin bewirkte eine drastische Expression von NOSII-, CINC- und ICAM-1-mRNA in NPC, in deutlich geringerer Ausprägung hingegen in HC. Applikation von G-CSF 2 h vor Endotoxin (Gruppe IV) bewirkte im Vergleich zu Gruppe III eine Steigerung der NOSII($+60\%$), CINC-($+48\%$) und ICAM-1-($+88\%$) Transkription in HC. Im Gegensatz dazu wurde in NPC eine deutliche Hemmung der NOSII-(-28%) und CINC-(-36%) Transkription beobachtet.

Schlußfolgerung

Die reduzierte Transkription von CINC, einem der potentesten Chemotaxine für neutrophile Granulozyten, in NPC trägt möglicherweise entscheidend zur Hemmung der leukozytären Adhärenz am mikrovaskulären Endothel und damit zur Reduktion des Leukozyten-vermittelten Gewebeschadens bei.

Zusammenfassung

Im Experiment an Ratten zeigen unsere Untersuchungen eine differentielle Modulation kritischer Mediatorsysteme des Endotoxin-assoziierten Leberschadens in Hepatozyten und Nichtparenchymzellen durch G-CSF, wobei der Reduktion der CINC-mRNA durch G-CSF wesentliche Bedeutung für die Einschränkung des leukozytären Gewebeschadens zugeschrieben werden kann.

Summary

In endotoxin-exposed rat livers, G-CSF caused a reduction of CINC gene transcripts in the nonparenchymal cell fraction, which might be the mechanism for attenuation of microvascular leukocyte adherence and leukocyte-dependent tissue injury, as observed upon G-CSF application in a model of endotoxin-induced hepatotoxicity.

Literatur

1. Vollmar B, Messner S, Wanner GA, Hartung T, Menger MD (1997) Immunomodulatory action of G-CSF in a rat model of endotoxin-induced liver injury: an intravital microscopic analysis of Kupffer cell and leukocyte response. J Leukoc Biol 62:710–718

Korrespondenzadresse: B. Vollmar, Institut für Klinisch-Experimentelle Chirurgie, Universität des Saarlandes, 66421 Homburg/Saar

Der Einfluß zellulärer Wachstumsfaktoren auf Hepatozyten in der experimentellen Sepsis: Regulation von NF-κB und des Glutathionhaushaltes

The effects of growth factors on hepatocytes in experimental sepsis: Regulation of NF-κB and the glutathione content

S. Fintelmann[1], M. Jung[1], H. Weidenbach[2], A. U. Steinle[2], H. G. Beger[1], A. K. Nüssler[1]

[1] Chirurgische Klinik I und Sektion Chirurg. Forschung
[2] Innere Medizin I, Universitätsklinik Ulm

Einleitung

Reaktive Sauerstoff- und Stickstoffradikale (ROI und NOI) spielen eine entscheidende Rolle bei akuten sowie chronischen Entzündungen, der Sepsis oder chirurgischen Traumata. Beide Radikalformen werden durch das wichtigste antioxidative System der Zelle, dem GSH/GSSG-Haushalt entscheidend beeinflußt. ROI und NOI können durch gramnegative Bakterien wie das Lipopolysaccharid (LPS) oder Zytokine [Interleukin (IL-1β), Interferon-gamma (IFNγ), Tumornekrosefaktor-alpha (TNFα)] in verschiedenen Kompartimenten der Zelle gebildet werden. Während ROIs dafür bekannt sind, zelluläre Schäden zu induzieren, ist die Situation für das Stickstoffmonoxid (NO) eher zwiespältig. So ist z. B. gezeigt worden, daß NO einen hepatoprotektiven Effekt in der Sepsis ausübt, während es gleichzeitig im Falle einer Überproduktion Zellen oder Pathogene abtöten kann [1, 2]. Neben der Freisetzung von ROI und NOI in entzündlichen Reaktionen wird eine weitere Gruppe von Zytokinen sezerniert, die als Wachstumsfaktoren (WF) bezeichnet wird. Bekannte Vertreter der WF in der Leber sind der epithelial growth factor (EGF) und der transforming growth factor alpha (TGFα). Diese Wachstumsfaktoren können die Protein- und DNA-Synthese massgeblich beeinflussen. Desweiteren ist bekannt, das WF und zelluläre GSH-Spiegel sowohl die NO-Syntheseaktivität wie auch die NO-Bildung in Hepatozyten beeinflussen können [1, 3, 4]. Ferner wurde gezeigt, daß sowohl Sauerstoff- und Stickstoffradikale, wie auch der zelluläre Glutathionhaushalt an der Aktivierung des Transkriptionsfaktor NF-κB in Zellen mitwirken [5]. Das Ziel der vorliegenden Studie war, den Einfluß dieser Faktoren in der experimentellen Sepsis an isolierten Hepatozyten zu untersuchen.

Methoden

Die Isolierung von Hepatozyten erfolgte durch eine Kollagenaseperfusionstechnik [3, 4]. Hepatozyten wurden für 24 Stunden auf gelatinebeschichteten Petrischalen kultiviert und anschließend mit einem Zytokingemisch (ZM) aus LPS (10 µg/ml), IL-1β

Tabelle 1. $NO_2^- + NO_3^-$, O_2^-, RSNO, GSH, GOT und NF-κB Bestimmungen in Hepatozyten nach experimenteller Sepsis

simultane Inkubation von ZM und WF	O_2^- [pmol/min]	$NO_2^- + NO_3^-$ [µM]	RSNO [µM]	GSH [nmol/mg]	GOT [U/L]	NF-κB
Kontrolle	63,0 ± 1,6	3,6 ± 1,1	< 0,3	1,1 ± 0,7	32,5 ± 1,8	/
ZM	80,6 ± 1,7	29,8 ± 2,5	4,0 ± 0,7	1,3 ± 0,2	38,0 ± 3,2	++++
ZM + EGF	89,7 ± 3,6	31,4 ± 1,8	4,2 ± 1,3	1,4 ± 0,5	34,1 ± 2,8	++++
ZM + TGFα	93,4 ± 1,9	31,9 ± 2,0	4,5 ± 0,7	0,8 ± 0,4	27,3 ± 2,9	++++
ZM + EGF + TGFα	53,8 ± 2,8	34,0 ± 1,0	4,5 ± 0,2	1,1 ± 0,3	36,6 ± 4,5	++
Vorinkubation mit WF						
ZM + EGF	53,1 ± 3,6	46,5 ± 3,0	15,6 ± 1,1	3,6 ± 0,6	17,2 ± 1,8	++
ZM + TGFα	58,6 ± 5,7	48,9 ± 2,7	17,8 ± 1,8	4,1 ± 0,8	17,3 ± 0,7	++
ZM + EGF + TGFα	52,8 ± 2,8	47,8 ± 3,7	18,3 ± 0,4	3,1 ± 0,3	16,0 ± 0,9	/

(10 U/ml), TNFα (500 U/ml) und Wachstumsfaktoren [EGF (30 ng/ml) oder TGFα (20 ng/ml)] inkubiert. Dabei wurden zwei Gruppen unterschieden: Zellen wurden entweder mit Wachstumsfaktoren vorinkubiert und/oder direkt mit Zytokinen und WF stimuliert (s. Tabelle). Danach wurden die folgenden Parameter in den Zellen oder dem Kulturüberstand gemessen: Die Bildung von Superoxidanionen (O_2^-) [6], verschiedene Stickstoffderivate [7], zelluläres Glutathion [6] und die zelluläre Schädigung mittels GOT im Kulturüberstand.

Ergebnisse

Die simultane Inkubation von Wachstumsfaktoren mit Zytokinen führte nur bei der Kombination von TGFα und EGF zu einem Abfall der Superoxidanionproduktion. Alle weiteren Meßparameter (siehe Tabelle) änderten sich nicht signifikant ($p > 0,05$). Die Vorinkubation mit Wachstumsfaktoren zeigte dagegen einen erhöhten Anstieg der zellulären GSH-Spiegel. Parallel zu diesem GSH-Anstieg beobachteten wir einen massiven Anstieg der Nitrit- und Nitratkonzentration, während die simultane Inkubation von Zytokinen mit WF keinen Einfluß auf die NOx- Bildung hatte (z.B. simultane Inkubation von ZM + EGF = 31,4 ± 1,8 µM vs. Vorinkubation mit EGF, dann erst der Zugabe von ZM + EGF = 46,5 ± 3,0 µM Nitrit/Nitrat). Desweiteren sahen wir einen massiven Anstieg (+ 200%) der S-Nitrosothiolproduktion (RSNO), wenn Hepatozyten zuvor mit Wachstumsfaktoren behandelt wurden. Neben der erhöhten NOx-Bildung und dem erhöhten zellulären GSH-Spiegel, fanden wir einen Abfall der Superoxidanionproduktion und erniedrigte GSH-Spiegel. Zusätzlich zeigte sich eine verringerte NF-κB Aktivierung, wenn Zellen mit Wachstumsfaktoren vorinkubiert und nicht simultan mit Zytokinen behandelt wurden.

Diskussion

Es ist hinlänglich bekannt, daß sowohl die Bildung als auch die Eigenschaften von Sauerstoff- wie auch Stickstoffradikalen vom Gesamtglutathionstatus der Zelle beeinflußt werden. Desweiteren ist nachgewiesen worden, daß Wachstumsfaktoren die intrazellulären GSH-Spiegel beeinflussen, was sich auch auf die NF-κB Aktivierung auswirken kann. Unsere Ergebnisse zeigen eindeutig, daß die simultane Inkubation von Wachstumsfaktoren und Zytokinen nur einen geringen Einfluß auf die NOx- und Sauerstoffradikalproduktion hat. Im Gegensatz zu diesen Parametern ist die NF-κB Aktivierung auch durch die simultane Inkubation der Wachstumsfaktoren erniedrigt. Weiterhin bestätigt sich hier unsere früheren Hypothese, daß NO zytoprotektiv in der Leber ist. Unsere Resultate suggerieren, daß vermehrt gebildetes NO direkt mit Superoxidanionen reagiert, was sich auch auf die NF-κB Aktivierung und die zelluläre Schädigung auswirkte. Obgleich wir hier demonstrieren, daß Wachstumsfaktoren einen positiven Einfluß auf Hepatozyten in der experimentellen Sepsis haben, muß jedoch darauf hingewiesen werden, daß eine konstante Überexpression von Wachstumsfaktoren in chronischen Leberentzündungen die Bildung einer Fibrose oder Zirrhose mitbestimmen könnte.

Summary

Infections, sepsis and trauma lead to cellular damage of different degrees. The formation of nitrogen and reactive oxygen intermediates (NOI and ROI) play a central role in cellular damage. In addition, it is well established that the intracellular GSH content can control both radical species whereas GSH levels are controlled by the presence of cellular growth factors. The aim of the following study was to investigate the ROI and nitric oxide formation depending on the GSH levels and the presence or absence of hepatocellular growth factors. In addition, we investigated their effects on hepatocellular injury and the status of activation of the nuclear transcriptional factor NF-κB which is influenced by various radical forms and the cellular GSH contents. Our data clearly demonstrate that hepatocellular growth factors such as EGF and TGFα can increase the GSH contents and the NOx production. In addition, we found a reduction of cellular injury and NF-κB expression when hepatocytes were preincubated with growth factors. Taken together, we conclude that growth factors are able to protect against hepatocellular injury in experimental sepsis by increasing the cellular GSH contents either to reduce superoxide anion formation or to induce increased NO synthesis activity with subsequent increased NO production.

Literatur

1. Nussler AK, Beger HG, Liu Z-Z, Billiar TR (1995) NO, hepatocytes and inflammation. Res Immunol 146 : 671
2. Schoenberg MH, Nussler AK, Beger HG (1995) Sauerstoffradikale und Stickstoffmonoxid in der Sepsis. Chirurg 66 : 18
3. Liu Z.-Z, Cui S, Billiar TR, Dorko K, Halfter W, Geller DG, Michalopoulos G, Beger HG, Albina J, Nussler AK (1996) Effects of hepatocellular mitogens on cytokine induced nitric oxide synthesis and nitric oxide induced apoptosis in human hepatocytes. J Leuko Biol 60 : 382

408

4. Nussler AK, Di Silvio M, Liu Z-Z, Geller DA, Freeswick P, Dorko K, Bartoli F, Billiar TR (1995) Further characterization and comparison of inducible nitric oxide synthase in mouse, rat and human hepatocytes. Hepatology 21:1552
5. Mihm S, Galter D, Dröge W (1995) Modulation of transcription factor NFκB activity by intracellular glutathione levels and by variations of the extracellular cysteine supply. FASEB 9:246
6. Shu Z, Jung M, Beger HG, Marzinzig M, Han F, Butzer U, Bruckner UB, Nussler AK (1997) Effects of pH-dependent changes on nitric oxide, peroxynitrite, and reactive oxygene species in hepatocellular damage. Am J Physiol 36:G1118
7. Marzinzig M, Nussler AK, Stadler J, Barthlen W, Marzinzig E, Nussler NC, Beger HG, Bruckner UB (1997) Improved methods to measure the stable endproducts of nitric oxide (NO): Nitrite, Nitrate, and S-Nitroso-Thiols. NITRIC OXIDE: Biology & Biochemistry 1:177

Korrespondenzadresse: Sylvia Fintelmann, Chirurgische Klinik I, Sektion Chirurgische Forschung, Universität Ulm, Parkstraße 11, 89073 Ulm

Unterschiedliche Mechanismen der Darmparalyse bei ödematöser und nekrotisierender Pankreatitis der Ratte

Different mechanisms of bowel paralysis in interstitial and necrotizing pancreatitis in rats

H. Rieger, N. Runkel, J. Spröder, H. J. Buhr

Abteilung für Allgemein-,Thorax- und Gefäßchirurgie

Das Darmlumen ist ein riesiges Reservoir für pathogene Mikroorganismen. Der gesunde Darm vermag aber Bakterien und deren Toxine zu kompartmentieren. Nur unter besonderen Umständen, wie sie die akute Pankreatitis darstellt, können darmständige Mikroorganismen aus dem intestinalen Kompartment austreten. Dieser als bakterielle Translokation bezeichnete Prozess wird als früher Schritt in der Entwicklung der Sepsis bei akuter Pankreatitis angesehen [1, 2]. Im Tierexperiment ist dies Folge einer Reduktion der intestinalen Motilität mit konsekutiver bakterieller Fehlbesiedlung des Darms [3]. Kenntnisse über die Pathomechanismen dieser Pankreatitis-assoziierten Darmparalyse sind für die Entwicklung von Strategien zu Prävention und Therapie der bateriellen Translokation wichtig. Derzeit ist aber noch völlig unbekannt, auf welche Weise die Darmmotilität durch die Entzündung im Pankreas verändert wird.

Die vorliegende Arbeit versucht, die Motilitätshemmung bei akuter Pankreatitis als extraintestinale oder intrinsische Regulationstörung zu differenzieren. Dazu wurden ein ödematöses und ein nekrotisierendes Pankreatitismodell bei Ratten (Sprague-Dawley) verwendet. Die extraintestinale Regulationsebene wurde *in vivo* und die intrinsische *in vitro* gemessen.

Material und Methoden

Ödematöse Pankreatitis: Ligatur des gemeinsamen bilio-pankreatischen Ganges („common channel" Obstruktion).

Nekrotisierende Pankreatitis: Infusion von Chenodesoxycholsäure über 10 min in den Ductus pancreaticus und anschließende 6-stündige intravenöse Infusion von Cerulein (5 ug/kg KG) über einen Jugularis interna Katheter.

Kontrolle: Scheinoperation.

Therapiegruppen: Über einen zentralvenösen Katheter wurden den Tieren kontinuierlich 0,6 ml/h physiologische Kochsalzlösung infundiert.

In-vivo Motilität: Messung der Motilität nach der Propulsionstechnik. Implantation einer Duodenalsonde bei der Initialoperation. Intraduodenale Applikation von 0,2 ml fluoreszenz-markierten FITC Dextranen (10 000 Mol). 25 min später Entnahme des Dünndarms, Einteilung in 5 cm lange Segmente und fluoreszenzphotometrische Messung (520 nm, 490 nm) der Dextrankonzentration in den einzelnen Segmenten. Berechnung des relativen geometrischen Zentrums (RGZ) der Dextranverteilung im Darm. Letztere ist ein Maß für die propulsive Peristaltik und beschreibt die Darmstrecke (in % der Gesamt-Dünndarmlänge), die die Markersubstanz während des 25-minütigen Intervalls im Mittel nach distal abtransportiert wurde.

In-vitro Kontraktilität: Resektion des Dünndarms und Präparation von je 4 Vollwand-Längsstreifen (4×10 mm) aus dem Ileum. Sofortiges Aufspannen der Präparate in einem perfundierten 4-Kanal Organbad (Krebs-Ringer Lösung, 1 g Glucose/l, carbogenisiert bei 37°). Nach Vorspannung von 0,5 g wurden die Präparate mit $10-6$ mol/l Carbachol zweimal vorkontrahiert. Anschließend erfolgte in 10-minütigen Intervallen die Stimulation mit kumulativ steigenden Carbachol-Mengen von $10-8$ mol/l $- 3,2 \times 10-6$ mol/l. In Vorversuchen hatte diese Dosis einen maximalen und noch voll reversiblen Effekt gezeigt. Das Ileum wurde gewählt, weil das Kontraktionsverhalten in diesem Darmabschnitt in den Vorversuchen sehr konstant und reproduzierbar war. Die Kontraktionskraft (isometrische Messung) wurde kontinuierlich aufgezeichnet: F30 HSE Transducer, Bridge Amplifier Type 660, Multipen Recorder R50. Die Auswertung der Meßwerte erfolgte mit den Programmen Excel 5.0 und SPSS für Windows 6.0.

Studienprotokoll: Verwendet wurden ausgewachsene männliche Sprague-Dawley Ratten. Die Operationen erfolgten in Pentobarbital-Narkose. Postoperativ hatten die Tiere freien Zugang zu Wasser und Standard-Futter. Die Messungen erfolgten 48 Stunden nach Induktion der Pankreatitis. Die Gruppengröße betrug 8.

Statistik: Angegeben sind Mittelwert + Standardabweichung. Der Vergleich von zwei Gruppen wurde mit dem Student t Test durchgeführt. Für den Mehrgruppenvergleich wurde der Neuman-Keuls Test herangezogen. Das Signifikanzniveau lag bei 0,05.

Ergebnisse

Die akute Pankreatitis hat einen dramatischen Effekt auf die Darmmotilität. *In vivo* verringerte sich die Propulsion des Dünndarms bei ödematöser Pankreatitis signifikant von $54,9 \pm 4,3\%$ auf $32,8 \pm 5,6\%$. Bei nekrotisierender Pankreatitis war die Paralyse noch stärker ($15,7 \pm 6,0\%$) (Abb. 1). Nach parenteraler NaCl Infusion normalisierte sich die Propulsion in der ödematösen Gruppe ($50,3 \pm 7,9\%$). NaCl hatte aber keinen Effekt bei nekrotisierender Pankreatitis ($19,1 \pm 2,9\%$) (Abb. 1).

Die *in vitro* Studien zum Kontraktilitätsverhalten zeigten eine unveränderte Stimulation nach Carbachol in der ödematösen Gruppe (Tabelle 1). Die Kontraktilität war bei nekrotisierender Pankreatitis etwa um ein Drittel signifikant vermindert. Maximale Kontraktilität: Kontrolle: $1,63 \pm 0,32$ g; ödematöse Pankreatitis: $1,54 \pm 0,27$ g; nekrotisierende Pankreatitis: $1,15 \pm 0,27$ g.

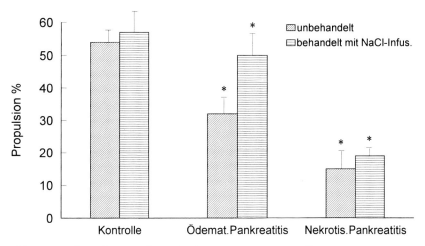

Abb. 1. Propulsion des Dünndarms *in vivo*; * p < 0,05 vs. Kontrolle

Tabelle 1. Carbachol-stimulierte Kontraktilität (g) des Ileum

Carbachol (mmol/l)	10^{-8}	$3,2 \times 10^{-8}$	10^{-7}	$3,2 \times 10^{-7}$	10^{-6}	$3,2 \times 10^{-6}$
	$0,12 \pm 0,05$	$0,20 \pm 0,11$	$0,48 \pm 0,1$	$1,18 \pm 0,19$	$1,63 \pm 0,32$	$1,31 \pm 0,30$
ödematöse Pankreatitis	$0,10 \pm 0,05$	$0,21 \pm 0,16$	$0,42 \pm 0,1$	$1,12 \pm 0,20$	$1,54 \pm 0,27$	$1,21 \pm 0,31$
nekrotisierende Pankreatitis	$0,07 \pm 0,04$	$0,19 \pm 0,12$	$0,32 \pm 0,16$	$0,89 \pm 0,3$	$1,15 \pm 0,27$ *	$0,89 \pm 0,21$ *

* p < 0,05 vs. Kontrolle.

Diskussion

In vorausgegangenen Untersuchungen konnten wir die pathogenetische Bedeutung der verminderten Darmmotilität für die bakterielle Translokation bei akuter Pankreatitis nachweisen [3]. Die vorliegenden Ergebnisse bestätigen das bekannte Ausmaß des Propulsionsverlusts bei ödematöser Pankreatitis und quantifizieren erstmals die massive Paralyse bei nekrotisierender Pankreatitis. Aus der Literatur gibt es keinerlei Hinweise über den Pathomechanismus dieser Pankreatitis-assoziierten Darmlähmung.

Die pathologische *in vivo* Motilität bei intakter *in vitro* Kontraktilität bei ödematöser Pankreatitis weist auf eine Störung der extraintestinalen Regulation hin. NaCl Infusionen haben auf sehr effektive Weise diese neuroendokrine Störung behoben, was die Dehydratation als zentralen Faktor herausstellt. Interessanterweise blieb dieser therapeutische Effekt bei enteraler Gabe gleicher Volumina aus [4]. Auch konnte die intraduodenale Substitution von Gallensäure und Pankreasfermenten die Motilität nicht entscheidend verbessern [4].

Bei nekrotisierender Pankreatitis waren Motilität *in vivo* und Kontraktilität *in vitro* verändert. Ganz offensichtlich ist auch die intrinsische Regulationsebene betroffen, die sich durch einfache Rehydratation mittels Kochsalzinfusion nicht beeinflussen läßt. Ob dieser intramurale Schädigungsmechanismus Cytokin-vermittelt ist oder auf Rezeptor- oder Signaltransduktionebene liegt, bleibt zu untersuchen.

Zusammenfassung

Die Veränderungen der Darmmotilität bei experimenteller Pankreatitis wurden *in vivo* als Propulsion und *in vitro* als Kontraktilität gemessen. Bei ödematöser Pankreatitis ist die Propulsion vermindert, aber die Kontraktilität intakt. Bei nekrotisierende Pankreatitis sind Propulsion und Kontraktilität massiv reduziert. Die intravenöse Infusion von NaCL-Lösung normalisiert die Propulsion bei ödematöser Pankreatitis, hat aber keinen Effekt bei nekrotisierender Pankreatitis. Diese Ergebnisse weisen auf eine extraintestinale (neuroendokrine) Regulationsstörung bei ödematöser Pankreatitis und auf einen intrinischen, intramuralen Schädigungsmechanismus bei nekrotisierender Pankretitis hin.

Summary

The influence of experimental pancreatitis on bowel motility was measured *in vivo* with the propulsion technique and *in vitro* as contractility of isolated ileum muscle strips. In edematous pancreatitis, propulsion was reduced but contractility was normal. Both, propulsion and contractility were reduced in necrotizing pancreatitis. The intravenous saline infusion normalized propulsion in edematous pancreatitis but was of no benefit in necrotising pancreatitis. These results indicate that extraintestinal (neuroendocrine) regulation pathways were effected in edematous pancreatitis. Necrotising pancreatitis appears to have an additional profound influence on the intrinsic, intramural regulation of motility.

Literatur

1. Runkel N, Eible: Pathogenesis of pancreatic infection. Digestive Surgery (im Druck)
2. Runkel N, Rodriguez L, LaRocco M, Moody FG (1995) Pathways of pancreatic infection in acute pancreatitis in opossums. Am J Surg 169 : 227 – 232
3. Runkel N, Moody FG, Smith GS, Rodriguez LF, LaRocco MT, Miller TA (1991) The role of the gut in the development of sepsis in acute pancreatitis. J Surg Res 51 : 18 – 23
4. Runkel N, Meistermann U, Buhr HJ, Senninger N, Herfarth C (1996) Die Verminderung der Dünndarm-Motilität nach Unterbrechung der bilio-pankreatischen Sekretion ist partiell reversibel. Z Gastroenterol 34 : 640

Fehlende Stimulierbarkeit der CD11b/CD18-vermittelten Leukozytenadhäsion durch Platelet-Activating-Faktor (PAF) und f-MLP im malignen Tumorendothel beim experimentellen Pankreaskarzinom der Ratte

Loss of CD11b/CD18-associated leucocyte adherence stimulation with platelet-activating factor (PAF) and fMLP in malignant tumor endothelium of experimental rat pancreatic cancer

J. Schmidt[1], E. Ryschich[12], H. Mayer[1], M.M. Gebhard[2], Ch. Herfarth[1], E. Klar[1]

Chirurgische Universitätsklinik Abt. f. Allgemeinchirurgie[1] und Abt. f. Experimentelle Chirurgie[2]
Im Neuenheimer Feld 110, 69120 Heidelberg
Kurztitel: Leukozytenadhäsion im exp. Pankreaskarzinom

Abstract

The interaction between immunocompetent cells and tumor-endothelium is essential for effective immunologic recognition. In the present study we evaluated resting and CD11b/CD18-mediated leukocyte adhesion on tumor-endothelium of experimental pancreatic carcinoma and in healthy pancreatic venules. Methods: 22 male Lewis rats (120–140 g) were anesthetized. Duct-like pancreatic carcinoma (DSL6A, Am. J. Pathol. 1993; 143:292) was induced by intrapancreatic implantation of tumor fragments between inert polymethylmetacrylat plates. After 4 wks the tumor-bearing pancreas was exposed and the microcirculation studied. Parameters in tumor vessels (15–40 µm) and healthy pancreatic collecting venules (20–40 µm) included: Erythrocyte velocity, Leukocyte adhesion, Vessel diameter and wall shear rate. Measurements were obtained before and 5 min after adding f-MLP (100 mM) or PAF (50 mM), two CD11b/CD18 agonists of different potency to the immersion chamber.
Results:

Parameter/Time	f-MLP, normal Pancreas	p-value	f-MLP, Pancreatic Cancer	p
RBV basal	0.85 ± 0.44		1.24 ± 1.25	
RBV 5 Min	0.84 ± 0.41	n.s.	1.49 ± 2.32	n.s.
Roller basal	7.00 ± 4.54		1.43 ± 1.69	
Roller 5 Min	1.55 ± 0.93	0.004	1.00 ± 1.83	n.s.
Sticker basal	0.55 ± 0.82		0.09 ± 0.38	
Sticker 5 Min	3.91 ± 1.38	0.0002	0.13 ± 0.27	n.s.
	PAF, normal Pancreas		PAF, Pancreatic Cancer	
RBV basal	1.31 ± 0.38		1.09 ± 0.75	
RBV 5 Min	0.90 ± 0.40	0.01	1.04 ± 0.45	n.s.
Roller basal	6.13 ± 2.53		3.80 ± 1.92	
Roller 5 Min	3.05 ± 2.51	0.007	2.80 ± 3.03	n.s.
Sticker basal	0.50 ± 0.76		0.70 ± 0.89	
Sticker 5 Min	7.25 ± 4.65	0.007	0.20 ± 0.00	n.s.

Conclusion: In experimental pancreatic carcinoma leukocyte adhesion of low affinity is reduced despite comparable wall shear rates. The CD11b/CD18-mediated adhesion of high affinity, which is inducable by f-MLP and PAF in healthy pancreatic venules, is absent in tumor vessels. This may be a mechanism by which malignant tumors escape immune control.

Zusammenfassung

Die Interaktion zwischen immunkompetenten Zellen und den Endothel von Tumorgefäßen ist essentiell für die Immunantwort. In der vorliegenden Arbeit wurde die statische und CD11b/CD18-abhängige Leukozytenadhäsion in Tumorgefäßen des Pankreaskarzinoms und in gesunden Pankreasvenolen der Ratte bestimmt. *Methodik:* 22 männliche Lewis Ratten (120–140 g) wurden narkotisiert. Ein duktal-differenziertes Pankreaskarzinom (DSL6A, Am. J. Pathol. 1993; 143 : 292) wurde durch intrapankreatische Implantation eines Tumorfragments zwischen biologisch inerte Polymethylmetacrylat-Plättchen induziert. Nach 4 Wochen wurde das tumortragende Pankreas ausgelagert und die Mikrozirkulation analysiert. Folgende Parameter in Tumorgefäßen (15–40 µm) und gesunden Pankreassammelvenolen (20–40 µm) wurden bestimmt: Erythrozytengeschwindigkeit, Leukozytenadhäsion, Gefäßdurchmesser und Wandscherrate. Die Messungen fanden vor und 5 Min nach Gabe von f-MLP (100 mM) und von PAF (50 mM), zwei unterschiedlich potenten CD11b/CD18 Agonisten, ins Immersionsbad statt.
Ergebnisse:

Parameter/Zeit	f-MLP, normales Pankreas	p-Wert	f-MLP, Pankreaskarzinom	p
RBV basal	0,85 ± 0,44		1,24 ± 1,25	
RBV 5 Min	0,84 ± 0,41	n. s.	1,49 ± 2,32	n. s.
Roller basal	7,00 ± 4,54		1,43 ± 1,69	
Roller 5 Min	1,55 ± 0,93	0,004	1,00 ± 1,83	n. s.
Sticker basal	0,55 ± 0,82		0,09 ± 0,38	
Sticker 5 Min	3,91 ± 1,38	0,0002	0,13 ± 0,27	n. s.
	PAF, normales Pankreas		PAF, Pankreaskarzinom	
RBV basal	1,31 ± 0,38		1,09 ± 0,75	
RBV 5 Min	0,90 ± 0,40	0,01	1,04 ± 0,45	n. s.
Roller basal	6,13 ± 2,53		3,80 ± 1,92	
Roller 5 Min	3,05 ± 2,51	0,007	2,80 ± 3,03	n. s.
Sticker basal	0,50 ± 0,76		0,70 ± 0,89	
Sticker 5 Min	7,25 ± 4,65	0,007	0,20 ± 0,00	n. s.

Schlußfolgerung: Im Pankreaskarzinom der Ratte ist die Leukozytenadhäsion niedriger Affinität stark reduziert. Die CD11b/CD18-abhängige Adhäsion hoher Affinität, die in gesunden Venolen nach Gabe von f-MLP und PAF stimuliert werden kann, fehlt in Tumorgefäßen. Dies könnte ein Mechanismus sein, mit dem sich maligne Tumore der immunologischen Kontrolle entziehen.

Einleitung

Das Pankreaskarzinom stellt durch seinen besonders hohen Malignitätsgrad eine besondere therapeutische Herausforderung dar [1]. Trotz potentiell kurativer Operation überlebt nur ein sehr geringer Prozentsatz der Patienten mehr als 5 Jahre [2]. Die Ursachen für diese Feststellung sind multifaktoriell und beruhen am ehesten auf der Kombination von hoher genetischer Instabilität, der Produktion und autokrinen Stimulation durch verschiedene Wachstumsfaktoren, der erhöhten Invasionsfähigkeit durch Produktion von Matrixmetalloproteasen und neben anderen Faktoren auf einer effizienten Umgehung des Immunsystems.

Die Interaktion von immunkompetenten Zellen und dem Endothel ist Voraussetzung für die Migration und Auslösung einer Immunantwort. Wir interessierten uns für die Frage, ob und auf welche Weise im malignen Gefäßsystem des experimentellen Pankreaskarzinoms die Interaktion zwischen Leukozyten und Tumorendothel möglich ist bzw. stimulierbar ist.

Methodik

Versuchstiere und Pankreatitisinduktion: Bei 22 Lewis Ratten (120–140 g) wurde ein duktal-differenziertes Pankreaskarzinom durch syngene Transplantation eines kleinen soliden Tumorfragmentes (1 mm^3) durchgeführt, welches von einem Spendertier frisch entnommen wurde. Die Verwendung eines biokompatiblen, transparenten Materials erlaubt nach Kontaktaufnahme des implantierten Tumorfragmentes mit dem Gefäßsystem des Wirtes eine detaillierte Untersuchung der mikrozirkulatorischen Charakteristica des Tumors. Zur optimalen Beobachtung wurde der Tumor vier Wochen in situ belassen.

Intravitalmikroskopie: Anschließend wurde das Tier narkotisiert und das tumortragende Pankreas in einem Temperatur-kontrollierten Inkubationsbad ausgelagert. Mit Hilfe der Intravitalmikroskopie und unter Verwendung von fluoreszenzmarkierten autologen Rattenerythrozyten als Flowmarker wurden 3–5 intratumorale Gefäße mit einem Durchmesser zwischen 15–40 µm und eine gleiche Anzahl gesunder Sammelvenolen mit vergleichbarem Durchmesser (20–40 µm) identifiziert und die Basalmessungen mittels Videoaufzeichnung und off-line Analyse erhoben. Hierbei erfolgte die Bestimmung der Geschwindigkeit von markierten Erythrozyten mittels der frame-to-frame Methode, die Quantifizierung der basalen rollenden und anhaftenden Leukozyten nach Rhodamin 6G-Gabe und die Messung des Gefäßdurchmessers mit Kalkulation der Wandscherrate gemäß Standardformel.

Stimulation des CD11b/CD18 Komplexes: Danach wurde entweder das Oligopeptid formylmethionin-leucin-phenylalanin (f-MLP, 100 mM) oder Plättchen-aktivierender-Faktor (PAF, 50 mM) als Chemoattractant in das Immersionsbad hinzugegeben. Hierbei handelt es sich um zwei unterschiedlich potente Agonisten (PAF > f-MLP), die im gesunden Gefäßsystem bereits nach 5 min zu einer Induktion der Leukozyten-Endothel-Interaktion führen [3, 4]. Nach 5 min wurden die Bestimmungen der leukozytären Aktivierung (Rolling/Sticking) wiederholt.

416

Ergebnisse

Labor und Hämodynamik: Hinsichtlich des mittleren arteriellen Druckes, des Hämatokrit und der arteriellen Blutgase blieben alle Tiere im physiologischen Bereich.

Gesunde Pankreasvenolen: Die basale Leukozyten-Endothel-Interaktion in gesunden Pankreasvenolen war mit 6–7 rollenden und 0–1 anhaftenden Leukozyten im normalen physiologischen Bereich (Abb. 1.1, 2.1 links). 5 Minuten nach Gabe von

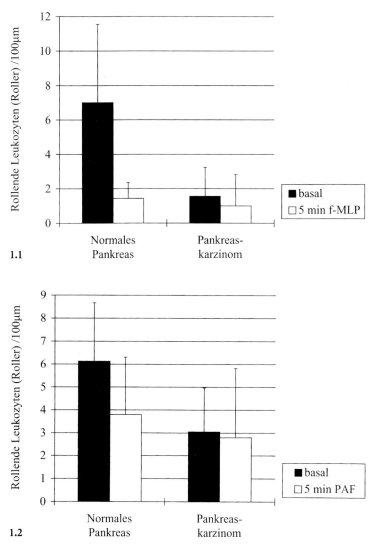

Abb. 1.1, 1.2. Leukozyten-Endothel-Interaktion niedriger Affinität (Roller) vor und 5 min nach Gabe von f-MLP (oben) und PAF (unten) in gesunden Pankreasvenolen und malignen Tumorgefäßen. Man erkennt jeweils einen signifikanten Abfall (p = 0,004–0.007) in gesunden Venolen, der sich in Tumorgefäßen nicht nachweisen läßt

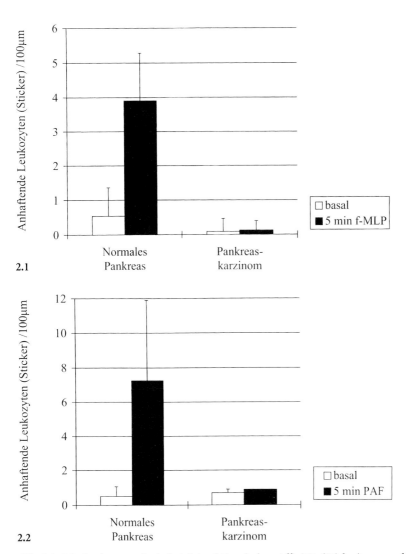

Abb. 2.1, 2.2. Leukozyten-Endothel-Interaktion hoher Affinität (Sticker) vor und 5 Min nach Gabe von f-MLP (oben) und PAF (unten) in gesunden Pankreasvenolen und malignen Tumorgefäßen. Man erkennt jeweils einen signifikanten Anstieg in gesunden Venolen (p = 0,0002 – 0,007), der sich in Tumorgefäßen nicht nachweisen läßt

f-MLP und PAF kam es zu einem hochsignifikanten Anstieg der Sticker (f-MLP: p = 0,0002, Abb. 2.1 links, PAF: p = 0,007, Abb. 2.2 links) bei simultanem signifikantem Abfall der Roller (f-MLP: p = 0,004, Abb. 1.1 links; PAF: p = 0,007, Abb. 1.2 links) (Transformierung von Rollern in Sticker).

Pankreaskarzinom: Im malignen Tumorendothel konnte weder durch Gabe von f-MLP noch durch PAF ein Effekt auf die Leukozyten-Endothel-Interaktion festgestellt werden (Abb. 1.1 – 1.2 rechts, 2.1 – 2.2 rechts).

418

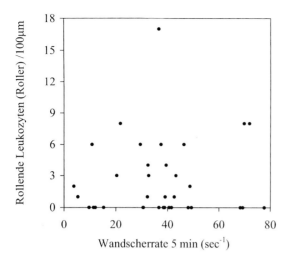

Abb. 3. Fehlende Korrelation zwischen Rollern und der berechneten Wandscherrate im Pankreaskarzinom, was zeigt, daß bereits im Ruhezustand des Tumorendothels ein Leukozyten-Rolling kaum möglich ist.

Korrelation mit der Wandscherrate: Die Ergebnisse der Korrelation der beobachteten Leukozyten-Endothel-Interaktion mit der berechneten Wandscherrate ist in Abb. 3 dargestellt. Der fehlende Nachweis einer positiven Korrelation paßt zu einem generellen Defizit der Adhäsionsmolekülexpression bei Tumorendothelien.

Diskussion

Zwei wesentliche Faktoren bestimmen die Interaktion zwischen Leukozyten und Endothelzellen. Zum einen sind Adhäsionsmoleküle sowohl auf leukozytärer Ebene wie auch auf Endothelzellen exprimiert [5] und zum anderen bestimmen die hydrodynamischen Scherkräfte, die im wesentlichen durch den Blutfluß und den Gefäßdurchmesser bestimmt sind, die Wahrscheinlichkeit der Leukozytenadhärenz. Normalerweise findet daher die Leukozyten-Endothel-Interaktion auf der Ebene der Sammelvenolen statt [6]. Eine quantitative Bestimmung dieser Faktoren kann durch Berechnung der vaskulären Wandscherrate erfolgen [6]. Da wir keinerlei Korrelation zwischen der Leukozyten-Endothel-Interaktion in Tumorgefäßen und den Wandscherraten feststellen konnten und da weder durch f-MLP noch durch den potenteren PAF eine Adhäsionszunahme festzustellen war, ist es wahrscheinlich, daß hierfür eine verminderte oder sogar fehlende Expression des CD11b/CD18 Integrinkomplexes in Endothelien des verwendeten Pankreaskarzinoms verantwortlich ist. Ähnliches Hinweise gibt es auch für andere Tumoren. So wurde festgestellt, daß VCAM-1, welches für eine Lymphozytenadhäsion verantwortlich ist, beim Melanom reduziert exprimiert ist [7]. Auch Kuzu et al. [8] bestätigte dieses Konzept für VCAM-1, ELAM-1, CD54 und CD62 bei verschiedenen malignen Tumoren. Letztlich wurde auch für das Mammakarzinom kürzlich eine Reduktion der Leukozytenadhäsion im malignen Endothel gezeigt [9, 10].

Diese Ergebnisse weisen daraufhin, daß hier offensichtlich ein bei vielen malignen Tumoren beobachtetes fundamentales Defizit der Expression von Adhäsionsmolekülen besteht, was zwangsläufig einen Überlebensvorteil für Karzinomzellen darstellen muß, da sie sich auf diese Weise effektiv einer potentiellen Immunkontrolle entziehen können.

Referenzen

1. Livingston EH, Reber HA (1993) Pancreatic carcinoma. Cur Opinion Gastroenterol 9:780
2. Livingston EH, Welton ML, Reber HA (1991) Surgical treatment of pancreatic cancer. The United States experience. Int J Pancreatol 9:153
3. Arnaout MA (1990) Structure and function of the leukocyte adhesion molecules CD11/CD18. Blood 75:1037
4. Springer TA (1990) Adhesion receptors of the immune system. Nature 346:425
5. Adams DH, Shaw S (1994) Leucocyte-endothelial interactions and regulation of leucocyte migration. Lancet 343:831
6. Schmid Schonbein GW, Usami S, Skalak R, Chien S (1980) The interaction of leukocytes and erythrocytes in capillary and postcapillary vessels. Microvasc Res 19:45
7. Piali L, Fichtel A, Terpe HJ, Imhof BA, Gisler RH (1995) Endothelial vascular cell adhesion molecule 1 expression is suppressed by melanoma and carcinoma. J Exp Med 181:811
8. Kuzu I, Bicknell R, Fletcher CD, Gatter KC (1993) Expression of adhesion molecules on the endothelium of normal tissue vessels and vascular tumors. Lab Invest 69:322
9. Wu NZ, Klitzman B, Dodge R, Dewhirst MW (1992) Diminished leukocyte-endothelium interaction in tumor microvessels. Cancer Res 52:4265
10. Fukumura D, Salehi HA, Witwer B, Tuma RF, Melder RJ, Jain RK (1995) Tumor necrosis factor alpha-induced leukocyte adhesion in normal and tumor vessels: effect of tumor type, transplantation site, and host strain. Cancer Res 55:4824

Schlüsselwörter: Leukozyten-Endothel-Interaktion, Pankreaskarzinom, Ratte, PAF.

Korrespondenzadresse: Dr. med. Jan Schmidt, Chirurgische Universitätsklinik Heidelberg, INF 110, 69120 Heidelberg, Telefon (06221) 566110, Fax (06221) 564208

Membranverletzungen von Pankreasazinuszellen stellen eine der ersten Veränderungen im Frühstadium der akuten experimentellen Pankreatitis dar *

Membrane wounding of acinar cells is an early event in experimental acute pancreatitis

M. W. Müller[1], D. E. Bockman[2], P. L. McNeil[2], M. Olma[1], M. W. Büchler[3], H. G. Beger[1]

[1] Chirurgische Klinik I, Universität Ulm, Deutschland
[2] Department of Cellular Biology & Anatomy, Medical College of Georgia, Augusta, USA
[3] Klinik für Viscerale und Transplantationschirurgie, Universität Bern, Schweiz
* Unterstützt durch Fritz Thyssen Stiftung, Köln und Boehringer Ingelheim Fonds, Stuttgart

Einleitung

Trotz intensiver Forschung auf dem Gebiet der akuten Pankreatitis ist die Ätiologie und Pathogenese auch heute noch nicht ausreichend geklärt. Eine Zerstörung der Zellmembran mit Freisetzung von Zellorganellen und Pankreasenzymen in den Interzellularraum ist typisch im späteren Stadium der humanen akuten Pankreatitis [1]. Die strukturellen und funktionellen Beziehungen die die normale Pankreasphysiologie charakterisieren scheinen bereits im Frühstadium der akuten Pankreatitis gestört zu sein. Eine Untersuchung dieser Zeitspanne der zellulären Ereignisse ist am Menschen nicht möglich. Deshalb werden eine Reihe von Tiermodellen zur Untersuchung der frühen Ereignisse verwendet. Ein interzelluläres Ödem und die Formation von intrazellulären Vakuolen kann kurz nach der Induktion der akuten Pankreatitis gesehen werden, was auf eine Veränderung der normalen Kompartimentierung hinweist [2]. Hohe Serumenzymwerte von z. B. Amylase können Stunden nach der Pankreatitisinduktion gemessen werden, obgleich eine Erhöhung von Amylase schon sehr viel früher meßbar wird.

Membranverletzung bezeichnet die vorübergehende Zerreißung der Plasmamembranintegrität, welche zum Einstrom von Molekülen und Ionen in die Zelle führen kann. Membranverletzungen konnten bereits bei unterschiedlichen Zellsystemen und unter unterschiedlichen Bedingungen gezeigt werden. Es können eine Reihe von Tracern zum Nachweis einer gestörten Permeabilität der Plasmamembran eingesetzt werden. Eine einfache Methode stellt der Nachweis einer Penetration von tiereigenem Albumin in die Zelle dar, welches normalerweise nicht innerhalb der Zelle vorliegt. Der intrazelluäre Nachweis von Albumin wurde bereits in verschiedenen anderen Systemen zum Nachweis einer Zellmembranverletzung eingesetzt. Membranverletzungen wurden bei Enterozyten, Muskel- und Endothelzellen mittels dieser Methode bei mechanischer Belastung nachgewiesen [3, 4, 5].

Um die Hypothese der Membranverletzung im Frühstadium der akuten tierexperimentellen Pankreatitis zu untersuchen, benutzten wir ebenfalls die Methode des Albuminnachweis in der Zelle [4]. Wir konnten zeigen, daß im Frühstadium der akuten experimentellen Pankreatitis Membranverletzungen auftreten, die möglicherweise auch ein Austreten von intrazellulären Molekülen erlauben könnten.

Methodik

Für die Experimente verwendeten wir männliche Sprauge-Dawley Ratten (220–270 g). Alle Versuche wurden gemäß der Tierschutzbestimmungen des Medical College of Georgia durchgeführt.

Die Tiere wurden mittels intraperitonealer Injektion von Pentobarbital (50 mg/kg Körpergewicht) narkotisiert. Zur Induktion der Pankreatitis erhielten die Tiere eine intraperitoneale Injektion von Cerulein (Sigma, St. Louis, MO; 10 µg/100g KG) in einer Konzentration von 20 µg/ml. Bei längeren Intervallen zwischen der Induktion und der Tötung der Tiere wurde die Ceruleininjektion stündlich wiederholt. Die Kontrolltiere erhielten das entsprechende Volumen an steriler physiologischer Kochsalzlösung.

Nach 15, 30, 60, 120 und 180 min. wurden die Tiere thorakotomiert, das Herz exponiert und 0,2 ml Heparin in den linken Ventrikel appliziert. Nach Inzision des linken Ventrikels wurde eine Knopfkanüle eingeführt und die Tiere zuerst mit 250 ml 37°C warmer phosphatgebufferter Kochsalzlösung (PBS), die 0,1% Procain enthielt, perfundiert. Der rechte Vorhof wurde zum Abfluß des Perfusates ebenfalls eröffnet. Anschließend erfolgte die Perfusion mit 250 ml 4%iger Paraformaldehydlösung (in PBS). 30 Minuten nach vollständiger Perfusion wurde das Pankreas vorsichtig entnommen und nochmals über Nacht in Fixierlösung eingelegt.

Es wurden kleine Gewebestücke aus dem duodenalen, mittleren und caudalen Anteil des fixierten Gewebes entnommen. Jeweils ein Pankreas-Gewebestückchen eines Pankreatitistieres wurde neben ein Gewebe eines Kontrolltieres auf einen Metallhalter mittels Tissue Tek OCT aufgefroren. Anschließend wurden am Kryostat Gefrierschnitte (5 µm) von beiden Geweben simultan geschnitten. Gleiche Bedingungen wurden damit in bezug auf die Dicke wie auch die anschließende Behandlung sichergestellt.

Der immunhistologische Nachweis von Albumin erfolgte mit einem anti-Ratten-Albumin-Antikörper (Cappel Research Products, Durham NC), der bereits mit Meerrettichperoxidase gekoppelt war mit einer Verdünnung von 1:400. Die Antigen-Antikörperbindung wurde mittels Diaminobenzidin (DAB) sichtbar gemacht.

Die immunhistologisch gefärbten Pankreasschnitte wurden unter dem Lichtmikroskop betrachtet und Bilder aus verschiedenen Regionen mittels einer Videokamera aufgenommen. Eine Quantifizierung der Immunhistologie erfolgte durch Messung der Lichtdurchlässigkeit unter Verwendung des Image-1/MetaMorph imaging program (Universal Imaging Corporation, West Chester, PA). Jeweils 5 Bilder aus den 3 unterschiedlichen Pankreasregionen eines Tieres wurden aufgenommen und anschließend 2 Regionen von jedem Bild umfahren und eine Messung der Lichttransmission durchgeführt. Jede umfahrene Region beinhaltete eine Gruppe von Azinuszellen unter Aussparung des extrazellulären Raumes. Jede Region wurde dann durch das Programm digitalisiert um Lichtintensitäten zwischen 0 (schwarz) und 255 (weiß) zu erhalten. Die Daten wurden sofort in das Exel-Programm zur weiteren Auswertung übertragen. Somit wurden 30 Messungen für jedes Tier erhalten. Gewebe von insgesamt 18 Tieren (9 experimentellen und 9 Kontrollen) wurde analysiert.

Für die statistische Auswertung verwendeten wir den Student's t-TEST. Alle Ergebnisse sind als Mittelwert ± SEM angegeben. Signifikanz war bei $p < 0,05$ gegeben.

Ergebnisse

Die Immunlokalisation von intrazellulärem Albumin wurde als Marker für die Azinuszellmembranverletzung verwendet wie in früheren Studien bereits beschrieben [4]. Albumin kann normalerweise die Plasmamembran nicht durchdringen. Wegen seiner Größe von ca. 67 kD ist Albumin ein sehr sensitiver Marker für eine Membranverletzung. Azinuszellen die eine Membranverletzung erlitten haben wurden durch das braune Reaktionsprodukt der Immunhistologie in ihrem Zytoplasma identifiziert.

Die lichtmikroskopische Untersuchung der Pankreata von Tieren die Caerulein in stündlichen Intervallen erhalten hatten und nach 180 min getötet wurden zeigten eine ausgedehnte und intensive Immunlokalisation von Albumin in den meisten Azinuszellen. Das intrazelluläre Reaktionsprodukt war über das ganze Zytoplasma verteilt, wenngleich etwas intensiver am basalen Pol der Zelle. Eine starke Anfärbung war auch im Interzellularraum, dem umgebenden Bindegewebe und in Blutgefäßen zu sehen. Die Kontrolltiere zeigten nur eine schwache intrazelluläre Anfärbung oder Anfärbung von vereinzelten Azinuszellen an wenigen Stellen des Gewebes. Auch war die interzelluläre Anfärbung schwächer als in der Pankreatitisgruppe. Die gleichen Ergebnisse konnten ebenfalls nach 120, 60 und 30 min beobachtet werden. Es zeigte sich kein Unterschied zwischen duodenalem, mittlerem und caudalem Bereich des Pankreas eines Tieres. Tiere die bereits 15 min nach Caeruleininjektion getötet wurden zeigten eine schwächere intrazelluläre sowie mehr lokalisierte Anfärbung im Vergleich zu den Tieren mit längeren Intervallen. Die Kontrolltiere waren vergleichsweise negativ. Zusätzlich konnten in einigen Azinuszellen von Pankreatitistieren Vakuolen gesehen werden, die eine starke anti-Albumin-Färbung zeigten, ein Phänomen das wir bereits bei den Tieren mit längeren Intervallen nach Pankreatitisinduktion gesehen hatten.

Zur Quantifizierung des Abfalls der Lichtdurchlässigkeit durch das Pankreasgewebe, in Abhängigkeit der Dichte des Reaktionsproduktes aufgrund dem Vorliegen von Albumin, verwendeten wir ein Bildanalyseverfahren wie unter Methoden beschrieben. Zu allen Zeitpunkten war die Dichte des Reaktionsproduktes und damit der Abfall der Lichtdurchlässigkeit signifikant größer ($p < 0,001$) bei Tieren die Cerulein erhalten hatten im Vergleich zur Kontrollgruppe. Die Dichte des Reaktionsproduktes war geringer in den kürzeren Zeitintervallen.

Die Lichttransmissionswerte lagen nach ≥ 60 min bei $169,1 \pm 2,0$ in der Kontrollgruppe (3 Tiere) und $123,6 \pm 3,5$ in der Pankreatitisgruppe (3 Tiere). Nach 30 min bzw. 15 min bei $178,1 \pm 1,4$ bzw. $175,2 \pm 1,9$ in der Kontrollgruppe (jeweils 3 Tiere) und $101,0 \pm 2,4$ bzw. $132,5 \pm 3,2$ in der Pankreatitisgruppe (jeweils 3 Tiere).

Diskussion

Plasmamembranverletzungen stellen eine häufige Form von Zellverletzung dar, die sowohl unter physiologischen wie pathologischen Bedingungen auftreten. Zellmembranverletzungen konnten unter mechanischer Belastung bereits in verschiedenen Zellsystemen gezeigt werden [3, 4, 5]. Wir konnten eine signifikant größere Penetration von Albumin in Azinuszellen von Tieren zeigen die eine supramaximale Dosis an Cerulein erhalten hatten, was zeigt, daß diese Behandlung die eine akute Pankreatitis bei der Ratte erzeugt, die Zellmembran der Azinuszelle alteriert. Wie es durch eine biochemische Stimulation zu einer Membranverletzung kommt ist bislang ungeklärt. Die diffuse Verteilung des Albumins in der Zelle läßt eine Aufnahme des Albumins nur durch Pinozytose nach supramaximaler Stimulation als eher unwahrscheinlich erscheinen. Das Auftreten von großen „albuminpositiven" Vakuolen könnte durch eine Aufnahme durch Endozytose gefolgt von Membranfusionen in der Zelle erklärt werden. Es ist ebenso denkbar, daß größere Mengen von interzellulärer Flüssigkeit beim Eintreten in die Zelle sofort durch eine Membran, geformt aus vielen kleinen Vakuolen eingeschlossen werden, da z.B. des Einbringen von Meerwasser über eine Mikroinjektion in eine Seesterneizelle sofort zu einer Abkapselung mittels Membran führt [7]. Kleinere Plamamembranverletzungen können durch das Verschmelzen von kleinen Vesikeln aus dem Zytoplasma mit sich selbst und der Zellmembran verschlossen werden [6]. Calcium spielt hierbei eine zentrale Rolle [7]. Durch den Einstrom von Calcium könnte es aber auch dabei zu Störungen der intrazelluären Homöostase mit z.B. Verschmelzung von Lysosomen und Zymogenen kommen. Ein Austreten von intrazellulären Bestandteilen über diese Membranverletzungen wie LDH, Amylase, etc. ist ebenfalls vorstellbar.

Zusammenfassung

Wir untersuchten die Hypothese, daß eine Membranverletzung von Azinuszellen eine der ersten Veränderungen während der Induktion der akuten experimentellen Pankreatitis bei Ratten darstellt. Die Zellmembranverletzungen wurden durch die Penetration von tiereigenem Albumin in die Zellen nachgewiesen. Zur Pankreatitisinduktion erhielten die Tiere eine intraperitoneale Injektion einer supramaximalen Dosis an Cerulein. Die Kontrollgruppe erhielt physiologische Kochsalzlösung. Fünfzehn bis 180 min. nach der Injektion wurden die Tiere mit Puffer, gefolgt von Fixierlösung, perfundiert. Gefrierschnitte des Pankreasgewebes wurden identisch für Kontroll- und Pankreatitisgruppe zum immunzytologischen Nachweis von Albumin behandelt. Eine Quantifizierung der Intensität der immunhistochemischen Anfärbung wurde durch Bildanalyse erhoben.

Tiere der Pankreatitisgruppe zeigten eine konstant stärkere anti-Albuminfärbung ($p < 0,001$) im Zytoplasma der Azinuszellen verglichen mit der Kontrollgruppe.

Die Penetration von Albumin in Azinuszellen zeigt Verletzungen der Plasmamembran während des Beginns der akuten experimentellen Pankreatitis. Eine solche Membranverletzung könnte auch den Austritt von Molekülen wie z.B. Enzymen aus der Azinuszelle erlauben.

Summary

We tested the hypothesis that membrane wounding of acinar cells is one of the earliest changes during the induction of acute pancreatitis. Wounding of cell membranes was detected by the penetration of the animals own albumin into cells. The pancreatitis was induced by the intraperitoneal injection of supramaximal doses of caerulein. The controls received saline. Fifteen to 180 min. after the injection the animals were perfused with buffer followed by fixative. Frozen sections of pancreas were processed identically for immunocytological localization of albumin. The intensity of staining was quantified by image analysis.

Animals receiving caerulein consistently display significantly greater ($p < 0.001$) anti-albumin immunostaining in the cytoplasm of acinar cells than controls.

The penetration of albumin into acinar cells indicates that wounding of their plasma membrane occurs during the onset of acute pancreatitis. Wounding of membranes may allow the exit of molecules such as enzymes from the acinar cells during this period.

Literatur

1. Klöppel G, Dreyer T, Willemer S, Kern HF, Adler G (1986) Human acute pancreatitis: Its pathogenesis in the light of immunocytochemical and ultrastructural findings in acinar cells. Virchows Arch A 409 : 791 – 803
2. Adler G, Rohr G, Kern HF (1982) Alteration of membrane fusions as a cause of acute pancreatitis in rat. Dig Dis Sci 27 : 993 – 1002
3. McNeil PL, Ito S (1989) Gastrointestinal cell plasma membrane wounding and resealing in vivo. Gastroenterology 96 : 1238 – 1248
4. McNeil PL, Khakee R (1992) Disruption of muscle fiber plasma membranes. Role in exercise-induced damage. Am J Pathol 140 : 1097 – 1109
5. Yu QC, McNeil PL (1992) Transient disruptions of aortic endothelial cell plasma membranes. Am J Path 141 : 1349 – 1360
6. Steinhardt RA, Bi G, Alderton JM (1994) Cell membrane resealing by a vesicular mechanism similar to neurotransmitter release. Science 263 : 390 – 393
7. Terasaki M, Miyake K, McNeil PL (1997) Large plasma membrane disruptions are rapidly resealed by Ca2+-dependent vesicle-vesicle fusion events. J Cell Biol 139 : 63 – 74

Korrespondenzadresse: Dr. med. Michael Müller, Chirurgische Klinik I, Universität Ulm, Steinhövelstr. 9, D-89075 Ulm

Endothelin-Rezeptorenblockade bei akuter Pankreatitis – Verbesserung der Mikrozirkulation und Verminderung der Kapillarpermeabilität auch außerhalb des Pankreas

Endothelin receptor blockade in acute pancreatitis – Improvement of microcirculation and reduction of capillary leakage also outside the pancreas

Th. Foitzik, H. G. Hotz, G. Eibl, J. Faulhaber, M. Kirchengast[1] und H. J. Buhr

Chirurgische Klinik I, Universitätsklinikum Benjamin Franklin, Freie Universität Berlin und
[1] Knoll AG, Ludwigshafen

Einleitung

Die Senkung der Mortalität im Modell der akut nekrotisierenden Pankreatitis (ANP) der Ratte durch Blockierung des vasoaktiven Peptides Endothelin-1 (ET-1) ist auf eine Verminderung der systemischen Auswirkungen der Erkrankung, vor allem eine Reduktion der Flüssigkeitsverluste in den dritten Raum und eine Verbesserung der Mikrozirkualtion zurückgeführt worden [1]. Zur Überprüfung dieser Hypothese wurde untersucht, ob die Therapie mit einem spezifischen ET-1 Rezeptorantagonisten zu einer Verminderung der bei ANP erhöhten Kapillarpermeabilität und einer Verbesserung der Mikrozirkulation auch außerhalb des Pankreas führt und inwieweit sich dies auf die Flüssigkeitssequestration und einzelne Organfunktionen auswirkt.

Methode

Induktion einer akut nekrotisierenden Pankreatitis (ANP) bei 36 Ratten (290–320 g) durch eine standardisierte intraduktale Gallesalzinfusion (10 mM Glykodesoyxcholsäure) und exokrine Hyperstimulation des Pankreas durch Caerulein (5 µg/kgKG iv. über 6 Std). Nach Pankreatitis-Induktion Start einer intravenösen Flüssigkeitssubstitution (6 ml/kg/h Ringer-Laktat) und Randomisation der Tiere in 2 Versuchsgruppen: Tiere der Gruppe A (ANP+ET-RA) erhielten den spezifischen Endothelin-1 Rezeptor-Antagonisten *LU-135252* (Knoll AG; Ludwigshafen) in einer Dosierung von 40 mg/kgKG, Tiere der Gruppe B (ANP + NaCl) NaCl 0,9 % (Vol. äquiv.). Nach 6 Stunden erfolgte die Relaparotomie der Versuchstiere zur Intravitalmikroskopie. Zehn Tieren jeder Gruppe wurde zur Bestimmung der Kapillarpermeabilität im Pankreas und Kolon der Plasmamarker FITC-Dextran 150 injiziert; Acht Tiere beider Gruppen erhielten Fluoreszenz-markierte Erythrozyten zur Bestimmung des kapillären Blutflusses und der funktionellen Kapillardichte im Pankreas und in der Kolonmukosa. Die Auswertung der aufgezeichneten Bildsequenzen (pro Tier 8–10 Felder mit jeweils 8–12 Kapillaren) erfolgte mit Hilfe eines Computer-assistierten Bildanalyse-Systems (CAP-Image®; Digital Image Analysis; Zeintl, Heidelberg). Herzfrequenz, arterieller

Tabelle 1. Effekte der Endothelin-Rezeptorenblockade (ET-RA) auf verschiedene Mikrozirkulationsparameter im Pankreas und Kolon sowie auf extravasale Flüssigkeitsansammlungen (Aszites) und die Nieren-und Lungenfunktion bei Tieren mit schwerer Pankreatitis (ANP) [m ± SEM]

	Gruppe		
	Kontr. + NaCl	ANP + NaCl	ANP + ET-RA
Kapillar-Permeab. (%)[a]			
Pankreas	*95 ± 4*	296 ± 4	216 ± 3[b]
Colon	*77 ± 3*	248 ± 63	94 ± 18[b]
Aszites (ml)	*< 0,5 ± 0,1*	5,8 ± 1,3	3,9 ± 0,7
Urin (ml/12h)	*5,5 ± 0,3*	1,5 ± 0,2	2,3 ± 0,2[b]
pO$_2$ < 90 mmHg (n)	*0/12*	6/10	0/10[b]
Kapillar-Blutfluß (nl/min)			
Pankreas	*2,0 ± 0,03*	1,1 ± 0,03	1,9 ± 0,03[b]
Colon	*2,3 ± 0,03*	0,8 ± 0,04	1,5 ± 0,04[b]
Kapillar-Dichte (cm/cm^2)			
Pankreas	*153 ± 5*	109 ± 4	135 ± 4[b]
Colon	*171 ± 6*	117 ± 6	119 ± 5

[a] Zunahme der perivaskulären Fluoreszein-Intensität 30 min nach Gabe des Plasmamarkers.
[b] p < 0,05 ANP+ET-RA vs. ANP+ NaCl.

Mitteldruck, arterielle Blutgase, Urin-Ausscheidung und Hämatokrits wurden als weitere Zielparameter bestimmt. Gesunde schein-operierte Tiere (Kontr. + NaCl; n = 2 × 6) dienten als zusätzliche Kontrollen.

Ergebnisse (Tabelle 1)

Die Endothelin-Rezeptorenblockade mit dem spezifischen ET-1-Antagonisten *LU135252* führt bei der schweren experimentellen Pankreatitis zu einer signifikanten Verminderung des „Capillary Leakage" nicht nur im Pankreas, sondern auch im Kolon. Damit verbunden sind eine verbesserte Urinausscheidung und Lungenfunktion. Der kapilläre Blutfluß (KBF), der in der Frühphase der akuten Pankreatitis sowohl im Pankreas als auch im Kolon signifikant vermindert ist, erreicht nach therapeutischer Endothelin-Rezeptorenblockade im Pankreas Normalwerte und wird auch in der Kolon-Mukosa signifikant verbessert. Die verminderte funktionelle Kapillardichte nimmt unter ET-RA zuerst im Pankreas signifikant zu, später auch im Kolon (Ergebnisse nicht abgebildet).

Zusammenfassung

Die vorliegenden Untersuchungen zeigen, daß der spezifische ET-1-Rezeptorantagonist *LU-135252* bei der schweren akuten Pankreatitis der Ratte sowohl im Pankreas (regional) als auch systemisch (hier gezeigt am Kolon) zu einer Verbesserung der ein-

geschränkten Mikrozirkulation führt. Neben einer Verbesserung des kapillären Blutflusses und der funktionellen Kapillardichte kommt es unter der Endothelin-Rezeptorenblockade vor allem zu einer Stabilisierung der erhöhten Kapillarpermeabilität.
Durch Reduktion des „Capillary-Leakage" werden die Flüssigkeitsverlusten in den
dritten Raum vermindert, die zu den kardiorespiratorischen und renalen Komplikationen in der Frühphase der akuten Pankreatitis beitragen. Diese Befunde unterstreichen die Bedeutung von Endothelin als Mediator systemischer Komplikationen bei
der akuten Pankreatitis, die die Haupttodesursache in der Frühphase der Erkrankung
sind. Die aktuellen Ergebnisse erklären somit die in früheren Untersuchungen am
selben Modell beobachtete Reduktion der Mortalität unter der Therapie mit dem
Endothelin-Rezeptorantagonisten.

Summary

We have previously demonstrated that therapy with a new specific endothelin-1
receptor antagonist (ET-RA) significantly reduced mortality in acute necrotizing
pancreatitis (ANP) in the rat. Improved survival was not associated with decreased
intrapancreatic trypsinogen activation or parenchymal necrosis but with reduced
fluid sequestration into the third space suggesting that ET-RA counteracts systemic
rather than local sequelae of severe pancreatitis. The present study further tests this
hypothesis by evaluating the effect of the specific ET-1 antagonist *LU-135252* on
capillary blood flow, capillary density, and capillary permeability not only in the
pancreas but also in the colon, and monitoring fluid losses and renal and respiratory
function. The experiments demonstrate that therapy with the specific ET-RA started
6 hours after disease onset stabilizes increased capillary permeability in ANP not only
in the pancreas but also in the colon. This is associated with reduced ascites and
improved renal and respiratory function. Furthermore, ET-RA enhances decreased
capillary blood flow and capillary density in the pancreas and colon. The present
results are consistent with our previous observation that ET-RA improves outcome in
ANP by counteracting systemic microcirculatory disorders (particularly capillary
leakage) which are believed to contribute to organ failure in early pancreatitis in this
model as well as in severe human pancreatitis.

Literatur

1. Foitzik Th, Faulhaber J, Hotz HG, Kirchengast M, Buhr HJ. Endothelin-1 triggert die Ausbildung
der schweren Pankreatitis. Langenbecks Arch Chir Suppl I (Forumsband 1997) 749–753

Korrespondenzadresse: Dr. Th. Foitzik, Chir. Klinik I, Universitätsklinikum Benjamin
Franklin Freie Universität Berlin, Hindenburgdamm 30, D-12200 Berlin; Fax (030)
84 45 27 40

Ein neues pathophysiologisches Konzept bei chronischer Pankreatitis: Die Gewebedestruktion wird über Entzündungsmediatoren induziert

A new pathophysiological concept of chronic pancreatitis: Tissue destruction is induced by inflammatory mediators

H. Friess[1], M. Kashiwagi[1], W. Uhl[1], M. Schilling[1], A. Zimmermann[2], M. W. Büchler[1]

[1] Klinik für Viszerale und Transplantationschirurgie, Universität Bern, Inselspital, Schweiz
[2] Institut für Pathologie, Universität Bern, Inselspital, Schweiz

Einleitung

Die chronische Pankreatitis stellt eine langsam fortschreitende organ-destruierende Entzündung der Bauchspeicheldrüse dar, welche klinisch häufig mit chronisch rezidivierenden Abdominalschmerzen sowie exokriner und endokriner Pankreasinsuffizienz vergesellschaftet ist [1–5]. Wenngleich in den vergangenen Jahren eine Vielzahl von pathophysiologischen Konzepten ausgearbeitet wurden, gilt die Pathogenese der chronischen Pankreatitis als weitgehend unbekannt [4, 5]. Histomorphologisch findet man bei der chronischen Pankreatitis eine unterschiedlich ausgeprägte Infiltration von Entzündungszellen im Pankreasparenchym. Es liegt daher die Vermutung nahe, dass Entzündungszellen und Entzündungsmediatoren am Krankheitsprozess bei chronischer Pankreatitis eine modellierende Rolle zu spielen scheinen.

Phospholipasen A2 (PLA2) sind Enzyme, welche die Hydrolyse von Phospholipiden in freie Fettsäuren und Lysophospholipide katalysieren [6, 7]. Dies führt zur Bildung von Substraten wie Arachidonsäure und nachfolgend Prostaglandinen und Leukotrienen, welche als Schlüsselelemente von Entzündungsreaktionen fungieren. Drei Phospholipase A2 Unterformen sind heute bekannt [6, 7]. Phospholipase A2-I (PLA2-I) wird vornehmlich in der Bauchspeicheldrüse synthetisiert und fungiert als Verdauungsenzym. Von ihr ist die Phospholipase A2 Typ II (PLA2-II) abzugrenzen, welche zusammen mit Phospholipase A2 Typ IV (PLA2-IV) vor allem im Arachidonsäurestoffwechsel von Entzündungsreaktionen beteiligt ist.

Ziel unserer vorliegenden Studie war es, die Rolle von den 3 Phospholipase-Unterformen beim Entzündungsprozess der chronischen Pankreatitis näher zu bestimmen.

Patienten und Methoden

Patienten und Gewebeaufarbeitung

Chronisches Pankreatitisgewebe stammte von 2 Frauen und 13 Männern (medianes Alter 48 Jahre, Range: 29–59 Jahre). Bei 8 Patienten erfolgte eine partielle Duodenopankreatektomie und bei 7 Patienten wurde eine duodenum-erhaltende Pankreas-kopfresektion vorgenommen. Zum Operationszeitpunkt wiesen alle Patienten eine schwere exokrine Pankreasinsuffizienz auf. Normales Pankreasgewebe von 16 zuvor gesunden Multiorganspendern (10 Männer, 6 Frauen, medianes Alter 41 Jahre, Range: 29–54 Jahre) diente als Kontrollgewebe. Von jedem Gewebepräparat wurde ein Teil in Bouinscher Lösung fixiert und nachfolgend in Paraffin eingebettet. Daneben wurde Pankreasgewebe von chronischen Pankreatitis Patienten und gesunden Organspendern in flüssigem Stickstoff schockgefroren und bei –80 °C bis zur weiteren Aufarbeitung gelagert. Die Studien wurden von der Ethikkommission der Universität Bern begutachtet und genehmigt.

Northern Blot Analyse

Nach Extraktion von totaler RNA mit der Guanidinium-Isothiocyanat-Methode erfolgte die elektrophoretische Auftrennung von 20 µg totaler RNA auf Agarosegelen und der RNA-Transfer auf Nylonmembranen [3, 8]. Nach der Vorhybridisierung (42 °C, 12 Stunden) schloß sich die Hybridisation mit den spezifischen alpha-^{32}P markierten cDNA Sonden für PLA2-I und PLA2-II und nachfolgend mit einer 7S cDNA Sonde an, um quantitative RNA-Auftragungsunterschiede bei der Gelelektrophorese auszuschließen. Für die Hybridisation mit PLA2-IV wurden Digoxigenin (DIG) markierte cRNA Sonden synthetisiert [3, 8]. Die Intensität der erzielten Autoradiographiebanden wurde mittels Laserdensitometrie quantifiziert und das Verhältnis der optischen Dichte zwischen den spezifischen Phospholipase-Isoform-Signalen und dem 7S-Signal für jeden Patienten errechnet [3, 8].

In situ Hybridisation

Paraffinschnitte (3–4 µm) wurden bei 60 °C für 2 Stunden vorhybridisiert und nachfolgend mit der Digoxigenin markierten spezifischen PLA2-IV cRNA Sonde hybridisiert [3, 8]. Die Spezifität des in situ Hybridisierungssignals konnte durch die Vorbehandlung der Schnitte mit RNase oder durch Inkubation der Gewebeschnitte mit der korrespondierenden Sense cRNA Sonde gesichert werden. Die Quantifizierung der Ergebnisse erfolgte semiquantitativ [3, 8].

Immunhistochemie

Nach der Paraffineinbettung der Gewebeproben wurden 3–5 µm dünne Schnittpräparate angefertigt. Für die Immunhistochemie standen hochspezifische Antikörper gegen PLA2-I (monoklonal) und PLA2-II (polyklonal) zur Verfügung, welche beide freundlicherweise von Herrn Professor T. Nevalainen, Turku, Finnland zur Verfügung gestellt wurden. Die Schnitte wurden mit den beiden primären Antikörpern bei 4 °C für 18 Stunden inkubiert und die Immunreaktion nach mehrmaligem Waschen in 0,01 molarem Natrium-Phosphat-Puffer (pH 7,4) mit einem alkalischen Phosphatasekomplex und mit PhThloRED Farblösung visualisiert [3–5, 8].

Ergebnisse

Northern Blot Analysen

In den gesunden Organspenderpankreata konnten hohe Spiegel von PLA2-I mRNA nachgewiesen werden, während für PLA2-II und PLA2-IV mRNA nur geringe Expressionssignale visualisierbar waren. In 33 % der normalen Gewebeproben war kein Signal für PLA2-II und PLA2-IV sichtbar. Im Gegensatz hierzu wiesen 73 % der chronischen Pankreatitisgewebe eine deutlich reduzierte PLA2-I mRNA Expression auf und 73 % der chronischen Pankreatitisgewebe zeigten signifikant höhere mRNA Expressionsspiegel von PLA2-II und PLA2-IV mRNA im Vergleich zu den gesunden Kontrollgeweben. Bei 67 % (10 von 15) der chronischen Pankreatitisproben waren PLA2-II und PLA2-IV mRNA simultan überexprimiert. In 8 dieser chronischen Pankreatitisgewebe fand sich gleichzeitig eine verringerte PLA2-I mRNA Expression. Alle chronischen Pankreatitisgewebe mit erhöhten mRNA Expressionen für PLA2-II und PLA2-IV wiesen eine stärkere Fibrosierung, eine ausgeprägtere Degeneration von Azinus- und Gangzellen und eine grössere Anzahl von Gewebearealen mit duktaler Zellmetaplasie auf. In den 3 chronischen Pankreatitisgeweben, in welchen die PLA2-II und PLA2-IV mRNA Spiegel vergleichbar mit den normalen Pankreata waren, lag morphologisch eine geringere Schädigung des exokrinen Pankreasparenchyms und eine weniger ausgeprägte Gewebefibrosierung vor. Die densitometrische Quantifikation der Northern Blot Analysen ergab für PLA2-II eine 5,7-fache und für PLA2-IV eine 5,1-fache Überexpression im Vergleich zu den gesunden Pankreata. Wurden in dieser Auswertung nur chronische Pankreatitisgewebe einbezogen, welche erhöhte Expressionsspiegel zeigten, ergab sich für PLA-2-II eine 7,0-fache und PLA2-IV eine 6,6-fache Überexpression.

Immunhistochemie

In den gesunden Pankreata fand sich eine starke Immunoreaktivität für PLA2-I in den Azini, wohingegen Gang- und Inselzellen keine PLA2-I Immunoreaktivität aufwiesen. Im chronischen Pankreatitisgewebe war die Immunoreaktivität für PLA2-I in den verbleibenden azinären Strukturen deutlich reduziert. Geweberegionen mit duktaler Metaplasie zeigten ein fein-granuläres Positivitätsspektrum für PLA2-I.

Bei 25 % der normalen Pankreata fand sich im exokrinen Pankreasparenchym geringe PLA2-II Immunoreaktivität mit fokaler Verteilung. Im Gegensatz hierzu, zeigten 80 % der chronischen Pankreatitisgewebe eine verstärkte PLA2-II Immunoreaktivität in Azinus- als auch in Gangzellen. PLA2-II Immunoreaktivität fand sich dabei vorwiegend in Regionen mit duktaler Metaplasie, wobei vor allem die lumenwärtigen Zellkompartimente immunopositiv waren.

PLA2-IV in situ Hybridisation

Da für PLA2-IV keine Antikörper für immunhistochemische Untersuchungen zur Verfügung stehen, wurde seine zelluläre Expression mittels in situ Hybridisation am Gewebeschnitt analysiert. Im gesunden Pankreas fand sich eine schwache bis nicht nachweisbare PLA2-IV mRNA Expression in einzelnen Azinus- und Inselzellen.

Dagegen zeigten bei chronischer Pankreatitis vor allem Gewebeareale mit duktaler Metaplasie eine ausgeprägte PLA2-IV mRNA Positivität. Daneben konnte auch in Makrophagen, neutrophilen Lymphozyten und Fibroblasten eine schwache bis moderate PLA2-IV mRNA Färbung nachgewiesen werden.

Diskussion

Bei der chronischen Pankreatitis kommt es zu einer signifikanten Reduktion der mRNA Expression von PLA2-I und anderer Pankreasenzyme wie beispielsweise der pankreatischen Elastase. Dieser Befund ist auf den ersten Blick nicht überraschend, da die chronische Pankreatitis durch den Verlust der exokrinen Pankreassekretion charakterisiert ist. Berücksichtigt man jedoch in diesem Zusammenhang die Tatsache, dass aus der Pankreasfibrose keine oder nur minimale Mengen von RNA isoliert werden können und die extrahierbare RNA mehrheitlich aus verbleibenden Azinus- und Gangzellen stammt, resultiert hieraus, daß bei der chronischen Pankreatitis die oftmals noch morphologisch normalstrukturierten Azinuszellen einen signifikanten Mangel von Verdauungsenzym-mRNA aufweisen. Hierfür kommen zwei Ursachen in Frage. Zum einen kann die Transkription der entsprechenden Gene gestört sein, oder intrazellulär kommt es zu einer verstärkten Degradation dieser mRNA Moleküle.

Ein weiterer wichtiger Gesichtspunkte unserer Studie ist, daß Azinus- und Gangzellen bei chronischer Pankreatitis PLA2-II und PLA2-IV vermehrt exprimieren. Das Überangebot dieser beiden Phospholipase-Isoformen schafft die Voraussetzung für eine vermehrte Arachidonsäuresynthese, welche im weiteren für die Synthese von Prostaglandinen, Prostacyclinen etc. als Substrat zur Verfügung steht. Frühere Studien zeigen, daß beispielsweise Prostaglandine die Proliferation von Fibroblasten stimulieren, was bei der chronischen Pankreatitis die bindegewebige Umwandlung des Pankreasparenchyms verstärken könnte [9]. In diesem Zusammenhang ist auch die Steuerung der PLA2-IV Transkription durch Zytokine, den Epidermal Growth Factor (EGF) und Platelet-derived Growth Factor (PDGF) zu erwähnen [6]. EGF und PDGF sind bei chronischer Pankreatitis ebenfalls erhöht und beide können über eine direkte Stimulation der extrazellulären Matrixsynthese als auch über indirekte Mechanismen via beispielsweise PLA-IV, die Entzündungsreaktion und Bindegewebsproliferation voranzutreiben [4].

Zusammenfassung

Im Rahmen unserer Untersuchung wurden die drei Phospholipase A2 Isoformen Phospholipase A2 Typ I (PLA2-I), Phospholipase A2 Typ II (PLA2-II), Phospholipase A2 Typ IV (PLA2-IV) – bei chronischer Pankreatitis im Vergleich zum gesunden Pankreas studiert. PLA2-I, auch pankreatische Phospholipase genannt, ist ein Verdauungsenzym, während die PLA2-II und PLA2-IV vor allem bei Entzündungsreaktionen eine Rolle spielen. Bei chronischer Pankreatitis ist die PLA2-I mRNA Expression signifikant reduziert während die Expression von PLA2-II und PLA2-IV mRNA im Vergleich zum gesunden Kontrollgewebe in 73 % der chronischen Pankreatitisgewebe überexprimiert ist (PLA2-II: 5,7-fache Überexpression; PLA2-IV: 5,1-fache Überexpression; p < 0,05). In der in situ Hybridisation fanden sich die stärksten Expressionssignale in den duktalen Metaplasien der chronischen Pankreatitis. Immunhistochemisch war auch PLA2-II Immunoreaktivität in diesen Zellen lokalisiert. Eine vermehrte PLA2-II und PLA2-IV Expression war dabei mit einer stärkeren Gewebedestruktion und mehr Fibrosierung vergesellschaftet. Unsere Untersuchungsergebnisse deuten darauf hin, daß PLA2-II und PLA2-IV im Entzündungsprozess bei chronischer Pankreatitis eine pathobiologische Funktion zuzukommen scheint, und daß ihre Produktion in Azinus- und Gangzellen den Entzündungsprozess mitunterhält.

Summary

In the present study we analyzed the three phospholipase A2 isoforms phospholipase A2 type I (PLA2-I), phospholipase A2 type II (PLA2-II), phospholipase A2 type IV (PLA2-IV) in chronic pancreatitis in comparison with normal pancreas. PLA2-I also named pancreatic phospholipase is a digestive enzyme while PLA2-II and PLA2-IV play an important function in inflammatory reactions. In chronic pancreatitis PLA2-I mRNA expression was significantly reduced. In contrast, PLA2-II and PLA2-IV mRNA were increased in 73 % of the chronic pancreatitis samples (PLA2-II: 5,7-fold overexpressed; PLA2-IV: 5,1-fold overexpressed; p < 0.05). By in situ hybridization the highest expression signals were found in chronic pancreatitis samples in areas with ductal metaplasia. Immunohistochemistry of PLA2-II revealed also the strongest immunoreactivity in ductal metaplasia. Increased PLA2-II and PLA2-IV mRNA levels were associated with a higher degree of tissue destruction, ductal metaplasia and degree of fibrosis. Our findings indicate that PLA2-II and PLA2-IV seems to play a role in the pathobiological alterations in chronic pancreatitis and contribute to the morphological changes which occur in chronic pancreatitis.

Literatur

1. DiSebastiano P, Fink T, Weihe E, Friess H, Innocenti P, Beger HG, Büchler MW (1997) Immune cell infiltration and growth-associated protein 43 expression correlate with pain in chronic pancreatitis. Gastroenterology 112:1648–1655
2. Hunger R, Müller Ch, Zgraggen K, Friess H, Büchler MW (1997) Cytotoxic cells are activated in cellular infiltrates of alcoholic chronic pancreatitis. Gastroenterology 112:1656–1663
3. Friess H, Cantero D, Graber H, Tang WH, Guo XZ, Kashiwagi M, Zimmermann A, Gold LI, Korc M, Büchler MW (1997) Enhanced urokinase plasminogen activation in chronic pancreatitis suggests a role in its pathogenesis. Gastroenterology 113:904–913
4. Korc M, Friess H, Yamanaka Y, Kobrin MS, Büchler MW, Beger HG (1994) Chronic pancreatitis is associated with increased levels of the epidermal growth factor receptor, transforming growth factor-alpha, and phospholipase C-gamma. Gut 35:1468–1473
5. Friess H, Yamanaka Y, Büchler MW, Hammer K, Kobrin MS, Beger HG, Korc M (1994) A subgroup of patients with chronic pancreatitis overexpress the c-erbB-2 protooncogene. Ann Surg 220:183–192
6. Kramer RM, Sharp JD (1995) Recent insights into structure, function and biology of cPLA2. Agents and Actions, Supplements 46:65–76
7. Dennis EA (1994) Diversity of group types, regulation, and function of phospholipase A2. J Biol Chem 269:13057–13060

8. Guo XZ, Friess H, Graber HU, Kashiwagi M, Zimmermann A, Korc M, Büchler MW (1996) KAI1 expression is up-regulated in early pancreatic cancer and decreased in the presence of metastasis. Cancer Res 56:4876–4880
9. Nolan RD, Danilowicz RM Eling TE (1988) Role of arachidonic acid metabolism in the mitogenic response of BALB/c 3T3 fibroblasts to epidermal growth factor. Mol Pharmacol 33:650–656

Korrespondenzadresse: Dr. med. Helmut Friess, Klinik für Viszerale und Transplantationschirurgie, Universität Bern, Inselspital, CH-3010 Bern, Schweiz

Einfluß des extrinsischen Nervensystems auf die exokrine Pankreassekretion beim Menschen

Effect of the extrinsic cholinergic system on exocrine pancreatic secretion in man

F. Pfeffer, M. Nauck*, A. Reinert, S. Benz, W. Schareck, U. T. Hopt

Abteilung für Allgemein- und Transplantationschirurgie, Chirurgische Universitätsklinik, Rostock
* Medizinische Klinik der Ruhr-Universität, Knappschaftskrankenhaus Langendreer, Bochum

Einleitung

Die exokrine Pankreassekretion beim Menschen wird durch gastrointestinale Hormone (Sekretin und CCK) und das cholinerge Nervensystem (extrinsische und intrinsische Nervenfasern) reguliert. Die Interaktion zwischen Hormonen einerseits und cholinerger Innervation bei der Reizantwort des exokrinen Pankreas sind nicht vollständig geklärt. Gründe hierfür sind die Komplexität der physiologischen Steuerung und der schwierige Zugang zum Pankreassekret. Der relativ Anteil cholinerger Mechanismen am Zustandekommen einer mahlzeitstimulierten Sekretionsantwort wird auf 50% geschätzt. Vor allem tierexperimentelle Daten deuten auf neuronal-hormonelle Reflexbögen in der Modulation der Sekretionsantwort hin. Aufgrund deutlicher Unterschiede der Regulationsmechanismen zwischen den verschiedenen Tierspezies und dem Menschen ist eine Übertragung der Ergebnisse nur partiell möglich [1]. Neuere Ergebnisse deuten darauf hin, daß die exokrine Pankreassekretion beim Menschen überwiegend von der cholinergen Innervation abhängig ist und CCK als Modulator fungiert [1]. Die klinische Pankreastransplantation bietet die Möglichkeit, die exokrine Pankreasfunktion unter Ausschaltung jeglicher extrinsischer Nervenimpulse zu untersuchen. Eigene Voruntersuchungen am extrinsisch denervierten Pankreas nach Transplantation zeigen ein reduziertes Ansprechen auf exogene CCK Stimulation [2]. Ziel der Untersuchung war es, den Einfluß der extrinsischen Denervation auf die exokrine Pankreassekretion nach cholinerger Vorstimulation bzw. nach Hemmung mit Atropin genauer zu überprüfen.

Patienten und Methodik

Sechs Patienten (Alter $42 \pm 7,7$ Jahre; Body-Mass-Index $22 \pm 1,5$ kg/m^2) wurden in einem Zeitraum von $23 \pm 9,6$ Tage nach kombinierter Pankreas-Nieren-Transplantation und Ableitung des Pankreassekretes mittels Blasendrainagetechnik untersucht. Zusätzlich wurde das Pankreassekret über einen Pankreasgangkatheter in der frühen postoperativen Phase perkutan drainiert. Die immunsuppressive Therapie bestand in

438

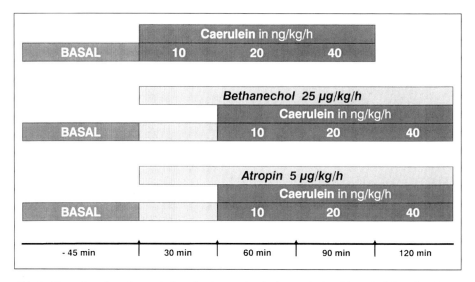

Abb. 1. Versuchsaufbau der exokrinen Pankreasstimulation an drei aufeinanderfolgenden Tagen. Die Entnahme (Pfeile) des Pankreassekretes erfolgte in der Basalphase und in den jeweiligen Stimulationsintervallen in 15 Minuten Abständen

Prednisolon, Cyclosporin A® und Cellcept®. Die Stimulation der Pankreassekretion erfolgte an 3 aufeinanderfolgenden Tagen. Nach Messung der basalen Sekretion über 45 min erfolgte die schrittweise Steigerung der Stimulation mit Caerulein (10, 20 und 40 ng/kg/h) jeweils über 30 min. Am ersten Tag erfolgte die alleinige Stimulation mit Caerulein. Anschließend wurde bereits 30 min vor Beginn und während der Caerulein Stimulation eine Dauerinfusion mit Bethanechol (25 µg/kg/h, 2. Tag) und Atropin (5 µg/kg/h, 3. Tag) appliziert (Abb. 1).

Das Pankreassekret wurde in 15-min-Portionen aufgefangen, wobei die Sekretmenge und die Lipasekonzentration bestimmt wurden. Aus jeweils zwei 15-min-Portionen wurde der Mittelwert eines Stimulationsintervalles gebildet.

Es wurden der Mittelwert ± SEM aller Meßpunkte der Versuchstage gebildet. Zur Signifikanzprüfung wurden die Basalwerte mit den jeweiligen Werten nach Stimulation verglichen, wobei ein Signifikanzniveau von p < 0,05 im Wilcoxon-Test festgelegt wurde.

Ergebnisse

Das transplantierte Pankreas reagiert auf exogene Caerulein-Stimulation mit einer dosisabhängigen Steigerung der Enzymsekretion bis auf das 2,4-fache der Basalsekretion mit einer signifikanten Steigerung ab einer Dosierung von 20 ng/kg/h. Der Maximalwert liegt bei 40 ng/kg/h. Bereits die alleinige Bethanecholgabe führt zu einem signifikanten Anstieg der Enzymsekretion auf das 2,5 fache der Basalsekretion. Bei gleichzeitiger Caeruleinstimulation zeigt sich eine Vervierfachung der Enzym-

Lipase im Pankreassekret

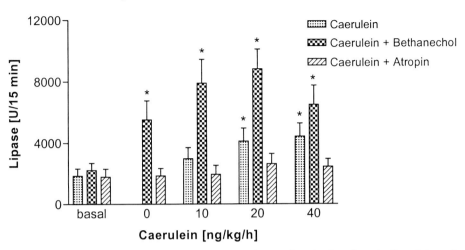

Abb. 2. Effekt der Stimulation mit Caerulein, Caerulein und Bethachenol sowie Caerulein und Atropin auf die Lipasemenge. Die Säulen bei der Caerukeindosis 0 ng/kg/h repräsentieren den alleinigen Bethachenol- bzw. Atropineffekt. Mittelwerte ± SEM, n = 6, *: p < 0,05 im Vergleich zum jeweiligen Basalwert

sekretion mit einem Maximum bei 20 ng/kg/h. Durch Atropingabe läßt sich der Caeruleineffekt in niedriger Dosierung (10 ng/kg/h) vollständig hemmen und entspricht der Basalsekretion. Bei hoher Caeruleindosis (ab 20 ng/kg/h) kommt es zu einem Anstieg der Enzymsekretion auf das 1,5-fache der Basalsekretion ohne signifikanten Unterschied (Abb. 2).

Diskussion

Am intakten menschlichen Pankreas führt die physiologische Stimulation der exokrinen Sekretion zu einer Steigerung des Volumenflusses um das 2,7–10-fache der Basalrate und zu einer Erhöhung der Lipasesekretion um das 10-fache [1]. Demgegenüber ist die Volumen- und Enzymantwort nach Mahlzeitstimulation am denervierten humanen Pankreas nicht erhöht [2]. Auf exogene CCK-Stimulation reagiert das intakte Pankreas mit einer Steigerung der Enzymsekretion um das 5–10-fache der basalen Rate. Am denervierten Organ zeigt sich in unserem Versuch eine 2,4-fache Steigerung der Sekretion bei supraphysiologischer Stimulation. Folglich hat CCK auf das denervierte menschliche Pankreas nur einen geringen stimulierenden Einfluß.

Bei alleiniger cholinerger Stimulation mit Bethanechol kommt es ebenfalls zu einem 2,5-fachen Anstieg der Enzymsekretion. Die gleichzeitige Gabe von Bethanechol und Caerulein führt sogar zu einer Vervierfachung der Enzymsekretion.

Atropin supprimiert beim intakten menschlichen Pankreas die basale Sekretionsrate [2]. Ebenso senkt Atropin bei hoher Caeruleindosis die Enzymantwort um 50–75%. Der supprimierende Effekt ist jedoch geringer ausgeprägt als der des

CCK-Rezeptorantagonisten Loxiglumid (90 %). Auch nach Vagotomie kommt es zu einer Reduktion der Sekretionsantwort auf CCK-Stimulation. Dieser Effekt ist jedoch dosisabhängig. Bei hohen CCK-Dosen kommt es zu keiner Änderung der Sekretion [3].

Bei der CCK-stimulierten pankreatischen Sekretionsantwort und nach Mahlzeitstimulation interagieren hormonelle und cholinerge Mechanismen. Für die Beantwortung eines Mahlzeitreizes und auch bei exogener CCK-Gabe ist das menschliche Pankreas von einem extrinsischen cholinergen Tonus abhängig. Das Ausmaß ist bei Mahlzeitstimulation stärker ausgeprägt als bei maximaler exogener CCK-Stimulation.

Zur Klärung der Interaktion beider Systeme für die Regulation der exokrinen Pankreassekretion sind weitere Ergebnisse von Relevanz. Soudah et al. konnten in einer Azinuszellpräparation der Ratte eine CCK-induzierte innerpankreatische Azetylcholinfreisetzung nachweisen [4]. Ebenfalls in einem Rattenmodell konnte gezeigt werden, daß CCK in physiologischer Dosierung an extrinsischen cholinergen Neuronen des N. vagus wirkt. In supraphysiologischer Dosierung fand sich eine Wirkung an intrinsischen Neuronen und in geringerem Ausmaß an den Azinuszellen selbst [5]. Owyang et al. leiten daraus ein Erklärungsmodell der CCK-Wirkung ab, bei dem CCK-Rezeptoren beim Menschen nur zum Teil auf der Azinuszellmembran lokalisiert sind und sich überwiegend auf cholinergen extrinsischen Neuronen befinden. Dieses Modell steht in Einklang mit den Ergebnissen der vorliegenden Arbeit. Unter physiologischen Bedingungen zeigt sich nahezu keine Sekretionsantwort am denervierten Pankreas. Die extrinsische Innervation, die für die Vermittlung eines physioligischen CCK-Reizes über CCK-Rezeptoren am extrinsischen Nervensystem verantwortlich ist, ist in ihrem efferenten Schenkel unterbrochen. Die in supraphysioligischer Dosierung beobachtete reduzierte exokrine Sekretion dagegen wird über CCK-Rezeptoren an intrinsischen Neuronen und direkt auf der Azinuszelle vermittelt. In unserer Studie läßt sich der CCK-Effekt in physioligischer Dosierung durch Atropin vollständig hemmen. Dagegen ist die Hemmung in supraphysiologischer Dosierung geringer ausgeprägt. Es scheint somit die Hypothese bestätigt, daß die Regulation der exokrinen Pankreassekretion unter physiologischen Bedingungen über die Freisetzung von CCK vermittelt wird. Die Wirkung von CCK auf das menschliche Pankreas wird entscheidend durch extrinsische cholinerge Neuronen vermittelt und CCK-Rezeptoren sind hauptsächlich an extrinsischen Nervenfasern lokalisiert.

Zusammenfassung

Die exokrine Pankreassekretion wird durch gastrointestinale Hormone (Sekretin, CCK) und das autonome Nervensystem (extrinsische/intrinsische Nervenfasern) reguliert. Die Interaktion beider Systeme beim Menschen ist nicht geklärt. Bislang wurde ein cholinerger Tonus als Voraussetzung der CCK-Reizvermittlung postuliert. Es wird von einem Rezeptor auf der Azinusmembran ausgegangen, dessen Wirkung durch cholinerge Neurone moduliert wird. Mit der Pankreastransplantation und perkutaner Drainage des Pankreassekretes ist es möglich, die exokrine Pankreassekretion bei vollständiger extrinsischer Denervierung zu untersuchen. In der vorliegenden Studie wurde bei 6 Patienten nach kombinierter Pankreas-Nierentransplantation der Einfluß der Denervierung auf exogene CCK-Stimulation beziehungsweise gleichzeitiger cholinerger Stimulation mit Bethanechol oder Hemmung mit Atropin untersucht. Hierbei zeigte sich eine abgeschwächte, dosisabhängige Steigerung der Enzym- und Volumensekretion nach alleiniger CCK-Stimulation. Bei gleichzeitiger Bethanecholstimulation kam es zu einer zusätzlichen Verdoppelung der Sekretion. Durch Atropin ließ sich der CCK-Effekt in niedriger Dosierung vollständig hemmen. In hoher Dosierung zeigte sich eine 1,5-fache Steigerung der Pankreassekretion. Diese Ergebnisse zeigen, daß das humane Pankreas nach extrinsischer Denervierung intakt bleibt und in der Lage ist nach cholinerger Stimulation große Enzymmengen zu sezernieren. Auch das intrinsische System bleibt intakt und reagiert auf cholinerge Stimulation. Das extrinsische Nervensystem scheint für eine adäquate CCK-Antwort eine entscheidende Bedeutung zu haben. Die Befunde sind mit der Hypothese vereinbar, daß CCK-Rezeptoren nur zum Teil auf der Azinuszelle lokalisiert sind und sich überwiegend auf extrinsischen cholinergen Neuronen befinden.

Summary

Exocrine pancreatic secretion is regulated by gastrointestinal hormons and the autonomic nervous system. The interaction of both systems is still unclear. In humans CCK mediated regulation of exocrine pancreatic secretion requires a cholinergic tonus. The CCK receptor is thought to be localized on the acinuscell and modulated by cholinergic neurons. Pancreas transplantation and percutaneous diversion of the pancreatic juice offers the opportunity to investigate pancreatic secretion under the condition of complete extrinsic denervation. In the present study the influence of denervation on exogene CCK stimulation and simultaneous cholinergic stimulation or suppression with atropine, respectively, was investigated. CCK stimulation alone showed a reduced, dose dependent increase in enzyme secretion. Simultaneous stimulation with bethachenol resulted in a 2-fold increased secretion. Atropine suppressed the low dose CCK effect completely. Whereas CCK at high doses caused a 1.5 fold increase despite atropine. After extrinsic denervation the human pancreas remains sensitive to exogene stimulation. The intrinsic system remains also intact and is sensitive to cholinergic stimulation. The extrinsic nervous system seems to be necessary for an adequate CCK response. The results are in line with the hypothesis that CCK receptors are only partly localized on the acinuscell, whereas the majority is localized in extrinsic cholinergic neurons.

Danksagung: Frau Pajewski für die technische Assistenz

Literatur

1. Adler G, Beglinger C, Braun U, Reinshagen M, Koop I, Schafmeyer A, Rovati L, Arnold R (1991) Interaction of the cholinergic system and cholcystokinin in the regulation of endogenous stimulation of pancreatic secretion in humans. Gastroenterol 100 : 537–543
2. Pfeffer F, Nauck M, Makowiec F, Büsing M, Gendo K, Hopt UT (1994) Der Effekt von CCK auf die exokrine Pankreassekretion beim Menschen ist abhängig von einer intakten extrinsischen Innervation. In: Trede, Seifert, Hartel (Hrsg) Chirurgisches Forum f. experim. und klinische Forschung; Springer-Verlag, Berlin, Heidelberg, New York

3. Malagelada JR, Go VLW, Summerskill WHJ (1974) Altered pancreatic and biliary function after vagotomy and pyloroplastic. Gastoenterology 66:22–27
4. Soudah HC, Lu Y, Hasler WL, Owyang C (1992) Cholezystokinin at physiological levels evokes pancreatic enzyme secretion via a cholinergic pathway. Am J Physiol 262:G102–107
5. Owyang C (1996) Physiological mechanisms of cholezystokinin action on pancreatic secretion. Am J Physiol 271:G1–G7

Selektive Bradykinin B1-Rezeptor-Antagonisierung bei Ischämie/Reperfusion des Pankreas der Ratte

Selective bradykinin B1-receptor-antagonism after ischemia/reperfusion of the pancreas in rats

T. F. Hoffmann, J. Kübler, K. Meßmer

Institut für Chirurgische Forschung, Klinikum Großhadern, Ludwig-Maximilians-Universität München

Einleitung

Das Kallikrein-Kinin System spielt bei der akuten Pankreatitis durch Stimulation von Endothelzellen und neutrophiler Granulozyten eine wichtige Rolle [1]. Insbesondere Bradykinin, ein Nonapeptid, ist durch Aktivierung der B2-Rezeptoren an der inflammatorischen Reaktion des Pankreas beteiligt; diese aktiviert durch Anstieg des intrazellulären Ca^{++} die NO-Synthetase und die Phospholipase A2 [2]. An einem Ischämie/Reperfusionsmodel des Pankreas wurde durch B2-Rezeptor-Antagonisierung eine Reduktion des postischämischen Reperfusionsschadens unter akuten wie auch chronischen Bedingungen nachgewiesen [3]. Ziel dieser Studie war es, den Einfluß des selektiven Bradykinin B1-Rezeptor-Antagonisten CP-0298 auf die Veränderung der Mikrozirkulation nach Ischämie/Reperfusion des Pankreas mittels intravitaler Fluoreszenzmikroskopie quantitativ zu bestimmen.

Methodik

Sprague-Dawley Ratten (n = 21) mit einem mittleren Körpergewicht von 220 ± 20 g wurden nach Ätherinhalation mit Chloralhydrat (36 mg/100 g KG i. p.) und Chloralose (5 mg/100 g KG i. v.) narkotisiert und nach Intubation über eine Tracheotomie kontrolliert beatmet (PaO_2 100–110 mm Hg, $PaCO_2$ 34–40 mm Hg). Nach Laparotomie wurden in der Sham-Gruppe (I) die 4 das Pankreas versorgenden Arterien (A. gastroduodenalis, A. lienalis, A. gastrica sinistra und A. pancreaticoduodenalis caudalis) mikrochirurgisch dargestellt, jedoch nicht okkludiert [4]. In der Ischämie-Gruppe (II) wurden die präparierten Arterien durch mikrochirurgische Gefäßclips (Flächenpressung 27–36 g/mm) für 2 Stunden verschlossen. Die Behandlungsgruppe (III) erhielt über eine kontinuierliche intravenöse Infusion den Bradykinin B1-Rezeptor Antagonisten CP-0298 (Cortech, Denver, Colorado, USA) in einer Dosierung von 300 ng/kg/min, gelöst in Phosphatpuffer, beginnend 15 Minuten vor Entfernung der Gefäßclips und damit Induktion der Reperfusion des Organs bis zum Ende des Versuchs. Nach Entfernung der Clips wurde das Pankreas auf einem beweglichen Be-

444

obachtungstisch exponiert und mit Teflon-Folie abgedeckt. Die Bestimmung der makrohämodynamischen Parameter und die Analyse der Mikrozirkulation mittels intravitaler Fluoreszenzmikroskopie erfolgte während Reperfusion zu den Zeitpunkten 30, 60 und 120 min. Die Qualität der mikrovaskulären Perfusion wurde anhand der Parameter funktionelle Kapillardichte, Heterogenität der kapillären Perfusion und Leukozyten-Endothel-Interaktion in den postkapillären Venolen nach Injektion der Fluoreszenzfarbstoffe FITC-Haes (fluorescein-isothiocyanate-hydroxyethylstarch) als Plasmamarker und Rhodamin 6G für die Kontrastierung der Leukozyten bestimmt [4]. Die angegebenen Daten sind Mittelwerte ± SEM. Normal verteilte Daten wurden mit Anova und Dunnett's Methode, nicht normal verteilte Daten mittels Friedman Analyse und Dunnett's Methode auf Signifikanz überprüft (p < 0,05).

Ergebnisse

Die Reperfusionsphase nach 2 Stunden normothermer Ischämie war gekennzeichnet durch signifikante (p < 0,05) Abnahme der funktionellen Kapillardichte sowohl in der CP-Behandlungsgruppe ausgehend von einem Wert von 326 ± 10 cm^{-1} nach 30 min Reperfusion auf 294 ± 18 cm^{-1} nach 120 min Reperfusion, als auch in der unbehandelten Ischämie-Gruppe mit Werten von 371 ± 3 cm^{-1} und 295 ± 23 cm^{-1}. Im Gegensatz zu diesen Werten blieb in der Sham-Gruppe die funktionelle Kapillardichte über den Beobachtungszeitraum nahezu konstant (408 ± 9 cm^{-1} und 395 ± 8 cm^{-1} nach 30 und 120 min Reperfusion). Die Zahl adhärenter Leukozyten in den postkapillären Venolen war in der Behandlungsgruppe nach 30, 60 und 120 min Reperfusion mit 503 ± 62 mm^{-2}, 716 ± 112 mm^{-2} und 892 ± 148 mm^{-2} Endotheloberfläche signifikant (p < 0,05) geringer als in der unbehandelten Ischämie-Gruppe mit Werten von 632 ± 66 mm^{-2},

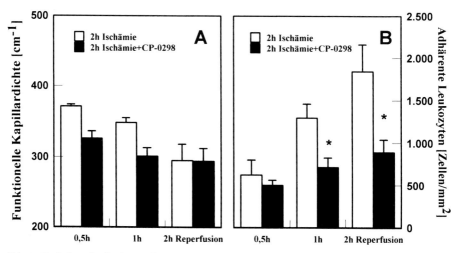

Abb. 1. Verhalten der funktionellen Kapillardichte (A) und der Zahl adhärenter Leukozyten (B) in der CP-0298 Gruppe (n = 7) im Vergleich zur Ischämie Gruppe ohne Behandlung (n = 7) nach 2 h Ischämie während Reperfusion im Pankreas der Ratte; MW ± SEM, *p < 0,05 vs. Ischämie Gruppe

1532 ± 213 mm^{-2} und 2628 ± 469 mm^{-2}. Die Werte der Sham-Gruppe entsprachen insbesondere nach 2 Stunden Reperfusion denen der Behandlungsgruppe (70 ± 25 mm^{-2}, 358 ± 66 mm^{-2} und 820 ± 152 mm^{-2}). Der Anstieg der Pankreas-Amylase im Serum von 2974 ± 294 U/l vor Ischämie auf 3492 ± 107 U/l nach 2 Stunden Reperfusion gegenüber der Sham-Gruppe mit Werten von 2048 ± 151 U/l und 1857 ± 99 U/l ($p < 0{,}05$) war in der Behandlungsgruppe nicht nachzuweisen (1786 ± 209 U/l und 1912 ± 247 U/l).

Diskussion

Die Störung der mikrovaskulären Perfusion ist ein charakteristisches Kennzeichen der experimentellen und klinischen Pankreatitis. Nach Ischämie/Reperfusion fanden sich Veränderungen der Mikrozirkulation des Pankreas wie sie auch für die akute Pankreatitis nachgewiesen worden sind. An dem Phänomen des postischämischen Reperfusionsschadens sollen Kinine, welche durch ihre vasoaktiven Eigenschaften eine zentrale Rolle in der Pathogenese und Progredienz der Pankreatitis spielen, beteiligt sein. Die vasoaktive Wirkung von Bradykinin ist auch am Modell der Pankreasischämie durch B2-Rezeptor-Antagonisierung bestätigt worden [3]. Demgegenüber blieb die Rolle des B1-Rezeptors, welcher durch Gewebsschädigung – nach Ischämie/Reperfusion – exprimiert wird, im Rahmen der Pankreatitis bisher nicht untersucht, jedoch dürfte er an der Rekrutierung polymorphkerniger Leukozyten beteiligt sein [5]. Anhand eines Ischämie/Reperfusionsmodells am Pankreas der Ratte konnten wir zeigen, daß die kontinuierliche Infusion des B1-Rezeptor-Antagonisten CP-0298 eine Reduktion der postischämischen Leukozytenadhärenz bewirkt, jedoch keinen Einfluß auf das kapilläre Perfusionsversagen hat. Außer der Frage der Lokalisation des B1-Rezeptors auf der Azinuszelle bleibt zu klären, welche Funktion dieser Rezeptor unter pathophysiologischen Bedingungen hat.

Zusammenfassung

Der selektive Bradykinin B1-Rezeptor-Antagonist CP-0298 vermindert die postischämische Leukozytenadhärenz in den postkapillären Venolen, hat jedoch keinen Einfluß auf das postischämische kapilläre Perfusionsversagen; jedoch wird die postischämische Freisetzung von Pankreasenzymen verhindert. Inwieweit die Aktivierung des B1-Rezeptors insbesondere unter pathophysiologischen Bedingungen an der Protektion des Organs beteiligt ist, müssen weitere Versuche klären.

Summary

The selective bradykinin B1-receptor-antagonist CP-0298 reduces ischemia/reperfusion induced enhanced leukocyte adherence in postcapillary venules of the pancreas, but has no influence on the microvascular perfusion failure. The postischemic enzyme release will effectively attenuated by the antagonist. Wether the activation of the B1-receptor under pathophysiological conditions exerts protective effects to maintain the integrity of the pancreas, has to be evaluated in further experiments.

Literatur

1. Yotsumoto F, Manabe T, Ohshio G (1993) Bradykinin involvement in the aggravation of acute pancreatitis in rabbits. Digestion 54:224–230
2. Hecker M, Dambacher T, Busse R (1992) Role of endothelium-derived bradykinin in the control of vascular tone. J Cardiovasc Pharmacol 20(Suppl 9):S55–S61
3. Hoffmann TF, Leiderer R, Waldner H, Messmer K (1996) Bradykinin-antagonists HOE-140 and CP-0597 diminish microcirculatory injury after ischemia/reperfusion of pancreas in rats. Br J Surg 83:182–195
4. Hoffmann TF, Leiderer R, Waldner H, Messmer K (1995) Ischemia/reperfusion of the pancreas: A new in vivo model for acute pancreatitis in rats. Res Exp Med 195:125–144
5. Ahluwalia A, Perretti M (1996) Involvement of bradykinin B1 rezeptors in the polymorphonuclear leukocyte accumulation induced by IL-1β in vivo in the mouse. J Immunol 156:269–274

Kontaktadresse: Priv. Doz. Dr. med. Dr. med. vet. T. F. Hoffmann,
Maria-Theresia-Klinik, Bavariaring 46, D-80336 München

Oxaceprol reduziert die Leukozyten-Adhärenz und -Extravasation und erhält die Perfusion des Gewebes nach Ischämie/Reperfusion (I/R) aufrecht

Oxaceprol reduces leukocyte adherence and extravasation and maintains tissue perfusion after ischemia/reperfusion (I/R)

A.G. Harris, A. Schropp, K. Meßmer

Institut für Chirurgische Forschung, Klinikum Großhadern, Universität München

Einleitung

Akkumulation von Leukozyten, Beeinträchtigung der Perfusion sowie Steigerung der Permeabilität kennzeichnen den mikrovaskulären Ischämie/Reperfusions (I/R)-Schaden. Das Antiphlogistikum Oxaceprol ist zugelassen zur Behandlung schmerzhafter oder entzündlicher Stadien degenerativer Gelenkserkrankungen. Neue Untersuchungen haben gezeigt, daß Oxaceprol die Leukozytenadhärenz an kultivierten Endothelzellen reduziert; in einem Arthritismodell am Tier verhindert Oxaceprol die Leukozytenextravasation [2]. Aufgrund dieser Ergebnisse untersuchten wir die Effektivität von Oxaceprol zur Reduktion des I/R-Schadens. Mittels intravitaler Fluoreszenzmikroskopie wurde der Einfluß einer Behandlung mit Oxaceprol während I/R auf den mikrovaskulären I/R-Schaden des quergestreiften Muskels in der Hamsterrückenhautkammer quantitativ analysiert.

Methodik

Tiermodell: Die Untersuchung wurde an wachen Syrischen Goldhamstern mit einem Gewicht von 40–60 g durchgeführt. Die quantitative Analyse der Mirkozirkulation des Hautmuskels in der Rückenhautkammer erfolgte mittels intravitaler Fluoreszenzmikroskopie [1]. Präparation und Katheterimplantation erfolgten 24–48 h vor dem eigentlichen Versuch unter Ketamin/Thompun-Narkose.

Intravitalmikroskopie: Nach Erhebung der Ausgangswerte wurden eine 4-stündige druck-induzierte Ischämie und intravitalmikroskopische Untersuchungen zu den Zeitpunkten 30 min, 2 h und 24 h nach Reperfusion durchgeführt. 15 Minuten vor Ende der Ischämie erhielten die Tiere zunächst eine Bolusinfusion von 50 mg/kg i. v. Oxaceprol oder ein äquivalentes Volumen Kochsalzlösung als Kontrolle, anschließend erfolgte eine 45-minütige Dauerinfusion von Oxaceprol mit derselben Dosierung. Leukozytenadhärenz und funktionelle Kapillardichte (FKD) wurden nach i. v. Applikation von FITC-Dextran 150000 als Plasmamarker und Rhodamin-6 G zur in vivo Markierung der Leukozyten analysiert. Pro Tier wurden 5–7 postkapilläre Venolen (Durchmesser 20–60 μm) sowie 4–5 Kapillarnetzwerke untersucht. Identische Venolen und Kapillarnetzwerke wurden im weiteren Versuchsablauf computergesteuert aufgesucht, die mikroskopischen Bilder auf Videoband aufgezeichnet und off-line mit Hilfe eines computergestützten Auswertesystems blind analysiert [5].

Histologie: Am Versuchsende (24 h nach Reperfusion) wurden aus der Kammer Gewebeproben für die histologische Quantifizierung der Leukozytenextravasation mittels Esterasefärbung entnommen. Pro Tier wurden 3 Gewebeschnitte untersucht. Die Anzahl von intra- und extravasalen Leukozyten wurden in acht verschiedenen Gesichtsfeldern pro Gewebeschnitt bestimmt. Die Ergebnisse wurden für die Anzahl der Gefäße pro Gesichtsfeld korrigiert.

Ergebnisse

Nach 4stündiger Druckischämie war bei Behandlung mit Oxaceprol die Anzahl adhärenter Leukozyten während Reperfusion gegenüber der Kontrollgruppe signifikant vermindert (Abb. 1). Außerdem fand sich bei den mit Oxaceprol behandelten Tieren während Reperfusion eine signifikante Verbesserung der FKD im Vergleich zu der mit Kochsalz behandelten Gruppe (Abb. 2).

In den histologischen Schnitten war eine deutliche und signifikante Verminderung der Anzahl extravasierter Leukozyten zu erkennen (Abb. 3).

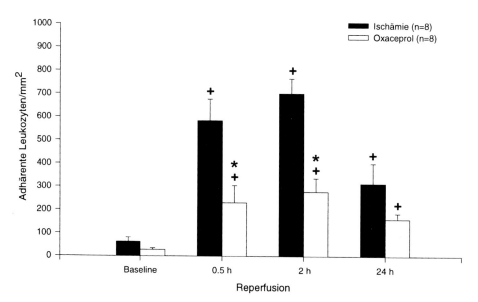

Abb. 1. Leukozyten-Adhärenz in postkapillären Venolen vor einer 4stündigen Druckischämie sowie 0,5 h, 2 h und 24 h nach Reperfusion. Mittelwerte ± SEM, + P < 0,05 vs. Baseline, *P < 0,05 vs. Ischämie, Mann-Whitney Test

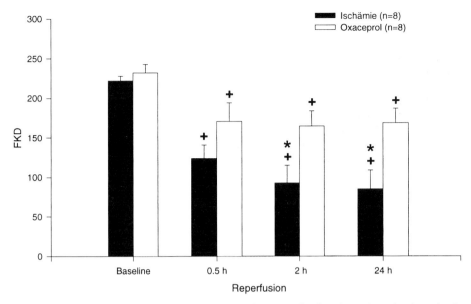

Abb. 2. Funktionelle Kapillardichte vor einer 4stündigen Druckischämie sowie 0,5 h, 2 h, und 24 h nach Reperfusion. Mittelwerte ± SEM, + P < 0,05 vs. Baseline, *P < 0,05 vs Ischämie, Mann-Whitney Test

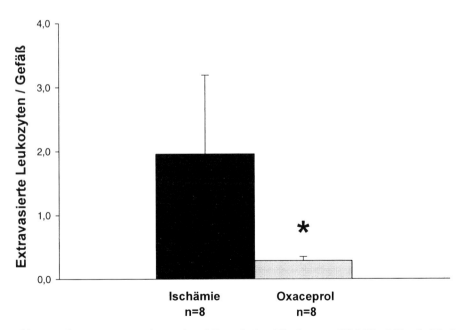

Abb. 3. Leukozytenextravasation nach 24 h Reperfusion. Mittelwerte ± SEM, *P < 0,05 vs Ischämie, Mann-Whitney Test

Diskussion

In der vorliegenden Studie wurden die Effekte von Oxaceprol auf die Mikrozirkulation des quergestreiften Muskels bei Ischämie und Reperfusion am syrischen Goldhamster mit Hilfe der intravitalen Fluoreszenzmikroskopie und quantitativer Histologie erfaßt. Es konnte der Nachweis erbracht werden, daß eine Behandlung mit Oxaceprol bei I/R protektive Effekte auf die Mikrozirkulation ausübt. Frühere Studien unserer Arbeitsgruppe hatten bereits eine direkte Korrelation zwischen Gewebeschaden und Leukozytenadhärenz bzw. Verminderung der FKD ergeben [1]. Eine Verbesserung dieser Parameter entspricht einer Verminderung des Gewebeschadens. Unsere Ergebnisse zeigen erstmals in vivo, daß die Behandlung mit Oxaceprol die Leukozytenadhärenz in der frühen Reperfusionsphase signifikant reduziert. Die Beeinträchtigung der nutritiven Perfusion nach einer Ischämiedauer von 4 Stunden wird durch Behandlung mit Oxaceprol gegenüber der Kontrollgruppe signifikant vermindert. Trotzt der Reduktion der FKD ist die Blutversorgung des Gewebes bei Oxaceprol Behandlung weitgehend aufrechterhalten. Die im Vergleich zu den Kontrolltieren höhere FKD kann zum Teil auf die Reduktion der Leukozytenadhärenz zurückgeführt werden [3]. Ein Mechanismus der die Beeinträchtigung der FKD erklärt, ist die postischämische Endothelzellschwellung [1, 4]. Ein direkter Effekt von Oxaceprol auf die Endothelzellen ist nicht auszuschließen. Die signifikante Verminderung der Anzahl extravasierter Leukozyten zeigt, daß Oxaceprol sehr effektiv die Leukozytenmigration inhibiert; dieses Ergebnis bestätigt frühere Befunde an einem Arthritismodell [2]. Der Wirkungsmechanismus ist bislang unbekannt. Ein Einfluß auf die Expression von Adhäsionmolekülen und direkte Effekte auf das Endothel sind nicht auszuschließen. Er muß in weiteren Untersuchungen geklärt werden.

Zusammenfassung

Die Ergebnisse dieser Studie zeigen, daß durch Anwendung von Oxaceprol der mikrovaskuläre I/R-Schaden vermindert werden kann. Die Applikation von Oxaceprol während Reperfusion reduziert signifikant die postischämische Leukozytenadhärenz und -extravasation, während die nutritive Perfusion des Hautmuskels verbessert wird. Die Behandlung mit Oxaceprol stellt daher einen neuen Ansatz zur Reduktion des I/R-Schadens dar.

Summary

The present data indicate that treatment with Oxaceprol results in a significant protection of the microvasculature against I/R injury. The infusion of Oxaceprol during reperfusion leads to a significant reduction in the post-ischemic leukocyte adherence and extravasation as well as an improvement of the nutritive perfusion of the skin muscle. Thus, Oxaceprol treatment would appear to be a promising therapy for the reduction of I/R injury.

Literatur

1. Harris AG, Leiderer R, Peer F, Messmer K (1996) Skeletal muscle microvascular and tissue injury after varying durations of ischemia. Am J Physiol 271: H2388–H2398
2. Ionac M, Parnham MJ, Plauchithiu M, Brune K (1996) Oxaceprol, an atypical inhibitor of inflammation and joint damage. Pharmacol Res 33: 367–374
3. Jerome SN, Akimitsu T, Korthuis RJ (1994) Leukocyte adhesion, edema, and development of postischemic capillary no-reflow. Am J Physiol 267: H1329–1336
4. Mazzoni MC, Borgström P, Intaglietta M, Arfors KE (1990) Capillary narrowing in hemorrhagic shock is rectified by hyperosmotic salin-dextran reinfusion. Circ Shock 31: 407–418
5. Zeintl H, Sack FU, Intaglietta M, Messmer K (1989) Computer assisted leukocyte adhesion measurement in intravital microscopy. Int J Microcir Clin Exp 8: 293–302

Freisetzung von Interleukin-12 (IL-12) nach Trauma und Polytrauma

Release of interleukin-12 (IL-12) after trauma and polytrauma

M. Köller, A. Dávid, M. P. Hahn, G. Muhr

Chirurgische Klinik und Poliklinik, BG Kliniken Bergmannsheil, 44789 Bochum

Einleitung

In der Folge schwerer Traumata entwickelt sich eine Störung der körpereigenen Infektabwehr, die mit dysbalancierter Synthese von Cytokinen verbunden ist und mit der Pathophysiologie von Schock und Sepsis korreliert. Bioaktives IL-12 (p70) ist ein heterodimeres Cytokin (p35- u. p40-Untereinheit), das zentrale Bedeutung als proinflammatorisches Cytokin und als Immunoaktivator der natürlichen und adaptiven Infektabwehr hat [1, 2]. IL-12 wird hauptsächlich durch phagozytäre Zellen freigesetzt. Es ist neben IFN-γ ein zentrales Differenzierungssignal für Th0-Lymphozyten zu Th1-Lymphozyten [1, 2]. Die Synthese von IL-12 wird *in vitro* durch IL-10 supprimiert. Die Rolle von IL-12 in der posttraumatisch erworbenen Immundysregulation ist noch nicht genau definiert.

Methodik

Wir analysierten IL-12 (p70 bioaktiv), IL-12 (p40)- und begleitend IL-10 in Plasmen und z. T. in Kulturüberständen von stimulierten peripheren mononukleären Zellen (PBMC) bei 30 traumatisierten Intensiv-Patienten (ISS: 17-57; APACHE II: 7-45) im stationären Verlauf mittels ELISA. Als Stimuli wurden eingesetzt: TSST-1, Toxic shock syndrome toxin-1, 10 ng/ml; SEB, Staphylococcal enterotoxin B, 10 ng/ml; Concanavalin A, ConA, 2 µg/ml; fixierte Staphylococcus aureus Cowan Strain I, SAC, Pansorbin®, 0,05%; in An- oder Abwesenheit von 300 IU rh-IFN-γ. Kulturbedingungen: 1×10^6 PBMC/ml RPMI-1640 (supplementiert mit L-Glutamin, 25 mM HEPES und 10% FCS) für 24 bzw. 48 h.

Ergebnisse

Die Ergebnisse zeigen, daß posttaumatisch systemische IL-12-Konzentrationen extrem ansteigen können (p70 > 1000 pg/ml oder p40 > 2500 pg/ml). Hohe IL-12-Werte

454

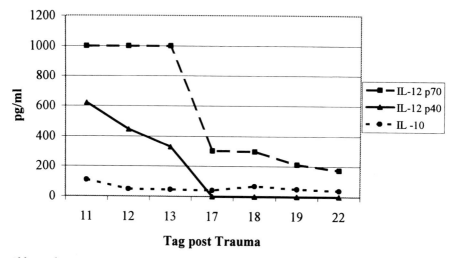

Abb. 1. Plasma-Konzentrationen von IL-12 und IL-10 bei einem Traumapatient (m, 47 J., Thorax-trauma, akute respiratorische Dekompensation, Pneumonie, ISS:18)

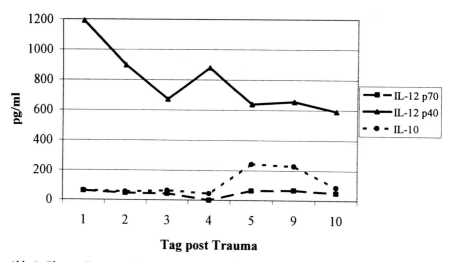

Abb. 2. Plasma-Konzentrationen von IL-12 und IL-10 bei einem Polytraumapatient (m, 17 J., Schädel-Hirn-Trauma, Lungenkontusion, stumpfes Bauchtrauma, Frakturen: Tibia, Fibula, Humerus, Ulna; ISS:41)

korrelierten nicht mit subnormalen IL-10-Konzentrationen. Individuelle Beispiele der Cytokin-Verläufe sind in Abb. 1 und Abb. 2 dargestellt. Mittelwerte für Normal-spender-Plasmen (n = 16) waren 61 ± 81 pg/ml (IL-12-p70), 21 ± 12 pg/ml (IL-12-p40) und 40 ± 42 (IL-10). Patienten, die an Sepsis/Multiorganversagen verstarben, hatten dagegen z. T. durchgehend subnormale systemische IL-12-(p70 und p40)-Werte. Die *in vitro*-Synthesefähigkeit für IL-12-p40 nicht aber für IL-12-p70 aus PBMC war nach

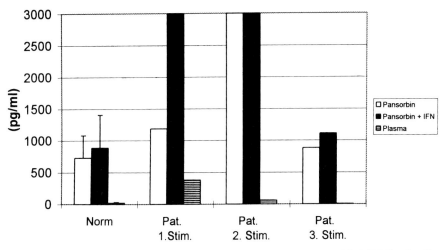

Abb. 3. Konzentration von IL-12-p40 in Kulturüberständen von Pansorbin® (SAC)-stimulierten PBMC (24 h) eines Trauma-Patienten (m, 28J., Thoraxtrauma, ISS: 20). 1.Stimulation 40.Tag post Trauma, APACHE II: 23, CRP: 23,4 mg/ml; 2.Stimulation 46.Tag post Trauma, APACHE II: 25, CRP: 23,8 mg/ml; 3.Stimulation 53. Tag post Trauma, APACHE II: 7, CRP: 4,1mg/ml

Stimulation der Zellen mit SAC von Polytrauma-Patienten individuell erhöht (bei gleichzeitig erhöhter IL-10-Freisetzung) und korrelierte dann zu systemischen Werten von p40 (Abb. 3). Stimulation der Zellen mit Superantigenen (TSST-1, SEB) führte im Vergleich zu Normalspender-Zellen zu einer deutlich verringerten Freisetzung von IL-12-p40 und p70.

Diskussion

Bei Trauma-Patienten wurde kürzlich die Suppression der IL-12 (p40 und p70)-Freisetzung aus Leukozyten nach Vollblutstimulation berichtet [3]. Unsere Resultate zeigen, daß diese Ergebnisse nicht allgemein zu systemischen IL-12-Spiegeln bei Trauma-Patienten korrelieren, bei denen – mit Ausnahme von septischen Phasen – z.T. sehr hohe IL-12- (p40 und p70)-Spiegel gemessen wurden. Für IL-12-p40 nicht aber für p70 konnten wir auch nach Zellstimulation individuell erhöhte Konzentrationen messen. Der zelluläre Ursprung von erhöhtem systemischen IL-12-p70 sind offensichtlich nicht die peripheren Leukozyten.

Im Affen-Modell einer E. coli-Sepsis wurde gezeigt, daß unter letalen Bedingungen im Gegensatz zu anderen proinflammatorischen Cytokinen (IL-1β, IL-6, IL-8, TNF-α) eine Erniedrigung der systemischen IL-12-Spiegel zu beobachten ist [4]. Diese Daten korrelieren zu unseren Ergebnissen von subnormalen systemischen IL-12-p70-Spiegeln beim Auftreten einer Sepsis bei Trauma-Patienten. Unsere Ergebnisse weisen auf eine duale Rolle von IL-12 in der posttraumatischen Immundysregulation hin: Überschießende IL-12-Produktion als Folge inflammatorischer Reaktionen (z.B. Lunge) und supprimierte IL-12-Produktion begleitend zur Sepsis.

456

Zusammenfassung

Wir analysierten IL-12 (p70), IL-12 (p40)- und begleitend IL-10-Konzentrationen im Plasmen und z.T. in Kulturüberständen von stimulierten peripheren mononukleären Zellen (PBMC) bei 30 traumatisierten Intensiv-Patienten (ISS: 17-57; APACHE II: 7-45) im stationären Verlauf. Die Ergebnisse zeigen, daß posttraumatisch systemische IL-12-Konzentrationen extrem ansteigen können (p70 > 1000 pg/ml oder p40 > 2500 pg/ml). Patienten, die an Sepsis/Multiorganversagen verstarben, hatten dagegen z.T. durchgehend subnormale systemische IL-12-Werte. Die *in vitro*-Synthesefähigkeit für IL-12 (p40) aus PBMC von nicht septischen Patienten war nach SAC-Stimulation individuell erhöht und korrelierte dann zu Plasma-Werten von IL-12-p40.

Summary

We determined concentrations of IL-12 (p70), IL-12 (p40) and concomitantly of IL-10 in plasma and partly in culture supernatants stimulated peripheral blood mononuclear cells (PBMC) of 30 traumatized patients (ISS: 17-57; APACHE II: 7-45) during their course on the intensive care unit. Our results showed that individually systemic IL-12 could be extremely increased post trauma (p70 > 1000 pg/ml and p40 > 2500 pg/ml). Patients who succumbed to sepsis/multi organ failure, partly exhibited subnormal systemic IL-12-values. The capacity to synthesize IL-12-p40 from SAC-stimulated PBMC in vitro was individually increased in non-septic patients and correlated to respective plasma values.

Literatur

1. Trinchieri G, Gerosa F (1996) Immunoregulation by interleukin-12. J Leuko Biol 59:505–511
2. Lamont AG, Adorini L (1996) IL-12: a key cytokine in immune regulation. Immunol Today 17:214–217
3. Ertel W, Keel M, Neidhardt R, Steckholzer U, Kremer JP, Ungethuem U, Trenz O (1997) Inhibition of the defense system stimulating interleukin-12 interferon-gamma pathway during critical illness. Blood 89:1612–1620
4. Jansen PM, van der Pouw-Kraan TC, de Jong IW, van Mierlo G, Wijdens J, Chang AA, Aarden LA, Taylor Jr FB, Hack CE (1996) Release of interleukin-12 in experimental Escherichia coli septic shock in baboons: relation to plasma levels of interleukin-10 and interferon-gamma. Blood 87:5144–5151

Korrespondenzadresse: PD Dr. rer. nat. Manfred Köller, Chirurgische Forschung der Chirurgischen Klinik und Poliklinik BG Kliniken Bergmannsheil, Bürkle-de-la-Camp-Platz-1, 44798 Bochum

Respiratory burst und Phagozytoseaktivität bei Patienten mit Sepsis nach abdominalchirurgischen Eingriffen

Respiratory burst and phagocytic activity in patients with sepsis after abdominal surgery

N. Unbehaun[1], W. Barthlen[1], W. Kaffenberger[2], B. Holzmann[1], H. Bartels[1], J. R. Siewert[1]

[1] Chirurgische Klinik und Poliklinik der TU München, Klinikum rechts der Isar, München
[2] Institut für Radiobiologie der Sanitätsakademie der Bundeswehr, München

Einleitung

Die Phagozytoseaktivität und die als „respiratory burst" bezeichnete Produktion reaktiver Sauerstoffmetabolite durch Granulozyten (PMN), Monozyten und Makrophagen gehören zu den wichtigsten Faktoren der unspezifischen Immunabwehr im Rahmen einer systemischen inflammatorischen Reaktion (SIRS) oder einer Sepsis [1, 4, 5, 6, 7]. Während die Phagozytose die intrazelluläre Aufnahme eines Partikels umfaßt, werden bei der als „respiratory burst" bezeichneten vermehrten Sauerstoffradikalfreisetzung die zur Abtötung des phagozytierten Materials notwendigen Metabolite bereitgestellt. Dies geschieht über eine Proteinkinase C vermittelte Aktivierung des zellmembranständigen NADPH-Oxidase-Enzym Komplexes, welcher durch die Übertragung eines Elektrons auf molekularen Sauerstoff diesen zum Superoxidanion reduziert.

Methodik

Bei Intensiv-Patienten mit großen abdominal-chirurgischen Eingriffen (n = 253) wurden präoperativ, früh-postperativ (d1 pOP) und spät-postoperativ (d3-d5 pOP), sowie während septischer Verläufe die „respiratory burst" Kapazität der PMNs und die Phagozytoseaktivität der Granulozyten und Monozyten durchflußzytometrisch gemessen.

Dabei wurden nur große visceralchirurgische Eingriffe berücksichtigt, die erfahrungsgemäß eine hohe postoperative Komplikationsrate aufweisen. Das Alter der Patienten reichte von 18 bis 86 Jahren (Mittelwert 59,3 ± 0,7). Die Geschlechtsverteilung betrug 63,2 % männliche Patienten gegenüber 36,8 % weiblichen Patienten. Bei sämtlichen Patienten erfolgte die intraoperative Narkose nach dem üblichen anaesthesiologischen Standard in Intubationsnarkose. Weiter erhielten alle Probanden eine standardisierte postoperative parenterale Ernährung, sowie bei Bedarf eine Antibiotikatherapie nach vergleichbaren Konzepten.

Als Kontrollgruppe wurde eine Gruppe (n = 30) mit gesunden Probanden mit zufälliger Alters- und Geschlechtsverteilung den präoperativen Ausgangswerten sowie den postoperativen Werten gegenübergestellt.

Respiratory Burst

Zur Messung des Respiratory Burst erfolgte zunächst eine Zellisolation mittels Ficoll-Gradienten zur Gewinnung der PMNs. Nach mehreren Lyse- und Wasch- Vorgängen wurden die gewonnenen Zellen nach Zugabe von Cytochalasin B bei 37 °C inkubiert und mit N-formyl-methionyl-leucyl-phenylalanine (FMLP) stimuliert. Die „respiratory burst" Intensität wurde 20 Minuten nach Stimulation mittels Dihydrorhodamin 123 (DHR) durchflußcytometrisch gemessen. In der Anfangsphase wurde in einem weiteren Ansatz eine Stimulation mit dem Porbolester PMA durchgeführt. Anschließend wurde der Quotient aus der FMLP-stimulierten Probe und einer unstimulierten Probe berechnet und als Stimulationsindex (SI) definiert [3].

Phagozytose

Die Phagozytoseaktivität wurde mittels eines kommerziell erhältlichen Test-Kits (Phagotest®/Orpegen, Heidelberg) für Granulozyten und Monozyten im Vollblut durchgeführt und durchflußcytometrisch gemessen. Hierbei wird der prozentuale Anteil an Granulozyten und Monozyten bestimmt, die FITC-markierte opsonierte E. coli-Bakterien nach zehnminütiger Inkubation bei 37 °C aufgenommen haben. Neben der qualitativen Analyse wurde auch eine quantitative Bestimmung der Leukozytenphagozytose vorgenommen; dabei diente der präoperative Wert als individueller Referenzwert.

Ergebnisse

Bei komplikationslosem Verlauf zeigte die „respiratory burst" Kapazität FMLP-stimulierter Granulozyten einen signifikanten (p < 0,005) Abfall des frühpostoperativen Wertes, während der späte postoperative Wert gegenüber dem präoperativen Ausgangswert keine signifikante Erniedrigung zeigte. Zudem ließ sich bei Patienten, die im weiteren Verlauf eine schwere Sepsis [2] entwickelten, bereits frühpostoperativ eine signifikant (p < 0,05) niedrigere Aktivität als bei Patienten mit unauffälligem Verlauf nachweisen. Für Patienten mit septischen Komplikationen bis hin zum septischen Schock (n = 14) zeigte sich ein signifikanter Abfall zum Sepsisbeginn. Im weiteren septischen Verlauf blieb dieser Wert erniedrigt bis zum letalen Ausgang, beziehungsweise stieg erst wieder bei klinischer Besserung an.

Für die qualitative Phagozytose-Messung ließ sich früh-postoperativ eine reduzierte Aktivität der Granulozyten gegenüber einer erhöhten Aktivität der Monozyten darstellen, jedoch ohne Signifikanz. Bei septischen Verläufen zeigte sich ein signifikanter Unterschied nur präfinal im septischen Schock. Die quantitative Bestimmung der Leukozytenphagozytose mittels individuellem Referenzwert erbrachte keine signifikanten Ergebnisse.

Eine Unterteilung der Patienten nach OP-Eingriffsart und operiertem Organ zeigte weder für den „respiratory burst", noch für die Phagozytoseaktivität signifikante Unterschiede. Die OP-Dauer wurde in drei Gruppen eingeteilt (1–3 h, 3–5 h, > 5 h); auch hier ließen sich keine signifikanten Veränderungen nachweisen.

Zusammenfassung

Phagozytenfunktionen wie „respiratory burst" und Phagozytoseaktivität erlauben die Beurteilung septischer Verläufe. Jedoch tritt bereits im Rahmen des „postsurgical stress" eine Reduktion der Sauerstoffmetabolit-Produktion der PMNs auf, welche den Verlauf späterer septischer Komplikationen beeinflussen könnte. Die Ergebnisse bei septischen Patienten lassen trotz intakter Aufnahme von Partikeln und Keimen (Phagozytose) einen Defekt bei der intrazellulären Abtötung von Sepsiserregern („respiratory burst") vermuten.

Summary

Phagocyte functions such as respiratory burst or phagocytic activity allow the determination of septic courses. Already in case of surgical stress a reduced constitutive generation of reactive oxygen metabolites could be shown, which is assumed to influence the outcome of following septic courses. The results of septic patients suggest that in spite of a functioning uptake of particles and germs (phagocytosis) a defect of intracellular killing (respiratory burst) exists.

Literatur

1. Bohmer RH, Trinkle LS, Staneck JL (1992) Dose effects of LPS on neutrophils in a whole blood flow cytometric assay of phagocytosis and oxidative burst. Cytometry 13:525–530
2. Bone RC, Balk RA, Cerra FB, Dellinger RP, Fein AM, Knaus WA, Schein RMH, Sibbald WJ (1992) The ACCP/CCM Consensus Conference Committee: Definitions for sepsis and organ failure and guidelines for the use of innovative therapies in sepsis. Chest 101:1644–1655
3. Kaffenberger W, Clasen BPE, van Beuningen D (1992) The respiratory burst of neutrophils, a prognostic parameter in head and neck cancer? Clin Immunol Immunopathol 64:57–62
4. Kono K, Sekika WAT, Matsumoto Y (1995) Influence of surgical stress on monocytes and complications of infection in patients with esophageal cancer-monocyte HLA-DR antigen expression and respiratory burst capacity. J Surg Res 58 3:275–280
5. Stadler J, Heidecke CD, Bartels H, Holzmann B, Wagner H, Siewert JR (1995) Immunsuppression und Sepsis. Chirurg 66:11–17
6. Trautinger F, Hammerle AF, Poschl G, Micksche M (1991) Respiratory burst capability of polymorphonuclear neutrophils and TNF-alpha serum levels in relationship to the development of septic syndrome in critically ill patients. J Leukoc Biol 49 5:449–454
7. Vlessis AA, Goldman RK, Trunkey DD (1995) New concepts in the pathophysiology of oxygen metabolism during sepsis. Br J Surg 82 7:870–876

Korrespondenzadresse: Nikolaus Unbehaun, Chirurgische Klinik und Poliklinik der Technischen Universität München, Klinikum rechts der Isar, Ismaninger Straße 22, D-81675 München, Telefon (089) 4140-2003, Fax (089) 4140-4978

Pentoxifyllin als adjuvante Therapie der Multiorgandysfunktion

Adjuvant therapy in multiple organ dysfunction with Pentoxifylline

J. Schröder[1], K. H. Staubach[2], F. Stüber[3], P. Zabel[4]

[1] Klinik für Allg. Chirurgie und Thoraxchirurgie, Klinikum der Christian-Albrechts-Universität zu Kiel (Direktor: Prof. Dr. med. B. Kremer)
[2] Klinik für Chirurgie, Medizinische Universität zu Lübeck (Direktor: Prof. Dr. med. H. P. Bruch)
[3] Klinik für Anästhesiologie, Universitätsklinik Bonn (Direktor: Prof. Dr. med. A. Hoeft)
[4] Medizinische Klinik, Forschungszentrum Borstel (Direktor: Prof. Dr. med. M. Schlaak)

Einleitung

Die Sterblichkeit durch die Dysfunktion multipler Organe bzw. die Sepsis, die zur Organdysfunktion führt, ist trotz aller Fortschritte der intensivmedizinischen Therapie mit einer Letalität von 50 bis 70 % unverändert hoch [1]. Das Multiorgandysfunktionssyndrom ist der klinische Endpunkt des fortschreitenden septischen Prozesses, der vorwiegend Patienten mit Peritonitis, nekrotisierender Pankreatitis, Schock, postoperativer Sepsis oder nosokomialen Pneumonien betrifft [2].

Im komplexen Geschehen von Sepsis und Organdysfunktion induzieren bakterielle Toxine und proinflammatorische Mediatoren wie der Tumor Nekrose Faktor-α (TNF), Interleukin (IL)-1, IL-6 und IL-8 Permeabilitätsstörungen, die zur Dysfunktion der verschiedenen Organe führen. Obwohl die zentrale Rolle von TNF experimentell und klinisch belegt werden konnte, zeigte sich bisher kein klinischer Vorteil in Studien mit TNF-blockierenden Substanzen [3]. Monoklonale Antikörper gegen verschiedene Mediatoren eignen sich aufgrund ihrer immunogenen Wirkung nur für eine einmalige und kurzzeitige Therapie, die jedoch bei wiederholten operativen Eingriffen oder Komplikationen nicht ausreichend erscheint.

Pentoxifyllin (POF) ist ein Phosphodiesterase-Inhibitor, der über eine intrazelluläre Erhöhung des zyklischen Adenosinmonophosphat (cAMP) die Transkription von TNF und somit die TNF Produktion hemmt, ohne das zirkulierende TNF zu blockieren [4]. Ein positiver Effekt auf die Funktion verschiedener Organe durch Hemmung der TNF-Produktion und der TNF-induzierten Freisetzung von Mediatoren aus neutrophilen Granulozyten und Makrophagen konnte klinisch bei einer kurzfristigen Gabe von POF bestätigt werden [5, 6]. Das Ziel der vorliegenden Studie war es daher, den Effekt einer Langzeitbehandlung mit POF auf die Funktion verschiedener Organe bei Patienten mit Sepsis und multipler Organdysfunktion zu untersuchen.

Material and Methoden

Patienten: In einer prospektiven, placebo-kontrollierten Doppelblindstudie (Chirurgische Universitätsklinik Kiel und Klinik für Chirurgie, Med. Universität Lübeck) wurden 51 Patienten mit einer Sepsis oder einem septischen Schock (Definition nach [7]) eingeschlossen und erhielten neben der intensivmedizinischen Standardtherapie der Sepsis entweder POF kontinuierlich und intravenös in einer Dosierung von 1 mg/kg/h (maximal 1800 mg/Tag) oder Kochsalz als Placebo über maximal 28 Tage.

Parameter: In der ersten Woche wurden die pulmonalen (PO_2/FiO_2), kardiovaskulären (ZVDxHF/MAD; Quotient aus zentral venösem Druck, Herzfrequenz und mittlerem arteriellem Druck), biliären (Serumbilirubin) und renalen (Serumkreatinin) Funktionsparameter nach [1] täglich und anschließend alle drei Tage erfasst. Die Multiorgandysfunktion als Summe der verschiedenen Organdysfunktionen wurde durch den MOF (Multiple organ failure)-Score nach Goris [2] definiert und zu den genannten Zeitpunkten bestimmt.

Statistik: Unterschiede zwischen den Gruppen wurden mittels t-Test bei parametrischer Verteilung ermittelt und nach Bonferroni bei multiplen Vergleichen korrigiert. Die Resultate sind als Mittelwert und Standardabweichung des Mittelwertes angegeben. Als Signifikanzniveau wurde $p < 0,05$ angegeben.

Ergebnisse

Die Patienten unterschieden sich weder bezüglich der Schwere der Organdysfunktion bei Diagnose der Sepsis (MOF-Score in der POF-Gruppe $10,5 \pm 1,9$ Punkte und $10,7 \pm 1,9$ Punkte in der Placebo-Gruppe) noch bezüglich des Grades der Dysfunktion. In der Gruppe der Patienten, die POF erhielten, wurden 18 Patienten mit einer Peritonitis, 4 Patienten mit einer nekrotisierenden Pankreatitis und 5 Patienten mit anderen Ursachen eingeschlossen. Zwölf Patienten mit einer Peritonitis, 8 Patienten mit einer nekrotisierenden Pankeatitis und 4 Patienten mit anderen Ursachen erhielten Kochsalz als Placebo.

Die PO_2/FiO_2-Ratio als Zeichen der pulmonalen Dysfunktion war in der zweiten Woche nach Diagnose der Sepsis bei Patienten mit POF höher als in der Kontrollgruppe, was an den Tagen 14 und 17 Signifikanzniveau ($p < 0,05$) erreichte (Tabelle 1). Der Quotient aus zentral venösem Druck, Herzfrequenz und mittlerem arteriellem Druck (ZVDxHF/MAD) als Zeichen der kardialen Dysfunktion war ab dem 6. Tag bei Patienten mit POF verbessert ($p < 0,05$ an Tag 6; Tabelle 1). Der initiale Abfall des MAD bei Kontrollpatienten mit einer Sepsis konnte durch POF verhindert werden und zeigte einen signifikant höheren MAD am 2. Tag ($p < 0,05$), wobei sich kein Unterschied der Gruppen in der Dosierung der Katecholamine und der Volumengabe bestand.

Parameter der Leber- (Bilirubin) und Nierendysfunktion (Kreatinin) unterschieden sich zwischen der Gruppen nicht (Tabelle 1). Die positiven Effekte führten zu einem niedrigeren MOF-Score ab dem 4. Tag ($p < 0,05$ an Tag 14) in der Gruppe der Patienten mit POF (Abb. 1), ohne einen Einfluß auf die Prognose der Sepsis zu haben (28 Tage-Letalität: 30 % für POF, 33 % für Placebo).

Tabelle 1. Zeitlicher Verlauf der Organfunktionsparameter bei Patienten mit Pentoxifyllin (POF) und Placebo

Funktion	Gruppe	Tag 1	Tag 4	Tag 7	Tag 10	Tag 14	Tag 17	Tag 21	Tag 24	Tag 28
PO$_2$/FiO$_2$	POF	173 ± 18	210 ± 21	224 ± 20	265 ± 28	336 ± 30*	312 ± 29*	345 ± 34	292 ± 31	285 ± 29
	Placebo	139 ± 19	162 ± 17	187 ± 16	190 ± 21	201 ± 38	173 ± 31	221 ± 31	216 ± 31	221 ± 35
ZVDxHF MAD	POF	14,2 ± 1,7	11,3 ± 0,9	9,0 ± 1,0*	8,1 ± 1,1	9,0 ± 1,4	7,3 ± 1,0	8,3 ± 1,6	8,1 ± 1,5	4,9 ± 1,2
	Placebo	15,6 ± 1,5	13,4 ± 1,3	12,8 ± 1,3[1]	11,6 ± 1,3	12,7 ± 2,1	8,2 ± 1,9	12,4 ± 2,3	9,9 ± 1,2	7,6 ± 1,6
Bilirubin (mg/dl)	POF	4,8 ± 0,8	4,2 ± 1,1	3,8 ± 1,3	4,2 ± 1,6	4,2 ± 1,8	3,5 ± 1,6	3,0 ± 1,6	2,1 ± 1,3	0,9 ± 0,2
	Placebo	3,2 ± 0,4	3,5 ± 0,8	4,6 ± 1,2	4,7 ± 1,2	5,7 ± 1,5	5,1 ± 1,3	5,7 ± 2,1	7,9 ± 2,7	8,6 ± 3,6
Kreatinin (mg/dl)	POF	2,0 ± 0,3	1,6 ± 0,2	1,5 ± 0,3	1,5 ± 0,3	1,2 ± 0,3	1,2 ± 0,3	1,3 ± 0,4	1,3 ± 0,5	1,2 ± 0,5
	Placebo	1,9 ± 0,3	2,0 ± 0,4	1,8 ± 0,3	1,9 ± 0,3	1,9 ± 0,3	1,4 ± 0,2	1,4 ± 0,3	1,4 ± 0,3	1,2 ± 0,2

* $p < 0,05$; ZVDxHF/MAD, Quotient aus zentral venösem Druck, Herzfrequenz und mittlerem arteriellem Druck (Schläge pro Minute).
[1] Angaben entsprechen Werten von Tag 6.

464

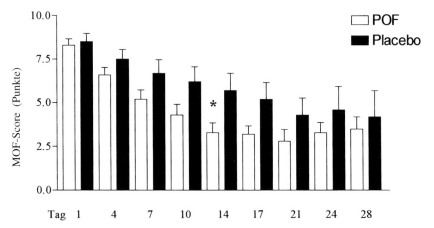

Abb. 1. Zeitlicher Verlauf des Multiple organ failure (MOF)-Score nach Goris [2] bei Patienten, die adjuvant Pentoxifyllin (POF) oder Placebo erhielten. * $p < 0,05$

Diskussion

In Studien bei Patienten mit einer Sepsis oder einem septischen Schock konnte zum einen keine klinische Verbesserung erzielt werden, zum anderen führte die totale Blockade von TNF sogar zu einer erhöhten Letalität, da TNF auch eine wesentliche Rolle in der endogenen Abwehr von Infektionen spielt [8]. Substanzen wie Pentoxifyllin, die in der Lage sind, die TNF Produktion zu hemmen, führen zu keiner vollständigen Neutralisation und beeinflussen somit nicht die Infektabwehr. Mit dem Potential der Langzeittherapie stellt POF eine Alternative in der adjuvanter Behandlung der Sepsis dar, deren Effektivität jedoch in einer größeren Studie bestätigt werden muß. Positive Effekte mit Verbesserung der kardiopulmonalen Dysfunktion bei septischen Patienten bestätigen experimentelle Untersuchungen und eine Pilot-Studie bei Patienten mit einer kurzfristigen POF-Applikation [5]. Ungeklärt bleibt jedoch der zeitlich unterschiedliche Effekt mit Verbesserung der kardialen Funktion in der Frühphase und Verbesserung der pulmonalen Funktion in der zweiten Behandlungswoche. Eine Beeinträchtigung der therapeutischen Möglichkeiten, wie sie im tierexperimentellen Modell nach Induktion der Sepsis gezeigt wurde [9], konnte in dieser Studie nicht bestätigt werden. Alle Patienten erhielten POF nach Diagnose der Sepsis und bei bestehender Multiorgandysfunktion, ohne das Nebenwirkungen auftraten.

Die Verbesserung der kardiopulmonalen Organfunktion und des Multiorgandysfunktionssyndrom, gemessen anhand des MOF-Scores, resultierte nicht in einer Verbesserung der Prognose der Sepsis. Der Einschluß einer größeren Zahl von Patienten in einer Folgestudie muß die Frage beantworten, ob sich die Verbesserung der Organfunktion auch in einer Verbesserung der Prognose widerspiegelt.

Zusammenfassung

Ziel der vorliegenden Studie war die Überprüfung des therapeutischen Effektes von Pentoxifyllin (POF) bei 51 Patienten mit einer Sepsis in Bezug auf die kardiopulmonale, renale und biliäre Organfunktion. Die PO_2/FiO_2-Ratio als Zeichen der pulmonalen Dysfunktion war in der zweiten Woche nach Diagnose der Sepsis bei Patienten mit POF signifikant verbessert, während kardiale Funktionsparameter eine signifikante Verbesserung in den ersten Tagen der Therapie im Vergleich zur Placebogruppe zeigten. Die Verbesserung der kardiopulmonalen Funktion resultierte in einer Verbesserung des Multiorgandysfunktionsyndroms, ohne jedoch die Prognose der Sepsis zu verbessern.

Summary

To evaluate the therapeutic effect of pentoxifylline (POF) on cardiopulmonary, renal and hepatic dysfunction, 51 patients with sepsis were randomized to receive POF or saline solution as placebo. Continuous intravenous administration of POF beneficially influenced cardiopulmonary organ function without adverse effects. PO_2/FiO_2-ratio as parameter of pulmonary dysfunction was significantly improved in the second week after diagnosis while parameter of cardial function were significantly different in the initial phase of sepsis. The clinical efficacy of POF in terms of organ dysfunction, however, did not result in improved survival.

Literatur

1. Marshall JC, Cook DJ, Christou NV, Bernard GR, Sprung CL, Sibbald WJ (1995) Multiple organ dysfunction score: a reliable descriptor of a complex clinical outcome. Crit Care Med 23:1638–1652
2. Goris RJA, te Broekhorst TPA, Nuytinck JKS, Gimbere JSF (1985) Multiple-organ failure-generalized autodestructive inflammation? Arch Surg 120:1109–1115
3. Christman JW, Holden EP, Blackwell TS (1995) Strategies for blocking the systemic effects of cytokines in the sepsis syndrome. Crit Care Med 23:955–963
4. Doherty GM, Jensen JC, Alexander HR, Buresh CM, Norton JA (1991) Pentoxifylline suppression of tumor necrosis factor gene transcription. Surgery 110:192–198
5. Montravers P, Fagon JY, Gilber C, Blanchet F, Novara A, Chastre J (1993) Pilot study of cardiopulmonary risk from pentoxifylline in adult respiratory distress syndrome. Chest 103:1017–1022
6. Zeni F, Pain P, Vindimian M, Gay JP, Bertrand M, Page Y, Vermesch R, Bertrand JC (1996) Effects of pentoxifylline on circulating cytokine concentrations and hemodynamics in patients with septic shock: results from a double-blind, randomized, placebo-controlled study. Crit Care Med 24:207–214
7. Bone RC, Sprung CL, Sibbald WJ (1992) Definitions for sepsis and organ failure. Crit Care Med 20:724–726
8 Fisher CJ, Agosti JM, Opal SM, Lowry SF, Balk RA, Sadoff JC, Abraham E, Schein RMH, Benjamin E (1996) Treatment of septic shock with the tumor necrosis receptor:Fc fusion protein. N Engl J Med 334:1697–1702
9. Ridings PC, Windsor ACJ, Sugerman HJ, Kennedy E, Sholley MM, Blocher CR, Fisher BJ, Fowler AA (1994) Beneficial cardiopulmonary effects of pentoxifylline in experimental sepsis are lost once septic shock is established. Arch Surg 129:1144–1152

Lokale Applikation von Hyaluronsäure zur Verbesserung der Wundheilung bei Diabetes

Local application of hyaluronan improves wound healing in diabetes

I. Siebenschuh[1], F. Rösken[1], M. Koschnick[2], H. Räkers[2], K. E. Arfors[3], W. Mutschler[2], M. D. Menger[1]

[1] Institut für Klinisch-Experimentelle Chirurgie, Universität des Saarlandes, Homburg/Saar, BRD
[2] Klinik für Unfallchirurgie der Universitätskliniken des Saarlandes, Homburg/Saar, BRD
[3] Experimental Medicine inc., Princeton, USA

Einführung

Diabetes ist eine komplexe Stoffwechselstörung, die aufgrund ihrer Pathophysiologie vielfältige Auswirkungen auf die Wundheilung besitzt [1]. Insbesondere der Veränderung des Wundmilieus muß entscheidende Bedeutung beigemessen werden. Glykosaminoglykane, in Sonderheit die Hyaluronsäure, sind für ein physiologisches Wundmilieu mit adäquater und phasengerechter Regeneration des Gewebedefektes erforderlich. Daher war es Ziel unserer Studie zu untersuchen, inwieweit die lokale Applikation von Hyaluronsäure zu einer verbesserten Wundheilung bei diabetischer Stoffwechsellage führt.

Methodik

Wir verwendeten das Defektwundmodell der Ratte [2]. Die Induktion einer diabetischen Stoffwechsellage erfolgte durch einmalige intravenöse Injektion von Streptozotocin (65 mg/kg) 5 Tage vor Versuchsbeginn. Die Applikation von Hyaluronsäure (1%, 0,1 ml) erfolgte nach Wundsetzung und weiterhin täglich bis Tag 6. Die Kontrollgruppe erhielt keine Behandlung. Mittels Intravitalmikroskopie erfaßten wir nach Injektion fluoreszierender Latexpartikel (i.v., 3×10^{-8}/kg, $\varnothing$ 1,1 µm) und Natrium-Fluorescein (10%, 2 µmol/ kg) nach Wundsetzung und an jedem 3. Tag bis Tag 15 die Makrophagenaktivität im Wundgebiet, die Grenze zwischen einwachsendem Granulationsgewebe und der noch offenen Wundfläche sowie des bereits epithelialisierten Wundanteils. Das Ausmaß der Granulation und Epithelialisierung wurde im Anschluß planimetrisch bestimmt. Zur immun-/histologischen Beurteilung wurde an gleich behandelten Tieren zu jedem Untersuchungszeitpunkt Gewebe entnommen.

Ergebnisse

Sowohl bei der Granulation als auch bei der Reepithelialisierung zeigte sich eine signifikante Verbesserung unter Hyaluronsäurebehandlung (Tag 12: 95% ± 6,0; 69% ± 2,0) im Vergleich zur Kontrollgruppe (Tag 12: 75% ± 6,8; 37% ± 3,5). Die Analyse der Makrophagenaktivität im Wundgebiet ergab keinen Unterschied zwischen den Gruppen. Bei der immun-/histologischen Auswertung zeigte sich in den mit Hyaluronsäure behandelten Tieren im Vergleich zur Kontrolle, neben einer vermehrten Angiogenese und Epithelzellproliferation, eine kompakter ausgebildete Wundmatrix mit deutlich erhöhtem Kollagenanteil.

Diskussion

Hyaluronsäurebehandlung von Defektwunden führte zu einer gesteigerten Proliferation von Granulationsgewebe und Epithel, und damit einhergehend zu einem beschleunigten Wundverschluß bei diabetischer Stoffwechsellage. Somit lassen unsere Untersuchungen den Schluß zu, daß die lokale Erhöhung der Konzentration von Hyaluronsäure im Wundgebiet einen vielversprechenden Ansatz für die Entwicklung neuer Therapiekonzepte zur Behandlung von Problemwunden bei Diabetikern darstellt.

Zusammenfassung

Am Defektwundmodell der Ratte untersuchten wir, inwiefern die lokale Applikation von Hyaluronsäure zu einem beschleunigten Verschluß von Problemwunden bei Diabetes führt. Lokale Applikation von Hyaluronsäure bewirkt eine gesteigerte Proliferation von Granulationsgewebe sowie von Epithel, und stellt somit ein vielversprechendes Therapiekonzept zur Behandlung von Problemwunden bei Diabetes dar.

Summary

In a defect wound model in rats local application of hyaluronan improves proliferation of granulation tissue and epithelialization under diabetic conditions, thus, supporting its use in therapy of problem wounds in diabetes.

Literatur

1. Greenwald DP, Shmway S (1993) Endogenous versus toxin-induced diabetes in rats: A mechanical comparison of two skin wound-healing models Plast Reconstr Surg 91:1087–1093
2. Koschnick M, Rösken F, Räkers H, Siebenschuh I, Menger MD, Mutscher W (1997) Ein neues Modell zur quantitativen Analyse der Wundheilung von Defektwunden. Langenbecks Arch Chir Suppl Kongressbd 114:511–514

Korrespondenzadresse: Inga Siebenschuh, Institut für Klinisch-Experimentelle Chirurgie, Universität des Saarlandes, 66421 Homburg/Saar

rG-CSF beschleunigt die Geweberegeneration bei Neutropenie-bedingter Wundheilungsstörung

rG-CSF accelerates tissue regeneration in wound healing defects caused by neutropenia

B. Mayer[1], F. Rösken[1], A. Lepper[1], G. A. Wanner[2], M.D. Menger[1]

[1] Institut für Klinisch-Experimentelle Chirurgie, Universität des Saarlandes, Homburg/Saar
[2] Klinik für Unfallchirurgie, Universitätsspital Zürich, Zürich

Einleitung

Eine suffiziente Immunantwort ist eine Grundvoraussetzung für eine komplikationslose Wundheilung. Somit birgt eine vorhandene Immunsupresion stets ein erhöhtes Risiko für die Entwicklung einer Wundheilungsstörung. Sowohl in experimentellen [1] als auch in klinischen Untersuchungen [2] zeigte rG-CSF eine stimulierende Wirkung auf immunkompetente Zellen. Daher war es Ziel unserer Studie der Frage nachzugehen, inwieweit rG-CSF zu einer Verbesserung der Wundheilung bei Neutropenie führt.

Methodik

Für unsere Untersuchung verwendeten wir das Wundheilungsmodell am Ohr der haarlosen Maus [3]. Die Induktion und Aufrechterhaltung der Neutropenie erfolgte durch einmalige Injektion von Cyclophosphamid (s.c.; 250 mg/kg/KG) 4 Tage vor Versuchsbeginn, gefolgt von der täglichen Applikation einer Erhaltungsdosis (i.p.; 20 mg/kg/KG). Die Applikation von rG-CSF (i.p.; 3 µg in 300 µl 5% Glukoselösung; n = 6) wurde vom Zeitpunkt der Wundsetzung an täglich durchgeführt. Sowohl Blutbild als auch Differential-Blutbild wurden zu jedem Untersuchungszeitpunkt bestimmt. Nach iv. Injektion der Fluoreszenzmarker FITC-Dextran-150000 zur Kontrastierung der Mikrogefäße und Rhodamine-6G zur Markierung der Leukozyten bestimmten wir mittels Intravitalmikroskopie Gefäßdurchmesser, Erythrozytengeschwindigkeiten, Kapillardichte und Leukozyten-Endothelinteraktion sowie nach Gabe fluoreszierender Latexpartikel ($3 \times 10-8$/kg KG, $\varnothing$ 1,1 µm) die Makrophagenaktivität im Wundgebiet, vor und direkt nach Wundsetzung und an jedem dritten Tag bis Tag 24. Der Erythrozyten-Flux wurde durch Laser-Doppler-Flowmetrie bestimmt. Reepithelialisierung und Neovaskularisation quantifizierten wir planimetrisch.

470

Ergebnisse

Die Applikation von rG-CSF führte innerhalb von 3 Tagen zu einer Zunahme der neutrophilen Granulozyten auf Ausgangswerte (6640 $\pm$ 906/μl), die bis zum Versuchsende nahezu konstant blieben. Damit einhergehend zeigte sich eine signifikante Verbesserung der Neovaskularisation (Tag 9: 74% $\pm$ 4,8) und der Reepithelialisierung (Tag 9: 91% $\pm$ 2,8) des Wunddefektes im Vergleich zur Kontrollgruppe (Tag 9: 36% $\pm$ 3,8; 76% $\pm$ 3,6). Entsprechend konnte die Dauer bis zum vollständigen Wundverschluß durch rG-CSF deutlich verkürzt werden (13,0d $\pm$ 0,6 vs. 16,9d $\pm$ 1,6).

Diskussion

In Übereinstimmung mit früheren Befunden führt die Applikation von rG-CSF bei neutropenischen Mäusen zu einem deutlichen Anstieg der neutrophilen Granulozyten. Die gleichzeitig auftretende Zunahme der Angiogenese und Epithelialisierung eines Gewebedefektes läßt darauf schließen, daß rG-CSF durch Modulation der zellulären Immunantwort zu einer Verbesserung des Wundmilieus führt und somit den Wundverschluß beschleunigt.

Zusammenfassung

Unsere Untersuchungen am Wundheilungsmodell der neutropenischen haarlosen Maus zeigen, daß rG-CSF, durch eine Erhöhung der neutrophilen Granulozyten, die Wundheilung verbessert.

Summary

The effect of rG-CSF on wound healing in neutropenic mice was studied in the wound healing model on the ear of hairless mice. Animals were treated with a daily dose of rG-CSF (i.p.; 3 μg). rG-CSF significantly improved wound healing probably by modulation of the cellulary immune response.

Literatur

1. Haberstroh J, Breuer H, Lucke I, Massarrat K, Fruh R, Mand U, Hagedorn P, Brunnberg L, von Specht BU (1995) Effect of recombinant human granulocyte colony-stimulating factor on hemodynamic and cytokine response in a porcine model of Pseudomonas sepsis. Shock. 4:216–224
2. Masucci G (1996) New clinical applications of granulocyte-macrophage colony-stimulating factor. Med Oncol 13:149–154
3. Bondar I, Uhl E, Barker JH, Galla TJ, Hammersen F, Messmer K (1991) A new model for studying microcirculatory changes during dermal wound healing. Res Exp Med Berl 191:379–388

Korrespondenzadresse: Britta Mayer, Institut für Klinisch-Experimentelle Chirurgie, Universität des Saarlandes, 66421 Homburg/Saar

Prognostischer Wert der gastralen Tonometrie bei Perforationsperitonitis und laparoskopischer versus konventioneller Versorgung im Schweinemodell

Prognostic value of gastric tonometry in perforation-induced peritonitis and laparoscopic versus conventional repair in a pig model

T. Strate[1], C. Bloechle[1], A. Emmermann[1], M. Wolf[2], C. Zornig[1], C. E. Broelsch[1]

[1] Abt. für Allgemeinchirurgie und
[2] Med. Kernklinik, Universitäts-Krankenhaus Eppendorf

Einführung

Sepsis und das damit einhergehende Multiorganversagen ist mit einer Mikrozirkulationsstörung des Splanchnikusgebietes assoziiert [2, 3], welches zu einer Minderperfusion mit konsekutiver Azidose und Hypoxämie der Darmmukosa führt [9, 10]. Dadurch wird die Barriereschutzfunktion der Mukosa geschädigt [7, 10]. Es wäre somit wünschenswert, einen Meßparameter der Splanchnikusminderdurchblutung zu haben, um durch eine frühe Diagnose rascher therapieren zu können. Die Tonometrie (pCO_2- bzw. pH(pHi-)Messung der Magenmukosa) soll die Mikrozirkulationsstörung des Splanchnikusgebietes früh erfassen können [7]. Eine Korrelation zwischen einem erniedrigten pHi und einer erhöhten Morbidität bzw. Mortalität ist für Patienten mit Sepsis, hämorrhagischem Schock und schweren Trauma bereits nachgewiesen worden [3–7]. Allerdings schließt kein Studienprotokoll Patienten ein, die unter dem Bild einer Sepsis laparoskopiert wurden. Durch den Aufbau eines Pneumoperitoneums mit CO_2 könnte dieser klinisch wichtige Prognosefaktor durch eine vermehrte CO_2 Resorption zu künstlich erniedrigten pHi Werten führen, welches seine Aussagefähigkeit in Frage stellen würde. Ziel der Studie war es zu untersuchen, inwieweit die pHi-Bestimmung einen prognostischen und damit therapeutischen Vorteil bei Schweinen hat, die unter dem Bild einer durch Perforationsperitonitis bedingten Sepsis laparoskopisch unter Aufbau eines CO_2-Pneumoperitoneums operiert wurden.

Methodik

Schweine wurden randomisiert einer laparoskopischen bzw. konventionellen Gruppe (L12 und K12: je n = 9) zugeteilt. In Midazolam-Ketamin-Narkose wurde eine Magenperforation durch standardisierte Gastrotomie simuliert. Nach 12 h wurden die Tiere entweder einer laparoskopischen oder konventionellen Übernähung der Perforation und Spülung der Bauchhöhle (0,9 % NaCl) zugeführt. Je 3 Tiere ohne Organperforation dienten als Kontrollen ($L12_S$ und $K12_S$). Auch sie wurden nach 12 h operiert, eine Defektübernähung fand nicht statt. Der pHi Wert der Magenmukosa wurde mittels einer Tonometrie- Magensonde, deren Ballon durch einen Kapnometer mit Gas gefüllt wurde, in 10 min-Abständen unter Berücksichtigung der arteriellen HCO_3-Konzentration nach der abgewandelten Henderson Hasselbach Gleichung: pHi = pHa + log 10 HCO_3- × ($PaCO_2$ × 0,03)$^{-1}$ bestimmt.

Über einen Swan-Ganz- und einen A. femoralis-Katheter wurden Herzzeitvolumen (QT), Systemischer Vaskulärer Widerstand (SVR), und Mittlerer Arterieller Blutdruck (MAP) gemessen bzw. errechnet. Die Endotoxin-Plasmabestimmung erfolgte im Limulus Amöbozyten Lysattest. Die Tiere erhielten 100 mg Tramadol i.m. postoperativ zur Analgesie und wurden am 6. postoperativen Tag getötet.

Ergebnisse

Die Letalität betrug in der laparoskoischen Gruppe 22% und in der konventionellen Gruppe 78%. In den Kontrollgruppen $K12_S$ und $L12_S$ lag der pHi vor der Operation im Mittel bei 7,27 ± 0,01. In der konventionellen Gruppe $K12_S$ blieb der mittlere pHi intraoperativ bei 7,27 ± 0,01, während es in der Gruppe $L12_S$ nach Anlage des Pneumoperitoneums zu einem Abfall auf 7,16 ± 0,02 kam (ns). Nach Beendigung der Operation und des Pneumoperitoneums stieg der pHi wieder auf 7,23 ± 0,02 an. In den Gruppen K12 und L12 lag der mittlere pHi vor dem Eingriff bei 7,18 ± 0,03. In der Gruppe K12 veränderte sich der pHi unter der Operation nicht. Bei den Tieren der Gruppe L12 konnte nach Anlage des Pneumoperitoneums eine signifikante Erniedrigung des pHi auf 7,06 ± 0,08 beobachtet werden. Postoperativ erhöhte sich der pHi innerhalb von 4 Stunden nur geringfügig auf 7,09 ± 0,07. Der niedrigste pHi-Wert war zwischen K12 und L12 signifikant unterschiedlich (ANOVA p = 0,021). Die niedrigsten pHi-Werte traten bei den Tieren auf, die intraoperativ im septischen Schock verstarben. Hier ergab sich eine Korrelation zwischen dem niedrigsten pHi-Wert und Letalität (r = 0,752, Spearman-Rank-Korrelationstest; p < 0,001). Der MAP schwankte bei $L12_S$ und $K12_S$ zwischen 69 ± 7 mmHg und 78 ± 13 mmHg). In der Gruppe K12 lag der MAP zwischen 50 ± 4 mmHg und 56 ± 5 mmHg. Bei L12 kam es zu einem Anstieg von 51 ± 4- auf 64 ± 7 mmHg und einem anschließendem Abfall auf 29 ± 5 mmHg (ANOVA: p < 0,001). Der SVR lag in der Gruppe $L12_S$ und $K12_S$ bei 18,5 ± 0,9- bzw. 13,3 ± 0,6 mmHg/L/min (ANOVA: p < 0,001). In der Gruppe L12 stieg der SVR von 7,4 ± 0,6- auf 8,0 ± 0,7 mmHg/L/min an, um dann kontinuierlich auf 4,7 ± 0,3 mmHg/L/min abzufallen (ANOVA: p = 0,003). Der SVR fiel in der Gruppe K12 von 7,3 ± 0,6- auf 5,9 ± 0,5 mmHg/L/min ab, um dann zum Ende der Operation wieder auf 7,3 ± 1,3 mmHg/L/min anzusteigen (ns). QT lag in den Kontrollgruppen $L12_S$ und $K12_S$ bei 4,95 ± 0,07 und 5,57 ± 0,28 L/min. In der Gruppe L12 betrug das QT zu Beginn der Operation 6,25 ± 0,2 L/min und stieg auf ein Maximum von 8,59 ± 1,25 L/min während der Operation an. Der Anstieg in der konventionellen Gruppe K12 war von 6,37 ± 0,23- auf 7,02 ± 0,37 L/min. Der Unterschied zwischen beiden Gruppen war auch hier signifikant (ANOVA: p = 0,012). In den Kontrollgruppen lag die Endotoxinkonzentration im Normalbereich (0-10 pg/ml). Die Endotoxin-Konzentration stieg während des Versorgungseingriffs von 30,8 ± 9 in der Gruppe K12 bis auf ein Maximum von 33,6 ± 8 pg/ml und in der Gruppe L12 bis auf 74,5 ± 5,3 pg/ml an (ANOVA: p = 0,038). Dabei korrelierte der Anstieg reziprok mit dem Abfall des MAP (r = 0,857) und mit dem Abfall des SVR (r = 0,773) und positiv mit dem Anstieg des QT (r = 0,711) (Spearman-Rank-Korrelationstest jeweils p < 0,001).

Diskussion

Die Ergebnisse dieser Untersuchung zeigen, daß nach Anlage eines Capnoperitoneums tatsächlich erniedrigte pHi-Werte resultieren. Dieses Ergebnis widerspricht der Arbeit von Thaler et al. [8], die bei dem Vergleich der laparoskopischen mit der konventionellen Cholecystektomie keinen Abfall des pHi bei Pneumoperitoneum beobachtet hatten. Durch das Pneumoperitoneum wird jedoch ein erhöhter intraabdomineller Druck (12–14 mm Hg) aufgebaut, der zumindest bei bestehender Peritonitis offensichtlich zu einer erhöhten Resorption von CO_2 entsprechend dem Konzentrations- und Druckgradienten führt. Anhand der Hagen-Poisseuille-Gleichung $Q = (\Delta P \times p \times r4)/(8 \times \mu \times l)$ (Q = Flußgeschwindigkeit, r = Radius, μ = Viskosität und l = Länge) erhöht sich der Fluß (CO_2) durch eine Röhre (Stoma des Peritoneums) um das 16-fache, wenn sich der Radius (Stomataerweiterung durch Peritonitis) verdoppelt. Außerdem erhöht der Druck P (Pneumoperitoneum) den Fluß V (CO_2) in Richtung Lymphgefäße nach der modifizierten Bernoulli Formel: $P = 4V2$. Somit ist zumindest bei Vorliegen einer Peritonitis der in dieser Studie beobachtete pHi-Abfall nachvollziehbar.

Gleichzeitig konnte gezeigt werden, daß die Tonometrie die in der laparoskopisch versorgten Gruppe erhöhte Letalität sicher vorhersagen konnte. Die methodische Grundlage scheint also auch bei Durchführung einer Laparoskopie prinzipiell gegeben zu sein. Aufgrund der vorliegenden Ergebnisse muß jedoch die Durchführung einer Laparoskopie sehr kritisch betrachtet werden. Wie auch in vorausgehenden experimentellen Untersuchungen gezeigt werden konnte, kommt es durch Anlage eines Pneumoperitoneums zu einer erhöhten Bakteriämie und Endotoxinämie, einer erhöhten Inzidenz eines septischen Schocks und einer erhöhten Letalität [1].

Zusammenfassung

Bei 12 Stunden andauernder experimenteller Peritonitis nach Magenperforation war die Letalität höher in der laparoskopisch übernähten Gruppe als nach konventionell offener Operation. Der mit der Peritonitis einhergehende septische Schock und ein Multiorganversagen konnten sehr gut mit der intraoperativ durchgeführten Tonometrie vorhergesagt werden. In den Therapiegruppen ging die pHi-Erniedrigung bei den septischen Tieren, die später auch verstarben, über das zu erwartende Maß hinaus.

Summary

After a 12 hour period of experimental peritonitis induced by gastric perforation mortality was significantly higher in the laparoscopically treated group of pigs when compared to the open procedure. In both groups the treatment was simple

474

oversowing of the defect plus peritoneal lavage. Septic shock associated with peritonitis and subsequent „multi organ failure syndrom" could accurately be predicted with gastric tonometry. In both groups the decline of pHi in septic animals that died was higher than expected.

Literatur

1. Bloechle C, Emmermann A, Treu H, Achilles E, Mack D, Zornig C, Broelsch CE (1995) Effect of a pneumoperitoneum on the extent and severity of peritonitis induced by gastric ulcer perforation in the rat. Surg End 9:898–901
2. Deitch EA (1992) Multiple organ failure. Pathophysiology and potential future therapy. Ann Surg 216:117–134
3. Gomersall CD, Joynt GM, Ho KM, Young RJ, Buckley TA, Oh TE (1997) Gastric tonometry and prediction of outcome in the critically ill. Arterial to intramucosal pH gradient and carbon dioxide gradient. Anaesthesia 52:619–623
4. Gutierrez G, Palizas F, Doglio G, Wainsztein N, Gallesio A, Pacin J, Dubin A, Schiavi E, Jorge M, Pusajo JX (1992) Gastric intramucosal pH as a therapeutic index of tissue oxygenation in critically ill patients. Lancet 339:195–199
5. Ivatury RR, Simon RJ, Islam S, Fueg A, Rohman M, Stahl WM (1996) A prospective randomized study of end points of resuscitation after major trauma: global oxygen transport indices versus organ-specific gastric mucosal pH. J Am Coll Surg 183:145–154
6. Maynard N, Bihari D, Beale R, Smithies M, Baldock G, Mason R, McColl I (1993) Assessment of splanchnic oxygenation by gastric tonometry in patientswith acute circulatory failure. JAMA 270:1203–1210
7. Pastores SM, Katz DP, Kvetan V (1996) Splanchnic ischemia and gut mucosal injury in sepsis and the multiple organ dysfunction syndrome.Am J Gastroenterol 91:1697–1710
8. Thaler W, Frey L, Marzoli GP, Messmer K (1996) Assessment of splanchnic tissue oxygenation by gastric tonometry in patients undergoing laparoscopic and open cholecystectomy. Br J Surg 83:620–624
9. van der Meer TJ, Wang H, Fink MP (1995) Endotoxemia causes ileal mucosal acidosis in the absence of mucosal hypoxia in a normodynamic porcine model of septic shock. Crit Care Med 23:1217–1226
10. Xu D, Qi L, Guillory D, Cruz N, Berg R, Deitch EA (1993) Mechanisms of endotoxin-induced intestinal injury in a hyperdynamic model of sepsis. J Trauma 34:676–682

Korrespondenzadresse: Dr. med. Christian Bloechle, Abteilung für Allgemeinchirurgie, Chirurgische Klinik, Universitäts-Krankenhaus Eppendorf, Universität Hamburg, Martinistr. 52, D-20251 Hamburg

Bedeutung der α2,6-spezifischen Sialyltransferase ST6N und der α2,3-spezifischen Sialyltransferase ST3N beim Magenkarzinom

Relevance of ST6GalI and ST3GalI for prognosis in gastric carcinoma

S. Gretschel, W. Kemmner, J. Fischer, P. M. Schlag

Robert-Rössle Klinik, Universitätsklinikum Charité der Humboldt Universität zu Berlin und Max Delbrück-Centrum für Molekulare Medizin, Berlin

Einleitung

Die Bedeutung einer veränderten Glykosylierung der Zellmembran für die Adhäsions- und Metastasierungseigenschaften von Tumorzellen ist noch weitgehend ungeklärt. Vermutlich besitzen alle Zellen ein für sie typisches Muster der Aktivität verschiedener Sialyltransferasen, das in Abhängigkeit vom Differenzierungsstatus genetisch reguliert wird [1]. Die spezifische Veränderung der Aktivität dieser Enzyme während der Transformation der Zellen führt über die selektive Hypersialylierung bestimmter Glykoproteine und Glykolipide der Zellmembran zur Entstehung von Tumorzellpopulationen mit unterschiedlichen Adhäsions- und Metastasierungseigenschaften. Daher kann die Charakterisierung des spezifischen Musters der Sialyltransferasen in metastasierenden Karzinomen von großer Bedeutung für die Einordnung und Prognose maligner Tumore sein. Wir konnten in früheren Arbeiten zeigen, daß die Galß1,4GlcNAc2,6-Sialyltransferase (ST6N) für die charakteristische 2,6-spezifische Sialylierung der Glykoproteine der Tumorzellmembran verantwortlich ist, die im Verlauf der Karzinogenese kolorektaler Tumore auftritt. Eine erhöhte Aktivität dieses Enzyms korreliert mit der Metastasierung kolorektaler Karzinome [2, 3]. Wir haben nun untersucht, ob dieses Enzym auch für die Prognose beim Magenkarzinom von Bedeutung ist.

Methodik

Von 42 Magenkarzinompatienten mit R0-Resektion wurde direkt nach der Gastrektomie das Tumorgewebe und umgebende Mukosagewebeproben schockgefroren. Die Aktivität der Sialyltransferasen wurde mit einem konventionellen Enzymtest ermit-

476

telt. Dazu wurden die Gewebeextrakte, die das aktive Enzym enthielten, mit dem radioaktiv markierten Substrat CMP[3H]-Sialinsäure und dem Disaccharid N-Acetyllaktosamin, der als Akzeptor diente, inkubiert. Die Produkte dieser Reaktion, 2,6 und 2,3-Sialyllaktosamin, wurden chromatographisch getrennt. Aus der in den einzelnen Fraktion gemessenen Radioaktivität konnte die Enzymaktivität errechnet werden.

Von allen Tumorpatienten wurden gleichzeitig folgende Daten erfaßt: TNM-Stadium, Grading, Tumorlokalisation, Tumoinvasion in Venen oder Lymphgefäße, Wachstumstyp (diffus oder intestinal), und die Gesamtüberlebenszeit. Die kürzeste Nachbeobachtungszeit beträgt über 12 Monate und die längste 30 Monate.

Parallel wurde bei 10 gesunden Patienten im Rahmen einer diagnostischen Gastroskopie eine Mukosabiopsie mit anschließender Bestimmung der Sialyltransferasen ST6N und ST3N entnommen. Die Messungen dienten als Vergleichswerte zu den bei Tumorpatienten gewonnenen Gewebeproben.

Durch Mann-Whitney Test und Kruskal-Wallis Test ermittelten wir die Zusammenhänge zwischen den Enzymwerten ST6N und ST3N und den erfaßten qualitativen Parametern. Durch Cox-Regression errechneten wir die funktionellen Zusammenhänge der o.g. Daten mit der Lebenszeit der Patienten. Nach Kaplan-Meier wurden die einzelnen Überlebenskurven in Abhängigkeit zu den einzelnen Parametern erstellt. Die Crosstabulation wurde angewendet, um den Einfluß der nach Cox-Regression aussagefähigsten Variablen auf Tod/Überleben zu ermitteln

Ergebnisse

Die aus der Magenmukosa gesunder Patienten ermittelten Enzymwerte ST3N und ST6N lagen bei 2,1 µU/mg und 2,9 µU/mg Proteinextrakt .

Bei Karzinompatienten lagen die Mittelwerte von ST3N in Mukosa und Tumorgewebe bei 2,3 bzw. 2,6 µU/mg Proteinextrakt. Die Werte der ST6N lagen bei 4,3 in Mukosa und 4,9 µU/mg im Tumorgewebe.

Die Cox-Regression ergibt in der Reihenfolge vier signifikante Variablen, welche am besten geeignet sind, die Überlebenszeit vorherzusagen. Neben der Fernmetastasierung (M) und der Infiltrationstiefe (T) des Tumors haben die ST6N in der Mukosa und die Veneninfiltration beim Magenkarzinom eine Relevanz. Bei der Überlebensanalyse nach Kaplan-Meier zeigt sich, daß bereits nach einem Jahr kürzester Nachbeobachtungszeit nur noch 32 % der Patienten mit ST6N-Mukosaenzymwerten > 4 µU/mg leben, während von denen mit niedrigeren Werten noch 80 % leben. Bei den Werten der ST6N im Tumorgewebe ist das Verhältnis 39 % zu 78 %, wenn die Enzymwerte größer bzw. kleiner als 5 µU/mg waren. Dies entspricht nach dem Log Rank einem p-Wert von 0,0942 und 0,1604 (Abb. 1 und 2).

Zusammenfassung

In dieser prospektiven Untersuchung an 42 Patienten mit einem Magenkarzinom zeigen sich schon nach 1 Jahr Nachbeobachtungszeit signifikante Korrelation der Aktivität von Sialyltransferase 2,6 und der Überlebenszeit der Patienten [4]. Dabei

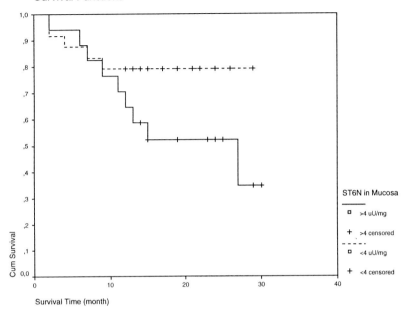

Abb. 1. Überlebenskurven der Magenkarzinompatienten in Abhängigkeit des ST6N-Gehaltes der Mukosa

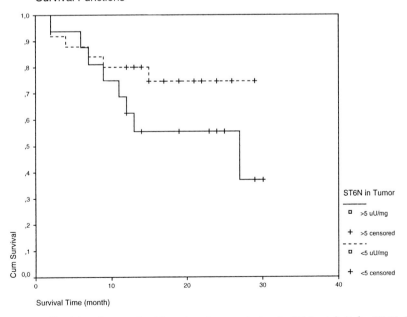

Abb. 2. Überlebenskurven der Magenkarzinompatienten in Abhängigkeit des ST6N-Gehaltes im Tumor

478

scheint die ST6N sowohl in der den Tumor umgebenden Mukosa als auch direkt im Tumor neben der Tiefeninfiltration ein relativer prognostischer Faktor zu sein. Die Überlebenszeit sinkt signifikant mit hohen ST6N-Werten. Weitere Untersuchungen müssen sich anschließen, um die biologische Wertigkeit dieser Enzyme zu ermitteln.

Summary

The objective of this prospective study was to investigate the role of sialytransferase activities in patients with gastric cancer. In patients with gastric cancer we observed a significant correlation between sialyltransferase ST6N levels and survival after a median follow up of one year. High ST6N levels in the tumor and the surrounding normal mucosa were associated with poor prognosis. The results of this pilot study encourage further evaluation of sialyltransferase in patients with gastric cancer.

Literatur

1. Clausen H, Bennet E P, Dabelsteen E (1992) Carbohydrates of the cell surface: Molecular aspects of glycosyltransferases and their genes. APMIS Suppl 27, vol 100:9–17
2. Kemmner W, Krück D, Schlag PM (1994) Different sialyltransferase activities in human colorectal carcinoma cells from surgical specimens detected by specific glycoprotein and glycolipid acceptors. Clin Exp Metastasis 12:245–254
3. Miles D W, Linehan J, Smith P, Filipe I (1995) Expression of sialyl-Tn in gastric cancer: correlation with known prognostic factors. British Journal of Cancer 71:1074–1076
4. Takahashi I, Maehara Y et al. (1993) Predictive value of preoperative serum sialyl Tn antigen levels in prognosis of patients with gastric cancer. Cancer 72:1836–40

Korrespondenzadresse: Dr. med. S. Gretschel, Abt. f. Chirurgie und Chirurgische Onkologie, Robert-Rössle-Klinik am MDC, Humboldt Universität zu Berlin, Lindenberger Weg 80, 13125 Berlin

COX-2-assoziierter Verlust der Apoptoseaktivität in intestinalen Neoplasien Apc-Gen-defekter Mäuse

COX-2-associated loss of apoptotic activity in neoplasias of Apc-gene-defect mice

K. Schmehl[1], G. Jacobasch[1], H. J. Buhr[2]

[1] Deutsches Institut für Ernährungsforschung Arthur-Scheunert-Allee 114–116, 14558 Bergholz-Rehbrücke
[2] Chirurgische Klinik Universitätsklinikum Benjamin Franklin, Hindenburgdamm 30, 12200 Berlin

Einleitung

Ein Gleichgewicht zwischen Zellproliferation und Apoptose ist Voraussetzung für die ständige Regenerierung gesunder Zellverbände. Störungen dieses Gleichgewichts sind bei einer Vielzahl von Erkrankungen pathogenetisch bedeutsam. So ist die Verringerung der Apoptoseaktivität ein entscheidender Mechanismus im Verlauf der Karzinomentstehung [7, 9, 10]. In ihrem Stufenmodell der kolorektalen Karzinogenese postulieren Fearon und Vogelstein eine enge Korrelation zwischen dem mutationsbedingten Verlust spezifischer Proteinfunktionen (APC, DCC, p53) und korrelierenden morphologischen Veränderungen im Laufe der Adenom-Karzinom-Sequenz [5]. Eine Mutation von p53 führt dabei zu einer Hemmung der bax-Dimerenbildung und zur Überexpression von bcl-2, woraus eine Hemmung der Apoptose resultiert [6, 8]. Ein möglicher Therapieansatz in der Prävention bei Patienten mit einem erhöhten Risiko zur kolorektalen Karzinombildung, wie z.B. bei Apc-Gen-Defekt-Trägern, ist deshalb die Verhinderung sowohl des Verlustes der Apc-Gen-Heterozygotie als auch der Mutationsbildung in weiteren Tumorsuppressorgenen [1]. Dies kann durch Gabe von Cyclooxygenase-2-Inhibitoren (COX-2) erreicht werden [3].

Ziel der Untersuchung war, im Tiermodell apoptotische sowie proliferierende Zellen histologisch zu charakterisieren sowie Vorkommen und Verteilung verschiedener apoptoseassoziierter Proteine in Tumoren unterschiedlichen Differenzierungsgrades zu analysieren.

Methodik

10 weibliche, 30 d alte C57/BLG/6J-Min/+ Mäuse, getestet auf Geschlecht und Heterozygotie des Apc-Gen-Defektes, wurden unter Beobachtung mit einer semisynthetischen, isokalorischen Diät gefüttert. MIN-Mäuse entwickeln ähnliche klinische Symptome wie Patienten mit Familiärer Adenomatöser Polyposis (FAP) [2, 4]; wobei die neoplastischen Veränderungen nicht so häufig im Kolon sondern überwiegend im Dünndarm auftreten. Nach 60 d wurden die Tiere ätheranästhesiert und lege artis

getötet. Das entnommene Intestinum wurde mit einer Rasierklinge längs geöffnet, vorsichtig in PBS gespült, in 3–4 cm lange Abschnitte geteilt, auf Filterpapier gespannt und in 4 % Paraformaldehyd fixiert. Nach 24-h Wässerung wurde das Gewebe luminal für max. 30 sec. mit Hämatoxylin gefärbt, über aufsteigende Alkoholkonzentrationen entwässert und in luminaler Aufsicht in Entellan® auf Objektträger montiert. Diese Präparate wurden mesoskopisch, mit dem Stereomikroskop und lichtmikroskopisch auf Neoplasien untersucht. Alle Neoplasien wurden statistisch erfaßt und grobmorphologisch nach der Oberflächenbeschaffenheit gruppiert. Die Präparate wurden dann über Toluol wieder ausgedeckt. Mindestens 10 Tumore jeder Gruppe wurden herausgeschnitten und genauso wie jeweils eine Probe nicht befallenen Dünn- und Dickdarms über Toluol in Histoplast® eingebettet. Mit dem Mikrotom wurden 5 µm dicke Schnitte angefertigt, dann entparaffiniert und Hämatoxylin/ Eosin(HE)-gefärbt oder für die Immunhistochemie vorbereitet. Die entnommenen Neoplasien aus allen Darmabschnitten wurden anhand der HE-Präparate histologisch klassifiziert. Immunhistochemisch wurden die apoptoseassoziierten Proteine bax, bcl-2, p53 und das Enzym COX-2 mittels indirekter Immunhistochemie untersucht. Zusätzlich wurden Vorkommen und Verteilung proliferierender (invivo-BrdU-Labeling) und apoptotischer (in-situ-KLENOW/TUNEL-Technik) Zellen analysiert. Als Sekundärantikörper wurden fluorochromierte (FITC, TRITC), mit POD (visualisiert über DAB) markierte oder biotinylierte Immunglobuline eingesetzt.

Ergebnisse

Alle untersuchten Mäuse wiesen sowohl im Dünndarm als auch im Kolon eine große Anzahl neoplastischer Veränderungen in verschiedenen Größen (Durchmesser 1–3,5 mm!) und Stadien der Entdifferenzierung auf. Adenome, einschließlich Karzinoma-in-situ, fanden sich relativ selten. Fast 70 % aller Tumoren waren Adenokarzinome. Im Vergleich zu parallel betrachteten nicht neoplastischen Mukosaarealen war eine Steigerung der Proliferation in jedem tumorösen Stadium nachweisbar. Das Überwiegen von Proliferations- gegenüber Apoptoseprozessen trat aber erst in sehr späten Adenomstadien auf. Vielgestaltig waren die Verteilungsmuster apoptotischer Zellen. Frühe Hyperplasien zeigten immer eine deutliche Zunahme apoptotischer Aktivität. Apoptotische Zellen fanden sich dort nicht allein in der typischen apikalen Anordnung sondern bis weit in die Krypte , ja sogar bis in die Proliferationszone herein. Diese Zunahme apoptotischer Zellen ging langsam, korrelierend mit dem fortschreitenden Entdifferenzierungsgrad, zurück. In definitiven Karzinomen trat Apoptose nur noch in den verbleibenden Mukosainseln auf und war niemals eindeutig im Bindegewebe nachweisbar. Auch die typische apikale Lokalisation apoptotischer Zellen konnte nicht mehr gefunden werden, was auf den Verlust der Apc-Heterozygotie in diesen lumennahen Zellen hindeutet. Ebenso stadienabhängig konnten positive Immunoreaktivitäten(IR) für bcl-2 und COX-2 nachgewiesen werden. Fand bcl-2-IR sich mit zunehmender Entdifferenzierung vermehrt vor allem in den Zellkernen der Mukosazellen und über die gesamte Kryptentiefe verteilt, konnte COX-2-IR außerdem im neu immigrierten neoplastischen Bindegewebe detektiert werden. Positiv zeigten sich perikryptale Bindegewebs- und besonders Endothelzel-

Tabelle 1. Schematische Übersicht der semiquantitativen Beurteilung immunreaktiver Befunde

	Intensität von:			Expression von:		
	Proliferation	Apoptose	bax	bcl-2	p-53	COX-2
Normale Mukosa	++	++	+	(+)	++	(+)
Frühes Adenom	+++	++++	++	+	++	+
Spätes Adenom	+++	++	++	+++	++	++
Karzinom	++	+	(+)	++	+	+++

o – keine IR.
++++ – sehr starke IR.

len. Bax-IR und p53-IR waren nachweisbar; eine deutliche Abhängigkeit vom Tumorstadium war jedoch nicht erkennbar.

Diskussion:

Eine Steigerung der Apoptose ist ein spezifischer Abwehrmechanismus kolorektaler Mukosazellen im frühen Stadium der malignen Entartung. Mit einem fortschreitenden Verlust der Apc-Heterozygotie ist ein Abfall der Apoptoseaktivität verbunden, der zur Ausbildung typischer Gewebeveränderungen führt. Jedes Stadium der Entdifferenzierung zeigt ein spezielles Verteilungsmuster apoptotisch aktiver Zellen und assoziierter Proteine. Anhand der Gewebeproben der Apc-Gen-defekten Mäuse konnte die Objektivierbarkeit neoplastischer Stadieneinteilung erwiesen werden; die Übertragbarkeit auf humanes bioptisches Material und die Zulässigkeit damit verbundener prognostischer Aussagen wird derzeit geprüft. Der invers korrelierende, stadienabhängige, deutliche Anstieg der COX-2 während der Karzinomentwicklung, weist darauf hin, daß die Expression dieses Enzyms ein frühes Ereignis in der Kaskade der Karzinogenese darstellt und wahrscheinlich der Apc-Gen-Mutation direkt nachgeordnet ist. Die Gabe von Cyclooxygenasehemmern ist deshalb im frühen Stadium der FAP ein vielversprechender Therapieansatz zur Konservierung der apoptotischen Aktivität und damit zur Hemmung der Gewebsentdifferenzierung im kolorektalen Bereich.

Zusammenfassung

Im Tiermodell der Apc-Gen-defekten MIN-Maus wurden apoptotische sowie proliferierende Zellen histologisch charakterisiert sowie das Vorkommen und die Verteilung verschiedener apoptoseassoziierter Proteine in Tumoren unterschiedlichen Differenzierungsgrades analysiert. Sie entwickelt ähnliche klinische Symptome wie Patienten mit Familiärer Adenomatöser Polyposis (FAP); wobei die neoplastischen Veränderungen überwiegend im Dünndarm auftreten. Neoplasien aus allen Darmabschnitten 90 d alter, unbehandelter MIN-Mäuse ergaben in der histologischen Klassifizierung, daß zu diesem Zeitpunkt mehr als 70 % der Polypen Karzinome waren. Immunhistochemisch wurden die apoptoseassoziierten Proteine bax, bcl-2, p53 und die COX-2-

Expression untersucht sowie das Vorkommen und die Verteilung proliferierender (BrdU-Labeling) und apoptotischer (KLENOW, TUNEL) Zellen analisiert.

Aus den Befunden ließen sich 3 Schlußfolgerungen ableiten:

1. Als Abwehrmechanismus des Epithels steigt im frühen Stadium der Neoplasie die Apoptoseaktivität an.
2. Im Verlauf der Karzinogenese kommt es zu einem Abfall der Apoptoserate.
3. Der invers korrelierende, deutliche Anstieg der COX-2-Expression während der Karzinomentwicklung belegt, daß die Gabe von Cyclooxygenasehemmern im frühen Stadium der FAP ein vielversprechender Therapieansatz ist.

Summary

The aim of the study was to characterize both apoptotic and proliferating cells histologically and to analyze localisation and distribution of various apoptosis-associated proteins in tumours of different stages of degeneration in the animal model of Apc-gene defect mice. Such animals show clinical symptoms similar to those of patients suffering from Familial Adenomatous Polyposis (FAP) but develop the neoplasm's mainly in the small intestine. Tumours from all parts of the gut of 90 days old non-treated MIN-mice were classified as adenocarcinomas, histologically. The apoptosis-associated proteins bax, bcl-2, p53 and the COX-2 enzyme were investigated immunhistochemically. Additionally the localisation and distribution of proliferating (BrdU-labeling) and apoptotic (KLENOW, TUNEL) cells were analysed.

In the summary we point out:

1. The activity of apoptosis increases in early stage of neoplasm as a defensive mechanism of mucosa.
2. A decrease in apoptosis rate occurs during carcinogenesis.
3. The inversely correlating, clear COX-2 accumulation accompanying carcinoma development supplies evidence for cyclooxygenase-inhibitor treatment is a promising therapeutic attempt in early stage of FAP.

Literatur

1. Bjerknes M, Cheng H, Kim H, Schnitzler M, Gallinger S (1997) Clonality of Dysplastic Epithelium in Colorectal Adenomas from Familial Adenomatous Polyposis Patients. Canc Res 57:355–361
2. Caspari R, Friedl W, Mandl M, Möslein G, Kadmoi M, Knapp M, Jacobasch KH, Ecker KW, Kreißler-Haag D, Timmermanns G, Propping P (1994) Familial adenomatous polyposis: mutation at codon 1309 and early of colon cancer. Lancet 343:629–632
3. Eberhart CE, Coffey RJ, Radhika RJ, Giardiello FM, Ferrenbach S, DuBois RN (1994) Upregulation of cyclooxygenase 2 gene expression in human colorectal adenomas and adenocarcinomas. Gastroenterology 107:1183–1188
4. Smits R, Kartheuser A, Jagmohan-Changur S, Leblanc V, Breukel C, de Vries A, van Kranen H, Han van Krieken J, Williamson S, Edelmann W, Kucherlapati R, Meera Khan P, Fodde R (1997) Loss of Apc and the entire chromosome 18 but absence of mutations at the Ras and Tp53 genes in intestinal tumors from Apc1638N, a mouse model for Apc-driven carcinogenesis. Carcinogenesis 18(2):321–327

5. Fearon BR, Vogelstein B (1990) A genetic model for colorectal tumor genesis. Cell 61:759–767
6. Hockenbery D, Nunez G, Milliman C, Schreiber RD, Korsmeyer SJ (1990) Bcl-2 is an inner mitochondrial membrane protein that blocks programmed cell death. Nature 348:334–336
7. Jacobasch G, Jacobasch KH (1997) Molekulare Ursachen kolorektaler Kanzerogenese, klinische Manifestation und Therapie. Z ärztl Fortbild Qual sich 91:125–133
8. Meßmer UK, Reed JC, Brüne B (1996) Bcl-2 Protects Macrophages from Nitric Oxide-induced Apoptosis. J Biol Chem 271(33):20192–20197
9. Morin PJ, Vogelstein B, Kinzler KW (1996) Apoptosis and APC in colorectal tumorigenesis. Proc Natl Acad Sci USA 93:7950–7954
10. Weiß H, Jacobasch KH, Haensch W, Streller B, Hieke B (1997) Significance of apoptosis in the process of tumorigenesis in colorectal mucosa and adenomas in FAP patients. Anal Cell Pathol 14:61–73

Korrespondenzadresse: Dr. med. Katrin Schmehl, Deutsches Institut für Ernährungsforschung (Abt. PML), Arthur-Scheunert-Allee 114–116, 14558 Bergholz-Rehbrücke, mail: schmehl@www.dife.de

Frequenz und Bedeutung von APC Genmutationen in der malignen Degeneration des Barrett-Ösophagus

Frequency and importance of APC gene mutations in the malignant degeneration of Barrett's esophagus

O. Stöltzing[1], P. M. Schneider[1], K. Becker[2], S. Wegerer[2], J. R. Siewert[2], A. H. Hölscher[1]

[1] Klinik und Poliklinik für Visceral- und Gefäßchirurgie der Universität zu Köln
[2] Chirurgische Klinik und Institut für Pathologie der Technischen Universität München

Die Progression zum Adenocarcinom im Barrett-Ösophagus erfolgt in Form einer Dysplasie-Carcinom-Sequenz über niedrig- und hochgradig dysplastische Barrettmukosa, Carcinoma in situ bis zum invasiven Carcinom [1]. Analog dieser Abfolge von Epithelzellveränderungen, finden auch genetische Alterationen statt. Sequentielle Allelverluste (LOH) der Regionen 17p (p53-Lokus) und 5q (APC/MCC-Lokus) sowie p53 Genmutationen wurden bei Barrettcarcinomen als frühe molekulare Veränderungen beschrieben. LOH's des APC Lokus treten bei diesen Tumoren mit einer hohen Frequenz (77 %) auf [2].

Allelverluste des APC Gens sowie APC Genmutationen waren ursprünglich im Rahmen von Untersuchungen der malignen Degeneration colorektaler Adenome bei familiärer adenomatöser Polyposis Coli (FAP) und sporadischen Coloncarcinomen entdeckt worden [3]. Mutationen und Allelverluste traten hier gehäuft (66 %) in einem definiertem Abschnitt des APC Gens auf, die als „Mutation Cluster Region" bezeichnet wurde [3].

Nach den derzeitigen Erkenntnissen ist für einen kompletten Funktionsverlust des APC Gens ein einfacher Allelverlust nicht ausreichend [4]. Es müßten hierfür entweder beide Allele verlorengehen oder das zweite Allel z. B. durch eine Mutation inaktiviert werden [4, 5]. Bisher konnten keine homozygoten Alleldeletionen des APC Gens bei Barrettcarcinomen nachgewiesen werden.

Wegen der hohen Frequenz der 5q Allelverluste bei Patienten mit Adenocarcinom im Barrett-Ösophagus untersuchten wir deshalb, ob APC Genmutationen in der „Mutation Cluster Region" (MCR) auftreten, in welcher Phase der Carcinogenese sie nachweisbar sind und ob sie als molekularer Screening-Marker für das maligne Potential dysplastischer Barrettmukosa geeignet sind.

Material und Methoden

In einer prospektiven Studie wurden endoskopisch oder intraoperativ gewonnene Gewebeproben von 43 Patienten mit Barrettcarcinom untersucht. Der Altersmedian der 43 Patienten (41 m; 2 w) lag bei 62 Jahren. Das Tumorstadium nach der UICC-

Klassifikation entsprach bei 15 (35%) Patienten einem Stadium I, bei 6 (14%) einem Stadium II A, bei 10 (23%) einem Stadium II B, bei 9 (21%) einem Stadium III und bei 3 (7%) Patienten einem Stadium IV.

Pro Patient wurden 10 Biopsien aus 5 verschiedenen Arealen entnommen, die aus dem Tumor (T), dem peritumoralen Barrett-Epithel (BE-1), dem Barrett-Epithel in größter Distanz zum Tumor (BE-2), der Mukosa des Magenfundus (GF) und aus normaler Plattenepithelschleimhaut (N) stammten. Aus den Gewebeproben wurden histopathologische Dokumentationsschnitte und das Material für die DNA Analyse gewonnen. Der Dysplasiegrad der Barrettmukosa wurde nach den Kriterien von Morson modifiziert in drei Schweregrade – niedriggradige Dysplasie (LGD), hochgradige Dysplasie (HGD) und kein Anhalt für Dysplasie (NOD) – eingeteilt [6].

Die DNA wurde mittels eines Standard DNA Extraktionsverfahrens (Stratagene, Extraction-Kit) extrahiert. Mit Hilfe der Polymerase-Kettenreaktion (PCR) und der Single-Strand-Conformation-Polymorphism-Analysis (SSCP)-Methode wurden die Proben auf Mutationen des APC Gens in Exon 15 untersucht. Auf Grund der Fragmentlänge von Exon 15 wurde dieses für die PCR-SSCP in 8 Segmente aufgeteilt und mit 8 entsprechenden Primer-Paaren amplifiziert, wie von Tamura et al. beschrieben [7].

Die SSCP-positiven Proben wurden unidirektional kloniert (TA unidirectional Cloning-Kit) und sequenziert (doppelsträngige DNA Sequenzierung, Amersham, Sequenase Vers. 2.0).

Ergebnisse

Es konnten insgesamt bei 4/43 (9%) Patienten in 4/107 (4%) Proben eine Mutation des APC Gens entweder im Tumor, oder in der Barrettmukosa nachgewiesen werden. Die Verteilung der positiven Proben zeigte, daß pro Patient jeweils eine Gewebeprobe positiv war. Dreiviertel der mutations-positiven Proben (n = 3) stammten aus dem Tumor (T) und 1/4 aus der Barrettmukosa (n = 1). Alle Veränderungen betrafen ausschließlich die APC Exon 15-Segmente 15-5 und 15-6 des APC Gens.

Die Mutationsanalysen zeigten, daß insgesamt 2 Insertionsmutationen und 2 Punktmutationen auftraten. Die Insertionsmutationen verursachten in beiden Fällen die Bildung eines Stop-Codons.

Bei einem Patienten mit dem UICC Stadium IIA (pT2, N0, M0, G2) konnte in der peritumoral entnommenen, hochgradig dysplastischen Barrettmukosaprobe (BE-1) eine 2 bp (TC) Insertionsmutation im Codon 1283 nachgewiesen werden, die zu einem „frame-shift" führte (Stop im Codon 1288). In den Tumorproben von drei Patienten traten folgende Mutationen des APC Gens auf: (1) Patient mit UICC Stadium III (pT3, N1, M0, G3); Punktmutation im Codon 1153; Aminosäureänderung: Histidin in Arginin (CAT → CGT), (2) Patient mit UICC Stadium I (pT1, N0, M0, G2) Punktmutation im Codon 1138 (siehe Abb. (1)); Aminosäureänderung: Aspartat in Asparagin (GAT → AAT) und (3) Patient mit UICC Stadium I (pT1, N0, M0, G3); 3 bp (ATC) Insertionsmutation im Codon 1326 mit „frame-shift" und Bildung eines Stop-Codons im Codon 2845.

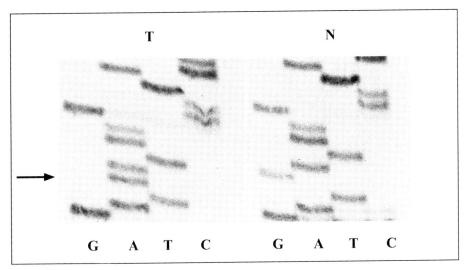

Abb. 1. DNA Sequenzierung der Tumorprobe (**T**) eines Patienten (pT1, N0, M0, G2) und entsprechende Normalgewebeprobe (**N**). Eine Transitionsmutation ($\rightarrow$) von Guanin nach Adenin (GAT $\rightarrow$ AAT) trat hier im Codon 1138 auf und bewirkte eine Aminosäurenänderung von Aspartat nach Asparagin. Basenfolge von links nach rechts: (**G**)uanin, (**A**)denin, (**T**)hymin und (**C**)ytosin

Diskussion

Die Ergebnisse zeigen, daß somatische Mutationen in der „Mutation Cluster Region" (MCR) des APC Gens bei Barrettcarcinomen nur vereinzelt auftreten. Damit sollte die Wertigkeit der häufig beschriebenen APC Allelverluste (LOH) neu überdacht werden, da die Funktionalität dieser genomischen Veränderungen nicht eindeutig ist. Um eine komplette APC Gen Inaktivierung zu erreichen, müßten ähnlich hohe Anzahlen von APC Genmutationen nachweisbar sein. Ein einfacher Allelverlust reicht, nach derzeitigen Erkenntnissen, jedenfalls nicht für eine Inaktivierung aus [4, 5]. Eine theoretische Möglichkeit wäre, daß APC Genmutationen bei Barrettcarcinomen außerhalb der MCR des Gens auftreten. Dies ist bis dato nicht untersucht worden, ist aber eher unwahrscheinlich.

Ob die in dieser Arbeit gefundenen APC Gen Punktmutationen funktionelle Veränderungen des APC Proteins (Funktionsverlust) bewirken, kann anhand der durchgeführten Untersuchungen nicht beantwortet werden. Neuere Untersuchungen von Su et al. zeigten, daß sich mutierte APC Proteine an „wild-type" APC Protein binden können und damit zu einem Funktionsverlust führen können [8]. Ein sicherer APC Funktionsverlust wäre somit nur in den 2 Fällen mit der nachgewiesenen Insertionsmutation eingetreten, die in beiden Fällen zu einem Strangabbruch führte.

Bezüglich der Frage, ob Mutationen des APC Gens einen weiteren potentiellen Marker zur Evaluation des malignen Potentials einer Barrettmukosa in der Progression zum Carcinom darstellen, ist allein aufgrund der niedrigen Frequenz dieses molekularen Ereignisses zu verneinen. Die Mehrzahl der Mutationen (n = 3) waren erst am manifesten Barrettcarcinom (2x pT1; 1x pT3) nachweisbar. Damit ist es wahrscheinlich, daß APC Gen Mutationen erst in einer späteren Phase der Carcinogenese auftreten.

Die zur Zeit vielversprechendsten genetischen Marker für ein derartiges malignes Potential sind Allel Deletionen (LOH) der Regionen 5q (APC/MCC) und 17p (p53) sowie somatische Mutationen des p53 Gens. Sie eignen sich als mögliche Screening-Marker zur Erkennung früher molekularer Alterationen der Barrettmukosa in der Progression zum Carcinom, da sie zu einem frühen Zeitpunkt in einer dysplastischen Barrettmukosa auftreten könnten [9, 10]. Obwohl einfache 5q Allel Deletionen keine funktionelle Bedeutung für das APC Protein haben, können sie dennoch als molekularer Marker dienen, da sie in hoher Frequenz zu einem frühen Zeitpunkt der Carcinogenese auftreten und Ausdruck einer beginnenden genetischen Instabilität sein können.

Allelverluste des 5q Abschnittes sind nicht ausnahmslos mit APC Deletionen gleichzusetzen, da der 5q Abschnitt sehr groß ist und die APC Region nur einen kleinen Ausschnitt darstellt. Vermutlich befinden sich weitere, noch unbekannte Tumor-Suppressor-Gene auf Chromosom 5q21, die möglicherweise ein „Zielgen" für die maligne Degeneration des Barrett-Ösophagus darstellen. Es bedarf somit weiterer, intensiver Untersuchungen und Überprüfung der 5q LOH, um repräsentative Marker für ein molekulares „Follow-up"-Programm von Patienten mit Barrett-Ösophagus zu finden.

Zusammenfassung

Die Frequenz und die Bedeutung von APC Genmutationen wurden bei Patienten mit Adenocarcinom im Barret-Ösophagus untersucht. Intraoperativ oder endoskopisch gewonnene Gewebeproben von 43 Patienten wurden mit der PCR-SSCP Methode auf Mutationen in der „Mutation Cluster Region" (APC Exon 15) untersucht. Die Mutationsanalyse ergab, daß APC Genmutationen nur vereinzelt bei Barrettcarcinomen (n = 3) und dysplastischer Barrettmukosa (n = 1) auftreten. Die funktionelle Wertigkeit der häufig beschriebenen APC Gen Allelverluste muß damit in Frage gestellt werden, da nach derzeitigen Erkenntnissen ein einfacher Allelverlust für eine komplette APC Gen Inaktivierung nicht ausreicht.. Möglicherweise liegt das Zielgen für die molekulare Pathogenese des Barrettcarcinoms außerhalb der APC Region auf Chromosom 5q21. Trotzdem könnten 5q LOH als molekulare Screening Marker für Risiko-Patienten dienen, da sie mit einer hohen Frequenz in einer frühen Phase der Carcinogenese auftreten.

Summary

The frequency and importance of APC gene mutations in patients with adenocarcinoma in Barrett's esophagus were evaluated. Tissue samples were obtained by endoscopic biopsy or after surgery in 43 patients. DNA analysis was performed with PCR SSCP and DNA sequencing of the mutation cluster region (Exon 15) of the APC gene. Our analysis demonstrated an infrequent occurrence of APC gene mutations in Barrett's cancer (n = 3) and dysplastic Barrett's mucosa (n = 1). Therefore, the functional significance of the frequently observed APC allelic losses (LOH) must be questioned, as a single allelic loss is not sufficient for a complete gene inactivation. It might however be, that a target gene responsible for the molecular pathogenesis of Barrett's cancer is located outside the APC region on chromosome 5q21. 5q allelic losses could however, serve as a marker for the malignant potential of Barrett's epithelium, as they occur with a high frequency in an early stage of carcinogenesis.

Literatur

1. Hameeteman W, Tytgat GNJ, Tweel van den JG (1989) Barrett's Esophagus: development of dysplasia and adenocarcinoma. Gastroenterology 96:1249–1256
2. Blount PL, Meltzer SJ, Yin J, Huang Y, Krasna MJ, Reid BJ (1993) Clonal ordering of 17p and 5q allelic losses in Barrett dysplasia and adenocarcinoma. Proc Natl Acad Sci USA 90:3221–3225
3. Nakamura Y (1993) The role of the adenomatous polyposis coli (APC) gene in human cancers. Adv Cancer Res 62:65–87
4. Knudson AG (1971) Mutation and cancer: statistical study of retinoblastoma. Proc Natl Acad Sci 60:820–825
5. Bolande RP, Vekemans MJ-J (1983) Genetic models of carcinogenesis. Hum Pathol 14(8):658–662
6. Morson BC, Sobin LH, Grundmann E, Johansen A, Nagayo T, Serck-Hanssen A (1980) Precancerous conditions and epithelial dysplasia in the stomach. J Clin Pathol 33:711–721
7. Tamura G, Maesawa C, Suzuki Y, Tamada H, Satoh M, Ogasawara S, Kashiwaba M, Satodate R (1994) Mutations of the APC gene occur during early stages of gastric adenoma development. Cancer Res 54:1149–1151
8. Su LK, Johnson KA, Smith KJ, Hill DE, Vogelstein B, Kinzler KW (1993) Association between wild type and mutant APC gene products. Cancer Res 53:2728–2731
9. Meltzer SJ, Blount PL, Reid BJ (1994) Early detection markers in esophageal cancer. In Srivastava S, Lippman SM, Hong WK, Mulshine JL Early detection of cancer: molecular markers. Futura Publishing Company Inc, New York, S 225–235
10. Schneider PM, Casson AG, Levin B, Garewal HS, Hoelscher AH, Becker K, Dittler HJ, Cleary KR, Troster M, Siewert JR, Roth JA (1996) Mutations of p53 in Barrett's esophagus and Barrett's cancer: a prospective study of ninety-eight cases. J Thorac Cardiovasc Surg 111:323–331

Kontaktadresse: Oliver Stöltzing, Klinik und Poliklinik für Visceral- und Gefäßchirurgie der Universität zu Köln, Joseph-Stelzmann Str. 9, 50931 Köln

Expression von p16 und p16β in Plattenepithel- und Adenocarcinomen des Ösophagus: Unterschiede der Regulation in Abhängigkeit von Tumorart und Histologie

Expression of p16 and p16β in squamous cell and adenocarcinoma of the esophagus: Differences of the regulation depending on tumor type and histology

R. Metzger, K. Danenberg, K. Hayashi, A. H. Hölscher, P. V. Danenberg

USC/Norris Comprehensive Cancer Center, Los Angeles, USA
Klinik und Poliklinik für Visceral- und Gefäßchirurgie der Universität zu Köln

Einleitung

Die Inaktivierung des an der Regulation der G1-Phase beteiligten Tumorsuppressorgens p16$^{(INK4a/MTS1/CDKN2)}$ stellt ein häufiges und frühes Ereignis in der Pathogenese solider Tumoren dar [1]. Dies bestätigen verschiedene Studien mit p16-Knockout-Mäusen sowie Untersuchungen im in vitro Modell, bei denen die Wiederherstellung der p16 Expression zu einer entscheidenden Hemmung des Tumorwachstums führte [2, 3]. Inzwischen konnten 3 verschiedene Arten von p16-Alterationen in Tumorzellen identifiziert werden: Sequenzänderungen genomischer DNA wie Punktmutationen oder kleinere Deletionen, die homozygote Deletion des p16 Gens sowie die transkriptionelle Inaktivierung von p16 durch Methylierung der Promotor-Region und Exon1 [3].

Ziel der durchgeführten Studie war die Identifizierung molekularer Mechanismen zur Suppression von p16 und seines alternativen Transkripts p16β$^{(p19ARF/INK4d)}$ beim Plattenepithel- und Adenocarcinom des Ösophagus.

Material und Methoden

Untersucht wurden die Gewebeproben von 23 Plattenepithelcarcinomen und 34 Adenocarcinomen des Ösophagus.

Eine vor der molekularbiologischen Analyse durchgeführte pathologische Beurteilung stellte sicher, daß es sich bei den Proben tatsächlich um das entsprechende Tumorgewebe handelte.

Quantifizierung der p16 und p16β-Genexpression mittels RT-PCR:

Die Technik der Quantifizierung von Genexpressionen mit Einsatz der T7-Polymerase Promotor Sequenz ist bereits beschrieben worden [4, 5]. Die Primer zur selektiven Amplifikation von p16 und p16β sind wie folgt: p16/5′-T7-AACGCAACC-GAATAGTTACG, p16β/5′-T7-TACTGAGGA GCCAGC

TCTA, gemeinsamer 3'-Primer 5'-AGCACCACCAGCGTGTC. Die PCR-Reaktion für beide Gene bestand aus 30 Zyklen mit folgenden Konditionen: D96°/15 sec, A65°/30 sec, E72°/30 sec.

Amplifikation genomischer DNA:

Zur PCR-Amplifikation genomischer p16-DNA wurden bei gleichen PCR-Konditionen (s.o.) folgende Primer eingesetzt: 5'-T7-AGAGGGGGA GAGCAGGCA und 5'-AAGCGCTACCTG ATTCCAATT.

RT-PCR Sequenzierung von p16:

Zur Sequenzierung von p16-cDNA wurden unter Einsatz spezifischer Primer 2 sich überlappende Fragmente generiert: Fragment A, welches Exon1 und die Hälfte von Exon2 abdeckt sowie Fragment B, das Exon2 und 3 umfaßt. Nach Abtrennung der primären PCR-Primer mittels „Centricon-Filtration" (Amicon Co.) erfolgte für beide PCR-Produkte die bidirektionale Sequenzierung mit dem „Amplicycle sequencing kit" (Perkin-Elmer Co.) unter Einsatz entsprechender Primer.

Ergebnisse

Durch den Einsatz einer quantitativen RT-PCR-Technik konnte bei 13 von 23 Plattenepithelcarcinomen des Ösophagus (56%) ein Fehlen der p16-Genexpression nachgewiesen werden. Bei 11 dieser 13 Tumoren (85%) kam es zusätzlich zu einem simultanen Verlust der p16β-Genexpression. Nur 2 Plattenepithelcarcinome exprimierten ausschließlich das alternative Transkript p16β.

Im Gegensatz zu den Plattenepithelcarcinomen, konnte bei nur 1 von 34 Adenocarcinomen ein simultaner Verlust von p16 und p16β festgestellt werden. Bei 29 von 34 Adenocarcinomen (85%) wurde eine gleichzeitige Genexpression von p16 und p16β nachgewiesen. Bei 4 Adenocarcinomen fehlte p16 während p16β exprimiert wurde.

Eine alleinige Expression des p16β-Transkripts war bei keinem der untersuchten Tumoren nachweisbar.

Wie die zusätzliche Analyse der genomischen DNA anhand PCR- und Sequenzanalysen bestätigte, handelt es sich beim simultanen Verlust von p16 und p16β um eine homozygote Deletion des p16 Gens.

Bei Tumoren, bei denen von beiden Transkripts nur p16β exprimiert wird, genomische DNA allerdings p16 Sequenzen aufweist, liegt eine Suppression der p16-Transkription vor. Ein hierfür verantwortlicher Mechanismus ist die Hypermethylierung der p16-Promotorregion und Exon1.

Diskussion

Verschiedene aktuelle Studien weisen auf eine Assoziation von alteriertem p16-Status und aggressiver, therapieresistenter Tumorbiologie hin [6, 7]. Im Hinblick auf die molekularen Interaktionen zur Suppression von p16 beim Plattenepithelcarcinom und dem in seiner Inzidenz stark ansteigenden Adenocarcinom des Ösophagus, gibt es bisher nur ungenügende und sich widersprechende Ergebnisse. So variiert die in der Literatur für das Ösophaguscarcinom beschriebene Frequenz für homozygote p16-Deletionen, meist nachgewiesen anhand genomischer DNA, zwischen 0 und 52% [8, 9]. Als Grund für diese widersprüchlichen Ergebnisse wird derzeit die Präsenz von kontaminierendem Nicht-Tumorgewebe diskutiert, wodurch der Nachweis homozygoter Deletionen (HD) in genomischer DNA erschwert wird [10]. Um diese Problematik zu umgehen, wurde in der vorgestellten Studie der Nachweis von p16 und p16β durch quantitative Bestimmung der Genexpression (mRNA) geführt.

Gelang es eine HD nachzuweisen, wurde diese in einem weiteren Schritt durch die Analyse genomischer DNA bestätigt. Zur Vermeidung falsch negativer Resultate erfolgte hierbei der quantitative Nachweis der p16-Genabschnitte im Verhältnis zu dem „housekeeping gene" β-Actin.

Durch Einsatz dieser Techniken gelang es, bisherige Erkenntnisse zu revidieren und die Frequenz für homozygote p16-Deletionen beim Plattenepithelcarcinom des Ösophagus auf ca. 50% festzulegen. Auch konnten durch diese Untersuchungen entscheidende molekulare Unterschiede im p16-Stoffwechsel zwischen Plattenepithel- und Adenocarcinomen des Ösophagus identifiziert werden. So scheint im Vergleich zum Plattenepithel-Carcinom die HD des p16 Gens in der Pathogenese des Adenocarcinoms nur eine untergeordnete Rolle zu spielen. Der Großteil der Adenocarcinome (85%) exprimierte beide Gene (p16, p16β) in variierender Stärke, wobei bei einigen Tumoren nur eine schwache p16-Genexpression – bei normaler p16β-Expression – nachzuweisen war. Dieses Phänomen ist hinweisend auf eine transkriptionelle Suppression der p16-Expression durch – möglicherweise reversible – Methylierungsprozesse im Bereich der p16-Promotorregion und Exon1 [3].

Zusammenfassung

Die Untersuchungen konnten entscheidende molekulare Unterschiede zwischen Plattenepithel- und Adenocarcinomen des Ösophagus identifizieren. Während beim Plattenepithelcarcinom die homozygote Deletion des p16 Gens bei ca. 50% der Tumoren als Pathomechanismus im Vordergrund steht, spielt dieser Gendefekt bei Adenocarcinomen nur eine untergeordnete Rolle. Als Ausdruck eines schweren Gendefekts unterstützt hierbei die hohe Frequenz homozygoter p16-Deletionen beim Plattenepithelcarcinom die Hypothese einer Tumorinitiierung und Promotion durch exogene Carcinogene.

Summary

The high frequency of homozygous p16 deletions in squamous cell carcinoma of the esophagus and the relative lack of this event in adenocarcinoma demonstrates obvious differences in the pathogenesis of these two entities. Especially the high frequency of homozygous p16 deletions in squamous cell carcinoma supports the hypothesis of tumorinitiation and promotion by exogenous carcinogens for this tumor type.

Literatur

1. Kamb A, Gruis NA, Weaver-Feldhaus J, Liu Q, Harshman K, Tavtigian S, Stockert E, Day R, Johnson B and Skolnick MH (1994) Science, 264:436–440
2. Merlo A, Herman J, Mao L, Lee D, Gabrielson E, Burger P, Baylin S, Sidransky D (1995) Nat Med 1:686–692
3. Pollock P, Pearson, Hayward NK (1996) Genes Chomosom Cancer 15:77–88
4. Horikoshi T, Danenberg K, Stadlbauer T, Volkenandt M, Shea L, Aigner K, Gustavsson B, Leichman L, Frösing R, Ray M, Gibson N, Spears C, Danenberg PV (1992) Cancer Res 52:108–116
5. Lenz H-J, Danenberg K, Danenberg PV (1995) Reverse Transcriptase PCR. Larrick P, Siebert J (eds) Academic Press: San Diego, pp 166–180
6. Heyman M, Rasool O, Brandter L, Liu Y, Grander D, Söderhall S, Gustavsson G, Einhorn S, (1996) J Clin Oncol 14:1512–1520
7. Kratzke R, Greatens T, Rubins J, Maddaus M, Niewoehner D, Niehans G, Geradts J (1996) Cancer Res 56:3415–3420
8. Igaki H, Sasaki H, Tachimori Y, Kato H, Kimura T, Harada Y, Sugimura T, Terada M (1995) Cancer Res 55:3412–3423
9. Maesawa C, Tamura G, Nishizuka S, Ogasawara S, Ishida K, Terashima M, Sakata K, Sato N, Satodate R (1996) Cancer Res 56:3875–3878
10. Liggett W, Sewell D, Rocco J, Ahrendt S, Koch W, Sidransky D (1996) Cancer Res 56:4119–4123

Kontaktadresse: Dr. Ralf Metzger, Klinik und Poliklinik für Visceral- und Gefäß-chirurgie der Universität zu Köln, Joseph-Stelzmann Str. 9, 50931 Köln

Klinische Bedeutung von p53 Tumor-Suppressor-Gen Mutationen beim Adenocarcinom im Barrett-Ösophagus

Clinical implications of p53 tumor-suppressor-gene mutations for adenocarcinomas in Barrett's esophagus

P. M. Schneider, A. H. Hölscher, S. Wegerer, U. König, K. Becker*, J. R. Siewert

Chirurgische Klinik und Institut für Pathologie* der Technischen Universität München

Einleitung

Die Inzidenz des Adenocarcinoms im Barrett-Ösophagus ist charakterisiert durch eine rasche Zunahme in den letzten zwei Jahrzehnten in den USA und Westeuropa [1].

Das metaplastische Zylinderepithel der Speiseröhre hat ein erhöhtes malignes Potential und die Inzidenz des Barrett-Carcinoms liegt in prospektiven Studien zwischen 1/52 bis 1/208 Patienten-Jahren [2], was einem 30–40 fach erhöhten Risiko einer Carcinomentwicklung im Vergleich zur Normalbevölkerung entspricht [3].

Nach aktuellem Kenntnisstand entwickelt sich das Barrett-Carcinom aus dem metaplastischen, benignen Zylinderepithel über unterschiedlich schwere Dysplasiegrade zum Carcinoma in situ und schließlich zum invasiven Adenocarcinom und resultiert nicht aus einer de novo Tumorentstehung [4].

Das p53 Tumor-Suppressor-Gen ist auf dem Chromosom 17p lokalisiert und spielt eine bedeutende Rolle in der Kontrolle des Zellzyklus und der Stabilität des Genoms, bei der DNA Reparatur und der Apoptose und ist das am häufigsten mutierte Gen bei malignen Tumoren des Menschen [5].

Wir haben kürzlich die größte Studie mit internationaler Beteiligung über die Bedeutung von p53 Mutationen in der Pathogenese des Adenocarcinoms im Barrett-Ösophagus publiziert [6] und berichten hier über die erste prospektive Studie zur Evaluation der prognostischen Bedeutung von Mutationen im Tumor-Suppressor-Gen p53 bei Patienten mit Barrett-Carcinomen.

Material und Methoden

59 Patienten, die wegen eines Barrett-Carcinoms behandelt wurden, sind bis dato in die Studie eingegangen.

Die wesentlichen demographischen Daten waren: Geschlecht: 54 männlich, 5 weiblich; medianes Alter: 62,7 Jahre; mediane Nachbeobachtungszeit 25,4 Monate. 55/59 Patienten wurden reseziert und 4/59 erhielten eine definitive Radiochemotherapie. Daraus ergaben sich nachfolgende Verteilungen des histopathologischen

Tumorstadiums und der R-Kategorie : UICC Stadium: I: n = 22 , II: n = 18 , III: n = 12 , IV: n = 3 ; R-Kategorie: RO: n = 49 , R1: n = 4 , R2: n = 2. Das Grading des resezierten Primärtumors wurde klassifiziert als hochdifferenziert (G1) in 4, mäßiggradig differenziert (G2) in 18 und schlecht differenziert (G3) in 33 Fällen.

Das Gewebe für die DNA Analyse wurde durch endoskopische Biopsie und/oder unmittelbar nach chirurgischer Resektion gewonnen und in Flüssigstickstoff schockgefroren und aufbewahrt. Es wurden folgende Areale untersucht: Tumor, peritumorales Barrett-Epithel (BE-1) und Barrett-Epithel mit der größten Distanz zum Tumor (BE-2). Wenn nur ein kleines Areal makroskopisch tumorfreien Barrett-Epithels (z. B. bei einigen T3 und T4 Tumoren) vorhanden war, konnte nur peritumorales Barrett-Epithel analysiert werden. Zusätzlich wurde normales Plattenepithel der Speiseröhre und Fundusepithel des Magens als Kontrollgewebe analysiert.

Peritumorales Barrett-Epithel (BE-1) wurde bei allen Patienten untersucht und die Dysplasiegrade verteilten sich wie folgt: keine Dysplasie (NOD): 17, leichtgradige Dysplasie (LGD): 23 und hochgradige Dysplasie (HGD): 19. Bei 26/59 Patienten konnte eine zusätzliche Probe in größter Distanz zum Tumor entnommen werden (BE-2) und die Dysplasiegrade waren NOD bei 10, LGD bei 13 und HGD bei 3 Patienten.

Die DNA-Extraktion wurde in einer Standardtechnik durchgeführt und das Screening nach p53 Mutationen erfolgte mittels Single-Strand-Conformational-Polymorphism (SSCP) Analyse nach selektiver PCR-Amplifikation der Exone 5–9 des p53 Gens mittels 5 spezifischer Primerpaare. Alle SSCP positiven Proben wurden einer DNA Sequenzanalyse unterzogen. Die genannten Techniken der DNA Analyse sind von uns berichtet worden [6].

Die Überlebenskurven wurden nach Kaplan und Meier berechnet und die Testung auf Signifikanz erfolgte mit dem Log-Rank Test. Das Signifikanzniveau wurde mit $p < 0,05$ festgesetzt.

Die Studie wurde von der Ethikkommision der Technischen Universität München genehmigt. Bei keinem der untersuchten Patienten trat nach endoskopischer Biopsieentnahme eine Komplikation auf.

Ergebnisse

p53 Mutationen konnten bei 30/59 (50,8%) Patienten im Tumor und/oder Barrett-Epithel nachgewiesen werden.

Bei 18/30 mutations-positiven Fällen war diese nur im Tumor nachweisbar (Typ A). 6/30 zeigten eine konkordante Mutation im Tumor und peritumoralen Barrett-Epithel (Typ B), 2/30 eine diskordante Mutation im Tumor verglichen zum Barrett-Epithel (Typ C) und in 4/30 Fällen war die Mutation nur im Barrett-Epithel nachweisbar (Typ D).

Der vorherrschende Mutationstyp war die Transitionsmutation (n = 30), gefolgt von der Deletion (n = 7) und der seltenen Transversionsmutation (n = 1).

Das Auftreten von p53 Mutationen war nicht mit dem histopathologischen Tumorstadium, der pT und pN-Kategorie oder dem Grading assoziiert.

In 12 Barrett-Epithel Proben konnten p53 Mutationen nachgewiesen werden und diese verteilten sich wie folgt auf die Dysplasiegrade: NOD: n = 3, LGD: n = 2 und HGD: n = 7.

P53 MUTATIONEN UND ÜBERLEBENSANALYSE

RO-resezierte Barrett-Carcinome: n = 49

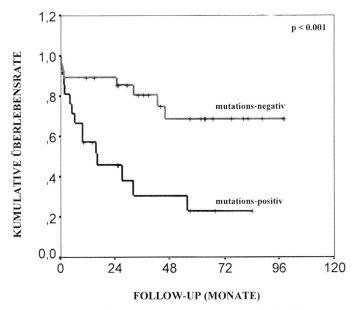

FOLLOW-UP (MONATE)

Abb. 1. Kumulative Überlebensraten nach Kaplan-Meier für RO-resezierte Barrett-Carcinome in Abhängigkeit vom p53 Mutations-Status des Primärtumors. Die mediane Überlebenszeit ist für die Gruppe ohne p53 Mutation nicht erreicht und in der Gruppe der mutations-positiven Tumoren ist sie mit 16,3 Monaten signifikant verschieden

Die Überlebensanalyse stratifiziert nach klinischen Variablen zeigt, daß das histopathologische Tumorstadium ($p < 0,0001$), die pT-($p < 0,02$) und pN-($p < 0,0004$) Kategorien und die R-Kategorie ($p < 0,001$) signifikante Prognosefaktoren für das Adenocarcinom im Barrett-Ösophagus sind.

Die 5-Jahresüberlebensraten für RO-resezierte Tumoren (n = 49) war 48,7% ± 7,8% (S. E.). Im Vergleich dazu verstarben alle Patienten mit R1- und R2-Resektionen sowie alle Patienten mit palliativer definitiver Radiochemotherapie im 5-Jahres-Beobachtungszeitraum.

Abbildung 1 zeigt die Kaplan-Meier Kurven für die 49 Patienten mit RO-resezierten Tumoren stratifiziert nach p53 mutations-positiven und p53 mutations-negativen Tumoren. Die 5-Jahresüberlebensrate von 68,8 ± 9,7% für mutations-negative gegenüber 24,3 ± 9,9% für mutations-positive Fälle ist statistisch hoch signifikant ($p < 0,001$) unterschiedlich.

Das Ergebnis unserer Studie zeigt, daß p53 Mutationen von signifikanter prognostischer Bedeutung für Patienten mit kurativ reseziertem (RO) Adenocarcinom im Barrett-Ösophagus sind.

Diskussion

Der Nachweis von p53 Mutationen im Barrett-Carcinom und/oder peritumoralen Barrett-Epithel bei 30/59 Patienten (50,8%) liegt im Bereich der in der Literatur publizierten Häufigkeiten von 46%–69% [6, 7]. Die Serie von Gleeson et al. [7] mit einer sehr hohen Mutationsfrequenz [69%] war allerdings sehr klein mit insgesamt 16 analysierten Tumoren.

In der internationalen Literatur ist bisher nur eine Studie erschienen, in der über die prognostische Bedeutung von p53 Mutationen, die auf DNA Ebene untersucht wurden, berichtet wurde [8].

In dieser Studie wurden 74 Ösophaguscarcinome untersucht, davon waren 46 Plattenepithelcarcinome, 7 undifferenzierte Carcinome und 21 Adenocarcinome im Barrett-Ösophagus. Die DNA Analyse wurde mittels SSCP durchgeführt ohne anschließende DNA Sequenzierung. Mutationen wurden in 53% der 74 Tumoren nachgewiesen. Das Ergebnis dieser Studie zeigte keinen signifikanten Einfluß von p53 Mutationen auf die Prognose der 74 Patienten in der Überlebensanalyse. Das Ergebnis dieser Studie muß jedoch mit Vorbehalt interpretiert werden, da eine heterogene Studienpopulation vorlag. Es wurde die Gesamtgruppe der Ösophaguscarcinome analysiert und damit wurden unterschiedliche histologische Typen wie Plattenepithelcarcinome, undifferenzierte Carcinome und Barrett-Carcinome vermischt. Außerdem war die Verteilung der Tumorstadien nicht ausgeglichen und es waren keine Tumoren im UICC Stadium I analysiert worden.

Die Analysen zur p53 Proteinüberexpression beim Barrett-Carcinom zeigen eine beträchtliche Streuung hinsichtlich der Ergebnisse mit Häufigkeiten zwischen 40–87% in verschiedenen Serien. Es überrascht deshalb nicht, daß unterschiedliche Ergebnisse hinsichtlich der prognostischen Bedeutung der p53 Proteinexpression berichtet wurden. Casson et al. [9] untersuchten 52 Patienten mit Adenocarcinomen im Ösophagus und konnten einen Trend hin zu einer schlechteren Prognose p53 exprimierender Tumoren feststellen, der statistisch nicht signifikant war (p = 0,06). Im Gegensatz dazu berichteten Sauter und Kollegen [10] über eine signifikant besserere Prognose bei Adenocarcinomen im Ösophagus mit Überexpression von p53 Protein. Eine abschließende Wertung der prognostischen Bedeutung der p53 Proteinexpression beim Barrett-Carcinom ist deshalb zum jetzigen Zeitpunkt nicht möglich.

Zusammenfassung

p53 Mutationen sind an der Pathogenese des Adenocarcinoms im Barrett-Ösophagus beteiligt.

Unsere Studie mit histopathologisch klassifizierten Barrett-Carcinomen zeigt, daß der p53 Mutations-Status von klinischer Relevanz für kurativ-resezierte (R0) Barrett-Carcinome ist. Basierend auf unseren Ergebnissen erscheint der p53 Mutations-Status ein vielversprechender Parameter für die Definition von Risikogruppen nach potentiell kurativer Resektion zu sein.

Summary

p53 mutations are involved in the pathogenesis of adenocarcinomas in Barrett's esophagus.

Our study included patients with histopathologically classified Barrett's cancer and shows that p53 mutations are clinically important for curatively resected (R0) Barrett's cancer. It appears that the p53 mutation status is a promising parameter for the definition of risk groups after potentially curative resections.

Literatur

1. Blot WJ, Devesa SS, Fraumeni JF Jr (1993) Continuing climb in rates of esophageal adenocarcinoma: an update, Jama 270:1320
2. Drewitz DJ, Sampliner RE, Garewal HS (1997) The incidence of adenocarcinoma in Barrett's esophagus: a prospective study of 170 patients followed 4.8 years, Am J Gastroenterol 92:212-5
3. Altorki NK, Skinner DB (1990) Adenocarcinoma in Barrett's esophagus, Semin Surg Oncol 6:274-8
4. Hamilton SR, Smith RR (1987) The relationship between columnar epithelial dysplasia and invasive adenocarcinoma arising in Barrett's esophagus, Am J Clin Pathol 87:301-12
5. Hollstein M, Sidransky D, Vogelstein B, Harris CC (1991) p53 mutations in human cancers, Science 253:49-53
6. Schneider PM, Casson AG, Levin B, Garewal HS, Hoelscher AH, Becker K, Dittler HJ, Cleary KR, Troster M, Siewert JR, Roth JA (1996) Mutations of p53 in Barrett's esophagus and Barrett's cancer: a prospective study of ninety-eight cases, J Thorac Cardiovasc Surg 111:323-31; discussion 331-3
7. Gleeson CM, Sloan JM, McGuigan JA, Ritchie AJ, Russell SE (1995) Base transitions at CpG dinucleotides in the p53 gene are common in esophageal adenocarcinoma, Cancer Res 55:3406-11
8. Coggi G, Bosari S, Roncalli M, Graziani D, Bossi P, Viale G, Buffa R, Ferrero S, Piazza M, Blandamura S, Segalin A, Bonavina L, Peracchia A (1997) p53 protein accumulation and p53 gene mutation in esophageal carcinoma. a molecular and immunohistochemical study with clinicopathologic correlations, Cancer 79:425-32
9. Casson AG, Kerkvliet N, O'Malley F (1995) Prognostic value of p53 protein in esophageal adenocarcinoma. J Surg Oncol 60:5-11
10. Sauter ER, Keller SM, Erner SM (1995) p53 correlates with improved survival in patients with esophageal adenocarcinoma, J Surg Oncol 58:269-73

Kontaktadresse: Dr. Paul M. Schneider, Klinik für Visceral- und Gefäßchirurgie der Universität zu Köln, Joseph-Stelzmann-Strasse 9, 50931 Köln

Diese Studie wird gefördert von der Deutschen Krebshilfe/Dr. Mildred-Scheel-Stiftung

Diagnostische Relevanz der Lymphknotengröße nach 2-Feldlymphadenektomie bei Ösophaguskarzinomen

Diagnostic impact of lymph node size after 2-field lymphadenectomy in esophageal cancer

W. Schröder[1], S. E. Baldus[2], S. Mönig[1], T. K. Zirbes[2], H. P. Dienes[2], A. H. Hölscher[1]

[1] Klinik und Poliklinik für Visceral- und Gefäßchirurgie und
[2] Institut für Pathologie der Universität zu Köln, Joseph-Stelzmann Str. 9, 50931 Köln

Summary

In 22 patients with thoracoabdominal esophagectomy and 2-field lymphadenectomy the lymph nodes (LN) were dissected according to a standardized protocol and classified in five groups regarding their size. 407 of 675 dissected LN (60.3%) were <5 mm. 89.4% of the metastatic LN were <10 mm although LN >10 mm showed significantly more metastases than LN <10 mm. Since diagnostic imaging defines metastatic LN by a diameter >10 mm these results demonstrate the inaccuracy to evaluate preoperatively the cN-status. These results also support the need of a systematic lymphadenectomy in patients with esophageal cancer.

Key words: esophageal cancer, 2-field lymphadenctomy, lymphnode size.

Zusammenfassung

Bei 22 Patienten wurden nach thorakoabdomineller Ösophagektomie mit 2-Feldlymphadenektomie die Lymphknoten (LK) des Präparates systematisch aufgearbeitet und entsprechend ihrer Größe in fünf Gruppen eingeteilt. 407 von 675 präparierten LK (60,3%) waren <5 mm. 89,4% der metastatisch befallenen LK waren <10 mm, auch wenn LK >10 mm signifikant mehr Metastasen aufwiesen als LK <10 mm. Da der nodale Metastasennachweis auf einem Durchmesser >10 mm beruht, zeigen die vorliegenden Ergebnisse, daß der präoperative LK-Status mit diesen Verfahren nicht sicher evaluiert werden kann. Dieses Faktum unterstützt die Notwendigkeit einer systematischen Lymphadenektomie bei Patienten mit Ösophaguskarzinom.

Schlüsselwörter: Ösophaguskarzinom, 2-Feldlymphadenektomie, Lymphknotengröße.

Einleitung

Die Behandlung des Ösophaguskarzinom beinhaltet eine stadienabhängige Therapie, die ein genaues präoperatives Staging erforderlich macht. Zur Beurteilung des

Lymphknotenstatus werden die Computertomographie (CT) und der endoluminale Ultraschallschall (EUS) herangezogen. Beide Verfahren klassifizieren Lymphknoten (LK) größer als 10 mm als metastatisch befallen, LK kleiner als 5 mm werden in der Regel nicht nachgewiesen [1].

Das Ziel der vorliegenden Untersuchung war es, die Wertigkeit der bildgebenden Verfahren hinsichtlich des Lymphknotenstatus aus pathologisch-anatomischer Sicht zu evaluieren und die Größe der LK mit der nodalen Metastasierung zu korrelieren.

Patienten und Methoden

In diese Untersuchung wurden 18 Patienten mit einem Plattenepithelkarzinom und 4 Patienten mit einem Adenokarzinom des Ösophagus aufgenommen. Bei allen Patienten wurde nach entsprechendem präoperativem Staging eine transthorakale en-bloc Ösophagektomie mit systematischer 2-Feldlymphadenektomie durchgeführt [2]. Diese umfasste die Resektion der mediastinalen LK sowie der abdominellen Kompartimente 1 und 2 (Station 1, 2, 3, 7, 8, 9 und 11). Die LK wurden entsprechend einem standardisiertem Protokoll von Chirurgen und Pathologen präpariert, in Paraffin eingebettet und nach Färbung mit Hämatoxylin und Eosin mikroskopisch vermessen. Entsprechend ihrer Größe wurden die Lymphknoten in folgende Gruppen eingeteilt: < 3 mm, 3–5 mm, 6–10 mm, 11–20 mm, > 20 mm. Zusätzlich erfolgte die Unterscheidung zwischen metastatisch befallenen (pN1) und nicht befallenen LK (pN0).

Ergebnisse

Bei 5 Patienten (22,7 %) wurden keine Lymphknotenmetastasen beobachtet (pN0). Insgesamt wurden 675 LK präpariert mit einem Mittelwert von 30,7 LK/Patient (Bereich: 10–50 LK). 14,2 % aller LK (n = 96) waren tumorbefallen. Die Verteilung der präparierten LK auf die verschiedenen Gruppen und die nodale Metastasierung sind in Tabelle 1 dargestellt. 60,3 % aller präparierten LK (n = 407) waren kleiner als 5 mm, 89,3 % aller präparierten LK (n = 603) kleiner als 10 mm. Insgesamt erfüllten mit einer Größe von mehr als 10mm nur 72 LK (10,7 %) die Malignitätskriterien der bildgebenden Diagnostik. Der Anteil metastatischer LK verteilte sich wie folgt: 8,3 % (LK < 3 mm), 10,5 % (LK 3–5 mm), 17,3 % (LK 6–10 mm), 32,5 % (LK 11–20 mm). LK größer als 10 mm waren signifikant häufiger tumorbefallen als LK kleiner als 10 mm (p = 0,0003).

Tabelle 1. Aufteilung der präparierten Lymphknoten in Abhängigkeit von der Größe und meastatischem Befall (LK = Lymphknoten, M = Metastase)

	LK-Größe (mm)	< 3		3–5		6–10		11–20		> 20	
	LK ges	M ges	LK	M	LK	M	LK	M	LK	M	LK	M
N0	107	0	30	0	43	0	25	0	7	0	2	0
N1	568	69	102	11	232	29	171	34	58	21	5	1
ges	675	96	132	11	275	29	196	34	65	21	7	1

Diskussion

Neben der T- und R-Kategorie sind der Lymphknotenstatus (pN) und das Verhältnis zwischen befallenen und präparierten LK die wichtigsten prognostischen Parameter beim Ösophaguskarzinom [3, 4, 5]. Vorrausetzung für die Beurteilung der pN-Kategorie sind eine adäquate Lymphadenektomie und die sorgfältige Aufarbeitung des Operationspräparates. Als Qualitätsparameter wird die Anzahl der präparierten LK herangezogen, die mit über 30 LK/Patient vergleichbar hoch zu ähnlichen Studienprotokollen ist [4, 5].

Als Malignitätskriterium für einen Lymphknotenbefall steht bei den bildgebenden Verfahren lediglich die Größenbestimmung zur Verfügung. Lymphknoten, die größer als 1 cm sind, werden als pathologisch klassifiziert [1]. Die Sensitivität zum Nachweis von metastatischen Lymphknoten wird für das CT mit 75 % angegeben, für die Endosonographie liegt sie mit 84 % höher [6]. Die vorliegende Untersuchung zeigt, daß eine Beziehung zwischen Lymphknotengröße und Tumorbefall besteht und somit das Größenkriterium geeignet scheint, metastatische Lymphknoten zu identifizieren, daß jedoch die überwiegende Anzahl der tumorbefallenen und nicht tumorbefallen Lymphknoten durch CT und EUS nicht nachgewiesen werden kann.

Schlußfolgerung: Eine Aussage zum Lyphknotenstatus ist durch die aktuell zur Verfügung stehenden bildgebenden Verfahren fragwürdig. Da eine Einschätzung des Lymphknotenbefalls aufgrund der Größe auch intraoperativ nicht möglich ist, besteht zur Evaluation des nodalen Status weiterhin die Notwendigkeit einer systematischen Lymphadenektomie.

Literatur

1. Reeders JWAJ, Bartelsman JFWM (1993) Radiologische Diagnostik und präoperatives Staging des Ösophaguskarzinoms. Radiologie 33 : 323 – 334
2. Siewert JR, Stein HJ, Böttcher K (1996) Lymphadenektomie bei Tumoren des oberen Gastrointestinaltraktes. Chirurg 67 : 877 – 888
3. Siewert JR, Bartels H, Bollschweiler E, Dittler HJ, Fink U, Hölscher AH, Roder JD (1992) Plattenepithelcarcinom des Oesophagus. Chirurg 63 : 693 – 700
4. Roder JD, Busch R, Stein HJ, Fink U, Siewert JR (1994) Ratio of invaded to removed lymph nodes as a predictor of survival in squamous cell carcinoma of the esophagus. Br J Surg 81 : 410 – 3
5. Hölscher AH, Bollschweiler E, Bumm R, Bartels H, Höfler H, Siewert JR (1995) Prognostic factors of resected adenocarcinoma of the esophagus. Surgery 118 : 845 – 55
6. Hölscher AH, Dittler HJ, Siewert RJ (1994) Staging of squamous esophageal cancer: accuracy and value. World J Surg 18 : 312 – 320

Korrespondenzadresse: Dr. W. Schröder, Klinik für Visceral- und Gefäßchirurgie der Universität zu Köln, Joseph-Stelzmann Str. 9, 50931 Köln

Prädiktion der Wiederherstellungsergebnisse nach operativen Eingriffen anhand biochemischer Parameter: Ein neues Konzept der Mediatorforschung

Prediction of outcome after surgical procedures based on biochemical parameters: A new concept in mediator research

C. Nies[1], W. Krack[2], W. Lorenz[2], H. Sitter[2], T. Kaufmann[3], I. Celik[2], M. Rothmund[1]

[1] Klinik für Allgemeinchirurgie
[2] Institut für Theoretische Chirurgie
[3] Abteilung für Anästhesie und Intensivtherapie der Philipps-Universität Marburg

Einleitung

Nach Einführung der minimal-invasiven Operationsverfahren wurden in vielen Studien die perioperativen Veränderungen verschiedener Mediatoren vergleichend bei laparoskopischen und konventionellen Operationen untersucht [7–10]. Zweifellos können die Ergebnisse solcher Studien dazu beitragen, die operationsbedingten pathophysiologischen Veränderungen besser zu verstehen. Es kann aufgrund derartiger Daten allein jedoch nicht der Schluß gezogen werden, daß ein Operationsverfahren dem anderen überlegen ist. Verschiedene Autoren interpretierten ihre Daten jedoch in dieser Weise [9, 10]. Um den Veränderungen biochemischer Parameter im Rahmen operativer Eingriffe eine klinische Relevanz zu verleihen, müssen sie mit einem klinischen Wiederherstellungsergebnis korreliert werden. In komplexen klinischen Situationen ist es jedoch kaum möglich, einen relevanten prädiktiven oder kausalen Effekt eines Einzelparameters auf ein klinisches Endergebnis nachzuweisen. Es war deshalb das Ziel unserer Untersuchung, verschiedene Mediatoren in einem mathematischen Modell gemeinsam hinsichtlich ihres Vorhersagewertes für das postoperative Wiederherstellungsergebnis zu analysieren.

Material und Methoden

Im Rahmen einer Kohortenstudie wurden 40 Patienten [20 Männer, 20 Frauen; medianes Alter: 64 (22–84) Jahre] mit akuter Cholezystitis untersucht. Jeweils 20 Patienten wurden laparoskopisch bzw. konventionell operiert. In zwei Fällen mußte vom laparoskopischen auf das konventionelle Verfahren umgestiegen werden. Alle Patienten wurden bis zum 30. postoperativen Tag nachbeobachtet, um alle in diesem

Zeitraum aufgetretenen Komplikationen zu erfassen. Das Wiederherstellungsergebnis wurde mit dem modifizierten McPeek-Index [5] beurteilt, in den Tod bzw. Überleben des Patienten, Notwendigkeit und Ausmaß einer postoperativen Intensivtherapie sowie die relative postoperative Liegezeit (erwartet vs. tatsächlich) eingehen. Das Wiederherstellungsergebnis eines Patienten wurde als optimal bewertet, wenn er innerhalb der erwarteten postoperativen Liegedauer ohne zwischenzeitliche Intensivtherapie entlassen werden konnte (9 Punkte im modifizierten McPeek-Index) und in der Nachbeobachtungszeit keine Komplikation erlitt.

Zu definierten Zeitpunkten während der Operation und im postoperativen Verlauf wurden Blutproben für die Bestimmung verschiedener Mediatoren entnommen. Die Plasmaspiegel der Katecholamine Adrenalin und Noradrenalin wurden in Proben bestimmt, die am Ende der Gallenblasenausschälung aus dem Leberbett entnommen worden waren. Die Bestimmung erfolgte mit der HPLC-Technik nach Frustorfer et al. [4] mit der Modifikation der mobilen Phase nach Donzanti und Yamamoto [3]. Die Plasmahistaminkonzentration wurde mehrmals in der Phase des chirurgischen Zugangs (Trokarplazierung bzw. Eröffnung der Peritonealhöhle) mit der fluorometrisch-fluoroenzymatischen Methode nach Lorenz et al. [6] bestimmt. Es wurde dabei analysiert, ob es während dieser Operationsphase bei einem Patienten zu einer Histaminfreisetzung gekommen war oder nicht. Die Blutproben für die Bestimmung von C5a und Interleukin-6 wurden eine bzw. vier Stunden postoperativ entnommen. Die Analysen erfolgten mit kommerziell erwerblichen Kits (EnzygnostR C5a mikro, Behring-Werke AG, Marburg; Quantikine High Sensitivity Assay, R & D-Systems).

Es wurde ein Modell mit dem Bayes-Theorem entwickelt, mit dessen Hilfe der gemeinsame Wert der von uns untersuchten Mediatorkombination für die Prädiktion des postoperativen Wiederherstellungsergebnisses getestet wurde. Hierfür mußten für die einzelnen Mediatoren Kriterien für die Unterscheidung in auffällige und unauffällige Werte festgelegt werden. Hinsichtlich des Histamins wurde zwischen Patienten mit und ohne Freisetzung in dem untersuchten Zeitraum unterschieden. Ein C5a-Spiegel wurde als auffällig betrachtet, wenn er über 0,5 µg/l lag. Für die Beurteilung von Adrenalin, Noradrenalin und Interleukin-6 wurden die Patienten mit Werten oberhalb des Medians denjenigen gegenübergestellt, deren entsprechende Spiegel gleich oder kleiner als der Median waren. Die mathematische Formel des Modells lautet folgendermaßen:

$$P(NOW \backslash AD, NA, IL\text{-}6, HF, C5a) =$$

$$\frac{P(AD \backslash NOW)\, P(NA \backslash NOW)\, P(IL\text{-}6 \backslash NOW)\, P(HF \backslash NOW)\, P(C5a \backslash NOW)\, P(NOW)}{P(AD \backslash NOW)\ldots P(C5a \backslash NOW)\, P(NOW) + P(AD \backslash \overline{NOW})\ldots P(C5a \backslash \overline{NOW})\, P(\overline{NOW})}$$

wobei *NOW* = nicht-optimales Wiederherstellungsergebnis
$\overline{NOW}$ = optimales Wiederherstellungsergebnis
AD = erhöhtes Adrenalin
NA = erhöhtes Noradrenalin
IL-6 = erhöhtes IL-6
HF = Histaminfreisetzung
C5a = erhöhtes C5a

und die Ereignisse AD, NA, IL-6, HF und C5a als bedingt unabhängig vorausgesetzt sind; P(A\B) bedeutet Wahrscheinlichkeit des Ereignisses A unter der Bedingung B.

Aufgrund unserer Studiendaten wurde die „a-priori"-Wahrscheinlichkeit für ein nicht-optimales Wiederherstellungsergebnis geschätzt und in eine mediatorabhängige „a-posteriori"-Wahrscheinlichkeit umgerechnet. Die Vorgehensweise bei diesem mathematischen Verfahren ist bei Clarke [1] beschrieben. Der Schwellenwert zur Vorhersage einer nicht optimalen Wiederherstellung wurde auf 50 % festgelegt. Die Evaluierung der Vorhersagequalität mit dem Bayes-Theorem wurde mit der Reklassifikationsmethode durchgeführt.

Ergebnisse

Bei zwei Patienten gelang es nicht, alle in dem Modell berücksichtigten Mediatorspiegel zu ermitteln. Somit verblieben für die Auswertung 38 Patienten. 16 von ihnen (42 %) hatten ein nicht-optimales Wiederherstellungsergebnis. Es handelte sich um 9 von 19 laparoskopisch und 7 von 19 konventionell operierte Patienten. Ein Einfluß des Operationsverfahrens auf das Wiederherstellungsergebnis war nicht nachzuweisen.

Die gemessenen Plasma- bzw. Serumkonzentrationen der einzelnen Mediatoren sind in Tabelle 1 wiedergegeben.

Das erstellte Modell mit dem Bayes-Theorem erlaubte eine korrekte Vorhersage des Wiederherstellungsergebnisses bei 30 der 38 Patienten (79 %).

Diskussion

An komplexen pathophysiologischen Vergängen, die zum Beispiel im Zusammenhang mit einem operativen Eingriff ablaufen, ist eine Vielzahl von Mediatoren beteiligt, die sich gegenseitig im Sinne von Hemmung oder Potenzierung beeinflussen können. Es ist daher ein zu reduktionistischer Ansatz, aus den Veränderungen eines einzelnen Mediators einen neuen Therapieansatz zu begründen. Zudem kann in einem solchen Mediatorennetzwerk die Beeinflussung einer Einzelsubstanz unvorhersehbare Folgen für das Gesamtsystem haben. Das Auslassen dieses Komplexitätsgedankens führte zum Versagen der bisherigen Therapiestudien in der Sepsisforschung.

Tabelle 1. Mediatorspiegel bzw. -freisetzung bei den Studienpatienten in Abhängigkeit von ihrem Wiederherstellungsergebnis. Für Adrenalin, Noradrenalin, Interleukin-6 und C5a sind jeweils Median und Range angegeben

Mediator	Wiederherstellungsergebnis		
	Optimales Outcome	Nicht-optimales Outcome	
Adrenalin (Ende d. Gallenblasenausschäl.)	63 (33–152) pg/ml	67 (37–536) pg/ml	n.s.
Noradrenalin (Ende d. Gallenblasen)	320 (83–735) pg/ml	454 (181–1009) pg/ml	n.s.
Histaminfreisetzung (Zugangsphase)	7 von 22 Pat.	4 von 16 Pat.	n.s.
Interleukin-6 (4 h postoperativ)	36 (14–318) pg/ml	75 (11–183) pg/ml	n.s.
C5a (1 h postoperativ)	0,47 (0,18–1,49) µg/l	0,51 (0,22–6,08) µg/l	n.s.

Desweiteren kann die klinische Bedeutung einer Mediatorveränderung nur beurteilt werden, wenn sie mit einem relevanten klinischen Endpunkt in Zusammenhang gebracht wird. Auch hier kann die isolierte Betrachtung eines Einzelparameters nicht zum Ziel führen, da sich ein möglicher Effekt wieder verwischen kann, wenn gemeinsam mehrere Substanzen betrachtet werden.

Die Modellierung mit dem Bayes-Theorem erlaubt es, den gemeinsamen prädiktiven Wert verschiedener Einzelparameter für einen klinischen Endpunkt zu beurteilen. Es hat sich bei der computergestützten Diagnostik des akuten Bauchschmerzes sehr bewährt [2]. Mit dem von uns erstellten Modell, welches auf fünf verschiedenen Mediatoren basiert, war es möglich, das Wiederherstellungsergebnis von operierten Patienten in einem hohen Prozentsatz richtig vorherzusagen. Der Vorhersagewert unseres Modells muß an einem unabhängigen Patientenkollektiv überprüft werden, da die Beurteilung mit der Reklassifikationsmethode zu einem überoptimistischen Ergebnis führen kann. Durch Einbeziehung anderer Parameter und Berücksichtigung anderer Zeitpunkte kann das Modell möglicherweise optimiert werden. Dennoch zeigt unser Beispiel den Wert derartiger Modellierungen. Sie verleihen den Bestimmungen von Mediatoren einen neuen Stellenwert, da es so möglich ist, anhand biochemischer Parameter risikoreiche Zustände für nicht-optimale Wiederherstellungsergebnisse zu definieren. Diese Art der Datenanalyse ist eine neue und erfolgversprechende Strategie, um für komplexe klinische Probleme kombinierte Therapiemodelle auf rationaler Basis zu entwickeln.

Zusammenfassung

Die perioperativen Veränderungen der Plasma- bzw. Serumspiegel von Adrenalin, Noradrenalin, Histamin, C5a und Interleukin-6 wurden bei 40 Patienten, die unter der Diagnose einer akuten Cholezystitis cholezystektomiert wurden, untersucht. Alle relevanten Mediatorspiegel konnten bei 38 Patienten ermittelt werden, von denen 16 (42 %) ein nicht-optimales Wiederherstellungsergebnis hatten. Um den prädiktiven Wert der untersuchten Mediatoren für die Qualität des Wiederherstellungsergebnisses zu analysieren, wurde ein Modell mit dem Bayes-Theorem entwickelt. Mit Hilfe dieses Modells konnte das Wiederherstellungsergebnis bei 30 unserer Studienpatienten (79 %) richtig vorhergesagt werden. Mit dieser Art der Datenanalyse ist es möglich, anhand biochemischer Parameter risikoreiche Zustände für ein nicht-optimales Wiederherstellungsergebnis zu definieren.

Summary

The perioperative changes in epinephrin-, norepinephrine-, histamin-, C5a- and interleukin-6-levels were studied in 40 patients undergoing cholecystectomy for the diagnosis of acute cholecystitis. All relevant mediator levels could be determined in 38 patients. The outcome was not optimal in 16 of them (42 %). In order to evaluate the predictive value of the mediators under investigation for the quality of the patients' outcome, a model based on the Bayes' theorem was developped. Using this model the outcome (optimal vs. not optimal) could be correctly predicted in 30 (79 %) of our study patients. This kind of data analysis allows to define states of increased risk for a not optimal recovery based on biochemical parameters.

Die Studie wurde von der Deutschen Forschungsgemeinschaft (Sonderforschungs-bereich 297, Projekt A8) unterstützt.

Literatur

1. Clarke JR (1990) A scientific approach to surgical reasoning. II: Probability revision – odds ratio, likelihood ratios ans Bayes' theorem. Theor Surg 5:206–210
2. DeDombal ET, Leaper DJ, Staniland JR, McCann AP, Horrocks JC (1972) Computer-aided diagnosis of acute abdominal pain. Br Med J 2:9–13
3. Donzanti BA, Yamamoto BK (1988) A rapid and simple HPLC-micro assay for biogenic amines in discrete brain regions. Pharmocol Biochem Behav 30:795–799
4. FrustorferB, Pritsch MG, Pritsch MB, Clement HW, Wesemann W (1988) Effects of daytime noise load on sleep-wake cycle and neuroendocrine pattern in man – III. 24 hrs.-secretion of free and sulphate-conjugated catecholamines. Int J Neuroscience 43:53–62
5. Lorenz W, Dick W, Junginger T, Ohmann C, Ennis M, Immich H, McPeek B, Dietz W, Weber D, Members of the Trial Group Mainz/Marburg (1988) Induction of anaesthesia and periopera-tive risk: influence of antihistamine H_1- + H_2-prophylaxis and volume substitution with Haemaccel-35 on cardiovascular and respiratory disturbances and histamine release. Theor Surg 3:55–77
6. Lorenz W, Neugebauer E (1991) Fluorometric Assays. In: Uvnäs B (ed) Handbook of Ex-perimental Pharmacology. Springer Verlag, Berlin, Heidelberg, New York, S 9–30
7. McMahon AJ, O'Dwyer PJ, Cruikshank AM, McMillan DC, O'Reilly DSJ, Lowe GDO, Rumley A, Logan RW, Baxter JN (1993) Comparison of metabolic responses to laparoscopic and mini-laparotomy cholecystectomy. Br J Surg 80:1255–1258
8. Roumen RMH, van Meurs PA, Kuypers HHC, Kraak WAG, Sauerwein RW (1992) Serum Inter-leukin-6 and C-reactive protein responses in patients after laparoscopic or conventional cholecystectomy. Eur J Surg 158:541–544
9. Schauer PR, Sirinek KR (1995) The laparoscopic approach reduces the endocrine response to elective cholecystectomy. Am Surg 61:106–111
10. Ueo H, Honda M, Adachi M, Inoue H, Nakashima H, Arinaga S, Akiyoshi T (1994) Minimal increase in serum interleukin-6 levels during laparoscopic cholecystectomy. Am J Surg 168:358–360

Korrespondenzadresse: Dr. med. Christoph Nies, Klinik für Allgemeinchirurgie, Philipps-Universität Marburg, Baldingerstr., 35033 Marburg, Telefon (06421) 282572, Fax (06421) 288995, E-mail: nies@mailer.uni-marburg.de

Klinischer Nutzen eines Diagnosescores für die Appendizitis: Ergebnisse einer prospektiven Interventionsstudie

Clinical benefit of a diagnostic score for appendicitis: Results of a prospective interventional study

C. Franke[1], C. Ohmann[2], Q. Yang[2], und die deutsche Studiengruppe akute Bauchschmerzen[3]

[1] Allgemeine und Unfallchirurgie, Heinrich Heine Universität, Düsseldorf
[2] Theoretische Chirurgie, Heinrich Heine Universität, Düsseldorf
[3] J. Walenzyk, G. Federmann (Kreiskrankenhaus Goslar, Chirurgie), J. Krenzien, G. Hansdorfer (Klinikum Ernst von Bergmann, Potsdam, Chirurgie), C. Berner, J. Eibner (Robert-Bosch-Krankenhaus, Stuttgart, Allgemein- und Unfallchirurgie), M. Kraemer, K. Kremer (Chirurgische Universitätsklinik, Würzburg), H. Böhner (Elisabeth-Krankenhaus, Essen, Chirurgie), M. Labus (Bürgerhospital, Frankfurt, Chirurgie), A. Klingler (Theoretische Chirurgie, Universitätsklinik, Innsbruck)

Einleitung

Die zügige Diagnostik der akuten Appendizitis stellt nach wie vor, trotz Einführung zusätzlicher Untersuchungen (Ultraschall, Speziallabor), ein erhebliches Problem dar [1]. Dies zeigen u.a. negative Appendektomieraten bis zu 30%. Durch Einführung standardisierter Anamneseerhebungen und klinischer Untersuchungen und Verwendung computergestützter Entscheidungshilfen konnte die Genauigkeit des Abschlußuntersuchers verbessert, die Perforationsrate und negative Appendektomierate gesenkt werden. Dennoch haben gerade computergestützte Entscheidungshilfen aufgrund fehlender Akzeptanz, Verständlichkeit und Benutzerfreundlichkeit keinen verbreiteten Einzug in die klinische Routine genommen [3–8]. In den vergangenen Jahren wurden zahlreiche Scoringsysteme für die Diagnoseunterstützung bei der akuten Appendizitis entwickelt, die in den Originalarbeiten zum Teil hervorragende Ergebnisse erzielten [2–8]. Der klinische Nutzen eines Scores, integriert in den Diagnoseprozeß, wurde bislang in keiner prospektiven Studie untersucht. Hierfür haben wir einen eigens entwickelten und getesteten Diagnosescore verwendet (Abb. 1).

Patienten und Methodik

Die Studie wurde als prospektive multizentrische Interventionsstudie durchgeführt. 7 deutsche und eine österreichische Klinik, darunter 3 Universitätskliniken, nahmen Teil. Eingeschlossen wurden alle Patienten mit akuten Bauchschmerzen, die innerhalb einer Woche aufgetreten waren und denen kein Trauma zugrunde lag. Ausgeschlossen wurden Patienten mit postoperativen Bauchschmerzen und Kinder unter sechs Jahren. Die Diagnose einer akuten Appendizitis und die Angabe einer Perforation wurde nur bei Bestätigung durch den Pathologen zugelassen. Die Bezeichnungen „chronische Appendizitis" und „subakute Appendizitis" fielen in die Gruppe „unspezifische Bauchschmerzen". Bei allen Patienten wurde eine standardisierte Anamnese und

Berechnung des Scores:
(Bitte ankreuzen und Gewichte vorhandener Parameter addieren)

Druckschmerz im rechten unteren Quadranten:	☐ nein	☐ ja	4,5
Loslaßschmerz:	☐ nein	☐ ja	2,5
Keine Miktionsbeschwerden:	☐ nein	☐ ja	2,0
Kontinuierlicher (andauender) Schmerz:	☐ nein	☐ ja	2,0
Leukozyten $\geq 10\,000/\mu l$:	☐ nein	☐ ja	1,5
Alter < 50 Jahre:	☐ nein	☐ ja	1,5
Schmerzwanderung zum rechten unteren Quadranten:	☐ nein	☐ ja	1,0
Abwehrspannung:	☐ nein	☐ ja	1,0

Summe: ___,___

Bei der klinischen Anwendung des Scores sollen die folgenden Richtlinien beachtet werden:

a) Der Score ist nur eine *Entscheidungshilfe* und kann die klinische Entscheidung niemals ersetzen. Unter 6 Punkten ist eine Appendizitis unwahrscheinlich (Ausschluß), zwischen 6 und 11,5 Punkten möglich (Monitoring) und bei 12 und mehr Punkten sehr wahrscheinlich (Appendektomie).

b) Bei *unklarer Diagnosestellung* (z.B. Score im mittleren Bereich: 6 bis 11,5 Punkte-Monitoring) empfiehlt sich die erneute Anwendung 6 Stunden nach Erstanwendung (Trend).

Abb. 1. Diagnosescore für akute Appendicitis

klinische Untersuchung durchgeführt. Zur Eingabe diente ein benutzerfreundliches, formularbasiertes Computerprogramm. Die Studie enthielt zwei Phasen:

Phase I: keine zusätzlichen Diagnoseunterstützungen (4 Monate)
Phase II: Verwendung des Diagnosescores (4 Monate) (Abb. 1)

Ergebnisse

Insgesamt wurden 1484 Patienten in die Studie eingebracht, 870 in Phase I (I) und 614 in Phase II (II). Die Appendizitishäufigkeit in I betrug 23% in II 19% ohne Unterschiede in der Krankheitspräsentation. Die Veränderung der Diagnosestellung einer Appendizitis unter Verwendung des Scores ist in Tabelle 1 aufgestellt. Die Diagnostik wurde mit Score, die Spezifität, den positiv prädiktiven Wert und die Richtigkeit des Klinikers betreffend, signifikant schlechter. Keine Unterschiede zeigten sich in Hinblick auf die Perforations-, die negative Appendektomie- und die Komplikationsrate. Die verzögerte Appendektomie- und Entlassungsrate verbesserte sich mit Diagnoseunterstützung durch den Score. Wie erwartet stieg die Zahl der Komplikationen mit verlängerter Liegedauer (Ursachenzusammenhang).

Diskussion

Auf den ersten Blick ist die diagnostische Richtigkeit des Klinikers ausreichend. Dem stehen auch heute noch Perforationsraten bis 20% und negative Laparotomieraten bis 30% gegenüber. Prospektive Studien zeigen Verbesserungen durch Verwendung von

Tabelle 1. Phasenabhängige Studienergebnisse

Kriterium	Diagnostische Unterstützung mit Score				P-Wert[3]
	nein		ja		
	N	(%)	N	(%)	
Diagnose des Abschluß-untersuchers: Appendizitis					
– Sensitivität	174/190	(92)	107/112	(96)	n.s.[4]
– Spezifität	552/639	(86)	379/485	(78)	< 0,001
– positiv prädiktiver Wert	174/261	(67)	107/213	(50)	< 0,001
– negativ prädiktiver Wert	552/568	(97)	379/384	(99)	n.s.
– Richtigkeit	726/829	(88)	486/597	(81)	< 0,005
Perforierte Appendixrate	38/196	(19)	17/114	(15)	n.s.
Negative Appendektomierate	18/214	(8)	13/127	(10)	n.s.
Negative Laparotomierate	14/358	(4)	8/233	(3)	n.s.
Verzögerte Appendektomierate[1]	15/196	(8)	2/114	(2)	0,03
Komplikationsrate	17/197	(9)	12/112	(11)	n.s.
Verzögerte Entlassungsrate[2]	43/199	(22)	13/114	(11)	0,02

[1] Appendektomie bei Patienten mit Appendizitis 2 Tage nach Aufnahme oder später.
[2] Entlassung von Patienten mit Appendizitis über 10 Tage nach Aufnahme.
[3] Chi-Quadrat-Test.
[4] n.s. = nicht signifikant.

Speziallaboruntersuchungen oder Sonographie [9]. Daher ist jede Möglichkeit der Entscheidungsunterstützung zur Diagnoseverbesserung gerechtfertigt, insbesondere wenn sie nicht invasiv, leicht verständlich, benutzerfreundlich und kosteneffektiv wie beispielsweise ein Score ist [1]. Zahlreiche Scores konnten in überprüfenden Studien die Ergebnisse der Originalarbeiten nicht bestätigen [2–5, 7, 8]. Dies liegt einerseits an geographischen Variationen und unterschiedlicher Krankheitspräsentation, andererseits an fehlenden Überprüfungen durch kontrollierte Studien. Zusätzlich bringt die Entwicklung eines Scores und die Testung in der gleichen klinischen Umgebung eine optimistische Verfälschung mit sich. Daher zeigten die Scores für akute Appendizitis bei der Evaluierung auf einer prospektiven deutschen Datenbank enttäuschende Ergebnisse [10]. Von keinem der untersuchten Scores wurden die geforderten Qualitätskriterien erfüllt. Aus diesem Grunde wurde von uns ein eigener Score mit Unterstützung einer deutschen Datenbank entwickelt, welcher in einer ersten Testung erfolgversprechend war [6]. Es bestand zwar ein Zusammenhang zwischen den Scorewerten und der Appendizitishäufigkeit, allerdings keine eindeutige Verbesserung der Diagnosestellung durch den Score. Dies lag eventuell an der Verwendung des gleichen Scores in verschiedenen klinischen Umgebungen ohne Anpassung an das entsprechende Zentrum. Der verwendete Score konnte weder die klassischen Kriterien der negativen Appendektomierate, der Perforationsrate und der Komplikationsrate verbessern, noch die Entscheidungsfindung des Abschlußuntersuchers, insbesondere die Vorhersage einer akuten Appendizitis. Daher eignet er sich in der vorliegenden Form nicht zur Diagnoseunterstützung.

Zusammenfassung

Der klinische Nutzen eines Diagnosescores für akute Appendizitis wurde in einer prospektiven multizentrischen Interventionsstudie bei Patienten mit akuten Bauchschmerzen getestet. Die Studie enthielt zwei aufeinanderfolgende Phasen: Standarddiagnostik ohne zusätzliche Diagnoseunterstützung (870 Patienten) und Diagnoseunterstützung mit Score (614 Patienten). Bezüglich der Angaben, Symptome und Untersuchungen für eine akute Appendizitis waren beide Gruppen vergleichbar. Die diagnostische Richtigkeit des Abschlußuntersuchers nahm mit Benutzung des Scores ab: Spezifität von 86 % auf 78 %, der positiv prädiktive Wert von 67 % auf 50 % und die Richtigkeit von 88 % auf 81 %. Es zeigten sich keine Unterschiede bezüglich der perforierten Appendix-, der negativen Appendektomie- oder der Komplikationsrate, jedoch die verzögerte Appendektomierate (2 % gegenüber 8 %) und die verzögerte Entlassungsrate (11 % gegenüber 22 %) waren unter Verwendung des Diagnosescores signifikant geringer. Zusammenfassend eignet sich der Diagnosescore nicht als Standarddiagnoseunterstützung bei V. a. akute Appendizitis.

Summary

The clinical benefit of a diagnostic score for acute appendicitis was tested in a prospective interventional multicenter study on patients with abdominal pain. The study was performed in two consecutive phases: standard diagnostic work-up with no additional diagnostic support (870 patients) and additional diagnostic support with a score (614 patients). The two groups were comparable with respect to signs, symptoms and investigations related to acute appendicitis. Diagnostic performance of the final examiner decreased with the score: specificity from 86 % to 78 %, positive predictive value from 67 % to 50 % and accuracy from 88 % to 81 %. There were no differences in the perforated appendix, negative appendectomy and complication rate, however, the delayed appendectomy rate (2 % versus 8 %) and the delayed discharge rate (11 % versus 22 %) were significantly lower with diagnostic support by the score. In summary, the score cannot be recommended as a standard diagnostic tool for diagnostic decision making in acute appendicitis.

Literatur

1. Hoffmann J, Rasmussen OO (1989) Aids in the diagnosis of acute appendicitis. Br J Surg 76:774–79
2. Eskelinen M, Ikonen J, Lipponen P (1992) A computer-based diagnostic score to aid in diagnosis of acute appendicitis – A prospective study of 1333 patients with acute abdominal pain. Theoretical Surgery 7:86–90
3. Alvarado A (1986) A Practical Score for the Early Diagnosis of Acute Appendicitis. Annals of Emergency Medicine 557–584
4. Arnbjörnsson E (1985) Scoring System For Computer-Aided Diagnosis Of Acute Appendicitis. The Value Of Prospective Versus Retrospective Studies. Annales Chirurgiae et Gynaecologiae 74:159–166
5. Fenyö G (1987) Routine Use Of A Scoring System For Decision-Making In Suspected Acute Appendicitis In Adults. Acta Chir Scand 153:545–551

6. Ohmann C, Franke C, Yang Q, Margulies M, Chan M, Elk van PJ, de Dombal FT, Röher H-D (1995) Diagnosescore für akute Appendicitis. Chirurg 66:135–141
7. Lindberg G, Fenyö G (1988) Algorithmic Diagnosis of Appendicitis Using Bayes' Theorem and Logistic Regression. Bayesian Statistics 3:665–668
8. Christian F, Christian GP (1992) A simple scoring system to reduce the negative appendic-ectomy rate. Annals of the Royal College of Surgeons of England 74:281–285
9. Eriksson S (1996) Acute Appedicitis – Ways to improve diagnostic accuracy. Eur J Surg 162:435–42
10. Ohmann C, Yang Q, Franke C (1995) Diagnostic Scores for Acute Appendicitis. Eur J Surg 161:273–281

Kontaktadresse: Dr. med. C. Franke, Allgemeine und Unfallchirurgie, Heinrich-Heine-Universität, Moorenstr. 5, 40225 Düsseldorf

Strategien zur Auswertung nicht-randomisierter Therapievergleiche am Beispiel der präklinischen Volumentherapie nach Trauma

Assessment of therapeutic effectiveness in non-randomized comparative trials – Early fluid resuscitation after trauma

R. Lefering und die Arbeitsgemeinschaft „Polytrauma" der DGU

Biochemische und Experimentelle Abteilung am II. Chirurgischer Lehrstuhl der Universität zu Köln

Einleitung

Die Durchführung randomisierter Vergleichsstudien ist und bleibt der Gold-Standard bei der experimentellen Überprüfung von Therapieeffekten. Jedoch ist häufig wegen organisatorischem Aufwand, ethischen Aspekten oder mangelnder Bereitschaft von Arzt oder Patient die Durchführung einer randomisierten Studie nicht möglich.

Alternativ gibt es viele prospektive Beobachtungsstudien, in denen verschiedene therapeutische Optionen und deren Outcome erfaßt sind. Der simple Vergleich zweier Therapieverfahren in solchen Datensammlungen ist aber irreführend, da z.B. Unterschiede in den Patientengruppen unberücksichtigt bleiben. Die Standardmethode ist die stratifizierte Auswertung, die jedoch zu sehr kleinen Subgruppen mit großer statistischer Unsicherheit führt. Im Folgenden sollen am Beispiel der präklinischen Volumentherapie Alternativen zur Auswertung nicht-randomisierter Therapievergleiche dargestellt werden: der externe Standard, die Paarbildung und der Propensity Score.

Methodik

1. Externer Standard: Das Outcome wird durch eine Kombination prognostischer Faktoren vor Therapiebeginn für jeden Patienten geschätzt. Diese Prognose basiert auf externer Evidenz und wird häufig als Wahrscheinlichkeit für das Auftreten eines Ereignisses angegeben (z.B. Mortalitätsrisiko). Das tatsächliche Outcome wird für jede Therapiegruppe dieser Prognose gegenübergestellt. Beim Trauma ist die TRISS-Methode [3], ein Score aus Verletzungsschwere (Injury Severity Score, ISS), Alter und präklinischer Physiologie/Neurologie (Revised Trauma Score) ein validiertes Prognoseinstrument [2].

2. Paarbildung (matched pairs): Anhand ausgewählter Faktoren wird versucht, Paare „ähnlicher" Patienten zu finden, die sich lediglich in ihrer Therapie unterscheiden. Die Auswertung erfolgt dann im Gruppenvergleich z.B. durch gepaarte Tests.

Entscheidend sind Art und Zahl der Faktoren, die die Paare definieren. Bei der Frage der präklinischen Volumentherapie wurden als Kriterien gewählt: Alter (+/– 5 Jahre); Geschlecht; ISS (+/– 5 Punkte); Schädel-Hirn-Trauma; Schock (RR$_{syst}$ < 90 mmHg).

3. *Propensity Score:* Nach Rosenbaum und Rubin [4, 5] sollte die Auswertung stratifiziert nach der Zuteilungswahrscheinlichkeit für die zu untersuchende Therapie erfolgen. Aus den Informationen, die dem Notarzt vorlagen, wird mittels logistischer Regression ein Punktwert (Propensity-Score) gebildet, der als Wahrscheinlichkeit für eine Volumentherapie interpretiert werden kann. Die vergleichende Auswertung erfolgt dann in Subgruppen mit ähnlichem Scorewert. Eine Gesamtbewertung ist durch die Kombination der Therapieunterschiede in den einzelnen Strata möglich (meta-analytischen Methoden zur Kombination von Therapieeffekten).

Als Datenbasis wird das prospektive multizentrische Traumaregister der Deutschen Gesellschaft für Unfallchirurgie [1] herangezogen (Zeitraum 1/93–12/95; n = 1037). Von einer „Volumentherapie" wird hier gesprochen, wenn der Patient mindestens 2000 ml Flüssigkeit (Kristalloide/Kolloide) vor Klinikaufnahme erhalten hat.

Ergebnisse

Von 1037 Traumapatienten wurden 728 primärversorgt. Von diesen hatten 480 Patienten vollständige präklinische Daten bzgl. Traumaschwere, Physiologie, Neurologie und Therapie. 75 Patienten verstarben (15,6%). 200 Patienten (42%) erhielten eine präklinische Volumentherapie, waren aber auch schwerer verletzt (ISS 24,6 vs. 18,3) und hatten eine höhere Letalität (20,5% vs. 12,1%) als die 280 Patienten mit geringerer Flüssigkeitsgabe.

Die Anwendung der *TRISS-Methode* ergab eine geschätzte Prognose von 20,1% vs. 11,7% für Patienten mit bzw. ohne Volumentherapie.

Eine *Paarbildung* nach Alter und Geschlecht war noch für alle 200 Patienten mit Volumentherapie möglich. Durch die zusätzlichen Bedingungen Traumaschwere, SHT und Schock ließen sich letztlich nur 127 Paare finden. Die Letalität war mit 11,0% vs. 8,7% in der Volumengruppe nur leicht erhöht (nicht signifikant).

Zur Berechnung des *Propensity-Scores* wurde eine logistische Regression mit der Zielgröße Volumentherapie durchgeführt. Die Variablen Polytrauma, RR$_{syst}$ und Kopfverletzung (AIS-Schweregrad) wurden ausgewählt, während die Variablen Alter, Geschlecht, ISS und Glasgow Coma Score < 8 unberücksichtigt blieben. Der Propensity-Score ergab Werte zwischen 5,6% und 87,1% für die Wahrscheinlichkeit einer Volumentherapie. Patienten unter 10% erhielten keine Volumentherapie, dagegen alle Patienten mit Werten über 80%. Stratifiziert in Subgruppen von je 10% Breite finden sich die in Tabelle 1 dargestellten Ergebnisse. Es ergibt sich ein leichter Vorteil der Volumentherapie bei Patienten mit niedrigem Propensity Score, dagegen ein deutlicher Nachteil bei hohen Scorewerten (d.h. bei Polytrauma, niedrigem Blutdruck und Kopfverletzung). Die Kombination der 7 Subgruppen, in denen beide Therapieformen vorkommen, ergibt einen minimalen Unterschied von 0,6% zugunsten der Niedrig-Volumen-Gruppe.

Tabelle 1. Propensity-Score, Anteil mit Volumentherapie und Mortalität bei 480 Traumapatienten

Propensity Score	Anzahl Patienten	Anteil Patienten mit Volumentherapie	Mortalität mit/ohne Volumentherapie
< 10	6	0%	–
10–19	53	19%	10%/14%
20–29	102	25%	4%/ 7%
30–39	111	38%	9%/10%
40–49	48	31%	20%/ 9%
50–59	46	52%	25%/18%
60–69	65	68%	27%/19%
70–79	41	73%	30%/18%
80 +	8	100%	–

Diskussion

Die randomisierte Zuteilung von Patienten in zwei Therapiearme einer klinischen Studie erzeugt Untersucher-unabhängige Stichproben aus der durch Ein-/Ausschluß-kriterien definierten Grundgesamtheit. Sie garantiert die gleichmäßige Verteilung bekannter wie unbekannter Patientencharakteristika auf beide Studiengruppen, vorausgesetzt, die Fallzahl ist hinreichend groß. Genau diesen Punkt können alle alternativ vorgeschlagenen Verfahren zur Auswertung nicht-randomisierter Therapievergleiche nicht leisten, denn sie beruhen auf bekannten, dokumentierten Faktoren.

In nicht-randomisierten Therapievergleichen ist davon auszugehen, daß die Patientengruppen sich systematisch unterscheiden. Traumapatienten, die eine massive präklinische Flüssigkeitssubstitution erhielten, sind häufig schwerer verletzt. Daher ist der direkte Therapievergleich irreführend. Die übliche Auswertung stratifiziert die Patienten nach Faktoren in „vergleichbare" Gruppen. Jedoch reicht in der Regel ein einzelner Faktor nicht aus. Beim Trauma sind beispielsweise das Alter, die Verletzungsschwere, das Schädel-Hirn-Trauma und die Physiologie des Patienten prognostisch relevant. Dies würde viele Kleingruppen erzeugen.

Die Verwendung eines Scoresystems zur Prognoseschätzung erlaubt die gleichzeitige Berücksichtigung mehrerer Faktoren (die Komponenten des Scores). Die Therapiegruppen werden dann jeweils mit diesem externen Standard verglichen. Voraussetzung ist jedoch eine vorhergehende Validierung des verwendeten Scores.

Die Bildung von Paaren mit bzw. ohne Therapie ist der Versuch, vergleichbare Patientengruppen zu generieren. Problematisch ist nur die rasch abnehmende Zahl der möglichen Paare, wenn mehrere Faktoren berücksichtigt werden.

Der bisher wenig beachtete Propensity-Score schlägt vor, nur solche Patienten bzw. Situationen miteinander zu vergleichen, wo ähnliche Indikationen zur Therapie vorlagen. Die Faktoren, die für eine Volumensubstitution entscheidend sind, werden mit Hilfe einer logistischen Regression ermittelt und in einen Score umgewandelt. Subgruppen bezüglich dieser Werte stellen somit ähnliche Ausgangssituationen dar. Die Therapievergleiche in diesen Subgruppen lassen sich auch zu einem Gesamteffekt verrechnen, jedoch ist die Betrachtung der Subgruppen selbst häufig aufschlußreicher. So zeigt sich in der Traumapopulation, daß die „leichter" verletzten Fälle mit niedrigem Propensity Score eher einen leichten Vorteil von der Volumentherapie haben, wohingegen Patienten mit hohen Werten deutlich schlechter abschneiden (Mortalität 20–30% bei Volumengabe vs 10–20% ohne).

Insgesamt läßt sich kein Unterschied für oder wider eine Volumentherapie nachweisen. Jedoch scheint es Subgruppen zu geben, insbesondere die schwerverletzten Patienten, bei denen eine massive Flüssigkeitsgabe nachteilig sein könnte. Abschließend sei betont, daß der beste Test für die Gültigkeit eines beobachteten Effekts die unabhängige Reproduktion dieses Befundes ist, auch bei randomisierten Vergleichen.

Zusammenfassung

Nicht-randomisierte Studien zum Therapievergleich basieren immer auf dokumentierten prognostischen Faktoren. Mit einem externen Standard lassen sich Prognosen ermitteln, die den tatsächlichen Befunden gegenübergestellt werden. Eine Paarbildung erzeugt bei reduzierter Fallzahl vergleichbare Subgruppen. Der Propensity Score stratifiziert die Fälle gemäß ihrer Wahrscheinlichkeit, die Therapie zu erhalten. Bezogen auf die präklinische Volumensubstitution ist insgesamt kein Unterschied zu erkennen, jedoch deuten sich bei zunehmender Verletzungsschwere negative Effekte an.

Summary

Non-randomized comparisons of therapeutic approaches require extensive description of the patients. Classical subgroup analysis suffers from small sample sizes. Esimation of outcome based on known prognostic factors (e.g. scores) allow for an indirect comparison of treartment effects. Matched pair analysis generates two homogenous subgroups of patients. The propensity score approach classifies all patients according to their chance of receiving a certain therapy or not, thus giving comparable situations for stratified analysis. The preclinical fluid resuscitation for trauma patients can hardly be assessed by randomized trials. Application of the above mentioned methods shows no overall effect but polytraumatized patients seem to have a worse outcome with high volume resuscitation.

Literatur

1. Arbeitsgemeinschaft „Scoring" der Deutschen Gesellschaft für Unfallchirurgie (1994) Das Traumaregister der Deutschen Gesellschaft für Unfallchirurgie. Unfallchirurg 97:230–237
2. Bouillon B, Lefering R, Vorweg M, Tiling T, Neugebauer E, Troidl H (1997) Trauma score systems: Cologne validation study. J Trauma 42:652–658
3. Boyd CR, Tolson MA, Copes WS (1987) Evaluating Trauma Care: the TRISS method. J Trauma 27:370–378

4. Drake C, Fisher L (1995) Prognostic models and the propensity score. Int J Epidemiol 24:183–187
5. Rosenbaum PR, Rubin DB (1984) Reducing bias in observational studies using subclassification on the propensity score. J Am Statist Soc 79:516–524

Korrespondenzadresse: Dr. Rolf Lefering, Biochemische und Experimentelle Abteilung, II. Chirurgischer Lehrstuhl der Universität zu Köln, Ostmerheimer Str. 200, 51109 Köln

Interimsanalyse einer prospektiven, randomisierten Multizenterstudie der Arbeitsgruppe „Lebermetastasen": Adjuvante intraarterielle Chemotherapie nach kurativer Leberresektion kolorektaler Metastasen[*]

Interim-analysis of a prospective, randomized multicenter trial of the German Cooperative Group on liver metastases: Adjuvant intraarterial chemotherapy after curative resection of colorectal liver metastases

M. Lorenz[1], H. H. Müller[2], H. Schramm[3], H. J. Gassel[4], J. Hauss[5], K. Ridwelski[6], H. Schäfer[2]

[1] Klinik für Allgemein- und Gefäßchirurgie (Direktor: Prof. Dr. A. Encke), Klinikum der Johann Wolfgang Goethe-Universität, Frankfurt am Main
[2] Institut für Medizinische Biometrie, Philipps-Universität, Marburg
[3] Abteilung für Chirurgie, Klinikum Gera
[4] Chirurgische Universitätsklinik, Würzburg
[5] Klinik für Chirurgie, Universität Leipzig
[6] Zentrum für Chirurgie, Otto-von-Guericke-Universität, Magdeburg

Einleitung

Bei ca. 40–50% aller Patienten mit einem kolorektalen Tumor werden entweder synchron oder später metachron Lebermetastasen diagnostiziert. Die Resektion mit 5-Jahres-Überlebensraten von ca. 25–30% stellt heute die alleinige kurative Behandlungsoption dar. Rezidive treten jedoch im Median bereits innerhalb von 9–12 Monaten nach Resektion auf. In einem hohen Prozentsatz ist die Leber erneut befallen [2, 4, 7]. Eine regionale Behandlung scheint deshalb bei nachgewiesener hoher Ansprechrate in der palliativen Therapie besonders attraktiv. Da nach einer intraarteriellen Therapie mit FUDR (Fluorodeoxyuridine) schwer kontrollierbare und dauerhafte lokale Nebenwirkungen eintreten können, erschien eine intraarterielle 5-Fluororuracil (FU)/Folinsäure (FA)-Therapie sinnvoller [3]. Bei vergleichbarer lokaler intrahepatischer Wirksamkeit von 5-FU/FA können zusätzlich im Gegensatz zu FUDR relevante systemische 5-FU-Spiegel aufgrund der niedrigen hepatischen Extraktion erzielt werden [9, 10]. Eine prospektive randomisierte Multicenter-Studie sollte klären, inwiefern durch eine postoperative adjuvante intraarterielle Therapie mit 5-FU/FA über 6 Monate die Überlebenszeit verlängert und die Rezidivrate reduziert werden kann.

Methodik

Randomisierung

Nach Überprüfung der Ein- und Ausschlußkriterien wurden die Patienten möglichst intraoperativ entweder der postoperativen arteriellen Chemotherapie oder der Kon-

---

[*] Mit Förderung des Stifterverbandes für die Deutsche Wissenschaft e.V.

trollgruppe telefonisch zufällig zugeteilt. Bei der Randomisierung erfolgte eine Balancierung nach Anzahl der Lebermetastasen und Primärtumorlokalisation.

Fallzahlgröße

Um eine relevante Verlängerung der Überlebenszeit um 50 % durch die Therapie von 24 auf 36 Monaten bei einem Fehler 1. Art $\alpha = 5\%$ und 2. Art $\beta = 20\%$ nachzuweisen, errechnete sich eine notwendige Fallzahl von 374 Patienten bei einer zu beobachtenden Zahl von 200 Todesfällen. Die verwendete Modellannahme von Schoenfeld und Richter beinhaltete gleichverteilte Randomisierungszeitpunkte und eine exponentielle Verteilung der Überlebenszeit.

Statistik

Als Hauptzielkriterium wurde die Überlebenszeit festgelegt. Die Überlebenszeit wurde mit einem stratifizierten Logrank-Test und Kaplan-Meier-Schätzungen analysiert. Ethische Gründe erforderten die Planung von 3 Zwischenauswertungen nach einem Gruppensequentialplan. Dabei wird das globale $\alpha = 0{,}05$ durch Adjustierung über ein α-Spending-Verfahren nach Lan und De Mets eingehalten. Die erste Analyse wurde zum Stichtag 31.12.96 zum nominellen Niveau 0,00710 (α-Spending-Wert) durchgeführt. Dadurch werden therapiebedingte Unterschiede vom Faktor 2,5 in der medianen Überlebenszeit mit ausreichend hoher Wahrscheinlichkeit $1-\beta = 0{,}8$ entdeckt. Die Auswertung erfolgte nach dem intention-to-treat-Prinzip [6].

Patienten

Zwischen 5.4.1991 und 31.12.1996 wurden 226 Patienten mit geplanter oder durchgeführter Lebermetastasenresektion randomisiert. Eingeschlossen wurden Patienten mit maximal 6 isolierten, resektablen Lebermetastasen nach R_0-Resektion des colorectalen Primärtumors, Karnofsky-Index $\geq 70\%$, Bilirubin < 4 mg%, Alkalische Phosphatase < 1200 U/l, Kreatinin $< 2{,}5$ mg% und guter Leberfunktion. Zum Ausschluß führten extrahepatische Metastasen, gravierende internistische Begleiterkrankungen, Zweitmalignom, Pfortaderverschluß, Aszites, Zirrhose, vorherige intraarterielle oder palliative systemische Chemotherapie.

Chirurgie und Histopathologische Begutachtung

Intraoperativ wurde der Leberbefall klassifiziert und extrahepatische Metastasen ausgeschlossen. Eine kurative, d.h. vollständige Entfernung mit einem Mindestsicherheitsabstand wurde angestrebt. Eine Resektion galt als kurativ, wenn sowohl der chirurgische als auch der pathologische Befund einen tumorfreien Resektionsrand und keine weiteren Herde nachwiesen.

Chemotherapie

Die adjuvante intraarterielle Chemotherapie mit 5-FU (1000 mg/m^2/d/5d/28d) kontinuierlich und Folinsäure (200 mg/m^2/d/5d/28d) als Kurzinfusion wurde innerhalb von 14 Tagen nach Resektion begonnen und über 6 Monate durchgeführt.

Follow-up

In den ersten 2 Jahren wurden die Patienten alle 3 und später alle 6 Monate kontrolliert. Die Kontrolle beinhaltete Anamnese, körperliche Untersuchung, Labor einschließlich Tumormarkern, CT Abdomen und Röntgenthorax.

Ergebnisse

Behandlung und postoperative Mortalität

Für die adjuvante Therapiestudie (ALM 1/91 und 2/95) wurden von 5.4.1991 bis 31.12.1996 insgesamt 226 Patienten aus 26 Zentren in Deutschland und der Schweiz randomisiert. Das mediane Alter betrug 61,0 Jahre (Spanne: 30–76 Jahre). Mit 57,5% nahmen mehr Männer als Frauen an der Studie teil. 89,9% aller Patienten hatten einen Karnofsky-Index $\geq 90\%$. Die Primärtumoren waren zumeist im Rektum (34,5%) oder Sigma (31,5%) lokalisiert, wobei die meisten Primärtumoren positive Lymphknoten aufwiesen. Bei 78,1% der Patienten fanden sich ≤ 2 Lebermetastasen. Eine adjuvante Therapie erhielten 84 der 113 hierfür zugeteilten Patienten. Wesentliche prognostische Faktoren waren gleichverteilt. Die kurative Resektion war bei 87,2% aller Patienten möglich. Perioperativ verstarben 11/226 Patienten (4,9%). Zwei davon starben aufgrund der initialen Chemotherapie.

Rezidivrate

Die 18-Monats-Rezidivrate in der Leber betrug mit adjuvanter Therapie 33,3% und bei alleiniger Resektion 36,7% (P = 0,715; 95%-Konfidenzintervall für die Differenz der Rezidivrate: [−0,132;0,198], 129 beurteilbare von 158 Patienten mit mindestens 18 Monaten Beobachtungszeitraum).

Überlebenszeit

Die erste Interimsanalyse zeigte in der Intention-to-treat-Analyse eine mediane Überlebenszeit von 34,5 Monaten nach adjuvanter Therapie versus 40,8 Monaten in der Kontrolle (p = 0,1519, 95%-Konfidenzintervall für den Proportionalitätsfaktor der Hazard-Rate: [0,5;1,15]). Die As-treated-Analyse ergab ebenfalls mit einer Überlebenszeit von 44,8 versus 39,7 Monaten keinen Hinweis auf eine Wirksamkeit der adjuvanten Therapie

Die *progressionsfreie Zeit* (intention-to-treat) betrug 14,2 Monate gegenüber 13,7 Monaten ohne Therapie. Die Zeit bis zum Rezidiv in der Leber oder Tod (intention-to-treat) war mit 21,6 Monaten nach adjuvanter Behandlung und 24 Monaten nahezu gleich.

In der As treated-Analyse wurde die Zeit bis zum Rezidiv in der Leber oder Tod mit 44,8 Monaten nach adjuvanter Therapie gegenüber 23,3 Monaten sowie die progressionsfreie Zeit mit 19 versus 12,6 Monaten nicht statistisch signifikant verlängert.

Nebenwirkungen der Chemotherapie

Schwere Nebenwirkungen der Chemotherapie (Grad 3/4) wurden bei 25,6% aller Zyklen und bei 64,9% der Patienten beobachtet. Am häufigsten (alle WHO-Grade) traten Stomatitis (57,6%), Übelkeit (55,4%), Hautreaktion (26,9%), Haarausfall (26,9), Schmerzen (24,9%) und Diarrhoe (23,5%) auf.

Diskussion

Heute gilt die Resektion von Lebermetastasen kolorektaler Primärtumoren als Standard, wenn eine kurative Resektion, d.h. mikroskopische Tumorfreiheit erzielt werden kann [2]. Diese Behandlung verbessert die Prognose der Patienten deutlich. Bei ca. zwei Dritteln der Patienten tritt jedoch frühzeitig ein Rezidiv auf, so daß diese Patienten nicht vom mit Risiken verbundenen Eingriff profitieren [4, 7]. Für diese Rezidive sind okkulte Metastasen in der Restleber sowie einzelne Tumorzellnester verantwortlich [4, 8]. Nach der Resektion stimulieren von der sich regenerierenden Leber freigesetzte Wachstumsfaktoren die Mitose. Diese Wachstumsfaktoren führten im Tierexperiment nach partieller Hepatektomie zum Tumorwachstum [1, 8]. Eine Chemotherapie ist nach Resektion eines Kolonkarzinomes bei lymphknotenpositiven Patienten obligatorisch. Das optimale Vorgehen nach Resektion von Lebermetastasen kolorektaler Tumore wurde bislang nur in wenigen Studien untersucht. Einige retrospektive, nicht-randomisierte Studien konnten einen Gewinn durch eine adjuvante Nachbehandlung im Vergleich mit einer historischen Kontrollgruppe bzw. zeitgleich behandelten Gruppe zeigen [5]. Für die adjuvante arterielle Therapie sprach vor allem die überwiegend arterielle Versorgung von Metastasen über 0,5 mm Durchmesser und die damit verbundene lokal hohe Wirkstoffkonzentration [9]. In der ersten dazu abgeschlossenen multizentrischen randomisierten Studie konnte die postulierte Verbesserung nicht nachgewiesen werden. Die Analyse der planmäßig durchgeführten Zwischenauswertung [6] zeigt, daß durch die arterielle adjuvante Chemotherapie im günstigsten Fall das Risiko zu versterben um 15% vermindert und im ungünstigsten Fall verdoppelt wird. Deshalb wurde die Patienteneinbringung beendet, jedoch nicht die Nachbehandlung und nicht die Beobachtung. Bis zur Endauswertung sollten keine neuen Studien mit dieser Art der adjuvanten Nachbehandlung initiiert werden. Die alleinige Resektion mit Nachbeobachtung und eventueller Zweitresektion stellt das Standardvorgehen dar. Eine adjuvante Therapie sollte nur innerhalb von Studien erfolgen. Interessante neoadjuvante Konzepte werden in nächster Zeit in Deutschland prospektiv untersucht werden.

Zusammenfassung

Rezidive nach Resektion kolorektaler Metastasen werden bei bis zu 80% der Patienten nach 9–12 Monaten diagnostiziert. Die Hälfte findet sich erneut isoliert in der Leber. Da für eine palliative intraarterielle Chemotherapie mit 5-FU und Folinsäure (FA) eine hohe Ansprechrate nachgewiesen wurde, sollte die Wirksamkeit einer adjuvanten intraarteriellen Therapie im Vergleich zur alleinigen Resektion untersucht werden.

Hauptzielkriterium war die Überlebenszeit (ÜLZ). Nach Resektion schloß sich die 6-monatige Therapie mit 5-FU 1000 mg/m^2/d kontinuierlich über 5d/28d und Folinsäure 200 mg/m^2/d über 15 Minuten 5d/28d an.

Bei der ersten Interimsanalyse mit 226 randomisierten Patienten zeigte sich in der Intention-to-treat-Analyse eine mediane Überlebenszeit von 34,5 Monaten für die Therapiegruppe versus 40,8 Monaten (p = 0,1519 bei negativem Trend (95%-Konfidenz-Intervall des Proportionalitätsfaktors der Hazardrate: [0,5; 1,15]) sowie eine progressionsfreie Zeit von 14,2 Monaten mit Therapie versus 13,7 Monaten. Schwere Nebenwirkungen (WHO-Grad III/IV) traten in 25,6% der Zyklen bei 62,9% der Patienten auf. Die häufigsten Nebenwirkungen waren Stomatitis (57,6%) und Übelkeit (55,4%).

Eine Weiterführung der Patienteneinbringung der Studie war nicht vertretbar, da bei dem vorliegendem negativen Trend im günstigsten Fall das Risiko zu versterben um 15% gesenkt werden könnte und klinisch relevante Überlebensverlängerungen durch diese Art der adjuvanten Chemotherapie nicht zu erzielen sind.

Abstract

Recurrence after resection of colorectal liver metastases occurs after 9–12 months in up to 80% of patients. Half of the relapses is isolated to the liver. An intraarterial chemotherapy with 5-FU and folinic acid was compared to only resection. Main objective of the trial was survival. Within 14 days after resection followed the 6-month therapy with 5-FU 1000 mg/m^2 continuously over 5d/28d and Folinic Acid 200 mg/m^2 over 15 minutes 5d/28d.

The first interim-analysis with 226 randomised patients showed in the intention-to-treat-analysis a median survival of 34.5 months (m.) with therapy versus 40.8 months (p = 0.1519 with a negative trend. (95%-Confidence interval for hazard ratio: [0.5; 1.15]) and time to progression of 14.2 m. with therapy versus 13.7 m. Severe toxicities (WHO grade III/IV) occurred in 25.6% of cycles and 62.9% of patients. Mainly registered were stomatitis (57.6%) and nausea (55.4%).

The recruitment of patients for study was terminated, because in best case the risk to die could be lowered only by 15% and therefore clinical relevant prolongation of survival is not to achieve with this type of adjuvant therapy.

Literatur

1. Fischer B, Fischer E (1959) Experimental studies influencing hepatic metastases. Effect of partial hepatectomy. Cancer 12:929–932
2. Fong Y, Cohen AM, Fortner JG, Enker WE, Turnbull AD, Coit DG, Marrero AM, Prasad M, Blumgart LH, Brennan MF (1997) Liver resection for colorectal metastases. J Clin Oncol 15 (3):938–46
3. Herrmann G, Lorenz M, Kirkowa-Reimann M, Hottenrott C, Hübner K (1987) Morphological changes after intra-arterial chemotherapy of the liver. Hepatogastroenterology 34:5–9
4. Hughes KS, Simon R, Songhorabodi S, Adson MA (1986) Resection of the liver for colorectal carcinoma metastases: A multi-institutional study of patterns of recurrence. Surgery 100:278–284

528

5. Lorenz M, Staib-Sebler E, Rossion I, Koch B, Gog C, Encke A (1995) Ergebnisse der Resektion und adjuvanten Therapie von Lebermetastasen kolorektaler Primartumoren – eine Literaturübersicht. Zentralbl Chir 120(10):769–79

6. Müller HH, Schäfer H (1995) Regionale adjuvante Therapie bei kolorektalen Lebermetastasen: Anforderungen an klinische Therapiestudien aus statistischer Sicht. Zentralbl Chir 120(10), 755–9

7. Nordlinger B, Guiguet M, Vaillant JC, Balladur P, Boudjema K, Bachellier P, Jaeck D (1996) Surgical Resection of Colorectal Carcinoma Metastases to the Liver. Association Française de Chirurgie, Cancer 77:1254–1262

8. Panis Y, Ribeiro J, Chretien Y (1992) Dormant liver metastases: an experimental study, Br J Surg 79:221–223

9. Schalhorn A, Kuhl M (1995) Pharmacologie der regionalen Chemotherapie kolorektaler Lebermetastasen. Zentralbl Chir. 120(10):764–8

10. Staib-Sebler E, Lorenz M, Gog C, Encke A (1995) Continuous arterial 5-fluorouracil and folinic acid chemotherapy for colorectal liver metastases. Onkologie 18:240–244

Korrespondenzadresse: Prof. Dr. med. M. Lorenz,
Klinik für Allgemein- und Gefäßchirurgie, Johann Wolfgang Goethe-Universität, Theodor-Stern-Kai 7, 60590 Frankfurt am Main

Einfluß des intraabdominellen Druckes in der Laparoskopie auf das intraperitoneale Tumorwachstum und die Entwicklung von Trokarmetastasen. Eine tierexperimentelle Studie im Rattenmodell

The impact of elevated intraabdominal pressure during laparoscopy on intraperitoneal tumor growth and port site metastases. An experimental study in the rat

C. A. Jacobi, J. Ordemann, H. U. Zieren, J. M. Müller

Chirurgische Universitätsklinik, Charité, Berlin

Einleitung

Die Anwendung der Minimal Invasiven Chirurgie bei der Resektion von malignen Tumoren wird aufgrund des Auftretens von Trokarmetastasen und frühzeitigen Tumorrezidiven weiterhin kontrovers diskutiert. Obwohl ein Zusammenhang zwischen der Insufflation von Kohlendioxid und der Entstehung von Trokarmetastasen in mehreren Arbeiten nachgewiesen werden konnte [1, 2], ist der ursächliche Pathomechanismus derzeit nur unzureichend bekannt. Ein weiterer Einflußfaktor auf das Tumorwachstum, welcher bislang nicht untersucht wurde, ist der erhöhte intraabdominelle Druck während der Laparoskopie. Hierbei könnte das Tumorzellwachstum sowohl direkt durch die Einwirkung des Druckes auf den Zellorganismus, als auch durch Veränderungen der immunologischen Abwehr des Tumorwirtes beeinflußt werden.

Methodik

In einer experimentellen Studie wurde der Einfluß verschiedener Gasdrücke während der Inkubation mit Kohlendioxid auf das Tumorwachstum in-vitro und in-vivo untersucht.

Im ersten Versuch wurden jeweils 5×10^6 Kolonkarzinomzellen (DHD/K12/TRb) mit Kohlendioxid bei unterschiedlichen Gasdrücken inkubiert. Der mittlere Gasdruck während der dreistündigen Inkubation lag in der ersten Gruppe bei 0 mmHg, in der zweiten Gruppe bei 5 mmHg und in der dritten und vierten Gruppe bei 10 bzw. 15 mmHg. Nach der Inkubation wurden die Zellen gewaschen und erneut in einer Konzentration von 10^4 Zellen/Well eingesät und die Wachstumskinetik in allen vier Gruppen über 5 Tage bestimmt.

Im zweiten Versuch wurde in einem Tier-Modell (BD IX-Ratte) der Einfluß von verschiedenen intraperitonealen Drücken (5 mmHg, 10 mmHg, 15 mmHg) während einer Laparoskopie mit Kohlendioxid auf die Entwicklung von intra- und extraperitonealen Metastasen analysiert. Bei 100 Ratten erfolgte zunächst die intraperitoneale

530

und subcutane Injektion (Rücken der Tiere) von jeweils 10^4 Kolonkarzinomzellen (DHD/K12/TRb). Anschließend erfolgte die Randomisierung der Tiere in 4 Gruppen á 25 Tiere. In der ersten Gruppe (n = 25) erfolgte das Einbringen eines Trokares (∅ 4,5 mm) und hiernach die Laparoskopie für 30 Minuten bei einem intraperitonealen Druck von 5 mmHg, in der zweiten Gruppe (n = 25) und dritten Gruppe (n = 25) bei 10 mmHg bzw. 15 mmHg. In allen Gruppen wurden nach Aufbau des Pneumoperitoneums zwei weitere Trokare (∅ 4,5 mm) im rechten und linken Mittelbauch plaziert. In der vierten Gruppe (Kontrollgruppe) wurden nach der Tumorzellapplikation lediglich drei Trokare in der Bauchwand appliziert. 4 Wochen nach Zellapplikation und operativer Intervention wurden die Tiere getötet und die Anzahl sowie das Gewicht der intraperitonealen und subcutanen Metastasen bestimmt. Zusätzlich erfolgte die Exzision der Trokarinzisionen und die histologische Aufarbeitung derselben.

Von allen Werten wurden die Mittelwerte und Standardabweichungen berechnet und kategoriale Werte zwischen den Gruppen mit dem Fisher's exakt Test und numerische Werte mit dem Man-Withney-U-Test (Einzelgruppenvergleich) oder mit dem Kruskal Wallis (Mehrgruppenvergleich) verglichen. Ein P-Wert < 0,05 wurde als statistisch signifikant definiert.

Ergebnisse

In-vitro Wachstum der Tumorzellen

In allen vier Guppen konnte über den Zeitraum von 5 Tagen ein kontinuierliches Tumorwachstum nachgewiesen werden (Abb. 1). Das Tumorzellwachstum war ab

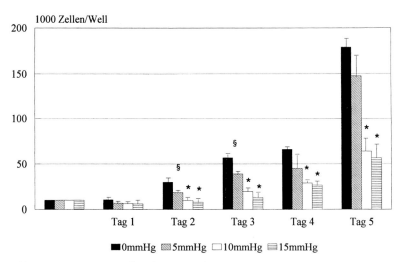

Abb. 1. In-vitro Tumorzellwachstum nach Inkubation mit Kohlendioxid bei unterschiedlichen Gasdrücken (0 mmHg, 5 mmHg, 10 mmHg, 15 mmHg; n = 15 in jeder Gruppe) (Mittelwert und Standardabweichung, *p < 0,05: 0 mmHg versus 10 und 15 mmHg, §p < 0,05: 0 mmHg versus 5 mmHg)

dem zweiten Tag nach Inkubation mit einem Druck von 10 und 15 mmHg im Vergleich zu den beiden anderen Gruppen (0 und 5 mmHg) signifikant erniedrigt ($p < 0,05$). Im Vergleich zur Kontrollgruppe war das Tumorzellwachstums bei Inkubation mit 5 mmHg nur am 2 Tag signifikant supprimiert ($p < 0,05$). Insgesamt war das Tumorzellwachstum in der Gruppe, die mit 15 mmHg begast wurde, am deutlichsten supprimiert.

In-vivo Wachstum der Tumorzellen

Das intraperitoneale Tumorgewicht unterschied sich signifikant zwischen den vier Gruppen ($p < 0,007$). Eine Laparoskopie mit 5 mmHg (919 ± 1085 mg) und mit 10 mmHg (1274 ± 1523 mg) führte im Vergleich zur Kontrollgruppe (365 ± 353 mg) zu einer signifikanten Steigerung des intraperitonealen Tumorgewichtes ($p < 0,05$). Bei einem intraperitonealen Druck von 15 mmHg (731 ± 929) kam es erneut zu einen Abfall des intraperitonealen Tumorgewichtes, welches sich nicht mehr von der Kontrollgruppe signifikant unterschied ($p = 0,3$). Im Gegensatz zum intraperitonealen Tumorwachstum, war das subcutane Tumorgewicht in allen Laparoskopie-Gruppen (5 mmHg: 172 ± 234 mg; 10 mmHg: 190 ± 253 mg; 15 mmHg: 17 ± 194 mg) signifikant gegenüber der Kontrollgruppe (48 ± 33 mg) gesteigert ($p < 0,05$). Die Inzidenz von Trokarmetastasen war ebenfalls in allen Laparoskopie-Gruppen (5 mmHg: n = 48; 10 mmHg: n = 42; 15 mmHg: n = 45) gegenüber der Kontrollgruppe (n = 22) signifikant gesteigert ($p < 0,05$).

Diskussion

Berichte über Trokarmetastasen haben die Euphorie über die laparoskopische Resektion von malignen Tumoren nachhaltig gedämpft. Verschiedene experimentelle Untersuchungen, welche den Pathomechanismus dieses Phänomens untersuchten, haben einen stimulierenden Effekt des verwendeteten Gases Kohlendioxid in-vitro, ex-vivo und in-vivo nachgewiesen [1, 2, 3]. Gleichzeitig wurde aber auch eine geringer Immunsupprimierung bei laparoskopischen Verfahren gegenüber konventionellen Operationsverfahren nachgewiesen, welche mit einem geringeren Wachstum intra- und extraperitoneal applizierter Tumorzellen einherging [3, 4]. Obwohl die Entwicklung von Trokarmetastasen mit einer Änderung des intrazellulären Calciumstoffwechsels und mit einer intrazellulären Azidose in Verbindung gebracht wird, ist der ursächliche Pathomechanismus derzeit ungeklärt [3]. Ein Faktor, welcher das Tumorwachstum beeinflussen könnte und durch den Aufbau des Pneumoperitoneums ursächlich bedingt ist, stellt die Erhöhung des intraperitonealen Druckes dar.

Die In-vitro-Ergebnisse dieser Studie zeigen deutlich, daß das Tumorwachstum durch einen gesteigerten Druck, trotz Kohlendioxid, supprimiert wird. Hierbei könnte eine direkte Schädigung der Tumorzellmembran bei erhöhten Drücken zu einer konsekutiven Supprimierung des Zellwachstums führen. Vergleicht man allerdings diese Ergebnisse mit dem intraperitonealem Tumorwachstum in vivo, so zeigte sich in diesem Versuch eine Zunahme des Tumorwachstums. Interessanterweise kam es bei einem Druck von 15 mmHg im Vergleich zu niedrigeren Drücken (5 und 10 mmHg) während der Laparoskopie zu einer erneuten Supprimierung des Tumorwachstum, was wiederum für eine direkte Schädigung der Tumorzellmembran sprechen könnte. Im Gegensatz zum intraperitonealen Tumorwachstum war das Tumorgewicht subcutan und die Inzidenz von Trokarmetastasen in allen Laparoskopie-Gruppen gegenüber der Kontrollgruppe gesteigert. Neben dem Einfluß von Kohlendioxid könnte eine verstärkte Immunsuppression des Tumorwirtes während der Laparoskopie zu einem vermehrten extraperitonealem Tumorwachstum führen. Durch eine Verwendung eines erhöhten intraperitonealen Druckes wäre somit eine Stimulation des extraperitonealen Tumorwachstums denkbar. So konnten Bouvy et al. [5] im Rattenmodell zeigen, daß eine gaslose Laparoskopie gegenüber der Laparoskopie mit Kohlendioxid und einer Laparotomie keine signifikante Steigerung des Tumorwachstums im Vergleich zur Kontrollgruppe aufwies. Weitere experimentelle und klinische Studien sind notwendig um die aufgestellten Hypothesen zu überprüfen und eine optimale chirurgische Therapie für Karzinompatienten zu erarbeiten.

Zusammenfassung

Die Ergebnisse der Studie zeigen, daß eine Erhöhung des Druckes während der Gasinsufflation in vitro eine Suppression des Tumorzellwachstums verursacht. Diese Supprimierung ist möglicherweise durch eine direkte Tumorzellschädigung zu erklären. In vivo führt die Laparoskopie mit Kohlendioxid bei geringgradig erhöhten intraperitonealen Drücken (5 und 10 mmHg) zu einer Zunahme des intraperitonealen Tumorwachstums, während höhere Drücke (15 mmHg) wieder zu einem vermindertem Tumorwachstum in der Bauchhöhle führen. Das subcutane Tumorwachstum und die Inzidenz von Trokarmetastasen wurde in allen Gruppen mit erhöhtem intraperitonealen Druck stimuliert. Die Hypothese, daß die Stimulation des extraperitonealen Tumorwachstums durch eine verstärkte Immunsuppression des Tumorwirtes bedingt ist, bleibt theoretisch und bedarf einer weiteren Überprüfung.

Summary

The results of the study indicate that elevated pressure during gas incubation in vitro leads to suppression of tumor growth probably due to direct damage of the cells. In vivo, laparoscopy with carbon dioxide and slightly elevated intraperitoneal pressure (5 and 10 mmHg) leads to promotion of intraperitoneal tumor growth while higher pressure (15 mmHg) causes again suppression of intraperitoneal tumor growth. Subcutaneous tumor growth is stimulated by carbon dioxide insufflation in all groups with elevated intraperitoneal pressures. The hypothesis that elevated intraperitoneal pressure might influence the immune system of the tumor host and increase immune suppression after laparoscopy remains theoretically and has to be investigated in further studies.

Literatur

1. Jacobi CA, Sabat R, Böhm B, Zieren HU, Volk HD, Müller JM (1997) Pneumoperitoneum with CO_2 stimulates malignant colonic cells. Surgery 121:72–78
2. Koster S, Melchert F, Volz J (1996) Effect of CO_2 pneumoperitoneum on intraperitoneal tumor growth in the animal model. Geburtshilfe-Frauenheilkd 56:458–61
3. Jacobi CA, Ordemann J, Böhm B, Zieren HU, Liebenthal H, Volk HD, Müller JM (1997) The influence of laparotomy and laparoscopy with different gases on tumor growth in a rat model. Surg Endosc 11(6):618–621
4. Allendorf JD, Bessler M, Kayton M, Whelan R, Treat M, Nowygrod R (1995) Tumor growth after laparotomy or laparoscopy. Surg Endosc 9:49–52
5. Bouvy N, Marquet RL, Jeekel J, Bonjer UJ (1996) Impact of gas(less) laparoscopy and laparotomy on peritoneal tumor growth and abdominal wall metastases. Ann Surg 224:694–701

Korrespondenzadresse: Dr. C. A. Jacobi, Chirurgische Klinik der Humboldt Universität zu Berlin, Charité, Schumannstr. 20/21, 10098 Berlin

CO$_2$-Pneumoperitoneum hemmt in-vitro die Proliferation von humanen Karzinomzellen

CO$_2$-Pneumoperitoneum inhibits in-vitro proliferation of human cancer cells

C. N. Gutt, T. Bruttel, Ch. Brier, V. Paolucci, A. Encke

Klinik für Allgemein- und Gefäßchirurgie (Direktor: Prof. Dr. A. Encke) der Johann Wolfgang Goethe-Universität, Frankfurt am Main

Zusammenfassung

Die zunehmende Ausweitung laparoskopisch durchgeführter Operationen hat auch vor onkologischen Anwendungsgebieten nicht Halt gemacht. Demgegenüber wird die mögliche Verschleppung von Tumorzellen sowie ein wachstumsfördernder Effekt durch die Verwendung eines CO$_2$-Pneumoperitoneums kontrovers diskutiert. Zellen des humanen Colon-Carcinoms CX-2 und des Pancreascarcinoms DAN-G wurden in-vitro einem simulierten CO$_2$-Pneumoperitoneum mit Drücken von 0 mmHg, 6 mmHg und 12 mmHg ausgesetzt. Das Proliferationsverhalten der Zellen wurde nach dieser Behandlung über fünf Tage durch Bestimmung der Zellzahl sowie durch quantitative DNA-Bestimmung durch selektive DNA-Färbung mit Pico Green beobachtet. Ferner erfolgte eine Vitalitätsbestimmung durch Propidiumiodid-Färbung und der flowzytometrischen Messung. Bei DAN-G zeigt sich nach der Behandlung mit 6 mmHg nach anfänglicher Proliferationshemmung ab dem fünften Tag eine Wachstumssteigerung und Annäherung an die Kontrollgruppe. Alle anderen Gruppen zeigten ab dem zweiten Tag eine signifikante Proliferationsverlangsamung.

Einleitung

Bis heute besteht die Frage, ob die laparoskopische Operation eines Malignoms im Bauchraum für den Patienten von Nachteil sein könnte. So wird ein erhöhtes Risiko für das Auftreten von Bauchdecken-metastasen beschrieben. In den ersten Jahren kolorektaler laparoskopischer Chirurgie wurde die Inzidenz von Bauchdeckenmetastasen mit bis zu 21% angegeben [1]. Durch Verbesserung und Standardisierung der Operationstechnik konnte in weiteren Studien diese hohe Inzidenz auf 2–4% gesenkt werden [2]. Auch bestehen Hinweise, daß ein CO$_2$-Pneumoperitoneum Tumorwachstum verstärken könnte. So wurde in-vitro festgestellt, daß isobare CO$_2$-Inkubation einen stimulierenden Effekt auf das Wachstum von Tumorzellen bei der Ratte ausübt [3]. Das trophische Potential von CO$_2$ sowie der Einfluß des hyperbaren Druckes eines Pneumoperitoneums auf das Wachstum humaner Karzinomzellen erscheinen derzeit nicht ausreichend geklärt. In der nachfolgenden Untersuchung wurde das Verhalten humaner Karzinomzellen unter dem Einfluß einer isobaren und hyperbaren Kohlendioxidinsufflation in-vitro beobachtet.

Material und Methode

Es kamen zwei humane Karzinomzellinien (Pankreas: DAN-G; Colon: CX-2; DKFZ Heidelberg) zum Einsatz. Die Kultivierung der Zellen erfolgte in 75 cm²-Kulturflaschen der Firma Falcon in je 10 ml eines Nährmedius, bestehend aus 90 % RPMI 1640 und 10 % FCS für beide Zellinien. Ferner wurden zu je 500 ml Medium 10 ml HEPES Puffer sowie zur Infektionsprophylaxe 5 mg Penicillin-Streptomycin zugegeben. In Plexiglasboxen wurden die Zellen in einem Wärmeschrank bei konstant 37 °C über 4 h mit 100 % CO_2 insuffliert. Drei Gruppen wurden mit Drücken von 0 mmHg, 6 mmHg und 12 mmHg behandelt. Die Kontrollgruppe wurde während dieser Zeit bei gleicher Temperatur unter Raumluft gehalten. Vor und nach der CO_2-Behandlung erfolgte täglich eine Zellzählung in der NEUBAUER-Zählkammer. Darüberhinaus wurde die quantitative DNA-Bestimmung durch Färbung mit Pico Green durchgeführt. Die Erstellung einer Extinktionskurve erlaubte die Zuordnung der photometrisch gewonnenen Extinktionswerte aus der DNA-Färbung zu einer konkreten Zellzahl, so daß hiermit ein direkter Zusammenhang zu den Ergebnissen der mikroskopischen Zellzählung hergestellt werden konnte. Eine Vitalitätsbestimmung wurde mit Propidiumiodid im Durchflußzytometer durchgeführt. Die Zellfärbung mit Propidiumiodid diente der selektiven Färbung abgestorbener Zellen. Für die statistische Auswertung der gewonnenen Ergebnisse kam der t-Test zur Anwendung.

Zellzählung

Ein Tag vor der CO_2-Behandlung wurden die Zellen aus den 75cm²-Kulturflaschen in kleinere 25-cm²-Flaschen umgesetzt. Die Zellen der Kontroll- und der CO_2-gruppe wurden dabei in jeweils acht 25-cm²-Kulturflaschen für jeden Beobachtungstag übertragen. Eingesetzt wurden je 5 × 105 Zellen für die Tage 1 und 2 und 2,5 × 105 Zellen für die Tage 3, 4 und 5. Zusätzlich wurde eine äquivalente Zahl an Referenzflaschen angesetzt, welche am Tag der Begasung ausgezählt wurden, um über einen Nullwert zu verfügen, mit dem die Zellzahlen der späteren Tage verglichen werden konnten. Am Tag der Auszählung wurden die Zellen jeder Flasche mit 5 ml PBS ohne Calcium und Magnesium gewaschen, während einer fünfminütigen Inkubation im Brutschrank mit 2,5 ml Trypsin vom Flaschenboden gelöst und im Anschluß mit jeweils 2,5 ml Medium suspendiert. Danach Zentrifugieren der Suspension mit 1,700 rpm über 5 min. Nach Abgießen des Überstandes mußten die Zellen wieder mit 1 ml Medium resuspendiert werden. Zur Konzentrationsbestimmung durch Zählen in der NEUBAUER-Zählkammer wurden 10 µl der Suspension entnommen und mit 90 µl Trypanblau gründlich gemischt. Von dieser Suspension wurden wiederum 10 µl auf die NEUBAUER-Zählkammer aufgetragen und die Zellen unter dem Mikroskop ausgezählt. Die durch den Farbstoff kräftig blau angefärbten devitalen Zellen wurden bei der Zählung stets außer Acht gelassen und nur die vitalen Zellen berücksichtigt. Die an den jeweiligen Tagen ermittelten Zellzahlen wurden mit den Ausgangs-Zellzahlen in den Referenzflaschen am Tag 0 in Beziehung gesetzt. Hierdurch konnte für jede Flasche ein Proliferationsfaktor errechnet werden, welcher als dimensionslose Zahl das Vielfache der ermittelten Zellzahl gegenüber der Ausgangs-Zellzahl wiedergibt.

Quantitative DNA-Bestimmung mit Pico Green

Die CO_2-Behandlung der Zellen erfolgte in 96-Well-PrimariaPlatten der Firma Falcon. Das Ausplattieren der Zellen in die Wells erfolgte auch hier einen Tag vor der Behandlung. Für die fünf Tage des Beobachtungszeitraumes wurden hierfür jeweils 5000 Zellen pro Well eingesetzt. Die Zellen für DANG und CX-2 eines Tages wurden auf jeweils 20 Wells einer Platte ausgebracht. Insgesamt wurden für jeden Tag eine Kontrollplatte und eine Platte zur CO_2-Behandlung angelegt. Zusätzlich wurde auch für diese Versuche eine Referenzplatte angefertigt, um für die nachfolgenden Tage über einen Nullwert zum Vergleich zu verfügen. Nach der CO_2-Behandlung und an jedem weiteren Tag erfolgte ein Mediumwechsel mit je 100 µl Nährmedium pro Well. Die Proliferation der Zellen der Referenzplatte wurde am Behandlungstag durch Absaugen des Mediums aus den Wells, dreimaliges Spülen mit Vollmedium und abschließendes Trocknen der Zellen bei Raumtemperatur unterbrochen. Die Proliferation der Zellen der nachfolgenden Tage wurde dann am jeweils vorgesehenen Tag ebenso gestoppt. Die getrockneten Zellen wurden im weiteren Verlauf mit Pico Green gefärbt. Im ersten Schritt erfolgte das Andauen der Zellen mit Papain (1:200 im Cysteinpuffer). Hierzu wurden je 100 µl der Papain-Lösung in jedes Well gegeben und die Platten anschließend 24 h bei 60 °C inkubiert. Nach dieser Zeit wurden ebenfalls 100 µl Pico-Green-Lösung (1:100 in TRIS/EDTA) in jedes Well gegeben. An diesen Schritt schloß sich die Inkubation der Platten für nochmals 10 min bei Raumtemperatur an. Abschließende Messung im Cytofluor bei B/B3 (ex = 485 nm; em = 520 nm). Auch bei diesen Versuchen wurden die Meßwerte der verschiedenen Tage mit den Werten, die aus der Auswertung der Referenzplatte gewonnen wurden, analog zur beschriebenen Berechnung des Proliferationsfaktors, verglichen.

Vitalitätsbestimmung mit Propidiumiodid im Durchflußzytometer

Es wurden jeweils 100 µl der Zellsuspension einer Gruppe (CX-2 bzw. DAN-G mit und ohne CO_2; c = $1{,}0 \times 10^6$ Zellen pro ml) mit 10 µl Propidiumiodid für 15 min bei 4 °C inkubiert und danach die Proben mit je 400 µl FACS-Puffer (PBS ohne Ca^{++} und Mg^{++} mit 0,5 % BSA) aufgefüllt. Als Leerwerte dienten entsprechende Proben ohne Farbstoff. Die Proben wurden im Durchflußzytometer (FACScan, Becton Dickinson) analysiert. Durch Gegenüberstellung von Leerwert und gefärbten Zellen konnten die devitalen Fraktionen aus der Gesamtpopulation prozentual herausgearbeitet werden. Zusätzlich wurde eine Negativ- und eine Positivkontrolle gemessen. Als Negativkontrolle diente eine Probe mit bis dahin unbehandelten Zellen. Die Positivkontrolle bestand aus einer Probe mit zuvor abgetöteten Zellen. Das Abtöten geschah durch fünfzehnminütige Inkubation der Zellen mit 0,5-prozentigem Formalin.

Ergebnisse

Zellzählung

Proliferation nach 0 mmHg CO_2-Behandlung. Es besteht eine signifikante Proliferationsverlangsamung bei den CO_2-behandelten Zellen im Vergleich mit den unbehandelten Kontrollgruppen. Die Erholungsphase von CX-2 nach CO_2-Behandlung ist deutlicher verlangsamt als die von DAN-G. Für CX-2 besteht somit eine größere CO_2-Sensibilität. Der t-Test fällt bei DAN-G bereits am ersten Tag signifikant aus *(p < 0,0001)*. Für CX-2 ist am ersten Tag mit *p = 0,14* noch keine Signifikanz gegeben, doch diese stellt sich dann am zweiten Tag sowohl für CX-2 als auch für DAN-G ein *(p < 0,0001)*.

Proliferation nach 6 mmHg CO_2-Behandlung. Auch unter diesen Parametern findet sich bei CX-2 eine langsamere Proliferation als bei der Kontrollgruppe. Es können bereits am ersten Tag signifikante Ergebnisse verzeichnet werden *(p < 0,0001)*. Bis zu Tag 3 ist dieses auch bei DAN-G zu beobachten, während am 4. Tag die p-Werte dann um eine Zehnerpotenz ansteigen *(p = 0,0001)*. Am 5. Tag scheint die Proliferation der CO_2-behandelten Zellen zuzunehmen. Doch erweisen sich die Unterschiede im t-Test als nicht signifikant *(p = 0,11)*. Man kann jedoch nicht ausschließen, daß Zellen von DAN-G nach CO_2-Exposition mit 6 mmHg verstärkt proliferieren.

Proliferation nach 12 mmHg CO_2-Behandlung. Für die Proliferationsbestimmung können bei diesem Versuchsansatz nur die Zellen von DAN-G verwertet werden. Die zuvor bereits beobachtete grössere Empfindlichkeit von CX-2 gegenüber hyperbarem Kohlendioxid führte in diesem Versuch dazu, daß nach CO_2-Behandlung sämtliche Zellen in den betreffenden Flaschen abgelöst waren. Dieses stellte sich bereits bei Inspektion der Kulturflaschen dar. Bei der mikroskopischen Betrachtung zeigte sich, daß sämtliche Zellen ihre Adhärenz verloren hatten. Eine weitere Kultivierung war damit nicht mehr möglich. Gegenüber DAN-G wirkt die CO_2-Behandlung proliferationshemmend. Bereits am ersten Tag sind die Ergebnisse deutlich signifikant *(p < 0,0001)*.

DNA-Färbung mit Pico Green

Bei der DNA-Färbung mit Pico Green können die Ergebnisse der Zellzählung bestätigt werden. Die Menge an Tumorzell-DNA verhält sich direkt proportional zur Zahl der Tumorzellen. Die CO_2-Behandlung mit einem Druck von 0 und 12 mmHg führt bei CX-2 und DAN-G zu einer Proliferationshemmung. Ebenso findet sich bei der CO_2-Behandlung von DAN-G mit einem Druck von 6 mmHg nach wenigen Tagen ein Anstieg der Proliferation über die der Kontrollgruppe hinaus. Jedoch sind auch hier die Ergebnisse weder am vierten *(p = 0,63)* noch am fünften Tag *(p = 0,59)* hinreichend signifikant. In allen anderen Fällen finden sich jedoch bereits an den ersten Tagen deutlich signifikante Wachstumsrückstände der CO_2-behandelten Zellen gegenüber den Zellen der Kontrollgruppe *(p < 0,0001)*.

Vitalitätsbestimmung mit Propidiumiodid

Die zunächst durchgeführten Negativkontrollen zeigen Nekroseraten von 2,53 % (DAN-G) und 3,59 % (CX-2). Die Positivkontrollen fallen mit 99,8 % bzw. 99,9 % an nekrotischen Zellen erwartungsgemäß aus. Bei der Untersuchung der CO_2-behandelten Zellen fällt stets auf, daß die Rate der durch CO_2-Behandlung devitalisierten Zellen bei DAN-G um ein Vielfaches höher liegt als bei CX-2. Stets kann gezeigt werden, daß die Behandlung mit Kohlendioxid eine zytotoxische Wirkung hat.

Diskussion

Bei der Untersuchung des Proliferationsverhaltens humaner Karzinomzellen zeigte sich nach CO_2-Behandlung in einem simulierten Pneumoperitoneum ein vermindertes Wachstum. Dieses manifestierte sich in Form einer verlangsamten Proliferation in den ersten fünf Tagen nach der CO_2-Behandlung und in einer gesteigerten Nekroserate der behandelten Zellen gegenüber der Negativkontrolle. Hiermit scheinen diese Resultate im Widerspruch zu denen aus anderen Untersuchungen zu stehen, die im Rattenmodell ein gesteigertes Proliferationsverhalten von Tumorzellen nach druckloser In-Vitro-Behandlung mit CO_2 und nach In-vivo-Behandlung im Rahmen einer Laparoskopie gezeigt hatten [3]. Doch ist nicht auszuschließen, daß sich tierische und menschliche Tumorzellen hinsichtlich ihrer Eigenschaften derart unterscheiden, daß es zu diesen unterschiedlichen Ergebnissen kommt. Auch kann nicht ausgeschlossen werden, daß eine CO_2-Behandlung mit anderen als den hier gewählten Drücken nicht zu einem anderen Proliferationsverhalten führt. Daneben bleibt natürlich zu beobachten, wie sich die Proliferation der hier behandelten Zellen über einen längeren als den gewählten Zeitraum weiter entwickeln wird. Vor allem die Ergebnisse der Zellzählung von DAN-G nach 6 mmHg lassen die Frage aufkommen, ob zu einem späteren Zeitpunkt die am fünften Tag noch nicht signifikant verstärkte Proliferation der behandelten Zellen gegenüber der Kontrollgruppe doch noch Signifikanz erreicht. Die Ergebnisse der Vitalitätsfärbung werfen wiederum andere Fragen auf. So kann der Adhärenzverlust von CX-2 nach Begasung mit 12 mmHg zwar damit erklärt werden, daß hier auch die meisten Zellen nekrotisch geworden waren. Jedoch fand sich bei DAN-G nach 0 mmHg eine im Vergeleich hierzu fast dreimal höhere Nekroserate, ohne daß es hier zu einer Ablösung der Zellen gekommen wäre. Mit den hier angewandten Methoden konnte nicht differenziert geklärt werden, welche Faktoren für den beobachteten Proliferationsrückgang bei den behandelten Zellen verantwortlich zu machen sind. Neben der hier festgestellten Verringerung der Zahl vermehrungsfähiger Zellen wäre auch eine Veränderung auf molekularbiologischer Ebene denkbar. Ebenfalls auf molekularer Ebene untersuchenswert ist die Beobachtung, daß eine Behandlung mit Kohlendioxid Veränderungen im interzellulären Bereich zu induzieren scheint. Insbesondere die Beobachtung im Zusammenhang mit der 12 mmHg-Begasung von CX-2 deutet hierauf hin und läßt auch eine Untersuchung des interzellulären Verhaltens, insbesondere hinsichtlich möglicher Veränderungen der Adhäsionsmoleküle, interessant erscheinen.

Summary

Up to this day, the influence of laparoscopy and hyperbaric carbon dioxide on the growth of tumor cells is not yet clear. Cells of human colonic carcinoma CX-2 and pancreatic carcinoma DAN-G were exposed to carbon dioxide under pressures of zero, 6 and 12 mmHg. Proliferation was measured by counting in NEUBAUER's counting chamber and by DNAstaining with Pico Green over five days after exposition. In a third experiment, dead cells were stained with Propidium Iodide and detected by flow cytometry. Only DAN-G after 6 mmHg showed at day five an increasing proliferation rate. Furthermore, exposition to carbon dioxide lead to an increased necrosis of cells. All other groups showed a significantly decreased proliferating activity of the cells exposed to carbon dioxide in comparison to a control group.

Literatur

1. Wexner SD, Cohen SM (1995) Port site metastase after laparoscopic colorectal surgery for cure of malignancy. Br J Surg 82 : 295 – 298
2. Lord SA, Larach SW, Ferrara A (1996) Laparoscopic resections of colorectal carcinoma. A three year experience. Dis Colon Rectum 39 : 148 – 154
3. Jacobi CA, Sabat R, Böhm B, Zieren HU, Volk HD, Müller JM (1997) Pneumoperitoneum with carbon dioxide stimulates growth of malignant colonic cells. Surg 121 : 7278

Kontaktadresse: Dr. med Carsten N. Gutt, Klinik für Allgemein- und Gefäßchirurgie, Theodor-Stern-Kai 7, Johann Wolfgang Goethe-Universität, 60590 Frankfurt am Main, e-mail: Gutt@em.uni-frankfurt.de

XXI. Laparoskopische Chirurgie

Die Wachstumsfaktoren a/b-FGF und PDGF haben keinen Einfluß auf die Entwicklung eines entzündlichen Tumors bei der chronischen Pankreatitis

Growth factors a/b-FGF and PDGF have no effect on the development of an inflammatory mass in chronic pancreatitis

I. Scheurlen, J. R. Izbicki, H. Sauer, M. Stabenow, C. Bloechle, W. T. Knoefer, C. E. Broelsch

Abt. für Allgemeinchirurgie und Zentrum für Molekulare Neurobiologie, Universitäts-Krankenhaus Eppendorf, Universität Hamburg

Einleitung

In der Pathogenese der chronischen Pankreatitis wird eine Defektheilung nach akuter Pankreatitis mit exzessiver Fibrosierung in Kombination mit Pseudozysten und Verkalkung bei gleichzeitigem Verlust von Azinuszellen angenommen [8]. Dabei kommt es bei einem Teil der Patienten zur Ausbildung eines entzündlichen Pankreastumors, der nahezu ausschließlich in der Pankreaskopfregion lokalisiert ist [3, 6, 7]. Dieser entzündliche Pankreaskopftumor scheint im weiteren Verlauf der Erkrankung eine Schrittmacherfunktion auszuüben. Die Überexpression von Wachstumsfaktoren ist als molekulare Grundlage der fokal akzentuierten Fibrosierung diskutiert worden [5, 9]. Ziel der Studie war es, die Expression der m-RNA für die Wachstumsfaktoren „acidic und basic fibroblast growth factor" (a/b-FGF) sowie die für die beiden Proteinketten A und B des „plateled derived growth factor" (PDGF), die zu den drei unterschiedlichen nativen Isoformen der aktiven Dimerformen PDGF-AA, PDGF-AB und PDGF-BB führen, in Pankreasgewebeproben verschiedener Lokalisationen mit der Ausbildung des Pankreaskopftumors zu korrelieren.

Methodik

Bei 10 Patienten mit chronischer äthyltoxischer Pankreatitis und Ausbildung eines entzündlichen Pankreaskopftumors mit einem im Computertomogramm bestimmten maximalen Durchmesser von 78 mm im Median (64 bis 108 mm) wurden repräsentative Gewebeproben aus der Kopf-, Korpus- und Schwanzregion im Rahmen der operativen Therapie entnommen, in flüssigem N_2 schockgefroren und bei $-80\,°C$ asserviert.

Die Gesamt-RNA wurde aus den unterschiedlichen Gewebeabschnitten (je 40–80 mg) unter Verwendung des Qiagen RNA-Kits extrahiert. Je 1 µg der Gesamt-RNA wurde zu der oligo dT-geprimten c-DNA-Erststrangsynthese eingesetzt. Zur Bestimmung des Anteils der spezifischen m-RNA der Wachstumsfaktoren a- und b-FGF sowie PDGF-A und-B an der gesamten m-RNA wurden quantitative PCR-Untersuchungen für diese Wachstumsfaktoren durchgeführt. Die PCR-Produkte der Oligonukleotide für b-FGF (5`-ctcacatcaagctacaacttc und 5'-tcagtgccacataccaac) haben eine Länge von 210 Basenpaaren (bp), die für a-FGF (5'-ggaaatcaccaccttcac und 5'-ccaacaaaccaattcttctc) sind 363 bp lang. Das Produkt für PDGF-A (5'-acacgag-cagtgtcaagtg und 5'-ggtgggtttaaccttttc) besitzt 232 bp und das Produkt für PDGF-B (5'-aagcaccggaaattcaag und 5'-cccatcagtctctctcacac) entspricht 370 bp. Zur Durchführung der quantitativen PCR, die auf einer competitiven PCR unter Verwendung der selben Primer beruht, wurden nicht homologe interne Standards, sogenannte Mimics nach dem PCR Mimic Construction Kit von Clontech hergestellt. Die Länge dieser Konstrukte unterscheidet sich von den nativen PCR-Produkten um durchschnittlich 200 bp. Zur Quantifizierung wurden diese Mimics in definierter Konzentration in Konkurenz zur c-DNA mit unbekannter Konzentration der entsprechenden nativen Sequenzen des zugehörigen Wachstumsfaktors in der PCR eingesetzt. Die Quantifizierung der PCR-Produkte erfolgte standardmäßig auf 2,5%igen Ethidium-Bromid gefärbten Agarosegelen.

Um die Ergebnisse histologisch zu bestätigen wurden außerdem in situ Hybridisierungen von den unterschiedlichen Gewebeabschnitten an Gefrierschnitten durchgeführt. Dazu wurden Digoxigenin markierte RNA-Sonden verwendet, die an den oben beschriebenen sequenzierten PCR-Produkten nach Verlängerung um einen T3-Promotor hergestellt worden waren. Diese Sonden wurden auch für Northernblots von einigen Proben, bei denen ausreichende Mengen Gewebe zur Extraktion größerer RNA-Mengen vorhanden waren, eingesetzt.

Zur Analyse des Verhältnisses von extrazellulärer Matrix zu Azinuszellen wurden außerdem konventionelle lichtmikroskopische Untersuchungen durchgeführt.

Zur Überprüfung auf Normalverteilung wurde der Kolmogorv-Smirnov-Test benutzt. Die statistische Auswertung wurde mit dem Mann-Whitney-U-Test durchgeführt. Bei $p < 0,05$ wurde ein signifikanter Unterschied angenommen. Zur Überprüfung von Korrelationen wurde der Spearman-Rank-Test durchgeführt.

Ergebnisse

Die quantitative PCR ergab keine signifikanten Unterschiede hinsichtlich der mRNA-Expression für b-FGF im Kopfbereich im Vergleich zu Korpus- und Schwanzregion (Tabelle 1). Für a-FGF wurde eine durchgehend sehr geringe Expression im Bereich der Nachweisgrenze gemessen.

Für die Expression von PDGF-A ergab die quantitative PCR im Kopfbereich 0,054 ± 0,034 amol/mg. Dies war im Vergleich zur Expression im Korpus und Schwanz nicht signifikant verschieden (Tabelle 1).

Hinsichtlich der PDGF-B Expression wurde in der quantitativen PCR im Kopfbereich eine m-RNA-Konzentration, die im Vergleich zur Korpus- und Schwanzregion nicht signifikant verschieden war (Tabelle 1).

Tabelle 1. Nachweis der Wachstumsfaktoren b-FGF und PDGF-B durch quantitative PCR (Dimension: amol m-RNA der Wachstumsfaktoren pro mg Gesamt-RNA) in der Kopf-, Korpus- und Schwanzregion des Pankreas bei Patienten mit chronischer Pankreatitis und Ausbildung eines entzündlichen Pankreaskopftumors (n = 10)

Wachstumsfaktor	Kopfregion	Korpusregion	Schwanzregion
b-FGF	0,84 ± 0,71	0,52 ± 0,35	0,55 ± 0,35
PDGF-A	0,054 ± 0,034	0,16 ± 0,17	0,31 ± 0,23
PDGF-B	0,035 ± 0,016	0,057 ± 0,025	0,039 ± 0,015

Die Überprüfung der Ergebnisse im Northern blot bzw. durch in-situ-Hybridisierung bestätigte die in der quantitativen PCR gefundenen Resultate.

Entsprechend korrelierten die unterschiedlichen Expressionswerte für die Wachstumsfaktoren nicht mit dem Durchmesser des entzündlichen Pankreaskopftumors.

Diskussion

Die Pathogenese der chronischen Pankreatitis wurde von Kloeppel als Folgen der Defektheilung nach einer akuten Pankreatitis beschrieben [8]. Im Rahmen der Abräumung von peripankreatischen Fettgewebsnekrosen und Azinusnekrosen kommt es zur Ausbildung postakuter Pseudozysten und einer narbigen Umwandlung der interlobulären Septen, die ihrerseits zur Ausbildung von Obstruktionen und Strikturen des Pankreasgangsystems führen. Die daraus resultierende Abflußstörung des Pankreassekretes unterhält den Prozess der chronisch rezidivierenden Entzündung. Eine fokale Akzentuierung der für die chronische Pankreatitis charakteristischen Veränderungen ist dabei durchaus plausibel. Warum es jedoch nahezu ausschließlich in der Pankreaskopfregion zur Ausbildung eines entzündlichen Tumors kommt, ist bislang unklar. Der entzündliche Pankreaskopftumor scheint jedoch für den weiteren Verlauf einer chronischen Pankreatitis eine Schrittmacherfunktion zu haben. Dies ist begründet durch die Obstruktion des Pankreasganges mit konsekutiven Veränderungen der Pankreasgangmorphologie [1, 10] und durch die Ausbildung von Komplikationen benachbarter Organe wie der Röhrenstenose des distalen Gallengangs, der segmentalen Duodenalstenose oder der segmentalen portalen Hypertension [2, 3, 6, 7].

Die biochemischen und molekularen Mechanismen, die die Ausbildung des entzündlichen Pankreakopftumors bedingen, sind weitgehend unbekannt. Es wurde jedoch postuliert, daß die Expression von einigen Wachstumsfaktoren wie u. a. a/b-FGF im Bereich eines entzündlichen Pankreaskopftumors Unterschiede zu Normalgewebe aufweist [5, 9]. Darüber hinaus ist bekannt, daß PDGFs mitogene Eigenschaften besitzen, chemotaksisch gegenüber Fibroblasten, Monozyten und Endothelzellen aktiv sind und bei der Wundheilung sowie der Angiogenese eine Rolle spielen. Für PDGF und PDGF-Rezeptoren sind unterschiedliche Expressionsmuster bei normalem Pankreasgewebe und Pankreaskarzinomen beschrieben [4]. Über die Expression bei chronischer Pankreatitis liegen bislang keine Daten vor.

In dieser Untersuchung war die Expression der m-RNA der Wachstumsfaktoren a/b-FGF und PDGF-A/B im Pankreaskopf, -korpus- und -schwanz vergleichbar hoch, unabhängig von der Ausbildung eines entzündlichen Tumors. Ein Zusammenhang zwischen der Expression dieser Wachstumsfaktoren und der Entwicklung des entzündlichen Pankreaskopftumors, wie er von anderen Arbeitsgruppen postuliert wurde [5, 9], konnte nicht bestätigt werden.

Zusammenfassung

In der Pathogenese der chronischen Pankreatitis kommt es zur exzessiven Fibrosierung in Kombination mit Pseudozysten und Verkalkung bei gleichzeitigem Verlust von Azinuszellen. Bei einem Teil der Patienten entsteht dabei ein entzündlicher Pankreastumor, der nahezu ausschließlich in der Pankreaskopfregion lokalisiert ist. Dieser entzündliche Pankreaskopftumor scheint im weiteren Verlauf der Erkrankung eine Schrittmacherfunktion auszuüben. Die Überexpression von Wachstumsfaktoren (WF) ist als molekulare Grundlage der fokal akzentuierten Fibrosierung diskutiert worden. Ziel der Studie war es die Expression der m-RNA der WF „acidic und basic fibroblast growth factor" (a/-bFGF) sowie der A- und B-Kette des „plateled derived growth factor" (PDGF-A/B) in Pankreasgewebeproben verschiedener Lokalisationen von Patienten mit chronischer Pankreatitis mit der Ausbildung des Pankreaskopftumors zu korrelieren. Die durch quantitative PCR, Northern bloting und in-situ-Hybridisierung nachgewiesene Expression der m-RNAs der WF a/b-FGF und PDGF-A/B war imPankreaskopf, -korpus- und -schwanz vergleichbar hoch und unabhängig von der Ausbildung eines entzündlichen Tumors. Ein Zusammenhang zwischen der Expression dieser WF und der Entwicklung des entzündlichen Pankreaskopftumors, wie er von anderen Arbeitsgruppen postuliert wurde, konnte nicht bestätigt werden.

Summary

Extensive fibrosis combined with the development of pseudocysts, calcifications and concomittant loss of acinar cells are the characteristic features in the pathogenesis of chronic pancreatitis. In some patients an inflammatory mass is generated which is most frequently located in the pancreatic head. The inflammatory pancreatic head tumor has been postulated to be the pace maker of the course of the disease. Over expression of growth factors (GF) has been discussed to be the molecular basis of focal development of fibrosis. Aim of this study was to correlate the expression of GF-m-RNA (acidic und basic fibroblast growth factor: a/b FGF; plateled derived growth factor: PDGF-A/B) in pancreatic specimens from patients with chronic pancreatitis taken from different parts of the pancreatic gland to the generation of an inflammatory mass in the pancreatic head. Using quantitative PCR, northern bloting and in-situ-hybridisation m-RNA expression of a/b FGF and PDGF-A/B was nearly identical in the pancreatic head, corpus and tail. Furthermore the expression of these GF did not correlate to the development of an inflammatory mass in the pancreatic head. From the results of this study a causal relation between expression of these GF and the development of an inflammatory mass in the pancreatic head could not be confirmed.

Literatur

1. Axon AT, Classen M, Cotton PB, Cremer M, Freeny PC et al. (1984) Pancreatography in chronic pancreatitis: International definitions. Gut 25:1107–1112
2. Bloechle C, Busch C, Tesch C, Nicolas V, Binmoeller KF et al. (1997) Prospective randomized study of drainage and resection on non-occlusive segmental portal hypertension in chronic pancreatitis. Br J Surg 84:477–482
3. Buechler M, Friess H, Mueller MW, Wheatley AM, Beger HG (1995) Randomized trial of duodenum preserving pancreatic head resection versus pylorus preserving Whipple in chronic pancreatitis. Am J Surg 169:65–70
4. Ebert M, Yokoyama M, Friess H, Kobrin MS, Buechler MW et al. (1995) Induction of platelet-derived growth factor A and B chains and oer-expression of their receptors in human pancreatic cancer. Int J Cancer 62:529–535
5. Friess H, Yamanaka Y, Buechler M, Beger HG, Do DA et al. (1994) Increased expression of acidic and basic fibroblast growth factors in chronic pancreatitits. Am J Pathol 144:117–128
6. Izbicki JR, Bloechle C, Knoefel WT, Kuechler T, Binmoeller KF et al. (1995) Duodenum preserving resections of the head of the pancreas in chronic pancreatitis – A prospective randomized trial. Ann Surg 221:350–358
7. Izbicki JR, Bloechle C, Knoefel, Wiler DK, Dornschneider G et al. (1994) Complications of adjacent organs in chronic pancreatitis managed by duodenum preserving resection of the head of the pancreas. Br J Surg 81:1351–1355
8. Kloeppel G, Maillet B (1993) Pathology of acute and chronic pancreatitis. Pancreas 8:659–670
9. Korc M, Friess H, Yamaanaka Yk, Kobrin MS, Buechler M et al. (1994) Chronic pancreatitis is associated with increased concentrations of epidermal growth factor receptor, transforming growth factor alpha, and phospholipase C gamma. Gut 35:1468–1473
10. Lankisch PG, Happe-Loehr A, Otto J, Creutzfeld W (1993) Natural course in chronic pancreatitis. Digestion 54:148–155

Korrespondenzadresse: Prof. Dr. med. Jakob R. Izbicki, Abteilung für Allgemeinchirurgie, Chirurgische Klinik, Universitäts-Krankenhaus Eppendorf, Universität Hamburg, Martinistr. 52, D-20251 Hamburg

Einfluß eines Pneumoperitoneums mit Kohlendioxid und Helium auf hämodynamische Parameter nach kompensierter akuter Blutung

Influence of pneumoperitoneum with helium and carbon dioxide on hemodynamic parameters after resuscitated acute bleeding

K. Gründel, B. Böhm, W. Schwenk, K. Bauwens, J.M. Müller

Universitätsklinik und Poliklinik für Chirurgie der Humboldt-Universität zu Berlin, Charité

Einleitung

Bislang ist nicht geklärt, ob bei Patienten mit stattgehabtem akutem Blutverlust und stabiler Herzkreislaufsituation ein Pneumoperitoneum angelegt werden sollte, weil es einen deutlichen negativen Einfluß auf hämodynamische und respiratorische Parameter hat [1–5]. Deshalb wurde im Tiermodell untersucht, welchen Einfluß ein Pneumoperitoneum nach einer akuten Blutung mit anschließender Kompensation auf hämodynamische Parameter ausübt.

Methode

Bei 12 Schweinen mit einem Körpergewicht von 17–30 kg wurde in Allgemeinanästhesie nach endotrachealer Intubation ein Swan-Ganz Katheter zur Messung des Herzminutenvolumens [CO], des zentralvenösen Druckes [CVP] und des pulmonalarteriellen Druckes [PAP] in die A. pulmonalis eingebracht. Das CO wurde mit der Thermodilutionsmethode durch Injektion von 5 ml einer 4 °C kalten Kochsalzlösung ermittelt. Der periphervenöse- [MVP] und mittlere arterielle Druck [MAP] wurden über Druckabnehmer in der A. und V. femoralis bestimmt. Der Blutfluß in der A. hepatica, V. porta und A. renalis wurde mit Ultraschallaufzeitmeter gemessen, die nach einer medianen Laparotomie an den Gefäßen fixiert wurden. Eine Hyperkapnie wurde perioperativ durch eine kontrollierte Hyperventilation vermieden. Sämtliche Beatmungsparameter wurden alle 15 Minuten dokumentiert. Eine arterielle Blutgasanalyse wurde alle 15 Minuten durchgeführt. Während des gesamten Versuches wurden zur Flüssigkeitssubstitution 0,2 ml/kg/h Ringer-Laktat-Lösung infundiert.

Die Art des verwendeten Insufflationsgases (Helium [He], Kohlendioxid [CO_2]) wurde vor jedem neuen Versuch randomisiert. 30 Minuten nach der Implantation aller Katheter und Meßsonden wurden über 15 Minuten Basiswerte erhoben. Danach wurde eine akute Blutung durch Aderlaß von 20 ml/kg KG Blut über 30 Minuten simuliert. Die Kompensation des akuten Blutverlustes wurde mit 20 ml/kg KG einer kolloidalen Lösung (Haes 6%) über 30 Minuten vorgenommen. Das Pneumoperitoneum wurde mit einem intraperitoenalen Druck von 12 mmHg etabliert und nach Adaptation alle Parameter 30 Minuten lang aufgezeichnet. Mit der Desufflation wurde das Experiment beendet. Die Tiere wurden nach der letzten Messung mit einer T61 Injektion (0,2 mg/kg KG) eingeschläfert.

PAP, MAP, MVP und die Herzfrequenz [HR], sowie der Blutfluß durch die A. hepatika, V. porta und A. renalis wurden kontinuierlich gemessen. Vergleiche zwischen den Gruppen wurden mit dem Kruskal-Wallis-Test vorgenommen. Die Ergebnisse wurden als Unterschiede zum Ausgangswert in Mittelwerte (± Standardabweichung) angegeben.

Ergebnisse

Die *akute Blutung* hatte einen wesentlichen Einfluß auf die Hämodynamik und die Leberdurchblutung. CO, PAP, MAP und der Blutfluß in der A. hepatica und V. porta nahmen nach Aderlaß deutlich ab (p < 0,01). Die HR verdoppelte sich nach der Blutung (p < 0,01).

Nach der *Kompensation* des akuten Blutverlustes mit einer kolloidalen Lösung gingen sämtliche hämodynamische Parameter auf ihren Ausgangswert zurück.

Das *Pneumoperitoneum* von 12 mmHg beeinflußte die hämodynamischen Parameter nur unwesentlich. CO, CVP und PAP veränderten sich nach Anlage des Pneumoperitoneums nicht (p > 0,5). Es wurde lediglich eine geringe Erhöhung des MVP, HR und ein geringer Abfall des MAP und des Blutflusses in den Leber- und Nierengefäßen beobachtet. Die Art des verwendeten Insufflationsgases hatte keinen wesentlichen Einfluß auf die hämodynamischen Parameter.

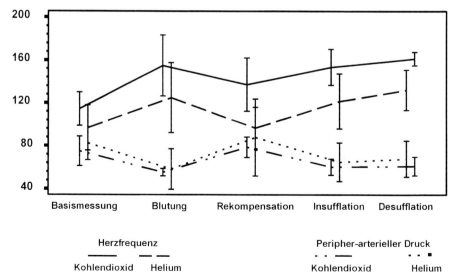

Abb. 1. Herzfrequenz und peripher-arterieller Druck in der Kohlendioxid- (n = 6) und Heliumgruppe (n = 6)

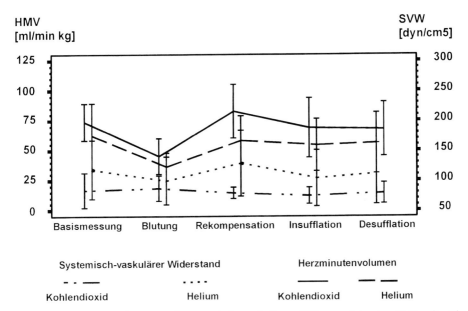

Abb. 2. Herzminutenvolumen und systemisch vaskulärer Widerstand in der Kohlendioxid-
(n = 6) und Heliumgruppe (n = 6)

Schlußfolgerungen

Während die hämodynamischen Parameter und der Blutfluß der Leber- und Nierengefäße nach einem akutem Blutverlust sehr stark beeintrachtigt waren, gingen alle
Kreislaufparameter nach adäquater Infusionstherapie mit einer kolloidalen Lösung
wieder auf ihre Ausgangswerte zurück. Somit kam es zu einer nur unwesentlichen Beeinflussung der hämodynamischen Parameter nach Anlage eines 12 mmHg Pneumoperitoneums.

Zusammenfassung

Nach adäquater Kompensation einer akuten Blutung mit einer kolloidalen Lösung
werden die hämodynamischen Parameter bei einem Pneumopertioneum mit einem
intraabdominellem Druck von 12 mmHg nicht wesentlich beeinträchtigt. Helium
zeigt als Insufflationsgas keinen Vorteil gegenüber Kohlendioxid.

Summary

If animals have been properly resuscitated after moderate bleeding and hypovolemia
has been corrected with colloidal solution, pneumoperitoneum with 12 mmHg does
not appear to be harmful in a porcine model. Helium showed no clear advantage as
insufflating gas over carbon dioxide.

Literatur

1. Mc Dermott JP, Regan MC, Page R, Stokes MA, Barry K, Moriarty DC, Caushaj PF, Fitzpatrick JM, Gorey TF (1995) Cardiorespiratory effects of laparoscopy with and without gas insufflation. Arch Surg 130:984–988
2. Wittgen CM, Andrus CH, Fitzgerald SD, Baudendistel LJ, Dahms TE, Kaminski DL (1991) Analysis of the hemodynamic and ventilatory effects od laparoscopic cholecystectomy. Arch Surg 126:997–1001
3. Williams MD, Murr PC (1993) Laparoscopic insufflation of the abdomen depress cardiopulmonary function. Surg Endosc 7:12–16
4. Puri GD, Singh H (1992) Ventilatory effects of laparoscopy under general anesthesia. Br J Anaest 68:211–213
5. Junghans T, Böhm B, Gründel K, Schwenk W, Müller JM (1996) Einfluß eines Pneumoperitoneums mit Argon, Helium und Kohlendioxid auf die Leber- und Nierendurchblutung und kardiorespiratorische Parameter. Langenbecks Arch Chir Suppl I (Forumsband):509–513

Korrespondenzadresse: K. Gründel, Universitätsklinik und Poliklinik für Chirurgie der Humboldt-Universität zu Berlin, Charité, Schumannstr. 20/21, D-10098 Berlin

Einfluß eines Pneumoperitoneums auf die Ultrastruktur des parietalen Peritoneums bei der experimentell induzierten Peritonitis der Ratte

Effect of a pneumoperitoneum on the ultrastructure of parietal peritoneum in experimental peritonitis in the rat

C. Bloechle[1], D. Kluth[2], A. Emmermann[1], C. Zornig[1], C. E. Broelsch[1]

[1] Abt. für Allgemeinchirurgie und
[2] Kinderchirurgie, Universitäts-Krankenhaus Eppendorf

Einleitung

Das Spektrum laparoskopischer Eingriffe ist seit Einführung der minimal invasiven Chirurgie ständig erweitert worden. Unter anderem wurde die Übernähung einer Ulkusperforation und Lavage der begleitenden Peritonitis laparoskopisch durchgeführt [7, 8]. Durch Dissemination aggressiven Peritonealsekretes kann das dabei erforderliche Pneumoperitoneum jedoch zur Ausbreitung und Aggravierung der Peritonitis und zur Induktion eines septischen Schocks führen [1, 2]. Ziel der Studie war es, ultrastrukturelle morphologische Veränderungen des parietalen Peritoneums bei der durch Magenperforation induzierten Peritonitis der Ratte unter dem Einfluß eines Pneumoperitoneums zu untersuchen.

Methodik

Das Versuchsprotokoll dieser Untersuchungen war von dem Amt für Veterinärwesen der Freien und Hansestadt Hamburg genehmigt worden. Nach Randomisierung in 4 Gruppen (n = 12) wurden weibliche Wistar-Ratten einer Pentobarbital-Ketamin-Narkose zugeführt. In Gruppe I und II wurde den Ratten eine Magenperforation durch eine standardisierte Gastrotomie zugefügt (2). Nach 12 h wurde den Tieren der Gruppe I und III ein Pneumoperitoneum (CO_2, P_{ia} 4 mm Hg) für 60 min angelegt. Nach 60 minütigem Pneumoperitoneum wurde bei noch extendiertem Abdomen (P_{ia} 4 mmHg, Gruppenindex a) sowie 30 sec (Gruppenindex b), 2 h (Gruppenindex c) und 12 h (Gruppenindex d) nach Ablassen des Pneumoperitoneums den Tieren (je n=3 pro Zeitpunkt) ein primäres Fixans (Glutaraldehyd 5,5 % in Phosphatpuffer, 5 ml, Serva, Heidelberg) in die Abdominalhöhle injiziert. Danach wurden die Tiere durch Dekapitation getötet. In den Gruppen II und IV wurde das Abdomen der Tiere nur punktiert. Zu korrespondierenden Zeitpunkten wurde das Fixans intraabdominell injiziert. Nach einer Einwirkzeit von 5 min, während der die Tiere vorsichtig mehrfach gedreht wurden, wurde das Abdomen eröffnet und eine Gewebeprobe des parietalen Peritoneums im Bereich des linken Zwerchfells entnommen. Danach wurden die Tiere durch Dekapitation getötet. Nach dem ersten Zuschnitt wurden die Proben zunächst 24 Stunden bei 4 °C in einem Bad aus phosphatgepuffertem Glutaraldehyd (5,5 %) fixiert. Nach einer 30 minütigen Spülung der Präparate mit 0,1 molarem, auf pH 7,4 eingestellten Cacodylatpuffer (Serva, Heidelberg) wurden die Gewebeproben in 70 % Ethanol umgebettet. Es folgte der zweite Zuschnitt der Präparate unter der Stereo-Lupe (Olympus SZH, Olympus, Hamburg). Danach wurden die Proben erneut in 70 % Ethanol gelagert. Zur Rasterelektronenmikroskopie wurden die Präparate dann nach Entwässerung in einer aufsteigenden Alkoholreihe in Azeton überführt und mit der „kritischen Punkt"-Methode mit Kohlendioxid getrocknet. Anschließend wurden die Präparate mit Leitsilber (Leit-C nach Döcke, Neubauer Chemikalien, Münster) auf Probenteller aufgeklebt und mit Gold beschichtet (Sputter Coater, Bio-Rad, Watford, United Kingdom).

Die Untersuchung der Peritonealpräparate erfolgte im Rasterelektronenmikroskop (DSM 940, Zeiss, Oberkochen) bei 15 kV. Die Auswertung erfolgte deskriptiv bei Betrachtung der Präparate in verschiedenen Vergrößerungen (von × 100 bis × 5000). Die Befundung der kodierten Schnitte erfolgte ohne Kenntnis der Gruppenzuteilung.

Ergebnisse

Bei den Ratten der *Gruppe IVa–d* (ohne Peritonitis und ohne Pneumoperitoneum) kam bei der ultrastrukturellen Untersuchung der parietalen Peritonealoberfläche unabhängig vom Zeitpunkt der Untersuchung konstant ein intakter mesothelialer Zellverband mit dichtem Rasen an Mikrovilli zur Darstellung. Bei den Tieren der *Gruppe IIIa* (ohne Peritonitis und mit Pneumoperitoneum) kam bei der ultrastrukturellen Untersuchung der parietalen Peritonealoberfläche mit Fixierung bei anliegendem Pneumoperitoneum ebenfalls ein intakter mesothelialer Zellverband mit dichtem Rasen an Mikrovilli zur Darstellung. Das Peritoneum erschien dabei jedoch ausgespannt und überdehnt. Gleichzeitig waren die sonst senkrecht stehenden Mikrovilli platt auf die Peritonealoberfläche gedrückt. Die Dichte des peritonealen Mikrovilli-Besatzes war dabei unverändert hoch. Unmittelbar nach Ablassen des Pneumoperitoneums *(Gruppe IIIb)* war eine Stauchung des submesothelialen Gewebes mit entsprechender faltenartiger Darstellung des Mesothelzellverbandes, der nach wie vor intakt war, zu beobachten. Gleichzeitig kam es zur partiellen Aufrichtung der Mikrovilli, die unverändert dicht imponierten. Dieser Befund war bis auf die weitere Aufrichtung der Mikrovilli auch zwei Stunden nach Ablassen des Pneumoperitoneums zu beobachten *(Gruppe IIIc)*. Zwölf Stunden nach Ablassen des Pneumoperitoneums *(Gruppe IIId)* war der Mikrovillirasen nahezu komplett aufgerichtet. Gleichzeitig war die faltenartige Veränderung des submesothelialen Gewebeverbandes sowie des Mesothels aufgehoben.

Bei den Tieren der *Gruppe IIa/b* (mit Peritonitis und ohne Pneumoperitoneum) waren bei der ultrastrukturellen Untersuchung der parietalen Peritonealoberfläche eine Verkürzung und Verplumpung der Mikrovilli zu beobachten. Nach weiteren zwei Stunden *(Gruppe IIc)* trat eine beginnende fokale Rarifizierung des Mikrovillibesatzes bei gleichzeitiger weiterer Verplumpung ein. Im weiteren Verlauf der Peritonitis *(Gruppe IId)* kam es zu einer Schrumpfung der Mesothelzellen mit gleichzeitigem schollenartigen Auseinanderbrechen des mesothelialen Zellverbandes. Zu diesem Zeitpunkt waren Mikrovilli nur noch spärlich vorhanden. Bei den Tieren der *Gruppe Ia* (mit Peritonitis und mit Pneumoperitoneum) waren bei der ultrastrukturellen Untersuchung der parietalen Peritonealoberfläche mit Fixierung bei anliegendem Pneumoperitoneum bereits ein Auseinanderbrechen des mesothelialen Zellverbandes zu beobachten, das zur Freilegung von Stomata zum submesothelialen Gewebeverband führte. Die bereits rarifizierten Mikrovilli waren nahezu komplett flach gedrückt und erschienen verplumpt. Unmittelbar nach Ablassen des Pneumoperitoneums *(Gruppe Ib)* kam es im Bereich der submesothelialen Schicht wiederum zu einer Faltenwerfung. Die geschrumpften Mesothelzellen waren weiter voneinander getrennt, so daß straßenartige Spalten zwischen den einzelnen Mesothelzellen auftraten. Gleichzeitig erschienen die Mesothelzellen von dem submesothelialen Gewebeverband abgehoben zu sein. Die bereits fokal rarifizierten und verplumpten Mikrovilli richteten sich partiell wieder auf. Im weiteren Verlauf der Peritonitis *(Gruppe Ic/d)* kam es zu einer weiteren Schrumpfung der Mesothelzellen mit fortschreitendem Auseinanderbrechen des mesothelialen Zellverbandes. Gleichzeitig war ein nahezu kompletter Verlust des Mikrovillibesatzes zu beobachten.

Diskussion

Unter dem Einfluß einer Peritonitis in Kombination mit einem erhöhten intraabdominellen Druck ist im REM eine frühzeitige Destruktion des parietalen Peritoneums zu beobachten. Die frühzeitige Desintregration des Mesothels mit Eröffnung von Stomata zum submesothelialen Gewebe ist offenbar das morphologische Korrelat der Bakteriämie und Endotoxinämie mit septischen Schock, die in vorausgegangenen Studien bei laparoskopischer Versorgung einer Magenperforation mit lang andauernder schwerer Peritonitis gezeigt worden waren [1, 2]. Während eine experimentelle Untersuchung mit einer durch intraperitoneale Bakterieninokulation induzierten Peritonitis bedingt durch ein sehr geringes Zeitintervall von nur einer Stunde zwischen Bakterieninokulation und Anlage eines Pneumoperitoneums keinen negativen Effekt durch das Pneumoperitoneum belegen konnte [5], war in einer anderen Studie mit ebenfalls durch intraperitoneale Bakterieninokulation induzierten Peritonitis die Aggravierung der Peritonitis und häufigere Induktion einer Bakteriämie und Sepsis durch das Pneumoperitoneum nachgewiesen worden [3]. In einem nicht randomisiertem Vergleich der laparoskopischen mit der konventionellen Technik lag die Letalität in der Gruppe von Patienten, die einem Pneumoperitoneum zugeführt worden waren, bei 14% im Gegensatz zu 0% in der Gruppe der konventionell operierten Patienten [4]. Schließlich war in einer prospektiv randomisierten Studie kein signifikanter Unterschied hinsichtlich der postoperativen Schmerzintensität (visuelle Schmerz-Analog-Skala), der Dauer der parenteralen Ernährung und der nasogastralen Ableitung, der Zeit bis zur Rückkehr zur normalen Diät, der postoperativen Krankenhausverweildauer und der Zeit bis zur Wiederaufnahme der Arbeit nachzuweisen. Lediglich die Anzahl der postoperativ verabreichten Analgetika war in der laparoskopischen Gruppe signifikant geringer als in der konventionellen Gruppe. Dieser Unterschied ist jedoch angesichts des fehlenden Unterschieds in Bezug auf die von den Patienten selbst eingeschätzte Schmerzintensität höchst fragwürdig, da die

Schmerzmedikation vom Pflegepersonal, das die Zuordnung der Patienten zu den Gruppen offensichtlich kannte, verabreicht wurde [6].

Da mit einer laparoskopischen Operation offenbar kein klinisch nachweisbarer, gesicherter Vorteil für die betroffenen Patienten erreicht wird, und gleichzeitig experimentelle Ergebnisse u. a. der jetzt vorliegenden Untersuchung auf ein erhebliches Risiko durch Anlage eines Pneumoperitoneums bei vorbestehender schwerer Bauchfellentzündung hinweisen, ist vom Einsatz der minimal invasiven Chirurgie bei einer Erkrankung, die mit einer schweren Peritonitis einhergeht, abzuraten.

Zusammenfassung

Ziel der Studie war es, ultrastrukturelle Veränderungen des parietalen Peritoneums bei der durch Magenperforation induzierten Peritonitis der Ratte unter dem Einfluß eines Pneumoperitoenums (PP) zu untersuchen. Nach Randomisierung in 4 Gruppen wurden Ratten der Gruppen I und II einer Magenperforation durch standardisierte Gastrotomie zugeführt. Nach 12 h wurde in Gruppe I und III ein PP angelegt. Nach 60 min PP wurde bei noch extendiertem Abdomen, 30 sec, 2 h und 12 h nach Ablassen des PP den Tieren ein primäres Fixans in die Abdominalhöhle injiziert. In den Gruppen II und IV wurde das Abdomen nur punktiert. Nach Töten der Tiere wurden Gewebeproben aus dem parietalen Peritoneum des linken Diaphragmas entnommen und nach Aufarbeitung im Rasterelektronenmikroskop (REM: 100 × bis 5000 ×) analysiert. In *Gruppe II* (mit Peritonitis und ohne PP) kam es zu einer Verplumpung mit zunehmender Rarifizierung der Mikrovilli bei noch intaktem Mesothelzellverband. Erst weitere 12 h nach Ende der abdominellen Punktion war ein schollenartiges Auseinanderbrechen der Mesothelien zu beobachten. In *Gruppe I* (mit Peritonitis und mit PP) war bei noch extendiertem Abdomen neben den plattgedrückten rarifizierten Mikrovillirasen bereits ein Auseinanderweichen der Mesothelzellen mit Eröffnung von Stomata zu sehen. Unmittelbar nach Ablassen des PP kam es zur weiteren Schrumpfung der Mesothelzellen und zur straßenartigen Spaltenbildung der Submesothelschicht. Die Mesothelschicht war bereits 2 h nach Ablassen des PP komplett destruiert. Im REM war unter dem Einfluß einer Peritonitis in Kombination mit einem erhöhten intraabdominellen Druck eine frühzeitige Destruktion des parietalen Peritoneums zu beobachten.

Summary

Aim of this study was to analyse the effect of gastric perforation induced peritonitis and a pneumoperitoneum (PP) on the ultrastructure of the parietal peritoneum. After randomisation rats allocated to groups I and II were subjected to standardized gastrotomy simulating gastric perforation. After a 12-h-interval a PP was induced in groups I and III. After PP for 60 min a primary fixant was injected intraperitoneally as the abdominal wall was still extended, as well as 30 s, 2h and 12 h after release of the PP. In groups II and IV simple puncture of the abdomen was performed. Animals were sacrifzed and tissue specimens taken from the parietal peritoneum of the left diaphragm were analysed using raster electronic microscopy (REM: 100 × to 5000 ×). In group II (gastric perforation without PP) microvilli appeared shrunk and coarse, while integrity of the mesothelial cell layer remained intact up to 2 h after abdominal puncture. In group I (gastric perforation with PP) distortion of the mesothelial cell layer with concomittant opening of stomata to the submesothelial tissue was observed already in specimens harvested as the abdominal wall was still extended. Concomittantly scarce microvilli appearing coarse and thickened were laid flat on top of the mesothelial cells. After desufflation a rapid process of mesothelial desintegration with disruption from the submesothelial layer and vanishing of microvilli occured. In REM analysis of parietal peritoneum premature distortion and desintegration of the mesothelial cell layer was observed after exposure to increased abdominal pressure and to gastric perforation-induced peritonitis.

Literatur

1. Bloechle C, Emmermann A, Strate T, Scheurlen UJ, Schneider C et al. (1998) Laparoscopic versus open repair of gastric perforation and abdominal lavage of associated peritonitis in pigs. Surg Endosc im Druck
2. Bloechle C, Emmermann A, Treu H, Achilles E, Mack D et al. (1995) Effect of a pneumoperitoneum on the extent and severity of peritonitis induced by gastric ulcer perforation in the rat Surg Endosc 9 : 898 – 901
3. Evasovich MR, Clark TC, Horattas MC, Holda S, Treen L (1996) Does pneumoperitoneum during laparoscopy increase bacterial translocation? Surg Endosc 10 : 1176 – 1179
4. Eypasch E, Spangenberger W, Ure B, Mennigen R, Troidl H (1994) Laparoskopische und konventionelle Übernähungen perforierter peptischer Ulzera – eine Gegenüberstellung. Chirurg 65 : 445 – 450
5. Gurtner GC, Robertson CS, Chung SC, Ling TK, Ip SM et al. (1995) Effect of carbon dioxide pneumoperitoneum on bacteraemia and endotoxaemia in an animal model of peritonitis. Br J Surg 82 : 844 – 848
6. Lau WY, Leung KL, Kwong KH, Davey IC, Robertson C et al. (1996) A randomized study comparing laparoscopic versus open repair of perforated peptic ulcer using suture or sutureless technique. Ann Surg 224 : 131 – 138
7. Mouret P, Francois Y, Vignal J, Barth X, Lombard-Platet R (1990) Laparoscopic treatment of perforated peptic ulcer. Br J Surg 77 : 1006
8. Nathanson LK, Easter DW, Cuschieri A (1990) Laparoscopic repair/peritoneal toilet of perforated duodenal ulcer. Surg Endosc 4 : 232 – 233

Korrespondenzadresse: Dr. med. Christian Bloechle, Abteilung für Allgemeinchirurgie, Chirurgische Klinik, Universitäts-Krankenhaus Eppendorf, Universität Hamburg, Martinistr. 52, D-20251 Hamburg

Einfluß des Pneumoperitoneums auf die Plasminogen Aktivator-Aktivität im Abdomen

Influence of the pneumoperitoneum on abdominal plasminogen activator activity

M. Nagelschmidt[1], U. Holthausen[2], Th. Minor[3], D. Gerbecks[1]

[1] Biochemische und Experimentelle Abteilung und
[2] II. Chirurgischer Lehrstuhl der Universität zu Köln, D-51109 Köln
[3] Institut für Experimentelle Medizin, Universität zu Köln, D-50931 Köln

Einleitung

Nach konventionellen Abdominaleingriffen bilden sich bei praktisch allen Patienten fibrinöse Verklebungen zwischen den peritonealen Oberflächen. Werden diese nicht innerhalb weniger Tage wieder aufgelöst, so besteht die Gefahr, daß sie sich bindegewebig organisieren und zu festen Verwachsungssträngen auswachsen. Während die frühen Adhäsionen bestimmte Vorteile bringen, wie z.B. Abdichtung von Anastomosenlecks, sind die persistierenden Verwachsungen gefürchtet, weil sie zu einer Reihe von Komplikationen führen können, unter denen der Adhäsionsileus die schwerwiegenste darstellt. Die Resorption postoperativer Verklebungen wird maßgeblich durch das lokal verfügbare fibrinolytische Potential bestimmt, wobei dem Plasminogen Aktivator eine Schlüsselrolle zufällt. Die Plasminogen Aktivator-Aktivität (PAA) wird durch Trauma, Fremdkörperreiz, Infektion und ganz besonders durch Ischämie beeinträchtigt, so daß jede Operation zwangsläufig zu einem Aktivitätsverlust führt (1–3). Die laparoskopische Chirurgie erhebt den Anspruch, wegen der geringeren Traumatisierung das Verwachsungsrisiko zu vermindern. Für Adhäsionen, die an der Bauchwunde ansetzen, trifft dies sicher zu, doch konnte bisher nicht schlüssig nachgewiesen werden, daß auch die Verwachsungsbildung zwischen den Abdominalorganen vermindert wird. Im Gegenteil: da neueren Erkenntnissen zufolge das Anlegen eines Pneumoperitoneums (PP) mit CO_2 zu einer Beeinträchtigung der Gewebeperfusion im Sinne einer Ischämie führt [4, 5], ist es denkbar, daß damit der PAA-Verlust verstärkt und das Adhäsionsrisiko sogar erhöht wird. Diese Hypothese wurde in einer experimentellen Studie am Schwein geprüft.

Methodik

19 Hausschweine (weiblich, 18–23 kg) erhielten eine balancierte Narkose mit Fentanyl und N_2O und wurden laparotomiert. Unmittelbar nach Eröffnung des Abdomens wurden aus der Serosa des Caecums und des Ileums, sowie aus dem parietalen Peritoneum jeweils 2 benachbarte Gewebeproben von ca. 2 mg Gewicht entnommen.

Für die Entnahme von Blutproben und das Monitoring der hämodynamischen Effekte des PP wurden ein ZVK sowie ein Swan-Ganz-Katheter in die Vv. jugulares eingebracht, ein arterieller Zugang erfolgte über einen Ast der A. femoralis. Intraabdominal wurde ein Portalvenenkatheter, eine jejunale tonometrische pHi-Sonde und eine Verres-Nadel plaziert. Das Abdomen wurde dann durch eine zweireihige fortlaufende Naht gasdicht verschlossen. Nach Durchlaufen einer 30-minütigen Steady-State-Phase wurde für 3 Std ein PP mit CO_2 (Grp. 1, n = 6) oder mit Helium (Grp. 2, n = 6) mit einem Druck von 15 mmHg angelegt. Gruppe 0 (n = 7) blieb ohne Begasung und diente als Kontrolle. Nach Ablassen des Gases und einer Nachbeobachtungsphase von 2 Std wurde das Abdomen wieder eröffnet, um erneut paarweise Biopsien zu entnehmen. Anschließend wurden die Tiere getötet. Die Gewebeproben wurden nach Entnahme gewogen und bis zur Verarbeitung bei $-20\,°C$ gelagert. Aus den Proben wurden nach der Methode von Thompson et al. Extrakte hergestellt [2], in denen unmittelbar anschließend die PAA bestimmt wurde (COA-SET t-PA-Test, Haemochrom Diagnostica, Essen). Zur Berechnung der spezifischen Aktivität wurde zusätzlich der Proteingehalt (BIO-RAD Protein Assay, BIO-RAD Laboratories München) gemessen. Als Zielkriterium diente die spezifische PAA bei Versuchsende. Für die statistische Auswertung wurden die Mittelwerte der Doppelbestimmungen eingesetzt. Vergleiche innerhalb der Gruppen wurden mit dem Wilcoxon-Test, Vergleiche zwischen den Gruppen mit der Varianzanalyse (ANOVA) durchgeführt. Das Signifikanzniveau betrug $p < 0,05$.

Ergebnisse

In den präoperativ gemessenen Proben gab es keine signifikanten gruppenspezifischen Unterschiede. Während der Operation und der nachfolgenden Beobachtungszeit kam es in allen Gruppen zu einer signifikanten Abnahme der spezifischen PAA, die im parietalen Peritoneum mit $-58,3\,\%$ wesentlich höher ausfiel als in der Serosa des Caecums ($-43,2\,\%$) und des Ileums ($-9,7\,\%$). Bei Versuchsende betrug die aus allen 3 Gewebebereichen gemittelte spezifische Aktivität in der Kontrollgruppe 96,6 U/mg (100 %), in der CO_2-Gruppe 47,6 U/mg (49,3 %) und in der Helium-Gruppe 73,3 U/ml (75,9 %). Das Caecum wies in der CO_2-Gruppe signifikant niedrigere Werte auf (24,3 U/mg, 32,4 %) als in der Kontrollgruppe (75,1 U/mg, 100 %) und in der Helium-Gruppe (65,1 U/mg, 86,7 %); im Ileum zeigte sich die gleiche Tendenz, im parietalen Peritoneum war kein gruppenspezifischer Unterschied zu erkennen (Abb. 1).

Diskussion

Wie verschiedene Autoren nachgewiesen haben, führt jede Art von Abdominaloperation zu einer Abnahme der PAA in den peritonealen Oberflächen (1–3). Dies wurde in der vorliegenden Studie auch für das Schwein bestätigt: in allen Gruppen war die spezifische Aktivität am Ende des Versuches gegenüber den Ausgangswerten signifikant vermindert. Darüberhinaus wurde zum erstenmal die Beeinflussung der PAA durch das PP untersucht. Zwar wurden alle Tiere zusätzlich laparotomiert, um

Spez. Aktivität (U/mg)

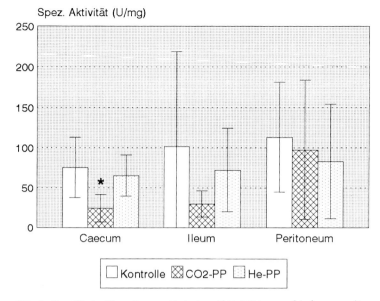

Abb. 1. Spezifische Plasminogen Aktivator-Aktivität in verschiedenen peritonealen Bereichen bei Versuchsende (Mittelwerte, Standardabweichung). *: signifikant vermindert gegenüber der Kontrollgruppe und der Helium-Gruppe ($p < 0,05$, ANOVA)

Proben zu nehmen und Sonden zu legen, doch ist der gegenüber den Kontrolltieren verstärkte Aktivitätsverlust im Caecum und im Ileum nur durch das für 3 Std angelegte CO_2-PP von 15 mmHg zu erklären. Der Vergleich zwischen den beiden Gasen spricht dafür, daß die Beeinträchtigung der Enzymaktivität eher auf die azidotische Wirkung des Kohlendioxids zurückgeht als auf die mechanische Kompression durch den erhöhten Druck, denn unter Helium blieben die Werte im Bereich der Kontrollgruppe. Aus diesem Blickwinkel erscheint Helium gegenüber CO_2 als eine günstige Alternative. Die Studie erweckt die Befürchtung, daß die Insufflation von CO_2 zur laparoskopischen Operation über eine Beeinträchtigung des lokalen fibrinolytischen Potentials ein erhöhtes Adhäsionsrisiko bewirkt. Wege der geringen Gruppenstärke bedürfen die Beobachtungen jedoch weiterer Bestätigung.

Zusammenfassung

In einer Studie am Schwein wurde geprüft, ob das Anlegen eines Pneumoperitoneums (PP) mit CO_2 oder Helium zu einer Beeinträchtigung der Plasminogen Aktivator-Aktivität (PAA) im Peritoneum führt. Aus Caecum, Ileum und Wundbereich der narkotisierten und laparotomierten Tiere wurden peritoneale Gewebeproben entnommen. Anschließend wurde ein PP von 15 mmHg mit CO_2 (Grp. 1, n = 6) oder Helium (Grp. 2, n = 6) angelegt. Gruppe 0 (n = 7) blieb ohne Gasinsufflation. Nach 3-stündigem PP und 2-stündiger Nachbeobachtung wurden erneut Biopsien entnommen. In den Gewebeproben wurde die spezifische PAA bestimmt. Alle Gruppen erlitten einen signifikanten Aktivitätsverlust. Bei Versuchsende war die PAA im Caecum der CO_2-Gruppe jedoch signifikant niedriger (24,3 U/mg, 32,4%) als in der Kontrolle ohne Begasung (75,1 U/mg, 100%) und in der Helium-Gruppe (65,1 U/mg, 86,7%). Unsere Daten erwecken den Verdacht, daß die Insufflation von CO_2 zur laparoskopischen Intervention über einen Verlust von PAA zu einem erhöhten Risiko für peritoneale Verwachsungen führt.

Summary

In a study in pigs it was examined whether peritoneal plasminogen activator activity (PAA) is impaired by creation of a pneumoperitoneum (PP) with CO_2 or with helium. The animals were anesthetised and laparotomised, and peritoneal biopsies were taken from the cecum, the ileum and the wound site. Then a PP of 15 mmHg was created with CO_2 (Grp. 1, n = 6) or helium (Grp. 2, n = 6). Group 0 (n = 7) was left without gas insufflation. After a PP of 3 hrs and an additional observation period of 2 hrs further tissue samples were collected. In the biopsies specific PAA was determined. In all groups a decrease of specific PAA occurred. However, at the end of the experiment PAA was significantly lower in the cecum of the CO_2-group (24,3 U/mg, 32,4%) when compared to the controls without gas (75,1 U/mg, 100%) or the helium group (65,1 U/mg 86,7%). Our data raise suspicion that insufflation of CO_2 for laparoscopic intervention may enhance the risk of peritoneal adhesions by a suppression of PAA.

Literatur

1. Buckman RF, Woods M, Sargent L, Gervin AS (1976) A unifying pathogenic mechanism in the etiology of intraperitoneal adhesions. J Surg Res 20:1–5
2. Thompson JN, Paterson-Brown S, Harbourne T, Whawell SA, Kalodiki E, Dudley HAF (1989) Reduced human peritoneal plasminogen activating activity: possible mechanism of adhesion formation. Br J Surg 76:382–384
3. diZerega GS (1997) Biochemical events in peritoneal tissue repair. Eur J Surg 163, Suppl 577:10–16
4. Ishizaki Y, Bandai Y, Shimomura K, Abe H, Ohtomoto Y, Idezuki Y (1993) Changes in splanchnic blood flow and cardiovascular effects following peritoneal insufflation of carbon dioxide. Surg Endosc 7:420–423
5. Holthausen U, Nagelschmidt M, Dimmeler S, Minor Th, Paul A, Neugebauer E, Troidl H (1996) Einfluß eines Pneumoperitoneums auf Hämodynamik, intestinale Mikrozirkulation und postoperative Integrität des Darmes: Kohlendioxid vs. Helium. Langenbecks Arch Chir, Suppl 1 (Forumsband):37–40

Kontaktadresse: Priv. Doz. Dr. M. Nagelschmidt, Biochemische und Experimentelle Abteilung, II. Chirurgischer Lehrstuhl der Universität zu Köln, Ostmerheimer Str. 200, D-51109 Köln

Einfluß eines Pneumoperitoneums auf Hämodynamik und intestinale Integrität bei Endotoxinämie: CO$_2$ versus Helium

Effects of a pneumoperitoneum on hemodynamics and intestinal integrity during endotoxemia: CO$_2$ versus helium

U. Holthausen[1], M. Nagelschmidt[2], Zh. X. Fu[2], H. Goost[2], Th. Minor[3], E. Neugebauer[2], H. Troidl[1]

[1] Chirurgische Klinik und
[2] Biochemische und Experimentelle Abteilung, II. Chirurgischer Lehrstuhl, Universität Köln
[3] Institut für Experimentelle Medizin, Universität Köln

Einleitung

Das Indikationsspektrum der Gaslaparoskopie für die Diagnose und Therapie chirurgischer Krankheitsbilder hat sich in diesem Jahrzehnt stetig erweitert. Während in den frühen 90er Jahren noch diverse Erkrankungen als eine Kontraindikation für den Einsatz dieser Technologie galten, gibt es heute nur noch seltene Anwendungsbeschränkungen. Damit gewinnt die Laparoskopie auch zunehmend an Bedeutung bei akuten, durch Peritonitis oder Septikämie komplizierten Abdominalerkrankungen. Die Entwicklung einer intraabdominellen Sepsisquelle ist bei kritisch kranken Patienten, die wegen ursprünglich extraabdomineller Krankheiten einer intensivmedizinischen Behandlung bedürfen, nicht ungewöhnlich. In diesen Fällen verzögert die diagnostische Unsicherheit bildgebender Verfahren vielfach die chirurgische Intervention, während eine negative Laparotomie die Morbidität oder gar Mortalität der Patienten erhöht. Der Einsatz der Laparoskopie bei dieser speziellen Patientengruppe als möglicherweise hervorragendes diagnostisches und auch therapeutisches Werkzeug ist nur vereinzelt in klinischen Studien evaluiert [1]. Während die Auswirkungen eines Pneumoperitoneums (PP) auf die systemische und regionale Hämodynamik, Hirndruck oder metabolische Parameter im gesunden Organismus in vielen experimentellen Versuchsansätzen untersucht wurden, gibt es nur vereinzelte experimentelle Studien zur Pathophysiologie beim septischen Organismus. Ziel der vorliegenden Studie war es, in einem klinisch relevanten Endotoxinämie-Modell die Effekte eines PP mit Kohlendioxid (CO$_2$) bzw. Helium (He) für die Endpunkte Hämodynamik und intestinale Integrität zu testen.

Methodik

In einem randomisierten Vorversuch an Hausschweinen (n = 4/Gruppe) wurde die geeignete Endotoxin-Dosierung ermittelt, um definierte Effekte im Sinne eines systemic inflammatory response syndrome (SIRS) zu erreichen: Abnahme des art. Mitteldruckes um 20%, Anstieg des pulmonalart. Mitteldruckes um 20%, Abnahme des art. pH-Wertes um 1%, Abnahme des tonometrisch in der Darmmukosa gemessenen pH-Wertes um 1,5% und Verminderung der Leukozytenzahl um 30%. Diese Kriterien wurden unter einer Dauerinfusion mit Endotoxin in einer Dosierung von 2 µg/kgKG/Std. erfüllt. Der Hauptversuch wurde an 28 Schweinen (weiblich, 18–23 kgKG) durchgeführt, die randomisiert 4 Gruppen zugeteilt wurden. Je 7 Tiere dienten als Kontrollgruppe (Grp. 1) bzw. erhielten über die gesamte Beobachtungszeit eine Infusion von 2 µg Endotoxin/kgKG/Std (Grp. 2). Bei weiteren je 7 Schweinen wurde zusätzlich zur Endotoxingabe für 3 Stunden ein PP (15 mmHg) mit CO_2 (Grp. 3) oder He (Grp. 4) angelegt. Nach Ablauf der PP-Phase wurde für 2 Stunden nachbeobachtet. Alle Tiere erhielten eine balancierte Standard-Narkose mit Fentanyl und N_2O. Für die Messung hämodynamischer Größen wurde ein zentraler Venenkatheter, ein Pulmonaliskatheter und ein arterieller Zugang plaziert. Für die Bewertung der intestinalen Integrität wurde nach Laparotomie über eine antimesenteriale Enterotomie ein Tonometrie-Katheter ins Jejunum gelegt (mukosaler pH-Wert). Ferner wurde der ATP-Gehalt im Ileum (Entnahme bei Versuchsende) zur Beurteilung des Energiestoffwechselstatus gemessen. Im Blut wurde der Säure-Base-Haushalt, sowie TNFα, IL-1β, Nitrat/Nitrit und die Endotoxinkonzentration bestimmt. Das Gas für ein PP wurde über eine Verresnadel insuffliert, das PP wurde druckgesteuert aufrechterhalten. Während des Versuches wurde von Seiten der Anästhesie nicht auf Veränderungen der Zielvariablen reagiert. Die statistische Auswertung der Meßdaten erfolgte mit dem U-Test und der Varianzanalyse (ANOVA). Das Signifikanzniveau betrug $p < 0,05$.

Ergebnisse

Der arterielle Mitteldruck wurde durch die kontinuierliche Infusion mit Endotoxin um mehr als 20% vermindert; die Druckabnahme war insbesondere 90 bzw. 150 Minuten nach Beginn der Endotoxin-Gabe relevant und signifikant. Insgesamt fiel der Mitteldruck jedoch in Gruppe 2 nicht unter einen Wert von 100 mmHg. Die zusätzliche Insufflation der Gase während des PP führte zu einem weiteren signifikanten Abfall des arteriellen Druckes gegenüber Gruppe 1 und 2; die Drücke lagen nun deutlich unter 100 mmHg. Dieser Effekt war am Ende der Nachbeobachtungsphase (Meßzeitpunkt 300 min) wieder aufgehoben.

Endotoxin allein führte zudem zum geforderten Anstieg des pulmonalarteriellen Mitteldruckes um mehr als 20% (definierte SIRS-Kriterien) auf Spitzenwerte von 38 mmHg. Das zusätzliche PP erhöhte diesen Druckanstieg nochmals signifikant. Der Effekt war unter beiden Gasen gleichermaßen stark.

Der arterielle pH-Wert wurde durch die Endotoxininfusion signifikant erniedrigt; dabei blieben die Werte jedoch während des gesamten Versuches in einem Bereich um pH 7,3 bis 7,4. Das zusätzliche PP verminderte den pH-Wert bis in kritische Bereiche unter pH 7,2; dieser Effekt war wiederum unabhängig vom verwendeten Gas. Nach Desufflation kehrten die art. pH-Werte wieder auf ein Niveau um 7,3 zurück.

Die Leukozytenzahl fiel unter Endotoxin um 30% ab im Sinne der septischen Leukopenie. Auch dieser Effekt war in den PP-Gruppen signifikant stärker.

Der tonometrisch gemessene mukosale pH-Wert im Jejunum wurde durch die Endotoxinämie im Mittel um 1,9% erniedrigt. Hier führte die Kombination von

Endotoxin und PP zu einem kritischen Wertabfall um 5,6 % für CO_2 und 3,8 % für He im Sinne einer mukosalen Azidose und gestörten intestinalen Integrität.

Die ATP-Werte im Ileum als Parameter des intestinalen Energiestoffwechselstatus waren nach CO_2-PP um 30 % niedriger als in den anderen Gruppen. Dieser Effekt, der bereits in einem früheren Versuch am gesunden Organismus signifikant in Erscheinung trat, war hier in der Tendenz deutlich, erreichte jedoch kein Signifikanzniveau.

Die systemischen Endotoxinspiegel bewegten sich in allen mit Endotoxin behandelten Gruppen zunächst auf einem ähnlichem Niveau. Am Ende der Nachbeobachtungsphase stellte sich jedoch bei den Tieren der CO_2-Gruppe ein signifikant höherer Spiegel ein als bei den zuvor mit Helium insufflierten Schweinen. Zwei Tiere der Gruppe 3 (CO_2-PP) verstarben bei extremer hämodynamischer Instabilität am Ende der Nachbeobachtungsphase. In den anderen Gruppen gab es keine Verluste.

Diskussion

Während die Anwendung eines CO_2-PP noch vor wenigen Jahren bei akuten Abdominalerkrankungen mit Peritonitis oder septischen Krankheitsbildern als absolute Kontraindikation galt [2], hat sich die Situation bis heute mit zunehmender Verfeinerung der Technologie und Erfahrung der Chirurgen gewandelt. Der laparoskopische Zugang zur Therapie der akuten Cholecystitis, Appendicitis oder Divertikulitis ist in vielen Zentren bereits eine Selbstverständlichkeit. Einzelne klinische und experimentelle Studien haben sich mit den Effekten eines PP in Hinsicht auf eine Bakteriämie, Endotoxinämie oder allgemeine pathophysiologische Auswirkungen bei der Peritonitis auseinandergesetzt [3–5], kommen jedoch nicht zu einer einheitlichen Schlußfolgerung. Der Einsatz der diagnostischen Laparoskopie bei kritisch kranken, septischen Intensivpatienten ist unter klinischen Aspekten in der Literatur ebenfalls vereinzelt evaluiert; hier fehlen jedoch weitgehend experimentelle Daten zur Pathophysiologie. Das in unserem Versuch verwendete klinikrelevante Endotoxin-Modell liefert einen Beitrag über die Auswirkungen des PP auf die systemische Hämodynamik und das spezielle Organsystem Dünndarm beim vorgeschädigten Organismus. Die Daten dokumentieren eine vom PP ausgehende zusätzliche Belastung, die bis in kritische Bereiche führt. Dabei handelt es sich aufgrund unserer Versuchsbedingungen um Reineffekte. Inwiefern nun eine Gegenregulation durch entsprechende Narkosesteuerung oder medikamentöse Intervention die Situation beeinflussen kann, wäre in einem Anschlußversuch zu klären. Für einzelne Zielparameter führte die Insufflation von CO_2 zu ungünstigeren Veränderungen als die Verwendung von He; hier sollte jedoch in Hinsicht auf eine klinische Relevanz die potentiell höhere Gasembolierate während eines He-PP bedacht werden.

Zusammenfassung

In einer Studie am Schwein wurden pathophysiologische Effekte eines unter Endotoxinämie (2 µg/kgKG/Std) angelegten Pneumoperitoneums (PP) untersucht. Ein PP mit CO_2 oder Helium führt beim derart vorgeschädigten Organismus zu einer Verschlechterung der systemischen Hämodynamik und der Säure-Base-Stabilität bis hin zu vital bedrohlichen Effekten. Die mukosale Azidose des Darmes unter beiden Gasen läßt auf eine Störung der intestinalen Sauerstoffversorgung schließen. Nach CO_2-PP kommt es zudem zu einem Abfall des intestinalen ATP-Gehaltes im Dünndarm im Sinne eines gestörten Energiestoffwechselstatus. Kohlendioxid führt im Unterschied zu Helium nach Desufflation zu einem erhöhten Endotoxinspiegel im Blut. Die Beobachtungen dieser Studie verlangen für die Anwendung der Gaslaparoskopie beim septikämischen Patienten zumindest ein aufwendigeres Monitoring.

Summary

In a study in pigs pathophysiological effects of a pneumoperitoneum (PP) established during endotoxemia (2 µg/kg b.w./hr) were investigated. In this situation a PP with carbon dioxide (CO_2) or helium induces a deterioration of systemic hemodynamics or acid-base-stability. Some of these effects threaten vital stability. PP with either gas causes a mucosal acidosis of the small bowel within the meaning of an impairment of intestinal oxygen supply. A CO_2-PP adversely affects the intestinal energy metabolism and leads to significantly increased endotoxin levels in contrast to helium after desufflation of the abdominal cavity. Data of this study at least demand for a carefull monitoring, if laparoscopy is performed in septic and critically ill patients.

Literatur

1. Brandt C, Priebe P, Eckhauser M (1993) Diagnostic laparoscopy in the intensive care patient. Surg Endosc 7:168–172
2. Gadacz T, Talamini M (1991) Traditional versus laparoscopic cholecystectomy. JAMA 161:336–338
3. Eleftheriadis E, Kotzampassi K, Papanotas K, Heliadis N, Sarris K (1996) Gut ischemia, oxidative stress, and bacterial translocation in elevated abdominal pressure in rats. World J Surg 20:11–16
4. Jacobi C, Ordemann J, Böhm B, Zieren H, Volk H, Lorenz W, Halle E, Müller J (1997) Does laparoscopy increase bacteremia and endotoxemia in a peritonitis model? Surg Endosc 11:235–238
5. Benoit J, Cruaud P, Lauroy J, Boutelier P, Champault G (1995) Does laparoscopic treatment of abdominal infections generate bacteremias? J Chir (Paris) 132:472–477

Kontaktadresse: Dr. Ulla Holthausen, II. Chirurgischer Lehrstuhl der Universität zu Köln, Klinik Köln-Merheim, Ostmerheimer Straße 200, D-51109 Köln

Veränderungen des portalen Blutvolumenflusses durch ein CO$_2$-Pneumoperitoneum in der Ratte

Influence of CO$_2$ pneumoperitoneum on portal blood flow in rats

T. C. Schmandra, C. N. Gutt

Klinik für Allgemein- und Gefäßchirurgie der Johann Wolfgang Goethe-Universität Frankfurt am Main, (Ärztlicher Direktor Prof. Dr. A. Encke)

Zusammenfassung

Um hämodynamische Veränderungen im Pfortadergebiet während laparoskopischer Eingriffe untersuchen zu können wurde ein bereits etabliertes Kleintiermodell erweitert. Es erfolgte die Implantation einer periportalen Flowsonde mit anschließender Messung des Blutvolumenflusses. Mit dieser Methode konnte bei allen Tieren eine adäquate Flowmetrie der Pfortader durchgeführt werden. Die kontinuierliche Erhöhung des intraabdominalen Druckes durch ein CO$_2$-Pneumoperitoneum führte zum linearen Abfall des portalen Blutflusses in der Ratte. Damit könnten erhebliche Änderungen bezüglich Stoffwechselfunktion und zellvermittelter Immunantwort in der Leber während laparoskopischer Eingriffe korreliert sein.

Schlüsselwörter: Laparoskopie-Rattenmodell-Pfortaderfluß.

Summary

To measure alterations of hemodynamics in the portal vein during increasing intraabdominal pressure due to carbon dioxide insufflation an established animal model of laparoscopic surgery in the rat was extended by implantation of a perivascular flow probe. Using this technique an adequate flowmetry of the portal vein was achievable in all animals. The installation of a CO$_2$ pneumoperitoneum with elevating intraabdominal pressure led to a linear decrease of portal venous flow. This might compromise liver function and cell-conveyed immunoresponse in the liver during laparoscopic surgery.

Keywords: Laparoscopy-Rat model-Portal vein flow.

Einleitung

Mit zunehmender Akzeptanz und erweitertem Anwendungsspektrum laparoskopischer Techniken in der Chirurgie wurde früh ersichtlich, daß die Erhöhung des intraabdominalen Drucks durch Anlage eines Pneumoperitoneums große Auswirkungen auf hämodynamische und respiratorische Funktionen besitzt. Dabei verursacht die Absorption von Kohlendioxid – heutzutage das primär verwandte Gas zur Errichtung eines Pneumoperitoneums – für sich schon systemische Effekte, die die kardiovaskuläre Funktion und den Säure-Basen-Haushalt beeinflussen können [6–9]. Von entscheidender Bedeutung für die hämodynamischen Veränderungen während laparoskopischer Eingriffe scheint allerdings die Erhöhung des intraabdominalen Drucks zu sein, unabhängig vom verursachenden Modus [3, 4, 6]. Die Auswirkungen im Splanchnicusgebiet und deren immunologische wie pathophysiologischen Folgen sind dabei weitgehend unbekannt. Wir haben aus diesem Grund ein bereits etabliertes Kleintiermodell [2] weiterentwickelt, um Veränderungen des portalen Blutflusses bei zunehmendem intraabdominalem Druck durch CO_2-Insufflation messen zu können.

Methodik

Untersucht wurden 16 männliche Sprague-Dawley-Ratten, unterteilt in Experimentalgruppe (n = 12) und Kontrollgruppe (n = 4). Die Ratten wogen zwischen 420 g und 490 g. Die Tiere unterlagen einer präoperativen Nahrungskarenz bei freiem Zugang zu Wasser.

Die Messung des portalen Blutvolumenflusses erfolgte mit dem Transonic Kleintier-Flowmeter T206 (Transonic Systems Inc., Ithaca, New York, USA) nach einem Ultraschall-Laufzeitprinzip über eine perivaskuläre Flowsonde. Die Sonde wurde in Vollnarkose (Natriumpentobarbital 50 mg/kg Körpergewicht, intraperitoneal) über eine mediane Laparotomie periportal implantiert. Nach schichtweisem Bauchdeckenverschluß erfolgte für 30 min die Equilibrierung des portalen Blutvolumenflusses. In der Kontrollgruppe wurde die Flußmessung dann 120 min fortgeführt. In der Experimentalgruppe erfolgte nach Abschluß der Equilibrierungsphase die Anlage eines CO_2-Pneumoperitoneums mittels elektronischem Insufflationssystem über einen bereits während des Bauchdeckenverschlusses eingebrachten Trokar. Dabei wurde alle 10 min der intraabdominale Druck um 2 mmHg bis zu einem Enddruck von 12 mmHg erhöht. Anschließend wurde das Pneumoperitoneum aufgehoben und der Pfortaderfluß für weitere 60 min gemessen. Der gesamte Beobachtungszeitraum betrug somit für alle Tiere 150 min [Diagramm 1]. Nach Beendigung des Meßvorgangs wurden die Tiere relaparotomiert und die Pfortader proximal und distal der Implantationsstelle mit Gefäßclips versehen. Nach Enfernung der Flowsonde wurde die Pfortader longitudinal eröffnet, um eine Beeinträchtigung des Pfortaderflusses durch freie oder wandadhärente Thromben auszuschließen.

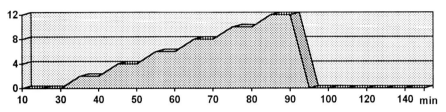

Intraabdominales Druckprofil während der portalen Flowmetrie

mmHg

Diagramm 1

Ergebnisse

Während der Equilibrierungsphase lag der gemessene portale Blutvolumenfluß bei 21,1 ml/min (± 4,96). In der Kontrollgruppe wurde in den anschließenden 120 min ein nicht-signifikantes Absinken des Flows auf 19,1 ml/min (± 3,4), entsprechend 90,8 % des Ausgangswertes, festgestellt. In der Experimentalgruppe kam es mit Anlage des Pneumoperitoneums und der kontinuierlichen Steigerung des intraabdominalen Druckes zu einem signifikanten, linearen Abfall (r = 0,988) des Pfortaderflusses. Bereits bei einem intraabdominalen Druck von 2 mmHg sank der gemessene Flow auf 78,7 % des Ausgangswertes ab. Bei 4 mmHg war der portale Blutfluß um 35,4 %, bei 6 mmHg bereits um 48,4 % reduziert. Bei weiterem kontinuierlichen Absinken des Blutvolumenflusses mit zunehmendem intraabdominalen Druck fand sich bei 12 mmHg noch ein durchschnittlicher Flow von 3,3 ml/min ± 2,6 (= 13,5 %) Mit Aufhebung des Pneumoperito-

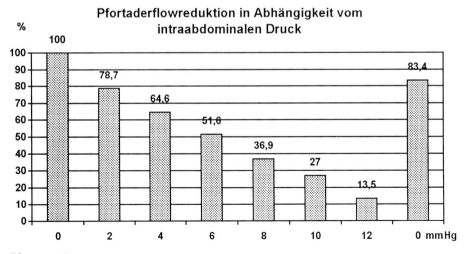

Pfortaderflowreduktion in Abhängigkeit vom intraabdominalen Druck

Diagramm 2

neums kam es zum kontinuierlichen Anstieg des Pfortaderflusses auf 17,6 ml/min (± 3,55), entsprechend 83,4% des Initialflusses [Diagramm 2]. Damit lag der Flow der Experimentalgruppe nach 150 min Beobachtungszeit nur geringfügig unter dem der Kontrollgruppe.

Bei allen untersuchten Tieren konnte eine komplikationsfreie periportale Plazierung der Flowsonde mit anschließender adäquater Flowmetrie der Pfortader über den gesamten Beobachtungszeitraum durchgeführt werden. Die bei Untersuchungsende durchgeführte Kontrolle der Pfortader zeigte in keinem Fall das Vorliegen freier oder wandadhärenter Thromben.

Diskussion

In der vorliegenden Arbeit gelang es, ein etabliertes Kleintiermodell [2] durch die Implantation einer perivaskulären Flowsonde zu erweitern. Dabei wird über die implantierte Sonde der Blutvolumenfluss nach einem Ultraschall-Laufzeitprinzip ermittelt. Das Verfahren ermöglicht die Datenerhebung in kleinen Gefäßen und ist durch hohe Reproduzierbarkeit und Stabilität der Ergebnisse gekennzeichnet [1]. Damit war bei allen untersuchten Tieren eine kontinuierliche Blutvolumenflußmessung der Pfortader möglich. In der Experimentalgruppe fand sich bei zunehmendem intraabdominalen Druck eine kontinuierliche Erniedrigung des Pfortaderflows. Zwar ist die Absorption von Kohlendioxid über die entstehende Azidose und Hyperkapnie in der Lage hämodynamische Effekte hervorzurufen, die hier gezeigte, jeweils sehr prompte, portale Flowreduktion sehen wir jedoch als hauptsächliche Folge der intraabdominalen Druckerhöhung an. Dies deckt sich mit anderen Ergebnissen, wonach die intraabdominale Druckerhöhung aufgrund anderer mechanischer Ursachen als durch ein Pneumoperitoneum die Splanchnicusperfusion entscheidend beeinträchtigt [3, 4]. Die immunologischen und pathophysiologischen Auswirkungen sind dabei weitgehend unbekannt. Da die portale Leberdurchblutung entscheidenden Einfluß auf intrahepatische immunologische Vorgänge besitzt, könnte die Flowreduktion auch Auswirkungen auf die zellvermittelte Immunantwort in der Leber haben. So konnten wir bereits zeigen, daß unter CO_2-Pneumoperitoneum eine Minderung der intrahepatischen Phagozytoseaktivität eintritt [5].

Literatur

1. Barnes RJ, Comline RS, Dobson A, Drost CJ (1983) An implantable transit time ultrasonic blood flowmeter. J Physiol 345 : 2
2. Berguer R, Gutt CN, Stiegman GV (1993) Laparoscopic surgery in the rat. Description of a new technique. Surg Endosc 7 : 420
3. Caldwell CB, Ricotta JJ (1987) Changes in visceral blood flow with elevated intraabdominal pressure. J Surg Res 43 : 14
4. Diebel LN, Wilson RF, Dulchavsky SA, Saxe J (1992) Effect of increased intraabdominal pressure on hepatic arterial, portal venous and hepatic microcirculatory blood flow. J Trauma 33 : 45
5. Gutt CN, Heinz P, Kaps W, Paolucci V. The phagocytosis activity during conventional and laparoscopic operations in the rat. A preliminary study. Surg Endosc In press

6. Ivankovich AD, Miletich DJ, Albrecht MD, Heymann HJ, Bonnet RF (1975) Cardiovascular effects of intraperitoneal insufflation with carbon dioxide and nitrous oxide in the dog. Anesthesiology 42:281
7. Price HL (1960) Effects of carbon dioxide on the cardiovascular system. Anesthesiology 21:652
8. Westerband A, Van de Water JM, Amzallag M et al. (1992) Cardiovascular changes during laparoscopic cholecystectomy. Surg Gynecol Obstet 175:535
9. Wittgen CM, Andrus CH, Fitzgerald SD, Baudendistel LJ, Dahms TE, Kaminski DL (1991) Analysis of the hemodynamic and ventilatory effects of laparoscopic cholecystectomy. Arch Surg 126:997

Elektonenmikroskopische Veränderungen am Peritoneum nach laparoskopischen Operationen

Electron microscopical study on mesothelial cells after laparoscopic operations

B. Schaeff, V. Paolucci, A. Henze, W. Schlote* A. Encke

* Klinik für Allgemeinchirurgie, Neurologisches Institut; Johann-Wolfgang-Goethe-Universität, Frankfurt am Main

Einführung

Morphologische und biochemische Veränderungen am Peritoneum während laparoskopischer Operationen wurden im Tiermodell bereits beschrieben [4]. Um eventuelle mechanische Schädigungen des Peritoneums unter normalen klinischen Bedingungen nachzuweisen, untersuchten wir elektronenmikroskopisch Peritoneumbiopsate von Patienten, die einer laparoskopischen Operation, mit und ohne Pneumoperitoneum oder einer konventionellen offenen Operation unterzogen wurden.

Material und Methode

Die Patienten wurden in 3 Gruppen eingeteilt. Gruppe A: laparoskopische Operationen mit Anlage eines Pneumoperitoneums, Gruppe B: gaslose laparoskopische Operationen und Gruppe C: konventionelle offene Operation. Patienten mit Peritonealcarcinose oder Peritonitis wurden nicht in die Untersuchung aufgenommen. Die Anlage des CO_2-Pneumoperitoneums erfolgte bis zu einem maximalen Druck von 12mmHg, die Bauchwandelevation in der Gruppe B wurde mittels eines Laparolifts (MORES, Aeskulap) erzielt. Insgesamt 36 Peritoneum-biopsate wurden entnommen, in allen 3 Gruppen gleich verteilt. Zur Vorfixierung der Präparate wurde unmittelbar nach Entnahme 2,5% Glutaraldehyd in 0,1 M Cacodylatpuffer, pH 7,4, verwandt, zur Nachfixierung 1% Osmiumtetroxid in 0,1 M Cacodylatpuffer. Zur Beurteilung der Qualität der Präparate wurden von allen Präparaten zunächst Semidünnschnitte mit einer Schichtdicke von 1 µm angefertigt, anschließend wurden aus den repräsentativen Bereichen Ultradünnschnitte, Schichtdicke 60–80 µm, erstellt. Die elektonenmikroskopischen Untersuchungen erfolgten an einem Transmissions-Elektronenmikroskop (TEM), 60 kv, mit einer Vergrößerung von 3600×–16500×. Die Präparate wurden entsprechend ihrem Entnahmezeitpunkt vier Untergruppen zugeordnet. T0 = OP-Beginn, T1 = 1 Stunde, T2 = 2 Stunden, T3 = 3 Stunden nach OP-Beginn.

Ergebnisse

Die normalen Mesothelzellen zeigten in allen 3 Gruppen zum Entnahmezeitpunkt T0 die nachfolgend beschriebenen Charakteristika:

Die Mesothelzellen, die das Peritoneum bilden, sind einschichtige flache Zellen, die eine kontinuierliche Schicht bilden und 2,5–3 µm dick sind. Die apikale Oberfläche ist mit zahlreichen Mikrovilli bedeckt. Der Zellkern ist scheibenförmig mit einem prominenten Nucleolus. Die am zahlreichsten vorkommenden zytoplasmatischen Organellen sind kleine Vesikel und ein gut ausgebildeter Golgi-Apparat. Die einzelnen Mesothelzellen sind untereinander mittels Desmosomen und peripher durch tight junctions verbunden. Es finden sich keine isolierten Mesothelzellen. Die prominente Basalmembran trennt die Mesothelzellen von dem darunterliegenden kollagenem Bindegewebe. Hier finden sich auch Blut- und Lympgefäße. Nach 1 Stunde CO_2-Pneumoperitoneum (A-T1) zeigt sich eine beginnende Separation der Mesothelzellen, die Grenzen zwischen den einzelnen Zellen werden sichtbar. Durch den Verlust des Zellkontaktes der einzelnen Zellen untereinander resultieren „Spalten" (gaps) an der Peripherie der Mesothelzellen. Nach 2 Stunden CO_2-Pneumoperitoneum (A-T2) ändert sich die Form der ehemals flachen Mesothelzellen, sie sind abgerundet und verlieren zunehmend den Kontakt mit der darunterliegenden Basalmembran. Die Zellmembran zeigt Zeichen der Schädigung durch eine Abnahme der Mikrovilli. Nach 3 Stunden Pneumoperitoneum (A-T3) zeigt das unterliegende Bindegewbe Veränderungen, erscheint ödematös. In den „Spalten" zwischen den Mesothelzellen sind Leukozyten und Makrophagen eingewandert. In den Peritoneumbiopsaten der gaslos laparoskopisch operierten (Gruppe B) und den konventionell offen laparotomierten (Gruppe C) konnten diese Veränderungen nicht regelhaft und in dieser Ausprägung beobachtet werden.

Diskussion

Unter klinischen Bedingungen verursacht das CO_2-Pneumoperitoneum morphologisch fassbare Veränderungen an den Mesothelzellen, die in dieser Ausprägung weder bei einer gaslosen laparoskopischen Operation, noch bei einer konventionell offen Operation von uns dargestellt werden konnten. Die Schwere dieser Veränderungen ist abhängig von der Dauer der Exposition. Die wahrscheinlich bedeutsamste Veränderung entsteht durch das Aufbrechen des Zellkontaktes der einzelnen Zellen untereinander. An den daraus resultierenden Spalten, an den Grenzen der einzelnen Mesothelzellen untereinander, liegt die Basalmembran frei. Die Peritonealhöhle ist an diesen Stellen lediglich durch die Basalmembran vom Bindegewbe der Bauchwand getrennt. Diese Veränderungen dürften in einem Abschilffern der Mesothelzellen von der Basalmembran resultieren. Hier zeigen sich Parallelen zu den Befunden bei der bakteriellen Peritonitis. Die Entzündung führt zu einer Separation und Verlust der mesenthelialen Zellen und zu Veränderungen im darunterliegenden Bindegewebe [1]. Es erscheint einleuchtend, daß Veränderungen der Ultrastruktur die Absorption von Flüssigkeiten und die lokale Immunabwehr beeinflussen [1]. Daß die Exfoliation von Mesothelzellen ein entscheidendes Ereignis, oder vielleicht sogar die Voraussetzung für die Invasion von Tumorzellen darstellt, wurde in experimentellen Arbeiten gezeigt [2]. Niebala und Mitarbeiter [3] konnten demonstrieren, daß die Adhäsion menschlicher Ovarialcarcinomzellen mit einer wesentlich höheren Rate an extrazellulärer Matrix stattfindet, als an der apikalen Oberfläche von intakten Mesothelzellen. In Anbetracht der Komplexität des Prozesses der Tumorzellinvasion an mesothelialen Zellen sind weitere morphologishe und biochemische Untersuchungen unbedingt indiziert um diese Phänomene zu klären.

Zusammenfassung

Anhand von Biopsaten wurden die elektonenmikroskopischen Veränderungen am Peritoneum nach laparoskopischen Operationen mit Pneumoperitoneum, nach gaslosen laparoskopischen und nach konventionell offenen Operationen untersucht. Es konnte gezeigt werden, daß sich bei Patienten, die mit CO_2-Pneumoperitoneum operiert wurden in Abhänigkeit von der Dauer der Exposition Veränderungen der einzelnen Mesothelzelle selbst, sowie auch des gesamten Zellgefüges fanden. Veränderungen in dieser Ausprägung konnten bei den Patienten der beiden anderen Gruppen nicht demonstriert werden.

Conclusion

An electronmicroscopical study was performed to investigate the influence of 3 different types of surgical procedures on mesothelial cells. After defined time intervalls biopsy samples were taken after laparoscopic procedures with and without gas and after conventional open surgery. The biopsies from the patients operated on with pneumoperitoneum showed reproducable morphological features as changes in shape and intercellular contact, that could not be observed in the other two groups of patients.

Literatur

1. Birbeck MSC, Wheatly DN (1965) An electron microscopic study of the invasion of ascites tumor cells into the abdominal wall. Cancer Res 25:490–497
2. Niedbala MJ, Crickard K, Bernacki RJ (1985) Interactions of human ovarian tumor cells with human mesothelial cells grown on extracellular matrix. Exp Cell Res 160:499–513
3. Andersson R, Willèn R, Massa G (1990) Effect of bile on peritoneal morphology in Escherichia coli peritonitis. Scan J Gastroenterol 25(4):405–411
4. Volz J, Köster S, Weiss M (1996) Pathophysiology of a pneumoperitoneum in laparoscopy, a swine model. Am J Obstet Gynecol 174:132–140

Proteolyse aber nicht ICAM-1 Expression ist in Fettlebern während der Organentnahme erhöht – Rolle der Kupfferzellen

Proteolytic activity, but not ICAM-1 expression is increased during harvest of fatty livers – Role of Kupffer cells

M. V. Frankenberg[2], D. T. Forman[1], W. Frey[1], H. Bunzendahl[1], R. G. Thurman[1]

[1] University of North Carolina, USA und
[2] Chirurgische Universitätsklinik Heidelberg

Einleitung

Der Mangel an Spenderorganen ist trotz massiver Bemühungen um eine Expansion des Spenderaufkommens eines der dringlichsten Probleme der Transplantation. Bessere Methoden zur Spenderevaluation werden dringend benötigt, um marginale Transplantate mit erhöhtem Risiko für Versagen oder Dysfunktion frühzeitig erkennen zu können, ohne alle marginalen Lebern von einer Transplantation auszuschließen [1, 2].

Bei der experimentellen Rattenlebertransplantation korreliert die proteolytische Aktivität von Spenderlebern zum Zeitpunkt der Organentnahme, reflektiert durch die Aminosäurekonzentration im Effluat einer Nachperfusion, gut mit der späteren Funktion der Lebern nach Transplantation. Es konnte gezeigt werden, daß die Summe von vier Aminosäuren, Alanin, Leuzin, Histidin und Valin, genannt „Carolina Vier", zuverlässig zwischen normalen und marginalen Organen und weiterhin zwischen viablen und solchen Lebern unterscheidet, die später ein primäres Versagen aufweisen [3].

Das interzelluläre-Adhäsionsmolekül-1, ICAM-1, ist ein zytokinabhängiges Adhäsionsmolekül, welches in marginalen Lebern und bei primärem Versagen nach Transplantation vermehrt exprimiert wird und zu einer verstärkten Leukozyteninfiltration führt [4]. Der Zeitpunkt der Induktion und Expression von ICAM-1 ist aber nicht untersucht. Da der Aktivierung der Kupfferzellen eine Schlüsselrolle bei der Induktion des primären Versagens zukommt und die proteolytische Aktivität in der Leber wesentlich von Kupfferzellen stammt wurden in dieser Arbeit die Auswirkungen der Depletion von Kupfferzellen auf die Proteolyse, ICAM-1 Expression und Transplantatfunktion in marginalen Fettlebern bei der experimentellen Lebertransplantation in der Ratte untersucht.

Material und Methoden

Diätetisch induzierte Alkoholfettlebern männlicher Ratten wurden nach Konservierung über 12 Stunden in eiskalter University of Wisconsin (UW) Lösung transplantiert [5]. Zur Depletion der Kupfferzellen wurde einer Gruppe von Spendertieren (n = 8) 24 Stunden vor Explantation 20 mg/kg Kg GdCl$_3$ injiziert. Kontrolltiere (n = 6) bekamen NaCl 0,9 % in gleicher Menge verabreicht.

Nach der Entnahme und Gefäßpräparation wurden die Spenderlebern mit 2 ml UW-Lösung über die Portalvene nachperfundiert, das Effluat gesammelt und die Konzentration von freien Aminosäuren mit der reverse phase high performance liquid chromatography (HPLC, PICO-TAG, Waters Inc., Il.) bestimmt [6].

Immunhistochemisch wurde in den Spenderlebern nach Organentnahme und 24 Stunden nach Transplantation die Expression von ICAM-1 mit einem monoclonalen ICAM-1 Antikörper (Klon 1A29, Seikagu, Japan, 1:1000 verdünnt) in den Lebern nachgewiesen und mit einem computergestützten Image-Analyse System (Image 1/AT, Universal Imaging Corporation, USA) der Anteil spezifisch für ICAM-1 positiven Gewebes bestimmt.

In Hämatoxylin/Eosin gefärbten Gewebeschnitten wurde 24 Stunden nach Transplantation lichtmikroskopisch die Anzahl an Leukozyten bestimmt. Hiervon wurde die Anzahl der in Gefrierschnitten derselben Lebern immunhistochemisch bestimmten ED-1 positiven Zellen (Kupfferzellen, Makrophagen und Monozyten) abgezogen.

Die statistische Signifikanz wurde für p < 0,05 festgelegt; Student's T-Test, Mann-Whitney Rang Summen Test, Fisher's Exact Test oder ANOVA wurden zur Berechnung angewendet. Korrelationen wurden je nach Erfordernis entweder mit Pearson's Produktmoment oder mit Spearmans Rangkorrelationstest nachgewiesen.

Ergebnisse

Überleben und GOT

Die mit 12 Stunden kalter Ischämie transplantierten Fettlebern hatten eine GOT von durchschnittlich 2013 ± 218 U/l 24 Stunden nach Transplantation und 5 von 6 Empfängertieren verstarben in den ersten 7 Tagen. Die Empfänger von Kupfferzelldepletierten Fettlebern überlebten zu 86 % (p < 0,05 gegenüber nicht kupfferzelldepletierten Transplantaten) und zeigten einen signifikant geringeren Anstieg dcr GOT (905 ± 149 U/l; p < 0,05).

Aminosäurekonzentration im Effluat

In kupfferzelldepletierten Spenderlebern war die Summe der Konzentrationen der „Carolina Vier" Aminosäuren, Alanin, Histidin, Leuzin und Valin, mit 17 ± 2,4 nmol/g signifikant niedriger als bei unbehandelten Fettlebern mit 31 ± 1,2 (p < 0,001). Zudem bestand eine sehr gute Korrelation zur GOT und zum Überleben nach Transplantation (Korrelationskoeffizient r = 0,86; p < 0,001 bzw. r = -0,86; p < 0,005).

Tabelle 1. Weiße Blutzellen in Lebern 24 Stunden nach Transplantation

Gruppen	n	12 Stunden kalte Ischämie (Anzahl Zellen per 100 mm² Areal)
Fettleber	6	$106 \pm 6{,}1$
Fettleber+ GdCl$_3$	8	$76 \pm 4{,}8*$

Die Tabelle zeigt die durchschnittliche Anzahl Leukozyten $\pm$ Standardabweichung ohne Makrophagen, Monozyten und Kupfferzellen 24 Stunden nach Transplantation im Gewebe. GdCl$_3$ = Gadoliniuchlorid, * = p < 0,05 gegenüber Kontrollen.

Expression von ICAM-1 und Leukozyteninfiltration

Die Behandlung mit GdCl$_3$ zur Kupfferzelldepletion hatte keine Auswirkungen auf die Expression von ICAM-1 in Spenderlebern nach Organentnahme. Fettlebern wiesen 24 Stunden nach Transplantation einen signifikanten Anstieg der ICAM-1 Expression auf $10{,}1 \pm 2{,}3\,\%$ ICAM-1 positives Gewebe auf. Durch Behandlung der Fettleberspender mit GdCl$_3$ wurde der Anstieg der ICAM-1 Expression vollständig verhindert ($0{,}9 \pm 0{,}6\,\%$ ICAM-1 exprimierendes Gewebe). Die vermehrte Infiltration von Leukozyten nach Transplantation von Fettlebern wurde durch die Depletion der Kupfferzellen in den Spenderlebern signifikant vermindert (Tabelle 1).

Diskussion

Die Zerstörung von Kupfferzellen mit GdCl$_3$ in den Spenderlebern gibt wichtige Aufschlüsse über die Pathophysiologie, die zur Erhöhung der proteolytischen Aktivität in Fettlebertransplantaten führt. Die erhöhte Freisetzung von Aminosäuren in Effluaten von Fettlebern kann komplett mit einer Blockade der Kupfferzellfunktionen vor Explantation verhindert werden. Dies weist auf die Bedeutung der Kupfferzellen in der Entnahme- und frühen Konservierungsphase für die Ausprägung des Ischämie-Reperfusionsschadens hin.

Die Hypothese ist, daß in marginalen Lebertransplantaten präaktivierte Kupfferzellen bereits während der warmen Ischämie bei der Entnahme zu einer verstärkten Mediatorausschüttung führen und hierbei auch Proteasen freisetzen bzw. deren Freisetzung induzieren. Dies führt zum Einen zu einer vermehrten Spaltung von wichtigen Schlüsselproteinen mit nachfolgender Membrandestabilisation, zum Anderen kommt es zu einer verstärkten Zellschwellung mit nachfolgender Einengung der Sinusoide und Störung der Mikrozirkulation. Anzunehmen ist weiterhin eine verstärkte Zytokinfreisetzung in Fettlebern nach der Reperfusion, da die Expression von Adhäsionsmolekülen frühestens 3 Stunden nach Reperfusion nachweisbar und ebenfalls Kupfferzellfunktionsabhängig ist. Allerdings kommt es in den verfetteten Lebern vor Transplantation zu keiner vermehrten Expression von ICAM-1. Im Gegensatz hierzu kam es in einem Modell des entzündlichen alkoholischen Leberschadens durch kontinuierlichen Alkoholzufuhr über 4 Wochen („Tsukamoto-French Model"), ebenfalls ein Ischämie-Reperfusionsschaden, zu einer deutlichen Mehrexpression von ICAM-1 gegenüber Kontrollen, was für eine Induktion erst bei der Reperfusion spricht [7, 8].

Die Depletion von Kupferzellen in marginalen Fettlebern führt zu einer Hemmung der Proteolyse bereits vor Transplantation, verhindert die Expression von ICAM-1 und die Infiltration von Leukozyten und verbessert die Funktion nach Transplantion.

Zusammenfassung

Bei der experimentellen Transplantation von marginalen Lebern in Ratten stellt die Bestimmung von Aminosäuren im Nachperfusioneffluat bei Organentnahme einen validen Parameter zur Beurteilung der Organqualität dar. Die Depletion von Kupferzellen mit Gadoliniumchlorid (GdCl$_3$) in Spendertieren verbessert die Funktion von alkoholischen Fettlebern nach Transplantation, verhindert die vermehrte Freisetzung von Aminosäuren im Nachperfusioneffluat zum Zeitpunkt der Organentnahme, blockiert aber die vermehrte Expression des Adhäsionsmoleküls ICAM-1 erst nach Transplantation. Dies zeigt, daß die vermehrte Proteolyse in Spenderlebern vor Transplantation zytokinunabhängig, aber durch Kupfferzellen induziert ist.

Summary

The analysis of amino acids in perfusion effluents in experimental liver transplantation is a valid parameter of organ viability at organ harvest. Depletion of Kupffer cells with gadolinium chloride (GdCl$_3$) in donor animals prevents primary nonfunction of fatty livers after transplantation, diminshes amino acid release at harvest, but blocks the increased expression of the adhesion molecule ICAM-1 only after transplantation. Thus, the increased proteolysis in marginal donor livers is not induced by cytokines, but kupffer cell dependent.

Literatur

1. Pruim J, Klompmaker IJ, Haagsma E, Bijleveld MA, Sloof MJH (1993) Selection criteria for liver donation: a review. Transplantation International 6 : 226 – 235
2. Mirza FM, Gunson GK, DaSilva RF, Mayer D, Buckels JA, McMaster P (1994) Policies in Europe on „marginal quality" donor livers. Lancet 344 : 1480 – 1483
3. Frankenberg Mv, Forman DT, Frey W, Bunzendahl H, Lemasters JJ, Thurman RG (1997) Amino acids in storage solution predict primary nonfunction in fatty liver grafts. Transplant. Proc 29 : 1331 – 1332
4. Frankenberg Mv, Bojes HK, Iimuro Y, Schoonhoven R, Lemasters JJ, Thurman RG (1995) ICAM-1 is elevated dramatically in fatty liver grafts fom alcohol-treated rats. Hepatology 22 : 438 (Abstr.)
5. Gao WS, Lemasters JJ, Thurman RG (1993) Development of a new method for hepatic rearterialization in rat orthotopic liver transplantation. Reduction of liver injury and improvement of surgical outcome by arterialization. Transplantation 56 : 19 – 24
6. Heinrickson RI, Meredith SC (1984) Amino acid analysis by reverse phase high-performance liquid chromatography: precolumn derivation with phenylisothiocyanate. Analytical Biochemistry 136 : 65 – 74

7. Iimuro Y, Frankenberg Mv, Bradford BU, Thurman RG (1996) Development of a new model to study increased susceptibility tp alcoholic female rats. FASEB Journal 10 : 4613 (Abstr.)
8. Iimuro Y, Frankenberg Mv, Arteel GE, Bradford BU, Wall CA, Thurman RG (1997) Female rats exhibit greater susceptibility to early alcohol-induced injury than males. American Journal of Physiology 272 : G1186–1194

Korrespondenzadresse des Erstautors: Dr. Moritz von Frankenberg, Chirurgische Universitätsklinik, Kirschnerstr. 1, 69120 Heidelberg, Telefon (06221) 56-6110

Experimentelle Evaluierung der dynamischen MRT zur Quantifizierung der Leberperfusion

Experimental evaluation of dynamic magnetic resonance imaging for quantification of liver perfusion

C. Zapletal[1], A. Mehrabi[3], J. Scharf[2], Th. Heß[2], Th. Kraus[1]; Ch. Herfarth[1], E. Klar[1]

[1] Chirurgische und
[2] Radiologische Klinik,
[3] Abteilung für Experimentelle Chirurgie der Universität Heidelberg

Einleitung

Die Quantifizierung des Leberblutflusses und der Parenchymperfusion sind zur Differentialdiagnose der frühen hepatischen Dysfunktion nach Lebertransplantation von außerordentlichem Interesse. Eine Vielzahl von Komplikationen nach Lebertransplantation geht mit Mikrozirkulationsstörungen des transplantierten Organs einher. Dies gilt sowohl für Gefäßthrombosen wie für den Reperfusionsschaden [6] einschließlich des primären Transplantatversagens, der Rejektion und ischämischen Gallenwegsläsion. Für die intraoperative Beurteilung des Leberblutflusses stehen Dopplerflußmeßköpfe zur Verfügung. Die Thermodiffusion (TD) stellt ein am Großtiermodell validiertes Verfahren [4] dar, das sowohl intra- wie postoperativ ein verläßliches Monitoring der Lebermikrozirkulation erlaubt. Dieses Verfahren ist in unserer Klinik zum perioperativen Monitoring nach Lebertransplantation auch in klinischem Einsatz [5]. Die Perfusionsmessung der Leber mittels dynamischer kontrastmittelverstärkter MRT (dMRT) dagegen ist ein neues Verfahren. Ziel der vorliegenden Studie war es, die Messung der hepatischen Parenchymperfusion sowie des portalen Blutflusses mittels dynamischer kontrastmittelverstärkter MRT im Großtiermodell zu evaluieren.

Material und Methoden

Für die Versuche lag eine Genehmigung des Regierungspräsidiums Kalrsruhe vor. Bei 9 Schweinen (Deutsche Landrasse; 25 ± 7 kg) erfolgte unter Intubationsnarkose (Ketamin 5 mg/kg KG, Hydrobenzperidol 0,25 mg/kg KG, Fentanyl 0,005 mg/kg KG i. v.; Lachgas-O_2-Gemisch) nach Laparotomie und Präparation der Leberpforte die Quantifizierung der Lebermikrozirkulation und des -blutflusses. Hierzu wurden Doppler-Flußmeßköpfe (Transsonic Inc., Ithaka, USA) um A. hepatica (AH) und V. portae (VP) gelegt sowie eine Thermodiffusionssonde (Thermal Technologies Inc., Boston MA, USA) ins Parenchym des mittleren rechten Leberlappens implantiert. Eine Überwachung der Kreislaufparameter erfolgte mittels EKG, arterieller Blutdruckmessung und Blutgasanalyse. Nach der Basismessung wurden mittels MRT (Magnetom Expert; 1,0 Tesla, Siemens, Erlangen, Deutschland) T1-gewichtete axiale Schichten zur Selektion der Pfortaderebene durchgeführt, denen sich eine dynamische T1-gewichtete MRT mittels Gadolinium-DTPA (0,2 mmol/kg KG) in ausgewählter Schicht anschloß. Zur Quantifizierung des portalen Blutflusses erfolgte die 2D-Phasenkontrastflußmessung orthogonal zur V. portae [8]. Nach Überprüfung der stabilen Basismessung wurde eine durch Ultraschallflußmessung kontrollierte partielle Okklusion der V. porta erzeugt. Hierauf wurden alle Messungen in genannter Reihenfolge wiederholt. Die Auswertung der Thermodiffusionsmessung erfolgte durch Bildung des Mittelwertes nach fünfminütiger Messung. Zur Auswertung der dMRT wurde die Parametrierung der Kontrastmittelanflutung mittels mathematischem für Perfusionsmessung modifizierten 2-Kompartment-Modell nach einem selbst entwickelten Analyseprogramm [2] für jeweils 4 „regions of interest" (ROI) sowie die Berechnung des Portalflusses vorgenommen. Dabei wurde der K21-Wert als Maß für den Fluß des Kontrastmittels in den Kontrastmittelverteilungsraum der Leber ermittelt. Die statistische Analyse wurde mittels Pearson Correlation und gepaartem t-Test bzw. signed rank test durchgeführt.

Ergebnisse

Innerhalb der Versuchsphasen waren Kreislauf-, Perfusions- und Oxygenierungsbedingungen stabil. Es zeigten sich keine signifikanten Unterschiede zwischen den Messungen der einzelnen ROIs. Hochsignifikante Korrelationen konnten sowohl zwischen der Parenchymperfusion mittels dMRT (k21-Wert) und TD (r = 0,89; 0,9;

Tabelle 1. Unterschiede im Leberblutfluß zwischen Basismessung und Messung nach Okklusion für Dopplerfluß

	VP [ml/min]	Portalfluß-MRT [ml/min]
Basismessung	817,1 ± 345,5	801,1 ± 278,9
nach Okklusion	279,5 ± 166,8	406,7 ± 206
p (t-test)	0,0004	0,0302

(VP = V. portae) und Portalflußmessung im MRT (Portalfluß-MRT). Ergebnisse als Mittelwert ± Standardabweichung.

Tabelle 2. Unterschiede in der Parenchymperfusion zwischen Basismessung und Messung nach Okklusion für Thermodiffusion (TD) und dMRT (ROI = region of interest). Ergebnisse als Mittelwert ± Standardabweichung

	TD [ml/100 g/min]	ventrale ROI (k21)	mediale ROI (k21)	dorsale ROI (k21)	gesamt ROI (k21)
Basismessung	77,8 ± 6.0	13,8 ± 7,9	18,9 ± 20,6	19,7 ± 24,4	22,7 ± 22,0
nach Okklusion	47,9 ± 19,45	2,9 ± 1,6	3,2 ± 1,2	4,0 ± 0,96	3,4 ± 1,3
p (t-test)	0,0101	0,0147	0,0173	0,138	0,0184

0,77; 0,7; p < 0,01 für die ventrale, mediale, dorsale bzw gesamt ROI) als auch zwischen der portalen Blutflußmessung in der dMRT (VP-dMRT) und im Doppler (VP-Do) festgestellt werden (r = 0,95; p < 0,01).

Nach der Okklusion zeigten Perfusion (Portalfluß und Thermodiffusion) sowie Kreislaufparameter bei stabilen Blutgasen signifikante Unterschiede im Vergleich zur Basismessung. Diese kontrolliert erzeugte Minderung der hepatischen Perfusion wurden mittels dMRT sensitiv erfaßt.

Diskussion

Zunehmend können hämodynamische Parameter, auf der Basis schneller Schnittbild-verfahren quantifiziert werden [2, 3, 7, 8]. Als theoretische Grundlage dient die Indikatorverdünnungstheorie, die zum ersten Mal von L. Axel [1] zur Messung des regionalen zerebralen Blutflusses eingesetzt wurde. Die experimentelle Evaluierung der kontrastmittelverstärkten dynamischen MRT ergibt für die Quantifizierung der Leberperfusion und des Pfortaderblutflusses eine sehr enge Korrelation mit den bereits validierten Verfahren. Zudem können Änderungen der Perfusion und des Blut-flusses sensitiv erfaßt werden. Die dMRT bietet dabei zusätzlich zur Integration der Messung über die gesamte Leber die Möglichkeit regionaler Auflösung in Farbbild-dokumentation. Zusätzlich bleiben die Messungen von Parenchymperfusion und por-talem Blutfluß mittels MRT auch postoperativ jederzeit quantifizierbar. Die MRT bie-tet im Gegensatz zum CT den Vorteil fehlender Strahlenexposition sowie fehlender Toxizität des Kontrastmittels [9]. Im Gegensatz zur Thermodiffusionsmessung setzt die MRT relativ stabile und transportfähige Patienten voraus und ihre Ergebnisse sind weder unmittelbar verfügbar noch Messungen beliebig wiederholbar. Allerdings ist die gleichzeitige intraabdominelle Bildgebung in der MRT besonders bei Problem-patienten nach Transplantation als vorteilhaft anzusehen.

Zusammenfassung

Die kontrastmittelverstärkte dynamische MRT (dMRT) stellt ein neues Verfahren zur Quantifizierung von Pfortaderfluß und Leberperfusion dar. In der vorliegenden Stu-die wurde anhand validierter Verfahren (Dopplerflußmessung und Thermodiffusion) die Tauglichkeit dieser Methode im Großtiermodell evaluiert. Hierbei konnten signi-fikante Korrelationen in der Parenchymperfusion und der portalen Blutflußmessung zwischen den oben genannten Messungen erzielt werden. Kontrolliert erzeugte Min-derung der hepatischen Perfusion wurde duch die dMRT sensitiv erfaßt. Diese neue Methode der Perfusionsmessung im dMRT kann somit eine wertvolle Bereicherung der diagnostischen Möglichkeiten zur Quantifizierung der Leberperfusion werden.

Summary

Gadolinium-DTPA enhanced dynamic MR imaging is a new method for the quantification of portal bloodflow and liver perfusion. In this study we evaluated the

584

validity of this method comparing it with thermodiffusion and dopplerflowmetry in pigs. We found a significant correlation of tissue perfusion between dMRI and thermodiffusion and of portal bloodflow between dMRI and dopplerflowmetry. Partial occlusion of the portal vene was accurately detected by dMRI. Dynamic MRI could become a valuable diagnostic method for the quantification of liver perfusion.

Literatur

1. Axel L (1980) Cerebral blood flow determination by rapid sequence computed tomography. Radiol 137:679–686
2. Brix G, Semmler W, Port R, Schad LR, Layer G, Lorenz WJ (1991) Pharmacokinetic Parameters in CNS Gd-DTPA Enhanced MR Imaging. J Comput Assist Tomogr 15:21–28
3. Gückel F, Rempp K, Becker G, Köpke J, Loose R, Brix G (1994) Kernspintomographie als funktionsdiagnostische Methode. Neue Ansätze zur nichtinvasiven Quantifizierung von zerebralem Blutvolumen und Blutfluß. Radiologe 34:619–626
4. Klar E, Kraus T, Bleyl J, Newman W, Bowman F, v. Kummer R, Otto G, Herfarth Ch (1995) Thermodiffusion as a Novel Method for Continuous Monitoring of the Hepatic Microcirculation After Liver Transplantation. Transplant Proc 27:2610–2612
5. Klar E, Kraus T, Bredt M, Osswald B, Senninger N, Herfarth Ch, Otto G (1996) First clinical realization of continuous monitoring of liver transplantation by thermodiffusion. Transplant Int, 9 (Suppl 1):140–143
6. Klar E, Bredt M, Kraus T, Angelescu M, Mehrabi A, Senninger N, Otto G, Herfarth Ch (1997) Early assessment of reperfusion injury by intraoperative quantification of hepatic microcirculation in patients. Transplant Proc 29:362–363
7. Knopp MV, Hoffmann U, Brix G, Hawighorst H, Junkermann HJ, van Kaick G (1995) Schnelle MR-Kontrastmitteldynamik zur Charakterisierung von Tumoren Radiologe 35:964–972
8. Takashi T, Fuminori M, Shigeki O, Koji S, Kozo K, Yasunari S, Toshihiko K, Tohru K, Yukitaka Y, Hitoshi S, Noriyuki H, Haruto U (1989) Portal Blood Flow: Measurement with MR Imaging. Radiol 173:639–644
9. Werner J, Schmidt J, Warshaw AL, Gebhard MM, Herfarth, Ch, Klar E (1998) The relative safety of MRI contrast agent in acute necrotizing pancreatitis. Ann Surg (im Druck)

Korrespondenzadresse: Christina Zapletal, Chirurgische Universitätsklinik, Im Neuenheimer Feld 110, D-69120 Heidelberg

Eine neue Technik der orthotopen Lebertransplantation vom Meerschweinchen auf die Ratte

A new technique for orthotopic liver transplantation from guinea pig to rat

W. Mark[1], P. Hechenleitner[1], D. Candinas[2], P. Hengster[1], G. Klima[3], J. Feichtinger[4], R. Margreiter[1]

[1] Universitätsklinik für Chirurgie, Klin. Abt. für Transplantationschirurgie, Innsbruck, Österreich
[2] Universitätsspital Zürich, Klinik für Viszeralchirurgie, Departement Chirurgie, Zürich, Schweiz
[3,4] Institut für Histologie und Institut für Pathologische Anatomie der Universität Innsbruck, Österreich

Einleitung

Aufgrund des enormen Wissenszuwachses auf dem Gebiet der Xenotransplantation und der Möglichkeit, diskordante xenogene Organe als „bridging" bei fulminantem Leberversagen einzusetzen, werden dringend entsprechende in vivo-Forschungsmodelle für die diskordante Lebertransplantation benötigt.

Die Meerschweinchen-Ratten-Kombination – inzwischen Standardmodell der diskordanten Herztransplantation – wäre ein geeignetes Nagetiermodell, ist jedoch mit erheblichen technischen Schwierigkeiten und einer hohen primären Nichtfunktionsrate (PNF) verbunden [1]. Unser Ziel war es daher, eine speziell für das Meerschweinchen-Ratten-Modell vereinfachte Technik der orthotopen Lebertransplantation (OLT) zu entwickeln, die eine hohe Erfolgsrate garantieren sollte.

Methodik

Versuchstiere. Alle Versuchstiere wurden von Harlan Winkelmann GmbH (Borchen, Deutschland) bezogen. Männliche Meerschweinchen mit einem Gewicht von 100–250 g dienten als Leberspender, männliche Lewis-Ratten (250–350 g) als Empfängertiere. Die mit Wasser und standardisiertem pelletierten Futter ad libitum ernährten Tiere blieben einen Tag vor der Operation nüchtern.

Konventionelle Technik der orthotopen Lebertransplantation. Sämtliche chirurgische Eingriffe wurden unter Äther-Inhalationsnarkose durchgeführt, die p.o. Analgesie erfolgte mittels Temgesic (0,5 mg/kg, s.c.). In Gruppe 1 (n = 7) erfolgte die xenogene Lebertransplantation gemäß einer nach Kamada ursprünglich für die allogene Lebertransplantation in der Ratte beschriebenen Technik [2]. Aufgrund der speziellen Anatomie des Meerschweinchens wurde im Zuge der Spenderoperation eine Cholezystektomie durchgeführt sowie die an der infrahepatischen Vena cava (IHVC) adhärenten Nebennieren abpräpariert.

Neue Technik. In Gruppe 2 wurde die Technik in folgenden Punkten modifiziert:
Vena Cava Interposition Graft (VCIG). Unter Äther-Inhalationsnarkose wurde die

IHVC eines Gefäßspendertieres (Lewis-Ratten, die meist auch als Herzspender dienten) dargestellt. Lumbale Äste wurden mit 8–0 starker Seide ligiert und durchtrennt. Nach Injektion von 300 IE Heparin wurde die Vena cava knapp unterhalb der Nierenvenen und so peripher als möglich mit je einer Bulldog-Klemme abgeklemmt. Nach Durchtrennen der IHVC nahe der proximalen Klemme wurde die Vene durch den doppelseitigen Cuff gezogen, am proximalen Ende umgestülpt und mit einer zirkulären 6–0 Seidenligatur befestigt. Als Cuff wurde eine entsprechend zugeschnittene Plastik-Kanülle (16-gauge, Becton Dickinson) verwendet. Für ein besseres Handling wurde die Hälfte des Mittelstückes entfernt. Am distalen Ende wurde die IHVC ebenfalls durchtrennt, umgestülpt und am Cuff fixiert. Das 10 +/– 2 mm messende, an einem doppelten Cuff befestigte Gefäßinterponat wurde mit eiskalter Kochsalzlösung gespült und in solcher gelagert. Die Herstellung des Gefäßinterponates dauerte im Schnitt 13 Minuten (10–15).

Spenderoperation am Meerschweinchen. Nach querer Laparotomie wurde die linke Zwerchfellvene direkt an ihrer Einmündung in die suprahepatische Vena cava (SHVC) mit 8–0 Seide ligiert, jedoch noch nicht durchtrennt. Der linke Leberlappen wurde mobilisiert und anschließend sämtliche arteriellen Äste der Arteria hepatica zum Ösophagus nach Elektrokoagulation durchtrennt. Die IHVC wurde unmittelbar unterhalb der Leber nur in einem schmalen Bereich dargestellt, um eine 6–0 Seidenligatur zur späteren Fixierung des Gefäßinterponats (VCIG) vorlegen zu können. Die aufwendige Präparation und Separation beider Nebennieren von der IHVC sowie die Ligatur und die Durchtrennung der Nieren- und Lumbalvenen waren deshalb nicht mehr notwendig. Um Komplikationen im Bereich der Gallenwege zu vermeiden, wurde eine Cholzystektomie durchgeführt. Anschließend wurde ein 2 mm langer Silastik-Katheter (800/110/140/100, Portex, GB) in den Gallengang eingebracht und mit einer 8–0 Ligatur fixiert. Die A. hepatica communis wurde ligiert und durchtrennt. Nach Präparation der Vena portae wurden 300 IE Heparin in eine Ovarialvene injiziert. Die IHVC und die Aorta wurden nahe der Bifurkation durchtrennt, die Leber sodann mit 10 ml eiskalter Kochsalzlösung über die Pfortader perfundiert und diese dann am Konfluens durchtrennt. Die Zeit vom Hautschnitt bis zur Perfusion der Leber betrug im Mittel 15 Minuten (13–17). Als nächster Schritt wird nun der VCIG an der IHVC befestigt. Die IHVC wird zuvor in Höhe der Nierenvenen quer inzidiert und der VCIG mit einer Pinzette eingeführt. Der VCIG wird nun mit der vorgelegten 6–0 Seidenligatur fixiert und die IHVC des Spendertieres zwischen der Ligatur und den Nebennieren durchtrennt. Die Leber kann mit dem VCIG nach Durchtrennen der SHVC am Zwerchfell und des Ligamentum triangulare entnommen und in eiskalter Kochsalzlösung gelagert werden. Der Cuff für die Vena portae (16-gauge-Katheter, Becton-Dickinson) wird ex situ an der Pfortader befestigt.

Reperfusionskoeffizient und Histologie. Die Reperfusion des Transplantats wurde 30 Minuten nach Freigabe der Pfortader als Reperfusionskoeffizient (RC = perfundierte, sichtbare Leberoberfläche im Verhältnis zur gesamten sichtbaren Oberfläche) dokumentiert. Nach dem Tod und Entnehmen aller Transplantate wurden die formalinfixierten und in Paraffin eingebetteten Schnitte mit H.E. gefärbt.

Ergebnisse

Transplantatüberleben. In Gruppe I dauerte die Spenderoperation bis zur Perfusion 77 (61–90) Minuten, wobei es mit zunehmender Operationsdauer zu Hypotension und Instabilität des Spendertieres kam. In Gruppe II hingegen dauerte die Leberpräparation bis zur Perfusion 18 (15–20) Minuten, kardiovaskuläre Komplikationen wurden dabei nicht beobachtet. Die Überlebenszeit betrug im Mittel 84 (52–134) Minuten in Gruppe I, während Tiere der Gruppe II mit 285 (215–390 min) signifikant länger überlebten.

Reperfusion und Histologie. Der mittlere RC der Gruppe II war mit 8,3 bedeutend günstiger als jener in Gruppe I (6,1). Histologisch fanden sich in H.E.-gefärbten Gewebeproben aller Transplantate interstitielle Blutungen, Ödem und Nekrosestraßen als Ausdruck der hyperakuten Abstoßungsreaktion.

Diskussion

Aufgrund der Möglichkeit des „liver-bridging" durch extrakorporale Perfusion xenogener Lebern und des Einsatzes sogenannter Bioreaktoren mit kultivierten xenogenen Hepatozyten werden dringend geeignete in vitro-Modelle zur Untersuchung immunologischer und physiologischer Phänomene benötigt. In früheren Versuchen [3] stellte sich das Lebertransplantationsmodell vom Meerschweinchen auf die Ratte als technisch äußerst anspruchsvoll dar. Darüberhinaus reagieren Meerschweinchen sehr empfindlich gegenüber Narkotika mit Fortdauer des Eingriffs. Folge ist ein schwerer Reperfusionsschaden mit initialer Beeinträchtigung der Mikrozirkulation sowie primärer Nichtfunktion (PNF) der Leber, was zum frühzeitigen Tod des Empfängertieres führt [4]. Immunologische Veränderungen in diesen Transplantaten konnten, wohl aufgrund der zu geringen Reperfusion bzw. der zu kurzen Überlebenszeit der Empfängertiere nicht nachgewiesen werden [5].

Mit der konventionellen Technik wird für die Spenderoperation mindestens eine Stunde benötigt, was vom Meerschweinchen kaum toleriert wird und vermutlich einer der Gründe für die PNF ist. Mit der speziell für dieses Modell entwickelten Operationstechnik kann die Leberperfusion bereits 15 Minuten nach Beginn der Spenderoperation durchgeführt werden. Diese kurze Operationsdauer und eine unter 20 Minuten liegende anhepatische Phase verbessert die Reperfusion und die initiale Organfunktion, was Vorraussetzung für weitere immunologische und physiologische Untersuchungen ist.

Zusammenfassung

Die diskordante xenogene Lebertransplantation vom Meerschweinchen auf die Ratte ist mit erheblichen technischen Schwierigkeiten, die zu einem massiven Reperfusionsschaden und einer hohen primären Nichtfunktionsrate führen, assoziiert. Um die Operationsdauer und damit die Schädigung der Meerschweinchenleber während der Spenderoperation zu minimieren, wurde eine vereinfachte Technik für die Rekonstruktion der infrahepatischen Vena cava entwickelt. Mit der neuen Technik konnte die Dauer der Spenderoperation drastisch reduziert werden. Die verkürzte Operationsdauer führt zu einer deutlich verbesserten Reperfusion und damit einer signifikant längeren Überlebenszeit der Empfängertiere.

Summary

Guinea pig to rat orthotopic liver transplantation is associated with serious technical problems contributing to impaired graft reperfusion and a high incidence of primary non function. In order to reduce the operation time and thereby organ damage during procurement a simplified technique for reconstruction of the infrahepatic vena cava was developed and is described in detail. Reduced operation time was associated with markedly improved lobular graft perfusion and significantly better graft survival.

We suggest a modification of the donor operation for the guinea pig to rat xenograft liver model for the sake of reducing non immunological factors in this difficult setting.

Literatur

1. Schraa E, Scheringa M, Buchner B, Marquet R, Ijzermans J (1996) Limitations to feasability of discordant xenogeneic liver transplantation. Transplant Proc 28(2):717–8
2. Kamada N, Calne RY (1979) Orthotopic livertransplantation in the rat: technique using cuff for portal vein anastomosis and biliary drainage. Transplantation 28:47
3. Hengster P, Linke R, Feichtinger R, Hechenleitner P, Mark W, Eberl T, Klima G, Huemer H, Daha M, Margreiter R (1996) Mechanisms of hyperacute rejection of discordant liver xenografts. Xenotransplantation 3:246–251
4. Miki T, Subbotin V, Goller A, Rao A, Wang X, Demetris A, Fung J, Starzl T, Valdivia L (1997) Physiological incongruity in hepatic blood flow in guinea pig livers xenotransplanted into rats. The 4th International Congress for Xenotransplantation, Nantes, Sept. 7–11
5. Delriviere L, Havaux X, Gianello P, Gibbs P (1997) Orthotopic livertransplantation from guinea pig to rat is not a usable model because of fundamental anatomico-physiological differences between the species. The 4th International Congress for Xenotransplantation, Nantes, Sept. 7–11

Korrespondenzadresse: Dr. Walter Mark, Universitätsklinik für Chirurgie, Klinische Abteilung für Transplantationschirugie, Innsbruck, Anichstraße 35, A-6020 Innsbruck, Österreich, Telefon/Fax ++43-512-504-2603/2605, E-mail: Walter.Mark@uibk.ac.at

Vorbereitung des Spenders mit Glycin verbessert das Überleben nach Lebertransplantation im Tiermodell

Donor pretreatment with glycine improves survival after liver transplantation in rats

P. Schemmer[1], H. Bunzendahl[2], R. G. Thurman[1]

[1] Lab. of Hepatobiology and Toxicology, Dept. of Pharmacology
[2] Dept. of Surgery, University of North Carolina at Chapel Hill, Chapel Hill, North Carolina 27599, USA

Diese Arbeit wurde sowohl durch die National Institutes of Health (AA-09156) als auch durch die Deutsche Forschungsgemeinschaft (Sche 521/1-1, 1-2) unterstützt.

Keywords: Liver transplantation, harvesting procedure, Kupffer cells, glycine
Schlüsselwörter: Lebertransplantation, Explantation, Kupfferzellen, Glycin

Einleitung

Die Transplantation ist Therapie der Wahl in einer zunehmenden Zahl von Leber-erkrankungen. Das Angebot von Spenderorganen ist jedoch begrenzt. Mangelhafte initiale Funktion und primäres Transplantatversagen treten in bis zu 30% der Fälle auf [7]. Dies erfordert dringend die Klärung der Ursachen von Transplantatfunk-tionsstörungen. Prinzipiell ist eine Beeinflussung der späteren Funktion des Trans-plantates durch Besonderheiten des Spenders, während der Explantation, durch kalte Ischämie und Reperfusion möglich. Ausgiebig untersucht sind bislang jedoch nur Spenderkriterien, Ischämie und Reperfusion, wobei vor allem der Kupfferzell-abhän-gige Reperfusionsschaden von Bedeutung ist [6]. Kaum untersucht wurden bislang Einflüsse der Spenderoperation auf die Kupfferzell-abhängige initiale Transplantat-funktion.

Die nicht essentielle Aminosäure Glycin kann den Reperfusionsschaden durch In-aktivierung von Kupfferzellen verhindern [4]. Da *in situ* Manipulation der Leber während Standardverfahren der Organgewinnung nicht völlig vermieden werden kann [2, 5, 9], wurde der Einfluß einer solchen geringen Manipulation auf das Trans-plantatüberleben sowie die Wirksamkeit von Glycin im Spender zur Vermeidung einer so verursachten Transplantatfunktionsstörung untersucht.

Methodik

Spender und Empfänger waren weibliche Lewis Ratten (200–230 g) mit freiem Zu-gang zu Wasser und Tierfutter (Agway PROLAB RMH 3000, Syracuse, NY). Einige Spendertiere erhielten vor der Organgewinnung eine einstündige Glycin-Infusion (1 ml, 300 mM) via Vena femoralis. Stickstoffbalancierten Kontrollen wurde eine ent-sprechende Valin-Infusion verabreicht. Alle Eingriffe wurden in Inhalationsnarkose (Metofane®) durchgeführt.

Die Explantation der Spenderlebern erfolgte innerhalb von 25 Minuten. Nach initialer 12-minütiger minimaler Dissektion, inklusive Einlegen eines Splints in den

Gallengang, folgte entweder eine 13-minütige geringfügige Manipulation durch vorsichtiges Bewegen der Leberlappen oder eine Ruhephase gleicher Dauer. Anschließend wurden alle Lebern via Pfortader mit 8 ml kalter Ringer-Lösung gefolgt von 3 ml UW-Lösung perfundiert. Nach Explantation und einstündiger kalter Ischämie (0–4 °C) wurden die Lebern orthotop mit Rearterialisierung transplantiert [3]. Die Empfängeroperation dauerte durchschnittlich 30 Minuten während die Pfortader für 13 Minuten abgeklemmt war.

Acht Stunden nach Transplantation wurde von der Schwanzvene 0,3 ml Blut entnommen. Im Serum wurden anschließend Aspartat-Aminotransferase (AST) und Alanin-Aminotransferase (ALT)-Spiegel mit standard-enzymatischer Methodik bestimmt [1].

„Two-Way-ANOVA" und „Fisher exact-Test" dienten zur statistischen Auswertung. Die Ergebnisse sind als Mittelwert ± Standardabweichung dargestellt.

Ergebnisse

Minimale Dissektion der Spenderleber mit folgender Ruhephase hatte keinen Einfluß auf Überleben nach Transplantation (100 %) (n = 13); hingegen verursachte 13-minütige geringe Manipulation in der Valingruppe (n = 15) eine Verringerung des Überlebens auf 46 % (p < 0,05). Kupfferzellaktivierung, bedeutend für die Entwicklung des Reperfusionsschadens, kann durch Glycin verhindert werden. Empfänger manipulierter Transplantate von Spendern, die mit Glycin infundiert wurden, überlebten zu 100 % (n = 10).

Acht Stunden nach Transplantation einer unmanipulierten Leber betrugen die Serum-Transaminasen AST 338 ± 41 U/l und ALT 314 ± 68 U/l. Nach Transplantation von manipulierten Lebern der Valingruppe waren AST und ALT mit 2372 ± 437 U/l bzw. 1941 ± 345 U/l signifikant erhöht. Empfänger manipulierter Transplantate von Spendern, die mit Glycin infundiert wurden, wiesen deutlich niedrigere Werte für AST (774 ± 131 U/l) und ALT (574 ± 149 U/l) auf (p > 0,05) und unterschieden sich nicht von unmanipulierten Kontrollen.

Diskussion

Die Ätiologie des frühen Transplantatversagens und schlechter Initialfunktion, die in bis zu 30 % der Fälle nach Lebertransplantation auftreten [7], ist weitgehend unbekannt. Da Spenderorgane nur in begrenzter Zahl vorhanden sind, ist es dringend erforderlich die den Transplantatfunktionsstörungen zugrundeliegenden Mechanismen zu verstehen, um die Funktion jeder einzelnen Leber optimieren zu können.

Eine Transplantation kann in drei Phasen gegliedert werden: Spenderoperation, kalte Ischämie und Reperfusion. Bisherige Studien beschrieben die Reperfusion nach kalter Ischämie als entscheidenden Einfluß auf die Transplantatschädigung [6]. Desweiteren gibt es Hinweise auf eine Beeinflussung des Transplantatüberlebens durch die Spenderoperation [5, 8]. Explantationstechniken mit minimaler viszeraler Dissektion sind beschrieben. Während der Organgewinnung läßt sich jedoch in situ Manipulation der Leber nicht völlig vermeiden [2, 5, 9]. In dieser tierexperimentellen

Arbeit war das Transplantatüberleben nach Organ-Manipulation während der Spenderoperation drastisch reduziert. Außerdem waren die Serum Transaminasen dieser Tiere nach Transplantation deutlich erhöht.

Kupfferzellen spielen eine Hauptrolle bei der Entwicklung des Reperfusionsschadens, der nicht selten zu Transplantatfunktionsstörung bis hin zum primären Versagen führt [6]. Um die Rolle der Kupfferzellen bei der durch Manipulation einer Spenderleber hervorgerufenen Verringerung des Überlebens nach Transplantation zu überprüfen, wurden Spendertiere mit Glycin vor der Spenderoperation infundiert. Die nicht essentielle Aminosäure Glycin schützt Hepatozyten vor Hypoxie. Wird Glycin einer Spüllösung für Transplantate zugesetzt, sind Reperfusionsschaden, initiale Transplantatfunktion und Überleben nach Transplantation verbessert [6]. Desweiteren hat Glycin einen positiven Einfluß auf die intrahepatische Mikrozirkulation [10]. Die Minimierung des Kupfferzell-abhängigen Reperfusionsschadens nach Transplantation durch Glycin kann durch Verhinderung der Kupfferzellaktivierung erklärt werden [4]. Manipulierte Transplantate von Spendern, die mit Glycin-Infusion vorbereitet waren, unterschieden sich nicht von unmanipulierten Kontrollen hinsichtlich Überleben und Freisetzung von Transaminasen.

Daher kann der folgende transplantatschädigende Mechanismus angenommen werden: Manipulation einer zu transplantierenden Leber vor Perfusion mit kalter UW-Lösung führt zur Mikrozirkulationsstörung mit folgender Hypoxie. Dies aktiviert oder „primed" Kupfferzellen, die bei Reperfusion zur Schädigung führen. Der so entstandene aggravierte Reperfusionsschaden resultiert in initial schlechter Funktion oder Transplantatversagen. Dies wird durch die Tatsache unterstützt, daß Glycin-Infusion des Spenders durch Verhinderung einer Aktivierung oder „priming" der Kupfferzellen [4] Überleben und Serum Transaminasen nach Transplantation manipulierter Lebern verbessert.

Auf dieser Basis erscheint die Glycin-Infusion des Organspenders zur Verbesserung der Initialfunktion und zur Prävention des initialen Transplantatversagens auch bei klinischer Anwendung Erfolg zu versprechen.

Zusammenfassung

Die Ätiologie von primärem Transplantatversagen ist weitgehend unbekannt. Eine Ursache ist der Kupfferzell-abhängige Reperfusionsschaden. Da es Hinweise für einen Einfluß der Spenderoperation gibt, wurde der Effekt geringer Organmanipulation auf das Transplantatüberleben sowie die Wirksamkeit von Glycin im Spender zur Vermeidung einer so verursachten Transplantatfunktionsstörung untersucht. Orthotope Lebertransplantation mit Arterialisierung wurde bei Lewis Ratten durchgeführt. Die Explantation der Spenderlebern erfolgte innerhalb von 25 Minuten. Nach initial 12-minütiger minimaler Dissektion folgte entweder 13-minütige geringfügige Manipulation durch vorsichtiges Bewegen der Leberlappen oder eine Ruhephase. Anschließend wurden die Lebern über die Pfortader mit kalter UW-Lösung perfundiert und für eine Stunde bei 0–4 °C gelagert. Einige Spender wurden mittels einstündiger Glycin-Infusion (1 ml, 300 mM) vorbereitet. Als stickstoffbalancierte Kontrolle diente Valin. Die 13-minütige geringe *in situ* Manipulation der Leber verursachte eine Verringerung des Überlebens von 100 % auf 46 % (p < 0,05) und erhöhte die Serum-

Transaminasen nach Transplantation 7-fach. Kupfferzellaktivierung, bedeutend für die Entwicklung des Reperfusionsschadens, kann durch Glycin verhindert werden. Glycin-Infusion des Spenders verhinderte die Auswirkungen der Manipulation auf Überleben und Serum-Transaminasen nach Transplantation. Eine entsprechende Vorbereitung des Spenders stellt möglicherweise auch eine klinisch relevante Methode zur Vermeidung des primären Transplantatversagens dar.

Summary

The etiology of primary graft non-function has been linked to storage and reperfusion injury. Recently, graft manipulation during harvest was shown to aggravate reperfusion injury in livers effecting outcome after transplantation detrimentally. Since Kupffer cells play a pivotal role in reperfusion injury, glycine (1 ml, 300 mM) was infused into donors for one hour before harvest to prevent Kupffer cell activation. Valine was used as isonitrogenous control. To assess the influence of gentle manipulation, livers from female Lewis rats were dissected for 12 minutes minimally and harvested within 25 minutes. During the last 13 minutes, the organ was gently manipulated or left alone in the controls. Minimal dissection during harvest without manipulation had no influence on survival after liver transplantation (100%); however, gentle manipulation for 13 minutes decreased survival to less than 50%. Further, transaminases were elevated seven-fold after transplantation by manipulation. Glycine infusion totally prevented the effects of organ manipulation on survival and enzyme release. These data indicate for the first time that pretreatment of donors with intravenous glycine prevents the detrimental effects of graft manipulation during harvest on outcome.

Literatur

1. Bergmeyer HU (1988) Methods of Enzymatic Analysis. Academic Press, New York
2. de Ville de Goyet J, Redmond HP, Hausleithner, V, Lerut J, Otte J (1995) Standardized quick en block technique for procurement of cadaveric liver grafts for pediatric liver transplantation. Transpl Int 8 : 280 – 285.
3. Gao W, Lemasters JJ, Thurman RG (1993) Development of a new method for hepatic rearterialization in rat orthotopic liver transplantation: reduction of liver injury and improvement of surgical outcome by arterialization. Transplantation 56 : 19 – 24
4. Ikejima K, Qu W, Stachlewitz RF, Thurman RG (1997) Kupffer cells contain a glycine-gated chloride channel. Am J Physiol 272 : G1581 – G1586
5. Imagawa DK, Olthoff KM, Yersin H, Shackleton CR, Colquhoun SD, Shaked A, Busuttil RW (1996) Rapid en block technique for pancreas-liver procurement. Transplantation 61 : 1605 – 1609
6. Lemasters JJ, Thurman RG (1997) Reperfusion injury after liver preservation for transplantation. Annu Rev Pharmacol Toxicol 37 : 327 – 338
7. Ploeg RJ, D'Alessandro AM, Knechtle SJ, Stegall MD, Pirsch JD, Hoffmann RM, Sasaki T, Sollinger HW, Belzer FO, Kalayoglu M (1993) Risk factors for primary dysfunction after liver transplantation – A multivariate analysis. Transplantation 55 : 807 – 813
8. Schemmer P, Schoonhoven R, Bunzendahl H, Thurman RG (1997) Gentle in-situ liver manipulation during organ harvest decreases survival after rat liver transplantation: Role of of Kupffer cells. Abstract of 8th Congress of ESOT 1997 (Abstract 358)

9. Starzl TE, Miller C, Broznick B, Makowka L (1987) An improved technique for multiple organ harvesting. Surg Gynecol Obstet 165:343–348
10. Zhong Z, Jones S, Thurman RG (1996) Glycine minimizes reperfusion injury in a low-flow, reflow liver perfusion model in the rat. Am J Physiol 270:G332–G338

Korrespondenzadresse: Dr. Ronald G. Thurman, Lab. of Hepatobiology and Toxicology, Dept. of Pharmacology, CB# 7365, Mary Ellen Jones Bldg., The University of North Carolina, Chapel Hill, NC 27599-7365, USA, phone (919) 966-4745,
Fax (919) 966-1893, e-mail: thurman@med.unc.edu

Adresse des Autors: Dr. Peter Schemmer, Lab. of Hepatobiology and Toxicology, Dept. of Pharmacology, CB# 7365, Mary Ellen Jones Bldg., The University of North Carolina, Chapel Hill, NC 27599-7365, USA, phone: (919) 966-1154
Fax (919) 966-1893, e-mail: schemmer@med.unc.edu

Selektive Immunsuppression mit monoklonalen Antikörpern gegen ICAM-1 und LFA-1 mit FK 506 nach experimenteller Dünndarmtransplantation in der Ratte

Selective immunosuppression with FK 506, anti-IL-2R and anti-ICAM-1 monoclonal antibodies in rat small bowel transplantation

M. Gasser, C. Otto*, W. Timmermann, H.-J. Gassel, K. Ulrichs*, A. Thiede

Chirurgische Universitätsklinik und Poliklinik und
* Transplantations-Immunologie, Josef-Schneider-Str. 2, D-97080 Würzburg

Einleitung

Die Beherrschung akuter Abstoßungsreaktionen nach klinischer Dünndarmtransplantation erfordert potente immunsuppressive Therapieprotokolle. Hochdosierte konventionelle Immunsuppessiva, wie nach Dünndarmtransplantation auf der Basis von Cyclosporin A (CsA) oder FK 506 bislang zumeist angewendet, führen zu komplizierenden bakteriellen und viralen Infektionen und zur gehäuften Induktion von Lymphomen. Aufgrund der Bedeutung der Adhäsionsmoleküle bei den zellulären Interaktionen in der Frühphase der Immunreaktionen nach Organtransplantation sind therapeutische Antikörpergaben gegen diese Oberflächenmoleküle von besonderem Interesse zur Verhinderung von Abstoßungsreaktionen. Verschiedene Untersuchungen nach experimenteller Organtransplantation (Herz, Niere) zeigten, daß die Blockade dieser Adhäsionsmoleküle mit monoklonalen Antikörpern (mAk) zu einer langfristigen Organakzeptanz führte [1]. Als Alternative zu einer hochdosierten konventionellen Immunsuppression wurde daher in der vorliegenden Untersuchung die Wirksamkeit einer kombinierten Therapie aus einer subtherapeutischen FK 506 Dosis und mAk gegen die Adhäsionsmoleküle ICAM-1 (1A29) und LFA-1 (WT1) nach allogener Dünndarmtransplantation im Rattenmodell überprüft.

Methoden

Heterotope Dünndarmtransplantationen wurden in der allogenen Rattenstammkombination BN (RT1^n) auf LEW (RT1^l) in folgenden Gruppen durchgeführt: I. Allogene Kontrolle ohne Therapie (n = 5); II. FK506 Monotherapie (n = 6); III. FK 506 + 1A29 (n = 6); IV. FK 506 + 1A29 + WT1 (n = 4). Die Transplantatempfänger wurden von Tag 0–13 postoperativ mit einer subtherapeutischen Dosis von 0,15 mg/kg Körpergewicht FK 506 intramuskulär sowie 30 µg/kg 1A29 und 60 µg/kg WT1 intravenös behandelt. Zur Bestimmung des Abstoßungszeitpunktes wurde die Beschaffenheit der Transplantatschleimhaut täglich über ein distal in die Bauchhaut ausgeleitetes Ileostoma mikroskopisch (30-fach) untersucht und per Video-Anlage dokumentiert [2]. Durch

Vergleich jeweiliger Videodokumentationen war nach vorheriger Analyse und Beschreibung in der unbehandelten Situation eine vergleichbare frühe Abstoßungs-
phase in den einzelnen Versuchsgruppen zu evaluieren. Transplantat und Transplantatlymphknoten (TLK) wurden anschließend zu entsprechend vergleichbaren frühen
Zeitpunkten der Abstoßung durchflußzytometrisch und immunhistochemisch nach
semiquantitativem Schema analysiert. Hierzu dienten verschiedene monoklonale
Antikörper gegen CD4+ (W3/25), CD8+ (Ox-8), NK- (3.2.3) und CD11b/c+ (Ox-42)
Zellen sowie gegen MHC-Klasse I Zellen des Empfängers (NDS60). Zur Analyse der
IL-2Rezeptor Expression wurde der mAK Ox-39, für die ICAM-1 Expression der mAK
1A29 eingesetzt.

Ergebnisse

Die subtherapeutische FK 506 Monotherapie verlängerte das Transplantatüberleben
signifikant (19,3 ± 2,1 Tage vs. 7,6 ± 0,9 Tage in der Kontrolle). Sowohl die Kombination aus FK 506 und 1A29 als auch die Behandlung mit FK 506, 1A29 und WT1 führte
hingegen zu einem deutlich verkürzten Transplantatüberleben im Vergleich zur subtherapeutischen FK 506 Monotherapie von 10 ± 2,1 Tagen (Gruppe III) sowie 9,8 ± 0,4
Tagen (Gruppe IV). In der durchflußzytometrischen Analyse der TLK wurde zum
jeweiligen Abstoßungszeitpunkt im Vergleich zu einer hochregulierten IL-2R Expression in der unbehandelten Situation eine signifikant erniedrigte Expression des
IL-2 Rezeptors auf den eingewanderten Empfängerzellen in allen Therapiegruppen
(Gruppe II–IV) gemessen (Tabelle 1). Verglichen mit einem erhöhten Anteil an NK-
Zellen von 10,1% unter den eingewanderten Empfängerzellen in den TLK unbehan-
delter Tiere befanden sich in allen Therapiegruppen zum Abstoßungszeitpunkt deutlich weniger NK-Zellen in den jeweiligen TLK, insbesondere in der Kombination aus
FK 506 und 1A29 (Gruppe III, Tabelle 1). Im Transplantat zeigte sich immunhistoche-
misch ein vergleichbares Bild. Während in der unbehandelten Gruppe sowohl in der
Zotten- und Kryptenregion als auch vereinzelt in der Muscularis deutlich mehr NK
Zellen nachweisbar waren, wurden in allen Therapiegruppen nur vereinzelt NK Zellen vorgefunden. Eine signifikante Abnahme eingewanderter Empfänger-Makro-
phagen in den TLK wurde nur bei Tieren der Gruppe III gesehen. Der Anteil an

Tabelle 1. Durchflußzytometrische Analyse der Verteilung eingewanderter Empfängerzell-Sub-
populationen sowie der IL-2R- und ICAM-1 Expression in den Transplantatlymphknoten zum
Zeitpunkt der Abstoßung (Angaben in Prozent)

	Syngen (n = 5)	I (n = 5)	II (n = 6)	III (n = 6)	IV (n = 6)
IL-2R	2,4 ± 0,2	13,8 ± 5,5	3,6 ± 1	2,4 ± 0,5	3,6 ± 0,9
ICAM-1	44,7 ± 12,3	93,6 ± 8,2	72,5 ± 14,2	71 ± 10,5	90,4 ± 6,8
NK-Zellen	0,25 ± 0,2	10,1 ± 1,6	4,3 ± 2,5	0,5 ± 0,3	4,6 ± 2,8
Makrophagen	2,1 ± 0,7	17,4 ± 5,3	26,3 ± 6,1	5,4 ± 1,2	15 ± 5,4
CD8	15 ± 1	18 ± 2,7	21 ± 7,3	9,8 ± 3,6	17,9 ± 4
CD4	67 ± 2,2	36 ± 10	48 ± 5,5	45 ± 10,5	62,6 ± 1

Mittelwerte ± Standardabweichung.

Empfänger-CD8+Zellen in den TLK war nur bei den Tieren der Gruppe III vermindert, der Anteil an CD4+Zellen zeigte keine signifikanten Veränderungen (Tabelle 1).

Diskussion

In der vorliegenden Untersuchung führte die Verwendung monoklonaler Antikörper gegen die Adhäsionsmoleküle ICAM-1 und LFA-1 in Kombination mit einer subtherapeutischen FK 506-Dosis im Vergleich zur FK 506-Monotherapie zu einer beschleunigten Abstoßung nach allogener Dünndarmtransplantation in der Ratte. Die statistisch signifikante Verlängerung des Transplantatüberleben nach FK 506 Gabe wurde durch Zugabe der mAk aufgehoben. Im Gegensatz zu den hier vorliegenden Ergebnissen nach *Dünndarmtransplantation* konnten wir zeigen, daß die zusätzliche Gabe dieses anti-ICAM-1 mAk zu einem immunsuppressiven Protokoll aus CsA und einem anti-IL-2R Antikörper zu einer Toleranzinduktion nach vollallogener *Lebertransplantation* führte [1]. Bemerkenswert erscheint die Tatsache, daß der negative Effekt der Adhäsionsblockade nach Dünndarmtransplantation bei vergleichsweise niedrigen mAK-Dosen erzielt wurde. Auffällig erscheint ferner eine offensichtlich veränderte Verteilung der aus dem Empfänger in das Transplantat migrierenden immunkompetenten Zellen. Inwieweit es sich bei diesen erstmalig beobachteten Unterschieden in den zellulären Migrationsmustern in den TLK um ein Epiphänomen handelt, ist zur Zeit noch ungeklärt. Keinen Effekt auf das Transplantatüberleben auch nach höherer Dosierung sahen Brandt et al. bei Gabe beider identischer Antikörper nach vollallogener Herztransplantation in der Ratte [2]. Von anderen Arbeitsgruppen konnte bei Kombination mit CsA eine zum Teil sogar langfristige Transplantatakzeptanz nach allogener Herztransplantation, in Kombination mit FK 506 ein verlängertes Transplantatüberleben nach allogener Pankreastransplantation mit den hier verwendeten Antikörpern erzielt werden [4–6].

Die Blockade speziell des Adhäsionsmoleküls ICAM-1 und seines Liganden LFA-1 nach Transplantation scheint zusammenfassend unterschiedliche Effekte in Abhängigkeit von der gewählten Dosierung und vom transplantierten Organ selbst hervorzurufen und letztlich von der verwendeten Tierspezies abhängig zu sein [7, 8]. Zur genauen Klärung der unterschiedlichen therapeutischen Effekte einer Blockade der Adhäsionsmoleküle ICAM-1 und LFA-1 nach Transplantation erscheinen daher weitere systematische Analysen auch nach experimenteller Dünndarmtransplantation notwendig.

Zusammenfassung

Die Beherrschung akuter Abstoßungsreaktionen nach klinischer Dünndarmtransplantation erfordert eine potente immunsuppressive Therapie. Als Alternative zu einer hochdosierten konventionellen Immunsuppression wurde in der vorliegenden Untersuchung die Wirksamkeit einer kombinierten Therapie aus einer subtherapeutischen FK 506 Dosis mit monoklonalen Antikörpern gegen die Adhäsionsmoleküle ICAM-1 (1A29) und LFA-1 (WT1) nach allogener Dünndarmtransplantation in der

598

Ratte überprüft. Während die subtherapeutische FK 506 Monotherapie zu einem verlängerten Transplantatüberleben führte, bewirkte die zusätzliche Gabe von 1A29 sowie auch WT1 in Kombination mit 1A29 und FK 506 dagegen ein verkürztes Transplantatüberleben. Diese Beobachtung eines negativen therapeutischen Effektes einer Adhäsionsblockade gegen ICAM-1 und LFA-1 nach Dünndarmtransplantation scheint damit im Widerspruch zu den Ergebnissen nach anderen Organtransplantationen (Leber, Herz) zu stehen. Eine weitere Überprüfung dieser Antikörper-Effekte erscheint daher notwendig zu sein.

Summary

Prevention of allograft rejection remains a major problem after small bowel transplantation (SBT) and requires potent immunosuppressive regimens. In a variety of transplant models, e.g. liver or heart transplantation, the supplementary application of monoclonal antibodies (mabs) against adhesion molecules is effective in both prolonging graft survival and inducing long-term graft acceptance or tolerance in some cases. In this study anti ICAM-1 (1A29) and anti LFA-1 (WT1) mabs were used in combination with a subtherapeutic dose of FK 506 for 13 days after allogeneic SBT in the rat. The results of this study indicate that in contrast to the induction of allospecific tolerance after liver transplantation, the addition of anti ICAM-1 and/or of anti LFA-1 mabs after SBT reverses the FK 506 effect and results in early graft rejection. It has been shown that higher dosages of these mabs, given alone or in combination with CsA or FK 506, result in long-term survival of cardiac allografts in both, rats and mice [4–8]. Graft survival after pancreas transplantation is prolonged [6]. However, these negative therapeutic effects of the mabs 1A29 and WT1 after SBT have to be critically reevaluated and further analysed.

Literatur

1. Gassel H-J, Greiner A, Eckstein V, Timmermann W, Gassel AM, and Thiede A (1997) Selective immunosuppression induces tolerance after liver transplantation: An immunohistochemical and cytofluorgraphic analysis of the graft and recipient immune system. Transplant Proc 29:1163

2. Hoppe H, Gasser M, Gassel AM, Vowinkel T, Timmermann W, Otto C, Tykal K, Thiede, A (1997) Non-Invasive videomicroscopic monitoring of rat small bowel rejection. Microsurgery (in press)

3. Brandt M, Steinmann J, Steinhoff G, and Haverich A (1997) Treatment with monoclonal antibodies to ICAM-1 and LFA-1 in rat heart allograft rejection. Transpl Int 10:141–144

4. Komori A, Nagata M, Ochiai T, Nakajima K, Hori S, Asano T, Isono K, Tamatani T, and Miyasaka M (1993) Role of ICAM-1 and LFA-1 in cardiac allograft rejection of the rat. Transplant Proc 25, No 1:831–832

5. Bashuda H, Takazawa K, Tamatani T, Miyasaka M, Yagita H, and Okumura K (1996) Induction of persistent allograft tolerance in the rat by combined treatment with anti-leukocyte function-associated antigen-1 and anti-intercellular adhesion molecule-1 monoclonal antibodies, donor-specific transfusion, and FK 506. Transplantation 62:117–122

6. Kawabe A, Kimura T, Suzuki H, and Harada Y (1996) Anti-adhesion (Anti-ICAM-1 and Anti-LFA-1) therapy in a rat pancreas transplantation model. Transplant Proc 28, No 3:1808–1811

7. Isobe M, Yagita H, Okumura K, Ihara A (1992) Specific acceptance of cardiac allograft after treatment with antibodies to ICAM-1 and LFA-1. Science 255:1125–1127
8. Nakakura E, Shorthouse R, Zheng B, McCabe S, Jardieu P, and Morris RE (1996) Long-term survival of solid organ allografts by brief anti-lymphocyte function-associated antigen-1 monoclonal antibody monotherapy. Transplantation 62:547–552

Korrespondenzadresse: Dr. M. Gasser, Chirurgische Universitätsklinik und Poliklinik, Josef-Schneider-Str. 2, D-97080 Würzburg

L-Arginin-Administration verbessert die Mukosastruktur in der frühen Phase nach Reperfusion von Dünndarmtransplantaten

L-arginine application improves mucosal structure after reperfusion of small bowel grafts

A. R. Müller[1], K.-P. Platz[1], M. Häusler, C. Heckert, H. Lobeck[*], P. Neuhaus

[*] Klinik für Viszeral- und Transplantationschirurgie und Institut für Pathologie, Virchow Klinikum, Humboldt Universität zu Berlin, Germany
[1] Diese Arbeit wurde durch die Deutsche Forschungsgemeinschaft (Mu 905 / 2-1) unterstützt

Einleitung

Derzeit sind weltweit ca. 300 Dünndarmtransplantationen durchgeführt worden mit 1-Jahres Patienten-Überlebensraten von über 90 % in einigen Zentren. Problematisch ist jedoch nach wie vor die hohe Immunogenität des Dünndarmes. In diesem Zusammenhang konzentrieren sich verschiedene Untersuchungen auf die Reduktion des Reperfusionsschadens, um die damit verbundene Aktivierung der spezifischen Immunantwort sowie das Risiko früh-postoperativer Abstoßungen zu vermindern [1].

Nach anfänglichen Kontroversen über die Funktion von Stickstoffmonoxid (NO) im Rahmen der Ischämie und Reperfusion setzte sich zunehmend die Beobachtung durch, daß die protektiven Eigenschaften von NO überwiegen. Eigene sowie die Untersuchungen anderer Arbeitsgruppen zeigten, daß eine generelle Inhibierung der NO-Produktion den Reperfusionsschaden signifikant verstärkt und somit das Transplantat- und Empfängerüberleben deutlich verringert [2, 3]. Daher sollten in dieser Studie die positiven Effekte der NO-Produktion mittels Applikation von Molsidomin als NO-freisetzende Substanz und mittels Applikation von L-Arginin als Substrat für die NO-Produktion untersucht werden. Zur sensiven Erfassung des Reperfusionsschadens wurden extrazelluläre Matrix-Parameter wie Hyaluronsäure und Laminin sowie TNF-α als wesentlicher inflammatorischer Mediator nach Reperfusion im Gewebe und/oder Blut untersucht [4].

Methodik

Als Modell diente die syngene, orthotope Dünndarmtransplantation (Lewis; LEW $\rightarrow$ LEW), die nach einer 6-stündigen Konservierungszeit in NaCl 0,9 % erfolgte [5]. Alle Tiere erhielten eine kombinierte Inhalations-Barbiturat-Anästhesie mit Methoxyfluoran und Pentobarbital (1 mg/kgKG i.p.). Es wurden 24 Dünndarmtransplantationen durchgeführt (n = 6/Gruppe). Gruppe 1 erhielt keine Therapie (1 ml NaCl vor Reperfusion i.v.); Gruppe 2 erhielt Molsidimin (0,1 mg/kgKG); Gruppe 3 erhielt

Molsidomin + Methylprednisolon (50 mg/kgKG); und Gruppe 4 erhielt L-Arginin (50 mg/kgKG) + Methylprednisolon vor Reperfusion.

Die Tötung der Tiere erfolgte 24 Stunden nach Reperfusion zu Asservierung von Blut und Gewebe. Histologische und immunhistochemische Untersuchungen (Anti-Laminin; Dr. D. Schuppan, Benjamin-Franklin Universität, Berlin; und Anti-CD44, Hyaluronsäure-Rezeptor, Dianova, Hamburg, Germany) wurden 20 Minuten und 24 Stunden nach Reperfusion durchgeführt [4]. Die Untersuchung der Plasmaparameter erfolgte 24 Stunden nach Reperfusion mittels kommerziell erhältlicher Assays: Laminin (Immunoassay, DPC-Biermann, Germany); Hyaluronsäure (Radioimmunoassay, Kabi Pharmacia Diagnostics, Uppsala, Sweden); TNF-α (Immunoassay, Biozol, Eching, Germany).

Ergebnisse

Die Therapie der Empfängertiere mit allen 3 Pharmakakombinationen verbesserte die Struktur der Mukosa 20 Minuten nach Reperfusion deutlich im Vergleich zu nicht-therapierten Empfängertieren. Makroskopisch zeigte sich eine deutlich festere Struktur der Mukosa. Auch histologisch zeigte sich ein geringerer Konservierungs- und Reperfusionsschaden I° (versus I – II° bei nicht-therapierten Tieren). Besonders deutlich waren die Unterschiede in der Anti-Lamininfärbung. Hier zeigte sich 20 Minuten nach Reperfusion bei therapierten Tieren (Gruppe 2 – 4), insbesondere nach Therapie mit L-Arginin, eine deutlich besser erhaltene, fast normale Architektur der Basalmembranen. Dies steht im Gegensatz zu den ver-plumpten, komprimierten Basalmembranstrukturen von Transplantaten nicht-therapierter Tiere. Durch die Therapie, insbesonder mit L-Arginin und Methylprednisolon, konnte die sonst bei nicht-therapierten Tieren deutlich vermehrte Anreicherung von CD44-positivem Material im Bereich der Villuskörper und Crypten deutlich vermindert werden.

24 Stunden nach Reperfusion zeigten sich makroskopisch leichte Peritonitiszeichen mit trübem Sekret im Abdomen und Adhäsionen. Diese Peritonitiszeichen waren am deutlichsten in den Gruppen, die eine Molsidomintherapie erhielten (Gruppe 2 > 3). Nach L-Arginintherapie (Gruppe 4) waren diese Zeichen etwas geringer, jedoch immer noch intensiver als bei nicht-therapierten Tieren. Immunhistochemisch fand sich jedoch auch 24 Stunden nach Reperfusion ein Rückgang der CD44-Expression bei allen 3 Therapiegruppen im Vergleich zu nicht-therapierten Tieren. Ferner zeigte sich bei therapierten Tieren (Gruppe 24) in der Anti-Lamininfärbung eine normale Mukosastruktur, während bei nicht-therapierten Tieren eine Normalisierung der Basalmembran-Struktur (Lamininfärbung) erst am 5. postoperativen Tag zu beobachten war [4].

24 Stunden nach Reperfusion zeigte sich ein signifikanter Anstieg von Hyaluronsäure im Plasma bei nicht-therapierten Empfängertieren (1086 ± 112 µg/l) sowie nach Therapie mit Molsidomin (Gruppe 2: 1223 ± 67 µg/l; Tabelle 1). Dieser Anstieg war deutlich geringer nach Therapie mit Molsidomin + Methylprednisolon (Gruppe 3: 489 ± 12 µg/l) oder L-Arginin+Methylprednisolon (434 ± 72,6 µg/l; p ≤ 0,01 versus nicht-therapierte Tiere). Die Therapie mit Molsidomin war jedoch von einem deutlichen Anstieg von TNF-α im Plasma begleitet (Gruppe 2: 186 ± 25,4 pg/ml; Gruppe 3:

Tabelle 1. Veränderungen der Hyaluronsäure- und TNF-α-Plasmaspiegel 24 Stunden nach Reperfusion von Dünndarmtransplantaten unter der Therapie mit L-Arginin oder Molsidomin

Gruppe: Therapie	Parameter
	Hyaluronsäure
1: Keine	1086 ± 112 µg/l
2: Molsidomin	1223 ± 67 µg/l
3: Molsidomin + Methylprednisolon	489 ± 12 µg/l*
4: L-Arginin + Methylprednisolon	434 ± 73 µg/l*
	TNF-α
1: Keine	121 ± 3,7 pg/ml
2: Molsidomin	186 ± 25,4 pg/ml*
3: Molsidomin + Methylprednisolon	191 ± 27,9 pg/ml*
4: L-Arginin + Methylprednisolon	136 ± 14 pg/ml

* $p \leq 0,01$ für Hyaluronsäure- und $p \leq 0,05$ für TNF-α-Spiegel versus nichttherapierte Empfängertiere.
Normalbereich für Hyaluronsäure: 28,4 ± 0,7 µg/l und für TNF-α: 117 ± 1,2 pg/ml.

191 ± 27,9 pg/ml; $p \leq 0,05$ versus nicht-therapierte Tiere: 121 ± 3,7 pg/ml). Unter der Therapie mit L-Arginin + Methylprednisolon war nur ein geringer TNF-α-Anstieg zu beobachten (136 ± 14 pg/ml; Tabelle 1).

Diskussion

Die anfänglichen Kontroversen bezüglich der Funktion von NO sind überwiegend durch die verschiedenen Formen der NO-Produktion begründet. Es setzt sich jedoch zunehmend die Beobachtung durch, daß während der Ischämie und Reperfusion die protektiven Effekte von NO gegenüber den negativen Auswirkungen, die bei schwerer Sepsis beobachtet werden, überwiegen [3]. Letztere äußern sich im Verlust des peripheren Widerstandes, Hypotension und Schock, bedingt durch Induktion der induzierbaren NO-Synthetase (iNOS). Die protektiven Effekte von NO werden durch Induktion der konstitutiven NO-Synthetase (cNOS) hervorgerufen und sind in der Neutralisation von Superoxidanionen, der Vasodilatation und anderen zytoprotektiven Eigenschaften von NO wie der Inhibierung der Neutrophilenadhäsion und Thrombozytenaggregation begründet [6].

Bisher wurde angenommen, daß L-Arginin in ausreichender Menge im Körper vorhanden ist. Es ist jedoch möglich, daß in Grenzsituationen wie der Ischämie und Reperfusion eine vermehrte Zufuhr von L-Arginin als Substrat für eine vermehrte NO-Produktion von günstiger Wirkung ist. Diese protektiven Auswirkungen der L-Arginin-Applikation wurden durch diese Experimente bestätigt. Insbesondere die Veränderungen an der extrazellulären Matrix und Basalmembran (Laminin- und CD44-Färbung) sind deutlich geringer als bei nicht-therapierten Tieren.

Zusammenfassung

Diese Untersuchungen zeigen, daß es durch Applikation von L-Arginin oder Molsidomin vor Reperfusion zu einer deutlichen Reduktion des Konservierungs- und Reperfusionsscchadens nach Dünndarmtransplantation kommt. Die besten Ergebnisse wurden durch Applikation von L-Arginin und Methylprednisolon erzielt. Makroskopisch fand sich 20 Minuten nach Reperfusion eine deutlich verbesserte Konsistenz der Mukosa des Transplantates. Dies war begleitet von einem etwas geringeren histologisch nachweisbaren Schaden sowie von einer immunhistochemisch signifikant besser erhaltenen Struktur der Basalmambranen (Lamininfärbung). Des weiteren war die Expresssion von CD44-positivem Material deutlich geringer ausgeprägt als bei nicht-therapierten Tieren. Auch die Freisetzung von Hyaluronsäure im Plasma war signifikant niedriger als Ausdruck eines geringeren Schadens an der extrazellulären Matrix. Durch die Vermehrung der NO-Produktion mittels L-Arginin-Applikation könnte der durch Superoxidanionen bedingte Schaden an den Endothelzellen und der extrazellulären Matrix deutlich vermindert werden.

Summary

L-arginine and molsidomine application prior to reperfusion significantly reduced the preservation and reperfusion-related injury after small bowel transplantation. The architecture of the mucosa was best preserved after treatment with L-arginine and methylprednisolone. The macroscopic appearence of the mucosa was improved (less watery and less thin than after reperfusion of non-treated recipients). The histological appearence was improved. But the most prominent changes were observed by anti-laminin staining showing an almost normal architecture of the basement membrane compared with compressed and thickened basement membrane structures in non-treated recipients. This was accompanied by a decrease in CD44-expression within the villi cores and crypts 20 minutes and 24 hours after reperfusion. The release of hyaluronic acid into the plasma was also lower after treatment with L-arginine and molsidomine in combination with methylprednisolone than in non-treated recipients. These improvents may result from increased NO-production by L-arginine which may scavenge superoxid anions. The latter are known intermediates that cause significant injury at the endothelial level and at the extracellular matrix including the basement membrane.

Literatur

1. Wood RFM (1996) Anti rejection strategy in small bowel transplantation. Transplant Proc 28:2491–2493
2. Mueller AR, Platz KP, Langrehr JM, Hoffman RA, Nussler AK, Nalesnik M, Billiar TR, Schraut WH (1994) The effects of administration of nitric oxide inhibitors during small bowel preservation and reperfusion. Transplantation 58:1309–1316
3. Billiar TR (1995) Nitric oxide Novel biology with clinical relevance. Ann Surg 221:339–349
4. Mueller AR, Platz KP, Heckert C, Häusler M, Lobeck H, Schuppan D, Neuhaus P (1998) The extracellular matrix – an early target of preservation injury and acute rejection after small bowel transplantation. Transplantation 65: in press

5. Mueller AR, Nalesnik M, Platz KP, Langrehr JM, Hoffman RA, Schraut WH (1994) Evaluation of preservation conditions and various preservation solutions for small bowel preservation. Transplantation 57:649–655
6. Lefer AM, Lefer DJ (1991) Endothelial dysfunction in myocardial ischemia and reperfusion: role of oxygen derived free radicals. Basic Research in Cardiology 86 Suppl 2:109–115

Korrespondenz: Dr. Andrea Raffaella Müller, Klinik für Viszeral- und Transplantationschirurgie, Virchow Klinikum, Humboldt Universität zu Berlin, Augustenburger Platz 1, 13353 Berlin, Germany

Signifikante Beeinflußung des hyperthermischen Effektes durch Stärkemikrospheren (Spherex®) bei der Laser-induzierten Thermotherapie im Lebermetastasenmodell der Ratte

Degradable starch microspheres (Spherex®) significantly improve hyperthermic effects in laser-induced thermotherapy in a rat liver metastases model

D. Albrecht[1], C. T. Germer[1], J. Pelz[1], C. Isbert[1], J. P. Ritz[1], D Schuppan[2], H. J. Buhr[1]

[1] Chirurgische Klinik I Viszeral-, Gefäß- und Thoraxchirurgie (Direktor: Prof Dr. H. J. Buhr)
[2] Klinik für Innere Medizin mit Schwerpunkt Gastroenterologie (Leiter: Prof. Dr. E. O. Riecken); Universitätsklinikum Benjamin Franklin der FU Berlin, Hindenburgdamm 30, 12200 Berlin

Gefördert durch die Deutsche Forschungsgemeinschaft (Al-143/1-1).

Zusammenfassung

In einer tierexperimentellen Studie wurde an einem Lebermetastasenmodell (Adenocarcinom) untersucht ob durch eine passagere Mikroembolisation mittels Stärkemikrospheren (Spherex®) eine Elimination des „cooling effects" möglich und eine Verbesserung des hyperthermischen Wirkungsgarades erzielbar ist. Hierzu wurden jeweils 15 Versuchstiere mittels $LITT_{Mono}$, $Embolisation_{Mono}$ oder der Kombination $LITT_{Embolisation}$ behandelt. In der Gruppe $LITT_{Embolisation}$ fand sich nach 24 h, 7 d und 28 d bei 1/15 Tieren vitales Tumorgewebe, in Gegensatz dazu zeigte sich in beiden anderen Gruppen bei 13/15 ($LITT_{Mono}$) bzw. 14/15 ($Embolisation_{Mono}$) Tieren Tumorwachstum. Die Ergebnisse demonstrieren, daß unter den gewählten Versuchsbedingungen die Applikation von Stärkemikrospheren zu einer signifikanten Steigerung des hyperthermischen Effektes der LITT führt.

Summary

This experimental study in an animal liver metastasis model (adenocarcinoma) investigated whether the „cooling effect" can be eliminated by temporary embolization with starch microspheres (Spherex®) and the hyperthermic efficiency was improved. In this connection, groups of 15 test animals were treated with $LITT_{mono}$, $Embolization_{mono}$ or $LITT_{embolization}$. In the LITTembolization group, 1/15 animals had vital tumor tissue after 24 h, 7 and 28 days, but tumor growth was found in the other 2 groups in 13/15 ($LITT_{mono}$) and 14/15 ($Embolization_{mono}$). These results demonstrate that the application of starch microspheres led to a significant increase in the hyperthermic effect of LITT under the selected testing conditions.

Einleitung

Die Methode der Laserinduzierten Thermotherapie (LITT) stellt ein Verfahren dar, mit dessen Hilfe es möglich ist, maligne Tumore der Leber zu zerstören [4]. Technisch erfolgt dies durch die homogene Zufuhr thermischer Energie in das Zielgewebe zur Induktion uniformer reproduzierbarer Koagulationsnekrosen [5]. Hierzu werden Laserfasern mit speziellen Streukörpern am distalen Ende direkt in das Tumorgewebe eingebracht [1]. Die LITT kann während einer Laparotomie, percutan als auch laparoskopisch eingesetzt werden [3, 6]. Der bisherige klinische Einsatz der LITT ist u. a. limitiert durch die Größe der hyperthermischen Läsionen. Für die Ausdehnung des Hyperthermieareals stellt die lokale Durchblutung der Leber neben anderen Faktoren einen sigifikanten Einflußfaktor dar. Der durch die Leberdurchblutung hervorgerufene „cooling-effect" besitzt eine protektive Wirkung auf das Zielgewebe mit konsekutiver Verringerung des hyperthermischen Wirkungsgrades [2].

Zielsetzung

Ziel der vorliegenden tierexperimentellen Studie war es zu untersuchen ob, durch eine passagere Mikroembolisation mittels Stärkemikrosphären (Spherex®) des kapillären Tumorgefäßbettes vor der LITT eine Vergrößerung der Wirkvolumina erzielbar ist.

Material und Methode

Zur Induktion der Lebertumore wurde die Coloncarcinom-Zellinie CC-531 verwendet. Hierzu wurde insgesamt 45 Versuchstieren 10^6 Zellen/0,1 ml NaCl-Lsg. subcapsulär in die Leber appliziert. Nach 14-tägiger Latenzzeit betrug die Tumorgröße im Mittel 10 mm ($\pm$1). Die Versuchstiere wurden drei Versuchsgruppen zugeteilt $LITT_{Mono}$ (n = 15), Embolisation$_{Mono}$ (n = 15), $LITT_{Embolisation}$ (n = 15). Die intersitielle LITT erfolgte mit einem Nd-YAG Laser (Wellenlänge 1064 nm) unter Verwendung eines Diffuser-tip Applikators mit einer Laserenergie von 1200 J. Im Abstand von 6 mm vom Applikator erfolgte die Messung der intrahepatischen Temperatur. Zur Applikation der Stärkemikrosphären erfolgte in den Gruppen Embolisation$_{Mono}$, $LITT_{Embolisation}$ die Implantation eines Katheters in die Art. gastroduodenalis. 24 h, 7 d sowie 21 d nach der Behandlung wurden jeweils 5 Versuchstiere aus jeder Gruppe getötet, die Läsionsvolumina und Tumorgrößen makroskopisch vermessen. Die Vitalität des Tumors wurde immunhistologisch mittels Bromdesoxyuridin-AK (BrdU) Reaktion als auch an HE-Schnitten ermittelt.

Ergebnisse

Die Analyse der intraoperativen Temperaturkurven demonstrierten für die $LITT_{Embolisation}$ mit 68 °C ($\pm$1) signifikant höhere Werte als $LITT_{Mono}$ mit 57 °C ($\pm$1) (p < 0,01). Makroskopisch und immunhistologisch zeigte sich bei $LITT_{Mono}$ und

Tabelle 1

Parameter	Vitales Tumorgewebe		
	24 h (n = 5)	7 d (n = 5)	21 d (n = 5)
LITT$_{Mono}$ (n = 15)	4/5	4/5	5/5
Embolisation$_{Mono}$ (n = 15)	5/5	4/5	5/5
LITT$_{Embolisation}$ (n = 15)	0/5	1/5	0/5

Embolisation$_{Mono}$ nach 24 h, 7 d und 21 d Tumorwachstum. Dabei zeigte sich bei LITT$_{Mono}$ eine deutlich herabgesetzte BrdU-Reaktion im Tumorrandbereich im Vergleich zu Embolisation$_{Mono}$ und einer Kontrollgruppe mit unbehandeltem Tumor. Entsprechend waren die Tumordurchmesser bei LITT$_{Mono}$ nach 21 d im Mittel um 3 mm geringer als bei Embolisation$_{Mono}$. Bei LITT$_{Embolisation}$ fanden sich sowohl makroskopisch als auch immunhistologisch nur bei einem Tier vitale Tumorreste (p < 0,01) (Tabelle 1).

Schlußfolgerung

1. Unter den gewählten Versuchsbedingungen führte LITT$_{Mono}$ zu einer deutlichen Verzögerung des Tumorwachstums.
2. Die Applikation von Stärkemikrospheren ermöglicht die Elimination des „cooling effects" der Leberperfusion und führt zu einer signifikanten Steigerung des hyperthermischen Effektes der LITT.
3. Dieser synergistische Effekt ermöglicht die Behandlung auch größerer Tumore mittels LITT.

Literatur

1. Albrecht D, Germer CT, Foss HD, Roggan A, Häring R (1994) Laserinduzierte Thermotherapie (LITT) zur Behandlung maligner Lebertumoren – Ex-vivo-Studie zur Applikatorerprobung. Langenbecks Arch Chir Forumsband: 278
2. Albrecht D, Germer CT, Isbert C et al. (1996) Laparoscopic laser-induced thermotherapy for treating malignant liver tumors: The influence of the hepatic perfusion and application mode in an animal experimental study. Gastroenterology 110 Supl: A 1372
3. Germer CT, Albrecht D, Roggan A et al. (1997) An Experimental Study of laparoscopic laser-induced Thermotherapy treatment for liver tumours. Br J Surg 84: 317–320
4. Masters A, Steger AC, Lees WR et al. (1992) Inerstitial laser hyperthermia: a new approach for treating liver metastases. Br J Cancer 66: 518
5. Matthewson K, Colderidge-Smith P, O'Sullivan JP et al. (1987) Biological effects of intrahepatic Nd:YAG laser photocoagulation in rats. Gastroentorology 93: 550–557
6. Vogl TJ, Mack MG, Straub R et al. (1997) Percutaneous MRI-guided laser-induced thermotherapy for hepatic metastases for colorectal cancer. Lancet 350: 29

Pilotstudie zur Wirksamkeit der Gleichstromtherapie im experimentellen Lebermetastasenmodell

Pilot study about effectiveness of low level direct current therapy in an experimental liver metastases model

A. Türler[1], H. Schäfer[1], N. Schäfer[1], R. Fischbach[2], M. Wagner[3], J. C. Qiao[1], A. H. Hölscher[1]

[1] Klinik und Poliklinik für Visceral- und Gefäßchirurgie
[2] Institut und Poliklinik für Radiologie
[3] Institut für Pathologie, Universität zu Köln, Joseph-Stelzmann-Str. 9, 50924 Köln

Einleitung

Eine noch weitgehend unbekannte Methode zur lokalen Tumordestruktion ist die Behandlung mit Gleichstrom. Die Applikation erfolgt über intra- oder peritumoral eingestochene Elektroden. Mit den Vorteilen eines minimal invasiven Behandlungsverfahrens ist die Methode überwiegend zur Palliativbehandlung fortgeschrittener, gut zugänglicher Malignome eingesetzt worden. Arbeitsgruppen aus Skandinavien und China berichten über Behandlungserfolge bei Mamma-, Haut-, und Lungentumoren, aber auch beim Leberzellkarzinom [4, 5]. Die Wirksamkeit der Gleichstromtherapie bei kolorektalen Lebermetastasen ist bisher nicht untersucht worden. Zielsetzung der im folgenden beschriebenen Studie war es, die Wirksamkeit der Gleichstromtherapie an einem experimentellen Lebermetastasenmodell zu überprüfen. Zur Feststellung der optimalen Applikationsmethode haben wir in den Therapiegruppen außerdem die Elektrodenpolung und die Stromdosis variiert.

Material und Methodik

Unter Allgemeinnarkose (Peritonealapplikation mit Ketanest®/Rompun®) wurde bei insgesamt 25 isogenen BDIX- Ratten (mittleres Alter: 51 d [+/– 3 SD] / mittleres Gewicht: 204 g [+/– 37 SD]) zunächst eine mediane Oberbauchlaparotomie durchgeführt. Nach Exposition der Leber erfolgte an drei mindestens 5 mm voneinander entfernten Lokalisationen die subkapsuläre Injektion von jeweils 4×10^5 Zellen einer kolorektalen Tumorzellinie (DHD-K12) [3]. Zur Verhinderung mechanischer Tumorzellverschleppungen wurden die Nadelstichkanäle durch 2 mm² große Kollagenvließe abgedeckt und für 1 min mit einem Tupfer komprimiert. Anschließend wurde die Laparotomie durch fortlaufende Allschichtnaht verschlossen. Nach 3 Wochen erfolgte eine magnetresonanztomographische Untersuchung zur Feststellung des Tumorvolumens. Verwendet wurde ein 1,5 T Phillips ACS-Ganzkörperscan mit einer 9,5 cm zirkulären Oberflächenspule. Die Schichtdicke betrug 3 mm, die Scanzeit lag bei 3 min und 40 sec (T2 gewichtete Turbo-Spinecho-Sequenz). Die MRT-Untersuchung der

Tiere erfolgte wiederum in Allgemeinnarkose. Nach 24 h wurden die Tiere erneut laparotomiert. Es erfolgte dann die tumorvolumenbezogene Gleichstromapplikation mit einer zentralen- und 4 Randelektroden aus Platin. Die angelegte Stromstärke lag konstant bei 10 mA, die Ladung variierte entsprechend den während der Behandlung zunehmenden Gewebswiderständen zwischen 5 und 25 Volt.

Um die Wirksamkeit verschiedener Gleichstromapplikationsmethoden zu untersuchen, wurden randomisiert 4 Therapiegruppen und 1 Kontrollgruppe gebildet (C = Coulomb). Variiert wurden die Elektrodenpolung (Anode oder Kathode im Tumorzentrum) und die Stromdosis (60 C/cm^3 oder 80 C/cm^3):

A60: 60 C/cm^3, Anode zentral;   *K60:* 60 C/cm^3; Kathode zentral;
A80: 80 C/cm^3, Anode zentral;   *K80:* 80 C/cm^3; Kathode zentral;
Kg: Kontrollgruppe: keine Gleichstromapplikation.

Am 7. postoperativen Tag wurden alle Tiere getötet und die Lebern zur histologischen Untersuchung entnommen. Nach Fixierung und Färbung (Masson-Goldner, HE, EvG., Fe-Färbung, PAS) erfolgte die Untersuchung der behandelten Tumorareale auf vitales Gewebe. Ausgehend von der Ebene des Tumor- bzw. Nekrosemaximaldurchmessers wurden jeweils 5 Schnitte mit einer Schichtdicke von 2 μm angefertigt. Das Ergebnis wurde als CR (complete response) definiert, wenn sich kein vitales Tumorgewebe nachweisen ließ. Fand sich neben nekrotischen Arealen (mehr als 50% des Tumorvolumens) noch vitales Tumorgewebe, handelte es sich um PR (partial response). Waren keine Nekroseareale nachweisbar (bzw. weniger als 50% des Tumorvolumens) wurde das Ergebnis als NR (no response) bezeichnet. Die Ergebnisse wurden mit dem χ^2-Test für Kontingenztafeln überprüft.

Ergebnisse

Bei der magnetresonanztomographischen Untersuchung stellten sich die gewachsenen Tumoren als rundliche, echoreiche, subkapsulär gewachsene Raumforderungen dar. Die Rate der Entwicklung von Lebermetastasen pro Implantation lag bei 69% (52 der insgesamt 75 durchgeführten Implantationen). Bei 4 Tieren hatte sich an keiner der drei Implantationsstellen eine Metastase ausgebildet. 4 Tumoren konnten aus technischen Gründen nicht behandelt werden (Durchmesser < 1,5 mm). Somit lag die Zahl der behandelten und ausgewerteten Metastasen bei 48. Der mittlere Tumordurchmesser zum Zeitpunkt der Behandlung betrug 3,5 mm [+/- 0,98 SD]. Bei allen behandelten Metastasen ließen sich innerhalb der Tumoren große nekrotische Areale nachweisen (*A60, A80, K60, K80:* NR = 0%, PR = 63%, CR = 37%). In der Kontrollgruppe fand sich dagegen nur in einem Fall eine partielle Tumornekrose (30% des Tumorvolumens; Kg: NR = 100%). Dieser beobachtete Therapieeffekt war nach dem χ^2-Test signifikant [p < 0,0001]. Die durchschnittliche Nekrosenbreite in den Therapiegruppen betrug 5,3 mm [+/- 2,4 SD; min 1,5 mm; max 9,5 mm] und die Tiefe betrug 4,7 mm [+/- 2,2 SD; min 1 mm; max 10 mm]. Bei einem Vergleich der 4 verschiedenen Therapiegruppen bezüglich Nekrosenbreite und -tiefe ergaben sich keine signifikanten Unterschiede. Morphologisch beschränkten sich die beobachteten Nekrosen weitgehend auf das Areal zwischen und um die Elektrodeneinstichkanäle herum. Am erfolgreichsten war die Behandlung mit der Anodenanordnung im

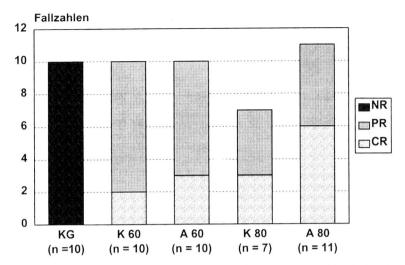

Abb. 1. Ergebnisse der histologischen Untersuchung. (*A60:* 60 C/cm³, Anode zentral; *K60:* 60 C/cm³; Kathode zentral; *A80:* 80 C/cm³, Anode zentral; *K80:* 80 C/cm³; Kathode zentral; *Kg:* Kontrollgruppe: keine Gleichstromapplikation. *CR:* complete response; *PR:* partial response; *NR:* no response)

Zentrum und 80 Coulomb, am wenigsten effektiv die Kathodenanordnung mit 60 Coulomb. Die Ergebnisse in den beiden anderen Gruppen lagen zwischen diesen Werten (Abb. 1.). Die beobachteten unterschiedlichen Therapieeffekte zwischen den Behandlungsgruppen waren nicht signifikant [p > 0,05].

Diskussion

Erstmalig konnte in einem tierexperimentellen Modell die Durchführbarkeit und signifikante Wirksamkeit der Gleichstromtherapie bei der Behandlung von kolorektalen Lebermetastasen nachgewiesen werden. Als wesentlicher Wirkmechanismus für die Zerstörung des Tumorgewebes werden pH-Wert-Verschiebungen, ausgelöst durch die lokale Erzeugung eines elektrischen Feldes und einer Elektrolyse, angesehen [1, 2]. Eine weitere mögliche Ursache für die lokale Gewebezerstörung sind die Ausbildung von Mikrothromben [1]. Einen Leberkeilinfarkt, wie er durch Griffin et al. [2] nach der Gleichstromapplikation in gesundem Lebergewebe beschrieben wurde, konnten wir nicht beobachten. Durch die Anordnung der Elektroden im Tumorzentrum und Tumorrand läßt sich die gewebezerstörende Wirkung gut steuern. Ob es zu einer Schädigung des umliegenden Lebergewebes kommt, wird derzeit an einer Kurzzeitvergleichsstudie Gleichstom- versus Lasertherapie untersucht. Aufgrund der geschilderten Ergebnisse ist eine klinische Anwendung der Gleichstromtherapie in erster Linie mit palliativem Ansatz denkbar. Vorteile gegenüber anderen palliativen Verfahren bestehen in der möglichen transkutanen oder minimal invasiven Applikationsform.

Zusammenfassung

Das Ziel der aktuellen Studie war die Überprüfung der Effektivität der Gleichstromtherapie bei Lebermetastasen und der Einfluß der Polarität (Anode oder Kathode im Tumorzentrum) bzw. der Stromdosis (60 or 80 C/cm^3). Bei 25 BD IX Ratten wurden durch die subkapsuläre Injektion von DHD/K12-Dickdarmkarzinomzellen Lebermetastasen induziert. Nach 3 Wochen erfolgte die Gleichstromtherapie (appliziert mit 5 Platinelektroden). Die histologische Untersuchung der am 7. postoperativen Tag entfernten Lebern zeigte eine signifikante Zerstörung der Metastasen mit lokalisierten Nekrosen. Die besten Behandlungsergebnisse wurden in der Gruppe mit der Anode im Zentrum und 80 C/cm^3 erzielt. Zusammenfassend kann die Gleichstromtherapie eine alternative minimal invasive Methode bei der Behandlung von Lebermetastasen bieten.

Summary

The aim of the present was to assess the effectiveness of low level direct current therapy in liver metastases and the influence of polarity (anode or cathode in the center of the tumor) or current dose (60 or 80 C/cm^3). Colorectal metastases were established in 25 BD IX rats by injection of DHD/K12 colon cancer cells under the liver capsule. After 3 weeks the tumors were treated by low level direct current therapy (applied with five platinum electrodes). Histological examination of the removed livers on postoperative day 7 revealed significant destruction of the metastases with localized necroses. The best treatment results were obtained in the group with an anode in the center and a current dose of 80 C/cm^3. We conclude that low level direct current therapy may offer an alternative minimal invasive method in the treatment of liver metastases.

Literatur

1. David SL, Absolom DR, Smith CR, Gams J, Herbert MA (1985) Effect of low level direct current on in vivo tumor growth in hamsters. Cancer Res 45:5625–5631
2. Griffin DT, Dodd NJF, Zhao S, Pullan BR, Moore JV (1995) Low-level direct current therapy for hepatic metastases: I. preclinical studies on normal liver. Brit J Cancer 72:31–34
3. Qin Y, Cauteren MV, Osteaux M, Willems G (1992) Quantitative study of the growth of experimental hepatic tumors in rats by using magnetic resonance imaging. Int J Cancer 51:665–670
4. Yu-Ling X (1994) Advances in the treatment of malignant tumors by electrochemical therapy. Eur J Surg Suppl 574:31–36
5. Yi-Hong L, Ting-Gui G, Xiang-Ling Z, Jian-Zhe Z, Ya-Wei H, Shu-Ming M, Xia F (1994) Electrochemical therapy for intermediate and advanced liver cancer: A report of 50 cases. Eur J Surg Suppl 574:51–53

Korrespondenzadresse: Dr. A. Türler, Klinik und Poliklinik für Visceral- und Gefäßchirurgie der Universität zu Köln, Joseph-Stelzmann-Straße 9, 50924 Köln

Effektivität der praeoperativen Radio-Chemo-Thermo-Therapie in Abhängigkeit der Thermometrie beim lokal fortgeschrittenen Rektumkarzinom

Efficiency of preoperative radio-chemo-thermo-therapy in dependence on thermometry in locally advanced rectal cancer

B. Rau[1], A. Friedemann[1], W. Tilly[2], P. Wust[2], H. Riess[3], P. M. Schlag[1]

Virchow Klinikum der Medizinischen Fakultät Charitè, Humboldt Universität zu Berlin
[1] Robert-Rössle-Klinik für Onkologie am Max Delbrück Centrum, 13122 Berlin
[2] Strahlenklinik und Poliklinik bzw.
[3] Medizinische Klinik und Poliklinik, 13344 Berlin

Einleitung

Durch eine präoperative Radio-Chemotherapie kann beim Rektumkarzinom durch die hiermit erzielte lokale Tumorrückbildung und Elimination von Mikrometastasen Resektabilität und Überlebensraten der Patienten verbessert werden.

Erste klinische Erfahrungen deuten darauf hin, daß der Einsatz einer regionalen Hyperthermie (mit Temperaturen bis 43 °C im Tumor) den lokalen Effekt einer prä-operativen Radio-Chemotherapie beim Rektumkarzinom zusätzlich steigern kann.

Die klinische Durchführbarkeit der regionalen Radiowellen-Hyperthermie mittels kommerzieller Gerätetechnik (SIGMA-Ringapplikator des Systems BSD 2000) konnte in verschiedenen Phase I/II-Studien beim Rektumkarzinom gezeigt werden [1, 2, 3]. Die bisherigen Erfahrung mit der regionalen Tiefenhyperthermie des Rektum-karzinoms können durch unsere vorliegenden Ergebnisse weiter ergänzt und sub-stantiiert werden.

Patienten und Methode

60 Patienten mit einem histologisch gesicherten primären Rektumkarzinom und einer endosonographisch ermittelten Tiefeninfiltration von uT3 (n = 39) und uT4 (n = 21) wurden einer präoperativen hyperthermen Radio/Chemotherapie unterzo-gen.

Die systemische präoperative Chemotherapie setzte sich aus zwei Zyklen Leukovo-rin (50 mg) und 5-FU (300 mg/m²/d) (Tag 1–5 und Tag 22–28) zusammen. Bei guter Verträglichkeit wurde 5-FU auf 350 mg/m²/d gesteigert. Die Bestrahlung wurde nach Abschluß der Infusion durchgeführt werden.

Die präoperative Bestrahlung umfaßte den Primärtumor mit einer Sicherheitszone von 2 cm sowie das regionale Lymphabflußgebiet mit einer Zielvolumendosis von 5 × 1,8 Gy bis zu 45 Gy.

Die regionale Hyperthermie des Beckens wurde 1× wöchentlich vor der Bestrah-lung jeweils unter laufender Chemotherapie mit dem SIGMA-60 Ringapplikator des

Systems BSD-2000 (BSD Medical Corp., Salt Lake City, UT) durchgeführt. Die Temperaturmessung erfolgte als Kontakttemperatur nichtinvasiv über einen rektal eingeführten Katheter. In der Aufheizphase wurde in einem tumorbezogenen Meßpunkt oder einem Tumorkontaktpunkt eine Temperatur von 42 °C angestrebt. Die Temperaturerhöhung wurde durch durch Veränderung der Gesamtleistung reguliert (mittleren Leistungspegel von 400–600 W). Wenn die gewünschte Temperatur von 42 °C erreicht war oder spätestens nach 30 min, begann die eigentliche therapeutische Zeit, die 60 min betragen sollte.

Obligatorisch wurden die Indextemperatur T_{90} (Temperatur, die in 90% der Tumoroberfläche gemessen wurde, gemittelt über die Hyperthermiesitzungen) und die cum min T_{90} bestimmt (Zeiteinheit in Minuten, in der T_{90} effektiv war) aus den mittels Scanverfahren aufgezeichneten Temperaturortskurven ermittelt. Als weiterer thermischer Parameter wurde Tmin (minimale Tumortemperatur) und Tmax (maximale Temperatur in Tumor und Normalgeweben) sowie deren zeitlich gemittelte Größen {Tmin} und {Tmax} dokumentiert.

Die Responseanalyse (CR/PR) basiert auf der Verkleinerung des Primärtumors nach histologischer Auswertung im Vergleich zum prätherapeutischen Staging (ypT < uT).

Ergebnis

Durchschnittlich erfolgten 4 ± 2 Hyperthermiesitzungen pro Patient. Im Median lag die Spitzentemperatur (T_{max}) bei 41,3 °C und die T_{90} bei 40,4 °C. Die cum min T_{90} konnte median über 107 Minuten aufrecht erhalten werden.

Unterschiede der Thermometriedaten hinsichtlich Infiltrationstiefe (uT3/uT4), Höhenlokalisation des Tumors (< 7,5 cm vs ≥ 7,5 cm ab ACL), Vorhandensein einer Tumorstenose (ja, nein) konnten nicht ermittelt werden. Allerdings zeigte sich ein Unterschied bei insulär oder zirkulär wachsenden Tumoren (Tabelle 1). Insulär wachsende Tumore waren besser hyperthermierbar als zirkulär wachsende Tumore.

Nach HRCT konnte eine partielle (PR: n = 27; 45%) oder komplette Remission (CR: n = 5; 8%) erzielt werden. Wenn die Temperatur in 90% aller Tumorkontaktmeßpunkte (T_{90}) mindestens 40,5 °C betrug, so sprachen diese Patienten signifikant besser auf die Therapie an, als die Patienten, die diese Temperatur im Mittel nicht erreichten (19 Patienten (59%) vs 13 Patienten (41%); p = 0,004). Ähnlich verhielt es sich auch für die kumulativen Minuten von $T_{90} > 40,5$ °C. Patienten, die auf die Therapie angesprochen hatten, konnten die Temperaturen deutlich länger aushalten als Nonresponder (6 Patienten (19%) vs 26 Patienten (81%); p = 0,03) (Tabelle 1). Die maximale Temperatur hatte keinen Einfluß auf das Ansprechen.

Die tumorfreie bzw. gesamt 3 Jahres Überlebensrate aller Patienten beträgt 54% bzw 60%. Patienten mit einer cum min $T_{90} > 50$ min gegenüber einer cum min $T_{90} < 50$ min hatten mit einer 3 Jahres tumorfreien ÜLR von 58% gegenüber 44% ein besseres Ergebnis (Log Rank 0,055). Ein statistisch eindeutiger Zusammenhang mit der rezidivfreien- oder gesamt-Überlebensrate konnte jedoch bislang nicht hergestellt werden.

Tabelle 1. Analyse der Theramometriedaten

	T_{90}	p-Wert	T_{max}	p-Wert	cum min T_{90}	p-Wert
PT						
uT3	$40,3 \pm 0,5$		$41,3 \pm 0,5$		100 ± 74	
uT4	$40,0 \pm 1,7$	0,8	$41,5 \pm 0,6$	0,7	132 ± 100	0,4
Höhe ab ACL						
< 7,5 cm	$40,1 \pm 1,3$		$41,4 \pm 0,7$		111 ± 83	
≥ 7,5 cm	$40,4 \pm 0,5$	0,04	$41,4 \pm 0,5$	0,6	105 ± 90	0,8
Tumorstenose						
nein	$40,4 \pm 0,5$		$41,5 \pm 0,6$		120 ± 80	
ja	$40,0 \pm 1,4$	0,1	$41,2 \pm 0,5$	0,1	98 ± 89	0,1
Tumortyp						
insulär	$40,5 \pm 0,3$		$41,3 \pm 0,5$		135 ± 73	
zirkulär	$39,9 \pm 1,4$	0,02	$41,4 \pm 0,6$	0,8	79 ± 84	0,004
Response (PT)						
CR/PR	$40,5 \pm 0,4$		$41,3 \pm 0,6$		138 ± 80	
NC/PD	$39,9 \pm 1,4$	0,002	$41,4 \pm 0,6$	0,5	77 ± 78	0,002

PT: Primärtumor.
ACL: ano cutan Linie.

Diskussion

Mit Ausnahme von oberflächlichen Tumoren gibt es kaum Daten zur Korrelation von Temperaturparametern und Responseraten. In der Behandlung des lokal fortgeschrittenen Weichteilsarkoms mit hyperthermer Radio-Chemotherapie wurden zwei Gruppen gebildet [4]. Gruppe 1 erhielt 2 mal pro Woche, die Gruppe 2 nur einmal pro Woche eine Hyperthermiesitzung. Bezogen auf das histopathologische Downstaging ergab sich in der Patientengruppe 1 ein signifikant höheres Ansprechen als in Gruppe 2 (79% vs 38%). Auf der Basis dieser Untersuchung haben sich die Temperaturparameter, die die örtliche und zeitliche Temperaturverteilung beschreiben, als prädiktiv für das histopathologische Downstaging erwiesen [4, 5].

Gewisse Temperaturparameter sind daher in der Lage den Response in gewissen Grenzen vorherzusagen. Das Ansprechen auf die trimodale präoperative Therapie unserer Untersuchung wurde in einer univariaten Varianzanalyse im Hinblick auf die Abhängigkeit von verschiedenen Therapiefaktoren untersucht. Es zeigte sich, daß die Temperatur in 90% aller Tumorkontaktmeßpunkte (T_{90}) bei mindestens 40,5 °C und die kumulativen Minuten von $T_{90} > 40,5$ °C einen entscheidenden Einfluß auf das therapeutische Ansprechen widerspiegelten. Ein Zusammenhang mit der rezidivfreien Überlebensrate zeichnet sich ab. Keine Abhängigkeit zeigte die Response von der maximalen mittleren Kontakttemperatur am Tumor (T_{max}).

Die Thermometrie mit Messung von Kontakttemperaturen im Gegensatz zu der invasiven Thermometrie ist immer wieder Anlaß ausgedehnter Diskussionen. Während die Kritiker einer alleinigen Kontakttemperaturmessung die damit erhobenen Daten nicht als repräsentativ anerkennen, wird der invasiven Messung eine schlechte Praktikabilität und eine hohe Rate an Komplikationen (22%) in Form von Katheterdislokationen, Blutungen, Infektionen oder Verlust von Kathetern infolge lokaler Beschwerden vorgeworfen [6]. Aus Gründen der Steuerung und Qualitätssicherung kann auf eine Thermometrie jedoch nicht verzichtet werden.

In dieser Studie ließ sich die Effektivität der regionalen Hyperthermie auch mit endoluminalen Temperaturmessungen im Tumorkontakt korrelieren (T_{90} und cum min $T_{90} > 40,5\,°C$) ähnlich wie von anderen Untersuchern mit intratumoralen Temperaturmessungen [5, 7]. Die so erhobenen minimalen und maximalen Temperaturen sowie die sog. T_{90}, T_{50} und T_{20} Werte, d.h. Temperaturen, die 90%, 50% oder 20% aller Temperaturmeßpunkte während der Behandlung erreicht haben, charakterisieren die Wärmetherapie analog zu den in der Literatur publizierten Daten zu den invasiven Messungen [5, 8]. Damit ist der Ersatz der intratumoralen (invasiven) Temperaturmessung durch endoluminale Tumorkontaktmessungen gerechtfertigt. Wie auch immer, beide Meßmethoden haben eine Unschärfe, da sie nur einen Teil des Tumors erfassen und die Grenze zum Tumor eine Bandbreite in der Definition der tumorbezogenen Meßpunkte zulassen.

Zusammenfassung

Zur Intensivierung einer praeoperativen Radio-Chemotherapie beim lokal fortgeschrittenen Rektumkarzinom ist die Hyperthermie geeignet. Die bisher erhobenen Daten sprechen bei adäquat erreichten Thermometrieparametern für einen zusätzlich günstigen lokalen Effekt. Wir konnten eine Korrelation mit den erzielten Temperaturen und dem Ansprechen auf die Therapie herstellen. Daher sollte das Ziel weiterer Entwicklungen in der Optimierung der Hyperthermie liegen.

Summary

Additional hyperthermia is able to intensify the effect of radio-chemotherapy in locally advanced rectal cancer. The datas represents favourable locally effect, if the necessary parameters of thermometry are achieved. We could demonstrate a correlation between temperatures and downstaging of the primary tumor. Consequently, aim of further developments is to optimize hyperthermia technology.

Literatur

1. Rau B, Wust P, Löffel J, Hünerbein M, Below C, Gellermann J, Speidel A, Vogl T, Riess H, Felix R, Schlag PM (1998) Preoperative Hyperthermia combined with Radiochemotherapy in locally advanced rectal cancer. A Phase II clinical trial. Ann Surg in press
2. Riess H, Loeffel J, Wust P, Rau B, Gremmler M, Speidel A, Schlag P (1995) A pilot study of a new therapeutic approach in the treatment of locally advanced stages of rectal cancer: neoadjuvant radiation, chemotherapy and regional hyperthermia. Eur J Cancer 31A : 1356–1360
3. Wust P, Rau B, Gremmler M, Schlag P, Jordan A, Loeffel J, Riess H, Felix R (1995) Radio-thermotherapy in multimodal surgical treatment consepts. Onkologie 18 : 110–121
4. Leopold KA, Dewhirst M, Samulski T, Harrelson J, Tucker JA, George SL, Dodge RK, Grant W, Clegg S, Prosnitz LR, Oleson JR (1992) Relationship among tumor temperature, treatment time, and histopathological outcome using preoperative hyperthermia with radiation in soft tissue sarcomas. Int J Radiat Oncol Biol Phys 22 : 989–998

5. Issels RD, Prenninger SW, Nagele A, Boehm E, Sauer H, Jauch K, Denecke H, Berger H, Peter K, Wilmanns W (1990) Ifosfamide plus etoposide combined with regional hyperthermia in patients with locally advanced sarcomas: a phase II study. J Clin Oncol 8:1818–1829
6. Wust P, Gellermann J, Harder C, Tilly W, Rau B, Dinges S, Schlag PM, Budach V, Felix R (1997) Rationale for using invasive thermometry for regional hyperthermia of pelvic tumors. Int J Radiat Oncol Biol Phys in press
7. Wust P, Stahl H, Dieckmann K, Scheller S, Loeffel J, Riess H, Jahnke V, Bier J, Felix R (1996) Local hyperthermia of N2/N3 cervical lymphnode metastases: correlation of technical and thermal parameters with response. Int J Radiat Oncol Biol Phys 34:635–646
8. Nishimura Y, Hiraoka M, Akuta K, Jo S, Nagata Y, Masunaga S, Takahashi M, Abe M (1992) Hyperthermia combined with radiation therapy for primarily unresectable and recurrent colorectal cancer. Int J Radiat Oncol Biol Phys 23:759–768

Korrespondenzadresse: Dr. med. Beate Rau, Virchow-Klinikum der Humboldt Universität zu Berlin, Robert Rössle Klinik für Onkologie, am Max Delbrück Centrum, 13122 Berlin, Telefon (0 30) 94 17 14 25; Fax (0 30) 94 17 14 25

Funktionelles Ergebnis und Lebensqualität nach coloanaler oder colonpouch-analer Anastomose – Eine prospektiv randomisierte Studie

Functional results and quality of life following coloanal anastomosis versus anastomosis with colonic J pouch – A prospective randomized study

A. Fürst, K. Burghofer[1], M. Babl-Weisbarth, S. Kümmel, S. Tange, K.-W. Jauch

Klinik und Poliklinik für Chirurgie (Prof. Dr. K.-W. Jauch), Universitätsklinik Regensburg
[1] Lehrstuhl für Psychologie (Prof. Dr. A. Vukovich), Universität Regensburg

Einleitung

Die tiefe anteriore Rektumresektion mit coloanaler Stapler-Anastomose oder die intersphinktere Resektion mit peranaler Handanastomose bewahren den betroffenen Patienten vor einem endgültigen Colostoma. Selbstverständlich müssen die entsprechenden onkologischen Radikalitätsprinzipien eingehalten werden. Lazorthes [8] und Parc [10] beschrieben 1986 die Wiederherstellung der Kontinuität mittels Colon-J-Pouch. Die Konstruktion eines Kolonreservoirs als colonpouch-anale Anastomose konnte die typischen Beschwerden einer coloanalen Anastomose wie imperativer Stuhldrang, Stuhlfragmentierung und langdauernde Entleerungsepisoden lindern. Allerdings führte die colonpouch-anale Rekonstruktion in einem bedeutenden Prozentsatz zu Evakuationsproblemen, insbesondere wenn der Colonpouch zu lange angelegt wurde. Allgemein wird derzeit empfohlen, den Pouchschenkel nicht länger als 5 bis 7 cm anzulegen [1, 3, 5, 6].

Patienten und Methode

In einem Zeitraum von 12 Monaten (9/96 bis 8/97) haben wir 40 Patienten mit einem Karzinom im unteren und mittleren Rektumdrittel in zwei Gruppen randomisiert. Die Kontinuität wurde entweder als coloanale Anastomose oder als colonpouch-anale Anastomose wiederhergestellt. Standardisiert führten wir eine komplette mesorektale Dissektion nach Mobilisation der linken Colonflexur und abgangsnaher Ligatur von V. und A. mesenterica inferior durch, die Anastomose kam am oberen Analkanal oder intersphinkter zu liegen, ein Restrektum verblieb nicht. 26 Patienten waren männlich, 14 weiblich bei einem Durchschnittsalter von 60 Jahren (38 bis 79 Jahre). Wir randomisierten intraoperativ nach Feststellen der Resektabilität, als Ausschlußkriterien legten wir eine vorbestehende Stuhlinkontinenz, ein Rezidivkarzinom oder lokaler Residualtumor und eine Ablehnung der Randomisation durch den Patienten fest. Ein Votum der Ethik-Kommission lag vor.

Dokumentationsplan

Zur Bestimmung der Stuhlkontinenz kam ein Kontinenzfragebogen mit Analogskala, empfohlen am World Congress of Gastroenterology Working Party, Rome 1991, zusätzlich wurden die Stuhlgewohnheiten ebenfalls mittels einer Analogskala ermittelt. Präoperativ führten wir eine rektale Endosonographie in transversaler und longitudinaler Bildebene durch, eine proktologische Untersuchung und eine Manometrie erfolgte drei bzw. sechs Monate postoperativ. Die prä- und postoperative Lebensqualität bestimmten wir mit dem EORTC-Fragebogen (QLQ-C30).

Ergebnisse

Erste Ergebnisse über einen Zeitraum bis 6 Monate postoperativ liegen vor.

Je 20 Patienten wurden jeweils in die coloanale oder in die colonpouch-anale Gruppe randomisiert. Endgültig konnte bei 17 Patienten das Pouchverfahren angewandt werden, bei zwei Patienten lag eine ungenügende Colonmobilität vor, bei einem Patienten eine Colonadipositas, die eine pouchanale Rekonstruktion nicht ermöglichte.

In der Pouchgruppe gaben die Patienten weniger häufig Inkontinenzprobleme für gasförmigen oder flüssigen Stuhlgang an, die Stuhlfrequenz und die nächtlichen Stuhlentleerungen waren deutlich seltener, ebenso das Stuhldrangsgefühl und das Gefühl der unvollständigen Entleerung. Dagegen waren in der Pouchgruppe Preß-

Tabelle 1. Rektoanalmanometrie

	Ruhedruck (mmHg)	Kontraktionsdruck (mmHg)	Perzeption (ml)	Kapazität (ml)
präop	61	205	33	171
mit Pouch	55	191	32	126
ohne Pouch	55	200	22	96

Tabelle 2. Kontinenz für festen, flüssigen und gasförmigen Stuhl

Wie häufig geht ungewollt fester Stuhlgang ab?

nie	einmal im Monat	einmal pro Woche	täglich	mehrmals täglich

0 ⊢------------▲··○---⊣ 10

Wie häufig geht ungewollt flüssiger Stuhlgang ab?

nie	einmal im Monat	einmal pro Woche	täglich	mehrmals täglich

0 ⊢-----------▲--------------○--------------------------------⊣ 10

Wie häufig geht ungewollt Darmgas ab?

nie	einmal im Monat	einmal pro Woche	täglich	mehrmals täglich

0 ⊢----------------------------▲-----------○-----------------⊣ 10

▲ Pouch.
○ Coloanal.

manöver zur Stuhlaustreibung häufiger notwendig und die Toilettenzeit war länger als in der coloanalen Gruppe.

In der Manometrie ließen sich annähernd gleiche Ruhe- und Kontraktionsdrücke messen, die rektale Perzeptionsschwelle änderte sich in der Pouchgruppe nicht, war hingegen nach coloanaler Rekonstruktion erniedrigt. Die Rektum- bzw die Neorektum-Kapazität sank von präoperativ 171 ml auf 126 ml in der Pouchgruppe und auf 96 ml in der coloanalen Gruppe.

Die erhobenen Daten zur Lebensqualität zeigten bislang keine wesentlichen Gruppenunterschiede in beiden Patientengruppen.

Diskussion

Die ausgedehnte Resektion beim tiefsitzenden Rektumkarzinom bis hin zur intersphinkteren Rektumresektion konnte die Exstirpationsrate deutlich senken. Eine Analyse prospektiv erfaßter Kontinenzdaten zeigte ein eingeschränktes Resultat in ca. $1/3$ der Patienten mit coloanaler Anastomose an unserer Klinik. Diese Patienten klagten über eine erhöhte Stuhlfrequenz, Schmierinkontinenz, langdauernde Entleerungsepisoden im Sinne einer fraktionierten Stuhlentleerung und imperativen Stuhldrang. Diese Beschwerden decken sich mit den Angaben in der Literatur [2, 4, 7, 8, 9].

Die manometrisch erhobenen Parameter belegen, daß die Sphinkterfunktion kaum beeinträchtigt wird, erwartungsgemäß jedoch die neorektale Kapazität in der coloanalen, aber auch in der colonpouch-analen Gruppe. Auffällig ist auch die erniedrigte Perzeptionsschwelle in der coloanalen Gruppe, so daß in einer erniedrigten neorektalen Kapazität kombiniert mit einer erniedrigten Perzeptionsschwelle die typischen Beschwerden wie imperativer Stuhldrang und fraktionierte Stuhlentleerung erklärbar sind. Die Stuhldiskrimination zeigt keinen wesentlichen Unterschiede in beiden Gruppen.

Um Evakuationsprobleme zu vermeiden, sollte der Colonpouch möglichst kurz angelegt werden. Hida et al. haben in einer randomisierten Studie 1996 nochmals darauf hingewiesen [6].

Zusammenfassung

In einer prospektiv randomisierten Serie von 40 Patienten war nach funktionellen Kriterien die colonpouch-anale Anastomose in den ersten 6 postoperativen Monaten der geraden coloanalen Anastomose überlegen. Nach colonpouch-analer Rekonstruktion war die Gas- und Flüssigkeitskontinenz deutlich besser als in der coloanalen Patientengruppe. Die neorektale Kapazität war höher nach colonpouch-analer Anastomose, die rektale Perzeptionsschwelle war höher als nach coloanaler Rekonstruktion und lag im Niveau des präoperativen Ausgangswertes. Die Lebensqualität wurde in der Pouchgruppe tendenziell besser bewertet, bislang jedoch ohne statistische Signifikanz.

624

Summary

Functional variables after coloanal anastomosis or anastomosis with J pouch were investigated in 40 patients in a prospective randomized study. Continence for liquids and gas control were superior after J pouch anastomosis compared with coloanal reconstruction. The neorectal capacity was higher after J pouch anastomosis. The perception treshold for stool filling was higher in patients with J pouch resembling those values observed preoperatively. Quality of life was improved in subjects with with J pouch, although differences did not reach a significant level.

Literatur

1. Berger A, Tiret E, Parc R, Frileux P et al. (1992) Excision of the rectum with colonic J-pouch-anal anastomosis for adenocarcinoma of the low and mid rectum. World J Surg 16:470–77
2. Cohen-AM (1993) Colon J-pouch rectal reconstruction after total or subtotal proctectomy. World J Surg 17(2):267–70
3. Guillemot-F, Leroy J, Boniface M, Hirschauer C, Mudry J, Lamblin MD, Quandalle P, Marti R, Cortot A (1991) Functional assessment of coloanal anastomosis with reservoir and excision of the anal transition zone. Dis Colon Rectum 34(11):967–72
4. Hallböök O, Pahlman L, Krog M, Wexner SD, Sjodahl R (1996) Randomized comparison of straight and colonic J pouch anastomosis after low anterior resection. Ann Surg 224(1):58–65
5. Hallböök O, Nystrom PO, Sjodahl R (1997) Physiologic characteristics of straight and colonic J-pouch anastomoses after rectal excision for cancer. Dis Colon Rectum 40(3):332–8
6. Hida J, Yasutomi M, Fujimoto K, Okuno K, Ieda S, Machidera N, Kubo R, Shindo K, Koh K. Functional outcome after low anterior resection with low anastomosis for rectal cancer using the colonic J-Pouch. Prospective randomized study for determination of optimum pouch size. Dis Colon Rectum 39(9):986–91
7. Hildebrandt U, Lindemann W, Kreißler-Haag D, Feifel G (1995) Die intersphinctere Rectum-resektion mit colosphincterem Pouch. Chirurg 66:377–84
8. Lazorthes-F, Fages P, Chiotasso P, Lemozy J, Bloom E (1986) Resection of the rectum with construction of a colonic reservoir and colo-anal anastomosis for carcinoma of the rectum. Br J Surg 73(2):136–8
9. Nicholls-RJ, Lubowski DZ, Donaldson DR (1988) Comparison of colonic reservoir and straight colo-anal reconstruction after rectal excision. Br J Surg 75(4):318–20
10. Parc-R, Tiret E, Frileux P et al. (1986) Resection and colo-anal anastomosis with colonic reservoir for rectal carcinoma. Br. J Surg 73:139–41

Dr. med. A. Fürst, Klinik und Poliklinik für Chirurgie, Universitätsklinik, 93042 Regensburg

Tumorregression im Langzeitverlauf bei Gabe von liposomal verkapselten 5-FU

Eine tierexperimentelle Studie an CC-531 lebertumortragenden WAG-Ratten

Tumor regression under long-term application of liposome-encapsulated 5-FU

U. Pohlen, G. Berger, M. Jung, R. Rezska*, J. Regenstein, H. J. Buhr

Chirurgische Klinik I UKBF der FU Berlin
* Institut für Molekulare Medizin Max Delbrück Zentrum Berlin/Buch

Einleitung und Zielsetzung

Die regionäre Gabe von 5-FU bei der Therapie von Lebermetastasen führt zu einer erhöhten Zytostatikakonzentration im Tumorgewebe. Damit kommt es zu einem Anstieg der Responder. Verstärkt werden kann dieser Effekt durch Koapplikation von Stärkemikrosphären und der damit bedingten Flußverzögerung. Hierbei werden Responder von bis zu 80% angegeben [2]. Trotz dieser Zahlen exsistieren nur 2 Arbeiten, welche einen Überlebensvorteil bei der regionären Chemotherapie sehen [1, 4]. Einen neuen Ansatz stellt die regionäre Gabe von liposomal verkapseltem 5-FU bei der Therapie von Lebermetastasen dar. Konzentrationsmessungen konnten eine deutliche Erhöhung der 5-FU-Konzentration zeigen. Ziel der Arbeit war es im Langzeitversuch am Rattenmodel verschiedene Applikationformen von 5-FU zu vergleichen und mittels MRT-Volumenmessungen Unterschiede herauszuarbeiten.

Material und Methoden

Tierversuche und Therapie: 45 männlichen WAG-Ratten wurden in Allgemeinnarkose 3×10^6 Zellen eines CC-531-Tumors in den linken Leberlappen injiziert. Praeoperativ erfolgte die Randomisierung in 9 Gruppen a 5 Tiere. Alle Tiere, welche zur i.a-Therapie vorgesehen waren, bekamen in gleicher Sitzung ein arterielles Mini-Portsystem in die A. gastroduodenalis implantiert. Vor Beginn der Therapie erfolgte bei jedem Tier eine Tumorvolumenbestimmung mittels Magnetresonanztomographie (MRT). Je nach Gruppenzugehörigkeit erfolgte die Gabe von 10 mg 5-FU intraarteriell über die A. hepatica oder i.v. über die Schwanzvene.

Messungen mit Hilfe der MRT: Die bildgebenden Untersuchungen wurden an einem Magnetresonaztomographen (MRT) der Firma Siemens durchgeführt (Siemens Magnetom 1,5 Tesla). Es wurde eine T1 betonte Spin-Echo-Sequenz verwandt. Die Schichtdicke der Aufnahme betrug 5 mm, die Repetitionszeit betrug 350 ms, die Echozeit 15 min und die Gesamtmesszeit 3 Min. Zur besseren Vergleichbarkeit wurden normierte Tumoren verwandt. Hierbei wurde das Ausgangsvolumen vor Therapie jeweils von dem Verlaufsvolumen nach Therapie subtrahiert. Das Ausgangsvolumen wurde = 1 gesetzt.

Liposomale Verkapselung von 5-FU: 5FU wurde in SUV-PEG Liposomen der Zusammensetzung hydriertes Ei-Phosphatidylcholin (HEPC, 50 mg/ml) (Nattermann Phosphlipid GmbH, Köln, Germany), Cholesterol (CH, 24,8 mg/ml) (Merck, Darmstadt, Germany), Dicetylphosphat (DCP), (Serva, Heidelberg, Germany) und Polyethylenglykol (MPEG-DSPE, 3000, 5,4 mg/ml), (Sygena, Liestal, Switzerland) molares Verhältnis (1:1:0,1:0,1) verkapselt. Die Präparation erfolgte durch Vereinigung der in Chloroform gelösten Lipide (Rundkolben) und anschließende Herstellung eines Lipidfilmes durch Abdampfen des Lösungsmittels unter Vakuum (Rotationsverdampfer). Durch Zugabe des in Phosphatpuffer (PBS), ph = 7,4, gelösten 5-FU (Lederle) und nachfolgendem Schütteln (24 h) dispergiert man den Lipidfilm bei Raumtemperatur. Die nachfolgende intermittierende Beschallung (10 × 4 Minuten) der multischichtigen Liposomensuspension führt zur Entstehung kleiner unilamellarer Vesikel (SUV). Auf die Abtrennung des nichtverkapselten 5-FU wurde in diesem Versuchsansatz verzichtet und das Zytostatikum per HPLC bestimmt. Die Größenbestimmung dieser Vesikel erfolgte auf Grundlage der quasielastischen Lichtstreuung am Coulter Counter N 4MD, (Coulter Electronics, Hialeah, Florida, USA). Die Liposomengröße betrug 113 nm ± 36 nm

Analytische Bestimmung von 5-FU: Für die Bestimmung des 5-FU in den verschiedenen Organen wurde Blut zur Serumgewinnung zentrifugiert und die einzelnen Organe homogenisiert. Nach Zugabe von 5-Bromouracil als internem Standard wurden die Proteine im Serum und im Homogenisat mit 10 % Perchlorsäure gefällt und abzentrifugiert. Vom Überstand wurden 10 μl in die HPLC-Anlage eingespritzt. Die HPLC-Anlage bestand aus einer HPLC-Pumpe Gyntek (High Precisions Pump, Model 300 C) und einem UV-Vis Spectrophotometrichen Detektor (Shimadzu, SPD-6AV). Als HPLC-Säule wurde ein ODS-Hypersil, 5 μm, 250 × 4,6 mm (VDS Optilap) verwendet. Die Datenübertragung wurde mittels eines D2500 Cromoto-Integrators (Merck, Hatachi) durchgeführt.Der Flow betrug 1,0 ml/min, als Laufmittel dienten 3 % Methanol, 0,05 % Essigsäure ad aqua (E. Merck, Darmstadt, Germany). Die Wellenlänge betrug 254 nm. Die HPLC wurde bei Raumtemperatur durchgeführt.

Ergebnisse

Die Tabelle 1 zeigt über kontrastmittelgestützte MRT-Messungen, Mittelwerte und Standartabweichungen von normierten CC 531 Lebertumoren im zeitlichen Verlauf. In den Gruppen 1, 2, 3 und 4 wurde 5-FU, liposomales 5-FU (Lip 5-FU), 5-FU plus Stärkemikrosphären (Sph) sowie liposomales 5-FU in Kombination mit Stärkemikrosphären (Sph) intraarteriell appliziert. Bei intraarterieller Gabe von unverkapselten 5-FU (Gruppe 1) kam es in der ersten Woche zu einer Tumorverdoppelung und bis zu 4. Woche nach Therapie zu einer Verneunfachung der Tumorgröße. Eine Tumorabnahme in der ersten Woche nach Therapie konnte bei intraarterielller Gabe von 5-FU-PEG-Liposomen (Gruppe 2) beobachtet werden. In der zweiten Woche nach Therapie zeigte sich jedoch eine Verdoppelung des Tumorvolumens. Auch nach i.a.-Gabe von unverkapselten 5-FU in Kombination mit Stärkemikrosphären (Gruppe 3) war eine Volumenzunahme zu beobachten. Eine Tumorabnahme ergab sich über

Tabelle 1

Zeitpunkt	Gr. 1 i.a. 5-FU n = 5	Gr. 2 i.a. Lip 5-FU n = 5	Gr. 3 i.a. 5-FU + Sph n = 5	Gr. 4 i.a. Lip 5-FU + Sph n = 5	Gr. 5 i.a. Lip n = 5	Gr. 6 i.a. NaCl n = 5	Gr. 7 i.a. Sph n = 5	Gr. 8 i.v. 5-FU n = 5	Gr. 9 i.v. Lip 5-FU n = 5
pre OP	1,00	1,00	1,00	1,00	1,00	1,00	1,00	1,00	1,00
1. Woche	2,25 ± 0,5	0,93 ± 0,3	2,53 ± 0,8	0,85 ± 0,1	4,93 ± 1,8	4,2 ± 2,3	6,47 ± 3,2	5,42 ± 2,8	11,08 ± 6,7
2. Woche	3,80 ± 1,3	2,08 ± 1,8	6,16 ± 3,0	0,51 ± 0,3	16,15 ± 1,3	6,9 ± 1,0	12,06 ± 7,3	10,5 ± 5,2	19,67 ± 8,5
3. Woche	7,83 ± 5,6	4,4 ± 5,06	14,1 ± 6,2	0,95 ± 0,7	16,4 ± 9,57	13 ± 5,51	16,1 ± 0,96	13,6 ± 2,8	20,9 ± 5,18
4. Woche	9,59 ± 0,6	6,98 ± 7,1	17,9 ± 1,2	1,7 ± 0,15	22,43 ± 6,1	19,3 ± 6	48,87 ± 3	23,06 ± 8	25,95 ± 8,6

3 Wochen bei intraarterieller Gabe von liposomal verkapseltem 5-FU in Kombination mit Stärkemikrosphären, (Gruppe 4). In den Kontrollgruppen 5, 6 und 7 mit jeweils alleiniger intraarteriellen Gabe von NaCl, Liposomen (Lip) sowie Stärkemikrosphären (Sph) kam es zu einem starken Tumorwachstum. Auch in den i.v.-Gruppen 8 und 9 mit Gabe von freien bzw. liposomal verkapselten 5-FU zeigte sich ein ungebremstes Wachstum

Diskussion

In den intraarteriellen Gruppen mit Zytostatikum (Gruppen 1, 2, 3, 4) kam es im Vergleich zur i.v.-Applikation zu einer signifikanten (p < 0,01) Verlangsamung des Tumorwachstums. Innerhalb der intraarteriellen Gruppen sind jedoch unterschiedliche Ergebnisse zu beobachten. So ergab sich bei lokoregionärer Gabe von liposomalen 5-FU in Kombination mit einer Flußverzögerung mittels Stärkemikrosphären (Gruppe 4) eine signifikante (p < 0,01) Volumenabnahme gegenüber der alleinigen Gabe von 5-FU mit oder ohne Flußverzögerung (Gruppen 1 und 3) aber auch im Vergleich mit der Gabe von liposomalen 5-FU ohne Flußverzögerung (Gruppe 2). Auch die Gabe von liposomalen 5-FU ohne Flußverzögerung führt zu einer Tumorabnahme in der ersten Woche nach lokoregionärer Gabe. Liposomales 5-FU reichert sich auf Grund seiner tumoraffinen Eigenschaften der Liposomen vermehrt im Tumor an. Hierdurch kam es zu einer erhöhten Wikstoffkonzentration im Tumorgewebe. Durch eine Flußverzögerung mit Stärkemirosphären ergab sich eine längeren Kontaktzeit des Zytostatikums mit dem Tumor und so eine weitere gesteigerte intratumorale Wirkstoffkonzentration. Die i.v.-Gabe von liposomal verkapselten- oder freien 5-FU war im Langzeitversuch bei eimaliger Gabe wirkungslos. (Gruppe 8 und 9). PEG-Liposomen haben den Vorteil länger zu zirulieren als andere Liposomen und auf Grund Ihrer Polyethylenglykol-Hülle vom RES nicht erkannt zu werden. Sie konnten an Hand von Untersuchungen als geeignet für die Tumortherapie angesehen werden [3].

Zusammenfassung

Die lokoregionäre Chemotherapie bei inoperablen Lebermetastasen kolorektalen Ursprungs ist noch nicht als Standarttherapie etabliert. Nur zwei Arbeiten konnten bisher eine Verlängerung der Überlebenszeit aufzeigen. Die bessere Verträglichkeit und die Erhöhung der Responsrate sprechen für die regionäre Chemotherapie. Einen neuen Ansatz stellt die liposomale Verkapselung von 5-FU bei der regionären Chemotherapie dar. In der vorliegenden Arbeit wurden 5-FU-PEG-Liposomen i.v. und i.a. mit der Monosubstanz hinsichtlich des Tumorwachstums verglichen. Zur Flußverzögerung wurden Stärkemikrosphären hinzugegeben um einen synergistischen Effekt zu überprüfen. Die Untersuchungen erfolgten an CC-531-lebertumortragenden WAG-Ratten. Die Ergebnisse zeigten eine deutliche Tumorabnahme über 3 Wochen bei der i.a.-Gabe von 5-FU-PEG-Liposomen in Kombination mit einer Flußverzögerung über Stärkemikrospheren. Diese Tumorabnahme war gegenüber allen anderen i.a. Gruppen signifikant. Bei der i.v.-Gabe von 5-FU liposomal oder als Monosubstanz kam es zu einem ausgeprägten Tumorwachstum.

Die Ergebnisse demonstrieren, eine Tumorvolumenabnahme über 3 Wochen bei der lokoregionären Chemotherapie mit 5-FU-PEG-Liposomen in Kombination mit Stärkemikrosphären.

Summary

Locoregional chemotherapy for inoperable colorectal liver metastases is not yet standard therapy. Only two studies thus far have reported prolonged survival. Better tolerance and an increased response rate speak in favor of regional chemotherapy. Liposome-encapsulated 5-FU is a new approach in regional chemotherapy. In this study, i.v. and i.a. application of 5-FU-PEG liposomes were compared to a monosubstance with respect to tumor growth. Starch microspheres were added for flow decrease to examine the synergistic effect. The experiments were done in CC-531 liver tumor-bearing WAG rats. The results show a clear tumor reduction after 3 weeks of i.a. administration of 5-FU-PEG liposomes combined with a flow decrease by starch microspheres. There was a significant tumor reduction compared to all other i.a. groups. Strong tumor growth was observed in groups receiving i.v. application of 5-FU with liposomes or as a monosubstance. The results demonstrate tumor reduction after 3 weeks with locoregional chemotherapy by 5-FU-PEG liposomes combined with starch microspheres.

Literatur

1. Allen-Mersh TG, Earlam S, Fordy C, Abrams K, Houghton J (1994) Quality of life and survival with continous hepatic-atery floxuridine infusion for colorectal liver metastases. Lancet 344 1255–1260
2. Boese-Landgraf J, Albrecht D, Diermann J, Weber B (1994) Ten years experience with regional chemotherapy for liver metastases. J Cancer Res clin Oncol 120 Suppl 99 (Abstract)
3. Päuser S, Reszka R, Wagner S, Wolf KJ, Buhr HJ, Berger G (1997) Liposome-encapsulated super-paramagnetic iron oxid particles as markers in an MRI-guided search for tumor-specific drug carriers. Anti-cancer Drug Design 12:125–135
4. Rougier P, Laplanche A, Hay JM, Olliver JM, Escat J, Salmon R, Julien M, JC

Anschrift des Verfassers: Dr. med. Uwe Pohlen, Chirurgische Klinik I, Hindenburgdamm 30, 12200 Berlin

Die Expression des Blutgruppenantigens Lewis^x beim Magenkarzinom vermittelt metastatisches Potential

Expression of the Lewis^x blood group antigen in gastric cancer indicates metastatic potential

B. Mayer[1], I. Funke[1], W. Schraut[1], J. P. Johnson[2], F. W. Schildberg[1]

[1] Klinikum Großhadern, Chirurgische Klinik und Poliklinik, Universität München, Marchioninistr. 15, 81377 München
[2] Institut für Immunologie, Universität München, Goethestr. 31, 80336 München

Einleitung

Die Entwicklung metastatischer Fähigkeiten geht mit phänotypischen Veränderungen im Primärtumor einher. Beim Magenkarzinom sind sowohl die verminderte Expression bzw. der komplette Verlust von Antigenen, als auch der Nachweis zusätzlicher Moleküle beschrieben [1]. Die klinische Bedeutung der Identifikation metastasierungsrelevanter Antigene könnte in der Selektion von Hochrisikopatienten für neoadjuvante bzw. adjuvante Therapieverfahren und in der Entwicklung neuer antimetastatischer Therapiestrategien liegen. Einen Indikator für die metastatischen Fähigkeiten des Primärtumors könnte das Blutgruppenantigen Lewis^x (CD15) darstellen. Dieses Carbohydrat ist durch die Interaktion mit P- und E-Selektin auf aktivierten Endothelzellen am initialen Schritt der Wanderung neutrophiler Granulozyten aus dem Gefäßsystem in das Entzündungsgebiet beteiligt [2] und begünstigt möglicherweise auch die Einwanderung von metastasierenden Tumorzellen in das Sekundärorgan.

Patienten und Methoden

Von 76 Magenkarzinompatienten, bei denen eine Gastrektomie als Primärtherapie durchgeführt wurde, standen zusätzlich zu den Primärtumoren kryoasservierte Gewebeproben der autologen Metastasen (regionale Lymphknoten, n = 31; Peritoneum, n = 17; Leber, n = 10) für die immunhistologische Vergleichsanalyse zur Verfügung. Das Expressionsmuster des Blutgruppenantigens Lewis^x wurde auf serialen Gefrierschnitten (5 µm) mittels der indirekten Immunperoxidasefärbung semiquantitativ erhoben. Hierfür wurde der monoklonale Antikörper (mAk) 2B4 (IgM), der durch die Immunisierung einer Maus mit der Lymphknotenmetastase eines fortgeschrittenen Magenkarzinoms (pT3pN2M1) generiert wurde [3], im Vergleich zu den kommerziellen anti-CD15 mAks VIM-C6 (IgM, Behring, Marburg) und P12 (IgM, Signet Lab., Dedham, MA) verwendet. Die Expression des Lewis^x-Carbohydrates auf epithelialen Einzelzellen, die aus Knochenmarkaspiraten von Karzinompatienten (n = 9) isoliert wurden, wurde mittels der APAAP-Immunogold-Doppelfärbungsmethode auf Zytospinpräparaten überprüft.

Der Zusammenhang zwischen der Lewis^x-Expression im Primärtumor und verschiedenen patientenabhängigen (Geschlecht, Alter, AB0, Rhesus), behandlungsassoziierten (Operationsverfahren, Ausmaß der Resektion, Nachweis von Resttumor nach der Operation) und tumorbezogenen (TNM, UICC, Lokalisation und Durchmesser des Primärtumors, Borrmann- und Laurén-Klassifikation, Grading, Blut- und Lymphgefäßinvasion, Knochenmarkstatus) Faktoren wurde mit dem Fisher's exakten Vierfeldertest geprüft. Die prognostische Relevanz der Lewis^x-Expression wurde univariat mit der Kaplan-Meier Überlebensanalyse (log rank-Test) und multivariat mit dem Cox Regressionsmodell (chi-square-Test) ermittelt. Der quantitative Vergleich der Lewis^x-Expression zwischen dem Primärtumor und seinen autologen Metastasen wurde mit dem Spearman Rank-Korrelationskoeffizienten (r_S) durchgeführt.

Ergebnisse

Eine starke Lewis^x-Expression im Primärtumor korreliert mit einer ungünstigen Prognose: Die immunhistologischen Untersuchungen der primären Magenkarzinome (n = 76) zeigten bei 58 % der Tumore eine Lewis^x-positive Epithelreaktion, wobei der Anteil der Lewis^x-positiven Tumorzellen zwischen 5 % und über 80 % schwankte. Bei 28 % (21 von 76) der Patienten lag eine starke Lewis^x-Expression im Primärtumor (> 50 % Lewis^x-positive Tumorzellen) vor, die mit dem Nachweis von Resttumor nach der chirurgischen Behandlung (R1/R2-Resektion, p = 0,009), einem fortgeschrittenen Tumorstadium (UICC IIIB/IV, p = 0,018), dem Nachweis von Fernmetastasen zum Zeitpunkt der Diagnose (M1-Stadium, p = 0,019) und einem großen Tumordurchmesser (> 50 mm, p = 0,026) korrelierte. Andere patientenbezogene, behandlungsassoziierte und tumorabhängige Parameter zeigten keinen Zusammenhang mit dem Ausmaß der Lewis^x-Expression. Die Kaplan-Meier Überlebensanalyse ergab, daß Patienten mit einer starken Lewis^x-Expression im Primärtumor kürzere Gesamtüberlebenszeiten aufwiesen (n = 21, median: 5 Monate, alle Patienten dieser Gruppe verstarben postoperativ innerhalb von 38 Monaten) als Patienten mit einer geringen Lewis^x-Expression (n = 55, median: 13 Monate, Nachbeobachtungszeitraum: 1–81 Monate, log rank-Test, p = 0,011). In der multivariaten Analyse konnte die starke Lewis^x-Expression im Primärtumor neben dem Nachweis von Resttumor nach der chirurgischen Behandlung (R1/R2-Resektion), einer fortgeschrittenen Infiltrationstiefe des Primärtumors (pT3/T4) und einem positiven Nodalstatus (pN1/N2) als neuer unabhängiger Prognosefaktor des Magenkarzinoms identifiziert werden (p = 0,043, relatives Risiko: 1,8; 95 % Konfidenzintervall: 1,1–3,3), der das M-Stadium im Cox Regressionsmodell ersetzen konnte. Mit dem Lewis^x-Antigen konnte neben dem sialyl-Tn- [4] und dem sialyl-Lewis^a-Antigen [5] ein weiteres Carbohydrat identifiziert werden, das unabhängig von den klassischen Risikoparametern beim Magenkarzinom mit einer ungünstigen Prognose einhergeht.

Das Lewis^x-Carbohydrat ist ein Metastasierungsmarker des Magenkarzinoms: Die Lewis^x-Expression konnte bei 67 % der untersuchten soliden Metastasen unabhängig von ihrer Lokalisation (regionale Lymphknoten, 22 von 31; Peritoneum, 11 von 17;

Leber, 6 von 10) auf den Karzinomzellen nachgewiesen werden. Der Vergleich zwischen dem Primärtumor und seinen autologen Metastasen ergab, daß Patienten mit einem Lewis^x-positiven Magenkarzinom meistens auch Lewis^x-positive Metastasen entwickelten, während bei Patienten mit einem Lewis^x-negativen Primärtumor dieses Antigen auch in den metastatischen Läsionen nicht nachweisbar war ($r_S = 0,73$; $p = 0,0002$). In Lewis^x-positiven Primärtumoren waren häufig Tumorzellaggregate in Blut- (31 von 38) und Lymphgefäßen (35 von 38) nachweisbar, die in vielen Fällen für das Lewis^x-Carbohydrat eine positive Reaktion zeigten. Außerdem ergaben erste Untersuchungen zur Mikrometastasierung, daß epitheliale Einzelzellen, die aus Knochenmarkaspiraten von Karzinompatienten isoliert wurden, das Lewis^x-Antigen ebenfalls exprimieren (4 von 9). Diese Ergebnisse lassen vermuten, daß das Lewis^x-Carbohydrat – ähnlich den molekularen Mechanismen beim Entzündungsgeschehen – bei der Einwanderung der Tumorzellen in das Sekundärorgan beteiligt sein könnte.

Zusammenfassung

Bei 28 % der primären Magenkarzinome konnte eine starke Lewis^x-Expression nachgewiesen werden, die mit einem großen Tumordurchmesser (>5 cm), dem Nachweis von Fernmetastasen und damit mit einem fortgeschrittenen UICC-Stadium (IIIB/IV) korrelierte. Darüberhinaus konnte die starke Lewis^x-Expression als neuer unabhängiger Parameter identifiziert werden, der mit einer ungünstigen Prognose beim Magenkarzinom einhergeht. Mikrometastatische Zellen und solide Metastasen, die von einem Lewis^x-positiven Primärtumor abstammten, exprimierten das Lewis^x-Carbohydrat ebenfalls. Möglicherweise ist das Lewis^x-Blutgruppenantigen nicht nur bei Entzündungsprozessen, sondern auch bei der Einwanderung metastasierender Tumorzellen in das Sekundärorgan beteiligt.

Summary

In a series of gastric cancer patients twenty-eight percent of the primary tumors expressed high levels of the Lewis^x carbohydrate. This correlated significantly with clinicopathological parameters of advanced disease (tumor size of >50 mm, M1 stage, UICC stage IIIB/IV). In multivariate analysis, high Lewis^x expression was found to be a new independent factor of poor prognosis. In addition, Lewis^x was expressed on solid metastases and micrometastatic cells originating from Lewis^x positive primary tumors. The data suggest that Lewis^x positive tumor cells may have an advantage in penetrating secondary organs because, like leukocytes, they can specifically adhere to activated vascular endothelia.

634

Literatur

1. Tahara E (1995) Genetic alterations in human gastrointestinal cancers. Cancer 75:1410–1417
2. Springer TA (1994) Traffic signals for lymphocyte recirculation and leukocyte emigration: The multistep paradigm. Cell 76:301–314
3. Mayer B, Funke I, Johnson JP (1996) High expression of a Lewis^x-related epitope in gastric carcinomas indicates metastatic potential and poor prognosis. Gastroenterology 111:1433–1446
4. Ma XC, Terata N, Kodama M, Jancic S, Hosokawa Y, Hattori T (1993) Expression of sialyl-Tn antigen is correlated with survival time of patients with gastric carcinomas. Eur J Cancer 29A:1820–1823
5. Nakamori S, Furukawa H, Hiratsuka M, Iwanaga T, Imaoka S, Ishikawa O, Kabuto T, Sasaki Y, Kameyama M, Ishiguro S, Irimura T (1997) Expression of carbohydrate antigen sialyl Le^a: a new functional prognostic factor in gastric cancer. J Clin Oncol 15:816–825

Korrespondenzadresse: Dr. rer. nat. Barbara Mayer, Klinikum Großhadern, Chirurgische Klinik und Poliklinik, Marchioninistraße 15, 81377 München

Biologische Charakterisierung von Weichgewebesarkomen durch Positronen-Emissions-Tomographie (Erste Ergebnisse)

Biological characterization of soft tissue sarcoma by positron emission tomography (first results)

M. Schwarzbach[1], F. Willeke[1], A. Dimitrakopoulou-Strauss[2], L. G. Strauss[2], G. Mechtersheimer[3], U. Hinz[1], Th. Lehnert[1], Ch. Herfarth[1]

[1] Chirurgische Universitätsklinik, Kirschnerstraße 1, D-69120 Heidelberg
[2] Abteilung für Onkologische Diagnostik und Therapie, Deutsches Krebsforschungszentrum, Im Neuenheimer Feld 280, D-69120 Heidelberg
[3] Institut für Pathologie und Pathologische Anatomie, Im Neuenheimer Feld 220/221, D-69120 Heidelberg

Karzinome und Lymphome können aufgrund einer erhöhten Glykolyse mit einem radioaktiv markiertem Glukoseanalogon, der F^{18}-Desoxyglukose (FDG), in der Positronen-Emissions-Tomographie (PET) dargestellt und biologisch charakterisiert werden [2, 5]. Bei Weichgewebesarkomen liegen über derartige biologisch-funktionelle Untersuchungen mit FDG wenige Daten vor. Andere Radiotracer wurden nur in einzelnen Fällen untersucht [3, 4]. Wir untersuchten, inwieweit die Glykolyse, die Tumorperfusion und der Aminosäuretransport von Weichgewebesarkomen durch die PET mit verschiedenen Radiotracern darstellbar ist und ob damit diese Tumorentität biologisch-funktionell charakterisiert werden kann.

Material und Methode

Zwischen Januar 1996 und Juli 1997 wurden elf Patienten mit histologisch gesicherten Weichgewebesarkomen und sechs Patienten mit klinisch rezidivverdächtigen Raumforderungen einer PET zugeführt. Bei den gesicherten Malignomen wurden sieben Liposarkome, zwei Synovialsarkome, ein Leiomyosarkom und ein Fibrosarkom histologisch diagnostiziert. Der überwiegende Anteil dieser Tumoren (82%) wurde als niedrig differenziert (GIII) eingestuft. Die Untersuchungen erfolgten an einem PET Scanner mit zwei Ringdetektoren (PC2048-7, Scanditronix Co.) oder an einem PET Scanner mit Blockdetektorsystem (ECAT HR+, Siemens/CTI). Drei verschiedene Radiotracer kamen zur Anwendung: F^{18}-Desoxyglukose diente der Beurteilung des Glukosemetabolismus. C^{11}-Aminoisobuttersäure (AIB), eine synthetische Aminosäure, die den „Alanine-like transport (A-type)" widerspiegelt, wurde zur Bestimmung des Aminosäuretransports verwendet. Im Gegensatz zu anderen radioaktiv markierten Aminosäuren nimmt AIB nicht an der Proteinsynthese teil und gibt damit ausschließlich den Aminosäuretransport wieder. O^{15}-markiertes Wasser (O^{15}-Wasser) diente der Evaluierung der Gewebeperfusion. Die Applikation der Radiotracer erfolgte sequentiell. Zur Quantifizierung des Traceruptakes wurden Standardized Uptake Values (SUV = Gewebekonzentration/[verabfolgte Dosis/Körpergewicht]) berechnet. Dieses Verhältnis wurde beschrieben um die biologische Gewebeverteilung

636

bzw. die relative Konzentration von Radiotracern nach intravenöser Applikation zu ermitteln [6]. Die Messungen erfolgten in sog. ROIs (Regions of interest) im Tumor, im Normalgewebe (Muskulatur) und im Blutgefäß. Die jeweils letzten Untersuchungen wurden zur quantitativen Berechnung verwendet (sequentiell für O^{15}-Wasser, AIB und FDG: 4, 30 und 60 Minuten nach intravenöser Injektion). Der Unterschied zwischen der Radiotracerakkumulation in Weichgewebesarkomen, Muskulatur und Blutgefäßen wurde unter Verwendung des Sign-Rank Tests (S-R-Test) analysiert. Um die Patientengruppen in Hinblick auf den Traceruptake zu vergleichen, kam der Mann-Whitney U-Test (M-W-Test) zur Anwendung. Als statistisch signifikant wurden p-Werte kleiner 0,05 für diese Auswertung festgelegt.

Ergebnisse

Alle Weichgewebesarkome konnten mit der Positronen-Emissions-Tomographie unter Verwendung von F^{18}-Desoxyglukose, C^{11}-Aminoisobuttersäure und O^{15}-markiertem Wasser visualisiert werden. Der überwiegende Anteil der Weichgewebesarkome war durch eine inhomogene Tracerverteilung gekennzeichnet. Die Untersuchungen mit der PET zeigten, daß in großen Tumoren Regionen mit erhöhtem Radiotraceruptake neben Regionen mit erniedrigter Aktivität vorkamen. Die histopathologische Aufarbeitung der resezierten Sarkome demonstrierte, daß Regionen mit geringer Aktivität avital (Nekrose) waren. Bereiche mit hohem Radiotraceruptake fanden sich zumeist in der Peripherie der Malignome und entsprachen vitalem Tumorgewebe in der histologischen Beurteilung.

Weichgewebesarkome von elf Patienten zeigten eine gegenüber Normalgewebe (Muskulatur) deutlich erhöhte F^{18}-Desoxyglukose Aufnahme. Mit einem Median von 3,7 (Bereich von 2,4 bis 5,5) lag die Traceraktivität für FDG in Tumoren signifikant (p = 0,002, S-R Test) über jener von Normalgewebe (median 0,7), siehe Abb. 1. Für AIB und O^{15}-Wasser fand sich ebenfalls eine erhöhte Anreicherung in Weichgewebesarkomen, die mit p-Werten von 0,016 und 0,031 (S-R Test) signifikant über der von Normalgewebe lag. Die Standardized Uptake Values für O^{15}-Wasser in vitalem Sarkomgewebe bei acht Patienten betrugen im Median 3,2 (Bereich von 1,8 bis 4,3). Der C^{11}-Aminoisobuttersäure Uptake in Weichgewebesarkomen von neun Patienten betrug median 2,2 und reichte von 1,7 bis 3,3. Für FDG war der Traceruptake in Sarkomen gegenüber Blutgefäßen signifikant erhöht (p = 0,002, S-R Test). Eine tendentiell

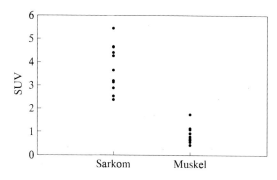

Abb. 1. F^{18}-Desoxyglukose Uptake 60 Minuten nach intravenöser Applikation in Weichgewebesarkomen und in Normalgewebe (Muskulatur) von 11 Patienten, dargestellt als Standardized Uptake Values (SUV = Gewebekonzentration/[verabfolgte Dosis/Körpergewicht])

vermehrte Traceraktivität gegenüber Blutgefäßen war auch für AIB festzustellen (p = 0,063, S-R-Test). Bei O^{15}-Wasser jedoch war eine derartige signifikante Abgrenzung nicht nachzuweisen (p = 1,0, S-R-Test). In pathologisch oder klinisch gutartigen Gewebeformationen bei fünf Patienten zeigten sich signifikant niedrigere Standardized Uptake Values für F^{18}-Desoxyglukose (0,007, M-W-Test) als in histologisch gesicherten Weichgewebesarkomen. Bei zwei weiteren Patienten mit erhöhter Radiotraceraktivität und suspekten Befunden in der konventionellen Radiodiagnostik (CT/MRT), die aufgrund eines blanden klinischen Befundes zum Zeitpunkt der PET Untersuchung zunächst einem Follow-up unterzogen wurden, zeigten sich lokale Sarkomrezidive im weiteren Verlauf.

Diskussion

Ein erhöhter Glukosemetabolismus in kolorektalen Karzinomen und malignen Lymphomen ermöglicht eine Visualisierung und Untersuchung mittels der PET unter Anwendung von FDG [2, 5]. Für Weichgewebesarkome sind PET Studien mit FDG bisher nur an kleinen Patientenkollektiven und überwiegend ohne vergleichende Bestimmungen in Normalgeweben (Muskulatur) oder Blutgefäßen durchgeführt worden [3]. Unsere Ergebnisse zeigen, daß Weichgewebesarkome mit FDG als Radiotracer in der PET dargestellt, quantitativ evaluiert und gegenüber umgebendem Normalgewebe abgegrenzt werden können. Im Gegensatz zu Lymphomen zeigen Sarkome einen vermehrten AIB Uptake, welcher auf einen erhöhten „A-type" Aminosäuretransport deutet [1, 4]. Dieser Sachverhalt, der in tierexperimentellen Studien und in einem Fall eines Patienten mit einem MFH beobachtet wurde, zeigte sich auch in unseren Untersuchungen [1, 4]. Die bisherigen Daten sprechen dafür, daß AIB geeignet ist, um Weichgewebesarkome zu visualisieren und um differentialdiagnostische Informationen zu erhalten. O^{15}-Wasser zeigte eine Akkumulation im Sarkomgewebe, so daß dieser Perfusionstracer für die Darstellung und Quantifizierung der Tumorperfusion bei Weichgewebesarkomen verwendet werden kann. Unsere ersten Ergebnisse bei der Untersuchung von Patienten mit Verdacht auf ein lokales Sarkomrezidiv deuten darauf hin, daß benigne postoperative Gewebeveränderungen mittels einer PET von Sarkomrezidiven differenziert werden können. Zur Evaluierung der Frage, inwiefern die PET neben der konventionellen Radiodiagnostik eine klinische Bedeutung in der Diagnostik von Sarkomrezidiven besitzt, sind weiterführende PET Studien mit größeren Patientenzahlen erforderlich. Darüber hinaus ist eine Evaluierung unterschiedlicher Radiotracer von Bedeutung, da durch den Einsatz verschiedener Radiotracer die Sensitivität und Spezifität der PET in der Diagnostik von Weichgewebesarkomen verbessert werden kann.

Zusammenfassung

Die Positronen-Emissions-Tomographie (PET) mit F^{18}-Desoxyglukose (FDG), C^{11}-Aminoisobuttersäure (AIB) und O^{15}-markiertem Wasser (O^{15}-Wasser) wurde für die Untersuchung von Weichgewebesarkomen evaluiert. Elf histopathologisch gesicherte Weichgewebesarkome wurden mit der PET unter Verwendung von FDG, AIB und O^{15}-

Wasser untersucht. Die verwendeten Radiotracer zeigten in vitalem Tumorgewebe eine gesteigerte Aufnahme und eine Abgrenzung von umgebenden normalen Weichteilen (Muskulatur). Ein erhöhter Glukosestoffwechsel in Weichgewebesarkomen ermöglichte eine Abgrenzung von umgebendem Normalgewebe (Muskulatur) und Gefäßen mit FDG. Weichgewebesarkome zeigten einen vermehrten AIB Uptake, der auf einen erhöhten „Alanine-like" Aminosäuretransport deutet. AIB ist daher geeignet um Weichgewebesarkome zu visualisieren und zu untersuchen. O¹⁵-Wasser zeigte ebenfalls eine Akkumulation in vitalem Sarkomgewebe, jedoch war eine Überlappung mit der Blutgefäßaktivität zu verzeichnen. Für AIB und O¹⁵-Wasser wurde eine signifikante Abgrenzung von umgebender Muskulatur festgestellt. Alle verwendeten Radiotracer ermöglichten daher eine biologisch-funktionelle Charakterisierung von Sarkomen. Fünf Patienten mit rezidivverdächtigen Läsionen in der konventionellen Radiodiagnostik und negativen PET Untersuchungen waren, entsprechend der histologischen Aufarbeitung der Resektate, oder dem klinischen Verlauf, lokalrezidivfrei. Bei zwei weiteren Patienten mit auffälligen PET Befunden wurden lokale Sarkomrezidive im klinischen Verlauf diagnostiziert. Diese vorläufigen Ergebnisse deuten darauf hin, daß gutartige postoperative Gewebeveränderungen mittels der PET von Sarkomrezidiven differenziert werden können. Weitere Untersuchungen sind erforderlich.

Summary

Positron emission tomography (PET) with fluorine-18-fluorodeoxyglucose (FDG), carbon-11-labeled aminoisobutyric acid (AIB) and oxygen-15-labeled water (¹⁵O-labeled water) was evaluated for imaging soft tissue sarcomas (STS). Eleven pathologically confirmed STS were evaluated by PET using FDG, AIB and ¹⁵O-labeled water. All radiotracers showed an increased activity in viable tumor with a significant differentiation from normal tissue (muscle). An increased glucose metabolism in STS allowed a differentiation from normal tissue (muscle) with FDG. Furthermore, STS showed an increased AIB activity suggesting an increased „A-type" aminoacid transport. AIB therefore can be used for evaluation of STS. ¹⁵O-labeled water demonstrated an increased uptake with an overlap with blood vessel activity. These radiotracers supply information about biological properties of STS. Five patients with suspicious lesions in conventional radiodiagnostic but negative PET scans were free of local recurrence, diagnosed either by surgery or by follow-up. Two patients with PET findings suggesting local failure, ultimately demonstrated local recurrence. The differentiation of local recurrence from benign postoperative tissue alterations is encouraging and requires further evaluation.

Literatur

1. Bigler RE, Zanzonico PB, Small B (1985) Evaluation of [1-C-11]-alpha-aminoisobutyric acid for tumor detection and aminoacid transport measurements: Spontaneous canine tumor studies. Eur J Nucl Med 10 : 48 – 55
2. Dimitrakopoulou-Strauss A, Strauss LG, Goldschmidt H, Lorenz WJ, Maier-Borst W, Van Kaick G (1995) Evaluation of tumor metabolism and multidrug resistance in patients with treated malignant lymphomas. Eur J Nucl Med 22 : 434 – 442

3. Nieweg OE, Pruim J, van Ginkel RJ, Hoekstra HJ, Paans AMJ, Molenaar WM, Schraffordt Koops H, Vaalburg W (1995) Fluorine-18-Fluorodeoxyglucose PET Imaging of soft-tissue sarcoma. J Nucl Med 37:257-261
4. Small B, Conti PS, Bigler RE, Zanzonico PB, Reiman RE, Benua RS, Yeh SD, Dahl JR, Lee R, Laughlin JS (1987) Imaging studies of patients with malignant fibrous histiocytoma using C-11-alpha-aminoisobutyric acid (AIB). Clin Nucl Med 1:22-26
5. Strauss LG (1993) Application of positron emission tomography in colorectal carcinoma. Onkologie 16:232-244
6. Woodard HQ, Gigler RE, Freed B, Russ G (1975) Expression of tissue isotope distribution. J Nucl Med 16:958-959

Korrespondenzadresse: Dr. med. Matthias Schwarzbach,
Chirurgische Universitätsklinik Heidelberg, Kirschnerstraße 1 (INF 110),
D-69120 Heidelberg, Telefon (06221) 566110

XXIV. Transplantationsimmunologie

Blockade einer frühzeitigen Abstoßung durch lösliches MHC Klasse I Antigen nach allogener Lebertransplantation **

Inhibition of accelerated graft rejection by soluble MHC class I molecules after liver allografting

E. K. Geissler[1], M. N. Scherer[1,2], K.-W. Jauch[2], C. Graeb[2] *

[1] Department of Medical Technology, University of South Alabama, U.S.A.
[2] Klinik und Poliklinik für Chirurgie, Universität Regensburg

Einleitung

In den letzten Jahren haben klinische und experimentelle Arbeiten gezeigt, daß Lebertransplantate einen immunsuppressiven Effekt haben können [1, 2]. Eine mögliche Erklärung für dieses immunologische Phänomen leitet sich aus der Beobachtung ab, daß die Leber eine besondere Form von MHC Klasse I Antigenen synthetisiert, die nicht in die Zellmembran eingebaut werden, sondern als ein lösliches Molekül in den extrazellulären Raum sezerniert werden [3]. Verschiedene in vitro Studien haben gezeigt, daß diese löslichen MHC Klasse I Antigene eine Immunantwort auf verschiedene Weise beeinflussen können, wie z.B. die Synthese spenderspezifischer Antikörper [4] oder die Aktivierung zytotoxischer T Lymphozyten [5]. In einer aktuellen Arbeit konnten wir zeigen, daß spenderspezifische lösliche MHC Moleküle eine Verlängerung von allogenen Lebertransplantaten bewirken können [6].

In früheren Arbeiten konnten wir nachweisen, daß syngene Hepatozyten die mit Plasmiden transfiziert waren, die für ein membrangebundenes allo-Antigen kodieren, einen sensibilisierenden Effekt im Empfänger entfalten, was durch Stimulation von zytotoxischen T Lymphozyten und durch eine vorzeitige Transplantatabstoßung zum Ausdruck kam [6, 7].

In der hier vorgelegten Studie wollten wir nachweisen, daß spenderspezifisches, lösliches MHC Klasse I Antigen in der Lage ist den stark stimulierenden Effekt der membrangebundenen Form des gleichen Moleküls in einem Tiermodell nach Lebertransplantation zu unterdrücken.

Primär kultivierte Hepatozyten von Lewis Ratten (RT1.A[1]) wurden mit zwei unterschiedlichen Plasmiden transfiziert, die zum einen für die membrangebundene Form

* Gefördert durch die Deutsche Forschungsgemeinschaft (DFG), GR 1478/2-1.
** Unterstützt durch die National Institutes of Health, NIH (A/39741-01).

(pcRT.45) des allo-MHC Klasse I Antigens von ACI Ratten (RT1.A^a) und zum anderen für die lösliche Form (pcRQ.B3) des gleichen Moleküls kodierten. 7 Tage vor einer Transplantation eines orthotopen Lebertransplantates von einem ACI-Spender wurden die transfizierten Hepatozyten den potentiellen Lewis-Empfängern in die Portalvene injiziert.

Material und Methode

Hepatozytenkultur und Transfektion: Mittels einer Zweischritt-Perfusionstechnik unter Verwendung von Kollagenase H (Böhringer Mannheim) wurden vitale Leberzellen gewonnen und durch Percoll-Gradientenzentrifugation isoliert. Die gewonnenen Hepatozyten wurden anschließend in kollagenbeschichteten Petrischalen kultiviert und zwei Tage später mit Plasmid-DNA unter Verwendung einer Liposomentransfektionstechnik (Lipofectin®, Gaithersburg, U.S.A.) transfiziert. Zwei unterschiedliche Plasmide, die jeweils für das Ratten-MHC Klasse I Molekül RT1.A^a kodieren, kamen zur Anwendung: 1. *pcRT.45*, kodiert für die membrangebundene Form, 2. *pcRQ.B3*, kodiert für die lösliche Form [6, 7].

Portaleneninjektion und Lebertransplantation: Die transfizierten Leberzellen wurden nach Zugabe von Trypsin-EDTA aus den Kulturschalen herausgelöst, gewaschen und ausgezählt. Nach Exposition der V. mesenterica sup. erfolgte die Injektion von 1×10^7 transfizierten Hepatozyten in das portalvenöse Gefäßsystem der potentiellen Empfänger. Der Erfolg der Inokulation der Zellen erfolgte durch einen RT1.A^a-spezifischen ELISA, der das allo-Antigen in Leberlysaten bzw. Serum quantitativ nachwies [6]. 7 Tage nach Injektion erfolgte die orthotope Transplantation einer ACI-Leber entsprechend der von Kamada et al. beschriebenen Technik [8].

Ergebnisse

Die Auswertung der ELISA-Ergebnisse ergab, daß die Transfektion der kultivierten Hepatozyten zu einer Expression äquivalenter Mengen ($1500-3000$ ng/$1,5 \times 10^6$ Zellen) von allo-Antigenen in vitro führte. Auch die simultane Transfektion der Leberzellen zeigte in den ELISA-Messungen annähernd gleiche Expressions-Konzentrationen für beide Molekülformen ($1700-2800$ ng/$1,5 \times 10^6$ Zellen). Nach Injektion der transfizierten Leberzellen konnten die Moleküle im Serum bzw. in Leberlysaten in einem vergleichbaren Verlaufsprofil nachgewiesen werden. Beide Molekülformen imponierten durch einen initialen Peak (lösliche Form: 150 ng/ml Serum, membrangebundene Form: 6000 ng/Leber), gefolgt von einem allmählichen Absinken der Antigenmenge auf ca. 30% des Ausgangswertes innerhalb der ersten Woche. Das Antigen konnte anschließend für weitere 2 bis 3 Wochen im Serum bzw. in den Leberlysaten nachgewiesen werden.

Die Expression des membrangebundenen allo-MHC Moleküls in den Lewis-Empfängern führte dabei zu einer vorzeitigen Abstoßung der ACI-Lebertransplantate (8,4 Tage, n = 5) im Vergleich zu unbehandelten Kontrolltieren (10,8 Tage, n = 5). Nach Injektion von Hepatozyten, die sowohl membrangebundenes allo-Antigen, als auch Antigen der löslichen Form exprimierten, kam es zu einer Aufhebung dieses sensibilisierenden Effekts. Die so behandelten Lewis-Ratten lebten im Mittel 12,0 Tage (n = 5) und hatten damit die gleiche oder tendenziell leicht höhere Überlebensrate (p = 0,098, log-rank Test) wie die unbehandelten Tiere der Kontrollgruppe.

Diskussion

In früheren Arbeiten haben wir nachgewiesen, daß von syngenen Hepatozyten exprimiertes, membranständiges allo-MHC Klasse I Antigen einen starken, stimulierenden Effekt im Empfänger auslöste und zu einer vorzeitigen Organabstoßung führte [6, 7]. In den hier dargestellten Versuchen gelang der Nachweis, daß die simultane Expression der löslichen Form des gleichen allo-Antigens diesen stimulierenden Effekt aufheben kann. Darüber hinaus konnte gezeigt werden, daß die alleinige Expression des löslichen MHC-Moleküls zu einer Überlebenszeitverlängerung allogener Lebertransplantate führte [6]. Interessant ist, daß in keinem Fall in dem lösliches allo-Antigen im Empfänger exprimiert wurde ein sensibilisierender Effekt, wie nach Expression der membrangebundenen Form zu beobachten war, auftrat. Es bleibt jedoch festzuhalten, daß die simultane Expression beider Molekülformen keine signifikante Überlebenszeitverlängerung der Lebertransplantate bewirkte. Dies ist möglicherweise darauf zurückzuführen, daß die Menge des exprimierten löslichen allo-Antigens, bei gleichzeitiger Expression der membrangebundenen Form, nicht mehr ausreichte einen positiveren Effekt im Sinne einer Überlebenszeitverlängerung zu erzielen. Ein ähnlicher Effekt wurde in früheren Experimenten beobachtet, wo durch Reduktion der injizierten Zellmenge der positive Effekt auf die Überlebenszeit verringert werden konnte.

Zusammenfassung

Aktuelle Ergebnisse konnten zeigen, daß Lebertransplantate einen protektiven Effekt für gleichzeitig transplantierte Organe haben. Eine mögliche Erklärung ist, daß die Leber lösliches MHC Klasse I Moleküle sezerniert. In dieser Arbeit zeigen wir, daß spenderspezifische, löslichen Antigene den sensibilisierenden Effekt von membrangebundenen Spender-MHC-Molekülen aufheben können.

Lewis Ratten wurden mit syngenen Hepatozyten injiziert, die zuvor mit Plasmiden transfiziert wurden, die entweder für die membrangebundene oder die lösliche Form des MHC Klasse I Antigen von ACI Ratten kodierten. Um die immunologischen Effekte der verschiedenen Formen der allo-Antigene zu untersuchen, führten wir Lebertransplantationen von ACI auf Lewis Ratten 7 Tage nach Injektion durch.

Wie bereits beschrieben führte die Expression von membrangebundenem allo-Antigen zu einer Sensibilisierung und zu einer vorzeitigen Abstoßung der Transplantate. Nach Injektion von Hepatozyten, die beide Formen der allo-Antigene exprimierten, konnte die vorzeitige Transplantatabstoßung nicht länger beobachtet werden.

Unsere Ergebnisse zeigen, daß lösliche allo-MHC Moleküle die Sensibilisierung durch die membrangebundene Form des gleichen Antigens aufheben können.

644

Summary

Recent evidence suggests that liver transplants may be immunologically protective for other simultaneously transplanted organs. One possible explanation is that the liver secretes MHC class I molecules. Here we show that these donor-specific secreted molecules can inhibit the priming effect of donor derived membrane-bound MHC antigen.

Lewis rats were injected with syngeneic hepatocytes transfected with plasmids encoding either a membrane-bound or a secreted form of the RT1.A allo-MHC class I antigen of ACI rats. To test the immunologic effects of the different forms of alloantigen, ACI to Lewis liver transplants were performed 7 days after injection.

As demonstrated previously, injection of hepatocytes expressing membrane-bound alloantigen sensitizes host immunity, leading to accelerated allograft rejection. However, after simultaneous injection of hepatocytes expressing the two different forms of the alloantigen, the accelerated liver allograft rejection caused by hepatocytes expressing membrane-bound molecules was no longer evident.

Our results show that soluble allo-MHC class I antigen can inhibit the sensitizing effect of the same molecule in a membrane-bound form.

Literatur

1. Calne R, Davies H (1994) Organ graft tolerance: the liver effect. Lancet 343:67–68
2. Starzl TE, Murase N, Thomson A, Demetris AJ (1996) Liver transplants contribute to their own success. Nature Med 2:163–165
3. Buelow R, Burlingham WJ, Clayberger C (1995) Immunomodulation by soluble HLA class I. Transplantation 59:649–654
4. Grumet FC, Krishnaswamy S, See-Tho K, Filvaroff E, Hiraki DD (1994) Soluble form of an HLA-B7 class I antigen specifically suppresses humoral alloimmunization. Hum Immunol 40:228–234
5. Zavazava N, Krönke M (1996) Soluble HLA class I molecules induce apoptosis in alloreactive cytotoxic T lymphocytes. Nature Med 2:1005–1010
6. Geissler EK, Knechtle SJ, Graeb C (1997) Secreted donor-MHC class I antigen prolongs liver allograft survival and inhibits recipient anti-donor CTL responses. Transplantation 64:782–786
7. Graeb C, Geissler EK (1997) Effect of portal vein injection of allo-MHC-transfected hepatocytes on immunity prior to organ transplantation. Transplant Proc 29:1017–1019
8. Kamada N, Calne RY (1983) A surgical experience with five hundred thirty liver transplants in the rat. Surgery 93:64–69

Korrespondenzadresse: Dr. med. Christian Graeb, Klinik und Poliklinik für Chirurgie, Universität Regensburg, Franz-Josef-Strauß-Allee 11, 93053 Regensburg

Einfluß der Antikörper-Reduktion mittels der Immunapheresesäule Ig-Therasorb auf die hyperakute Abstoßungsreaktion im Xenoperfusionsmodell

Influence of antibody removal by Ig-therasorb column immunoadsorption on hyperacute xenograft rejection in xenogenic perfusion model

P. Brenner[1], M. Schmoeckel[1], H. Huber[1], H. O. Vetter[1], J. Müller-Höcker[3], C. Hammer[2], B. Reichart[1]

[1] Herzchirurgische Klinik, Klinikum Großhadern, LMU München
[2] Institut für Chirurgische Forschung, Klinikum Großhadern, LMU München
[3] Pathologisches Institut, LMU München

Einleitung

Die abnehmende Bereitschaft in der Bevölkerung zur Organspende und der daraus resultierende Mangel an Spenderorganen haben in neuerer Zeit die Frage nach den Möglichkeiten der Xenotransplantation in den Mittelpunkt gestellt. Bisher kam es nach Xenotransplantation bei allen Xenotransplantaten zum Graftversagen, sei es durch die hyperakute Abstoßungsreaktion oder infolge schwerer Nebenwirkungen der eingesetzten Immunsuppressiva [1]. Bei der Spezieskombination Schwein/Mensch wird die hyperakute, xenogene Abstoßungsreaktion (HXAR) durch präformierte natürliche Antikörper (PNAB) ausgelöst. Diese sind unter anderem spezifisch gegen α-Galactosyl-Reste von Glykoproteinen und Glykolipiden auf Endothelzellen gerichtet [2]. Eine so ausgelöste Aktivierung der Komplementkaskade findet entweder über den klassischen oder den alternativen Weg statt und führt schließlich zur intravaskulären Gerinnung, Thrombose, interstitiellem Ödem, Hämorrhagien und Zellnekrosen [3]. Die Bemühungen, die HXAR zu verhindern, haben sich bisher vor allem auf die Hemmung der Komplementaktivierung und Entfernung xenoreaktiver Antikörper konzentriert. Verschiedene Techniken wie Plasmapherese und Organperfusion (z. B. durch die Niere des xenogenen Tieres) wurden angewandt. Nachteil bei der Plasmapherese ist, daß Plasmaproteine, insbesondere Gerinnungsfaktoren und Komplementkomponenten verloren gehen, und eine xenogene Organperfusion unter sterilen Bedingungen sehr aufwendig ist. Durch diese Manipulation wird das Gerinnungs- und Komplementsystem aktiviert. Deshalb war es Ziel der vorliegenden Untersuchung, spezifisch IgG- und IgM-Antikörper durch Immunapherese zu reduzieren. Der Einsatz der wiederverwendbaren Säule Ig-Therasorb wurde im extrakorporalen Schweineherz-Xenoperfusionsmodell (Langendorff- und „working heart"-Modus) getestet. Diese Säulen zeigten schon in Vorversuchen mit Menschen- und Affenplasma [4] und Perfusionsversuchen eine selektive Bindungsfähigkeit von IgG bzw. IgM. Gegen Schweineendothelzellen gerichtete Antikörper der IgG bzw. IgM-Klasse wurden um 47 % bzw. um 69,4 % reduziert. Andere Plasmaproteine wurden dagegen nur geringfügig vermindert [5].

Methodik

Für die Studie wurden Herzen von 12 Landrasseschweinen mit einem Durchschnittsgewicht von 22,5 kg entnommen und unter Belastung im „working heart"-Modell [6] mit menschlichem Blut xenoperfundiert. Es wurde eine Einteilung in eine Gruppe 1 (G1, n = 6) ohne Immunadsorption und eine Gruppe 2 (G2, n = 6) mit Immunadsorption vorgenommen. Als Kontrolle wurde das Perfusionssystem nur mit unbehandeltem, heparinisierten Humanblut als „Leerperfusion" ohne Herz über einen Zeitraum von 6 Stunden betrieben.

Nach Prämedikation des Schweins mit Azaperon, Diazepam und Ketamin i.m. wurde nach Tracheotomie die Narkose unter maschineller Beatmung mit N_2O/O_2 per inhalationem und Gabe von Fentanyl, Pancuronium (zur Relaxation) i.v. fortgeführt. Die Herzfunktion wurde mittels Brustwand-EKG-Ableitung überwacht. Der arterielle Blutdruck wurde direkt über einen Katheter in der Arteria carotis gemessen. Über die Vena jugularis interna wurde ein zentralvenöser Venenkatheter zur Blutabnahme und Medikamentengabe gelegt.

Beim Spenderschwein wurde in Rückenlage nach medianer Sternotomie das Herz nach Perikardlängseröffnung freigelegt. Nach Gabe von 10 000 I.E. Heparin i.v. wurde nach doppelter Ligatur und Durchtrennung der oberen Hohlvene die Aorta quergeklemmt und 1 l kardioplegische Lösung (Celsior®-Lösung) in die Aortenwurzel über die zuvor gelegte Leitung gegeben. Danach kühlte man das Herz extern mit kalter Kochsalzlösung (0,9 %, 4 °C). Nach Beendigung der Kardioplegie wurde das Herz-Lungenpaket nach Präperation des hinteren Mediastinums und Durchtrennung der Trachea oberhalb der Bifurkation „en bloc" entnommen. Die Aorta descendens wurde oberhalb des Zwerchfells abgesetzt. In einer Kaltpräparation wurden mit kräftigen Ligaturen die beiden Hili unterbunden, die Lungen abgetrennt und das Herz gewogen. Die ex vivo-Präparation wurde nach dem Ligieren der unteren Hohlvene und dem Einlegen von Anschlußkanülen für das Perfusionssystem in die Aorta ascendens, den Pulmonalishauptstamm und linken Vorhof abgeschlossen.

Das „working heart"-Perfusionssystem, das am Institut für Chirurgische Forschung speziell zur Simulation eines Hochdruckkreislaufs entwickelt und in früheren Publikationen beschrieben wurde [7], erlaubte eine isolierte, xenogene ex vivo-Herzperfusion mit Hilfe einer Rollerpumpe (Fresenius, BP 742) und eines Membranoxigenators (Dideco, Module 1500). Es wurden unter nahezu physiologischen Leistungsbedingungen aortaler und linksseitiger Vorhof-Druck, Fluß, Temperatur, pH und Blutgaswerte stetig kontrolliert. Dabei kam es zu keiner relevanten Verringerung der Leukozyten- und Thrombozytenzahlen. Ein leichter Abfall des Calciumwertes mußte entsprechend substituiert werden.

Für jedes Experiment wurden 500 ml humanes Frischblut von gesunden, freiwilligen Spendern unmittelbar vor Operationsbeginn abgenommen, mit 100 I.E./ml Heparin antikoaguliert und mit isotoner Kochsalzlösung auf einen Hämatokrit von 30 % im Hauptreservoir der Apparatur verdünnt, was dem physiologischen Hämatokritwert des Schweins entspricht.

In Gruppe 1 (G1) wurden 6 Schweineherzen mit unbehandeltem, heparinisierten Humanblut perfundiert. In Gruppe 2 (G2) wurden 6 Schweineherzen mit Blut perfundiert, das nach Plasmaseparation einer IgG-, IgM-Reduktion durch 2-malige Zirkulation des Plasmas über eine Ig-Therasorb-Immunapheresesäule (Firma

Therasorb/Baxter) unterzogen wurde. Das Herz wurde dann an die Aparatur angeschlossen. Die Aorta war an eine Nachlastsäule mit einer Höhe von 75 cm (= 55 mmHg) angeschlossen, der linke Vorhof an eine 15 cm hohe (= 10 mmHg) Vorlastsäule. Nach Entlüftung wurde die Perfusion nach $49,9 \pm 9,1$ Minuten kalter Ischämiezeit begonnen. Zwei bipolare Pacerdrähte wurden im Bereich des rechten und linken Ventrikel aufgenäht. Sie erlaubten bedarfsweise eine Schrittmacherstimulation, waren aber auch zur Ableitung eines epikardialen EKG's geeignet.

Nach Beginn der Xenoperfusion wurde nach 20 Minuten Reperfusion im Langendorffmodus auf den working heart-Modus umgestellt. Temperatur, pH, pCO_2 und pO_2 wurden konstant in physiologischen Grenzen gehalten. Die Registrierung von Blutdruck und Herzfrequenz erfolgte kontinuierlich. Zu festgelegten Zeiten wurden Blutproben aus dem Sinus coronarius über den Pulmonalishauptstamm zur Messung der Werte CK, CK-MB, Troponin I, LDH, GOT, GPT, Myoglobin, Fibrinogen, Calcium, Glucose, IgG, IgM, IgA und der Komplementaktivität über CH50, C3 und C4, der Elektolyt- und Gerinnugswerte entnommen. Als zusätzliche Zielparameter diente die Dauer der Xenoperfusion im „working heart"-Modus, die Herzzeitvolumina, der Koronarfluß und die Herzgewichtsänderungen. Das systemische Herzzeitvolumen HZV(sys) und der Koronarfluß HZV(coro) wurden aus der Nachlastsäule bzw. aus der Arteria pulmonalis gemessen, und mit Hilfe von Blutgasanalysen aus beiden Systemen die arteriovenöse Sauerstoffdifferenz $avDO_2$ nach der Formel $avDO_2$ (ml O_2/100 ml Blut) $= (1,34 \times Hb \times O_2\text{-Sättigung (arteriell)} \times 10^3)\text{-}(1,34 \times Hb \times O_2 \text{ Sättigung (venös)} \times 10^3)$ bestimmt. Als wichtige Hämodynamikparameter wurden der Schlagarbeitsindex (stroke work Index (SWI; erg/s) = ((arterieller Mitteldruck Vorlastdruck) × HZV(sys) × 1333)/(Herzfrequenz × Herzgewicht) und der koronare Widerstand (arbitary units) = arterieller Mitteldruck / HZV(coro) (ml/min) sowie der spezifische Koronarfluß = (Blut (ml)/Perfusionszeit (min))/Herzgewicht (g) errechnet. Aus Ausgangs- und Endgewicht wurde die prozentuale Herzgewichtszunahme = Herzgewicht (nachher – vorher)/Herzgewicht (vorher) × 100 (in %) bestimmt. Am Perfusionsende nach Herzstillstand wurde rechts- und linksventriküläres bzw. atriales Gewebe zur histologischen Aufarbeitung (Lichtmikroskopie, Elektronenmikroskopie und Immunhistochemie) entnommen.

Die Statistik-Ergebnisse werden als Mittelwert ± SEM dargestellt. Der Wilcoxontest für gepaarte Gruppen wurde zum Vergleich der beiden Gruppen verwendet. Für p kleiner als 0,05 wurde der Unterschied als statistisch signifikant (*) festgelegt.

Ergebnisse

In Gruppe 2, in der das Blut durch Immunapherese (IA) vorbehandelt wurde, war die Gesamtdauer im working heart-Modus mit $335,0 \pm 37,5$ min gegenüber der Gruppe ohne Adsorptionssäule mit $125,0 \pm 31,3$ min signifikant (p</= 0,001) verlängert. Eine Stimulation mittels eines Schrittmacherdrahtes war nur intermittierend (für durchschnittlich 30 min/Herz) vor allem in den ersten 30 min nötig, in G1 bei 66,6 % der Herzen, in G2 bei 50 % der Herzen. Die Herzfrequenz lag in der Gruppe nach Immunadsorption mit durchschnittlich $86,5 \pm 5,5$ Schlägen/min signifikant (p < 0,05) über der Kontrollgruppe ($77,3 \pm 6,1$ Schläge/min). Als epikardiale EKG-Veränderungen zeigte sich ein R-Verlust im abgeleiteten Vorderwandareal, kontinuierlich zunehmende ST-Steckenveränderungen und supraventrikuläre bzw. ventrikuläre Extra-systolen mit Kammerflimmern, die in erster Linie bei der Kontrollgruppe als Ursache für die finale, kardiale Insuffizienz angegeben werden mußte. In der Immunadsorp-tionsgruppe beendete eine dilatative Veränderung im Sinne einer linksventrikulären Überblähung bei kontinuierlich ansteigenden Kaliumwerten den Versuch. Gruppe 2 mit Säulenvorbehandlung zeigte ein um 118,1% signifikant höheres (p < 0,018) mitt-leres Herzzeitvolumen (G2: 252,6 ± 29,5 ml/min vs. G1: 115,8 ± 38,1 ml/min) im Ver-gleich zu G1. Der aus mehreren Hämodynamikparametern berechnete stroke work index (SWI) war in G2 im späteren Versuchsverlauf tendenziell höher (Median: G1: 254,3 ergs/g; G2: 393,6 ergs/g), jedoch auf Grund der großen Wertestreuung (SEM: G1: 138,6 ergs/g; G2: 86,3 ergs/g) nicht signifikant unterschiedlich (p = 0,5). In G2 bestand außerdem noch ein um 154,6% signifikant (p ≤ 0,004) verbesserter spezifischer, mittlerer Koronarfluß (G1: 0,37 ± 0,14 ml/min/g (Herzgewicht) vs. G2: 0.94 ± 0,12 ml/min/g). Daraus ließ sich ein Koronarwiderstand ermitteln, der bei G2 mit 0,21 ± 0,035 arbitary units signifikant (p < 0,003) höher als in der Kontrollgruppe (0,085 ± 0,037 arbitary units) lag. Der arteriovenöse Sauerstoffverbrauch (avDO$_2$) war zwar nach Säulenimmunadsorption (G2: 2095 ± 212,4 ml O$_2$/100 ml Blut) etwas nied-riger als bei der Kontrolle (G1 2488,4 ± 177,5 ml O$_2$/100 ml), aber nicht signifikant (p = 0,19). Die Zunahme des Herzgewichts bei einem durchschnittlichen Herzaus-gangsgewicht von 121,4 ± 14,0 g (G1: 119,6 ± 12,8 g; G2: 123, 2 ± 14,9 g) war in G1 um 49,9 ± 11,0% nach Xenoperfusion gegenüber G2 mit 31,8 ± 8,0% Gewichtszunahme nicht signifikant (p = 0,21) höher. Die laborchemischen, kardialen Schädigungspara-meter waren in G2 im Vergleich zur Kontrollgruppe nur leicht vermindert. Bei sehr hohen Werten an Kreatininphosphokinase (CK) (G1: 2380 ± 476,5 IE/l; G2: 2560,7 ± 337,3 IE/l) bestand kein Gruppenunterschied (p = 0,961), ebenso nicht (p = 0,897) bei der CK-MB-Fraktion (G1: 133,5 ± 12,1 ng/ml; G2: 135,6 ± 9,5 ng/ml) mit prozentual 5,6% der CK. Der Myoglobinwert ist in der Gruppe mit Im-munadsorption (195, 3 ± 20,3 ng/ml) signifikant (p < 0,02) höher als bei den Kontrollen (167,8 ± 24,8 ng/ml). Die Osmolarität des Perfusats ist tendenziell, aber nicht signifikant (p = 0,35) geringer bei G1 (389,4 ± 19,2 mosm/kg) als bei G2 (427,6 ± 33,1 mosm/kg). Der Troponin I-Wert, der in der Leerperfusion von 2,2 bis 9,1 µg/l anstieg, war außerhalb des labortechnisch meßbaren Bereichs. Unphysiolo-gisch hohe GOT-, GPT-, LDH- und Fibrinogenspiegel waren nicht verwertbar. Zur Kontrolle der Effizienz der Immunadsorption wurden die Plasmaimmunglobuline IgG, IgM und IgA gemessen. Dabei konnte nach zweimaligem Säulendurchlauf IgG um 84% (von 10,0 ± 1,5 auf 1,6 ± 0,6 g/l), IgM um 83,3% (von 1,2 ± 0,7 auf 0,2 ± 0,07 g/l, und IgA um 76% (von 2,1 ± 1,1 auf 0,5 ± 0,4 g/l) vermindert werden. In der Histologie zeigten sich insgesamt deutliche Veränderungen, wobei in der Gruppe nach Immunadsorption eine geringere Organschädigung im Sinne einer HXAR auf-trat. So konnten in der Lichtmikroskopie vermehrt in Gruppe 1 Veränderungen im Form von fokalen Hämorrhagien, v. a. perivaskulär, aber auch interstitieller Art, inter-faszikuläre Ödeme, vereinzelt auch lymphozytäre Infiltrate und selten intravaskuläre Thromben nachgewiesen werden. Feinschnitte (ca. 8 µm) aus der Gruppe nach Säu-lenadsorption wiesen erst ca. 3,5 Stunden später massive Veränderungen auf. Diese waren eher unspezifisch (z.B. generalisiertes Ödem, Gefügedilatation der Mykard-fasern) und vermutlich versuchsbedingt und versuchstypisch. Außerdem sind im „working heart"-Modell Xenoperfusionszeiten von 6 bis 8 Stunden v. a. in G2 außergewöhnlich lang. In G1 trat zumeist nach etwa 60 bis 90 min eine rapide hämodynamische Verschlechterung ein. Feinstrukturell (im Elektronenmikroskop) waren in G1 vermehrt Herzmuskelzellen mit Hyperkontraktilitätsbanden und degenerativer Schwellung der Mitochondrien bzw. pränekrotische Veränderungen als Ausdruck der Xenograftabstoßung sichtbar.

Zusammenfassung

Die Antikörperadsorption mittels der Ig-Therasorbsäule stellt ein wirksames und wiederverwendbares Behandlungsverfahren in der Phase der HXAR dar. Im Gegensatz zu früheren Xenoperfusionsmodellen schafft das Münchner „working heart"-Modell suffiziente Voraussetzungen für Hämodynamikmessungen. Es kommt dem in vivo-Zustand und den Verhältnissen unter Nachlastbedingungen nahe. Dies ist von großer Bedeutung, da vermutlich eine HXAR unter kardialer Vollbelastung frühzeitiger und möglicherweise auch heftiger ablaufen dürfte. Die wirkungsvolle Elimination von IgG und IgA, vor allem aber von Immunglobulin IgM, dem der Hauptanteil der PNAB zugeschrieben wird, und deren exakte Meßbarkeit schafft die Voraussetzungen für eine genaue Steuerung der Antikörperadsorption bezüglich der Häufigkeit der Behandlungen mit Ig-Therasorbsäulen und der erforderlichen Ladungszyklen. Eine weitere Verbesserung vor allem der Hämodynamik des Xenografts stellt der Einsatz nicht nur vor, sondern auch während der Xenoperfusion dar, wie neuere Versuche zeigten. Somit könnte die perioperative Behandlung mit Immunadsorptionssäulen vor allem in der Frühphase nach Xenotransplantation eine praktikable Methode zur Funktionsverbesserung des Xenotransplantats sowohl im Primatenversuch, als auch bei einem zukünftigen, klinischen Einsatz am Patienten darstellen. Insbesondere in Kombination mit der Verwendung von Organen transgener Schweine wäre dies eine weitere Verbesserung.

Conclusion

Antibody removal by Ig-Therasorb column seems to be be an effective and reusable method for prevention of hyperacute xenograft rejection. In contrary to previously used models of xenoperfusion the „working heart"-model of munich gives excellent preconditions for measurement of hemodynamics and comes up to in vivo afterload conditions. This is important, because apparently the HXAR under afterload conditions would happen earlier and more vehemently. Effective elimination of IgG, IgA and especially IgM representing the greatest part of PNAB and exact measurements enable exact control of immunoadsorption concerning to frequency and number of cycles in use of Ig-Therasorb column. Immunoapheresis also during xenoperfusion demonstrated even improved xenograft function. Immunoadsorption effectively depleted plasma from anti-pig endothelial cell antibodies in primate experiments. In future perioperative treatment of clinical patients after xenotransplantation, especially in combination with organ transplantation of transgenic pigs, could be improved.

650

Literatur

1. Markmann JF, Barker CF (1994) Basic and clinical considerations in the use of xenografts. Curr Probl Surg 31, 5 : 390–460
2. Lu CY, Khair-El-Din TA, Dawidson IA (1994) Xenotransplantation. FASEB J 8 : 1122–1130
3. Platt JL, Fischel RJ, Matas AJ, Reif SA, Bolman RM, Bach FH (1991) Immunopathology of hyperacute xenograft rejection in a swine-to-primate model. Transplantation 52 (2) : 214–20
4. Leventhal JR, John, R Fryer JP (1995) Removal of baboon and human anti-porcine IgG and IgM natural antibodies by immunoabsorption: Results of in-vitro and in-vivo studies. Transplantation 59 (2) : 294
5. Kroshus TJ, Dalmasso AP, Leventhal JR, John R, Matas AJ, Bolman RM (1994) Antibody Removal by Column Immunoabsorption Prevents Tissue Injury in an Ex Vivo Model of Pig-to-Human Xenograft Hyperacute Rejection. J Surgical Research 59 : 42–50
6. Suckfüll MM, Pieske O, Müdsam M, Babic R, Hammer C (1994) The contribution of endothelial cells to hyperacute rejection in xenogeneic perfused working hearts. Transplantation 57 (2) : 262–267
7. Suckfüll M, Müdsam M, Pieske O, Enders G, Babic R, Hammer C (1994) Immunohistological studies of complement activation after xenogeneic perfusion of a working heart model. Transpl Int 7: 324-328

Kontaktadresse: P. Brenner, Institut für Chirurgische Forschung,
Klinikum Großhadern, Marchioninistr. 15, D-81366 München

Allogene Dünndarmtransplantation im Rattenmodell unter initialer CsA-Therapie: Erste Nachweise für Th2-vermittelte Immuntoleranz

Allogeneic small bowel transplantation in the rat under initial therapy with CsA: First evidence for Th2-dependent tolerance induction

R. Gieseler[1], J. H. Peters[1], R. Schlemminger[2]

[1] Abteilung für Immunologie und
[2] Klinik und Poliklinik für Allgemeinchirurgie, Universitätskliniken Göttingen, Georg-August-Universität, D-37075 Göttingen

Einleitung

Zeitlich limitierte CsA-Therapie bewirkt im allogenen Rattenmodell zur Dünndarmtransplantation (DDTx) permanente Transplantatakzeptanz [1]. Dieser ungeklärte Effekt kann entweder auf globaler Immunsuppression oder antigenspezifischer Immuntoleranz beruhen. Da die Tiere nicht frühzeitig infolge unspezifischer Infektionen versterben, lautet unsere Arbeitshypothese, daß transplantatspezifische Toleranz induziert wird.

Antigenpräsentierende Zellen (APC) bilden die Basis der antigenspezifischen Immunität. Zum einen können sie über T-Helfer-1(Th1)-Zellen T-Zell-Immunität – und damit akute Transplantatrejektion mittels zytotoxischer T-Lymphozyten (CTL) – induzieren [2, 3]. Zum anderen kommt es nach Th2-Aktivierung zu B-Zell-Immunität [2] und Freisetzung des Zytokins IL-10, das Immuntoleranz induzieren kann [4–6].

In der vorliegenden Studie konzentrierten wir uns auf postoperative immunologische Veränderungen in den mesenterialen Lymphknoten (mLK) der Donoren und liefern erste Nachweise für CsA-abhängig induzierte transplantatspezifische Immuntoleranz.

Methodik

Ratten, Zweischritt-DDTx, CsA, postoperativer Verlauf: Entsprechend Ref. [1] wurde in der Stammkombination BN (RT1^n) $\rightarrow$ LEW (RT1^l) der vollständige BN-Dünndarm heterotop distal an den LEW-Dünndarm angeschlossen und proximal ligiert. Unbehandelte Rezipienten verstarben nach 8–12 Tagen. Nach Immunsuppression mit *s.c.* CsA (Tag 0–14: 15 mg/kg KG; Tag 15–28: 10 mg/kg KG) wurde das Transplantat an Tag 32 in orthotope funktionelle Position transferiert. Tag 0–7: balancierte Flüssigdiät (Survimed; Fresenius, Bad Homburg); ab Tag 8: Standarddiät. Tierhaltung und experimentelles Vorgehen waren entsprechend den „Guiding Principles in the Care and Use of Animals".

LK-Leukozyten: Zellen wurden an Tag 9 + 14 aus Spender- und Empfänger-mLK und an Tag 360 aus Donor-mLK, axillären und zervikalen Rezipienten-LK sowie mLK syngen transplantierter und unoperierter, gleichaltriger Tiere isoliert, bei RT im enggängigen Potter mit Teflonpistill homogenisiert (Schütt, Göttingen), Detritus durch zweimaliges Waschen entfernt und die Zellen in Medium RPMI 1640 aufgenommen. (Alle experimentellen Gruppen: n = 10.)

Durchflußzytometrie: Es wurde entsprechend Ref. [7] vorgegangen. Primärantikörper waren OX-6 (MHC Klasse II), OX-19 (CD5), R73 (α/β-TCR), OX-39 (CD25), OX-12 (Ig κ-Ketten) (Camon, Wiesbaden); 1A29 (CD54), WT.1 (CD11a), WT.3 (CD18) (Seikagaku, Tokio, Japan); RIB-5/2 (CD4), RIB-6/1 (CD8) (vgl. Danksagung); und RK-4 (Granulozyten) (Eigenherstellung).

Ergebnisse

Postoperative Frühphase: Durch die Technik der Zweischritt-Transplantation konnten Zellen aus Donor- und Rezipienten-mLK parallel analysiert werden. Von Tag 9–14 nahm in den Donor-mLK die APC-Zahl zu, verbunden mit erhöhter Expression von MHC Klasse II und ICAM-1 (CD54). Weiterhin erfolgte eine Zunahme an T-Lymphozyten. Dabei handelte es sich primär um CD4$^+$ Th-Zellen, die durch erhöhte Expression von α/β-T-Zell-Rezeptor (α/β-TCR), IL-2-Rezeptor (IL-2Rα; CD25) und LFA-1α_L/β_2 (CD11a/CD18) aktivierten Status anzeigten. Auf der nachgeschalteten Effektorebene erfolgte nur eine marginale Zunahme an CD8$^+$ CTL, während die Zahl der Igκ^+ B-Zellen anstieg. Dieser Befund spricht eindeutig für eine Immunreaktion vom Th2-Typ. Dies wird auch dadurch unterstrichen, daß in den Donor-mLK, im Gegensatz zu einer Th1-Reaktion, keine Zunahme der Granulozyten erfolgte. Rezipienten-mLK zeigten qualitativ gleichsinnige, aber quantitativ deutlich geringere Alterationen. Syngene DDTx-Kontrollen zeigten keine entsprechenden Veränderungen.

Postoperative Spätphase: An Tag 360 unterschieden sich Zellen aus Donor-mLK von Zellen aus Kontroll-LK ausschließlich durch eine deutlich herunterregulierte Expression des Integrins LFA-1α_L/β_2.

Diskussion

Immunologische Vorgänge im Transplantat spiegeln sich in den drainierenden LK wider. Wir zeigten, daß ein CsA-Kurzzeitregime während der kritischen Frühphase nach DDTx in Donor-mLK erhöhte APC-Einwanderung und -Aktivierung (MHC Klasse II, CD54) sowie reaktive Th-Zell-Proliferation und -Aktivierung (α/β-TCR, IL-2R, CD11a/CD18) erlaubt. Somit bewirkt CsA-Therapie keine globale Immunsuppression. Dennoch kam es nicht zur Abstoßung. Die Gründe hierfür wurden auf der Effektorzellebene offenbar: Hier zeigte fehlende Th1-abhängige CTL-Aktivierung bei paralleler Th2-abhängiger B-Zell-Propagation einen funktionellen Th1 → Th2-Shift an. Somit wurde eine akute Rejektion zunächst durch die ausbleibende CTL-Aktivierung unterbunden. Darüber hinaus kann jedoch das Th2-Zytokin IL-10 bekanntermaßen transplantatspezifische Immuntoleranz induzieren [4–6].

Nur Immuntoleranz macht erklärbar, daß Donor-mLK 360 Tage nach DDTx keine zellulären Abweichungen von Kontroll-LK mehr aufwiesen. Da Toleranz auf (membran-)molekularer Ebene realisiert wird, mußten entsprechende Veränderungen nachweisbar sein. Tatsächlich fanden wir zu diesem Zeitpunkt eine verminderte Expression des Integrins LFA-1. Das α_L/β_2-Heterodimer wird vornehmlich von T-Zellen exprimiert. Seine Hauptliganden sind ICAM-1 und -2 (auf Endothelzellen und APC) sowie ICAM-3 (exklusiv auf APC). Nach derzeitigem Wissen führt LFA-1-ICAM-Interaktion zur (zytotoxischen) Aktivierung und transendothelialen Migration von T-Zellen [9], während Hemmung dieser Interaktion die Transplantatakzeptanz verbessert [10].

Unsere Studie gibt somit erste konkrete Hinweise auf eine CsA-induzierte, Th2-Zell-vermittelte Induktion transplantatspezifischer T-Zell-Toleranz. Die Rolle von IL-10 ist durch zukünftige Untersuchungen abzuklären.

Danksagungen

Wir danken R. Kuhn und F. Klemp für ausgezeichnete technische Assistenz und Dr. M. Lehmann, Inst. für Med. Biochemie, Universität Rostock, für die mAks RIB/5-2 und RIB/6-1. Gefördert durch die DFG (SFB 330, Teilprojekt D9).

Zusammenfassung

Die Ursachen für permanente Akzeptanz nach allogener Dünndarmtransplantation im Rattenmodell infolge initialer CsA-Gabe sind ungeklärt. Unsere zeitkinetischen Untersuchungen mesenterialer Donor-Lymphknoten weisen auf CsA-induzierte, Th2-vermittelte Induktion transplantatspezifischer T-Zell-Toleranz hin.

Summary

It is not clear how initial therapy with CsA effects indefinite allograft acceptance after small bowel transplantation in the rat. Our study of post-transplant alterations of immune parameters within donor-type mesenteric lymph nodes suggests CsA-dependent, Th2-mediated induction of graft-specific T-cell tolerance.

Literatur

1. Schlemminger R (1993) Zum Einfluß der Transplantation des gesamten Dünndarms sowie verschiedener Segmente auf die Hormonfreisetzung und Stoffwechselparameter an der Ratte. Habilitationsschrift, Göttingen
2. Mosmann TR (1995) Cytokines, differentiation and functions of subsets of CD4 and CD8 T cells. Behring Inst Mitt 96:1–6
3. Gieseler RKH, Schlemminger R, Lenzner S (1994) Current aspects of transplantation immunology. Int J Biomed Res Ther 23:62–72

4. Péguet-Navarro J, Moulon C, Caux C, Dalbiez-Gauthier, Banchereau J, Schmitt D (1994) Interleukin 10 inhibits the primary allogeneic T cell response to human epidermal Langerhans cells. Eur J Immunol 24:884–891

5. Enk AH, Angeloni VL, Udey MC, Katz SI (1993) Inhibition of Langerhans cell antigen-presenting function by IL-10: a role for IL-10 in induction of tolerance. J Immunol 151:2390–2398

6. Delvaux A, Donckier V, Bruyns C, Florquin S, Gérard C, Amraoui Z, Abramowicz D, Goldman M, Velu T (1994) Effects of systemic administration of rIL-10 in an *in vivo* model of alloreactivity. Transplantation 58:972–974

7. Schlemminger R, Gieseler RKH, Kuhn R, Xu H, Peters JH, Köhler H (1994) FACS analysis of immunocytes obtained from mesenteric lymph nodes of long-term surviving rats after allogeneic small-bowel transplantation. In: Trede M, Seifert J, Hartel W (Hrsg) Chirurgisches Forum 1994 für experimentelle und klinische Forschung. Springer, Berlin, S. 133–136

8. Schraut WH, Lee KKW (1995) Long-term survival of orthotopic small-bowel allografts using cyclosporin A. In: Deltz E, Thiede A, Hamelmann H (eds) Small-Bowel Transplantation. Springer, Berlin, S. 156–160

9. Lub M, van Kooyk Y, Figdor CG (1995) Ins and outs of LFA-1. Immunol Today 16:479–483

10. Postigo AA, Sánchez-Madrid (1993) Adhesion and homing molecules. Transplant Proc 25:65–69

Korrespondenzadresse: Dr. R. Schlemminger, Klinik und Poliklinik für Allgemeinchirurgie, Universitätskliniken Göttingen, Robert-Koch-Str. 40, D-37075 Göttingen

Das CD95/CD95L System als Zielstruktur für die Modulation von allogenen Immunantworten

The CD95/CD95L system as target for modulation of allogeneic immune responses

R. Schwinzer, H. Dulat, U. Kyas, K. Wonigeit

Transplantationslabor, Klinik für Abdominal- und Transplantationschirugie, Medizinische Hochschule Hannover

Im Zuge eines Aktivierungsprozesses durchlaufen T-Lymphoyzyten ein Stadium, in dem sie sehr empfindlich auf Zelltod (Apoptose)-auslösende Signale reagieren [1]. Die Apoptose-vermittelte Eliminierung von aktivierten T-Zellen könnte demnach eine Strategie zur klonalen Deletion und damit verbundener Toleranzerzeugung nach Allo- und Xenotransplantation sein. Da der Zelloberflächenrezeptor CD95 (Fas/Apo-1) und sein Ligand (CD95L) eine Schlüsselrolle beim Auslösen von Zelltod spielen [2, 3], gingen wir der Frage nach, welche Effekte bei einer *in vitro* Alloimmunantwort sichtbar werden, wenn diese in Anwesenheit von Modulatorzellen abläuft, die den CD95-Liganden in hoher Konzentration exprimieren.

Methodik

Etablierung von COSh95L Zellen: Zur Erzeugung von Zellen, die den Zelltod-auslösenden CD95-Liganden konstitutiv exprimieren, wurde die Affen-Nierenzellinie COS7 mit einem CD95-Ligandkonstrukt unter Kontrolle eines CMV Promotors transfiziert. Das Konstrukt wurde von Dr. J. Tschopp, Lausanne, zur Verfügung gestellt. Nach Generierung einer stabilen CD95L$^+$ COS-Zellinie durch Selektion in Geneticin-haltigem Medium wurde diese Zellinie kloniert und ein Klon etabliert, der bei der T-Zellinie Jurkat besonders effektiv den apoptotischen Zelltod auslöst. Alle hier beschriebenen Experimente wurden mit diesem Klon (COSh95L Zellen) durchgeführt.

T-Zellaktivierung in der gemischten Lymphozytenkultur (MLR): Zur Induktion einer *in vitro* Alloimmunantwort wurden gereinigte humane T-Zellen mit bestrahlten allogenen non-T-Zellen stimuliert. Die Kulturen wurden ohne Modulatorzellen bzw. in Anwesenheit von nicht-transfizierten COS7 Zellen oder COSh95L Zellen durchgeführt. Die Wirkungen der Modulatorzellen auf die MLR wurden durch Messung der proliferativen Reaktionen und mittels durchflußzytometrischer Analytik untersucht.

Tabelle 1. Inhibition der Alloantigen-induzierten Proliferation humaner T-Zellen durch COSh95L Modulatorzellen

Exp.	Modulator Zellen	Stimulus	
		Medium	Alloantigen
1	∅	416	24 357
	COSh95L	1103	1 721
2	∅	1165	11 952
	COS7	1423	9 406
	COSh95L	1380	2 117

Isolierte T-Zellen (1×10^5/well) wurden in 96-well-Mikrotiterplatten mit Medium bzw. mit bestrahlten allogenen non-T-Zellen (1×10^5/well) inkubiert. Die Kulturen enthielten keine Modulatorzellen (∅), COS7- oder COSh95L-Zellen (1×10^4/well). Nach 6 Tagen wurden die Kulturen mit 1 µCi/well [^{3}H]-Thymidin markiert, für weitere 16 h inkubiert und anschließend geerntet. Die in die DNA eingebaute Radioaktivität wurde im β-counter gemessen; die Daten geben die Mittelwerte der Zählimpulse pro Minute (cpm) aus Dreifachansätzen an.

Ergebnisse und Diskussion

Die Aktivierung von humanen T-Lymphozyten durch bestrahlte allogene Stimulatorzellen führte zu einer deutlichen proliferativen Antwort (Tabelle 1). Während die Proliferation durch COS7 Zellen nicht beeinträchtigt wurde, kam es dagegen in Anwesenheit von COSh95L Zellen zu einer nahezu vollständigen Inhibition der T-Zellproliferation. Zur weiteren Einschätzung des zugrundeliegenden Mechanismus wurde durchflußzytometrisch der Aktivierungsgrad der Responder-T-Zellen anhand ihrer Blastenbildung untersucht. In einer normalen MLR waren etwa 25–30 % der Responderzellen voll aktiviert, was durch Blastenbildung sowie starke Expression des IL-2-(CD25)-Rezeptors und des CD95 Rezeptors angezeigt wurde. Die übrigen Zellen waren nicht blastoid und CD25-negativ. Diese Zellpopulation war auch in Anwesenheit von COSh95L Modulatorzellen nachweisbar; voll aktivierte, blastoide Zellen fehlten dagegen in diesen Kulturen. Es ist daher sehr wahrscheinlich, daß T-Zellen mit Spezifität für die allogenen Stimulatorzellen in der MLR voll aktiviert werden, einen Apoptose-empfindlichen Reaktionszustand mit hoher Expressionsdichte von CD95 erreichen und bei Interaktion mit dem CD95L der Modulatorzellen durch Apoptose zugrunde gehen.

Unter der Voraussetzung, daß überwiegend T-Zellen mit Spezifität für das zur Aktivierung verwendete Alloantigen eliminiert werden, sollte es in der überlebenden Zellpopulation zu einer deutlichen Reduktion dieser Spezifität kommen. Um diese Hypothese zu überprüfen, wurden die überlebenden Zellen aus einer in Anwesenheit von COSh95L Zellen durchgeführten MLR isoliert und mit den zur primären Sensibilisierung verwendeten Stimulatorzellen, mit „third-party" Stimulatorzellen und mit dem Mitogen PHA erneut aktiviert. Hierbei zeigte sich jedoch, daß diese Zellen durch keine der beiden allogenen Stimulatorzelltypen restimulierbar waren. Darüberhinaus reagierten diese Zellen auch nur sehr schwach auf die Stimulation mit PHA. Obwohl die molekularen Voraussetzungen zum Herbeiführen dieses hyporeaktiven Zustandes bisher noch nicht geklärt sind, weisen unsere Befunde darauf hin, daß der CD95L neben der Depletion von voll aktivierten T-Zellen noch weitere regulatorische Funktionen in der T-Zellaktivierung ausüben kann. Möglicherweise ist diese Heterogenität der CD95L Wirkungen auch eine Ursache für die zur Zeit noch kontroversen Befunde zur Ausnutzung des CD95/CD95L Systems für die klonale Deletion und Toleranzinduktion nach Allotransplantation. Es wurde einerseits berichtet, daß im Mausmodell allogene Inselzellen durch die gleichzeitige Transplantation von gentechnisch veränderten Myoblasten mit ektopischer CD95L Expression vor der Zerstörung durch zytotoxische T-Zellen geschützt werden können [4]. Andererseits sind nach *in vivo* Gabe von CD95L exprimierenden Fibroblasten kein Schutz dieser Zellen, sondern unspezifische Entzündungsreaktionen beschrieben worden [5].

Zusammenfassung

Mit Hilfe von transfizierten COS7 Zellen, die den Zelltod-auslösenden CD95-Liganden (CD95L) konstitutiv exprimieren (COSh95L Zellen), wurden die Effekte von CD95L auf *in vitro* Alloimmunreaktionen untersucht. Bei Anwesenheit von COSh95L Zellen in einer gemischten Lymphozytenkultur (MLR) kam es zur Unterdrückung der proliferativen Antworten. In diesen Kulturen fehlten voll aktivierte, blastoide T-Zellen, was darauf hinweist, daß die CD95L-vermittelte Elimination von aktivierten T-Zellen ein Wirkmechanismus der beobachteten inhibitorischen Effekte ist. Die nicht voll aktivierten T-Zellen der MLR wurden in Anwesenheit von COSh95L Zellen zwar nicht eliminiert, wiesen jedoch einen hyporeaktiven Reaktionszustand auf. Diese Befunde zeigen, daß die Wirkungen von CD95L auf T-Zellen heterogen sind. Zur weiteren Einschätzung des Potentials von CD95L als Modulator von allo- und xenogenen Immunantworten sind daher Untersuchungen zu seinen Effekten bei T-Zellen mit unterschiedlichem Aktivierungsgrad und aus unterschiedlichen Subsets erforderlich.

Summary

The effects of COS7 cells which constitutively express the apoptosis-inducing human CD95 ligand (COSh95L cells) on *in vitro* alloimmune responses were investigated. In the presence of COSh95L cells a clear-cut inhibition of alloantigen-induced proliferation was observed. In these cultures fully activated blastoid T cells were absent suggesting that deletion of activated T cells is one mechanism of COSh95L-mediated inhibition of proliferation. Non-fully activated cells were not eliminated in MLR by COSh95L cells but achieved a hyporesponsive state as shown by their failure to proliferate in response to restimulation with alloantigen or mitogen. These data indicate that the effects of CD95L on T cells are heterogeneous. Further analysis of the actions of CD95L in T cells of different activation states and subsets will be crucial to estimate the therapeutic potential of this molecule as target for immunomodulation after allo- and xenotransplantation.

Literatur

1. Klas C, Debatin K, Jonker RR, Krammer PH (1993) Activation interferes with the Apo1 pathway in mature human T cells. Int Immunol 5:625
2. Abbas AK (1996) Die and let live: Eliminating dangerous lymphocytes. Cell 84:655
3. Nagata S (1997) Apoptosis by death factor. Cell 88:355
4. Lau HT, Yu M, Fontana A, Stoeckert CJ (1996) Prevention of islet allograft rejection with engineered myoblasts expressing FasL in mice. Science 273:109
5. Yagita H, Seino K, Kayagaki N, Okumura K (1996) CD95 ligand in graft rejection. Nature 397:682

Kontaktadresse: PD Dr. R. Schwinzer, Transplantationslabor, Klinik für Abdominal- und Transplantationschirurgie, Medizinische Hochschule Hannover, D-30623 Hannover

Ischämieprotektion vor Kaltischämie durch pharmakologische Spenderkonditionierung – Experimentelle Befunde

Pharmacological donor conditioning for organ protection before cold ischemia – Experimental results

R. Prestel[1,2], M. Storck[1], C. Hammer[2], D. Abendroth[1]

[1] Abt. Thorax- u. Gefäßchirurgie, Universitätsklinik Ulm
[2] Institut für Chirurgische Forschung, Klinikum Großhadern, Ludwig-Maximilians-Universität München

Einleitung

Die suffiziente primäre Organfunktion nach Nierentransplantation besitzt eine wichtige Bedeutung für die Langzeitprognose des Organs [1, 2, 6]. Deshalb steht – auch vor dem Hintergrund der bestehenden Organknappheit – gerade die Protektion marginaler Organe zum Zeitpunkt der Reperfusion im Vordergrund der Konservierungsforschung. Die Spenderkonditionierung *vor* Kaltperfusion der Organe stellt hierbei ein neues Konzept dar.

Tubulusepithelzellen sind aufgrund des hohen Energiebedarfes und der anatomischen Konstellation gegenüber einer Ischämie am sensibelsten. Durch die indirekte reversible Reduktion des tubulären Energiebedarfes durch Blockade des luminalseitigen Na/K/2Cl-Kotransporters im TAL-Segment der Henle-Schleife mit Hilfe eines Sulphamoylbenzoat-Diuretikums (Piretanid®) kann der Verbrauch von energiereichen Phosphaten gesenkt werden.

In einer klinischen Pilotstudie im Rahmen der Nierentransplantation konnte gezeigt werden, daß es möglich ist, bereits vor erfolgter Organentnahme die Spenderorgane durch Inhibition des Na/K/2Cl-Kotransporters mit Piretanid® zu konditionien, was sich in einer niedrigeren ATN-Rate nach der Nierentransplantation gegenüber einem Vergleichskollektiv ausdrückte [3].

In den vorliegenden Untersuchungen sollten diese Ergebnisse mit einer standardisierten ex-vivo-Hämoperfusion experimentell belegt werden.

Material und Methoden

Als Versuchstiere dienten Schweine der deutschen Landrasse (Durchschnittsgewicht 22,7 ± 3 kg KG). Die Versuche wurden von der zuständigen Behörde genehmigt. In Intubationsnarkose wurde eine transaortale Flush-Perfusion mit Eurocollins-Lösung durchgeführt, sowie anschließend die Nieren (Durchschnittsgewicht 63 ± 5 g) entnommen und in Eurocollins-Lösung bei 4 °C gelagert. Die Behandlungsgruppe erhielt 30 Minuten vor der Perfusion 1,6 mg/kg/Kg Piretanid® intravenös. Während der Operation wurden die Tiere mittels EKG, arterieller Druck- sowie Blutgasmessung überwacht.

Nach ein- bzw. 24-stündiger Kaltischämie wurden die Nieren mit jeweils 450 ml autologem, intraoperativ entnommen, heparinisierten Blut bei einem Hämatokrit von 25% für jeweils 60 Minuten in einem neuentwickelten computergesteuerten System perfundiert. Dieses Gerät ist mit einem speziellen Oxygenator ausgestattet und ermöglicht so Hämoperfusionen unter anderem mit gegenüber herkömmlichen Geräten wesentlich verminderten Leuko- und Thrombozytenverlusten unter standardisierten Bedingungen. PH, pO_2 und pCO_2 im arteriellen Schenkel der Maschine wurden mittels individuell adjustierbarer Gaszufuhr auf physiologischen Werten gehalten. Zur Vermeidung artefiziell hoher arterieller Druckwerte wurde die jeweilige Nierenarterie in Patch-Clamp-Technik im System befestigt. Die Perfusion erfolgte druckkontrolliert (Mitteldruck 100 mm Hg) mit variablem Fluß. Nach Separation der ersten 70 ml venösen Effluats zu Versuchsbeginn wurden Blutproben zum Zeitpunkt 0, 5, 15, 30 und 60 Minuten, sowie Urinproben zum Zeitpunkt 5, 15, 30 und 60 Minuten entnommen.

Folgende Parameter wurden gemessen: Blutfluß, Resistance (als Quotient Druck/Fluß), vaskuläre Resistance (als Quotient Druck/GFR), Urinfluß, Sauerstoffverbrauch, glomeruläre Filtrationsrate (GFR/als Kreatininclearance), kumulative Elektrolytausscheidung und Gewichtszunahme während der Perfusion. Am Versuchsende wurden Organsegmente für eine histologische Untersuchung aufbereitet und fixiert.

Es wurden vier experimentelle Gruppen mit je 8 Organen gebildet:

	Piretanidgruppe	Kontrollgruppe
Kalte Ischämie 1 h	I	II
Kalte Ischämie 24 h	III	IV

Die Ergebnisse werden als Mittelwerte ± Standardfehler angegeben. Für die Signifikanzanalyse wurde der Mann-Whitney-Test benutzt.

Ergebnisse

Piretanid® reduzierte die vaskuläre Resistance nach einstündiger Lagerung im Verlauf der Perfusion von 110 auf 40 mmHg × min × g/ml, gegenüber einer Reduktion in Gruppe II von 754 auf 237 mmHg × min × g/ml. Nach 24-stündiger Ischämiephase fiel die Resistance von 101 auf 88 mmHg × min × g/ml, in Gruppe IV von 1486 auf 544 mmHg × min × g/ml.

Der Sauerstoffverbrauch lag (jeweils als Mittelwert am Versuchsbeginn und -ende) in Gruppe I zwischen 1,57 und 3,15 ml/min/100 g, in Gruppe II zwischen 0,76 und 1,93 ml/min/100 g. Nach 24 h stieg in Gruppe III der Verbrauch von 0,71 auf 3,45 ml/min/100 g, in Gruppe IV von 0,98 auf 1,88 ml/min/100 g.

Die Kreatininclearance zeigte sowohl nach kurzer als auch langer kalter Ischämieperiode deutliche, mit zunehmender Dauer der Perfusion signifikant höhere Werte für die Piretanidgruppe: In Gruppe I stiegen die Werte von 3,29 auf 6,16 ml/min/100 g, in Gruppe II von 1,76 auf 2,67 ml/min/100 g. Nach 24 h Lagerung fanden sich in Gruppe III Werte von 3,17 auf 3,33 ml/min/100 g ansteigend, in Gruppe IV von 1,08 auf 1,33 ml/min/100 g. Ein signifikanter Unterschied ergab sich für Gruppe I und II nach 45 Minuten, für Gruppe III und IV nach 60 Minuten.

Bezüglich der Gewichtszunahme fanden sich statistisch signifikante Ergebnisse nur nach kurzer Ischämieperiode (9,5 g in Gruppe I gegenüber 23,42 g in Gruppe II). In Gruppe III und IV nivellierten sich die Unterschiede (23,6 g in Gruppe III gegenüber 24,8 g in Gruppe IV).

Obwohl sich die Kreatinin-Clearance in den mit Piretanid® behandelten Versuchsgruppen höher zeigte, war die kumulative Elektrolytausscheidung in jeweils beiden Gruppen vergleichbar; es fanden sich lediglich Abweichungen aufgrund der unterschiedlichen Urinproduktion, wobei sich keine statistisch signifikanten Unterschiede nachweisen ließen.

Im makroskopischen Schnittbild war sowohl nach kurzer als auch langer kalter Ischämiephase in der Kontrollgruppe immer eine medulläre Hyperämie als Ausdruck der Tubuluszellschwellung zu beobachten. Dieses Bild trat in den mit Piretanid® behandelten Gruppen in keinem einzigen Fall auf.

Im lichtmikroskopischem Bild ließen sich Differenzen zwischen den beiden Versuchsgruppen beobachten, die nach langer Lagerungszeit zunahmen. In der Behandlungsgruppe zeigten sich die Glomerula deutlich weniger retrahiert, die Tubuluszellen waren weniger geschwollen oder zerstört.

Diskussion

In der vorliegenden Studie sollte die Nierenfunktion nach einer Spendervorbehandlung mit dem Schleifendiuretikum Piretanid® in einem Transplantationsmodell untersucht werden. Autologes Blut wurde verwendet, um immunologische antikörpervermittelte Reaktionen und eventuelle Blutgruppenunverträglichkeiten auszuschließen. Weiterhin läßt sich die Urinproduktion der Niere am besten in einem Hämoperfusionsmodell beurteilen [4].

Die vorliegenden Ergebnisse lassen einen positiven Effekt des postischämischen Organs durch die Spendervorbehandlung mit Piretanid® erkennen: Sowohl nach ein- als auch 24-stündiger Kaltischämiezeit war die glomeruläre Filtrationsrate (als Kreatininclearance bestimmt) bei vorbehandelten Organen höher. Die höhere glomeruläre Filtrationsrate resultierte dabei keineswegs, wie vielleicht zu vermuten wäre, aus größeren Urinflußmengen. Die Urinproduktion war nach einer anfänglichen Konsolidierungsphase in beiden Gruppen vergleichbar, was demonstriert, daß das verabreichte Piretanid postischämisch nach Perfusion mit Konservierungslösung seine diuretische Wirkung verloren hat [5].

Weiterhin sank durch die Konditionierung nicht nur der klassische Organwiderstand als Quotient Druck/Fluß, auch die zum Ausschluß eines unter Umständen ausgeprägten Shunt-Flusses in der Niere als Quotient Druck/GFR bestimmte „vaskuläre Resistance" zeigte signifikant niedrigere Werte in der Behandlungsgruppe. Mit diesem Parameter werden gleichzeitig auch postglomeruläre Phänomene wie zum Beispiel eine Tubuluszellschwellung mit konsekutiver medullärer Hyperämie erfaßt.

662

Ein positiver Effekt durch die Vorbehandlung mit Piretanid® konnte auch im Hinblick auf den metabolischen Umsatz gezeigt werden: Der Sauerstoffverbrauch war in den vorbehandelten Nieren bei gleichzeitig niedrigerer Natrium-Reabsorptionsrate gegenüber den Kontrollorganen signifikant höher, weist also auf eine schnellere postischämische Rückkehr zum physiologischen, aeroben Funktionsstoffwechsel hin. Sämtliche bestimmten Funktionsparameter deuten darauf hin, daß durch eine Reduktion des ATP-Verbrauchs vor der Organentnahme, bedingt durch die Reduktion der aktiven Transportprozesse im TAL-Segment der Henle-Schleife, somit ein klarer Vorteil derartig konditionierter Organe in der Reperfusionsphase erzielt wird.

Zusammenfassung

Um einen möglichen positiven Einfluß einer Spenderkonditionierung im Sinne einer pharmakologischen Beeinflussung auf die postischämische Funktionsaufnahme von transplantierten Nieren zu untersuchen, wurde dreissig Minuten vor Explantation das Schleifendiuretikum Piretanid® dem Spendertier (Hausschwein) appliziert. In Analogie zur klinischen Entnahmetechnik erfolgte die Organentnahme nach transaortaler in-situ-Ausspülung der Nieren mit Eurocollins-Lösung und folgender ein- bzw. 24-stündiger kalter Ischämiezeit. Anschließend wurden die Organe für jeweils eine Stunde autolog reperfundiert. Dazu wurde ein neuentwickeltes Gerät zur Perfusion isolierter Organe benutzt, das mehrstündige Perfusionen unter steady-state Bedingungen ermöglicht.

Es wurden vier Versuchsgruppen mit jeweils acht Organen gebildet: Kontrollgruppe ohne Spenderkonditionierung und vorbehandelte Gruppe nach jeweils ein- bzw. 24-stündiger Organlagerungszeit.

Die mit Piretanid® behandelten Organe zeigten durchgehend niedrigere Perfusions-Widerstandswerte, sowohl als Quotient Druck/Fluß als auch für Druck/GFR. Dadurch muß der Blutfluß im Organ bei den vorbehandelten Nieren höher sein, ein erhöhtes Shunt-Volumen läßt sich somit ausschließen. Auch beim Sauerstoffverbrauch als Maß für die postischämische Funktionsaufnahme und der Kreatininclearance als Parameter der Nierenfunktion sind deutlich höhere Werte in der Behandlungsgruppe zu finden.

Die Untersuchungen zeigen eine verbesserte postischämische Funktionsaufnahme von mit Piretanid konditionierten Nieren nach ein- und 24-stündiger Kaltischämie.

Summary

The loop-diuretic piretanide® was used to study the influence of pharmacological donor pretreatment on immediate postischemic function in a pig model of kidney transplantation based on the results of a clinical pilot study [4]. Following laparotomy, both kidneys were flushed via a transaortal catheter with Eurocollins-solution and surgically removed.

A cold ischemic period of 1 or 24 h was chosen. After that period, kidneys were reperfused with intraoperatively drawn heparinized blood for one hour. We used a special instrument for hemoperfusion of isolated organs which allows perfusion for several hours under steady-state conditions. Four groups were formed: Control and piretanide, 1 or 24 h cold ischemia.

The perfusion of piretanide-treated organs resulted in a lower perfusion-resistance, calculated as pressure/flow-ratio or as pressure/glomerular filtration-ratio. The flow in the pretreated group was higher, thus excluding a higher shunt-volume. In parallel, oxygen consumption as a parameter of postischemic function start and creatinine clearance were higher in the piretanide treated groups. The experiments demonstrate a superior postischemic function of pretreated kidneys in comparison to control organs after 1 and 24 hours of cold ischemia in this model.

Literatur

1. Tilney NT, Guttmann RD (1997) Effects of initial ischemia/reperfusion injury on the transplanted kidney. Transplantation 64: 945 – 947
2. Ploeg RJ, van Bockel JH, Langendijk PTH, Groenewegen M, vander Woude FJ, Persijn GG, Thorogood J, Hermans J (1992) Effect of preservation solution on results of cadaveric kidney transplantation. Lancet 340: 129 – 137
3. Abendroth D, Pooth R, Schneeberger H, Land W (1993) Effects of Piretanide on early graft function in kidney transplantation. Transplantation Proceedings 25: 2616 – 2617
4. Nizet A (1975) The isolated perfused kidney: Possibilities, limitations and results. Kidney International 7: 1 – 11
5. Knauf H, Mutschler E (1992) Constant K/Na excretion ratio during peak diuresis after piretanide but insignificant K loss during 24 hours. Eur J Clin Pharmacol 43: 23 – 27
6. Halloran PF, Aprile MA, Farewell V, Ludwin D, KinseySmith E, Tsai SY, Bear RA, Cole EH, Fenton SS, Cattran DC (1988) Early function as the principal correlate of graft survival. Transplantation 46: 223 – 228

Kontaktadresse: Dr. med. Roland Prestel, Abteilung Thorax- und Gefäßchirurgie, Universität Ulm, Steinhövelstr. 9, D-89075 Ulm

Einsatz von normalen humanen Hepatozyten in einem hybriden Organsystem

Application of normal human hepatocytes in a hybrid organ system

M. K. H. Auth[1], M. Okamoto[2], Y. Ichida[2], S. H. G. Auth[3], J. Gerlach[3], A. Encke[1], P. McMaster[2], A. J. Strain[2]

[1] Klinik für Allgemein- und Abdominalchirurgie, Johann Wolfgang-Goethe-Universität, Theodor-Stern-Kai 7, 60590 Frankfurt am Main (Direktor: Prof. Dr. A. Encke).
[2] Liver Research Laboratories and Liver Unit, Queen Elizabeth Medical Centre, Edgbaston, Birmingham B15 2TH, Großbritannien
[3] Forschungshaus Experimentelle Chirurgie, Virchow-Klinikum, Medizinische Fakultät der Humboldt-Universität zu Berlin, Augustenburger Platz 1, 13353 Berlin

Einleitung

Die Behandlung des fulminanten Leberversagens zeigt trotz etablierter Lebertransplantationsprogramme die Grenzen der klinischen Interventationsmöglichkeiten auf. In der Vergangenheit wurden daher verschiedene hybride Leberersatzsysteme entwickelt, die entweder auf der Verwendung von Schweinehepatozyten [1, 2] oder humanen Hepatoblastomzellen [3] beruhten. Dies bedingte eine limitierte Anwendungsdauer im fortgeschrittenen Leberversagen, die lediglich eine kurzfristige Stabilisierung bis zur unmittelbaren Lebertransplantation gewährleisten konnte [1, 3]. Die Verwendung humaner Hepatozyten (HZ) in künstlichen Leberersatzsystemen scheiterte bisher an ihrer begrenzten Verfügbarkeit und dem progredienten Funktionsverlust in vitro. In dem von J. Gerlach entwickelten Bioreaktormodell konnten Schweine-Hepatozyten über mehrere Wochen ihre differenzierten metabolischen Funktionen und die zelluläre Ultrastruktur erhalten. Wir haben daher untersucht, ob primäre humane Hepatozyten in einem solchen hybriden Organsystem über längere Zeit funktionell erhalten werden können. Hier berichten wir über unsere ersten Ergebnisse der Versuchsreihen mit normalen humanen Hepatozyten in diesem Bioreaktorsystem.

Material und Methoden

Humane Hepatozyten wurden durch eine zwei-Schritt Kollagenase-Perfusionstechnik aus normalen Lebersegmenten von größenreduzierten Spenderlebern (150–250 gr) entnommen (n = 4). Durch Dichteseparation konnte hierbei eine Zellviabilität von 80–95 % erzielt werden. Die eigens zu diesem experimentellen Projekt entwickelten Bioreaktoren wurden mit $1,5 \times 10^8$ Hepatozyten gefüllt und über 2 Wochen mit serumfreiem Williams E-Kulturmedium perfundiert.

Die von Dr. J. Gerlach entworfenen Bioreaktoren bestehen aus einem gewobenem Multi-Kompartment Kapillarsystem, das unabhängigen Mediumzufluß, Oxygenierung und Kohlendioxydelimination und Mediumabfluß gewährleistet. Darüberhin-

666

aus erlaubt ein viertes Kapillarsystem die Einbringung von zusätzlichen nichtparenchymatösen Leberzellen. Die Hepatozyten wurden in das extrakapilläre Kompartment der Bioreaktoren eingebracht, wo sie sich auf und zwischen den Kapillarwänden zusammenlagerten und über dezentralisierte Zufuhr von Gas und Metaboliten mit kleinen Gradienten ernährt wurden. Die HZ wurden über 2 Wochen mit serumfreiem Williams E Medium (mit 1 mmol/l Ammoniumchlorid) perfundiert und danach elektronenmikroskopisch untersucht. Als Zellfunktionsparameter dienten Albuminsynthese, Harnstoffsynthese und Lidocainmetabolismus (MEGX-Test). Als Kontrolle wurden HZ von der selben Leber konfluent auf kollagenbeschichteten Kulturschalen (5×10^5 HZ/ml) ausgesät und im gleichen Medium kultiviert.

Ergebnisse

Im Bioreaktorsystem konnten humane Hepatozyten über mehr als zwei Wochen in serumfreiem, ammoniakhaltigem Kulturmedium bei konstanten pH- und pO_2-Werten perfundiert werden, während die zur Kontrolle in Kollagengel-beschichteten Kulturschalen ausgesäten Zellen zur gleichen Zeit zunehmend degenerierten. Die elektronenmikrokopische Analyse der gut erhaltenen humanen HZ nach 2 Wochen Perfusionsdauer im Bioreaktor belegte, daß sich die HZ zwischen den Kapillarwänden wieder spontan zu dreidimensionale Aggregaten zusammengelagert hatten, die von einem neugebildeten extrazellulären Matrixgeflecht umgeben waren. Zwischen benachbarten Zellen bildeten sich typische junctional complexes und Gallencanaliculi aus. Die Ultrastruktur der HZ wies gut erhaltene Mikrovilli, zahlreiche Mitochondrien, Golgi-Apparate, endoplasmatisches Reticulum und Glycogengranulae auf.

   Die nachgewiesene gut differenzierte Zellmorphologie korrelierte mit einer anhaltenden Synthese- und Metabolismusfunktion. Im Perfusionsmodus wurde die Albuminkonzentration über 11 mg/l über 2 Wochen beibehalten (Abb. 1), während die Albuminproduktion der HZ in der Kulturschale progredient mit Ende der ersten Kulturwoche abnahm. Bezüglich des Zellmetabolismus wurde unter der kontinuierlichen Ammoniakexposition eine Harnstoffproduktion mit Werten über 0,45 µmol/l.

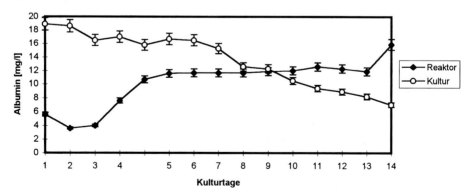

Abb. 1. Albuminproduktion humaner Hepatozyten im perfundierten Bioreaktor oder auf kollagenbeschichteten Kulturschalen

im Bioreaktor nachgewiesen. Darüberhinaus wurde während dieser 2 Wochen Lidocain zu MEGX metabolisiert, was den Erhalt der differnzierten Cytochrom-p450-Aktivität belegt.

Diskussion

Die Therapie des akuten Leberversagens erfordert eine sofortige Elimination der zahlreichen Toxine und eine Substitution der synthetischen und metabolischen Leberfunktion über mehrere Tage bis Wochen. Bisherige künstliche Leberersatzsysteme auf der Basis von Schweine-Hepatozyten oder Hepatoblastomzellen konnten nur eine begrenzte Effektivität über kurze Zeiträume (bis zu maximal 40 Stunden) aufweisen.

Unsere ersten Testergebnisse mit humanen HZ belegen, daß die isolierten, normalen HZ in einem perfundierten, dreidimensionalen hybriden Organsystemen eine organtypische Zellarchitektur wiedererlangen und unter diesen Bedingungen über mehr als 2 Wochen ihre Zellviabilität beibehalten. Trotz kontinuierlicher Ammoniakexposition halten die Zellen ihre differenzierten Leberfunktionen aufrecht. Aus diesem Grunde bietet die Verwendung primärer humaner Hepatozyten neue Möglichkeiten zur Anwendung in hybriden Organsystemen. Im Gegensatz zu bisher verwendeten Zellpopulationen besitzen humane Leberzellen das Potential zum Ersatz aller spezifischen Leberfunktionen, z. B. der Synthese humaner Gerinnungsfaktoren. Voraussetzung für eine mögliche klinische Anwendung ist jedoch die Induktion der parenchymatösen Zellproliferation. Weitergehende Untersuchungen sind im Gange, um durch Kombination der verschiedener humanen Leberzellarten und Einsatz von Leber-Wachstumsfaktoren diesen Prozess zu amplifizieren.

Zusammenfassung

Anhand des von J. Gerlach entwickelten Bioreaktormodells wurde untersucht, ob sich normale humane Hepatozyten (HZ) für die Anwendung in künstlichen Leberersatzsystemen eignen. Aus humanen Spenderlebern wurden jeweils $1,5 \times 10^8$ Hepatozyten isoliert und im verwobenen Multikompartiment-Kapillarsystems über 2 Wochen in serumfreiem Kulturmedium perfundiert. Trotz kontinuierlicher Ammoniakexposition wiesen die HZ hiernach elektronenmikroskopisch eine sehr gut erhaltene Ultrastruktur mit Ausbildung von junctional complexes und Gallencanaliculi auf. Dies korrelierte mit einer konstanten Albuminsynthese über 11 mg/l und dem Erhalt der Harnstoffsynthese und des Lidocain-Metabolismus (MEGX-Test) über 2 Wochen im Bioreaktorbetrieb. Diese Testergebnisse belegen, daß humane HZ in geeigneten hybriden Organsystemen eine organtypische Zellarchitektur wiedererlangen und differenzierte Leberfunktionen beibehalten. Die Kombination der verschiedener humanen Leberzellarten könnte weitere spezifische Funktionen (Gerinnungsfaktoren) und eine Proliferationsinduktion der Zellen ermöglichen.

668

Summary

Using the bioreactor model developed by J. Gerlach, we examined the potential of normal human hepatocytes for application in bioartificial liver devices. From normal human donor livers $1,5 \times 10^8$ hepatocytes were isolated. Hepatocytes were perfused in a woven multi-compartment capillary system in serum-free culture medium containing ammoniachloride over a period of 2 weeks. These cells demonstrated a well differentiated ultrastructure with formation of junctional complexes and bile canaliculi between adjacent cells. During reactor run, a constant albumin synthesis with levels above 11 mg/ml and maintainance of urea production and lignocaine metabolism (MEGX-test) were detected. These initial results indicate that normal human hepatocytes express typical morphology and ultrastructure and are able to keep differentiated functions in suitable perfusion models. Combination of the distinct human liver cell populations might enable promotion of further specific functions (clotting factors) and induction of liver cell proliferation.

Literatur

1. Watanabe F, Mullon CJ, Hewitt WR, Arkadopoulos N, Kahaku E, Eguchi S, Khalili T et al. (1997) Clinical Experience with a bioartificial liver in the treatment of severe liver failure. Annals of Surgery 225:484–493
2. Gerlach J, Schnoy N, Encke J, Smith MD, Müller C, Neuhaus P (1995) Improved hepatocyte in vitro maintenance in a culture model with woven multicompartment capillary systems: electron microscopy studies. Hepatology 22:546–552
3. Sussman NL, Chong MG, Koussayir T et al. (1992) Reversal of fulminant hepatic failure using an extracorporeal liver assist device. Hepatology 16:60–65

Korrespondenzadresse: Dr. Marcus K.H. Auth, Klinik für Allgeminchirurgie, Zentrum der Chirurgie, Klinikum der Johann Wolfgang Goethe-Universität, Theodor-Stern-Kai 7, 60590 Frankfurt am Main, Bundesrepublik Deutschland

Höhenexposition induziert hypoxische Präkonditionierung des Herzens

Induction of hypoxic preconditioning of myocardium by exposure to simulated high altitude

S. Tanaka, M. Karck, G. Steinhoff, A. Haverich

Klinik für Thorax-, Herz- und Gefäßchirurgie, Medizinische Hochschule Hannover

Zusammenfassung

Unter in-vitro Bedingungen läßt sich die Ischämietoleranz des Myokards durch hypoxische Präkonditionierung verbessern. In dieser Studie wurde untersucht, ob Myokard auch unter in vivo Bedingungen durch Hypoxämie intakter Tiere präkonditionierbar ist. Männliche Wistar Ratten (n = 48) wurden in einer Unterdruckkammer für 60 Minuten einem 3000 oder 5000 m Höhe über dem Meeresspiegel entsprechenden Unterdruck ausgesetzt. 30, 150 oder 300 Minuten nach Exposition wurden die Herzen entnommen und im „working-heart" Modell vor und nach 45-minütiger Globalischämie bei 30 °C normotherm perfundiert. Als Kontrolle wurden Herzen nicht-exponierter Tiere während der präischämischen Perfusion durch einen Zyklus 5-minütiger Globalischämie und Reperfusion ischämisch präkonditioniert (n = 8/Gruppe) oder nicht (n = 8/Gruppe). Postischämisch wurde die Myokardfunktion bestimmt (Aortales Flußvolumen, linksventrikulärer Spitzendruck), die Kreatinkinase-Freisetzung im Koronarsinuseffluat, sowie morphometrisch an gefärbten Serienschnitten der Anteil nicht-reperfundierten Myokards.

Im Vergleich zu nicht-präkonditionierten Kontrollen verbesserte ischämische Präkonditionierung die postischämische Myokardfunktion und reduzierte die Kreatinkinase-Freisetzung. Ein ähnliches Maß an Protektionsverbesserung wurde nach hypoxischer Präkonditionierung durch simulierte Höhenexposition bei 3000 m und einem Zeitintervall von 150 Minuten beobachtet. Eine Verstärkung des Hypoxie-Reizes oder eine Kürzung des Zeitintervalles zwischen Exposition und Perfusion auf 30 Minuten führte dagegen zu einer Reduktion der postischämischen Regeneration. Die Untersuchungsergebnisse zeigen, daß simulierte Höhenexposition eines intakten Organismus die Ischämieresistenz des Herzens durch hypoxische Präkonditionierung verbessern kann. Die Induzierbarkeit dieses protektiven Effektes hängt jedoch vom Ausmaß des Hypoxie-Reizes und dem Zeitintervall zwischen Hypoxie-Exposition und nachfolgender Ischämie ab.

Summary

Under in vitro conditions, the resistance to ischemia may be improved by hypoxic preconditioning. This study was designed to test the hypothesis, that hypoxic preconditioning can also be induced in vivo by exposure of an intact animal to simulated high altitude. Male Wister rats (n = 48) were exposed for 60 minutes to simulated high altitude at 3000 m or 5000 m above sea level in a hypobaric chamber. 30, 150 or 300 min following exposure, hearts were excised and perfused aerobically in the working heart model prior to 45 minutes of global ischemia at 30 °C and subsequent normothermic reperfusion. For control, hearts of unexposed rats were either preconditioned by one cycle of 5 minutes of normothermic ischemia and reperfusion prior to subsequent ischemia or (n = 8) or not (n = 8). Postischemic measurements included functional parameters such as aortic flow, maximum developed left ventricular pressure, creatine kinase leakage from collected samples of the coronary effluent and the morphometric assessment of the area of myocardium at risk.

When compared to non-preconditioning, ischemic preconditioning significantly improved the recovery of aortic flow, left ventricular systolic pressure and reduced the postischemic creatine kinase leakage. Likewise, exposure to a simulated high altitude at 3000 m above sea level significantly improved the recovery of aortic flow and reduced creatinkinase leakage when the time interval between exposure to simulated high altitude and perfusion was set to 150 minutes. Further increase in hypoxic stress (5000 m above sea level) or the reduction of this time interval to 30 minutes reduced postischemic recovery of hearts. The exposure of an intact organism to simulated high altitude can improve the resistance of the heart to ischemia by hypoxic preconditioning. The induction of this beneficial effect depends on the level of hypoxic stress and the time interval between preconditioning and subsequent ischemia.

Einleitung

Durch ein kurzes, vorgeschaltetes Ischämieintervall läßt sich die Toleranz des Herzens gegenüber einem nachfolgenden, längeren Ischämieintervall erhöhen. Dieses endogene Protektionsphänomen wird als Ischämische Präkonditionierung bezeichnet [1]. Neben der „klassischen" Induktionsweise durch Ischämie sind jedoch auch andere Stimuli bekannt, durch die Myokard präkonditioniert werden kann. So lassen sich gleichartige Effekte durch Wärme-Exposition, oxidativen Streß, Adenosin, Kaliumkanalöffner oder auch Hypoxie hervorrufen [2 – 5]. In Hinblick auf Hypoxische Präkonditionierung sind bisher jedoch nur in vitro Untersuchungen durchgeführt worden [6]. Deshalb wurde in der vorliegenden Arbeit untersucht, ob Myokard auch unter in vivo Bedingungen durch Hypoxämie intakter Tiere präkonditionierbar ist.

Material und Methode

Die Untersuchung wurde im „working-heart" Modell an isolierten Herzen männlicher Wistar-Ratten durchgeführt. Die Herzen wurden in Narkose entnommen und zunächst für 10 Minuten retrograd nach Langendorff mit modifizierter Krebs-Henseleit-Lösung (Zusammensetzung in mmol/l; NaCl: 118; KH_2PO_4: 1,2; KCl: 4,9; $CaCl_2$: 2,5; $MgSO_4$: 1,2; $NaHCO_3$: 25; Glucose: 11,1) bei einem Perfusionsdruck von 90 cm H_2O-Säule perfundiert. Das Perfusat (pH: 7,4) wurde mit einem Gemisch aus 95% Sauerstoff und 5% Kohlendioxid begast und bei einer Temperatur von 37 °C gehalten. Nach 10 Minuten wurde dann durch Beginn antegrader Perfusion über eine linksatriale Kanüle (Perfusionsdruck: 20 cm H_2O) für 15 Minuten in den „working-heart" Modus umgeschaltet. Währenddessen wurden die Parameter Aortenflußvolumen/Minute (gegen eine Nachlast von 90 cm H_2O) und Koronarflußvolumen/Minute als präischämische Ausgangswerte gemessen. Über einen in den linken Ventrikel eingeführten Millar-Mikro-Tip-Katheter (Millar Instruments Inc., Houston Texas, USA) wurde das linksventrikuläre Druckmaximum, (LVDP), die Herzfrequenz (HR) sowie die linksventrikuläre Druckanstiegsgeschwindigkeit (dP/dt max.) bestimmt. Nach 15-minütiger Perfusion im „working-heart" Modus wurde erneut für 10 Minuten in den Langendorff Modus umgeschaltet. Zum Abschluß der präischämischen Perfusionsphase wurde die Perfusion unterbrochen und die Herzen für 45 Minuten bei 30 °C in einer mit Perfusionslösung gefüllten Wärmekammer gelagert. Anschließend erfolgte die normotherme Reperfusion mit Krebs-Henseleit-Lösung, zunächst für 10 Minuten im Langendorff Modus und anschließend für 15 Minuten im „working-heart" Modus. Während der Reperfusion wurde die Regeneration der Myokardfunktion durch wiederholte Messung der funktionellen Parameter bestimmt. Während der prä- und postischämischen Perfusion wurde das Koronarsinuseffluat gesammelt und darin die myokardiale Kreatinkinase-Aktivität bestimmt (Granutest 2,5, E. Merck, Darmstadt, Germany). Am Ende der Reperfusion wurden die Herzen mit unverdünntem (0,3%) Pathalocyaninpigment (Monastral-Blau B Suspension) über einen Seitenarm der aortalen Perfusionskanüle perfundiert.

Anschließend wurden die Herzen in Formaldehyd überführt und für 24 Stunden gelagert bevor pro Herz 5 myokardiale Transversalschnitte angefertigt wurden. Nun wurden die Transversalschnitte fotografiert. Die nicht-perfundierten Myokardabschnitte (ohne Anreicherung des Farbstoffes) wurden gekennzeichnet und mit einer Schere ausgeschnitten. Das Gewicht des nicht-perfundierten Myokardquerschnittes und des gesamten Myokardquerschnittes wurde gemessen und zueinander in Relation gesetzt.

Ischämische und hypoxische Präkonditionierung

Je nach Gruppenzugehörigkeit wurden die Herzen vor bzw. während der Perfusion ischämisch oder hypoxisch präkonditioniert. Die Ischämische Präkonditionierung erfolgte durch Induktion 5-minütiger normothermer Ischämie mit nachfolgender 5-minütiger Reperfusion während der letzten 10 Minuten der präischämischen Perfusionsphase. Zur hypoxischen Präkonditionierung wurden die Tiere 30, 150 oder 300 Minuten vor Perfusionsbeginn für 60 Minuten in einer Unterdruckkammer gehalten und einem Unterdruck ausgesetzt, der entweder einer Höhe von 3000 m oder 5000 m über dem Meeresspiegel entsprach. Die Untersuchung wurde in 8 experimentellen Gruppen mit jeweils 8 Experimenten pro Gruppe durchgeführt. Herzen der Gruppe 1 dienten als Kontrolle während die Herzen der Gruppe 2 ischämisch präkonditioniert wurden. Tiere der Gruppen 3 bis 8 wurden hypoxisch präkonditioniert (Tabelle 1).

Ergebnisse

Funktionelle Regeneration

Im Vergleich zu nicht-präkonditionierten Kontrollen verbesserte Ischämische Präkonditionierung die postischämische Myokardfunktion (Regeneration des Aortalen Flußvolumens auf 60,8 % im Vergleich zu 40,0 % bei nicht-präkonditionierten Kontrollen; $p < 0,05$). Herzen, die durch simulierte Höhenexposition bei 3000 m über NN hypoxisch präkonditioniert wurden, zeigten in Abhängigkeit vom Zeitintervall zwischen Hypoxie-Exposition und dem Perfusionsversuch ganz unterschiedliche funktionelle Regenrationsraten (Tabelle 1). Lag dieses Zeitintervall bei 30 Minuten, so war keinerlei funktionelle Regeneration zu beobachten. Wurde das Zeitintervall jedoch auf 150 Minuten verlängert, verbesserte sich die postischämische Regeneration des Aortalen Flußvolumens und war von derjenigen nach Ischämischer Präkonditionierung nicht mehr zu unterscheiden. Bei einer weiteren Verlängerung auf 300 Minuten sanken die Regenerationsraten jedoch wieder ab. Ein ähnliches Ergebnismuster wurde bei Herzen beobachtet, die einem noch niedrigeren, einer Höhe von 5000 m über dem Meeresspiegel entsprechenden Unterdruck ausgesetzt waren. Auch hier war nach einem 30-minütigen Intervall zwischen Hypoxie-Exposition und Perfusion keine funktionelle Regeneration zu verzeichnen. Bei Verlängerung des Intervalls auf

Tabelle 1. Ergebnisse der 8 experimentellen Gruppen (Mittelwerte und Standardfehler des Mittelwertes; Aortales Flußvolumen, angegeben in % des präischämischen Ausgangswertes; Kreatinkinase (CK) – Freisetzung im Koronarsinuseffluat während der frühen Reperfusion (angegeben in Internationalen Einheiten/5 Minuten/Herz); Nicht-reperfundiertes Myokard (angegeben in % des gesamten Myokardquerschnittes)

Präkonditionierung/Höhe/ Intervall	Aortales Flußvolumen (%)	CK-Freisetzung (IU/5 min/Herz)	nicht-reperfundiertes Myokard (%)
Kontrollen ohne PK	40,0 ± 1,5	0,80 ± 0,04	2,3 ± 0,3
ischämisch	60,8 ± 1,5*	0,57 ± 0,01*	<1
hypoxisch/3000 m/30 min	0	0,74 ± 0,08	15,0 ± 1,9
hypoxisch/3000 m/150 min	56,6 ± 1,1*	0,58 ± 0,02*	<1
hypoxisch/3000 m/300 min	44,0 ± 3,0	0,69 ± 0,06	1,5 ± 0,2
hypoxisch/5000 m/30 min	0	0,60 ± 0,06	21,8 ± 0,8
hypoxisch/5000 m/150 min	35,4 ± 9,1	0,67 ± 0,02	3,1 ± 1,2
hypoxisch/5000 m/300 min	14,6 ± 4,5	0,61 ± 0,09	3,7 ± 1,2

* $p < 0,05$ versus Kontrollen ohne Präkonditionierung (PK).

150 Minuten erholte sich das aortale Flußvolumen auf 35 % des präischämischen Ausgangswertes. Nach 300-minütiger Latenz zwischen Exposition und Perfusion sank dieser Wert ebenfalls wieder ab und lag mit 14 % sogar deutlich unter den Kontrollwerten ohne Präkonditionierung. Die Ergebnisse der anderen hämodynamischen Messungen entsprachen den Resultaten der aortalen Flußmessungen.

Kreatinkinase Freisetzung

Die höchsten Kreatinkinase-Werte im postischämischen Koronarsinus-Effluat wurden im Rahmen der Kontrollexperimente ohne Präkonditionierung gemessen (0,80 ± 0,04 IU/5 min/Herz, Tabelle 1). Nach Ischämischer Präkonditionierung war die Kreatinkinase-Freisetzung hingegen signifikant reduziert (0,57 ± 0,01 IU/5 min/Herz, $p < 0,05$). Die Meßwerte nach hypoxischer Präkonditionierung ließen eine Analogie zu den funktionellen Resultaten erkennen: Bei simulierter Höhenexposition von 3000 m über NN und einem Zeitintervall von 150 Minuten lag die Kreatinkinase-Freisetzung ähnlich niedrig wie nach Ischämischer Präkonditionierung (0,58 ± 0,02 IU/5 min/Herz). Bei wesentlich kürzeren (30 Minuten) oder längeren Intervallen (300 Minuten) wurden allerdings numerisch höhere mittlere Kreatinkinase-Werte gemessen. Auch die nach Höhenexposition entsprechend 5000 m über NN ermittelten Werte stimmten bei insgesamt geringer Streuung in Abhängigkeit vom Zeitintervall zwischen Exposition und Perfusion mit den bei 300 m gemessenen Werten überein.

Nicht-reperfundiertes Myokard

Bereits unter Kontrollbedingungen war der Anteil des postischämisch nicht-reperfundierten Myokards sehr gering (Tabelle 1). Aus diesem Grund erwies sich dieser Parameter unter den gewählten experimentellen Bedingungen als ungeeignet, um eine durch Ischämische Präkonditionierung möglicherweise zu erzielende Protektionsverbesserung erkennbar werden zu lassen. Bei hypoxischer Präkonditionierung und kurzem Intervall zwischen Exposition und Perfusion (30 Minuten) kam es jedoch zu einer deutlichen Vergrößerung des Anteils nicht-reperfundierten Myokards am Gesamt-Myokardquerschnitt (15,0 bzw. 21,8 %). Passend zu diesem vergleichsweise hohen Anteil wiesen die Herzen dieser experimentellen Gruppen bei Reperfusion keine meßbare funktionelle Regeneration auf.

Diskussion

Die vorliegenden Untersuchungsergebnisse zeigen, daß simulierte Höhenexposition eines intakten Organismus durch hypoxische Präkonditionierung des Ischämieresistenz des Herzens verbessern kann. Die Induzierbarkeit dieses protektiven Effektes hängt jedoch vom Ausmaß des Hypoxie-Reizes und dem Zeitintervall zwischen Hypoxie-Exposition und nachfolgender Organperfusion ab. Lag dieses Intervall bei 30 Minuten, war keine funktionelle Regeneration zu erzielen und es wurde ein relativ großer Anteil nicht-reperfundierten Myokards beobachtet. Erst nach einem längeren Intervall kam es zu einer Verbesserung der funktionellen Regeneration, die in ihrem Ausmaß derjenigen nach Ischämischer Präkonditionierung entsprach. Dieser Effekt war jedoch temporär und ließ sich nach weiterer Verlängerung des Intervalles zwischen Hypoxie-Exposition und Perfusion auf 5 Stunden bereits nicht mehr nachweisen. Eine Erklärung dieser Phänomene könnte sich aus dem Zusammenhang zwischen Hypoxie, Reoxygenierung und der daraus resultierenden Freisetzung von Sauerstoffradikalen ergeben. Kompensatorisch kommt es hierbei zu einer Stimulation protektiver Faktoren, wie der Synthese von Hitzeschockproteinen oder antioxidativ wirksamer Katalase [6]. Auf Proteinebene sind diese Substanzen aber frühestens 2 Stunden nach Hypoxie-Exposition nachweisbar, so daß vorher von dieser Seite kein Schutzeffekt zu erwarten ist.

Ein weiterer Grund für die schlechte Myokardfunktion nach 30-minütiger Latenz zwischen Hypoxie-Exposition und Perfusionsversuch könnte darin liegen, daß der hypoxiebedingte Abfall des ATP-Pools bei Beginn der Myokardischämie im Rahmen des Perfusionsversuches noch nicht in einem Ausmaß ausgeglichen ist, das für das Wiedererlangen einer normalen Ischämieresistenz des Herzens erforderlich wäre.

Die eigene Beobachtung, daß der protektive Effekt hypoxischer Präkonditionierung in funktioneller Hinsicht bei Verlängerung der Perfusionszeit vor dem Ischämieintervall von 150 Minuten auf 300 Minuten erlischt, deckt sich mit Berichten nach ischämischer Präkonditionierung. So steigt die Größe des Infarktareals im Hundemyokard bei Reperfusionszeiten zwischen 5 Minuten und 120 Minuten nach Präkonditionierung von 8 % auf 46 % der Infarktgröße bei entsprechenden Kontrollexperimenten an [7]. Diese Parallele deutet darauf hin, daß sich der hypoxischer und ischämischer Präkonditionierung zugrunde liegende Mechanismus gleicht. Inwieweit sich durch Hypoxie-Exposition auch an anderen Organsystemen protektive Effekte nachweisen lassen, muß weiteren Untersuchungen vorbehalten bleiben.

Literatur

1. Murry CE, Jennings RB, Reimer KA (1986) Preconditioning with ischemia: a delay of lethal cell injury in ischemic myocardium. Circulation 74:1124–1136
2. Liu X, Engelman RM, Moraru II, Rousou JA, Flack JE, Deaton DW, Maulik N, Das DK (1992) Heat shock, a new approach for myocardial preservation in cardiac surgery. Circulation; 86 (suppl V): II–358–363
3. Liu GS, Thornton J, Van Winkle DM, Stanley AWH, Olsson RA, Downey JM (1991) Protection against infarction afforded by preconditioning is mediated by A1 adenosine receptors in rabbit heart. Circulation 84:350–356
4. Gross GJ, Auchampach JA (1992) Blockade of ATP-sensitive potassium channels prevents myocardial preconditioning in dogs. Circ Res 70:223–233
5. Maulik N, Engelman RM, Wei Z (1993) Interleukin-1a-preconditioning reduces myocardial ischemia reperfusion injury. Circulation 88:II387–394
6. Engelman DT, Watanabe M, Engelman RM, Rousou JA, Kisin E, Kagan VE, Maulik N, Das DK (1995) Hypoxic preconditioning preserves antioxidant reserve in the working rat heart. Cardiovasc Res 29:133–140
7. Murry CE, Richard VJ, Jennings RB, Reimer KA (1991) Myocardial protection is lost before contractile recovery from ischemic preconditioning. Am J Physiol 260:H796–H804

Korrespondenzadresse: M. Karck, Klinik für Thorax-, Herz- und Gefäßchirurgie, Medizinische Hochschule Hannover, Carl-Neuberg-Str. 1, 30625 Hannover

Rekombinantes Wachstumshormon beschleunigt die Kallusreifung bei der Distraktionsosteogenese – Eine histomorphometrische Untersuchung

Enhanced callus formation with growth hormone application during distraction osteogenesis – A histomorphometric study

H. Bail, M. J. Raschke, S. F. Kolbeck, A. Weiler, P.-M. Haahr *, N. P. Haas

Abteilung für Unfall und Wiederherstellungschirurgie, Virchow-Charité, Humboldt Universität, Berlin
* Health Care Discovery – Endocrinology, Growth Hormone Biology, Novo Nordisk A/S, Denmark

Abstract

Purpose of the present study was, to proof whether homologous recombinant GH has an stimulating effect on bone healing in distraction osteogenesis. Therefore the left tibiae of 20 micropigs were osteotomized and distracted over an external fixator 2 mm daily on each of ten consecutive days. Animals were sacrificed after a healing time of another ten days. The treatment group received 100 µg r-pGH per kg bodyweight per day. After sacrifice, the regenerates were embedded undecalcified and cut into 6 µm thick sagittal oriented slices. Callus area, bone area, cartilage area and bone perimeter in the regenerates were measured using an image analysis system. The results revealed, that GH promotes bone formation and maturation of the regenerate without disturbing the callus structure.

Zusammenfassung

Zweck der vorliegenden Studie war es, den Effekt von homologem rekombinantem Wachstumshormon (GH) auf die knöcherne Durchbauung des Regenerates bei der Distraktionsosteogenese zu überprüfen. Hierfür wurde die linke Tibia von 20 Yucatan Microschweinen osteotomiert und über einen Halbringfixateur 2 mm pro Tag für 10 Tage distrahiert, es schloß sich eine 10-tägige Konsolidierungsphase an. Die GH-Gruppe erhielt täglich rekombinantes porcines Wachstumshormon (r-pGH) 100 µg/kg KG. Nach dem Einschläfern der Tiere wurde die distrahierte Region entnommen und unentkalkt in Methylmetacrylat eingebettet. 6 µm dicke sagittale Schnitte wurden mittels eines Bildanalysesystems vermessen, die Fläche von Kallus, Knochen und Knorpel sowie der Umfang des Knochens in der Distraktionszone wurde bestimmt. Unsere Ergebnisse deuten darauf hin, daß GH die Knochenformation stimuliert und somit die Reifung des Distraktionsregenerates beschleunigen kann. Dies geschieht ohne Beeinflussung der Kallusstruktur.

Einleitung

Die Distraktionsosteogenese wird in der Unfallchirurgie und Orthopädie zur Wiederherstellung langstreckiger Knochendefekte, zur Extremitätenverlängerung und bei Korrekturosteotomien eingesetzt. Trotz zahlreicher biologischer Vorteile bringt die lange Konsolidierungszeit der gebildeten Knochenregenerate einige Nachteile mit sich wie beispielsweise zunehmende Pin-Infekte, Beeinträchtigung des Patienten durch den Fixateur externe und nicht zuletzt hohe Behandlungskosten. Es liegt daher nahe, die Kallusformation durch Applikation von Wachstumsfaktoren zu beschleunigen. Während der Distraktion formiert sich ein Regenerat, welches zum größten Teil aus stark vaskularisiertem Bindegewebe besteht und während der Konsolidierungsphase sukzessive ossifiziert. In dieser Phase ist das Einbringen eines lokal wirksamen Wachstumsfaktors wie z. B. Bone Morphogenetic Protein mit mehreren Nachteilen verbunden: Die Zone des Regenerates muß eventuell mehrfach eröffnet werden, die konstante Elution der Wachstumsfaktoren aus einem Trägermedium muß über einen langen Zeitraum und große Areale gewährleistet sein und die homogene Verteilung des Wachstumsfaktors über das Regenerat ist zumindest anzuzweifeln. Die Pharmakokinetik und unerwünschte Nebenwirkungen der meisten Wachstumsfaktoren verbietet deren systemische Gabe. Wachstumshormon (GH) hingegen ist ein systemisch zirkulierender Effektor, der auch beim Adulten einen Einfluß auf den Knochenstoffwechsel hat. Wachstumshormon steht an der Spitze einer Kaskade, welche in der Produktion des sogenannten 150 kD-Komplexes resultiert, bestehend aus Insulin-like Growth Factor I (IGF-I), der acid labile subunit (ALS) und dem IGF-binding protein 3 (IGF-BP 3). Von diesem Komplex wird IGF-I dem IGF-I-Rezeptor auf den Osteoblasten präsentiert, welches in einer Stimulation der Proliferation und Syntheseaktivität resultiert [1]. Auf Osteoblasten wurden ebenso GH-Rezeptoren gefunden, welche eine direkte Aktivierung der Osteoblastenaktivität durch GH wahrscheinlich erscheinen lassen [2].

In der Vergangenheit haben sich jedoch aus der Anwendung von GH auf Frakturheilungsmodelle widersprüchliche Resultate ergeben. Ein Teil dieser widersprüchlichen Ergebnisse sind eventuell darauf zurückzuführen, daß in den tierexperimentellen Modellen immer ein artfremdes (zumeist bovines oder humanes) GH appliziert wurde [3, 4]. Daher wurde in der vorliegenden Untersuchung der Einfluß eines spezies-spezifischen rekombinanten GH auf die Distraktionsosteogenese überprüft.

Im Frakturmodell an der Ratte konnte in einer früheren Untersuchung in einer histomorphometrischen Untersuchung eine Zunahme der Kallusfläche bei der sekundären Frakturheilung nach Gabe von humanem GH festgestellt werden [5]. Allerdings wurde in dieser Studie gefunden, daß der Kallus in der mit GH behandelten Gruppe eine lockere Struktur hatte und im Vergleich zur Kontrollgruppe ein verzögertes Remodeling zeigte. Es existiert unseres Wissens keine Untersuchung, welche den Einfluß von Wachstumshormon auf die Distraktionsosteogenese untersucht. Um den Effekt von GH auf die Distraktionsosteogenese zu überprüfen, haben wir ein Tiermodell entwickelt und die gebildeten Regenerate histomorphometrisch mit den folgenden Fragestellungen untersucht: Bewirkt die Gabe von GH eine Beschleunigung der Kallusbildung, stimuliert GH die Knorpelexpression oder bewirkt GH eine Strukturveränderung des Regenerates?

Material und Methode

Die linke Tibia von Yucatan Microschweinen wurde osteotomiert und mit einem Halbringfixateur stabilisiert. Über diesen Fixateur wurde 2 mm pro Tag für 10 Tage distrahiert, es schloß sich eine 10-tägige Konsolidierungsphase an. Die eine Hälfte der Tiere erhielt täglich subkutan rekombinantes porcines Wachstumshormon (r-pGH) 100 µg/kg KG, die andere Hälfte NaCl als Placebo injiziert. Am 25. Tag des Experiments wurden die Tiere eingeschläfert und die distrahierte Tibia entnommen. Alle Experimente wurden unter Aufsicht des lokalen Tierschutzbeauftragten durchgeführt, auf strikte Analgesie bei den notwendigen Prozeduren wurde großer Wert gelegt. Die Regenerate wurden sorgfältig von umliegendem Weichteilgewebe befreit und in einem Exakt Trennschleifsystem (Fa. Exakt, Norderstedt, Germany) in 3 sagittale Scheiben geteilt. Diese Scheiben wurden in Methylmethacrylat eingebettet und mittels eines Hartschnittmikrotoms 6 µm dicke Serienschnitte angefertigt. Die Präparate wurden mit eine kombinierten Safranin/von-Kossa Färbung gefärbt (Abb. 1, 2)

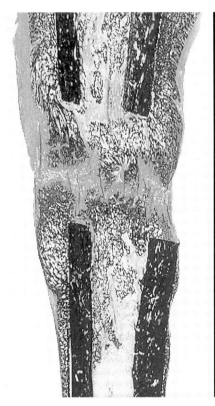 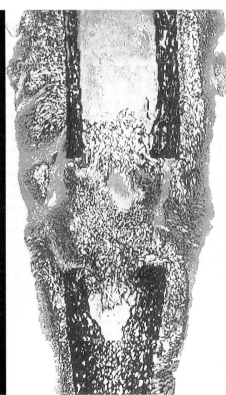

Abb. 1. Kontrollgruppe, sagittaler Schnitt durch die Distraktionszone, nicht entkalkt, gefärbt mit Safranin-O/von-Kossa, ca. 5-fache Vergrößerung

Abb. 2. GH-Gruppe, sonst wie Abb. 1

und einem LEICA Quantimet Bildanalysesystem (Fa. Leica, Bensheim, Germany) zugeführt. Mit speziell entwickelten Algorythmen wurden folgende Parameter gemessen: Kallusfläche *(kf)*, Fläche des Knochengewebes im Kallus *(knf)*, Fläche des Knorpelgewebes im Kallus *(kpf)*, Umfang des Knochengewebes im Kallus *(knu)*. Die gewonnen Daten wurden auf die Querschnittsfläche (Q) des Distraktionsspaltes bezogen, welcher sich aus der Breite der jeweiligen Fragmentenden und der Breite des Distraktionsspaltes errechnete. Als Ausdruck der Knochenstruktur wurde die Ratio aus der Fläche des Knochengewebes und dessen Umfang betrachtet *(ratio)*. Um zu testen, ob sich zwischen beiden Gruppen Unterschiede ergaben, wurden T-tests für unverbundene Stichproben angewandt.

Ergebnisse

3 Tiere mußten aufgrund chirurgischer Komplikationen ausgeschlossen werden, darunter ein Tier mit einer inkompletten Osteotomie, ein Tier mit einer Fragmentdislokation und ein Tier mit einer Osteomyelitis in der Distraktionszone.

Die Kallusfläche und die Knochenfläche im Kallus waren in der mit r-pGH behandelten Gruppe signifikant höher als in der Kontrollgruppe ($kf/Q_{GH} = 2,93$, $kfQ_{control} = 2,29$; $knf/Q_{GH} = 1,15$, $knf/Q_{control} = 0,85$) (Tabelle 1). In nahezu allen Regeneraten konnten geringe Mengen Knorpelgewebe gefunden werden, wobei die GH-Gruppe signifikant weniger Knorpelgewebe zeigte ($kpf/Q_{GH} = 0,01$, $kpf/Q_{control} = 0,04$) (Tabelle 1) . Der strukturelle Parameter *ratio* war zwischen beiden Gruppen nicht signifikant different ($ratio_{GH} = 15,3$, $ratio_{control} = 14,9$) (Tabelle 1).

Diskussion

Unsere Ergebnisse zeigen, daß die Gabe von rekombinantem GH sowohl eine Vermehrung der Fläche des gebildeten Kallus, als auch der Menge an gebildeten Knochen im Regenerat bei der Distraktionsosteogenese zum gleichen Zeitpunkt bewirkt. Dies und die geringe Menge an Knorpelgewebe im Regeneratkallus deuten auf einen Anschub der Regeneratreifung hin. Es ist bekannt, daß GH und sein Mediator IGF-I

Tabelle 1. Histomorphometrische Parameter, die jeweiligen Parameter sind auf die Querschnittsfläche (Q) des einzelnen Präparates bezogen

	kpf/Q	knf/Q	kf/Q	ratio
Kontrollgruppe (n = 9)	$0,04 \pm 0,048$	$0,85 \pm 0,27$	$2,29 \pm 0,4$	$14,9 \pm 2,5$
GH-gruppe (n = 8)	$0,006 \pm 0,010$	$1,15 \pm 0,36$	$2,93 \pm 0,27$	$15,3 \pm 2,8$
t-test	$p = 0,013$	$p = 0,043$	$p = 0,005$	n.s.

kpf = Knorpelfläche, knf = Fläche des Knochens im Kallus, kf = Kallusfläche, ratio = Fläche Knochengewebe/Umfang Knochengewebe.

einen stimulierenden Effekt vor allem auf Chondrozyten besitzen [6]. In unserer Untersuchung ergibt sich kein Hinweis auf eine vermehrte Expression von Knorpelgewebe und damit chondraler (sekundärer) Frakturheilung. Unsere Ergebnisse lassen jedoch keine Rückschluß auf das Erfolgsorgan der GH-Applikation im Kallus zu. Hierfür wäre die histologische Untersuchung der Regenerate im Zeitverlauf und die Anwendung molekularbiologischer Methoden nötig. Letztere könnten einen Hinweis darauf geben, ob und welche Zytokine einschließlich ihrer Rezeptoren lokal im Kallus unter GH-Applikation verändert exprimiert werden. Yasui et al. haben vor kurzem gezeigt, daß bei der Distraktionsosteogenese an der Ratte Knochenformation auch durch die sogenannte transchondrale Ossifikation, d.h. durch direkte Umdifferenzierung von Chondrozyten zu Osteoblasten erreicht werden kann [7]. Insofern könnten auch Knorpelzellen im Regenerat Zielorgan des Kallusgewebes sein. Unsere Untersuchungen zeigen, daß der Effekt von GH auf den Distraktionskallus offensichtlich ohne Beeinflussung der Regeneratstruktur erreicht wird. Es besteht kein signifikanter Unterschied im Verhältnis von Fläche zu Umfang des Knochengewebes zwischen den Gruppen. Dies steht im Widerspruch zu den Untersuchungen von Mosekilde et al. [5]. Wie oben erwähnt, wurden bei dieser Studie an Ratte humanes GH verwendet und eine um eine Zehnerpotenz höhere Dosis appliziert.

Faßt man unsere Ergebnisse zusammen, könnte somit die Beschleunigung der Regeneratkonsolidierung durch die systemische Gabe von rekombinanten Wachstumshormon bei der Distraktionsosteogenese möglich sein. Untersuchungen von Raschke et al. am gleichen Untersuchungsgut haben bereits gezeigt, daß der unter dem Einfluß von GH gebildete Regeneratkallus zu einem früheren Zeitpunkt als in der Kontrollgruppe auch eine signifikant höher biomechanische Stabilität besitzt [8].

GH wird seit vielen Jahren klinisch zur Substitution bei hypophyseninsuffizienten Patienten eingesetzt und wurde in jüngster Zeit in mehreren klinischen Studien mit vielversprechenden Ergebnissen bei Verbrennungspolytraumata angewandt. Als unerwünschte Nebenwirkungen wurden bei Überdosierungen lediglich Flüssigkeitsretention in den unteren Extremitäten und ein geringe Anhebung der Serum-Glucose gefunden.

Die von uns nachgewiesene knochen-anabole Wirkung von GH könnte in der Zukunft eine wichtige Perspektive bei der Distraktionsosteogenese darstellen und bei einer erfolgreichen klinischen Anwendung dazu beitragen, die Behandlungsdauer zu Gunsten des Patienten zu verkürzen.

Literatur

1. Trippel SB, Coutts RD, Einhorn TA, Mundy RG, Rosenfeld RG (1996) Growth Factors as Therapeutic Agents. J Bone Joint Surg (Am) 78-A : 1272 – 1286
2. Morel G, Chavassieux P, Barenton B, Dubois PM, Meunier PJ, Boivin G (1993) Evidence for a direct effect of growth hormone on osteoblasts. Cell Tissue Res 273 : 279 – 286
3. Bak B, Jorgensen PH, Andreassen TT 1990 Increased mechanical strength of healing rat tibial fractures treated with biosynthetic human growth hormone. Bone 11 : 233 – 239
4. Carpenter JE, Hipp JA, Gerhart TN, Rudman CG, Hayes WC, Trippel SB (1992) Failure of growth hormone to alter the biomechanics of fracture-healing in a rabbit model. J Bone Joint Surg Am 74 : 359 – 367

5. Mosekilde L, Bak B (1993) The effects of growth hormone on fracture healing in rats: A histological description. Bone 14:19–27
6. Green H, Morikawa M, Nixon T (1985) A dual effector theory of growth-hormone action. Differentiation 29:195–198
7. Yasui N, Sato M, Ochi T, Kimura T, Kawahata H, Kitamura Y, Nomura S (1997) Three modes of ossification during distraction osteogenesis in the rat. J Bone Joint Surg 79-B:824–830
8. Raschke M, Bail H, Kolbeck S, Weiler A, Windhagen H 1997 Recombinant growth hormone accelerates bone regenerate consolidation in distraction osteogenesis. Proc Orthop Res Soc, 43rd Annual Meeting

Die vorliegende Untersuchung wurde unterstützt von Novo Nordisk, Dänemark und von der AO ASIF Research Foundation (Project 96-B67)

Funktionelle Angiogeneseinduktion im epigastrischen Insellappenmodell der Ratte nach genetischer Modifikation von Fibroblasten

Functional induction of angiogenesis after genetic modification of fibroblasts in the epigastric island flap rat model

H.-G. Machens [1,2], J. R. Morgan [2], F. Berthiaume [2], P. Stefanovich [2], A. C. Berger [1]

[1] Klinik für Plastische, Hand- und Wiederherstellungschirurgie der Medizinischen Hochschule Hannover
[2] Surgical Services, Massachusetts General Hospital and the Shriners Burns Institute; Boston/ USA

Zusammenfassung

Der epigastrische Insellappen der Ratte (3×6 cm) toleriert eine Ligatur seiner Gefäße normalerweise ab dem 4.–5. Tag nach Lappenhebung. In dieser Studie sollte untersucht werden, ob durch genetische Modifikation von Zellen eine Angiogenese im Lappengewebe induziert werden kann, welche eine frühere Durchtrennung der Stielgefäße ohne Lappenverlust erlaubt.

Autologe Rattenfibroblasten (weibliche Lewis-inbreds) wurden mittels retroviralem Gentransfer genetisch modifiziert. Die stabile Expression des Genes wurde funktionell durch PDGF-AA ELISA in jeder Zellgeneration getestet. In 3 Gruppen zu jeweils 60 Tieren (I–III) wurde ein bilateraler epigastrischer Insellappen gehoben. Direkt nach Lappenhebung erhielt Gruppe I in den rechtsseitigen Lappen eine Injektion von 5×10^6 genetisch modifizierten Fibroblasten (GMFB), aufgelöst in 1 ml DMEM mit 10% FBS, Gruppe II 5×10^6 nicht genetisch modifizierte Fibroblasten (NMFB), aufgelöst in 1 ml DMEM mit 10% FBS und Gruppe III 1 ml Medium allein. Der linksseitige Lappen erhielt als Kontrolle jeweils 1 ml NaCl 0,9%. An den folgenden 6 Tagen wurde bei jeweils 10 Tieren aus jeder Gruppe eine chirurgische Stieldurchtrennung vorgenommen. 7 Tage später erfolgte eine planimetrische Bestimmung der Nekrosenanteile in jedem Lappen und eine histologische Untersuchung des Gewebes.

Die GMFB produzierten bis zu 560-mal mehr PDGF-AA, verglichen mit den NMFB. In Gruppe I war eine rechtsseitige Stieldurchtrennung signifikant früher möglich als in den Gruppen II und III. Histologisch ließen sich die injizierten Fibroblasten im Lappengewebe der Gruppen I und II ohne wesentliche Entzündungsreaktion des umgebenden Gewebes nachweisen. In Gruppe I war in den mit GMFB behandelten Lappenanteilen eine massive Angiogenese nachweisbar.

Durch retroviralen Gentransfer können autologe Rattenfibroblasten das Gen für PDGF-A stabil integrieren und hohe Mengen an PDGF-AA produzieren. Nach Injektion in den Panniculus Carnosus könne diese Zellen rasch eine funktionelle Angiogenese bewirken und erlauben so eine frühere Stieldurchtrennung in diesem Insellappenmodell.

682

Summary

Gene therapy was tested for inducing functional angiogenesis in the superficial rat epigastric island flap to allow earlier pedicle division.

Autologous rat fibroblasts were grown, harvested, cultured and retrovirally transfected to produce PDGF-AA, an angiogenetically active protein. Stable gene expression was monitored by PDGF-AA ELISA. 180 animals were divided into 3 groups (I–III) and a bilateral flap created in each animal. In all experiments, the right-sided flap was subjected to experimental treatment and the left-sided flap served as control (1 ml saline 0,9 %). During flap elevation, group I received 5×10^6 GMFB (genetically modified fibroblasts) plus 1 ml DMEM as medium. Group II was treated with 5×10^6 NMFB (non modified fibroblasts) plus 1 ml medium and group III received 1 ml medium alone. The flaps were sutured back and the vascular pedicle was bilaterally ligated and divided in each 10 animals during the following 6 days. 7 days later, the flaps were harvested, the amount of necrosis measured and histologically examined.

The GMFB produced up the 560-times more PDGF-AA than the NMFB, measured by ELISA. The GMFB-treated flaps tolerated surgical division of the vascular pedicle significantly earlier than groups II and III. Histologically, fibroblasts persisted in all flaps of groups I and II without major inflammatory reaction. In all GMFB-treated flaps, massive angiogenesis could be demonstrated.

By means of retroviral gene transfer autologous rat fibroblasts can be genetically modified for stable expression of the PDGF-A gene to produce high amounts of PDGF-AA, which is angiogenetically active. After injection into the panniculus carnosus, these cells induce functional angiogenesis to permit earlier division of the vascular pedicle in this flap model.

Einleitung

Eine der Domänen der Plastischen und Rekonstruktiven Chirurgie liegt in der Transposition und Transplantation von Gewebe auf Grund einer teilweise ganz unterschiedlichen Ätiopathogenese. Seit Hunderten von Jahren hat man versucht, die Mikrozirkulation im Lappengewebe bereits vor dem Transfer des Gewebes zu konditionieren, um dadurch ein Überleben des Gewebes nach Transfer sicherer machen und gleichzeitig auch größere Gewebeportionen in einer einzigen Operation übertragen zu können. Durch die Einführung der Mikrochirurgie wurde dieser gesamte Bereich natürlich revolutioniert, da nunmehr Gewebe transplantiert werden konnte, welches seine eigene Durchblutung nach Anschluß der arteriellen und venösen Gefäße gleich mitbrachte. Jedoch gilt hier genau wie für den Bereich des gestielten Gewebetransfers oder bei Transplantationen von Spalt- oder Vollhaut, daß ohne ausreichende Mikrozirkulation das davon abhängige Gewebe dem Untergang anheim fällt. Myers wies bereits vor mehr als 20 Jahren darauf hin, daß außer dem „delay phenomenon", also dem Konditionieren von Lappen durch Vorschneiden derselben und Belassen im Wundbett für 2–3 Wochen, es kein anderes nachweisbares Verfahren weder pharmakologisch noch physiotherapeutisch gibt, den Transfer des Gewebes von Seiten der Gewebedurchblutung sicherer zu machen [1]. Diese Äußerung hatte bisher ihre Gültigkeit behalten.

Im Zeitalter der Gentechnologie ergibt sich hier ein völlig neuer therapeutischer Zugang zu diesem Problem durch Induktion einer Neovaskularisation mittels Zelltransduktion zur Produktion angiogenetisch wirksamer Faktoren im betroffenen Gewebe. Überraschenderweise gibt es in der Plastischen Chirurgie bisher nur wenig experimentelle Ansätze, um überhaupt die Möglichkeiten des Gentransfers für diesen Bereich zu nutzen. Andererseits liegt die mögliche therapeutische Bedeutung solcher angiogenetisch wirksamer Substanzen gerade in diesem Bereich der Chirurgie auf der Hand. Eine gesteuerte Einflußnahme auf die Wundheilung und das Überleben von Gewebe durch Gefäßinduktion würde nicht nur direkte klinische Bedeutung haben, sondern auch ein neues wissenschaftliches Feld zum Studium und besseren Verständnis mikrozirkulatorischer Phänomene im Gewebe unter physiologischen und pathophysiologischen Bedingungen eröffnen.

In der vorliegenden Arbeit wird erstmals das Verfahren des retroviral gesteuerten Gentransfers verwendet, um stabile Kopien des angiogenetischen Genes PDGF-A in autologe Fibroblasten von Ratten zu integrieren. Der rekombinante Retrovirus, welcher für diese Experimente Verwendung findet, soll direkt hohe Konzentrationen von PDGF-AA aus diesen Zellen exprimieren und dadurch die Angiogenese in der biologischen Umgebung fördern. Dieses Verfahren wird am Beispiel des epigastrischen Insellappens der Ratte unter akuten Ischämiebedingungen angewendet.

Material und Methoden

Rekombinantes Retrovirus

In diesen Experimenten wird eine cDNS, welche das humane PDGF-A encodiert, mittels PCR (Polymerase Chain Reaction) multipliziert. Die entsprechenden Primer produzieren einen BspH1 Locus am Translations-Startercodon und einen BamH1 Locus am Translations-Stopcodon. Das Produkt der PCR kann dann isoliert werden durch Auftrennen des Genproduktes an den genannten Stellen und Insertion des gewonnenen Genes in die Nco1/BamH1 Loci eines retroviralen Vektors, genannt MFG. Die erfolgreiche Übertragung wird anschließend durch DNS-Sequenzierung überprüft. Um nun Virionen produzieren zu können, die diesen Vektor in Zielzellen genetisch verankern können, muß der Vektor in eine spezielle Verpackungszellinie, welche von murinen 3T3 Fibroblasten stammt, integriert werden. Diese Verpackungszellinie (Psi-CRIP) wurde speziell produziert, um die retroviralen Proteine pol, env und gag zu liefern, welche ihrerseits Virionen herstellen können, die den Vektor mit dem darin befindlichen modifizierenden Gen kodieren und übertragen. Die Verpackungszellinie selbst kann keine Viren herstellen, die „wild type" Replikanten entsprechen und damit virulent sind. Statt dessen transkribiert sie die DNS des rekombinanten retroviralen Vektors in RNS, welche dann in die RNS des Virions integriert wird. Die Psi-CRIP Verpackungszellinie scheidet dann das Virion, also den rekombinanten Retrovirus mitsamt modifizierendem Gen in das Zellmedium aus. Eine Transfektion der Zielzellen gelingt effektiv bei einer Menge von 10^6 bis 10^7 Virionen/ml Medium.

Fibroblastenzellkulturen und virale Transfektion

Autologe Rattenfibroblasten werden in 5 Tieren des oben genannten Rattenstammes gezüchtet als spätere Trägerzellen zur Expression des PDGF-A Gen.

Das operativ gewonnene Fibroblastenkonglomerat wird sofort verarbeitet, die Fibroblasten isoliert und kultiviert. Für die Transduktion werden die gewonnenen Fibroblasten mit Medium aus der Psi-CRIP Zellinie versetzt. In diesem Medium befinden sich 10^6 bis 10^7 Virionen/ml Medium, welche frisch aus dem Medium der Verpackungszellinie (Ps-CRIP) abpipettiert sind.

Tests

Die stabile Expression von PDGF-A wird an Hand der Produktion von PDGF-AA Protein durch die transduzierten Zellen mittels eines hPDGF-AA ELISA gemessen. Zur Untersuchung werden jeweils 5 Zellkulturen von genetisch modifizierten (GMFB) und nicht modifizierten Fibroblasten (NMFB) parallel angesetzt. Gleichzeitig erfolgt eine Abnahme von weiteren 0,5 ml Medium zur späteren Kontrollbestimmung der PDGF-AA Level.

Das Wachstum der genetisch modifizierten gegenüber den unbehandelten Fibroblasten wird untersucht durch Aussaat von jeweils 5×10^5 Zellen auf 60 mm durchmessende Petrischalen und Auszählen des Zellen in 12-stündigem Abstand über insgesamt 4 Tage. Hieraus lassen sich Rückschlüsse auf die biologische Aktivität des sezernierten PDGF-AA ziehen, da diese Substanz auch autokrin mitogen wirkt, also die Fibroblasten, welche selbst das Protein sezernieren, zur Zellteilung anregt.

Operation

Das verwendete Lappenmodell entspricht dem klassischen bilateralen epigastrischen Leistenlappen und wird an der Arteria et Vena epigastrica superficialis inferior mit Begleitnerven gestielt. In diesem Lappenmodell muß zweizeitig nach Lappenhebung eine chirurgische Durchtrennung dieses Gefäßstieles erfolgen, um eine akute Ischämiesituation zu erzeugen.

180 Tiere werden in 3 Gruppen (I, II und III) zu jeweils 60 Tieren aufgeteilt. Das chirurgische Vorgehen erfolgt in allen Gruppen in gleicher Weise. Jedes Tier dient als eigene Kontrolle, da immer zwei epigastrische Lappen pro Tier gebildet werden. In jeder Gruppe wird der jeweils rechtsseitige Lappen einer therapeutischen Behandlung unterzogen, während der linksseitige Lappen als Kontrolle (NaCl 0,9%) dient. Die Tiere werden hierfür anästhesiert durch intraperitoneale Injektion einer Kombination aus 0,05 mg/gm Ratte Ketamin (Ketanest 100 mg/ml; Fort Dodge Laboratories, Iowa/USA) und 0,0013 mg/gm Ratte Xylazin (Rampun 20 mg/ml; Bayer Corporation, Kansas/USA).

In jedem Tier wird auf beiden Seiten jeweils ein standartisierter epigastrischer Lappen gehoben mit den Maßen 3×6 cm, so daß die Durchblutung des Lappens allein über den inferioren epigastrischen Gefäßstiel gewährleistet bleibt.

Der superiore epigastrische Gefäßstiel wird durchtrennt nach Ligatur durch 6–0 Ethilonnaht. Direkt nach Heben der Insellappen erfolgt die Injektion der Testsubstanzen. Gruppe I erhält im vorgezeichneten Lappenbereich rechtsseitig eine subcutane

Injektion von 5×10^6 genetisch modifizierten Fibroblasten (GMFB), aufgelöst in 1 ml DMEM mit 10 % FBS. Die Injektion selbst erfolgt mittels einer sterilen 1 ml Spritze mit 0,4 mm durchmessender Stahlkanüle in den Bereich des Panniculus Carnosus. Auf der linken Seite erhält jedes Tier eine subkutane Injektion von 1 ml NaCl 0,9 % ohne Zellzusatz. Gruppe II erhält im vorgezeichneten Lappenbereich rechtsseitig eine subcutane Injektion von 5×10^6 nicht-modifizierten Fibroblasten (NMFB), aufgelöst in 1 ml DMEM mit 10 % FBS. Gruppe III erhält im vorgezeichneten Lappenbereich rechtsseitig eine subcutane Injektion von 1 ml DMEM mit 10 % FBS ohne Zellzusatz. Nach Injektion der jeweiligen Testsubstanz wird jeder Insellappen wieder in sein Wundbett eingenäht. Alle Tiere erhalten postoperativ einen Halskragen (Fa. Kent Scientific), um sie vor Autokannibalismus zu schützen An den folgenden Tagen (1., 2., 3., 4., 5.und 6. postoperativer Tag) wird bei jeweils 10 Tieren aus jeder Gruppe eine Stieldurchtrennung unter den bereits beschriebenen anästhesiologischen Bedingungen (Ketamin/Xylazin) vorgenommen, ohne die Lappen selbst noch einmal aus ihrem Wundbett herauszulösen, und anschließend die Wunde wieder vernäht. Genau eine Woche nach diesem Eingriff werden die Tiere ein letztes Mal operiert. Die Lappen werden auf eine in mm² planimetrisch aufgeteilten Plastikfolie nach ihrem Anteil an vitalem und nekrotischen Lappengewebe übertragen zur späteren computergesteuerten Bildanalyse. Anschließend werden die Lappenpräparate in ihrer Gesamtheit mit der darunter liegenden Muskelschicht zur weiteren histologischen und immunhistochemischen Untersuchung entnommen und die Versuchstiere durch eine intraperitoneale Überdosis des genannten Anästhesiegemisches getötet.

Statistik

Jedes Tier dient als eigene Kontrolle. Alle Ergebnisse werden als Mittelwerte ± Standartabweichung aufgeführt. Die vergleichenden statistischen Untersuchungen der vitalen versus avitalen Lappenanteile werden mittels Multivarianzanalyse durchgeführt. Auf Signifikanz wird ab einem Wert von $p \leq 0,05$ erkannt.

Ergebnisse

GMFB sezernieren hohe Mengen an PDGF-AA

Die Sekretion von PDGF-AA in das Zellmedium wurde mittels ELISA Technik quantifiziert. Das betreffende Protein wurde von den GMFB über 4 Tage kontinuierlich produziert und akkumulierte im Medium auf sehr hohe Level. Verglichen mit der endogenen Sekretion der NMFB kam es bei den GMFB bis zu einer 560-fach höheren Produktion von PDGF-AA (s. Tabelle 1).

GMFB zeigen einen automitogenen Effekt

GMFB und NMFB wurden separat kultiviert und zu bestimmten Zeitpunkten die Zellzahl bestimmt. Die GMFB entwickelten innerhalb der ersten 60 Stunden eine 12-stündliche Zellverdopplungsrate. Danach kam es, wahrscheinlich auf Grund der

Tabelle 1.

Zeit (h)	GMFM (PDGF-AA ng/ml)	NMFB (PDGF-AA ng/ml)
0	0,0 ± 0,0	0,00 ± 0,00
12	11,2 ± 2,4 (*)	0,02 ± 0,00
24	27,2 ± 14,2 (*)	0,10 ± 0,01
36	42,5 ± 16,2 (*)	0,24 ± 0,06
48	61,1 ± 17,3 (*)	0,32 ± 0,09
60	84,6 ± 26,1 (*)	0,38 ± 0,12
72	94,5 ± 31,2 (*)	0,48 ± 0,16
84	102,4 ± 42,1 (*)	0,62 ± 0,26
96	117,9 ± 57,2 (*)	0,71 ± 0,62

(*) p ≤ 0,01.

Tabelle 2.

Zeit (h)	GMFM (in 10^6 Zellen)	NMFB (in 10^6 Zellen)
0	0,5 ± 0,02	0,5 ± 0,01
12	1,3 ± 0,3	0,9 ± 0,2
24	2,7 ± 0,8 (*)	1,2 ± 0,5
36	5,8 ± 1,7 (*)	1,7 ± 1,1
48	9,7 ± 2,9 (**)	2,5 ± 1,2
60	12,4 ± 6,2 (**)	3,5 ± 1,5
72	14,1 ± 8,2 (**)	4,6 ± 1,7
84	14,5 ± 7,6 (**)	5,1 ± 2,4
96	14,8 ± 7,2 (**)	6,2 ± 2,5

(*)   p ≤ 0,05.
(**) p ≤ 0,01.

zunehmenden Zelkonfluenz in vitro, zu einer Abnahme der Mitoserate. Die Zellzahl der NMFB verdoppelte sich deutlich langsamer und erreichte 96 Stunden nach Aussaat $6,2 ± 2,5 × 10^6$ Zellen, während die GMFB bereits 36 Stunden nach Aussaat $5,8 ± 1,7 × 10^6$ Zellen erreicht hatten (s. Tabelle 2).

GMFB erlauben durch die Induktion einer funktionellen Angiogenese eine frühere Durchtrennung des Gefäßstieles im epigastrischen Insellappen der Ratte

In Gruppe I kam es unter GMFB signifikant früher zu einem kompletten Überleben der Insellappen, verglichen mit den entsprechenden Lappen der Gruppen II und III (p ≤ 0,01). Ein partielles Überleben von Lappengewebe war bereits bei einer Stieldurchtrennung am 2. Tag nach Lappenhebung zu beobachten.

Histologisch persistierten die Fibroblasten in allen Lappen der Gruppen I und II ohne nennenswerte inflammatorische Reaktion des umgebenden Gewebes. In den mit GMFB behandelten Lappen war eine massive Angiogenese in Form kleiner und größerer Kapillaren in allen Schichten des Panniculus Carnosus und der Subcutis zu erkennen (s. Tabelle 3).

Tabelle 3.

Gruppe		1. postop.	2. postop.	3. postop.	4. postop.	5. postop.	6. postop.
I	GMFB	0 ± 0	38 ± 22 (*)	88 ± 25 (**)	100 ± 0 (**)	100 ± 0	100 ± 0
	NaCl 0,9 %	0 ± 0	0 ± 0	0 ± 0	24 ± 27	84 ± 14	100 ± 0
II	NMFB	0 ± 0	8 ± 15	17 ± 24	41 ± 36	88 ± 9	100 ± 0
	NaCl 0,9 %	0 ± 0	0 ± 0	0 ± 0	26 ± 15	78 ± 24	100 ± 0
III	DMEM	0 ± 0	0 ± 0	0 ± 0	21 ± 24	79 ± 16	100 ± 0
	NaCl 0,9 %	0 ± 0	0 ± 0	0 ± 0	21 ± 11	85 ± 28	100 ± 0

(*) $p \leq 0.05$.
(**) $p \leq 0.01$.
1.–6. postop. = 1.–6. postoperativer Tag nach Lappenhebung.

Schlußfolgerung

Durch retroviralen Gentransfer können autologe Rattenfibroblasten das Gen für PDGF-A stabil integrieren und hohe Mengen an PDGF-AA produzieren. Nach Injektion in den Panniculus Carnosus können diese Zellen rasch eine funktionelle Angiogenese bewirken und erlauben so eine frühere Stieldurchtrennung in diesem Insellappenmodell.

Literatur

1. Myers MB. Attempts to augment sirvival in skin flaps: mechanism of the delay phenomenon. In: Skin Flaps: 65–79. Little and Brown/Boston; ed.: Grabb WC und Myers MB (1975)

HNPCC-assoziierte Magenkarzinome zeigen ein aggressives Wachstum bei orthotoper Transplantation in die Scid-Maus

HNPCC-associated stomach cancer shows aggressive growth in the Scid-mouse after orthotopic transplantation

A. Müller, F. Alves*, M. Breul, H. Becker

Universitätsklinikum Göttingen Abteilung für Allgemeinchirurgie, *Abteilung für Hämatologie

I. Einleitung

Das HNPCC-Syndrom (hereditary non-polyposis-colorectal cancer syndrome) ist verantwortlich für 2–13% aller kolorektaler Karzinome und stellt somit die häufigste vererbbare kolorektale Erkrankung dar [1]. Vasen et al. zeigten, daß Karzinome des Magens, der Harnwege und des Endometriums dem HNPCC-Syndrom (als Lynch-2 Syndrom bezeichnet) zuzuordnen sind [2].

Im Rahmen der Patientenerfassung nach den erweiterten Amsterdamer-Kriterien erfaßten wir 8 Patienten mit einem Magenkarzinom, die neben den anamnestischen Kriterien auch das Vorliegen von MIN (Mikrosatelliteninstabilitäten) an mehr als zwei Genorten aufwiesen. Bei allen Patienten war die mediane Überlebensrate im Vergleich zu den sporadisch aufgetretenen Magenkarzinomen mit gleichem Tumorstadium erniedrigt. Dies steht im Gegensatz zu den Beobachtungen beim kolorektalen Karzinom, bei welchem eine günstigere Prognose beim Vorliegen eines HNPCC-Syndroms in der Literatur beschrieben wird [3]. Um die Aggressivität dieser Karzinome zu untersuchen, implantierten wir Tumorzellen, die aus Tumorgewebe von Patienten etabliert wurden, orthotop in die Scid-Maus. Dieses orthotope Invasions- und Metastasierungsmodell hat im Gegensatz zu der subcutanen oder intravenösen Applikation den Vorteil, daß die Tumorzellen auf das Potential getestet werden, alle Schritte der metastatischen Kaskade zu durchlaufen [4, 5]. Dieses Metastasierungsverhalten entspricht dabei weitgehend dem Metastasierungsverhalten im Menschen.

II. Methodik

Anhand der erweiterten Amsterdamer Kriterien wurden 8 Patienten mit einem Magenkarzinom identifiziert, die anamnestisch auf das Vorliegen eines HNPCC-Syndroms verdächtig waren. Die in den erweiterten Kriterien geforderte Untersuchung auf Mikrosatellliteninstabilität zeigte an mindestens zwei Genloci eine Instabilität bei diesen Patienten. Aus dem Operationspräparat konnte von 4 dieser 8

Patienten eine permanente Zellinie etabliert werden. Zu Vergleichsstudien wurden von 4 sporadisch aufgetretenen Magenkarzinomen gleichen Tumorstadiums Zellkulturen etabliert. Alle Zellkulturen wurden nach mehreren Zellkulturpassagen erneut auf das Vorliegen von MIN mit 8 verschiedenen Mikrosatellitenmarkern überprüft und mit dem Ergebnis des Tumormaterials verglichen. Dabei zeigte sich kein Unterschied zu dem Primärgewebe.

1×10^6 Tumorzellen wurden dann Scid-Mäusen (n = 8) orthotop implantiert und die Mäuse nach einer Lebenszeit von 7 Wochen getötet. Die Tiere wurde hinsichtlich des Allgemeinzustandes, gemessen am Körpergewicht, sowie des Wachstumsverhaltens des Tumors und möglicher Metastasen makroskopisch untersucht.

III. Ergebnisse

Während die Tiere mit einer Implantation von MIN-negativen Zellinien nach 7 Wochen alle klinisch unauffällig waren, zeigte sich bei den Tieren mit Implantation von MIN-positiven Zellinien ein deutlich reduzierter Allgemeinzustand, gemessen an einem Gewichtsverlust von im Mittel 10 % des Körpergewichtes.

Makroskopisch zeigte sich bei der ersten Gruppe (MIN –) nur ein lokales Tumorwachstum im Magen. Im Vergleich dazu fand sich in der zweiten Gruppe (MIN +) bei allen Tieren ein invasives Tumorwachstum und eine Metastasierung in umliegende Organe.

Das Metastasierungsverhalten entsprach dabei dem Verhalten im Patienten. Diese Unterschiede weisen auf ein aggressives Wachstum von MIN-positiven HNPCC-assozierten Magenkarzinomen hin.

IV. Zusammenfassung

Die hier beobachtete Häufung von Karzinomen in einer Familie sowie das frühe Erkrankungsalter weisen auf eine hereditäre Erkrankung hin. Der Nachweis auf MIN bei diesen Magenkarzinompatienten legt den Verdacht auf eine HNPCC-assoziierte Erkrankung nahe. Im Gegensatz zu der beim kolorektalen Karzinom beschriebenen

Tabelle 1. Zusammenfassung der Ergebnisse nach orthotoper Transplantation von MIN-negativen und MIN-positiven Tumorzellen, die aus Patientengeweben etabliert wurden, in die Scid-Maus

MIN-Status	Anzahl der operierten Tiere	Gewichtsverlust (Mittelwert) nach 7 Wochen	Makroskopischer Befund
Gruppe 1 MIN –	4	< 1 % des Körpergewichtes	Tumor auf den Magen beschränkt
Gruppe 2 MIN +	4	10 % des Körpergewichtes	regionäre LK-Metastasen und Metastasierung in umliegende Organe

günstigeren Prognose beim Vorliegen eines HNPCC-Syndroms zeigt sich im Tiermodell ein deutlich aggressiveres Wachstum von HNPCC-assoziierten Magenkarzinomen im Gegensatz zu den sporadisch aufgetretenen Magenkarzinomen. Dies entspricht auch dem klinisch beobachteten Verlauf. Das Magenkarzinom im Rahmen einer HNPCC-Erkrankung scheint demnach eine eigene Entität im Rahmen der HNPCC-assoziierten Karzinome darzustellen oder ist sogar von diesem gänzlich zu trennen.

V. Summary

The accumulation of malignant tumors in a single family, as well as the early onset of the disease, are highly suggestive of a hereditary condition. The evidence of microsatellite instabilities suggest a disease that might be associated with the HNPCC-syndrome.In contrary to the favourable prognosis of colorectal cancer associated with the HNPCC-syndrome we found in our animal model a far more aggressive progression of the disease in patients with HNPCC-associated gastric carcinomas than in patients with sporadic gastric carcinomas. This obervation is consistent with the clinical course. Therefore, gastric carcinomas that are associated with the HNPCC-syndrome seem to represent a separate group of HNPCC-associated carcinomas and may even represent another hereditary disease.

Literatur

1. Peltomäki PT (1994) Genetic basis of hereditary nonpolyposis colorectal carcinoma (HNPCC). Annals of Medicine 26 : 215 – 219
2. Vasen HFA, Mecklin J-P, Khan PM et al. (1991) The international collaboraive group on hereditary non-polyposis colorectal cancer (ICG-HNPCC). Dis Colon Rectum 34 : 424
3. Frei JV (1992) Hereditary nonpolyposis colorectal cancer (Lynch syndrome 2): diploid malignancies with prolonged survival. Cancer 69 : 1108 – 1111
4. Kubota T (1994) Metastatic models of human cancer xenografted in the nude mouse: the importance of orthotopic transplantation. J cell Biochem 56 : 4 – 8
5. Gallo-Hendrix E, Copps J, Percy D, Croy BA, Willdeman AG (1994) Enhancement of pancreatic tumor metastasis in transgenic immunodeficient mice. Oncogen 9 : 2983 – 2990

Korrespondenzadresse: Dr. med. Annegret Müller, Abt. für Allgemeinchirurgie der Universitätsklinik Göttingen, Robert-Koch-Str. 40, 37075 Göttingen

Liposomale Verkapselung von Zytostatika und Stärkemikrosphären verbessern das Tumor-Targeting in der lokoregionären Therapie
Eine tierexperimentelle Studie am CC 531 Lebertumor

Liposome encapsulation of cytostatic and degradable starch microspheres improve tumor targeting in hepatic arterial infusion therapy (HAI)
An experimental study on the CC 531 tumor in rat liver

G. Berger[1], R. Reszka[2], U. Pohlen[1], M. Jung[1] , S. Lucas[1], H. J. Buhr[1]

[1] Chirurgische- und Poliklinik, Universitätsklinikum Benjamin Franklin, Berlin
[2] Max-Delbrück-Centrum, Abteilung Drug Targeting, Berlin Buch

Einleitung

In der Behandlung inoperabler Lebermetastasen ist die lokoregionäre Chemo-therapie eine vielversprechende Alternative zu anderen palliativen Therapieformen. Ziel sämtlicher lokoregionärer Therapieformen ist es, eine möglichst hohe Zytostatikakonzentration im Tumor über möglichst lange Zeit bei möglichst geringer systemischer Belastung zu erreichen. Durch die höhere Konzentration soll entsprechend der Dosis-Wirkungs-Beziehung der meisten Zytostatika eine höhere Effektivität erzielt werden. In der vorliegenden Studie soll geklärt werden, ob 5-FU in SUV-PEG-(small-unilamellar vesicles stabilisiert in Polyethylenglycol) Liposomen verkapselt mit und ohne Stärkemikrossphären (Spherex®) in der systemischen und der lokoregionären Therapie das Tumortargeting verbessert.

Material und Methodik

Versuchstierpräparation: In Allgemeinanästhesie wurden WAG/RIJ-Ratten 4×10^6 vitale Tumorzellenur C531 Adenokarzinom in den linken Leberlappen und gleichzeitig ein Mini-PORT-A.CATH-System (Braun-Melsungen) über die A. gastroduodenalis in die A. hepatica mit einer subcutanen Portkammer implantiert. Zur postoperativen Schmerztherapie erhielten die Tiere 5 mg Tramadol (Tramal R, Grünenthal) i. m. und für 3 weitere Tage 20 mg Tramadol ins Trinkwasser.

Kontrolle des Tumorwachstums mit Magnetresonanztomographie (MRT):

10 Tage nach Tumorimplantation erfolgte eine Tumorwachstumskontrolle mit der MRT. Die Messungen erfolgten an einem Bruker Biospec BMT 24/40 mit der Spin-Echo-Sequenz (TR = 300 ms, TE = 15 ms, FOV = 15 cm, Schichtdicke 5 mm, Anzahl der Akkumulationen = 2). Bei Tumorgröße > 2 cm wurden die Prüfsubstanzen über das Portsystem appliziert.

Liposomenpräparation: 5-FU (10 mg/ml) wurde in SUV-PEG Liposomen der Zusammensetzung hydriertes Ei-Phosphatidylcholin (HEPC, 50 mg/ml), Cholesterol (CH, 24,8 mg/ml), und Polyethylenglykol (MPEG-DSPE, 3000, 5,4 mg/ml), molares Verhältnis (1:1:0,1) verkapselt. Die Präparation erfolgte durch Vereinigung der in Chloroform gelösten Lipide (Rundkolben) und anschließende Herstellung eines Lipidfilmes durch Abdampfen des Lösungsmittels unter Vakuum (Rotationsverdampfer). Durch Zugabe des in Phosphatpuffer (PBS) gelösten 5-FU und nachfolgendes Schütteln (24 h) dispergiert man den Lipidfilm. Die nachfolgende intermittierende Beschallung (10 × 4 Minuten) der multischichtigen Liposomensuspension führt zur Entstehung kleiner unilamellarer Vesikel (SUV). Auf die Abtrennung des nicht-verkapselten 5-FU wurde verzichtet und das Zytostatikum per HPLC bestimmt. Die Größenbestimmung dieser Vesikel erfolgte auf Grundlage der quasielastischen Lichtstreuung am Coulter Counter N 4.

Therapiegruppen:

Die Tiere wurden randomisiert und es wurden 6 Gruppen gebildet.

Gruppe 1: 10 mg 5-FU intravenös (n = 15) Kontrollgruppe
Gruppe 2: 10 mg SUV-PEG-5-FU-Liposomen intravenös (n = 20)
Gruppe 3: 10 mg 5-FU lokoregionär (HAI) (n = 20) Kontrollgruppe
Gruppe 4: 10 mg 5-FU + Spherex® lokoregionär (HAI) (n = 20)
Gruppe 5: 10 mg SUV-PEG-5-FU-Liposomen lokoregionär (HAI) (n = 30)
Gruppe 6: 10 mg SUV-PEG-5-FU-Lip. lokoregionär + Spherex® (n = 50)

Bei Nachweis einer Tumorgröße von ca. 2 cm Durchmesser mit Hilfe des MRI wurde die jeweilige 5-FU-Zubereitung intravenös oder über das PORT-System unter Röntgendurchleuchtung appliziert und jeweils 5 Tiere zu definierten Zeitpunkten (15, 30, 60, 120 min., 4, 8, 12, 24, 48 und 72 h) getötet. Die Konzentrationen von 5-FU und seiner aktiven Metabolite (5-FUrd, 5-FdUrd) wurden mit Hilfe der HPLC in Leber, Tumor, und im Serum über die Zeit gemessen. Die Daten wurden mit den mit unverkapseltem 5-FU behandelten Tieren verglichen.

Statistik: Die Einzelmeßwerte für die Gewebskonzentrationen wurden nach dem Mann-Whitney-Test für ungekoppelte Paare analysiert. Die Konzentrationsverteilung im Gewebe wurde als Konzentrations-Zeit-Kurve (AUC) nach der Trapezoid-Regel ermittelt.

Ergebnisse

In Tabelle 1 sind die Ergebnisse der 5-FU Gewebekonzentrationen für die jeweiligen Therapieschemata dargestellt:

Gruppe 1: Die intravenöse Bolusinjektion von 10 mg 5-FU zeigte eine meßbare Tumorkonzentrationen nur bis 20 Minuten nach Applikation. AUC (30 min) 35 µg/g. AUC für 5-Furd 9,33 µg/g, Leberlast AUC 5-FU 366 µg/g.

Gruppe 2: Die intravenöse Bolusinjektion von 10 mg SUV-PEG-5FU-Liposomen zeigte meßbare Tumorkonzentrationen über 120 min. AUC (120 min) 970 µg/g. AUC für 5-FUrd 739 µg/g, Leberlast AUC für 5-FU 4866 µg/g.

Tabelle 1. AUC (µg/g · min) von 5-FU und 5-FUrd im Tumor und in der Leber nach unterschiedlicher Applikationsform

	Tumor AUC (5-FU) (µg/g · min) MW ± SD	Tumor AUC (5-FUrd) (µg/g · min)	Leber AUC (5-FU) (µg/g · min) MW ± SD	Leber AUC (5-FUrd) (µg/g · min) MW ± SD
Gr. I 5-FU i. v.	35,57 ± 14,33	9,33 ± 5,74	366,9 ± 32,8	0
Gr. II 5-FU-Lip. i. v.	970,2 ± 81,1	739,8 ± 169,4	4866 ± 275,1	112,5 ± 52,4
Gr. III 5-FU i. a.	655,4 ± 35,1	219,2 ± 71,9	1705 ± 154,7	56,46 ± 43,71
Gr. IV 5-FU + Spherex® i. a.	62655 ± 5177	379,3 ± 42,8	27822 ± 1028	0
Gr. V 5-FU-Lip. i. a.	3211 ± 280,5	2362 ± 296,6	11568 ± 377,4	1288 ± 375,3
Gr. VI 5-FU-Lip. + Spherex® i. a.	272886 ± 20085	54689 ± 5975	35644 ± 3986	1856 ± 389,5

Gruppe 3: Lokoregionäre Injektion von 10 mg 5-FU ergab meßbare Tumorkonzentrationen über 240 min. AUC (240 min) 655 µg/min. AUC für 5-FUrd 219 µg/g, Leberlast AUC für 5-FU 1705 µg/g.

Gruppe 4: Lokoregionäre Injektion von 10 mg 5-FU + Spherex zeigte meßbare Tumorkonzentrationen über 4 Stunden. AUC (4 Std.) 6255 µg/g, AUC für 5-FUrd 379 µg/g, Leberlast AUC für 5-FU 27822 µg/g.

Gruppe 5: Lokoregionäre Injektion von 10 mg SUV-PEG-5FU-Liposomen zeigte meßbare Tumorkonzentrationen über 24 Stunden. AUC 3211 µg/g, AUC für 5-Furd 2362 µg/g, Leberlast AUC für 5-FU 11568 µg/g.

Gruppe 6: Lokoregionäre Injektion von 10 mg SUV-PEG-5FU-Liposomen zeigte meßbare Tumorkonzentrationen über 72 Stunden. AUC 272886 µg/g, AUC für 5-Furd 54689 µg/g, Leberlast AUC für 5-FU 35644 mg/g.

Diskussion

Unter der Vielzahl denkbarer Liposomenpräparationen haben sich die small unilammellar vesicles, sterisch mit Polyethylenglycol stabilisiert (SUV-PEG-Liposomen), als Carrier für Kontrastmittel und Zytostatika am besten bewährt [1, 2]. In der sytemischen Therapie kann damit eine 27-fach höhere 5-FU-Konzentration erreicht werden als durch Therapie mit der Monosubstanz. Allerdings steigt die Leberlast für 5-FU um den Faktor 10. Ein weiterer wesentlicher Kritikpunkt ist das ungenügende Targeting, denn in der Leber findet sich 5-fach höhere Konzentration an 5-FU als im Tumor. Dieses Phänomen wurde nun gegenüber der lokoregionären Therapie evaluiert. Ein enttäuschendes Ergebnis zeigte die lokoregionäre Bolusinjektion der Monosunstanz. Mit dieser Applikationsform wird zwar eine fast 20-fach höhere Tumorkonzentration im Vergleich zur systemischen Therapie erreicht, die intravenöse Therapie mit 5-FU-SUV-PEG-Liposomen ist aber besser. Lokoregionäre Therapie mit 5-FU-SUV-PEG-Liposomen steigert die 5-FU-Tumorkonzentration um den Faktor 90 gegenüber der i.v.-Therapie mit der Monosubstanz und um das 3-fache der i.v.-Therapie mit 5-FU-Liposomen. Es findet sich aber auch hier eine fast 3-fach höhere Konzentration in der Leber. Erst bei zusätzlicher Blutflußverlangsamung mit Spherex findet sich ein 8-fach höhere Konzentration im Tumor als in der Leber, die Tumorkonzentration liegt um den Faktor 8000 höher im Vergleich zur i.v.-Therapie, die Leberlast ist aber auch 100-fach erhöht. Somit läßt sich durch Modifikation der lokoregionären Therapie mit SUV-PEG-Liposomen und zusätzlicher Blutflußverlangsamung über einen langen Zeitraum (72 Stunden gegenüber 1 Stunde) eine bis zu 8000-fach höhere Konzentrationen des Zytostatikums im Tumor erreichen (AUC). Die Ergebnisse zeigen auch, daß SUV-PEG-Liposomen offensichtlich in der Lage sind nach einer zweiten bis dritten Zirkulationsphase sich erneut im Tumor anzureichern. Im Gegensatz zu allen anderen untersuchten Applikationsformen wurde hier auch noch nach 72 Stunden eine Konzentration von 325 µg/g 5-FU im Tumorgewebe gemessen. Diese Konzentration liegt um das 10-fache über der maximalen Konzentration nach 15 Minuten bei der i.v.-Gabe der Monosubstanz und um das 2-fache über der maximalen Konzentration bei der i.v. Applikation von liposomal verkapseltem 5-FU, die nach 30 Minuten erreicht wird.

Zusammenfassung

Die systemische adjuvante Chemotherapie von inoperablen Lebertumoren und Lebermetastasen ist unbefriedigend. Unter lokoregionärer Chemotherapie konnte in verschiedenen klinischen Studien eine Steigerung der Überlebenszeit von wenigen Monaten gezeigt werden. In dieser Studie sollte durch Modifikation der systemischen und der lokoregionären Therapie durch liposomale Verkapselung das Tumortargeting des am häufigsten verwendeten Zytostatikums 5-Fluouracil überprüft werden. Das in SUV-PEG-Liposomen verkapselte 5-FU zeigte bei der systemischen Therapie eine Konzentrationserhöhung im Tumor um den Faktor 27, bei der lokoregionären Therapie um den Faktor 90. Wurde zusätzlich bei der lokoregionären Therapie mit liposomal verkapseltem 5-FU eine Blutflußverlangsamung mit Spherex durchgeführt, so stieg die Konzentration von 5-FU im Tumor um den Faktor 8000.

Summary

Systemic adjuvant chemotherapy achieves unsatisfactory results for inoperable liver tumors and metastases. Various clinical studies have shown that locoregional chemotherapy increased the survival rate by a few months. The aim of this study was to investigate tumor targeting of the most frequently used cytostatic 5-flouracil by modifying systemic and locoregional therapy by liposome encapsulation. The tumor concentration of 5-FU encapsulated in SUV-PEG liposomes increases by a factor of 27 in systemic therapy and a factor of 90 in locoregional therapy. The tumor concentration of 5-FU increases by a factor of 8000, if the blood flow is additionally slowed by starch microspheres (Spherex®) during locoregional therapy with liposome-encapsulated 5-FU.

Literatur

1. Päuser S, Wagner S, Lippmann M, Pohlen U, Reszka R, Wolf KJ, Berger G (1996) Evaluation of Efficient Chemoembolisation by Magnetic Resonance Imaging Therapy Monitoring: An Experimental Study on the VX2 Tumor in rabbit liver. Cancer Research 56:1863–1867
2. Berger G, Pohlen U, Reszka R, Lippmann M, Päuser S, Buhr HJ (1996) Pharmakokinetik von liposomal verkapseltem Carboplatin. Vergleich verschiedener lokoregionärer Anwendungen. Eine tierexperimentelle Studie am VX2 Lebertumor. Langenbecks Arch Chi Suppl I:533–536

Korrespondenzadresse: Dr. Gerd Berger, Universitätsklinikum Benjamin Franklin, Freie Universität Berlin, Abt. für Allgemein-, Gefäß-und Thoraxchirurgie, Hindenburgdamm 30, D-12200 Berlin

Anti-sense TGF-β1 Transfektion vermindert die akute und chronische Abstossungsreaktion im Allotransplantat

Anti-sense TGF-β1 transfection modulates acute and chronic rejection in allografts

C. A. Redaelli MD*, M. K. Schilling MD*, D. A. Hullett Ph. D., M. W. Büchler MD*, H. W. Sollinger MD. Ph. D.

* Departement für Viszerale und Transplantationschirurgie, Inselspital, Universität Bern, Schweiz
Department of Surgery, Division of Transplantation, Clinical Science Center, University of Wisconsin – Madison USA

Einleitung

Obwohl der Prozess der chronischen Abstoßungsreaktion (CA) das Haupthindernis für eine erfolgreiche Langzeitüberlebensrate von Transplantaten bleibt, ist die zugrunde stehende Pathophysiologie der chronischen Abstossung weiterhin ungeklärt und spekulativ. Dennoch läßt die enge Korrelation zu akuten Episoden, HLA Diskrepanzen und Non-Compliance gegenüber Immunosuppressiva die Vermutung zu, daß die akute Phase der Graft-Abstossung und häufige akute immunologische Attacken der wichtigste Faktor ist für eine frühe Entstehung der CA und infolgedessen eine frühe Unterdrückung solcher Immuno-Reaktionen eine zukunftsweisende Therapiemöglichkeit wäre. Transforming growth factor β-1 (TGFβ-1) spielt in diesem Szenario eine Schlüsselrolle, sowohl in der Frühphase der akuten Abstossung als auch im Langzeitverlauf. TGFβ-1 gehört zu einer Familie von multifunktionalen Regulatoren von Zellwachstum, Entzündung und Differenzierung von immunologisch potenten Zellen und es konnte gezeigt werden, daß TGFβ-1 neben den bekannten biologischen Aktivitäten eine stark stimulierende Wirkung auf Makrophagen, Infiltrationszellen und Immunsystem ausübt [1–5]. Andererseits, ist, ganz konzentrationsabhängig, der biologische Effekt von TGFβ-1 im Immunsystem konträr. Eine befriedigende Beschreibung der immuno-regulatorischen Aktivität von TGFβ-1 konnte bis heute nicht gefunden werden., die meisten Arbeiten zeigten eine immunosuppressive Wirkung von TGFβ-1, jedoch unterstützen neuere Studien das Konzept, daß TGFβ-1 sowohl unterdrückende als auch stimulierende Effekte zeigt [6–8].

Um die Rolle dieses Regulators im betroffenen Organ direkt zu untersuchen haben wir in dieser Studie mittels einem Adenovirus übermitteltem Genvektor, – der entweder eine TGFβ-1 Unterregulation oder TGFβ-1 Überstimulation transferiert –, das Transplantat präoperativ beeinflußt.

Wir erwarteten, daß wir damit die Kinetik der früh-entzündlichen Phase der Abstossung entscheidend beeinflussen konnten, und somit die Bedeutung und Zusammenhang von TGFβ-1 im Prozess der akuten und chronischen Abstoßung zu erklären.

Wir beschreiben hier den direkten Nachweis einer hochgradigen, Adenovirus übermittelten Transgen Expression im Zielorgan und deren Fähigkeit mittels unter-

regulierendem antisense TGFβ-1 Vektor den Ablauf der früh-akuten Graftab-
stoßungsreaktion sowie der chronischen Veränderungen zu unterdrücken.

Methodik

TGFβ-1 Expressionsvektor Konstruktion

Für die Klonung des TGFβ-1 Gens wurden aktivierte Rattensplenozyten extrahiert ,in
cDNA überschrieben und weiter als „template" für die Polymerase Kettenreaktion
(PCR) gebraucht [9]. Für die Konstruktion des bioaktiven TGFβ-1 Gens wurden
mittels Restriktionsenzymen und PCR Technik die Aminosäure-Positionen 223 und
225 (Cystein zu Serin) verändert. Nach Subklonung in pACCMV.pLpA Plasmid
(8,8 kb) wurden beide Transgene für sense und antisense Orientierung geprüft und
kotransfiziert mit einem E1-defizitären, menschlichen Ad5 Adenovirus Genom
pJM17 (40,3 kb) sowie rekombiniert in menschlich embryonischer Nierenzelllinie
293. Die Aktivität der beiden Konstruktionen wurde in vitro mittels einem mink-
lung-epithelial cell Bioassay geprüft und gegenüber einem Kontroll β-galactosidase
Adenovirus verglichen.

Tierexperiment Protokoll

Zwei MHC class I Antigen Histokompatibilität differente Rattengattungen: ACI (RT1[a])
und Lewis (RT1[l]) mit einem Gewicht von 250 – 300 g und einem Alter von 2 – 4 Monaten wurden als Allotransplantatspender und Isograft Kontrollen gewählt. 54 Allotransplantate (6/Gruppe) wurden während 30 Minuten bei Raumtemperatur mit
einem entsprechenden Genvektor tragendem Adenovirus (bioaktiv TGFβ-1 für Überstimulation ;anti-sense TGFβ-1 für Unterregulation; β-galactosidase für Kontrolle)
transfiziert und orthotop transplantiert. Nach 1, 2 resp. 16 Wochen wurden die Transplantate histologisch untersucht und mittels RT-PCR und HPLC Technik eine quantitative Bestimmung der TGFβ-1 mRNA Expression durchgeführt und mit dem histologischen Korrelat verglichen.

Ergebnisse

Die optimale Virus-Applikationsdosis wurde beim bioaktiven TGFβ-1 Vektor mit
$3,9 \times 10^7$ pfu (plaque forming units) und beim antisense Vektor mit $7,2 \times 10^7$ pfu gefunden. Alle Tiere, welche mit einem höheren Virustiter als oben beschrieben perfundiert wurden ($1,5 \times 10^8$ pfu), starben innerhalb der ersten 7 Tage an Graftthrombose
oder ausgedehnter Peritonitis. Nachweisbare Adenovirus Transgen-Aktivität konnte
in allen Aortenschichten bis hin zum 35. Tag post transplantationem mit einer durchschnittlichen Transfektionsrate von 35% entdeckt werden.

Die Transfektion von bioaktivem TGFβ-1 Genom in einen Isograft führte zu einem
deutlichen Anstieg des TGFβ-1/s26 Protein Verhältnis im Transplantat (1 w 1,47 ± 0,4;
2 w 1,6 ± 0,3; 12 w 1,85 ± 0,3) im Vergleich zu nicht modulierten Kontrollgrafts (1 w
0,5 ± 0,2; 2 w 0,95 ± 0,05; 12 w 1,46 ± 0,21) oder β-galactosidase Kontrollgrafts (1 w

$1,1 \pm 0,2$; 2 w $1,21 \pm 0,2$; 12 w $1,35 \pm 0,11$).Im Gegensatz dazu zeigen unterregulierte mit antisense TGFβ-1 transfizierte Isografts eine signifikante Verminderung der TGFβ-1 Expression (1 w $0,58 \pm 0,2$; 2 w $0,8 \pm 0,3$; 12 w $0,91 \pm 0,04$; p < 0,05).

Unbehandelte Allografts zeigten eine deutliche Up-Regulierung der TGFβ-1 Expression während der ersten 2 Wochen, fielen dann aber im Langzeitverlauf auf normale Werte zurück(1 w $2,7 \pm 0,5$; 2 w $9,2 \pm 6,1$; 12 w $1,20 \pm 0,14$). Im Vergleich dazu konnte eine Up-Regulation der TGFβ-1 Expression mit dem bioaktiven Vektor keine signifikante Erhöhung der TGFβ-1Produktion mehr erzielen, jedoch konnten die stark erhöhten Werte bestätigt werden(1 w $2,6 \pm 1,7$; 2 w $6,3 \pm 1,0$; 12 w $3,12 \pm 0,42$).

Interessanterweise führte aber eine Transfektion der Allografts mit dem antisense TGFβ-1 Expressionsvektor zu einer hoch signifikanten Unterdrückung der mRNA Expression im Transplantat(1 w $0,8 \pm 0,2$; 2 w $1,9 \pm 0,5$; 12 w $0,7 \pm 0,15$; p < 0,001).

Die histologische Auswertung der Transplantate zeigte, daß die Applikation von Adenovirus selbst keine immunogene Wirkung auslöst. 66% (4/6) der bioaktiv modulierten Isografts zeigten eine moderate aber nicht entscheidende Adventitia und Media Entzündungsreaktion am 7. Tag, und 33% (2/6) entwickelten eine geringgradige Intimahyperplasie. Das histologische Bild der antisense TGFβ-1 modulierten Isografts blieb unauffällig.

Bei den Allotransplantaten zeigten alle bioaktiv veränderten Aorten bereits ab der ersten Woche eine ausgeprägte und deutlich gesteigerte Immunreaktion mit vermehrten Infiltrationszellen, intraluminalen Haemorrhagien und fibrinoider Nekrosebildung. Im Gegensatz dazu, fehlte bei 85% (5/6)der antisense TGFβ-1 transfizierten Allografts jegliche Immunreaktion während den ersten 2 Wochen. Das

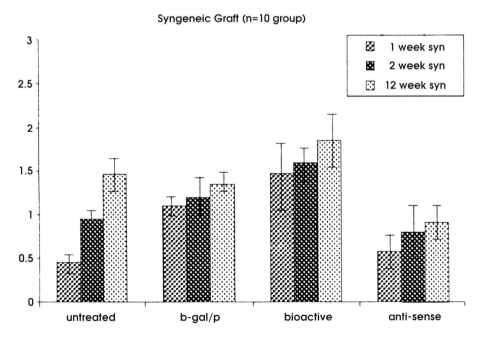

Adenovirus transfected grafts Chart 3

Syngeneic Graft (n=10 group)

Adenovirus transfected grafts Chart 2

Allografts (n=6 group)

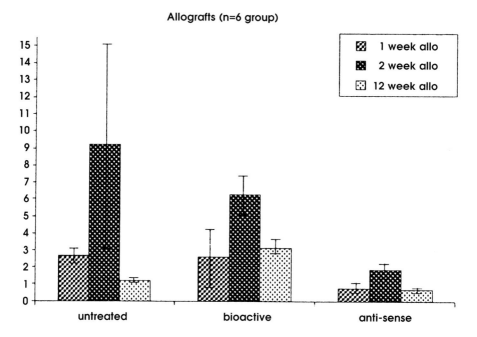

histologische Bild dieser Allografts war morphologisch unauffällig und einem Isograft gleichsetzend.

Im Langzeitverlauf, zeigten die überstimulierten Allografts eine Steigerung der proliferativen Veränderungen mit einer Vermehrung der konzentrischen Myointima – Hyperplasie um 18,4% ± 6,2% gegenüber den Kontrollallotransplantaten. Dagegen aber zeigten die antisense TGFβ-1 modifizierten Allotransplantate eine deutlich signifikante Verminderung der chronischen Abstoßungsreaktion mit einer Verminderung der IH um 40,4% ± 12,1%; p < 0,01.

Die Ergebnisse unserer Studie zeigen daß TGFβ-1 eine kausale Rolle im Ablauf und der Regulation der Transplantations-Abstoßungsreaktion spielt und insbesodere in der frühen Phase ein entscheidender Mediator für den weiteren Verlauf der chronischen Abstossung ist. Unterdrückung von TGFβ-1 Expression im Transplantat mittels Gen-Transfer führt zu signifikanter Verminderung der akuten wie auch der chronischen Abstossungsreaktion und darf als eine zukunftsweisende Therapiemöglichkeit angesehen werden.

Zusammenfassung

Der Prozess der chronischen Abstoßungsreaktion dirigiert und beeinflußt die Langzeit-Überlebensrate der Organe und ist bis heutzutage das Hauptproblem erfolgreicher klinischer Transplantation. Transforming growth factor β-1 (TGFβ-1) spielt in diesem Szenario eine Schlüsselrolle, sowohl in der Frühphase der akuten Abstossung als auch im Langzeitverlauf. Um die Rolle dieses Regulators im betroffenen Organ direkt zu untersuchen haben wir mittels mit einem Adenovirus übermitteltem Genvektor, – der entweder eine TGFβ-1 Unterregulation oder TGFβ-1 Überstimulation transferiert-, das Transplantat präoperativ beeinflusst. In einem Rattenaorta Modell wurde die histologische Veränderung und der Grad der Abstossung 1, 2 und 16 Wochen nach Transplantation mit der modifizierten TGFβ-1 Produktion im Graft und jeweiligen Kontrolltranplantaten verglichen. 54 ACI-Lewis Rattennaorten (6/Gruppe) wurden während 30 Minuten bei Raumtemperatur mit einem entsprechenden Genvektor tragendem Adenovirus (bioaktiv TGFβ-1 für Überstimulation; anti-sense TGFβ-1 für Unterregulation; β-galactosidase für Kontrolle) transfiziert und orthotop transplantiert. Nach 1, 2 resp. 16 Wochen wurden die Transplantate histologisch untersucht und mittels RT-PCR eine quantitative Bestimmung der TGFβ-1 mRNA Expression durchgeführt. Gen-Transfektionsrate im Transplantat betrug 25 % und war bis 35 Tage postoperativ nachweisbar. TGFβ-1 Unterregulierung mit anti-sense Genvektoren erlangte eine hoch signifikante Verminderung der mRNA-Expression in den Organen (p < 0,001) und führte histologisch zu einer vollständigen Absenz einer Entzündungs- und Abstossungsreaktion im Transplantat nach 1 resp. 2 Wochen sowie zu einer signifikanten Verminderung der Intima-Hyperplasie von 40 % nach 16 Wochen. TGFβ-1 Überstimulation führte zu keiner entscheidenderen Veränderung der Abstoßungsreaktion . Kontroll-Transplantate zeigten keine Beeinflussung von β-galactosidase oder Virusinfektion im Vergleich zu Allo-Transplantaten. TGFβ-1 spielt eine kausale Rolle im Ablauf und der Regulation der Transplantations-Abstoßungsreaktion und ist insbesondere in der frühen Phase ein entscheidender Mediator für den weiteren Verlauf der chronischen Abstoßung. Unterdrückung von TGFβ-1 Expression im Transplantat mittels Gen-Transfer führt zu signifikanter Verminderung der akuten wie auch der chronischen Abstoßungsreaktion und darf als eine zukunftsweisende Therapiemöglichkeit angesehen werden.

Summary

The process of chronic rejection (CR) threatens long-term organ graft survival and is the major remaining barrier preventing successful clinical transplantation. The etiology of CR remains speculative, but its correlation with acute rejection episodes, HLA mismatch and immunosuppressive non-compliance suggests that active immune attack is responsible. The authors hypothesize that transforming growth factor β-1 (TGFβ-1) plays a causal role in regulating and modulating both the acute and the chronic rejection.

To investigate this hypothesis in rats, recombinant adenoviruses (rAdv)-mediated gene transfer encoding downregulating antisense – or upregulating bioactive TGFβ-1 transgene were used to infect orthotopic aortic grafts. In a high responder MHC class I histocompatibility difference (ACI to Lewis rat) and in syngeneic controls (Lewis to Lewis) both expression vectors were detected 1, 2 and 12 weeks following transplantation by intragraft cytokine transcription. Aortic segments were divided and processed for histology and RNA extraction. TGFβ-1 RNA expression was then evaluated by semi-quantitave RT-PCR (s26 standardized, HPLC quantitated).

Histological evaluation was performed by a transplant pathologist in a blinded fashion. All analysis were prospective and repeated in triplicate. Untreated allografts were used as background controls for the acute and chronic rejection showing an endogenous up-regulation of TGFβ-1 at early time points (1 wk 2.7 ± 0.5; 2 wk 9.2 ± 6.1) and a decreased TGFβ-1/s26 ratio in chronic rejection (12 wk 1.2 ± 0.11).

Successful rAdv-transgene activity was, however, detected in low levels in all aortic layers showing a 25% – 35% transfection rate whereas β-galactosidase control gene expression was found as far as 35 days post transplant. Administration of down-regulating antisense TGFβ-1 gene into transplant segments significantly decreased the intragraft TGFβ-1 transcription (1 wk 0.8 ± 0.2; 2 wk 1.9 ± 0.5; 12 wk 0.7 ± 0.15) and was correlated with absence of ongoing acute graft rejection in allografts (p < 0.01) during the first 2 weeks. The degree of intimal hyperplasia proliferation was also decreased by 40% in chronic allograft rejection.

The transfection of upregulating bioactive TGFβ-1vector led to clear increase of the TGFβ1 gene expression but had no significant effect on immune response either on syngeneic nor allogeneic grafts.

These data suggest that TGFβ-1 plays a key role in modulating the early stage of acute rejection and is a crucial mediator of the outcome of chronic rejection. Down regulation of intragraft TGFβ-1 gene expression shows immunosuppresive property and could be used to develop clinically relevant strategies in transplantation.

Literatur

1. Wahl SM (1992) Transforming growth factor beta in inflammation: A cause and a cure Journal of Clinical Immunology, Vol 12, No 2, 61 – 74
2. Nilson-Hamilton M Transforming growth factor β and ist actions on cellular growth and differentiation Current Topics in Developmental Biology, Vol 24 : 95 – 111
3. Postlethwaite AE, Keski-Oja J, Moses HL, Kang AH (1987) Stimulation of the chemotactic migration of human fibroblasts by transforming growth factor beta. J Exp Med 165 : 251 – 256
4. Ruscetti F, Varesio L, Ochoa A, Ortaldo J (1993) Pleotropic effects of transforming growth factor beta on cells of the immune system. Ann NY Acadamy of Science 685 : 488 – 500
5. Ruscetti FW, Palladino MA (1993) Transforming growth factor beta and the immune system Prog Growth Factor Res 3 : 159
6. Ruegener JJ, Ho SN, Augustine JA, Schlager JW, Bell MP, Abraham RT (1990) Regulatory effects of transforming growth factor beta on Il-2 and Il-4 dependent T-cell cycle progression. J Immunol 144 : 1767 – 76
7. Fontana A, Frei K, Bodmer S, Hofer E, Schreider MH, Pallino MA, Zinkernagel RM (1989) Transforming growth factor beta inhibits the generation of cytotoxic T cells in virus infected mice J Immunol 143 : 3230 – 34
8. Shull M, Ormsby I, Kier A, Pawlowski S, Diebold R, Moying Y, Allen R, Sidmann C, Proetzel G, Calvin D, Doetschmann T (1992) Targeted disruption of the mouse transforming growth factor beta1 gene results in multifocal inflammatory disease. Nature 359 : 693 – 98
9. Templeton N (1992) The polymerase chain reaction; History, methods and applications Diagn Mol Pathol 1(1) : 58 – 72

Korrespondenzadresse: Dr. med. Claudio A. Redaelli, Oberarzt für Viszerale und Transplantationschirurgie, Universität Bern, Inselspital, Ch-3010 Bern, Schweiz, Telefon +41 31 632 97 22, Fax +41 31 632 97 23

Revitalisierung von Spenderlebern nach Kreislaufstillstand mittels venöser Sauerstoffpersufflation

Resuscitation of livers procured from non heart beating donors by venous systemic oxygen gas persufflation

S. Saad[1], Th. Minor[2], M. Nagelschmidt[1], Zh. X. Fu[1], I. Kötting[1], A. Paul[1], H. Troidl[1], W. Isselhard[3]

[1] II. Lehrstuhl für Chirurgie, Universität Köln
[2] Sektion Chirurgische Forschung, Klinik u. Poliklinik für Chirurgie, Universität Bonn
[3] Institut für Experimentelle Medizin, Universität Köln

Einleitung

Ein zentrales Problem der klinischen Lebertransplantation ist der Mangel an geeigneten Spenderorganen. Als Spender kommen zu Zeit nur hirntote Patienten in Frage, deren Kreislauffunktion unter modernsten intensiv-medizinischen Maßnahmen künstlich bis zur Organentnahme aufrecht erhalten wird. Da diese Konstellation nur in 0,4 % aller auftretenden Todesfälle vorliegt, ist die Bereitstellung von Spenderlebern zur Transplantation begrenzt. Ein möglicher Weg, den Organmangel zu reduzieren, ist die zusätzliche Rekrutierung von Organen nicht herzschlagender Spender (non heart beating donors), wie sie bei der Nierentransplantation schon klinisch erfolgreich eingesetzt wurde [1]. Die Verwendung einer Spenderleber nach Kreislaufstillstand ist jedoch durch die geringe warmischämische Toleranz der Leber limitiert. Ab einer Warmischämiezeit von 30 min reduziert sich die Überlebensrate des Organs nach Transplantation unter 20 %, wobei die Kombination aus warmischämischer Schädigung und anschließender hypothermer Lagerung als besonders schädlich gilt [1]. Die Methode der venössystemischen Sauerstoffpersufflation (VSOP) zur Wiederbelebung von Spenderlebern nach Kreislaufstillstand wurde in einem in vitro Modell an Ratten bereits von Minor et al. erfolgreich angewandt [2]. In unserer Studie wurde die Möglichkeit der Revitalisierung von Lebern nicht herzschlagender Spender mit Hilfe der VSOP in einem Lebertransplantationsmodell am Schwein untersucht.

Methodik

Als Versuchstiere dienten 30 weibliche Schweine (20–25 kg) der Deutschen Landrasse. Die Tiere wurden parrweise nach gleichem Körpergewicht als Spender- bzw.

Empfängertier ausgewählt und 24 Std vor Versuchsbeginn nüchtern gehalten. In Gruppe 1 (n = 5) wurde bei nicht heparinisierten Spendertieren unter Kombinationsnarkose (Ketanest/Lachgas/Sauerstoff) ein Herzstillstand durch Infusion von 80 mmol Kalium induziert. 45 min nach Kreislaufstillstand wurde die Freipräparation der Lebern begonnen, am Ende wurden die Organe mit 500 ml körperwarmer heparinisierter Ringer-Lösung freigespült. Nach insgesamt 60 min erfolgte die Perfusion mit 1000 ml University of Wisconsin-Konservierungslösung (UW-Lösung) von 4 °C. Die Lebern wurden dann für 4 h hypotherm bei 4 °C in UW-Lösung gelagert. Während der Organimplantation wurde die UW-Lösung mit kalter Ringer-Lösung (4 °C) über die Portalvene ausge-spült. In der anhepatischen Phase kam eine Bio-Pumpe (Metronics, Minnesota, USA) zur Kreislaufunterstützung zum Einsatz. Nach Anastomosierung der supra- und der infrahepatischen V. cava und Rekonstruktion der Portalvene erfolgte die Reperfusion der Leber. Anschließend wurde die Anastomose der A. hepatica durchgeführt. Die Spenderlebern der Gruppe 2 (n = 5) erhielten die gleiche Behandlung, jedoch wurde während der hypothermen Lagerung gasförmiger Sauerstoff über das venöse Gefäßbett druckbegrenzt mit 18 mmHg über die suprahepatische V. cava appliziert. Vor Anschluß des Sauerstoffs wurden 75 000 IE Superoxid-Dismutase (SOD, Sigma Chemicals, St. Louis, USA) über die Portalvene injiziert. Die infrahepatische V. cava und die Portalvene wurden dann mit Bulldog-Klemmen verschlossen. An der Leberoberfläche wurden peripher mit einer Akupunkturnadel 3 Punktionsstellen pro Leberlappen gesetzt, damit der Sauerstoff das Organ durchperlen konnte. Die Lebern der Gruppe 3 (n = 5) wurden ohne warmischämische Vorschädigung explantiert und nach 4 Std hypothermer Lagerung ohne Sauerstoffbehandlung transplantiert. In der postoperativen Beobachtungszeit von 5 Tagen erhielten alle Tiere Cefotaxim und Metronidazol zur Antibiotikaprophylaxe sowie FK 506 und Cortison zur Immunsuppression verabreicht. Zur Beurteilung der Leberfunktion diente die Überlebensrate nach fünftägiger postoperativer Beobachtungszeit. In der frühen Reperfusionsphase und an allen postoperativen Tagen wurden Parameter der Leberparenchymschädigung (AST = Aspartataminotransferase in U/L) und -syntheseleistung (Quick-Wert in %) im Blut gemessen.

Ergebnisse

Die Empfängertiere der Gruppe 1 verstarben wenige Stunden nach Reperfusion trotz Katecholamingabe an Kreislauf- bzw. Leberversagen. Alle Tiere der Gruppen 2 und 3 überlebten die fünftägige Beobachtungszeit und wurden anschließend geopfert. Bei der Beurteilung der Leberschädigung zeigte Gruppe 2 gegenüber Gruppe 3 nach 60-minütiger Reperfusion einen signifikant erhöhten AST-Wert. An den nachfolgenden Tagen gab es jedoch zwischen diesen beiden Gruppen keinerlei Unterschiede mehr (Tabelle 1).

Diskussion

Die Ergebnisse der Gruppe 1 zeigen, daß Lebern nach 1-stündigem Kreislaufstillstand des Spendertieres und anschließender 4-stündiger kaltischämischer Lagerung ohne

Tabelle 1. Leberwerte nach 60 min Reperfusion und Überlebensraten

	Gruppe 1	Gruppe 2	Gruppe 3
AST (U/L)	818*	482*	151
SD	79	93	64
Quick (%)	45*	64	72
SD	8	10	3
Überleben nach 5 Tagen	0/5*	5/5	5/5

ANOVA Bonferoni t-Test; log rank Test; *: p < 0,05 vs. Gruppe 3.
SD = Standardabweichung; n = 5 Tiere/Gruppe.

weitere therapeutische Behandlung nicht erfolgreich transplantiert werden können. Dieses Resultat wurde bereits von Schön et al. in einem ähnlichen Transplantations-modell am Schwein festgestellt [3]. In Gruppe 2 konnte jedoch mit Hilfe der VSOP die warmischä-mische Belastung der Spenderleber therapeutisch so behandelt werden, daß eine erfolgreiche Transplantation möglich wurde. Darüberhinaus war die Leber-qualität nach Sauerstoffbehandlung in Gruppe 2 unter den beschriebenen Versuchs-bedingungen und den gewählten Zielkriterien mit Lebern ohne warmischämische Schädigung (Grp. 3) vergleichbar. Es darf spekuliert werden, daß die Applikation von gasförmigem Sauerstoff in der hypothermen Lagerungsphase einen aeroben Stoff-wechsel möglich macht und somit eine metabolische Erholung des Organs nach warmischämischer Schädigung erreicht wird. So konnten Minor et al. zeigen, daß die Sauerstoffinsufflation zu einer Netto-Synthese von energiereichen Phosphaten sogar unter hypothermen Konservierungsbedingungen führt [4]. Unseren Ergebnissen zufolge erscheint es möglich, daß Spenderlebern mit der Methode der VSOP noch nach 60-minütigem Kreislaufstillstand revitalisiert werden können. Im Gegensatz zur extrakorporalen normothermen Perfusion, welche ebenfalls zur Nutzung warm-ischämisch geschädigter Lebern zur Transplantation eingesetzt wurde [5], die aber einen hohen technischen, personellen und kostenintensiven Aufwand erfordert, erscheint die VSOP als eine einfache, praktikable, kostengünstige und effektive Methode zur Verwendung von Lebern nicht herzschlagender Spender.

Zusammenfassung

Die experimentelle Studie untersucht die Möglichkeit der Revitalisierung von Spen-derlebern von nicht herzschlagenden Spendern mit Hilfe der venös-systemischen Sauerstoffpersufflation (VSOP) in einem Lebertrans-plantationsmodell am Schwein. In Gruppe 1 (n = 5) wurden 60 min nach kaliuminduziertem Herzstillstand Spender-lebern explantiert. Nach 4 Std hypothermer Lagerung in UW-Lösung wurden die Lebern in ein Empfängertier orthotop transplantiert. Gruppe 2 (n = 5) erhielt die glei-che Behandlung, jedoch wurde während der hypothermen Lagerung gasförmiger Sau-erstoff über die suprahepatische V. cava appliziert. In Gruppe 3 (n = 5) wurden Lebern ohne warmischämische Schädigung entnommen und ohne Sauerstoffbehand-

708

lung kaltischämisch gelagert bevor sie transplantiert wur-den. Alle Tiere der Gruppen 2 und 3 überlebten die fünftägige Beobachtungszeit. Alle Tiere der Gruppe 1 verstarben wenige Stunden nach Reperfusion aufgrund von Kreislauf-/Leberversagen. Die Leberqualität in den Gruppen 2 und 3 war hinsichtlich der Parenchymschädigung (Lebertrans-aminasen im Serum) und der Lebersyntheseleistung (Quick-Wert) nicht signifikant unterschiedlich. Den Ergebnissen zufolge können Lebern von nicht herzschlagenden Spendern noch nach 60 min Warmischämie mit Hilfe der VSOP derart revitalisiert werden, daß sie frisch entnommenen Lebern vergleichbar sind.

Summary

The experimental study investigates the resuscitation of livers procured from non heart beating donors by venous systemic oxygen persufflation in a pig transplantation model. In group 1 livers were harvested from donor animals after 60 min of potassium induced cardiac arrest. Livers were then flushed and preserved in 4 °C cold University of Wisconsin solution for 4 hrs. Then liver transplantation was performed in recipient animals. Animals of group 2 received the same treatment, but during hypothermic storage we applied venous systemic oxygen gas persufflation (VSOP) via the suprahepatic vena cava. Livers of group 3 were harvested without warm ischemia and without oxygen treatment during cold ischemic storage and were then transplanted. All recipient animals of group 2 and 3 survived the five day follow-up time. All recipient animals of group 1 died a few hours after liver reperfusion due to circulatory shock or liver failure. The liver quality of group 2 recipient animals was similar to group 3 livers, because serum transaminase levels ánd blood coagulation test showed no significantly different values between those groups. Our data suggest that livers procured from non heart beating donors after 1 hr of cardiac arrest can be resuscitated and successfully transplanted by therapeutic treatment with VSOP.

Literatur

1. Casavilla A, Ramirez C, Shapiro R et al. (1995) Liver and kidney transplantation from non heart beating donors: The Pittburgh experience. Transplant Proc 27 : 710–712
2. Minor T, Klauke H, Isselhard W (1996) Resuscitation of cadaveric livers from non-heart beating donors after warm ischemic insult: a novel technique tested in the rat. Experientia 52 : 661–663
3. Schön MR, Schrem H, Lemmens HP, Wolf S, Neuhaus P (1997) Erfolgreiche Transplantation von Lebern nicht herzschlagender Spender nach normothermer extrakorporaler Leberperfusion im Schweinemodell. Langebecks Arch Chir, Suppl. 1 (Forumsband) 725–731
4. Minor T, Isselhard W (1996) Synthesis of high energy phosphates during cold ischemic rat liver preservation with gaseous oxygen insufflation. Transplantation 61 : 20–22

Kontaktadresse: Dr. S. Saad, II. Lehrstuhl für Chirurgie, Universität Köln, Ostmerheimer Str. 200, 51109 Köln

Effekt des humanisierten anti-L-Selektin Antikörpers HuDreg 200 auf die Leukozytenkinetik in der pulmonalen Mikrozirkulation bei Endotoxinämie

Effect of humanized anti-L-Selectin antibody HuDreg 200 on leukocyte kinetics in pulmonary microcirculation during endotoxemia

J. Borges, A. Sckell, W. M. Kübler, A. E. Goetz[1], K. Meßmer

Institut für Chirurgische Forschung, Klinikum Großhadern, Ludwig-Maximilians-Universität München
[1] Institut für Anästhesiologie, Klinikum Großhadern, Ludwig-Maximilians-Universität München

Einleitung

Im Rahmen akuter Entzündungsreaktionen erfolgt als Antwort auf pathologische Stimuli eine Aktivierung von Leukozyten und Endothelzellen. Aufgrund dieser initialen Zellstimulation marginieren und adhärieren neutrophile Granulozyten am Gefäßendothel, nach dessen Durchtritt sie in das umgebende Gewebe extravasieren können [1]. Durch die vermehrte Leukozytenakkumulation und Freisetzung aggressiver Enzyme sowie toxischer Sauerstoffmetabolite kann eine Gewebeschädigung in dem betroffenen Organ verursacht werden. Aufgrund der bereits unter physiologischen Bedingungen hohen Anzahl marginierter Leukozyten in ihrer Mikrostrombahn ist die Lunge unter pathophysiologischen Bedingungen für die Manifestation Leukozyten-mediierter Organschäden prädestiniert. Bislang ist ungeklärt, ob Adhäsionsmoleküle an der Entstehung des durch Leukozyten-Endothelinteraktion mediierten akuten Lungenschadens beteiligt sind. Um zu untersuchen, ob durch Blockade der Adhäsionskaskade auf einer frühen Stufe eine pathologische Leukozyten-Akkumulation verhindert werden kann, haben wir den Effekt des humanisierten anti-L-Selektin Antikörpers HuDreg 200 auf Mikrohämodynamik und Leukozytenkinetik in der pulmonalen Mikrostrombahn untersucht.

Methodik

17 Weiße Neuseeländer Kaninchen wurden narkotisiert und druckgesteuert beatmet. Makrohämodynamische Parameter wurden fortlaufend registriert. Die Implantation eines Metall-Fensters in die rechte Thoraxwand ermöglichte die Visualisierung oberflächlich gelegener pulmonaler Mikrogefäße mit Hilfe der intravitalen Fluoreszenz-Videomikroskopie. Erythrozyten wurden *in vitro* mit Fluoreszein-isothiocyanat (FITC) markiert, Leukozyten *in vivo* durch die Bolus-Injektion von Rhodamin 6G. Mikrohämodynamische Parameter und Leukozyten-Kinetik wurden off-line in pulmonalen Arteriolen und Venolen quantifiziert. Die Untersuchungen wurden vor (A) und 120 Minuten nach (B) Injektion von LPS von E. coli 0111 : B4 (20 µg/kg KG) allein

(n = 10), oder nach vorheriger i. v.-Gabe in Kombination mit HuDreg 200 (2 mg/kg KG) (n = 7) durchgeführt. Die Anzahl rollender Leukozyten wird ausgedrückt als Prozentsatz des gesamten Leukozytenfluxes; adhärente Leukozyten werden angegeben als Anzahl von Zellen pro Gefäßwandoberfläche. Die Werte sind dargestellt als Mittelwert ± SEM, #p < 0,05 Mann-Whitney-U-Test; *p < 0,05 Wilcoxon-Test.

Ergebnisse

Die untersuchten makrohämodynamischen Parameter blieben ebenso wie die Durchmesser der untersuchten Gefäßabschnitte in beiden Gruppen unverändert. Bei Endotoxinämie stieg die Zahl rollender Leukozyten in Arteriolen (A: 0,14 ± 0,06 %, B: 0,62 ± 0,14 %#), nicht dagegen in Venolen (A: 0,49 ± 0,13 %, B: 0,37 ± 0,17 %). Nach Zugabe von HuDreg 200 war die Anzahl rollender Leukozyten in Venolen (A: 0,5 ± 0,1 %, B: 0,18 ± 0,09 %#) vermindert. Die Zahl adhärenter Leukozyten war während Endotoxinämie sowohl in Arteriolen (A: 220 ± 57 mm^{-2}, B: 2329 ± 700 mm$^{-2\#}$) als auch in Venolen (A: 428 ± 128 mm^{-2}, B: 2445 ± 492 mm$^{-2\#}$) signifikant erhöht. Bei vorheriger Gabe von HuDreg 200 blieb die Zahl adhärenter Leukozyten hingegen konstant (Arteriolen: A: 157 ± 118 mm^{-2}, B: 189 ± 86 mm^{-2}*, Venolen: A: 350 ± 132 mm^{-2}, B: 638 ± 96 mm^{-2}*).

Diskussion

Unter physiologischen Bedingungen sind Adhäsionsrezeptoren an der Bildung des Leukozyten-Pools in der Lunge maßgeblich beteiligt [2]. Unter pathophysiologischen Bedingungen konnte dagegen ein Rezeptor-vermittelter Prozeß bei der pulmonalen Leukoztenakkumulation bislang nicht nachgewiesen werden. Jedoch scheint L-Selektin, welches als einziges Selektin konstitutiv exprimiert ist, eine entscheidende Rolle als Vermittler des Rollens als zwingende Voraussetzung für Adhärenz und Emigration der Leukozyten zuzukommen [3, 4, 5]. In der vorliegenden Studie konnte ein präventiver Effekt des anti-L-Selektin Antikörpers HuDreg 200 auf die Leukozytenakkumulation durch Inhibition des Rollens sowie der festen Adhärenz von Leukozyten in der pulmonalen Mikrostrombahn bei Endotoxinämie nachgewiesen werden. Dieser war von einer Verbesserung der Perfusion begleitet. Durch frühe Blockade der Adhäsionskaskade auf dem Niveau des L-Selektin vermittelten Rollens könnte daher die Manifestation eines Leukozyten-mediierten Lungenschadens effektiv verhindert werden.

Zusammenfassung

Endotoxinämie induziert im Lungenkreislauf die Interaktion von Leukozyten mit dem Endothel pulmonaler Arteriolen und Venolen. Infolge dieser Akkumulation vermögen Leukozyten zur Pathogenese des akuten Lungenschadens beitragen. Um zu klären, ob die Akkumulation der Leukozyten durch eine frühe Blockade der Adhäsionskaskade inhibiert werden kann, untersuchten wir den Effekt des humanisierten anti-L-Selektin Antikörpers HuDreg 200 auf die Leukozyten-Kinetik in pulmonalen Arteriolen und Venolen nach i. v.-Infusion von Endotoxin.

Bei Endotoxinämie reduziert HuDreg 200 die Zahl adhärenter Leukozyten sowohl in pulmonalen Arteriolen als auch in Venolen. Dadurch konnte erstmals gezeigt werden, daß eine frühe Blockade der Adhäsionskaskade Leukozyten-Akkumulation in pulmonalen Mikrogefäßen bei Endotoxinämie effektiv zu verhindern vermag. Entsprechend könnte HuDreg 200 einen protektiven Effekt auf die Manifestation des Leukozyten-mediierten akuten Lungenschadens haben.

Summary

In the pulmonary circulation, endotoxemia induces leukocyte/endothelium interaction in pulmonary arterioles and venules. Thus, leukocytes may contribute to the pathogenesis of acute lung injury. In order to investigate, whether this interaction can be inhibited by early blockade of the adhesion cascade, we studied the effect of the humanized anti-L-selectin antibody HuDreg 200 on leukocyte kinetics in pulmonary arterioles and venules following i. v.-infusion of endotoxin.

In endotoxemia HuDreg 200 reduces sticking of leukocytes in both pulmonary arterioles and venules. Thus, we were able to demonstrate that early blockade of the adhesion cascade effectively prevents leukocyte accumulation in pulmonary microvessels in endotoxemia. Therefore, HuDreg 200 may exhibit protective effects on the manifestation of leukocyte-mediated acute lung injury.

Literatur

1. Springer TA (1990) Adhesion receptors of the immune system. Nature 346:425–434
2. Burns AR, Doerschuk CM (1994) Quantitation of L-selectin and CD18 expression on rabbit neutrophils during CD18-independent and CD18-dependent emigration in the lung. J Immunol 153:3177–3188
3. Tedder TF, Steeber DA, Pizcueta P (1995) L-selectin-deficient mice have impaired leukocyte recruitment into inflammatory sites. J Exp Med 181:2259–2264
4. Von Andrian UH, Hansell P, Chambers JD, Berger EM, Filho IT, Butcher EC, Arfors KE (1992) L-selectin function is required for b2-integrin-mediated neutrophil adhesion at physiological shear rates in vivo. Am J Physiol 263:H1034–H1044
5. Arbones ML, Ord DC, Ley K, Ratech H, Maynard CC, Otten G, Capon DJ, Tedder TF (1994) Lymphocyte homing and leukocyte rolling and migration are impaired in L-selectin-deficient mice. Immunity 1:247–260

Korrespondenadresse: J. Borges, Institut für Chirurgische Forschung, Klinikum Großhadern, Ludwig-Maximilians-Universität München

Heterologe Transplantation der humanen Parathyreoidea nach Mikroenkapsulierung mit klinisch einsetzbarem Alginat: Langzeitfunktion ohne Immunsuppression im Tierversuch

Heterologic transplantation of human parathyroids after microencapsulation with a novel amitogenic alginate suitable for use in humans: Long term function without immunosuppression in an animal experiment

C. Hasse[1], A. Schlosser[1], G. Klöck[2], P. Barth[3], B. Stinner[1], U. Zimmermann[2], M. Rothmund[1]

[1] Klinik für Allgemeinchirurgie, Philipps-Universität Marburg, Baldingerstraße, 35043 Marburg, Deutschland
[2] Institut für Biotechnologie, Julius-Maximilians Universität, Am Hubland, 97074 Würzburg, Deutschland
[3] Institut für Pathologie, Philipps-Universität Marburg, Baldingerstraße, 35043 Marburg, Deutschland

Einleitung

Wenn über einen Zeitraum von 6 Monaten hinaus, an mehreren Tagen gemessen, Calcium- und Parathormonkonzentrationen im Serum unterhalb des Normbereiches liegen, sprechen wir von permanentem Hypoparathyreoidismus. Er ist symptomatisch, wenn Beschwerden und/oder Folgeerkrankungen auftreten, die mit diesem Mangelsyndrom verbunden sind bzw. mit ihm assoziiert werden.

Neben den sehr seltenen Fällen des primären, tritt der Hypoparathyreoidismus meist sekundär, hauptsächlich in Folge iatrogener irreversible Schädigung oder nach Exstirpation der Parathyreoideae im Rahmen von Schilddrüsen- und Nebenschilddrüsenoperationen auf. Berücksichtigt man die Angaben über die Inzidenz diesbezüglicher persistierender Hypocalcämie und die des Statistischen Bundesamtes über die Anzahl der pro Jahr durchgeführten derartigen Eingriffe, dann erkranken allein in Deutschland jährlich mehr als 1000 Patienten neu an dieser Unterfunktionsstörung. Ihre medikamentöse Therapie ist, aufgrund der vielfältigen Stoffwechselfunktionen des Parathormons, besonders schwierig. Selbst unter Substitution von Calcium und Vitamin D entwickeln sich schleichend Beschwerden, wie zunehmende neuromuskuläre Erregbarkeit (rezidivierenden Tetanien, Konvulsionen und Parästhesien), langsam progrendiente geistige Retardierung, trophische Störungen des Ektoderms (u.a. Haarausfall und Katarakt), Skelettdeformitäten etc. Deshalb gilt der klinische Bedarf nach Allotransplantation von Parathyreoideae zur kausalen Langzeittherapie des permanenten Hypoparathyreoidismus als unbestritten. Nichtsdestoweniger bedroht dieser Mangelzustand die Patienten selten vital und rechtfertigt daher keine postoperative systemische Immunsuppression. Eine Alternative ist die Verringerung der Immunogenität des zu transplantierenden Gewebes durch dessen Umhüllen mit einer semipermeablen Membran aus einem Naturstoff (Aginat) – die Microenkapsulierung. Wir haben diese Methode aus Studien zur Inselzelltransplantation aufgegriffen und für die spezifischen Anforderungen einer Transplantation von Nebenschilddrüsengewebe wesentlich modifiziert und weiterentwickelt. In Kombination mit einer speziellen Gewebekulturpassage gelangen, mit einem patiententauglichen, hochaufgereinigten, amitogenen Alginat, zunächst die tierexperimentelle, später die klinische Allotransplantation der Parathyreoidea ohne Immunsuppression [1, 2].

In der vorliegenden Studie wurde diese Mikroenkapsulierungstechnologie, unter Verwendung eines amitogenen Alginates, mit einer vor- und nachgeschalteten Gewebekulturpassage kombiniert, erstmals auf die Eigenschaft getestet, bei hoher immunologischer Barriere (Xenotransplantation: Mensch–Ratte) die Langzeitfunktion des transplantierten Nebenschilddrüsengewebes ohne Immunsuppression aufrecht zu erhalten.

Material und Methoden

40 DA- und 40 Lewis-Ratten wurden parathyreoidektomiert (PTX). Zur Kontrolle der Vollständigkeit wurden die Serumkonzentrationen von Calcium ([Ca^{2+}] i. S.; o-Kresolphtalein-Komplexon-Methode), die des (1–34) Ratten-Parathormons ([PTH$_{RA}$] i. S.; Radioimmunoassay DRP 6118, Fa. DRG-Instruments, Marburg) und intakten humanen Parathormons ([PTH$_{HU}$]i.S.; Magic Lite intact PTH, Fa. Ciba Corning, Medfield) über 4 Wochen kontrolliert. Kryokonserviertes Nebenschilddrüsengewebe von Patienten mit sekundärer Hyperplasie wurde in Partikel von 500 µm^3 zerkleinert und zunächst 3 Tage in einem RPMI-Medium (RPMI 1640) bei 95 % Luft, 5 % CO$_2$ und 37° C kultiviert.

Danach wurde die Hälfte der Anzahl aller Partikel, in Abwandlung der Methode von GEISEN und Mitarb. (1990), mit patiententauglichem Alginat enkapsuliert (3). Dazu haben wir die Gewebepartikel in entgastem Barium-Alginat (2 % in 9,9 % NaCl w/v) aufgenommen. Unter Verwendung einer Perfusionspumpe (FA. Braun Melsungen) passierte die Suspension, unter einem Flow von 8 ml/Minute eine Verkapselungsdüse (Innendurchmesser: 0,8 mm; Durchflußrate: 0,5 ml/Minute). Die entstandenen Mikrokapseln wurden durch 30 Sekunden Inkubation in einer Barium-Chlorid-Lösung (20 mM BaCl$_2$, 0,9 % NaCl) ausgehärtet. Nach mehrfachem Waschen in 0,9 %iger Kochsalzlösung haben wir die Transplantate nochmals einer Gewebekulturpassage von 3 Tagen unterzogen. Die unverkapselten Gewebepartikel verblieben über 6 Tage permanent in Kultur.

4 Wochen nach PTX wurden jeweils 10 Sphären/Tier in die Abdominalmuskulatur von 20 DA- und 20 LEWIS-Ratten und jeweils 10 unverkapselte Nebenschilddrüsen-Gewebepartikel/Tier in je 20 DA- und LEWIS-Ratten xenotransplantiert. Voraussetzung dafür war stets die vollständige Parathyreoidektomie, d.h. die Empfängertiere mußten über eine Zeitraum von 4 Wochen bis zur Xenotransplantation hypocalcämisch sein (Einschlußkriterium) und die Konzentration des Ratten-PTH im Serum ([PTH$_{RA}$]i.S.) durfte bis dahin nicht wieder über 5 pg/ml angestiegen sein (Ausschlußkriterium). Post transplantationem wurden die [Ca^{2+}] i. S., [PTH$_{RA}$] i. S.) und [PTH$_{HU}$] i. S. über 26 Wochen bestimmt. Danach erfolgte die Exstirpation der Implantate mit umgebender Muskulatur (Transplantatlager) zur histologischen Aufarbeitung. Über einen Zeitraum von 4 Wochen hinweg haben wir danach, als Negativkontrolle, die [Ca^{2+}] i. S., [PTH$_{RA}$] i. S.) und [PTH$_{HU}$] i. S.) weiter kontrolliert. Mit der Exsanguination der Tiere endete, 34 Wochen nach Parathyreoidektomie und 30 Wochen nach Xenotransplantation, die Studie. Die Tierversuche erfolgten nach deren Genehmigung durch das Regierungspräsidium Gießen (MR 9-1/95). Alle Operationen einschließlich der Blutabnahmen aus der Schwanzvene führten wir, den Richtlinien

des Hessischen Tierschutzgesetzes entsprechend, in Rompun®/Ketanest®-Allge-
meinanästhesie (i. m. Injektion) durch.

Die histologische Begutachtung des extirpierten Nebenschilddrüsengewebes nach
Parathyreoidektomie der Empfängerratten und der entnommenen Transplantatlager
erfolgte im Medizinischen Zentrum für Pathologie der Philipps-Universität Marburg
anhand von Paraffinschnitten mit Sudan-Färbung vom Kryoblock. Alle Ergebnisse
wurden mittels Datenbank, Typ Excel® (Version 4.0, Fa. Microsoft) dokumentiert. Die
Auswertung führten wir mit dem Statistikprogramm SAS® Release 6.03 (SAS Institute, Fa. Cary) durch. Mittels deskriptiver Statistik wurden die Häufigkeitsver-
teilungen der Parameter $[Ca^{2+}]$ i. S., $[PTH_{RA}]$ i. S. und $[PTH_{HU}]$ i. S. zu den jeweiligen
Abnahmezeitpunkten erstellt. Die Testung auf Normalverteilung erfolgte mit dem
Chiquadrat-Anpassungstest, die auf Signifikanz mit dem doppelten t-Test.

Ergebnisse

Die Einschlußkriterien der Studie konnten alle 80 Versuchstiere erfüllen. Vor der
Parathyreoidektomie (PTX) betrug die $[PTH_{RA}]$ i. S. aller Tiere 420 ± 21 pg/ml, sie
waren normocalcämisch ($[Ca^{2+}]$ i. S. $= 2,5 \pm 0,1$ mmol/l) und $[PTH_{HU}]$ i. S. befand sich
im nicht meßbar erniedrigten Bereich. Nach PTX fiel die $[PTH_{RA}]$ i. S. bei allen Ratten
auf durchschnittlich 1 ± 3 pg/ml und die $[Ca^{2+}]$ i. S. auf $1,8 \pm 0,3$ mmol/l ab. Die Konzentrationen aller Parameter blieben danach bis zur Xenotransplantation weitgehend
unverändert. Eine Woche nach der Xenotransplantation des nativen Gewebes kam es
zu einem passageren, signifikanten Anstieg der $[PTH_{HU}]$ i. S. auf 250 ± 11 pg/ml und
der $[Ca^{2+}]$ i. S. auf $2,3 \pm 0,3$ mmol/l ($p < 0,01$). 10 Wochen später war die $[PTH_{HU}]$ i. S.
auf 63 ± 19 pg/ml abgefallen. Diese Meßwerte blieben bis zum Versuchsende weitgehend unverändert.

Im Gegensatz dazu war in der Versuchsgruppe mit den Tieren, denen mikroenkap-
sulierte Nebenschilddrüsen-Partikel transplantiert wurden, die $[PTH_{HU}]$ i. S. 4 Monate nach Xenotransplantation signifikant auf durchschnittlich 275 ± 35 pg/ml,
$[Ca^{2+}]$ i. S. auf $2,4 \pm 0,2$ mmol/l angestiegen ($p < 0,01$). Bis zum Versuchsende nach
$6\,^{1}/_{2}$ Monaten kam es zu einer leichten Verminderung der Serumkonzentration dieser
Parameter ($[Ca^{2+}]$ i. S. $= 2,1 \pm 0,2$ mmol/l; $[PTH_{HU}]$ i. S. $= 220 \pm 24$ pg/ml), jedoch
waren 32 der 40 Tiere normocalcämisch. Nach Exstirpation der Transplantatlager fiel
die $[Ca^{2+}]$ i. S. auf $1,7 \pm 0,1$, die $[PTH_{HU}]$ i. S. auf 55 ± 23 pg/ml signifikant ab
($p < 0,01$). Während des gesamten Versuches hatten sich in beiden Gruppen keine
Veränderungen der gemessenen Restkonzentrationen von $[PTH_{RA}]$ i. S. ergeben. Die
histologischen Untersuchungen der 26 Wochen nach Xenotransplantation extirpierten Transplantatlager ergaben übereinstimmend bei den funktionell erfolgreichen Transplantaten intaktes Drüsengewebe mit einem die Kapsel umgebenden
Lymphozytenwall, ansonsten fibrosierte Drüsenreste.

Diskussion

Es existiert die Möglichkeit, Gewebepartikel der Parathyreoidea unter systemischer
Immunsuppression zu transplantieren. Dies ist, im Rahmen vor Transplantationen

lebenswichtiger Organe (Niere, Pankreas, Herz, Leber etc.) mehrfach gelungen und unter diesen Voraussetzungen auch nach wie vor vertretbar [4]. Das ist zur Zeit die einzige klinisch etablierte Form einer kausalen Therapie des persistierenden Hypoparathyreoidismus.

Somit gibt es derzeit zu Allotransplantation von kultiviertem und microenkapsuliertem Nebenschilddrüsengewebe nur zwei Alternativen, die für eine Therapie des Hypoparathyreoidismus ohne Immunsuppression in Frage kommen: Substitution des Nebenschilddrüsenhormons und Implantation von Nebenschilddrüsenzellen nach spezieller Gewebekultur. 1990 haben Stögmann und Mitarbeiter die ersten Erfahrungen anhand von zwei Patienten publiziert, denen täglich 400 E humanen PTH 1–34 injiziert worden waren. Danach hat der eine, nach 10 Wochen Serumcalciumkonzentration im Normbereich, gegen das Hormonprodukt resistent geworden. Der andere Patient ist über 7 Monate normocalcämisch geblieben. Über den weiteren Behandlungsverlauf ist nichts bekannt [5]. Diese Einzelbeobachtungen sind an größeren Patientenkollektiven aber nur über einen Behandlungszeitraum von 10 Wochen überprüft worden. In diesem kurzen Zeitraum war die Therapie mit synthetischem 1–34 PTH erfolgreich. Eine auch hier langfristig drohende Resistenzentwicklung ist damit nicht auszuschließen [6].

Tolloczko berichtete erstmals über seine klinischen Ergebnisse mit der subfaszialen Injektion von selektionierten und kultivierten Nebenschilddrüsenzellen. Mit dieser Methode seien Transplantatfunktionen bis zu 14 Monaten post transplantationem ohne Immunsuppression erreicht worden [7]. Wie dies im Einzelnen realisiert wurde, ist nicht beschrieben und bleibt unklar. Erfolgversprechend sind überdies die Versuche die Immunogenität des zu transplantierenden Gewebes durch Verminderung der Konzentration ihrer Oberflächenantigene zu minimieren [8].

Keine der Methoden ist bislang klinisch etabliert. Bislang sind nur erste Erfahrungsberichte publiziert [2, 7, 8]. Erst wenn gesicherte Daten über die Langzeittherapie größerer Patientenkollektive vorliegen, wird sich das Verfahren oder die Kombination mehrerer herauskristallisieren, das am besten zur Behandlung von Patienten mit symptomatischem, persistierendem Hypoparathyreoidismus geeignet ist.

Zusammenfassung

Der Bedarf an einer Transplantation der Parathyreoidea zur Therapie des permanenten Hypoparathyreoidismus gilt als unbestritten. Da dieses Mangelsyndrom die Patienten selten vital bedroht, ist dafür eine systemische Immunsuppression nicht zu rechtfertigen. Die Microenkapsulierungstechnologie wurde für die Transplantation der Parathyreoidea modifiziert und weiterentwickelt. Mit einem klinisch einsetzbaren Hüllstoff (amitogenes Alginat) gelangen damit zunächst im Langzeittierversuch, danach klinisch die ersten Allotransplantationen ohne postoperative Immunsuppression. In einem kontrollierten Tierversuch mit einer Test- (n = 40 Ratten) und einer Kontrollgruppe (n = 40 Ratten) wurde die Eigenschaft der Microenkapsulierung mit einem amitogenen Alginat auf die Eigenschaft getestet, eine hohe immunologische Barriere (Xenotransplantation Mensch $\rightarrow$ Ratte) aufrecht zu erhalten und bei intakter Transplantatfunktion eine Rejektion zu verhindern. Als Parameter für die Vollständigkeit der Parathyreoidektomie und die Transplantatfunktion wurden die Konzentrationen von Ratten-PTH, Calcium und intaktem humanem Parathormon im Serum der Empfängertiere sowie das Ausmaß der Gewebsintegrität in der Histologie herangezogen. Speziell kultiviertes und microenkapsuliertes humanes Nebenschilddrüsengewebe nimmt, auch über die höchste immunologische Barriere hinweg transplantiert, in vivo Funktion auf. Das humane PTH vermag Ratten-PTH funktionell zu ersetzen und Normocalcämie herzustellen. Die Xenotransplantation der Parathyreoidea mit guter Langzeitfunktion (26 Wochen) ohne Immunsuppression ist somit im Tierversuch möglich. Diese Daten eröffnen erstmals die Option einer klinischen Heterotransplantation der Parathyreoidea.

Summary

The role of parathyroid transplantation for the therapy of permanent hypoparathyroidism is undisputed. Because the parathyroid hormone deficiency syndrome rarely every is a vital thread to patients affected, systemic immunosuppression for transplant recipients is not justified. A technique of microencapsulation was modified for transplantation of parathyroid tissue. Using a core substance suitable for clinical use (amitogenic alginate), we accomplished allotransplantation of functioning parathyroid tissue in the long-term animal model and, very recently, reported first clinical cases without postoperative immunosuppression. In a controlled animal model of totally parathyroidectomized rats (PTX, two groups of n = 40), we investigated the ability of microencapsulation with the amitogenic alginate to enable transplantation across the highest immunological barrier (xenotransplantation: human–rat); to ensure intact transplant function and to protect from rejection. Rat parathyroid hormone (PTH_{RA} i.S.) and serum calcium levels served as parameters of completeness of PTX; intact human PTH (PTH_{RA} i.S.) and serum calcium levels of recipient animals were used to assess graft function. Also, tissue integrity within explanted capsules was assessed by histology. Cultured and microencapsulated parathyroid tissue resumes and maintains function in vivo, even if transplanted across the highest immunological barrier. Functionally, PTH_{HU} i.S. replaced (PTH_{RA} i.S.) in PTX animals entirely and restored normocalcemia. These results suggest, that xenotransplantation of the parathyroids can be achieved without postoperative immunosuppression in a long term animal model. These data also imply the possibility of clinical heterotransplantation of parathyroid glands.

Mit Unterstützung der Deutsche Forschungsgemeinschaft (Ha 2036/3-2).

Literatur

1. Hasse C, Klöck G, Zielke A, Barth P, Zimmermann U, Rothmund M (1997) Amitogenes Alginat-Schlüssel zum ersten klinischen Einsatz der Microencapsulierungstechnologie. Langenbecks Arch Chir, Chir Forum '97 f exp u klin Forsch 755–759
2. Hasse C, Klöck G, Schlosser A, Zimmermann, U, Rothmund M (1997) Parathyroid allotransplantation without immunosuppression. Lancet 305:1296–1297

718

3. Geisen K, Deutschländer H, Grobach S, Klenke C, Zimmermann U (1990) Function of barium alginat-microencapsulated, xenogenic islets in different diabetic mouse models. In: Shafrir (Hrsg) Lessons from animal diabetes III Smith-Gordon. New York S. 142

4. Wells SA, Ross AJ, Dale JK, Gray RS (1979) Transplantation of the parathyroid glands: current status. Surg Clin N Amer 59:167

5. Stogmann W, Bohrn E, Woloszczuk W (1990) Initial experiences with substitution treatment of hypoparathyroidism with synthetic human parathyroid hormone. Monatsschr Kinderheilkd 138:141–146

6. Winer KK, Yanovski JA, Cutler GB (1996) Synthetic human parathyroid hormone 1–34 vs calcitriol and calcium in the treatment of hypoparathyroidism. JAMA 276:631–636

7. Tolloczko T, Woniewicz B, Sawicki, A, Gorski A, Nawrot I, Zawitkowska T, Migaj M (1996) Clinical results of human cultured parathyroid cell allotransplantation in the treatment of surgical hypoparathyroidism. Transplant Proc 28:3545–3546

8. Anton G, Decker G, Stark JH, Botha JR, Margolius LP (1995) Allotransplantation of parathyroid cells. Lancet 345:124

Korrespondenzadresse: Dr. C. Hasse, Klinik für Allgemeinchirurgie, Philipps-Universität Marburg, Baldingerstraße, 35043 Marburg/Lahn, Deutschland

Permeabilitätsveränderungen nach ileoanaler Pouchanlage und bei Pouchitis

Mucosal permeability after ileo-pouchanal anastomosis (IPAA)

A. J. Kroesen[1], M. Stockmann[2], N. Runkel[1], J. D. Schulzke[2], M. Fromm[3], H. J. Buhr[1]

[1] Chirurgische Klinik I: Allgemein-, Visceral- und Thoraxchirurgie
[2] Medizinische Klinik I: Gastroenterologie und Infektiologie
[3] Institut für Klinische Physiologie – Universitätsklinikum Benjamin Franklin – FU Berlin

Einleitung

Die Ursachen der Pouchitis nach ileoanaler Pouchanlage wegen Colitis ulcerosa (C. U.) sind nach wie vor unbekannt. Ischämie des Pouches und die unphysiologische Stase des Stuhles im Ileumreservoir, aus der ein Überwucherung Gram-negativer Bakterien resultiert, werden für die Entstehung der Pouchitis verantwortlich gemacht. Daneben wird ein der C. U. ähnlicher Pathomechanismus postuliert. Dies drückt sich in einem ähnlichen Cytokinverhalten [1] wie die Colitis ulcerosa aus. Ebenso bleibt die Pouchitis bei ileoanalen Pouchanlagen anderer Indikationen (FAP, multilokuläres Colon-Ca) nahezu vollkommen aus.

Merrett et al. [2] stellten durch in vivo ^{51}Cr-EDTA-Permeabilitätsbestimmung eine Zunahme der Permeabilität bei Pouchitis fest.

Ziel dieser Untersuchung war es, durch eine in-vitro-Untersuchung an Biopsaten die Permeabilitätsveränderungen sowie die Sekretions- und Resorptionsfähigkeit des terminalen Ileums im longitudinalen Verlauf vor und nach Pouchanlage und bei Pouchitis zu charakterisieren.

Patienten

Es wurden 24 Patienten (m: w = 15:9; Alter = 35,2 ± 12,5) mit Colitis ulcerosa im longitudinalen Verlauf jeweils im Pouch-Corpus biopsiert. Die Meßzeitpunkte waren:

1. intraoperativ unmittelbar vor Pouchanlage (prae IAP);
2. einen Tag vor Ileostomarückverlagerung (prae ISR);
3. im Median 7 Monate nach Ileostomarückverlagerung (post ISR) und
4. bei Auftreten einer Pouchitis.

Zusätzlich wurde bei 5 Patienten, die durch eine Hemikolektomie wegen Karzinom operiert wurden, als Kontrolle intraoperativ eine Biopsie aus dem terminalen Ileum entnommen.

Das Vorhandensein einer Pouchitis wurde anhand des Pouchitis disease activity index nach Sandborn [3] mit einem Score > 6 definiert.

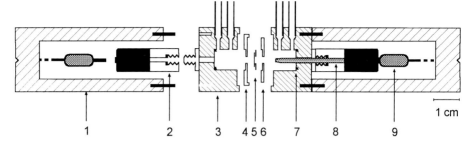

Abb. 1. Miniaturisierte Ussing-Kammer zur elektrophysiologischen Untersuchung von endoskopisch gewonnenen Biopsien. *1* Fixationszylinder mit Mikroelektrodenhalterung; *2* Spannungselektrodenhalterung (WP-Instruments); *3* innere Kammerhälfte mit Ein- und Auslaß zur Begasung und Perfusion; *4* mukosale Hälfte des Biopsie-Plastik-Containers; *5* auf eine Plastikscheibe aufgeklebte Zangenbiopsie; *6* serosale Hälfte des Biopsie-Plastik-Containers; *7* Stromstärke-Elektrode (Ag/AgCl Draht); *8* Spannungselektrode; *9* Konnektor und Kabel

Methode

Mit Hilfe einer miniaturisierten Ussing-Kammer [4, 6] (Abb. 1) wurden an endoskopisch gewonnenen Ileum- und Ileum-Pouch-Biopsien elektrophysiologische Permeabiltätsparameter und resorptive Isotopenfluxe (Mannitol) von Permeabilitätsmarkern gemessen.

Der totale Widerstand (R^t) wurde durch Wechselstrom-Impedanzanalyse in epithelialen (R^e) und subepithelialen Widerstand (R^s) differenziert. Der aktive Na^+-Glucose-Cotransport wurde durch kinetische Messung des maximalen Kurzschlußstroms (I_{SC})-Steigerung (Glu-Kinetik; V_{max}) unter schrittweiser Glucose-Zugabe (in Form von Glucopyranose) ermittelt.

Die Messung der aktiven Chlorid-Sekretion erfolgte durch Bestimmung des Kurzschlußstromanstiegs (Cl-Sekretion; ΔI_{SC}) nach Theophillin- und PGE_2-Zugabe ermittelt.

Ergebnisse

Die Ergebnisse sind in Tabelle 1 aufgeführt. Der Gesamtwiderstand und der epitheliale weisen keine signifikanten Unterschiede auf. Der subepitheliale Widerstand hingegen ist bei der Gruppe vor Ileostomarückverlagerung und den Kontrollen signifikant niedriger. Die Mannitol-Fluxe sind vor Pouchanlage und vor Ileostomarückverlagerung signifikant höher. Chlorid-Sekretion und Glukose-Kinetik weisen in der Gruppe der Pouchitiden eine signifikante Erniedrigung gegenüber den Kontrollen und normalen in der Stuhlpassage stehenden Pouches auf.

Tabelle 1

	n	Gesamt-R R^t [Ω cm²]	Epithel.-R R^e [Ω cm²]	Subepithel.-R R^s [Ω cm²]	Mannitol-Flux J [nmol h⁻¹ cm⁻²]	Cl-Sekretion ΔI_{SC} [μA cm⁻²]	Glu-Kinetik V_{max} [μA cm⁻²]
Prae IAP	5	39,7 ± 7,8	15,2 ± 4,4	24,4 ± 8,4	382,0 ± 113,9	36,6 ± 16,3	55,1 ± 29,2
Prae ISR	8	28,6 ± 5,1	15,7 ± 4,4	13,3 ± 1,1	404,0 ± 53,5	90,1 ± 18,5	69,6 ± 29,8
Post ISR	5	41,3 ± 1,1	18,1 ± 0,6	21,2 ± 2,7[a]	245,5 ± 35,3	120,9 ± 34,8	138,4 ± 25,0*
Pouchitis	6	40,3 ± 2,6	17,9 ± 1,5	22,4 ± 2,0[a]	249,4 ± 45,9	38,6 ± 16,0[b]	41,8 ± 14,37
Kontrolle	5	24,6 ± 1,8	13,8 ± 1,7	10,73 ± 0,6	293,0 ± 26,4	113,9 ± 24,75	264,4 ± 45,7*

* Pouchitis gegen post ISR, Kontrolle.
[a] prae ISR gegen post ISR, Pouchitis.
[b] post ISR gegen Pouchitis.
Alle $p < 0{,}05$ (t-Test).

Diskussion

Der subepitheliale Widerstand ist sowohl im terminalen Ileum der Colitis, im Pouch ohne Diversion als auch bei Pouchitis erhöht. Dies weist auf eine adaptive Verdickung des Subepithels hin.

Funktionell unterscheiden sich die Pouchitis und das terminale Ileum vor Colektomie von Kontrollen und normalen Pouches hinsichtlich der Sekretion (Abnahme des in den Krypten dominierenden Cl-Transportes) und der Resorption (Abnahme des auf die Villi beschränkten Na-Glucose-Cotransportes), wohingegen die mukosale Barriere für Ionen und Mannitol unverändert bleibt. Diese Ergbnisse gleichen den Untersuchungen von Schulzke und Mitarb. [5] an Ratten J-Pouchs.

Der Pouch vor Ileostomarückverlagerung ohne Pouchitis unterscheidet sich von normalen in der Stuhlpassage stehenden Pouches zusätzlich durch eine erhöhte Permeabilität für Mannitol, eine erniedrigte Chlorid-Sekretion und eine reduzierte resorptive Fähigkeit. Dies legt die Interpretation nahe, daß im stillgelegten Ileum eine ähnliche funktionelle Einschränkung wie bei der Pouchitis besteht, die erst durch die Stuhlpassage aufgehoben wird.

Als klinische Konsequenz kann hieraus eine frühere Wiederherstellung der Stuhlpassage zur Normalisierung von Permeabilität und Funktion gefordert werden.

Für zukünftige Therapiestudien der Pouchitis eignet sich das elektrophysiologische Monitoring der Sekretion und der Resorption als die sensitivsten Parameter.

Zusammenfassung

Zur Charakterisierung der Permeabilitätsveränderungen nach ileoanaler Pouchanlage und bei Pouchitis nach Colitis ulcerosa werden bei 24 Patienten (m: w = 15 : 9; Alter = 35,2 $\pm$ 12,5) aus dem terminalen Ileum zu 4 verschiedenen Zeitpunkten endoskopisch Biopsien entnommen: 1. unmittelbar vor ileoanaler Pouchanlage wegen Colitis ulcerosa; 2. einen Tag vor Ileostomarückverlagerung (prae ISR); 3. im Median 7 Monate nach Ileostomarückverlagerung (post ISR) und 4. bei Auftreten einer Pouchitis. Zusätzlich wurde bei 5 Patienten als Kontrolle intraoperativ eine Biopsie aus dem terminalen Ileum entnommen. Mit Hilfe einer miniaturisierten Ussing-Kammer wurden an endoskopisch gewonnenen Ileum- und Ileum-Pouch-Biopsien elektrophysiologische Permeabiltätsparameter und resorptive Isotopenfluxe (Mannitol) von Permeabilitätsmarkern gemessen. Der totale Widerstand (R^t) wurde durch Wechselstrom-Impedanzanalyse in epitheliale (R^e) und subepithelialen Widerstand (R^s) differenziert. Der aktive Na^+-Glucose-Cotransport wurde durch kinetische Messung des maximalen Kurzschlußstroms (I_{SC})-Steigerung (Glu-Kinetik; V_{max}) unter schrittweiser Glucose-Zugabe (in Form von Glucopyranose) ermittelt. Die Messung der aktiven Chlorid-Sekretion erfolgte durch Bestimmung des Kurzschlußstromanstiegs (Cl-Sekretion; ΔI_{SC}) nach Theophillin- und PGE_2-Zugabe ermittelt. Der Gesamtwiderstand und der epitheliale weisen keine signifikanten Unterschiede auf. Der subepitheliale Widerstand hingegen ist bei der Gruppe vor Ileostomarückverlagerung und den Kontrollen signifikant niedriger. Die Mannitol-Fluxe sind vor Pouchanlage und vor Ileostomarückverlagerung signifikant höher. Chlorid-Sekretion und Glukose-Kinetik weisen in der Gruppe der Pouchitiden eine signifikante Erniedrigung gegenüber den Kontrollen und normalen in der Stuhlpassage stehenden Pouches auf. Der subepitheliale Widerstand ist sowohl im terminalen Ileum der Colitis, im Pouch ohne Diversion als auch bei Pouchitis erhöht. Dies weist auf eine adaptive Verdickung des Subepithels hin. Funktionell unterscheiden sich die Pouchitis und das terminale Ileum vor Colektomie von Kontrollen und normalen Pouches hinsichtlich der Sekretion (Abnahme des in den Krypten dominierenden Cl-Transportes) und der Resorption (Abnahme des auf die Villi beschränkten Na-Glucose-Cotransportes), wohingegen die mukosale Barriere für Ionen und Mannitol unverändert bleibt.

Summary

The aim of the present study was to determine the changes in permeability and mucosal function after ileo-pouchanal anastomosis (IPAA) in patients with ulcerative colitis. We examined 24 patients (m: f = 15 : 9; Age = 35,2 ± 12,5) prior to colectomy (pre IPAA), prior to closure of ileostomy (pre CIS), after closure of ileostomy (post CIS), in case of pouchitis and 5 controls. With a miniaturizised Ussing-chamber electrophysiological parameters of permeability and resorptive isotope-fluxes for mannitol were measured. Total resistance could be differenciated into epithelial and subepithelial resistance by using alternating current impedance measurements. Active Na^+-glucose-Cotransport was measured by detection of the maximal short-curcuit-current under stepwise addition of glucose and active Cl^--secretion was measured by the increase in short-curcuit-current after stimulation with Theophillin and PGE2.

Epithelial resistance of pouchitis was slightly raised towards controls but did not differ from the others. Subepithelial resistance post CIS and pouchitis was significantly increased versus controls and pre CIS (21.2 ± 22.4 vs. 10.7 ± 13.3 $\Omega\,cm^2$)

Whereas Cl-secretion of pouchitis was significantly reduced vs. post CIS and controls (38.6 vs. 120.9 ± 113.9 $\mu A\,cm^{-2}$). In the same way Na^+-glucose-Cotransport of pouchitis was significantly reduced vs. post CIS and controls(41.8 vs. 138.4 ± 264.4 $\mu A\,cm^{-2}$).

Increasing subepithelial resistance post CIS and in pouchitis is a hint for an adaptive thickening of the subepitheal layer. Concerning the functional analysis pouchitis and terminal ileum prior to IPAA show a reduced secretion and resorption whereas the mucosal barrier towards Mannitol remains unchanged.

Literatur

1. Boerr LAR, Sambuelli M, Filinger E, Peredo H, Graziano A, Valero J, Kogan Z, Bai JC (1996) Increased mucosal level of leucotriene B4 in pouchitis a persistent inflammatory state. Eur J Gastroenterol hepatol 8 : 57 – 61
2. Merret MN, Soper N, Mortensen N, Jewell DO (1996) Intestinal permiability in the ileal pouch. Gut 39 : 226 – 230
3. Sandborn WJ, Tremaine WJ, Batts KP, Pemberton JH, Phillips S (1994) Pouchitis after pouch anal anastomosis: apouchitiss disease activity index. Mayo Clin Proc 69 : 410 – 415

4. Schulzke JD, Fromm M, Gogarten W, Gebhard H, Schröder P, Riecken EO (1993) Epithelial ion transport in the ileal J-Pouch after proctocolectomy in the rat. Scand J Gastroenterol 28:533–539

5. Schulzke JD, Schulzke I, Fromm M, Riecken EO (1995) Epithelial barrier and ion transport in coeliac sprue: electrical measurements on intestinal aspiration biopsy specimens. Gut 37:777–782

6. Stockmann M, Fromm M, Schmitz H, Schmidt W, Riecken EO, Schulzke JD (1998) Duodenal biopsies of HIV-infected patients with diarrhea exhibit epitheleal barrier defects but no active secretion. AIDS 12: in press

Reduktion lokaler und systemischer Komplikationen der akuten Pankreatitis durch monoklonale Antikörper gegen ICAM-1

Monoclonal antibodies against ICAM-1 reduce the severity of acute necrotizing pancreatitis

J. Werner, W. Hartwig, E. Schmidt, M.M. Gebhard*, Ch. Herfarth, E. Klar

Chirurgische Klinik und Abteilung für Experimentelle Chirurgie*, Universität Heidelberg

Einleitung

Die Prognose der nekrotisierenden Pankreatitis ist von pulmonalen und septischen Komplikationen abhängig. Obwohl einige experimentelle Behandlungsregimen bei prophylaktischer Gabe den Krankheitsverlauf günstig beeinflussen konnte, ist eine spezifische Therapie der akuten Pankreatitis zur Zeit nicht möglich. Die Adhäsion der Leukozyten an das Gefäßendothel und anschließende Migration in das Gewebe, sowie die damit einhergehen Mikrozirkulationsstörungen haben zentrale Bedeutung in der Pathogenese der nekrotisierenden Pankreatitis [1, 2]. Sie sind die letzte Möglichkeit in der Entzündungskaskade, bei der eine Inaktivierung der Leukozyten vor der Gewebeinfiltration geschehen kann. Intercellular adhesion molecule-1 (ICAM-1) ist ein auf den Endothelzellen konstitutiv exprimiertes für die Leukozytenadhärenz und Migration verantwortliches Adhäsionsmolekül [3]. Eine Verbesserung der Mikrozirkulation und des Zellschadens durch Gabe von Antikörpern gegen ICAM-1 wurde beim Ischämie-Reperfusionsschaden einzelner Organe beschrieben [4, 5].

Die vorliegende Studie sollte klären, ob das Ausmaß und der Zeitpunkt der Expression von Adhäsionsmolekülen im Pankreas, Lunge und Darm von der Schwere der Pankreatitis abhängig ist, und ob eine Therapie mittels monoklonaler ICAM-1 Antikörper lokale und systemische Komplikationen vermindern kann.

Methode

Die Expression von ICAM-1 wurde in narkotisierten (Pentobarbital, Ketamin i.m.) männlichen Sprague-Dawley Ratten 3, 6, 12, und 24 Stunden nach Induktion einer ödematösen (5 µg/kg KG Caerulein i.v.) und einer nekrotisierten Pankreatitis (intraduktale Infusion von Glykodeoxycholsäure und Caerulein i.v., [6] mittels Immunhistologie und Western-blot-analyse in Pankreas, Lunge und Darm bestimmen (n = 5 pro Zeitpunkt). Kontrolltiere erhielten lediglich eine intravenöse Ringerinfusion. ICAM-1 Expression wurde immunhistologisch mit einem primären Antikörper gegen ICAM-1 (1A-29, Pharmingen) an 7 µm dünnen Gefrierschnitten durchgeführt, und mittels Western-blot-analyse und Densiotometrie (NIH Image) quantifiziert. Zugleich wurde die Leukozyteninfiltration der Gewebe mittels Myeloperoxidaseaktivität nach Klebanoff [6] und der Gewebeschaden mittels Lichtmikroskopie bestimmt und mit den Ergebnissen der ICAM-1 Expression korreliert.

In weiteren Experimenten wurde ein möglicher Therapieeffekt monoklonaler Antikörper gegen ICAM-1 (2 mg/kg in 4 ml Ringer) mit einer Kontrollgruppe (4 ml Ringer) bei der schweren nekrotisierenden Pankreatitis überprüft. Intravitalmikroskopisch (n = 6 je Gruppe) wurde der Blutfluß und die Leukozyten-Endothel Interaktionen (Leukozytenroller = Leukozytengeschwindigkeit < 66% der Erythrozytengeschwindigkeit; Sticker = Leukozytenadhärenz > 30 Sekunden) in postkapillären Venolen des Pankreas und Darmes mittels Off-Line Computeranalyse ermittelt [8]. Die Pankreasschädigung wurde durch Bestimmung des Pankreasödems mittels des Feucht/Trockengewichtverhältnis [1] und der intrapankreatischen Trypsinogenaktivierung durch einen etablierten ELISA zur Quantifizierung von Trypsinogen Aktivationspeptiden (TAP) evaluiert [1,9]. Der Gewebeschaden von Pankreas, Lunge, und Darm wurde zusätzlich auf Leukozyteninfiltration (Myeloperoxidaseaktivität) und histologisch mittels eines Scoring-Systems (Skala: 0–3) ermittelt [6], (n = 10 je Gruppe).

Die Ergebnisse sind als Mittelwert ± SEM (standard error of the mean) angegeben. Die statistische Auswertung erfolgte mittels ANOVA und t-Test.

Ergebnisse

ICAM-1 ist 6 Stunden nach Induktion einer ödematöser Pankreatitis im Vergleich zu Kontrolltieren im Pankreas (p < 0,001) und ab 12 Stunden in Lunge und Darm (p < 0,01) nachzuweisen. Zusätzlich steigert sich die Expression im Pankreas bei der nekrotisierenden Pankreatitis kontinuierlich bis 12 Stunden nach Induktion der Pankreatitis, während die Expression in Lunge und Darm nach 12 Stunden konstant bleibt. Immunhistologisch ist ICAM-1 in den Kapillaren und Venolen des gesamten Pankreas, im Darm jedoch vor allem am apikalen Ende der Mukosazotten hochreguliert.

Die Leukozyteninfiltration des Pankreas ist bei der Caerulein-induzierten Pankreatitis ab der 3. Stunde nach Induktion (p < 0,05), jedoch ist die maximale Infiltration erst nach 12 Stunden zu beobachten (Kontrollgruppe 1,5 ± 0,2 U/mg versus 37,9 ± 2,3 U/mg; p < 0,001). Bei der schweren nekrotisierenden Pankreatitis ist die Myeloperoxidaseaktivität nach 3 Stunden signifikant erhöht (73,4 ± 4,9 U/mg; p < 0,001) und steigert sich kontinuierlich weiter bis 24 Stunden. Die Myeloperoxidaseaktivität in Lunge und Darm war bei der ödematösen Pankreatitis ab der 3. Stunde nach Induktion leicht erhöht, und blieb auf diesem Niveau bis 24 Stunden unverändert. Die Leukozyteninfiltration war bei der nekrotisierenden Pankreatitis ab der 3. Stunde in Lunge und Darm erhöht (p < 0,05) und stieg nach 12 Stunden weiter an (Lunge: Kontrollgruppe 15,3 ± 3,1 U/mg versus 72,4 ± 6,7 U/mg; Darm: Kontrollgruppe 5,3 ± 2,1 U/mg versus 27,4 ± 5,3 U/mg).

Die Therapie mit monoklonalen Antikörpern gegen ICAM-1 reduzierte die Leukozytenadhäsion geringer (Roller, p < 0,05) und höherer Affinität (Sticker, p < 0,05), und erhöhte den mikrozirkulatorischen Blutfluß (p < 0,01) im Pankreas und Darm. 12 Stunden nach Induktion der Pankreatitis war der lokale Pankreasschaden (Pankreasödem, nicht signifikant; Trypsinogenaktivierung, p < 0,01; Myeloperoxidaseaktivität 103,7 ± 4,15 U/mg versus 56,4 ± 3,6, p < 0,001; Histologie: Entzündung/Nekrose 2,4 ± 0,2/2,3 ± 0,1 versus 1,8 ± 0,2/1,9 ± 0,2, p < 0,05), sowie die Lunge- und Darmschädigung (Myeloperoxidase: Lunge 78,1 ± 4,2 versus 54,9 ± 2,8, p < 0,01; Darm 27,2 ± 3,9 versus 10,3 ± 2,8, p < 0,05); Histologie: Lunge 1,5 ± 0,2 versus 0,7 ± 0,2; Darm 1,7 ± 0,2 versus 0,9 ± 0,1; p < 0,05) im Vergleich zu unbehandelten Tieren signifikant vermindert.

Diskussion

Die Expression von ICAM-1 im Pankreas ist zeitlich später und in seinem Ausmaß geringer, desto milder die Pankreatitis ist. Im Gegensatz zur milden, ödematösen Pankreatitis besteht bei der nektrotisierenden Pankreatitis eine vermehrte Expression von ICAM-1 auch in der Lunge und Darm. Die ICAM-1 vermittelte Leukozytenadhäsion und -migration geht der fulminanten Leukozyteninfiltration der Organe voraus. Leukozyten-Endothel-Interaktionen und Aktivierung von Leukozyten führen zum Endothelschaden und Organdysfunktion und haben dadurch eine zentrale Bedeutung in der Pathogenese der akuten Pankreatitis [10]. Somit können nur systemisch wirkende Therapieformen Erfolg bei einem schweren Krankheitsverlauf haben, nicht jedoch solche die gegen pankreasspezifische Regulationsstörungen wie z. B. die Proteaseaktivierung gerichtet sind. Die die lokalen Gewebeschäden, sowie die Prognose der Pankreatitis bestimmenden systemischen Komplikationen der Lunge und des Intestinums scheinen durch die ICAM-1 Expression getriggert zu werden.

Die Therapie der akuten nekrotisierenden Pankreatitis mit monoklonalen Antikörpern gegen ICAM-1 führten zur Reduktion des lokalen Pankreaszellschaden und der systemischen Schäden der Lunge und des Darmes. Der Wirkungsmechanismus scheint in der beobachteten Verbesserung der mikrozirkulatorischen Perfusion, sowie in der Verminderung der Leukozyten-Endothel Interaktionen und Leukozytenmigration in das Gewebe zu liegen. Während bisherigen Therapieansätze gegen die früh in der Pathogenese der Pankreatitis erhöht vorliegende Proteaseaktivität, Sauerstoffradikalbildung und Zytokinspiegel gerichtet waren, setzt die Therapie mit Antikörpern gegen ICAM-1 an die zeitlich zu einem späteren Zeitpunkt ablaufende Leukozytenadhäsion und -migration an. Das therapeutische Fenster ist um so kleiner, je schwerer das Ausmaß der Pankreatitis ist. Es ist jedoch im Gegensatz zu alternativen Therapieansätzen auch für die Therapie der experimentellen nekrotisierenden Pankreatitis ausreichend groß, um sowohl die lokale Nekroserate, wie auch systemische Komplikationen zu reduzieren. Die Therapie mit monoklonalen Antikörpern gegen ICAM-1 ist ein vielversprechender, spezifischer Therapieansatz der lokalen und systemischen Komplikationen bei akuter Pankreatitis.

Zusammenfassung

Die Prognose der nekrotisierenden Pankreatitis ist von pulmonalen und septischen Komplikationen abhängig. ICAM-1 ist ein den Endothelzellen für die Leukozytenadhärenz und Migration verantwortliches Adhäsionsmolekül. Die Expression von

728

ICAM-1 wurde in Sprague-Dawley Ratten 3, 6, 12, und 24 Stunden nach Induktion einer ödematösen und einer nekrotisierten Pankreatitis in Pankreas, Lunge und Darm bestimmt. Ein möglicher Therapieeffekt monoklonaler Antikörpern gegen ICAM-1 bei schwerer nekrotisierender Pankreatitis wurde ermittelt. Die Expression von ICAM-1 geht der fulminanten Leukozyteninfiltration voraus. Im Gegensatz zur milden Pankreatitis besteht eine zeitlich frühere, fulminantere, sowie systemische Expression von ICAM-1 bei schwerer Pankreatitis mit Organkomplikationen. Die Therapie mit Antikörpern gegen ICAM-1 bei nekrotisierender Pankreatitis verbessert die Mikrozirkulation und reduziert den Organschaden in Pankreas, Lunge und Darm.

Summary

The prognosis of acute necrotizing pancreatitis is dependent on systemic complications. The endothelial adhesion molecule ICAM-1 mediates both leukocyte adhesion and migration. Expression of ICAM-1 was investigated at various time points in mild and severe necrotizing pancreatitis in the pancreas, lungs and intestine. A possible therapeutic effect of monoclonal antibodies against ICAM-1 was evaluated in severe necrotizing disease. The expression of ICAM-1 preceded the fulminant leukocyte Infiltration of the organs. In contrast to mild pancreatitis, ICAM-1 expression was increased at an earlier time point and systemically in severe necrotizing disease. Treatment with antibodies against ICAM-1 improved microcirculation and reduced local and systemic organ damage in severe pancreatitis.

Literatur

1. Werner J, Dragotakes SC, Fernandes-del Castillo C, Rivera JA, Qu J, Rattner DW, Fischmann AJ, Warshaw AL (1998) Technetium-99m-labeled white blood cells: a new method to define the local and systemic role of leukocytes in acute experimental pancreatitis. Ann Surg, in press
2. Klar E, Messmer K, Warshaw AL, Herfarth C (1990) Pancreatic ischemia in experimental acute pancreatitis: mechanism, significance and therapy. Br J Surg 77 : 1205–1210
3. Springer TA (1990) Adhesion receptors of the immune system. Nature 345 : 425–434. Osborn L. Leukocyte adhesion to endothelium in inflammation. Cell 61 : 3–6
4. Norte D, Hecht R, Schmid P, Botzlar A, Menger M, Neumüller C, Sinowatz F, Vestweber D, Messmer K (1994) Role of Mac-1 and ICAM-1 in ischemia-reperfusion injury in a microcirculation model of BALB/C mice. Am J Physiol 267 : H1320–1328
5. Vollmar B, Glasz J, Menger MD, Messmer K (1995) Leukocytes contribute to hepatic ischemia/reperfusion injury via intercellular adhesion molecule-1 mediated venular adherence. Surgery 117 : 195–200
6. Schmidt J, Rattner DW, Lewandrowski KB, Compton CC, Mandavilli U, Knöfel WT, Warshaw AL (1992) A better model of acute pancreatitis for evaluating therapy. Ann Surg 215 : 44–56
7. Klebanoff SF, Waltersdorph AM, Rosen H (1984) Antimicrobial activity of myeloperoxidase. Meth Enzymol 105 : 399–403
8. Werner J, Schmidt J, Gebhard MM, Herfarth C, Klar E (1996) Überlegenheit von Dextran gegenüber HAES und Kristalloiden in der Hemmung der Leukozyten-Endothel Interaktion bei experimenteller nekrotisierender Pankreatitis. Langenbecks Arch Chir, Suppl I : 469–472

9. Schmidt J, Fernandes-del Castillo C, Rattner DW, Lewandrowski K, Compton CC, Warshaw AL (1992) Trypsinogen activation peptides in experimental rat pancreatitis: prognostic implications and histopathologic correlaters. Gastroenterology 103:1009–1016
10. Schmidt-Schönberg GW (1993) The damaging potential of leukocyte activation in the microcirculation. Angiology 121:45–56

Korrespondenzadresse: Dr. Jens Werner, Chirurgische Universität Heidelberg, Im Neuenheimer Feld 110, D-69120 Heidelberg, Telefon 06221-566110, Fax 06221-565450

Verminderung kardiovaskulärer Störungen durch perioperative Antihistaminikaprophylaxe in der Allgemeinchirurgie: Sind die Medikamente austauschbar?

Reduction of cardiovascular disturbances in general surgery with an antihistamine prophylaxis: Are the drugs exchangeable?

I. Celik[1], B. Stinner[2], W. Lorenz[1], W. Dietz[5], S. Sauer[1], D. Duda[3], H. Sitter[1], A. Junge[4]

[1] Institut für Theoretische Chirurgie, Philipps-Universität Marburg
[2] Klinik für Allgemeinchirurgie, Philipps-Universität Marburg
[3] Klinik für Anästhesie, Johannes Gutenberg Universität, Mainz
[4] Klinik für Unfallchirurgie, Philipps-Universität Marburg
[5] Kreiskrankenhaus Delmenhorst

Einleitung

Klinische Forschung hat das Ziel, die *Effektivität* von diagnostischen und therapeutischen Verfahren am Patienten unter Verwendung des Goldstandards der randomisierten, kontrollierten klinischen Studie zu zeigen [1, 4]. Trotzdem kommt es immer wieder zu Fehlern (Versagen von Studien) oder sogar zu Katastrophen (Todesfälle) in Patientenstudien (z. B. in Sepsisstudien [2, 6]), obwohl die zugrunde liegenden Studien der Grundlagenforschung sehr erfolgreich und vielversprechend waren [7]. Dies verdeutlicht die Notwendigkeit, in solchen Studien mehr Komplexität zu modellieren, bevor neue Medikamente in der realen klinischen Situation eingesetzt werden [3]. Wir schlagen deshalb als neues Konzept die das klinische Szenario modellierende, randomisierte Studie am Tier (CMRT = Clinic modelling randomised trial) vor, welche unter Mitwirkung von Klinikern entwickelt wurde. Sie kann als Bindeglied zwischen klassischen Laborexperimenten und klinischen Phase II/III Studien angesehen werden [8]. Die immer häufiger gestellte Frage von Seiten der Kliniker nach der Austauschbarkeit von Medikamenten z. B. von H2-Antagonisten in der perioperativen H1/H2-Prophylaxe, besonders durch die neueren Substanzen Ranitidin und Famotidin, sollte, statt in einer aufwendigen neuen klinischen Studie [4], in einem CMRT am Schwein beantwortet werden. Wir verwendeten hierzu 3 häufig eingesetzte H2-Rezeptorblocker für eine H1 + H2-Prophylaxe in der Narkose und Chirurgie.

Methodik

In diesem Modell sind zwei wichtige Bedingungen enthalten: das komplexe klinische Szenario (Postinduktionsphase der Anästhesie und eine Operation [4]) und die Merkmale der prospektiven klinischen Studie mit 4 Gruppen und einfacher, balanzierter Randomisierung [5].

1) Modellierung der klinischen Situation:

Bei 60 Landschweinen, beiderlei Geschlechts (25–32 kg) erfolgte eine Anästhesie mit Pentobarbital (i.v. 25 mg/kg), eine Intubation und künstliche Beatmung ($FiO_2 = 0,2$, 120 ml/(min × kg)) und ein operativer Eingriff zur Katheterimplantation. Sie erhielten eine Antihistaminikaprophylaxe (i.v. 50 ml in 3–5 min), 15 min später eine Volumengabe mit einem Histaminliberator in submaximaler Dosierung (100 ml Ringer i.v. mit 0,5 mg/kg Compound 48/80), ähnlich der Situation mit Infusion von Haemaccel-35 in der klinischen Studie [4]. Es erfolgte ein kontinuierliches Monitoring des Blutdrucks, der Herzrate und des EKG sowie Blutentnahmen zur Plasmahistaminbestimmung nach 1, 3, 5, 7, 10, 20 und 30 min. Die klinischen Zeichen wurden über einen Zeitraum von 30 min registriert.

2) Modellierung der kontrollierten Studie:

Doppelblinde, randomisierte Zuteilung zu 4 Gruppen a 15 Tiere ($2\alpha = 0,05$, $1-\beta = 0,9$, $\delta = 0,5$ für den erwarteten Unterschied Verum/Placebo) in die Plazebogruppe (NaCl) oder in die Gruppen mit 0,3 mg/kg Dimetinden plus 5 mg/kg Cimetidin (DIM/CIM), 1 mg/kg Ranitidin (DIM/RAN) oder 0,15 mg/kg Famotidin (DIM/FAM) (jeweils äquieffektive Dosen). Die Messung und Dokumentation der klinischen Zeichen, hämodynamischen Veränderungen und des Plasmahistamins erfolgte durch 2 unabhängige Beobachter. Vor Öffnung des Randomschlüssels erfolgte die Datenanalyse und Beurteilung in histaminbedingte und nicht histaminbedingte kardiorespiratorische Störungen, als auch die Einteilung des Schweregrades der Reaktionen in meßbar, klinisch relevant und lebensbedrohlich durch eine verblindete anästhesiologische Expertin (Oberärztin) wie in der klinischen Studie [4]. Die Hypothesentestung wurde mit dem Kruskal-Wallis- und Chi^2-Test vorgenommen, die deskriptive Statistik erfolgt als Mediane ($\tilde{x}$) und Spannweiten sowie Raten.

Ergebnisse

Die Inzidenz der kardiorespiratorischen Störungen (histaminbedingte und nicht histaminbedingte) nach Infusion des Plasmasubstituts (Ringerlösung mit Comp. 48/80) lag in der gleichen Größenordnung wie in der klinischen Studie [4].

Klinisch relevante Reaktionen beinhalteten sowohl Krampfanfälle, Zyanose und Quincke-Ödem, als auch Blutdruckabfälle ≥ 50 mmHg und/oder Anstiege der Herzfrequenz ≥ 50 Schläge/min. Diese Reaktionen wurden von der Anästhesistin (doppelblind) als solche klassifiziert, bei denen in der humanen Situation eine Intervention notwendig geworden wäre.

Lebensbedrohliche Reaktionen beinhalteten eine Hypotension ≤ 80 mmHg, Asystolie oder ventrikuläre Fibrillationen und wurden als Reaktionen klassifiziert, bei denen in der humanen Situation eine intensivmedizinische Therapie notwendig gewesen wäre.

Im Vergleich zur Mainz-Marburg Studie [4], bei der 31% der klinisch relevanten und lebensbedrohlichen Störungen in der Gruppe mit Haemaccel-35 auftraten und nur 5% in der Gruppe mit Antihistaminprophylaxe (Dimetinden + Cimetidin), fan-

Tabelle 1. Inzidenz klinisch relevanter und lebensbedrohlicher kardiorespiratorischer Störungen

Gruppen: (n = 15)	Klinisch relevante Störungen	Lebensbedrohliche Störungen	Statistik
NaCl + Comp. 48/80	9/15	1/15	**p < 0,05** Chi^2-Test df = 3, global
DIM/CIM + Comp. 48/80	2/15	0/15	**p < 0,01** Chi^2-Test df = 1, vs NaCl
DIM/FAM + Comp. 48/80	3/15	0/15	**p < 0,05** Chi^2-Test df = 1, vs NaCl
DIM/RAN + Comp. 48/80	6/15	1/15	**n. s.** Chi^2-Test df = 1, vs NaCl

Abkürzungen siehe Text.
n. s. = nicht signifikant.
Comp. 48/80 = Compound 48/80.
df = degree of freedom.

den sich im Tiermodell 60 % solcher schweren Reaktionen in der Plazebogruppe und mit 13 % signifikant weniger in der Gruppe mit Dimetinden + Cimetidin (p < 0,01 siehe Tabelle 1). Dadurch wurde eine – gewollt – höhere Inzidenz bei identischer Proportion der Reaktionen im komplexen Tiermodell erreicht. Die entsprechenden Inzidenzen für Famotidin und Ranitidin betrugen 20 % bzw. 40 %. Die Prämedikation mit Ranitidin vermochte die Häufigkeit solcher kardiorespiratorischer Störungen im Vergleich zur Kontrollgruppe nicht signifikant zu senken. Außer in der Plazebogruppe kam es nur in der Gruppe mit DIM/RAN zu einer lebensbedrohlichen Reaktion (siehe Tabelle 1).

Diskussion

Klinik modellierende randomisierte Studien am Tier (CMRT) können eine erfolgreiche und vielversprechende Verbindung zwischen der Grundlagen-forschung und klinischen Studien darstellen. Solche Studien eignen sich besonders für Fragestellungen, die ansonsten einer aufwendigen Wiederholung klinischer Untersuchungen bedürften. In Gegensatz zu klinischen Studien sind CMRTs schneller verfügbar und durchführbar. Als Ansatz zur Validierung dieses Konzepts konnte gezeigt werden, daß sich unterschiedliche H2-Rezeptor Antagonisten, obwohl zur selben Substanzklasse gehörend, unterschiedlich in der perioperativen Prophylaxe verhalten. Darauß folgt, daß die Wirksamkeit, die mit der Antihistaminikaprophylaxe mit Dimetinden/Cimetidin (DIM/CIM) in der klinischen Studie geprüft ist nicht ohne weiteres auf andere H1/H2-Kombinationen übertragen werden kann. Die Effektivität jeder neuen Kombination sollte zumindestens in solchen komplexen Tierversuchen (CMRTs) untersucht werden, bevor in der Klinik angewendete Substanzen ausgetauscht werden. Dies trifft wahrscheinlich auch für andere Prophylaxen in der Chirurgie zu (z.B. Thromboseprophylaxe oder Antibiotikaprophylaxe).

Zusammenfassung

Von Klinikern wird immer wieder die Frage nach der Austauschbarkeit der Medikamente der Antihistaminikaprophylaxe, deren Wirksamkeit in der Kombination Dimetinden/Cimetidin in einer prospektiven, randomisierten klinischen Studie nachgewiesen ist, im klinischen Alltag aufgeworfen.

Statt in einer weiteren aufwendigen klinischen Studie, wurde diese Frage in einer komplexen und das klinische Szenario modellierenden, randomisierten Tierstudie untersucht (CMRT = clinic modelling randomised trial). In diesem Modell ließ sich eine notwendig höhere Inzidenz als in der klinischen Studie der kardiorespiratorischen Störungen bei vergleichbarer Proportion Verum/Plazebo erreichen. Sowohl Dimetinden/Cimetidin als auch Dimetinden/Famotidin zeigten signifikante prophylaktische Effekte wie in der klinischen Studie. Mit der Kombination Dimetinden/Ranitidin konnte kein signifikanter prophylaktischer Effekt gezeigt werden. Aus dieser Studie ergeben sich zwei Schlußfolgerungen: (1) CMRTs sind geeignet, Fragestellungen zu prüfen, die sonst einer aufwendigen Wiederholung klinischer Studien bedürften und stellen daher ein vielversprechendes Bindeglied zwischen der Grundlagenforschung und klinischen Studien dar. (2) Die Effektivität von Medikamenten sollte vor dem unkritischen Austausch (z. B. Antibiotika- und Thromboseprophylaxe), zumindestens in solchen komplexen Tierversuchen (CMRTs) untersucht werden.

Summary

In clinical reality the drugs used for H1/H2-prophylaxis are not restricted to the combination of dimetinden/cimetidine, also only for this combination the effectiveness for preventing severe cardiorespiratory disturbances is proven in a randomised controlled clinical trial. However, it is almost impossible to conduct such an extended clinical trial in order to check all possible combinations. Instead of this, we developed a complex animal model featuring clinical variability and the principles of a well conducted randomised controlled clinical trial (CMRT = clinic modelling randomised trials), to evaluate different H1/H2 combinations. In this CMRT in pigs (four groups of 15 animals), the H1/H2 combination of dimetinden/ cimetidine and dimetinden/ famotidine showed an effectiveness similar to the randomised clinical trial. With dimetinden/ranitidine no significant prophylactic effect was observed. Two conclusions can be drawn: (1) CMRTs in animals are able to answer relevant clinical and research questions that otherwise only could be solved by clinical studies and may be a successful intermediate between basic research and clinical trials. (2) Drugs, even of the same substance class, may not be simply exchangeable. Hence, before changing a proven medication, trials in an adequate complex animal model (CMRT) should be mandatory.

Literatur

1. Sackett DL, Richardson WS, Rosenberg W, Haynes RB (1997) Evidence-based Medicine: how to practice and teach EBM. Edinburgh, Churchill Livingstone
2. Bone RC (1996) Why sepsis trials fail. JAMA 276 : 565 – 566
3. Lorenz W, McKneally M, Troidl H, Banerjee JK, Benbassat J, Dziri C, Fagniez PL, Little JM, Wong J, Wulff HR (1997) Surgical research around the world. In: Surgical Research. Basic Principles and Clinical Practice, 3rd Edition, Troidl H et al, New York: Springer Publishers (in press)
4. Lorenz W, Duda D, Dick W, Sitter H, Doenicke A, Black A, Weber D, Menke H, Stinner B, Junginger T, Rothmund M, Ohmann, C, Healy MJR, and the Trial Group Mainz/Marburg (1994) Incidence and clinical importance of perioperative histamine release: randomised study of volume loading and antihistamines after induction of anaesthesia. Lancet 343 : 933 – 940
5. Pocock SJ (1983) Clinical Trials. Chichester, New York: John Wiley & Sons 1 – 266
6. Fisher CJ, Dhainaut JA, Opal SM, Pribble JP, Balk RA, Slotman GJ, Iberti TJ, Rackow EC, Shapiro MJ, Greeman RL et al. (1994) Recombinant human interleukin 1 receptor antagonist in the treatment of patients with sepsis syndrome. JAMA 271 : 1836 – 1843
7. Ohlsson K, Björk P, Bergenfeldt M, Hageman R, Thompson RC (1990) Interleukin-1 receptor antagonist reduces mortality from endotoxin shock. Nature 348 : 550 – 552
8. Begg C, Cho M, Eastwood S, Horten R, Mher D, Olkin I, Pitkin R, Rennie D, Schulz K, Simel D (1996) Improving the quality of reporting of randomized controlled trials – The CONSORT statement. JAMA 276 : 637 – 639

Korrespondenzadresse: I. Celik, Institut für Theoretische Chirurgie, Philipps-Universität Marburg, Baldingerstraße, 35033 Marburg/Lahn, Telefon (06421) 282229, Fax (06421) 288926, E-mail: celik@mailer.uni-marburg.de

Chirurgisches Forum 1999

München, 116. Kongreß, 06.04. – 10.04.1999

Vortragsanmeldungen

Die Sitzungen des FORUMs für experimentelle und klinische Forschung sind ein fester Bestandteil im Gesamtkongreßprogramm. Sie bestehen aus 8-Minuten-Vorträgen mit 6-minütiger Diskus-
sionszeit über Ergebnisse aus der experimentellen und klinischen Forschung. Zur Beteiligung sind
bevorzugt der chirurgische Nachwuchs, aber auch junge Forscher aus anderen medizinischen Fach-
gebieten zur Pflege interdisziplinärer Kontakte aufgefordert. Verhandlungssprachen sind Deutsch
und Englisch.

Als Leitthemen der einzelnen Sitzungen sind vorgesehen: Viszeralchirurgie; Laparoskopische
Chirurgie; Onkologie und onkologische Molekularbiologie; Sepsis, Schock, perioperative Pathophysiologie; Organtransplantation; Endokrinologie; klinische Studien; Traumatologie; Herzchirurgie; Thorax- und Gefäßchirurgie; Plastische Chirurgie; Kinderchirurgie; Laserchirurgie.

Die Auswahl der Sitzungstitel für das endgültige Programm richtet sich nach dem zahlenmäßigen
Überwiegen der eingereichten Beiträge zu den verschiedenen Themenkreisen auf der Basis der
Qualitätsbewertung.

Bedingungen für die Anmeldungen

1. Für die Anmeldung von Beiträgen zum CHIRURGISCHEN FORUM ist eine Kurzfassung in
    einfacher Ausfertigung bis spätestens **30. September 1998** einzusenden:

    Sekretariat „Chirurgisches FORUM"
    Chirurgische Universitätsklinik
    Steinhövelstraße 9

    D-89075 Ulm/Donau

    Bereits veröffentlichte Arbeiten dürfen nicht eingesandt werden, dies entspricht den
    Richtlinien der s. g. „Ingelfinger rule". Konkret beinhaltet dies Arbeiten die über eine ISBN-
    Nummer abrufbar sind.
    (Angeli, M., J.P. Kassirer: The Ingelfinger rule revisited. New Engl. J. Med. 325 (1991), 1371).

2. Der Erstautor bestätigt durch seine Unterschrift, daß die gesetzlichen Bestimmungen des Tier-
    schutzes bei tierexperimentellen Untersuchungen eingehalten worden sind.

3. Grundsätzlich ist die Anmeldung mehrerer verschiedener Beiträge möglich. Die Nennung als
    Erstautor ist einmal möglich.

4. Die Anmeldung eines Beitrages zum FORUM schließt die Anmeldung eines Vortrages mit
    dem gleichen Grundthema für eine andere Kongreßsitzung aus.

Kurzfassung

5. Die Kurzfassung soll in klarer Gliederung ausschließlich objektive Fakten über die Zahl der
    Untersuchungen oder Experimente, die angewandten Methoden und endgültigen Ergebnisse
    enthalten. Ausführliche Einleitungen, historische Daten und Literaturübersichten sind zu ver-
    meiden. Nur Mitteilungen von wesentlichem Informationswert ermöglichen eine sachliche
    Beurteilung durch die Mitglieder des wissenschaftlichen Beirates.

6. Auf dem Formblatt (Beilage in den MITTEILUNGEN, ansonsten über die Deutsche Gesellschaft für Chirurgie oder Sekreteriat „Chirurgisches FORUM" erhältlich) sind die Namen der Autoren, beginnend mit dem Vortragenden, Anschrift der Klinik oder des Institutes und der Arbeitstitel einzutragen.

7. Da sich die Deutsche Gesellschaft für Chirurgie einer „Empfehlung über die Begrenzung der Autorenzahl" angeschlossen hat (siehe MITTEILUNGEN Heft 4/1975, Seite 140), können einschließlich des Vortragenden nur 4 Autoren genannt werden. Lediglich bei interdisziplinären Arbeiten aus 2 Instituten sind insgesamt 6 Autorennamen möglich, bei Arbeiten aus 3 oder mehr Instituten ist die Nennung von max. 8 Autoren möglich.

   Die Richtlinien zur Koautorenschaft beinhalten, daß nur der Koautor sein kann, der einen substantiellen Beitrag zu Konzeption, Design, Analyse oder Interpretation der Untersuchung geleistet hat, oder das Manuskript miterarbeitet bzw. die Endfassung kritisch durchgesehen und gebilligt hat.

   (Anderson, C.: Writer's cramp. Nature (Lond.) 355 (1992), 101).

   Seniorautoren sollten nur als Autoren erscheinen, wenn sie die Entstehung des Manuskriptes von der Erarbeitung der Daten bis zur Abfassung kennen und es auch gelesen haben. Ein grundsätzliches Erscheinen auf sämtlichen Publikationen aus einer Klinik oder cinem Institut führt gelegentlich zu einer enormen Zahl von Publikationen pro Zeiteinheit, so daß der Eindruck von Unseriosität entsteht.

   (M. Rothmund: Qualitätssicherung bei Publikationen. Dtsch. med. Wschr. 117 (1992), 1854 – 1858).

8. Dem Text der Kurzfassung wird nur der Arbeitstitel ohne Autorennamen vorausgestellt, damit eine anonyme Weiterbearbeitung gesichert ist. Der Umfang darf das angegebene Feld nicht überschreiten. Die Einsendung hat per Einschreiben zu erfolgen. Die eigene Klinik (Institut) darf im Text nicht erwähnt oder zitiert werden.

9. Jeder Beitrag soll vom Autor durch einen Vermerk für eines der oben angegebenen Leitthemen vorgeschlagen werden.

Anonyme Bearbeitung

10. Vor der Sitzung des FORUM-Ausschusses werden die Beiträge anonym (ohne Nennung der Autoren und der Herkunft) zur Beurteilung an die Mitglieder des wissenschaftlichen Beirats und die externen Fachgutachter versandt. (Bestimmung für den FORUM-Ausschuß, siehe MITTEILUNGEN, Heft 5/1990, Seite 24.)

11. Die Autoren der Beiträge werden bis Mitte November des Vorjahres vor dem Kongreß verständigt, ob ihr Beitrag angenommen wurde und über die Eingangsfrist des Manuskriptes.

Manuskript

12. Das Manuskript ist in **doppelter Ausfertigung mit folgender Gliederung** einzureichen:
    - deutscher und englischer Titel
    - sämtliche Autoren
    - beteiligte Institutionen und Kliniken
    - Einleitung, Methodik, Ergebnisse, Diskussion
    - Zusammenfassung auf Deutsch und Englisch
    - Literaturangaben
    - vollständige Korrespondenzadresse des Erstautors

    Zusätzlich muß eine Diskette mit dem reinen Textfile (ASCI) ohne Befehle oder MS Word 6.0 für Windows dem Manuskript beiliegen. Ein identischer Ausdruck ist ebenfalls mitzusenden.

Wenn keine Bilder oder Tabellen eingereicht werden, darf das gesamte Manuskript **maximal 5 Schreibmaschinenseiten** (bei 4 cm Rand allseitig, maximal 35 Zeilen pro Seite bei $1^1/_2$-zeiligem Abstand) umfassen.

Jede Schwarzweiß-Abbildung (schematische Strichabbildung) oder Tabelle verkürzt den zulässigen Schreibmaschinentext mindestens um $^1/_2$ Textseite. Es werden Positivabzüge (tiefschwarz) in Endgröße erbeten. Abbildungen und Tabellen sind arabisch zu numerieren, die Abbildungen sind mit einer Überschrift zu versehen. Für jede Abbildung oder Tabelle ist eine prägnante Legende auf gesondertem Blatt erforderlich, dabei müssen die Autoren darauf achten, daß sämtliche in den Abbildungen oder Tabellen vorkommenden Abkürzungen in der Legende erklärt werden. Halbtonbilder oder Röntgenbilder werden nicht angenommen, Strichabbildungen, die mit einem PC erstellt werden, müssen über Laserdrucker ausgegeben werden (kein Nadeldrucker).

Das Literaturverzeichnis darf 10 Zitate nicht überschreiten. Es sind 1. sämtliche Autorennamen mit den Initialen der Vornamen (grundsätzlich nachgestellt); 2. Jahreszahl in Klammer; 3. vollständiger Titel der zitierten Arbeit (abgekürzter Titel der Zeitschrift nach dem Index medicus); 4. Bandzahl (arabische Ziffern); 5. Anfang- und Endseitenzahl der Arbeit anzugeben; z.B.:

Sawasti P, Watsnabe M, Weronawatti T (1979) Gallensteine in Asien. Chirurg 50:57–64.

Bei Büchern sollten 1. sämtliche Autorennamen mit den Initialen der Vornamen (grundsätzlich nachgestellt) und 2. Titel des Kapitels; 3. Erscheinungsjahr; 4. vollständiger nicht abgekürzter Buchtitel; 5. Namen der Herausgeber (Initialen des Vornamens nach den Herausgebern gestellt); 6. Verlag; 7. Verlagsort; 8. Anfangs- und Endseitenzahl des zitierten Kapitels; z.B.:

Enke A, Hanisch E (1990) Management inklusive intensivmedizinischer Überwachung und Therapie bei gastrointestinaler Blutung. In: Häring R (Hrsg) Gastrointestinale Blutung. Blackwell Überreuter, Berlin, S. 39–43.

13. Die redaktionellen Vorschriften sind sorgfältig zu beachten. Gelegentlich trotzdem erforderlich werdende redaktionelle Änderungen im Rahmen der gegebenen Vorschriften behält sich die Schriftleitung vor.

14. Das Manuskript wird nach Korrektur der Druckfahnen mit Unterschrift vom Erstautor zum Druck freigegeben.

15. Das Manuskript wird in einem zitierfähigen FORUM-Band als Supplement von Langenbecks Archiv vor dem nächsten Kongreß gedruckt vorliegen.

Einsendeschluß

16. Manuskripte, die nicht termingerecht eingehen, können im FORUM-Band nicht berücksichtigt werden und **schließen eine Aufnahme in das endgültige Kongreßprogramm aus.**

17. Die Prüfung der Druckfahnen erfolgt durch den Erstautor, ein nachträglicher Wechsel in der Autorenfolge ist nicht zulässig.

18. Lieferung von Sonderdrucken nur bei sofortiger Bestellung nach Aufforderung durch den Verlag und gegen Berechnung.

Wissenschaftlicher Beirat im FORUM-Ausschuß der Deutschen Gesellschaft für Chirurgie

H.G. Beger, Ulm
Vorsitzender des Beirats

D. Birk und L. Staib, Ulm
Für das FORUM-Sekretariat

Druck: Saladruck, Berlin
Verarbeitung: Buchbinderei Lüderitz & Bauer, Berlin